LA PHTISIE

PULMONAIRE

6834-57. — Corbeil, Imprimerie Crété.

LA PHTISIE

PULMONAIRE

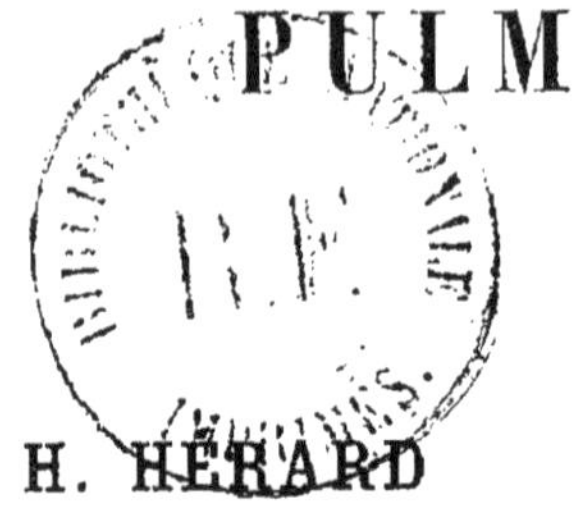

PAR

H. HÉRARD
Président de l'Académie de médecine,
Médecin honoraire de l'Hôtel-Dieu.

V. CORNIL
Professeur d'anatomie pathologique
à la Faculté de médecine de Paris,
Membre de l'Académie de médecine.

V. HANOT
Professeur agrégé à la Faculté de médecine de Paris,
Médecin de l'hôpital Saint-Antoine.

DEUXIÈME ÉDITION REVUE ET AUGMENTÉE

Avec 65 figures en noir et en couleurs
INTERCALÉES DANS LE TEXTE
Et 2 planches en chromolithographie

PARIS
ANCIENNE LIBRAIRIE GERMER BAILLIÈRE ET Cie
FÉLIX ALCAN, ÉDITEUR
108, BOULEVARD SAINT-GERMAIN, 108

1888

PRÉFACE

A l'époque où a paru la première édition de ce livre (novembre 1866), la science était loin d'être fixée sur les points les plus importants de l'histoire de la phtisie pulmonaire. La conception anatomo-pathologique de Laennec était attaquée de différents côtés, battue en brèche par les travaux des pathologistes allemands, par Virchow et Niemeyer en particulier. L'inoculabilité des produits tuberculeux, après un premier moment de surprise et d'incrédulité, était vivement discutée, mais beaucoup de médecins hésitaient à leur reconnaître un caractère spécifique. Aujourd'hui les doutes, les obscurités ont disparu. L'œuvre de Laennec est sortie triomphante de toutes les attaques, de toutes les critiques ; l'unité de la phtisie n'est plus contestée; les idées de notre éminent confrère Villemin sont universellement acceptées, et elles ont reçu une éclatante consécration de cette autre grande découverte, dont l'honneur revient à Robert Koch, la découverte du microbe pathogène, du bacille tuberculeux.

Pour cette nouvelle édition nous avons mis à profit tous les progrès accomplis depuis vingt ans dans l'étude anatomique et clinique de la phtisie.

Parmi les plus importants, nous signalerons, dans le domaine de l'Anatomie pathologique, l'identité de structure de la granulation grise et des amas caséeux, définitivement établie par les histologistes français ; la découverte de la cellule géante et des cellules épithélioides ; la connaissance exacte de l'agencement réciproque des éléments constitutifs du tubercule et de leur évolution, enfin la description complète des altérations vasculaires et l'attribution précise de la place importante qui leur revient dans le processus.

Depuis la communication de Koch à la Société de physiologie de Berlin (10 avril 1882), à l'anatomie pathologique classique, avec ses deux seules subdivisions en anatomie macroscopique et histologique, est venu s'ajouter un nouveau chapitre, le chapitre de la bactériologie, qui a modifié profondément la compréhension générale de la tuberculose. Jusque dans ces dernières années, en effet, les anatomo-pathologistes rangeaient les néo-formations tuberculeuses dans les tumeurs formées par des granulations ou granulomes. Aujourd'hui ces lésions doivent être assimilées à des inflammations subaiguës ou chroniques résultant de la réaction des tissus sous l'influence des bacilles.

Dans ce même chapitre nous étudions les procédés employés pour la reproduction du tubercule au moyen des cultures pures, de façon à en pouvoir suivre le développement depuis la première heure jusqu'à l'achèvement complet, autrement dit, l'*histogénèse expérimentale*, qui créé à volonté les diverses conditions du problème si complexe et permet de contrôler les solutions encore en litige.

Malgré de si remarquables progrès, de profondes lacunes existent encore. C'est ainsi qu'il reste à connaître les spores du bacille, l'évolution du microbe dans le liquide sanguin, les produits de sa sécrétion et la part qui leur incombe dans la génèse des lésions et des phénomènes cliniques. L'ère de la Bactériologie s'ouvre à peine, et la science nouvelle saura vaincre, nous n'en doutons pas, toutes ces difficultés.

La découverte de Koch a renouvelé en partie l'étiologie de la tuberculose. Jusqu'alors, devant notre ignorance absolue de l'essence de la maladie, on s'était appliqué surtout à préciser aussi exactement que possible les circonstances d'ordre hygiénique ou pathologique qui semblent rendre l'organisme plus apte à la tuberculose. La figure consacrée de la graine et du terrain est devenue une réalité concrète. La graine est connue aujourd'hui, et il est tout aussi utile qu'autrefois de fixer les conditions du terrain qui augmentent sa fertilité ; par là l'ancienne étiologie a peu changé, mais où elle acquiert une valeur nouvelle, c'est justement quand elle détermine les modes de pénétration de la graine dans le terrain où elle va germer. Le chapitre des *portes d'entrée de la tuberculose,* selon l'expression consacrée, a reçu tous les développements qu'il mérite.

Dans la symptomatologie, la phtisie aiguë, cette forme si grave de l'affection tuberculeuse, si intéressante à connaître dans ses manifestations variées, a été l'objet d'une étude approfondie.

Quant à la phtisie chronique, la description qu'en a donnée Laennec a atteint un tel degré de perfection que nous n'avons eu à y ajouter que des détails d'importance secondaire. Toutefois, le diagnostic a acquis par l'examen bacillaire des crachats une sûreté inconnue jusqu'alors et assurément bien précieuse dans les cas quelquefois si obscurs de *pseudo-phtisies.*

Nous avons accordé dans ce livre une large place au traitement. C'était un devoir pour nous de signaler les efforts généreux des médecins de tous les pays pour combattre une maladie dont les ravages, on l'a dit avec raison, prennent les proportions d'une calamité sociale. Aujourd'hui les recherches se multiplient de toutes parts, dans toutes les directions scientifiques, et on peut déjà entrevoir, aux résultats obtenus, qu'elles ne seront pas infructueuses. Nous savons que la phtisie est curable ; nous verrons que la thérapeutique n'est pas désarmée et qu'elle dispose pour la lutte de nombreux agents de la matière médicale et surtout de l'hygiène.

DE LA

PHTISIE PULMONAIRE

INTRODUCTION HISTORIQUE

La phtisie pulmonaire a été fort anciennement connue. Une maladie qui imprime à la physionomie un cachet aussi profond et aussi caractéristique ne pouvait échapper au génie observateur des médecins de l'antiquité. Les descriptions qu'ils nous ont laissées de la consomption pulmonaire sont encore aujourd'hui d'une vérité saisissante. Le portrait, en particulier, qu'en a tracé Arétée (1) est devenu classique et il est resté dans la science comme un modèle qui n'a jamais été surpassé.

Toutefois, on le comprend, privés des lumières de l'anatomie pathologique, n'ayant pour se guider que les signes extérieurs souvent infidèles ou insuffisants, les observateurs durent confondre et confondirent en effet sous le nom de phtisie non seulement des affections pulmonaires chroniques de nature fort différente, mais encore des maladies étrangères aux organes de la respiration.

Aussi vit-on pendant une longue série de siècles l'expression de *phtisie* (2) (de φθίειν, sécher), indistinctement appliquée à toutes les maladies qui entraînent le dépérissement du corps, la consomption. On admettait des phtisies nerveuse, gastrique, hépatique, cancéreuse, scorbutique, etc. Plus tard, ce fut uniquement au marasme déterminé

(1) *Artis medicæ principes*, 1517, in-folio, cap. VIII, p. 26. Édition de Henri Estienne.

(2) En supprimant le second *h* du mot phtisie, nous nous conformons à l'orthographe adoptée par l'Académie française dans la dernière édition de son dictionnaire, tout en faisant remarquer qu'étymologiquement le θ de φθίειν exige le *th* dans phthisie.

par les lésions de l'appareil respiratoire qu'on réserva le nom de phtisie.

Le mot *tubercule* n'avait pas encore le sens précis que lui ont assigné les anatomo-pathologistes modernes : dans le langage de Celse, Arétée, Galien, Cœlius Aurélianus, Oribaze, Aétius, Alexandre de Tralles, Paul d'Égine, etc., il signifiait simplement tumeur, nodosité, quel que fût son siège, quelle que fût sa nature.

On serait tenté de croire toutefois que déjà quelques médecins dans l'antiquité avaient entrevu la cause anatomique de la phtisie pulmonaire. Suivant Hippocrate, la maladie est produite par une tumeur crue, φῦμα, se développant dans les poumons, puis se ramollissant et amenant la consomption. Quelques auteurs, Virchow (1) notamment, ont contesté qu'Hippocrate ait voulu désigner le tubercule par l'expression φῦμα. Sa description, très brève il est vrai, s'adapte cependant assez exactement à la lésion tuberculeuse, alors même que le mot eût été appliqué, ce qui est vraisemblable, à d'autres espèces de tumeurs. Le passage du livre des articulations où il est question de phymata durs et crus dans les poumons des individus affectés de cyphose (2) est également bien significatif. Sans doute on ne trouve pas dans les livres hippocratiques mention d'examens nécroscopiques, mais il n'est pas impossible, étant donnée la fréquence de la phtisie pulmonaire (3), qu'Hippocrate ait eu accidentellement l'occasion d'examiner des poumons tuberculeux. En tout cas il est certain qu'il avait fait des observations anatomiques directes sur les animaux et il avait pu acquérir ainsi une connaissance approximative du tubercule pulmonaire.

Si nous en croyons Frédéric Hoffman (4), Arétée aurait eu de la phtisie pulmonaire une notion plus précise et aurait connu les nodosités tuberculeuses des poumons. Hoffmann prête en effet à Arétée cette phrase : « Phtisici, antequam manifestis signis, præsertim sputo putrido et purulento, se prodit morbus, in pulmonibus fovent tubercula, sive nodos cirrhosos, a materia viscosa latescente atque in duritiem abeunte, et ita tabidi per plures annos vivunt, antequam in actum corruptionis vel abcessus transeunt. » Mais nous n'avons trouvé

(1) Virchow, *Pathologie des tumeurs*. Traduct. Aronssohn, t. III, p. 68.

(2) Hippocrate, livre *De articulis*. Traduct. latine de Kühn, t. III, p. 189, èt traduction française de Littré, t. IV, p. 179. — Voici le passage entier : Cette disposition des vertèbres cervicales fait que les individus atteints de cette gibbosité ont le col plus saillant que ceux qui se portent bien. Le plus souvent ils ont dans le poumon des tubercules durs et crus; en effet, la cause de la gibbosité et la destruction qui en résulte tiennent la plupart du temps à de pareilles agglomérations.

(3) Consulter le 1er livre des *Épidémies*, où il est question des cas graves de phtisie observés dans l'île de Thasos, édit. de Littré, t. II, p. 605-611.

(4) Frédéric Hoffmann, *Opera omnia*. Genève. Édit. de Tourdes, p. 285, 1748.

ce passage explicite ni dans l'édition d'Henri Estienne ni dans celle de Haller.

Quelque imparfaites que fussent sur ce sujet les connaissances anatomiques des médecins anciens, elles ne reçurent aucun perfectionnement, pendant toute la durée du moyen âge, de la part des Arabes vainement occupés à copier et à commenter les livres grecs et romains. Nous sommes forcés de passer plusieurs siècles sous silence pour arriver au moment où se réveille enfin l'esprit de critique et d'observation.

Les premières données dignes de fixer l'attention remontent à Félix Plater (1), Bennet (Benedictus) (2) et Théo. Bonet (3). Dans le *Sepulcretum*, où sont réunis en si grand nombre des faits intéressants, Bonet donne en détail plusieurs relations cliniques avec autopsie, où sont parfaitement décrites les lésions de la tuberculose pulmonaire, les granulations contenant une matière comme sébacée, les cavernes, etc.

Il est facile de s'apercevoir à la lecture de Bonet et de plusieurs auteurs du dix-huitième siècle, de Frédéric Hoffmann (*loc. cit.*), de Lieutaud (4), de Stark (5), qu'ils ont demandé leur instruction aux ouvertures de cadavres plutôt qu'aux vieux livres. Hoffmann mentionne un état particulier du foie sans spécifier sa nature : « hepar magnæ mollis et pallidum. » Morgagni (6), qui a laissé tant de chapitres remarquables sur l'anatomie pathologique, n'a pas fait autant pour la phtisie que pour les autres parties de la science. Il croyait la maladie contagieuse et redoutait les examens cadavériques; aussi sa description est-elle relativement très incomplète.

Une fois les premières assises anatomo-pathologiques bien établies, on voulut pénétrer la nature intime du tubercule. On jugea tout d'abord par comparaison. Déjà Sylvius (7) distinguait deux formes de phtisie : l'une provenant de la pneumonie et du catarrhe ; l'autre, des tubercules; il regardait comme une espèce de ganglions hypertrophiés ces tubercules, qui passent à la suppuration et produisent des vomiques; il les assimilait aux ganglions strumeux ou scrofuleux des autres régions. Mais ce fut surtout Morton (8) qui patronna la phtisie scrofuleuse et en fit la forme principale de la phtisie.

(1) Felicis Plateri, *Praxeos de cognoscendis*, etc. Basileæ, 1656, in-4, p. 474-486.

(2) *Tabidorum theatrum*. London, 1656 ; in-8, 1665, in-12.

(3) *Medicina septentrionalis collatitia*. Genève, 1686. Léonard Chovet, in-folio.

(4) Lieutaud, *Précis de la médecine pratique*, 1776, t. I.

(5) Stark, *London medical communications*, 1784, t. I, p. 321. — *The Works of the late William Stark consisting of clinical and anatomical observations*. Ed. Carmichaël Smith. London, 1788, in-4.

(6) Morgagni, 22e lettre. *Du crachement de sang et des crachats purulents et sordides*. Édit. de l'Encyclopédie, t. I, p. 519, 542. 1837, in-8.

(7) Franc. de le Boe Sylvius, *Opera med.* Traj. ad Rhenum, 1695, p. 692.

(8) Richard Morton, *Opera omnia*. Lyon, 1737, in-4, t. I, p. 81-146.

Sans doute Morton décrivit encore sous le même nom des affections très différentes les unes des autres, qui n'ont souvent de commun que l'hecticité, et compta de par l'étiologie quatorze espèces de phtisie. C'était là une erreur profonde et qui se propagea jusqu'à Bayle et Laënnec, et même plus tard, comme on peut le voir dans le Traité compendieux de J. Frank (1), qui avec le vain étalage d'une bibliographie inépuisable a accumulé toutes les erreurs de ses devanciers. Mais Morton s'éleva au-dessus des caractères objectifs du tubercule jusqu'à une pathogénie, développant l'idée de la subordination des lésions tuberculeuses à une altération générale de l'organisme, à une dyscrasie. « Par suite de la dépravation du sang, dit Morton, il se sépare de la masse une matière de mauvaise nature qui, sécrétée particulièrement dans le tissu des poumons, remplit ces organes de toutes parts, les irrite et finit par en amener l'ulcération. Avant que celle-ci soit formée, on trouve dans les poumons de petits corps durs qui ressemblent à la tumeur appelée par Galien tubercule cru; c'est évidemment ainsi qu'il convient de les appeler. » Quant à ces tubercules, ils ressemblent aux tumeurs scrofuleuses des autres parties du corps et coïncident souvent avec elles; et suivant qu'elles restent longtemps à l'état de crudité ou qu'elles passent rapidement à la suppuration, la phtisie doit être divisée en phtisie aiguë ou en phtisie chronique.

Après Sauvages (2), qui comptait vingt espèces de phtisie, Portal (3) en admet quatorze comme Morton, et comme Morton, il s'applique à différencier les tubercules des autres nodosités pulmonaires, à caractériser ces nodosités d'après l'état général d'où elles procèdent. Portal suit la voie tracée par Morton, va plus avant, et sur cette remarque capitale que les *tumeurs glanduleuses* du poumon peuvent exister sans scrofule tégumentaire, trace les premières lignes de démarcation entre la scrofule et la tuberculose.

Vers la même époque, un médecin anglais, Baillie (4), accentuait encore plus nettement, trop nettement, devrait-on dire, la différence entre le tubercule et les lésions scrofuleuses. Parmi les diverses altérations du poumon, il signale un produit spécial auquel il réserve le nom de tubercule; ce sont de petits corps ronds, ne dépassant pas en volume la tête des plus petites épingles et qui naissent dans le tissu celluleux qui unit les vésicules aériennes du poumon. Ces tubercules s'agglomérant forment des tubercules plus volumineux qui

(1) Jos. Frank, t. IV, p. 223. Édition de l'Encyclopédie, 1840.

(2) Sauvages, *Nosologia methodica sistens morborum classes*. Amstelodami.

(3) Portal, *Observations sur la nature et le traitement de la phtisie*. Paris, 1792.

(4) Baillie, *The morbid human Anatomy of some of the most important part of the human body*. London, 1793.

obstruent les vésicules pulmonaires. C'est surtout au centre des nodosités confluentes qu'on rencontre ordinairement du pus, et c'est cette transformation du tubercule en abcès qui est la cause anatomique de la phtisie.

Dix ans plus tard, en 1803, Vetter (1) décrivait trois variétés de phtisie. La première est due à un travail inflammatoire qui se termine par une suppuration et qui creuse l'organe de cavités qui restent béantes; Vetter l'appelle *Phthisis pulmonalis*. La seconde variété ou *tabes pulmonum* est héréditaire ; on y rencontre les tubercules proprement dits, aboutissant finalement à une pseudo-purulence due au dépôt d'une substance blanchâtre, semblable à du fromage (matière caséiforme, caséeuse, de *Käse*, fromage); cette substance peut d'ailleurs se rencontrer dans les tubercules. La troisième variété est la phtisie tuberculeuse atteignant les ganglions bronchiques (*phtisie noueuse*).

Si, comme le fait remarquer Jaccoud (2), on compare les conclusions de Vetter avec celles de ses devanciers, on voit qu'il admet, ainsi que Portal, une phtisie par *inflammation suppurée*, et avec Baillie, une phtisie par *granulations* ou *tubercules* qui ont une évolution spéciale ; mais il évite l'erreur de ce dernier touchant la suppuration de ces nodosités, et en affirme la métamorphose caséeuse ; de plus, et en cela à l'inverse de Baillie, il nie l'origine scrofuleuse des tubercules, dont il fait une lésion et une maladie tout à fait à part.

En dehors des travaux qui viennent d'être analysés, la plupart des auteurs qui ont écrit sur la phtisie, pendant cette même période, méritent à peine d'être mentionnés. Qu'est-il resté en effet des ouvrages de Dupré de l'Isle (3), de Raulin (4), de Reid (5), de Marx (6), de Salvadori (7), de Ryan (8), de Whitte (9), de Baumes (10), de Brieude (11) et de Bonnafox de Mallet (12)?

En résumé, trois étapes principales divisent cette longue route :

Les médecins de l'antiquité dessinent dans ses traits principaux la

(1) Vetter (A. Rudolph), *Aphorismen aus der pathologischen Anatomie*. Wien, 1803. *Salzburger med. chir. Zeitung*. 1804.

(2) Jaccoud, *Leçons de clinique médicale faites à Lariboisière*, 1881.

(3) Dupré de l'Isle, *Traité des maladies de poitrine connues sous le nom de phtisie pulmonaire*. Paris, 1769, in-12.

(4) Raulin, *Traité de la phtisie pulmonaire*, 1782, in-8.

(5) Reid, *Essay on the nature and cure of the phtisis pulm*. London, 1782, in-8.

(6) Marx, *Van der lungenschwindsuch*. Hanovre, 1786, in-8.

(7) *Del morbo tisico*, libri III, Trente, 1787, in-8. *Sperienze e riflessioni sul morbo tisico*, *ibid.*, 1789, in-4.

(8) *An anquiry into the causes, nature and cure of the consomption of the lungs*, Dublin, 1788, in-8.

(9) *Observations on the nature and method of cure of the phtisis pulmonalis*, 1782. Trad. franç. Tardy. Paris, 1793, in-8.

(10) Baumes, *Traité de la phtisie pulmonaire*. Paris, 1798, in-8.

(11) Brieude, *Traité de la phtisie pulmonaire*. Paris, 1803, in-8, 2 vol.

(12) Bonnafox de Mallet, *Traité de la phtisie pulmonaire*. Paris, 1804, in-8.

symptomatologie de la phtisie. Les anatomo-pathologistes du dix-septième et du dix-huitième siècle démêlent les liens qui unissent la maladie à certaines lésions pulmonaires. Puis, après ces premières et si lentes acquisitions, on s'efforce de s'élever plus haut par une analyse minutieuse jusqu'à la nature intime de ces lésions, de rechercher la source véritable d'où elles découlent. Viennent-elles de la scrofule, diathèse déjà accréditée? Viennent-elles d'une autre viciation de l'organisme? L'opinion des auteurs est d'abord favorable à l'idée d'une origine scrofuleuse; mais on doute bientôt de la légitimité de cette étiologie.

En 1809, Bayle (1) admet six espèces de phtisie : 1° P. tuberculeuse, 2° P. granuleuse, 3° P. avec mélanose, 4° P. ulcéreuse, 5° P. calculeuse, 6° P. cancéreuse. Bien que le cancer du poumon et toutes les formes de la mélanose, non plus que la phtisie ulcéreuse qui n'est autre que la gangrène pulmonaire, n'aient rien à voir avec la tuberculisation, bien que les descriptions soient en général incomplètes, Bayle n'en eut pas moins le mérite d'avoir proclamé que la nosographie de la phtisie doit être établie sur l'anatomie pathologique, et non, comme on l'avait fait jusqu'à lui (sauf les quelques rares exceptions indiquées plus haut), sur des considérations étiologiques peu certaines, sur des symptômes dominants ou sur des complications étrangères à la maladie.

La première espèce de Bayle, la phtisie tuberculeuse, est caractérisée par les tubercules, enkystés ou non, qui peuvent être miliaires, crus, ramollis ou ulcérés. Elle est distinguée avec un grand sens de la phtisie granuleuse, et le diagnostic anatomique des tubercules miliaires (première variété) d'avec les granulations miliaires (deuxième variété) est très habilement établi. « Celles-ci, dit-il, sont transparentes, luisantes... elles paraissent de nature et de consistance cartilagineuse; leur volume varie depuis la grosseur d'un grain de millet jusqu'à celle d'un grain de blé; elles ne sont jamais opaques et ne se fondent pas. Ces divers caractères les distinguent parfaitement des tubercules miliaires, qui ont le même volume, mais qui sont toujours gris ou blancs ou opaques et qui finissent par se fondre en totalité. »

Les travaux de Baillie, de Vetter, de Bayle marquaient un progrès considérable, mais devaient être bientôt éclipsés par l'œuvre géniale de Laënnec.

En 1811, Laënnec publiait dans le Dictionnaire des sciences médicales (2) ses premières recherches anatomo-pathologiques sur les

(1) Bayle, *Recherches sur la phtisie pulmonaire*. Paris, 1810, in-8.

(2) *Dictionnaire des Sciences méd. en* 60 *vol.,* t. II, Article : *Anatomie pathologique*. 1811.

tubercules et les complétait dans son immortel *Traité de l'auscultation médiate* (1).

Il regardait les tubercules comme des *productions accidentelles*, c'est-à-dire étrangères à l'état normal, n'ayant pas d'analogue dans l'économie saine, et les modifications multiples du poumon et des autres organes au cours de la tuberculose, comme dues à l'évolution d'une substance unique, hétérogène, la *matière tuberculeuse*. Il n'existe dès lors qu'une seule espèce de phtisie, la phtisie tuberculeuse. L'unité de la phtisie était fondée en même temps que la découverte de l'auscultation délimitait, en l'augmentant, le domaine de la maladie.

Laënnec distingue les tubercules pulmonaires en *corps isolés* et en *infiltrations*.

Les tubercules isolés présentent quatre variétés principales : les tubercules miliaires, les tubercules crus, les granulations tuberculeuses, les tubercules enkystés. La seconde forme offre aussi trois variétés : infiltration tuberculeuse informe, infiltration grise et infiltration jaune.

Les descriptions anatomo-pathologiques de Laënnec sont admirables pour tout ce qu'il est possible de constater à simple vue ; la synthèse qu'il fit des divers processus tuberculeux a triomphé de toutes les attaques qu'elle eut à subir dans la suite et ne devait même trouver sa confirmation définitive que dans les plus brillantes conquêtes de la technique moderne.

Ajoutons qu'il n'est pas exact de dire que Laënnec ne s'occupa ni de la nature du tubercule ni de la place qui lui revient en nosologie.

« Le génie de Laënnec, dit Pidoux, absorbé par l'anatomie pathologique, par la séméiologie, par le besoin de mettre l'une en rapport avec l'autre et de créer de toutes pièces, pour ainsi dire, le diagnostic des maladies de poitrine, s'arrêta au seuil de la nature et des causes de la phtisie pulmonaire. Il avait fixé d'une main sûre, et on sait avec quel immortel succès, les limites nosologiques, si vagues avant lui, de cette grande maladie, mais il avait laissé ses origines dans une mystérieuse obscurité. Il se tient en effet, sur ce point capital, dans un scepticisme systématique. On dirait que pour lui le tubercule pulmonaire n'a pas de cause, ou qu'on ne doit pas rechercher cette cause plus que celle d'un être naturel. Le tubercule *est*, n'en demandez pas davantage à Laënnec. C'est comme si vous vouliez savoir de Jussieu ou de Cuvier la cause de telle ou telle plante, celle de tel ou tel animal. L'illustre observateur n'a pas à s'en occu-

(1) *Traité de l'auscultation médiate et des maladies des poumons et du cœur*, par R. T. H. Laënnec. Édit. de la Faculté de médecine de Paris, conforme à la seconde édition publiée en 1826 par Laënnec, page 350 et suiv. (La 1re édit. est de 1819).

per. Il vous apprendra à distinguer le tubercule pulmonaire de tout ce qui n'est pas lui; mais il ne se croit pas obligé de remonter plus haut, et de vous dire ce qu'il est dans l'ordre des productions morbides, ni quelle place naturelle occupe, dans la série des maladies chroniques, cette phtisie qu'il vous a fait voir et écouter (1). »

Laënnec, au contraire, nous l'avons déjà dit, n'avait pas hésité à déclarer que les tubercules, sous quelque forme qu'ils se présentent, sont *des productions étrangères et vivant d'une vie spéciale*. Il défendit avec énergie et avec une grande puissance de dialectique sa conception pathogénique contre l'opposition bruyante et passionnée de Broussais, qui faisait du tubercule un résultat pur et simple de l'inflammation et qui admettait que les *organes irrités à un degré donné, pendant un temps plus ou moins long, finissent par devenir tuberculeux, quand ils y sont prédisposés.*

Broussais (2) reconnaissait deux ordres de phlegmasies chroniques des poumons : les unes entretenues par l'inflammation des capillaires sanguins, les autres par l'inflammation des capillaires lymphatiques. Ces dernières constituaient la tuberculisation, et elles étaient toujours précédées ou accompagnées par la phlogose des capillaires sanguins; en d'autres termes, les inflammations chroniques des voies respiratoires, pneumonies, bronchites, laryngites, pleurésies, causaient le plus souvent la tuberculisation.

Les idées de Broussais n'étaient pas nouvelles. Déjà Baglivi et Max. Stoll rapportaient la phtisie à une inflammation latente. Ce dernier dit en effet: « Si une inflammation des ramifications bronchiques ou une pneumonie douce en apparence attaque un sujet qui ne s'alite même pas, on l'appelle péripneumonie latente.... elle est souvent chronique, fréquemment héréditaire et se termine alors par la phtisie.... Elle a pour causes: 1° celles qui sont propres à produire la pleurésie ou la pneumonie; 2° quelques autres qui lui sont particulières (et celles-ci sont plus fréquentes). Elle provient, en effet, d'une pleuro-pneumonie antécédente non entièrement résolue, d'un catarrhe devenu inflammatoire par négligence, etc. » Telle est aussi l'opinion de Lepecq de La Cloture, de Pujol, etc.

L'assertion de Broussais qui place les tubercules dans le système lymphatique était aussi une hypothèse très ancienne, formulée par plusieurs auteurs des deux derniers siècles, R. Mead en particulier, qui les regardait comme des glandes lymphatiques scrofuleuses.

Ces deux points essentiels de la doctrine de Broussais, l'irritation regardée comme la cause, une production lymphatique comme l'effet dans la tuberculose pulmonaire, ont tenu depuis lors jusqu'à nos jours

(1) Pidoux, *Bull. de l'Acad. de méd.*, 1867.
(2) Broussais, *Histoire des phlegmasies chroniques*. 4e édition, 1826, t. II, p. 2.

une grande place dans l'histoire de cette affection ; on en verra plus tard le reflet dans Virchow, Foerster, etc.

On peut juger, par le court exposé qui précède, des différences profondes qui sur cette question du tubercule séparaient Broussais de Laënnec. Suivant Broussais, les tubercules regardés par Laënnec comme des produits étrangers à l'organisme, qui s'y développent, se ramollissent et passent par toute la série de leurs phases rétrogrades étaient des créations *ontologiques;* suivant Laënnec, l'irritation de Broussais, ou exaltation des propriétés vitales, regardée comme la cause de toutes les maladies, n'était qu'une pure hypothèse. A de simples vues de l'esprit il opposait l'observation rigoureuse et l'analyse étroite des faits cliniques. Il se posait les questions suivantes : les tubercules sont-ils une terminaison de la pneumonie chronique? du catarrhe? de la pleurésie? et après une discussion approfondie il concluait par la négative. Toute cette argumentation, pleine d'une étonnante perspicacité, d'une logique irrésistible, s'animait çà et là de quelques traits de fine ironie qui avaient le pouvoir d'exaspérer Broussais, lequel à son tour relevait dans un langage souvent acerbe les critiques de l'illustre médecin de la Charité.

Louis, dans sa monographie qui est restée un modèle d'observation rigoureuse, se rangea complètement aux vues générales de Laënnec. Il publia en 1825 (1) le résultat de ses consciencieuses recherches basées sur l'analyse de cent soixante-sept observations suivies d'autopsie. Il décrit les lésions anatomiques du poumon et de tous les organes des phtisiques avec une admirable exactitude. Il formule en chiffres la fréquence des altérations tuberculeuses des différents viscères, précise la nature graisseuse de la lésion hépatique et pose les deux lois fondamentales connues sous le nom de *Lois de Louis :* 1° les tubercules siègent primitivement au sommet des poumons et ils y sont toujours plus anciens qu'à la base ; 2° après quinze ans, il n'y a pas de tubercules dans un organe s'il n'y en a pas dans les poumons.

De son côté Andral, dans sa *Clinique médicale* (t. III, 1re édition, 1826) et dans son *Précis d'anatomie pathologique* (t. I, p. 407-438 et t. II, p. 537, 1829) nous donnait l'histoire anatomique et clinique de la tuberculisation basée sur ses observations personnelles et il recommençait le travail de Laënnec, aussi bien en auscultation qu'en anatomie pathologique en le corrigeant et le modifiant plus ou moins profondément. Le célèbre professeur s'éloignait beaucoup des idées de Laënnec dans sa compréhension générale de la tuberculose. Il ne regardait pas la matière tuberculeuse comme un corps étranger jouissant d'une individualité propre, mais seulement comme un pro-

(1) Louis, *Recherches anatomo-pathologiques sur la phtisie*, 1825.

duit de sécrétion morbide non organisable qu'il classait à côté du pus. Il ne croyait pas avec Laënnec que les tubercules commençassent par des granulations semi-transparentes et encore moins, comme le voulait Baron (1), par une vésicule transparente hydatiforme. Pour lui, le tubercule est un corps opaque, blanc-jaunâtre, friable, arrondi, sans trace d'organisation, qui peut subir deux sortes de transformations : 1° la transformation purulente ; 2° la transformation crétacée. La transformation purulente ou ramollissement du tubercule était due suivant l'opinion émise par Lombard de Genève (*Thèse inaugurale*, Paris, 1827), à ce que ses particules agissant comme corps étranger sur les parties saines voisines y déterminaient une sécrétion de pus qui se mélangeait lui-même au tubercule pour le désagréger.

Relativement aux causes des tubercules, Andral faisait, à l'exemple de Broussais, jouer un grand rôle aux bronchites, aux laryngites et aux congestions, même aux hémorrhagies du parenchyme pulmonaire. Il se rapprochait de la médecine physiologique, et pour caractériser le phénomène essentiel de la tuberculisation, il empruntait à la physiologie le mot de sécrétion.

A la même époque Cruveilhier publiait ses premiers travaux sur le sujet qui nous occupe. Il émettait cette opinion qu'avant que le tubercule se présentât comme un corps dur, on pouvait saisir dans son existence une période moins avancée dans laquelle le tubercule était encore liquide à l'état de pus. Cruveilhier s'appuyait en cela sur les résultats d'injections de mercure dans les bronches au moyen desquelles il obtenait de petits points opaques puriformes d'abord, puis jaunes qui lui semblaient être des tubercules (2). Il n'hésitait pas, dès lors, à regarder les altérations anatomiques des tuberculeux comme un mode particulier d'inflammation et comme telles il les a placées dans sa dix-septième classe consacrée aux inflammations (3).

Il distinguait, au point de vue anatomique : 1° les granulations miliaires solitaires ; 2° les granulations miliaires groupées ou tubercules ; 3° les tubercules groupés, agrégats tuberculeux ou matière tuberculeuse infiltrée ; 4° les cavernes tuberculeuses. Pour lui, comme pour Magendie (4) les granulations et l'infiltration tuberculeuses siègent dans les alvéoles pulmonaires et les excavations résultent de l'association d'une phlegmasie purulente avec la phlegmasie tuberculeuse. Non seulement, Cruveilhier regarde les inflammations des bronches et des poumons comme une cause fréquente des tubercules

(1) Baron, *Recherches sur la nature de la matière tuberculeuse* in *Archives générales de médecine*, t. VI, 3e série.
(2) *Nouvelle bibliothèque médicale*, 1826.
(3) Cruveilhier, *Traité d'anatomie pathol. générale*, t. IV.
(4) Magendie, *Journal de physiologie expérimentale*, t. I, 1821.

qui ne sont eux-mêmes qu'un mode particulier d'inflammation, mais encore il fait jouer à la pneumonie un rôle capital dans la marche de la phtisie. C'est toujours la pneumonie qui, pour lui, détermine la fièvre et tout le cortège des graves symptômes qui conduisent le malade au tombeau ; c'est la pneumonie suppurée qui constitue la période de ramollissement des tubercules, la matière tuberculeuse ne pouvant se ramollir que par son mélange avec le pus. Aussi, suivant Cruveilhier, les tubercules ne peuvent guérir (1). Prévenez la phlegmasie, dit-il, et vous guérirez vos malades.

Bouillaud (2) enrichit la science d'observations nouvelles et se rangea pleinement à l'opinion de Broussais en considérant la phtisie comme une inflammation chronique.

Natalis Guillot (3) précisa mieux qu'on ne l'avait fait avant lui le mode de début des granulations miliaires, leur siège au-dessous de la membrane muqueuse des plus fines divisions bronchiques, leur ulcération, point de départ des excavations pulmonaires et indiqua d'une façon complète la disposition nouvelle que prennent les vaisseaux des poumons tuberculeux.

A l'étranger paraissaient en même temps les intéressantes recherches de Schroëder van der Kolk (4), Delmazzonne (5), Becker (6), très bien résumées dans l'important article du Compendium de médecine de Monneret et Fleury.

En moins de trente ans, avec les travaux de Bayle, Laënnec, Broussais, Louis, Cruveilhier, Andral, etc., l'histoire de la tuberculose pulmonaire avait complètement changé de face et fait plus de progrès que depuis les premiers âges de la médecine. La physiologie et l'anatomie pathologique semblaient avoir dit leur dernier mot sur cette question avec les moyens d'étude dont on avait disposé jusque-là.

L'application des instruments grossissants aux recherches anatomo-pathologiques, la création de sciences nouvelles nées de l'emploi du microscope, l'histologie et surtout l'histogenèse ou étude des éléments anatomiques et de leur développement dans l'embryon, devaient bientôt ouvrir un plus large champ à l'observation et reculer, en les précisant, les limites de l'inconnu. Le microscope créait une anatomie générale toute nouvelle basée sur la connaissance des éléments qui constituent les tissus organisés, il pénétrait dans la structure intime de chacun des organes dont il éclairait les fonctions ; et

(1) Dans sa thèse d'agrégation, Cruveilhier avait soutenu négativement, en 1823, la question suivante : « an omnis pulmonum excavatio insanabilis? »
(2) *Clinique médicale*, t. III, 1837.
(3) *Description des vaisseaux*, etc., in l'*Experience*, t. I, 1838.
(4) *Observ. anatom. pathol. et pract. argumenti fasc.* Amsterdam, 1826.
(5) *Repertor. di med.* Turin, 1826.
(6) *De glandulis thorac. lymphat.* Berlin, 1826.

il donnait à la biologie une physiologie générale consistant dans l'étude des propriétés des éléments anatomiques. Dans la biologie tout s'enchaîne et se lie ; des notions anatomiques nouvelles entraînent à leur suite des découvertes physiologiques et des applications à la pathologie. Le mouvement médical des trente premières années de notre siècle était la conséquence directe des données fournies par l'anatomie générale de Bichat; à son tour l'anatomie générale, née de l'emploi du microscope, a créé une anatomie pathologique générale qui comprend l'étude des altérations des éléments et des tissus, fondée sur des bases nouvelles; l'anatomie spéciale née de l'histologie a servi de fondement à une nouvelle anatomie pathologique spéciale.

Mais au début des études microscopiques, l'histologie pathologique eut le tort de s'affirmer prématurément, avant que l'histologie normale fût bien connue. C'était renverser l'ordre naturel des choses. Ajoutons que l'opinion de Laënnec généralement acceptée, à savoir que les lésions tuberculeuses des poumons étaient des productions accidentelles étrangères à l'organisme, n'avait pas été sans influence sur les premiers travaux. On cherchait à assigner à chaque produit, dit *hétéromorphe*, des caractères microscopiques distincts ; on désirait avant tout que chacune des grandes divisions de la pathologie générale, inflammation, tubercule, cancer, etc., possédât un caractère distinctif. Les éléments anatomiques des tubercules parurent sans analogie dans l'économie normale, et Lebert décrivit en 1844 des éléments spéciaux qu'il appela *corpuscules* ou *globules tuberculeux*.

Lebert s'occupe peu de rechercher les différences histologiques entre la granulation, les tubercules crus et infiltrés; il admet l'opinion courante de Laënnec que les tubercules crus proviennent de la granulation semi-transparente et ne diffèrent pas comme nature de l'infiltration. Aussi, comme il est avant tout préoccupé de donner un diagnostic histologique différentiel des divers produits accidentels, il prend pour sujet d'étude ce qui paraît le plus caractéristique de la tuberculisation, c'est-à-dire les tubercules crus et l'infiltration jaune. Dans ces lésions il rencontre toujours les mêmes éléments, c'est-à-dire des corpuscules sphériques ou irréguliers, anguleux, à angles arrondis, qui mesurent de $0^{mm},005$ à $0^{mm},0075$. Il en fait l'élément spécifique des tubercules, quels que soient leur siège et leur âge (1) et il ne s'aperçoit pas que ses prétendus corpuscules tuberculeux ne sont autre chose que des noyaux granuleux et déformés ou des fragments de cellules épithéliales en dégénération granulo-graisseuse. Aujourd'hui les idées de Lebert sur le tubercule ne sont plus admises

(1) *Compte rendu hebdomadaire des séances de l'Académie des sciences* (mars 1844).

par aucun anatomo-pathologiste éclairé et elles appartiennent à l'histoire des erreurs d'une science à ses débuts.

Pendant qu'en France on admettait généralement les idées de Lebert, pendant que Hugues Bennett (1) les adoptait sans restriction en Angleterre, Rokitansky (2) enseignait à Vienne une anatomie pathologique du tubercule à peu près semblable. Il le décrit comme un produit de désorganisation qui se présente aussi bien sous forme de granulations que d'infiltration plus ou moins étendue et lui donne comme caractéristique son manque d'organisation et sa tendance à la destruction. Mais bientôt des doutes s'élèvent et c'est alors que surgissent, procédant directement de Broussais, les travaux remarquables de Reinhardt et de Virchow qui renversent complètement l'édifice de Lebert en même temps qu'ils ébranlent l'unité de la phtisie de Laënnec.

Reinhardt (3), en 1850, affirme, de par l'examen microscopique, que les masses appelées infiltration grise, infiltration jaune, tubercules crus, sont un assemblage d'alvéoles pulmonaires remplis de cellules épithéliales et de globules de pus, comme dans toute pneumonie catarrhale ; que ces éléments deviennent granuleux et s'infiltrent de granulations graisseuses, comme cela a lieu dans la période terminale de toute pneumonie aiguë, que le tubercule n'est que l'aboutissant d'une pneumonie ordinaire dans laquelle le poumon reste impuissant à se débarrasser des produits de l'inflammation. Les éléments spécifiques de Lebert sont des fragments de cellules épithéliales, de globules de pus ou de noyaux granuleux, qui s'observent sur les préparations de pneumonie tuberculeuse. C'était là en quelque sorte la démonstration histologique de l'opinion de Broussais, Andral, Cruveilhier, à savoir que le tubercule est du pus épaissi.

Reinhardt avait tenu à l'écart la granulation grise ; Virchow le premier l'opposa histologiquement au tubercule cru, à l'infiltration tuberculeuse.

Pour Virchow (4), le tubercule est un grain, un nodule, et ce nodule est une néoplasie qui, au moment de son apparition, possédait nécessairement la structure cellulaire et provenait, comme les autres néoplasies, du tissu conjonctif. Quand cette néoplasie est arrivée à un certain stade de son développement, elle se montre sous forme d'une nodosité saillante, composée de petites cellules à un ou plusieurs noyaux. Ce qui caractérise surtout la néoplasie, c'est sa richesse en

(1) Hughes Bennett, *The pathology and treatment of pulm. tuberculosis*, Edinburg, 1853.
(2) Rokitansky, *Handbuch der pathologischen anatomie*, Wien, 1846.
(3) Reinhardt, *Charité-Annalen*, 1850.
(4) *Pathologie cellulaire*. Traduct. Picard. Paris, 1861, p. 400 et suiv.

noyaux. On y trouve soit de petits éléments avec un noyau dont la petitesse est si grande, que la membrane s'applique directement sur le noyau, soit des cellules plus volumineuses dans lesquelles les noyaux se sont divisés et peuvent se trouver au nombre de 12, 24, 30 même dans une seule cellule. Cette production, qui se rapproche beaucoup du pus, se distingue par la petitesse de ses éléments des formes d'une organisation supérieure, du cancer, du cancroïde, du sarcome. Le tubercule est toujours une production pauvre, misérable dès le début et ne contient pas de vaisseaux. D'ordinaire il se produit très promptement une métamorphose graisseuse, incomplète d'ordinaire, au centre de la nodosité, dans le point occupé par les plus anciens éléments. Alors il n'y a plus trace du liquide; les éléments se ratatinent; le centre devient jaune et perd sa transparence; on voit une tache jaunâtre au milieu du grain grisâtre et transparent; c'est la métamorphose caséeuse qui caractérisera plus tard le tubercule. Cette modification s'étend en dehors, de cellule à cellule, et il peut se faire que tout le nodule subisse cette transformation (1).

Virchow croit qu'il faut conserver le mot de tubercule parce que le grain tuberculeux n'augmente jamais de volume, ne devient jamais une tubérosité. Ce qu'on appelle des gros tubercules ne sont pas des tubercules simples, mais des agglomérations de tubercules simples. Le tubercule reste toujours petit, et, comme on dit ordinairement, miliaire.

Ainsi, dans le tubercule, la forme (nodosité) et l'essence de la néoplasie sont étroitement liées l'une à l'autre. Le tubercule se présente toujours sous forme de grain et les éléments qui le constituent finissent toujours par se détruire, par mourir, et à leur place on ne trouve qu'un détritus, qu'une matière desséchée et caséeuse.

La transformation caséeuse est la terminaison régulière du tubercule, mais elle n'en est pas la terminaison nécessaire : dans quelques cas rares, le tubercule peut se résorber à la suite d'une métamorphose graisseuse complète; d'un autre côté, d'autres néoplasies peuvent aboutir à cette métamorphose caséeuse. Aussi il est impossible d'étudier l'essence du tubercule quand il est devenu caséeux ; il faut l'observer à l'époque de la prolifération caractéristique. (*Ibid.*, p. 401, 402, 403.)

Quoi qu'il en soit, le tubercule ne provient pas d'un exsudat; il résulte d'une production exagérée de cellules du tissu conjonctif, dans l'intérieur desquelles se développe un nombre également exagéré de noyaux. Le tubercule miliaire est le seul tubercule. « Laënnec, dit

(1) *Pathol. cellul.*, p. 400.

Virchow, a introduit dans la question du tubercule une confusion qui sera bien difficile à dissiper, en admettant deux formes de tubercules pulmonaires, l'infiltration tuberculeuse et la granulation tuberculeuse. L'infiltration s'écartait complètement de l'idée ancienne; il ne s'agissait plus d'une nodosité, mais d'une pénétration égale de tout le parenchyme; on tendait donc à quitter la voie suivie par l'antiquité; la forme de la production n'était plus comptée pour rien.... On en arriva à considérer l'état caséeux du tubercule comme un caractère commun à toutes les variétés de produits tuberculeux.... C'est ainsi qu'on en est venu à penser que le tubercule pouvait se former dès que, dans un exsudat quelconque, les parties liquides étant résorbées, cet exsudat s'épaissit, devient trouble, perd sa transparence, prend l'aspect caséeux et reste ainsi dans cet état au sein des organes. »

C'est ce qui a conduit Reinhardt à dire que la tuberculose est le résultat de la transformation de produits inflammatoires et que toute masse caséeuse est du pus épaissi. On peut, en effet, dans la majorité des cas, rapporter l'infiltration tuberculeuse à une masse primitivement inflammatoire, purulente ou catarrhale, qui s'est ratatinée peu à peu à la suite d'une résorption incomplète, et reste dans cet état après s'être modifiée. Mais ce n'est pas du tubercule que Reinhardt examinait alors. Il s'est égaré dans la voie ouverte par Laënnec et suivie ensuite par l'école de Vienne; il n'aurait pas commis cette erreur, s'il s'en était tenu à l'ancienne idée de nodosité, et s'il avait comparé le tubercule dans tous les organes où il se produit (p. 398).

« Presque toute ce qui se produit dans le cours de la tuberculose et qui n'a pas la forme d'un nodule est un produit inflammatoire épaissi et n'a aucun rapport direct avec le tubercule » (1).

Quant à la phtisie pulmonaire, elle est liée à l'évolution soit de tubercules, soit d'hépatisation caséeuse. Virchow va jusqu'à dire que la phtisie proprement dite résulte plutôt d'hépatisations caséeuses que des tubercules. L'évolution des granulations grises détermine surtout un complexus morbide à évolution rapide, à allure de dyscrasie aiguë qu'il appelle *tuberculose*.

Empis, dans un livre très remarqué (2), scindait lui aussi plus complètement encore la phtisie pulmonaire. Cette affection, d'après le savant médecin de l'Hôtel-Dieu, est l'unique résultat de ce qu'on appelle pneumonie caséeuse; quant à l'affection générale qui provoque l'éruption des granulations, produits purement inflammatoires, Empis lui donne le nom de *granulie*.

La description de Virchow, adoptée par Fœrster (3), Pau-

(1) *Id.*, p. 399.
(2) *De la granulie*. Paris, 1865.
(3) *Hand. der Path. Anat.*, 2e éd. 1861-1865.

licki (1), Niemeyer (2); par Villemin (3), Morel (4), Vulpian (5), eut bientôt force de loi. Puis les dissidences surgirent et allèrent croissant.

Langhans (6), qui découvrit avec Fœrster la cellule géante, ne voit que dans le tubercule fibreux le tubercule complètement développé, avec tendance à une organisation supérieure, le tubercule cellulaire ou granulation étant vraiment le tubercule jeune, incomplet. Pour Langhans, le tubercule fibreux correspond à la phtisie chronique, et le tubercule cellullaire à la tuberculose miliaire aiguë.

D'après Colberg (7), la granulation tuberculeuse se développerait aux dépens des cellules des parois des capillaires, la pneumonie caséeuse aux dépens des cellules épithéliales, et enfin la pneumonie ulcérative chronique aux dépens des cellules du tissu conjonctif.

Schüppel (8) s'éloigne encore plus de Virchow : pour lui, le tubercule est constitué par une cellule géante formée spontanément à l'intérieur d'un vaisseau et déterminant autour d'elle, par processus irritatif, les petites cellules embryonnaires qui forment la masse du tubercule.

Wagner (9), comparant le tubercule au lymphadénome, arrive à cette conclusion que le tubercule, tel qu'il a été décrit par Virchow, existe sans doute, mais qu'il ne l'a pas rencontré et que pour lui la grande majorité des tubercules ne sont que des lymphadénomes. Citons ici l'opinion de Burdon Sanderson (10) qui admet que les tubercules ne sont que de simples ganglions lymphatiques hypertrophiés. Tous les parenchymes et toutes les cavités séreuses renfermeraient des ganglions lymphatiques microscopiques dont l'hypertrophie constitue la granulation tuberculeuse.

Mais la lutte devint surtout ardente, sur le terrain de la pneumonie caséeuse, entre l'unicisme de Laënnec et le dualisme de Virchow.

Buhl (11) et après lui Niemeyer (12), arguant d'après Virchow du siège extra-lobulaire de la granulation tuberculeuse, nient la présence de la granulation dans la pneumonie caséeuse et presque le tubercule pulmonaire. Pour eux aussi les produits inflammatoires simples sont seuls susceptibles de subir la dégénérescence caséeuse. Virchow n'a-

(1) *Allgemeine Path.*, 1862. Lissa.
(2) *Éléments de path.*, trad. franç., 1865.
(3) *Du tubercule.* Paris, 1862.
(4) *Traité d'histologie*, 2e éd. 1864.
(5) *Bullet. Soc. méd. hôp.*, t. V.
(6) *Virchow's Archiv*, t. XIII.
(7) *Zur norm. und path. Anat. der Lungen* (*Arch. für klin Med.*, 1866. Band II, p. 433).
(8) *Arch. der Heilkunde*, 1872.
(9) *Das tuberkelähnliche Lymphadenom* (*Arch. der Heilk.*, Heft, 6. Taf., VI et VII).
(10) *Edim. med.*. 1869.
(11) *Zeitschrift für Rat. med.*, 1857.
(12) *Loc. cit.*

vait pas été si radical puisqu'il voyait dans la pneumonie caséuse une manifestation scrofuleuse et comme une transition entre le tubercule et l'inflammation commune (1). Pour Buhl, pour Niemeyer, si la granulation et la pneumonie coexistent par hasard, la granulation est secondaire, consécutive. On sait l'adage : le plus grand danger auquel est exposé un phtisique, c'est de devenir tuberculeux.

Pour nous, dès 1867, nous nous efforcions de remonter ce courant. Après avoir montré que les inflammations tuberculeuses aboutissant à la caséification sont le plus souvent mélangées de granulations, que ces granulations semblent servir de centre de formation à la pneumonie caséeuse, nous regardions au moins comme très probable que, dans les cas excessivement rares où la pneumonie caséeuse ne coexiste pas avec des granulations, celles-ci ont existé au début et sont devenues plus tard méconnaissables en se perdant au milieu de la dégénérescence caséeuse (1re édition, p. 145).

D'ailleurs, tandis qu'en Allemagne, anatomo-pathologistes et cliniciens s'étaient faits dualistes à l'unanimité, si on s'était laissé, en France, entraîner quelque peu vers l'anatomie pathologique d'outre-Rhin, la majorité restait fidèle à la croyance d'une seule phtisie pulmonaire. On le vit bien lors de la discussion académique de 1867 où Chauffard, Pidoux, Hérard, Barth, Béhier, Briquet affirmèrent hautement l'identité de provenance de la granulation et de la pneumonie caséeuse.

C'est au milieu de ce conflit d'opinions que Villemin découvrit l'inoculabilité de la tuberculose (1866) (2). Il faut l'avouer, on ne comprit pas de suite l'immense portée des travaux du professeur du Val-de-Grâce.

Il est vrai que si on délaissait le riche filon indiqué par Villemin, l'anatomie pathologique, par des progrès décisifs, reprenait sa revanche et l'édifice de Virchow s'écroulait bientôt sous les derniers coups.

En 1872, Grancher (3), étudiant comparativement une granulation tuberculeuse et un fragment de pneumonie caséeuse sans granulation apparente, formulait cette loi : qu'un nodule de pneumonie caséeuse a la même structure que la granulation tuberculeuse. En 1873, Grancher complétait la démonstration dans sa Thèse sur l'*Unité de la phtisie* « où il relevait au nom même de l'histologie le drapeau de Laënnec ».

Voici les conclusions qu'il donnait à son travail :

« A. — La définition que Virchow a donnée du tubercule est trop étroite, puisqu'elle ne comprend que la granulation tuberculeuse adulte. Il

(1) *Patholog. des tumeurs*, t. III, p. 47.
(2) *Cause et nat. de la tuberculose* (*Bull. Acad. méd.*, 1866).
(3) *Archives de physiologie*, 1872.

faut ajouter à cette forme typique les jeunes nodules visibles au microscope seulement, et les amas irréguliers de tissu cellulo-embryonnaire qui ont la même stucture et la même destinée que le tubercule et qu'on rencontre soit dans les cas de granulie aiguë, soit dans les pneumonies caséeuses sans granulations pulmonaires.

« B. — Si l'on compare, aux différents points de vue de leur forme, de leur origine et de leur nature, le tubercule et la pneumonie caséeuse, on arrive aux formules suivantes :

« 1° La forme n'est point un caractère différentiel absolu puisque le tubercule peut se présenter sous la forme irrégulière de tubercule infiltré ;

« 2° Si l'origine épithéliale des cellules catarrhales du début de la pneumonie caséeuse est probable, il n'est nullement prouvé que l'épithélium n'entre pour rien dans la formation des petites cellules du tubercule et je crois, au contraire, qu'elle y prend une très grande part ;

« 3° Le siège du tubercule nodulaire et infiltré ne diffère pas de celui de la pneumonie caséeuse. Dans les deux cas les avéoles pulmonaires sont comblés par des cellules nées de la paroi. Seulement le tubercule est formé d'un amas de petites cellules cohérentes, et la pneumonie au début, de grandes cellules libres et flottantes dans la cavité alvéolaire ;

« 4° La différence de nature des deux produits, fondée sur les caractères anatomo-pathologiques, est donc bien loin d'être prouvée. On peut affirmer seulement que chez les phtisiques on trouve dans le poumon : *a* des néo-formations cellulo-embryonaires, nodulaires ou infiltrées ; *b* des formations de grandes cellules catarrhales au début de la pneumonie caséeuse. »

Après le premier mémoire de Grancher, Thaon (1), comparant la tuberculose à la syphilis, et invoquant la diversité des produits justiciables d'une même diathèse, proclamait également l'unité de la phtisie. D'ailleurs, Thaon qui classait des inflammations caséeuses, purulentes, plastiques, sous la désignation commune d'inflammations tuberculeuses, acceptait beaucoup moins l'unité anatomique de la phtisie que son unité diathésique.

Bientôt l'opposition gagna du terrain, même en Allemagne, et, en 1874, Rindfleisch (2), sans émettre une opinion définitive et aussi sans citer les travaux qui venaient d'être publiés en France, se ralliait implicitement à la doctrine de l'unité de la phtisie.

En Angleterre, Wilson Fox (3) et Green (4) soutenaient, comme

(1) *Recherches sur l'anat. patholog. de la tuberculose.* Paris, 1873.

(2) *Die chronische Lungentuberculose* (*Deutsches Archives für klin. Med.*, 1874).

(3) *Discussion on the anat. relation of pulm. phthisis to tub. of the lung* (*Transact. of the path. soc.*, 1873, vol. XXIV).

(4) *Notes on the pathol. of pulmon. phthisis* (*Med. Times and Gaz.*, 1874, vol. II).

Thaon, l'unité diathésique de la phtisie. Ils admettaient, en effet, que la tuberculose engendre, outre le tubercule, quatre espèces de processus : 1° une desquamation épithéliale intra-alvéolaire ; 2° des exsudats fibrineux ; 3° une pneumonie interstitielle ; 4° de la péri-bronchite.

Dans son Cours professé à la Faculté en 1878 (1), Charcot donnait la dernière main à l'œuvre commencée par Grancher, Thaon et nous-mêmes.

Pendant que les histologistes français achevaient la démonstration de l'unité d'origine des lésions tuberculeuses, les Allemands, vaincus sur ce point, s'engageaient dans la voie tracée par Villemin, si négligée chez nous, et s'adonnaient avec ardeur à la physiologie expérimentale.

Klebs (2), Cohnheim (3), Baumgarten (4), exploitaient à leur compte l'idée, jugée ici trop révolutionnaire, de la nature infectieuse du tubercule.

Une question préjudicielle se posait tout d'abord ; il fallait démontrer que le tubercule expérimental n'a rien qui permette de le différencier du tubercule type de l'espèce humaine. C'est ce qui résulta des études de H. Martin (5), Dieulafoy et Krihaber (6), Schüller (7), Orth (8), etc.

(1) *Revue mensuelle*, 1878. Leçons rédigées par V. Hanot.

(2) Klebs, *Ueber die Entstehung der Tuberculose*, etc. (*Virchow's Archiv*, t. XLIV, 1868). — *Die künstliche Erzeugung der Tuberculose* (*Arch. f. p. Path. u. Pharm.*, t. I, 1873). — *Traité d'anatomie pathologique*, 1876. — *Ueber Tuberculos*. (*Prag. med. Woch.*, n°s 52, 43, 1877). — *Weitere Beitraege zur Geschichte der Tuberculose* (*Arch. für exper. Path. und Pharmakologie*, t. XVII, p. 196, 1883).

(3) Cohnheim et Fraenkel (*Virchow's Archiv*, Band XLV, 1869). — Cohnheim et Salomonsen, *Studien über experimentelle Tuberculose* (*Deutsch. Zeitschr. f. prakt. Med.*, n° 32, 1877). — *Uebertragbarkeit der Tuberculose*, Berlin, 1877. — *Allgemeine Pathologie*, 1882. — *La tuberculose considérée au point de vue de la doctrine de l'infection*, 2e éd., trad. de Musgrave-Claye, Paris, 1882.

(4) Baumgarten, *Berl. klin. Woch.*, n° 27, 1879. — *Ueber der Verhältniss von Perlsucht und Tuberculose* (*Berl. klin. Woch.*, 5 octobre 1880). — *Zur Contagiositæt der Tuberculose* (*Centralblatt*, n° 15, 1881). — *Perlsucht bei Schweinen* (*Sachs. Ber.*, 1881). — *Tuberkelbakterien* (*Centralbl.*, 15 avril 1882). — *Ueber Tuberculose* (*Deutsche med.*, *Woch.*, n° 22, 1882). — *Ueber ein bequemes Verfahren Tuberkelbacillen in sputis nachzuweisen* (*Centralblatt*, 24 juin 1882).

(5) Martin, *Recherches anatomiques, pathologiques et expérimentales sur le tubercule*, thèse de Paris, 1879. — *Nouvelles recherches sur la tuberculose spontanée et expérimentale* (Soc. biologie, 20 novembre 1880). — *Tuberculose des séreuses et du poumon. Pseudo-tuberculose expérimentale* (*Archives de physiologie*, 1880). — *Nouvelles recherches sur la tuberculose spontanée et expérimentale des séreuses* (*Arch. de physiologie*, 1881). — *Recherches sur les propriétés infectieuses du tubercule* (*Arch. de phys.*, 1881).

(6) Dieulafoy et Krihaber, *Sur l'inoculabilité de la tuberculose chez le singe* (*Bulletin de l'Acad. de méd.*, juillet 1882).

(7) Schüller, *Experimentel Untersuchungen über die Genese der Scrof. und tub. Gelenkentzündungen* (*Centralb. f. chirurgie*, n° 43, 1878).

(8) Orth, *Ueber Tuberculose* (*Berl. klin. Woch.*, 1875). *Experim. Untersuchungen*

Baumgarten et Martin allèrent même plus loin encore, en démontrant que la texture histologique ne suffit pas pour déterminer la nature tuberculeuse d'une lésion. H. Martin produit une irritation inflammatoire des artérioles pulmonaires en injectant dans une veine jugulaire droite d'un cobaye un centimètre cube d'huile de croton diluée aux deux-centièmes : il se développe ainsi des nodules miliaires présentant une structure identique à celle d'une granulation tuberculeuse typique. Mais, si on inocule ces pseudo-tubercules, on n'observe aucune infection chez l'animal inoculé. Par contre, les produits tuberculeux légitimes inoculés *en série* déterminent, quel que soit le terme de la série, des lésions étendues, et semblent même parfois augmenter de virulence à mesure qu'ils passent d'un organisme à un autre. Ces résultats, qui substituaient la spécificité causale à la spécificité anatomique de ce tubercule *inoculable en série*, affirmaient la virulence, le pouvoir infectieux de la tuberculose.

Restait à dégager, parmi les produits tuberculeux inoculés, la partie véritablement active, le *nescio quid* qui est l'agent univoque de la généralisation et de l'infection?

Les premières expériences de Villemin et celles de la plupart des expérimentateurs qui le suivirent, avaient déjà circonscrit les limites du problème ; on sait désormais que l'on reproduit la tuberculose en inoculant, non seulement la granulation grise, mais le pus caséeux, les crachats, le sang même des phtisiques, et que, par conséquent, le virus réside dans les diverses formes du tubercule, dans les divers produits de la tuberculose.

Plus tard, Chauveau (1), en provoquant une infection généralisée, chez des animaux dont la muqueuse intestinale était intacte, par l'ingestion de matière tuberculeuse, prouvait que le virus est susceptible de passer à travers les muqueuses saines, qu'il résiste à l'action des sucs digestifs.

Chauveau (2), Schüller (3), Bogolowski (4), Toussaint (5), Fehleisen (6), notaient les traces du virus répandu dans les divers liquides de

über Fütterrungstuberculose (*Virchow's Archiv*, Band LXXVII, 1879). — *Zur Frage nach der Beziehung der sogenannten Miliartuberculose* (*Berl. klin. Wochenschrift*, n° 42, 1881).

(1) *Loc. cit.*

(2) *Loc. cit.*

(3) *Loc. cit.*

(4) *Beitrage zur Impfung mit Tub. massen* (*Centralb. med. Wiss.*, n° 7, 1871).

(5) Toussaint, *Sur la contagion de la tuberculose* (*Comptes rendus Acad. sciences*, n° 19, 1881). — *Contribution à l'étude de la transmission de la tuberculose :* injection par le jus de viande chauffée (*Comptes rendus Acad. sciences*, 1er août 1881). — *Infection tuberculeuse par les liquides de sécrétion et la sérosité des pustules du vaccin* (*Comptes rendus Acad. sciences*, 8 août 1881).

(6) *Ueber Impfung mit abcessmembranen* (*Deutsch. Zeitschr. f. chir.* Band XXV, 1881).

l'économie du phtisique. « Ce sont donc, dit Chauveau, des granulations insignifiantes, imperceptibles même sous le microscope, inertes en apparence, mais douées en réalité d'une virulence singulière, qui vont provoquer dans les tissus la poussée tuberculeuse. »

Les admirables travaux de Pasteur conduisirent bientôt à rechercher dans un *contagium vivum*, dans un microbe spécial, la raison d'être de la spécificité du tubercule.

Buhl (1), en 1873, et Klebs, en 1875, rattachèrent la tuberculose à l'existence de bactéries logées probablement dans les foyers caséeux.

Les conclusions de Buhl et de Klebs soulevèrent de nombreuses objections. On leur opposa que la démonstration de la nature parasitaire d'une affection n'est complète que si l'on arrive à démontrer l'existence des microbes dans tous les cas, que si leur nombre et leur distribution, dans l'organisme, expliquent toutes les particularités pathologiques, que s'il est permis d'assigner au parasite des propriétés spéciales, suffisamment caractéristiques, que même alors, il est difficile d'affirmer qu'il est la cause véritable de la maladie, qu'il n'en est pas un simple élément accessoire.

Pour sortir victorieusement de ces difficultés il fallait isoler le microbe par le procédé des cultures et en inoculant une culture pure, reproduire la maladie.

Cette méthode fut tentée pour la première fois, en 1877, par Klebs qui décrivit alors le *monas tuberculosum*. Ses recherches furent confirmées par son élève Reinstadler (2) et par Schüller. Mais plusieurs autres observateurs, Deutschmann entre autres, conclurent d'expériences bien conduites qu'il fallait douter de la spécificité des éléments de Klebs et Reinstadler.

En France, Toussaint (3), suivant la même voie que Klebs, arrivait à des conclusions différentes; le microbe qu'il obtint n'était pas identique à celui des auteurs allemands.

Eklund (4), Aufrecht (5), Baumgarten (6) trouvaient de leur côté des micro-organismes qui différaient également de ceux déjà signalés.

Le 10 avril 1882, Robert Koch (7) annonça à la Société de physiologie de Berlin qu'il était parvenu à isoler et à cultiver le microbe de la tuberculose. Les expériences contenues dans son mémoire, la méthode rigoureuse et l'habileté avec lesquelles elles avaient été

(1) *Briefe über Lungenentzundung*, etc., Munich, 1872.
(2) *Archiv. f. exp. pathol. et pharm.*, 1879.
(3) *Sur le parasitisme de la tuberculose* (Comptes rendus, 16 août 1881).
(4) *Rapport lu à la Société médicale suédoise*, 1880.
(5) *Die Etiologie der Tuberculose* (*Centralblatt für die med. Wiss.*, n° 17, 1882). — *Ueber Tuberculose* (*Deutsch. med. Wochenschrift*, n° 30, 1882).
(6) *Loc. cit.*
(7) *Die Etiologie der Tuberculose* (*Berl. klin. Wochenschrift*, n° 15, 1882).

conduites, la netteté des résultats obtenus, ne permettaient pas le doute. La nature parasitaire de la tuberculose était définitivement établie.

La grande découverte de Koch a été confirmée depuis par la majorité des observateurs, et les rares dissidences sont restées sans écho. Dans son mémoire publié dans les *Annales de l'office impérial de santé de Berlin* (1), Koch a posé la dernière pierre au monument impérissable que lui doit l'histoire de la tuberculose.

Que de progrès accomplis depuis le commencement du siècle dans cette grave question de la phtisie ! Laënnec découvre l'unité, Villemin l'inoculabilité, Robert Koch le parasite de la tuberculose. Un seul de ces trois grands noms manque à notre pays. Certes nous pourrions facilement montrer la grande part qui revient à Villemin et Pasteur dans l'œuvre du savant Berlinois; nous ne marchanderons pas notre reconnaissance à l'homme qui a apporté un appoint si considérable à la connaissance de l'une des plus terribles maladies qui frappent l'humanité.

(1) *Die Etiol. der Tuberc. Mittheilungen aus dem Kaiserlichen Gesundheitsamte.* Berlin, 1884.

PREMIÈRE PARTIE

NATURE PARASITAIRE DE LA TUBERCULOSE

Ainsi que nous venons de l'établir dans ce qui précède, la découverte de l'inoculabilité du tubercule par Villemin (1) avait précédé la découverte par R. Koch du microbe pathogène de la tuberculose. Exposons maintenant en détail la série des preuves qui ont mis hors de toute atteinte la nature parasitaire de cette affection, et commençons par les travaux sur l'inoculabilité, travaux d'avantgarde qui avaient écarté les plus grands obstacles et préparé la conclusion définitive.

Il nous plaît ici d'opposer à l'historique véritablement trop partial de Koch (2) les lignes suivantes dues à un autre Allemand, à l'illustre auteur de la diapédèse. « C'est à cette époque (1860 à 1870), dit Cohnheim (3), que fut faite en France une découverte d'où datera, si je ne me trompe, pour l'histoire de la tuberculose, non seulement un incomparable progrès, mais encore une transformation complète dans notre façon de concevoir cette maladie. Peu de découvertes, en effet, étaient capables d'émouvoir l'opinion médicale à un aussi haut degré que la démonstration par Villemin de la *transmissibilité de la tuberculose.* »

Villemin fut, en effet, le grand initiateur; tous les autres noms passent après son nom; tous les autres travaux, depuis son livre, procèdent, émanent de son œuvre.

Rappelons ici les principales expériences qui ont démontré que le tubercule est transmissible par inoculation sous-cutanée, par ingestion et par inhalation.

I. — « Si l'on fait, dit le professeur du Valde-Grâce, à l'oreille d'un lapin, à l'aine ou à l'aisselle d'un chien, sur une étroite surface préalablement rasée, une plaie sous-cutanée si petite, si peu profonde,

(1) Villemin, *Cause et nature de la tuberculose* (*Bull. de l'Acad. méd.*, 1866, t. XXXII, p. 152), et *Rapport* de G. Colin, p. 897. — *Études sur la tuberculose*, Paris, 1868. — *De la virulence et de la spécificité de la tuberculose* (*Bull. de l'Acad. méd.*, août 1868). — *Prophylaxie de la tuberculose* (*Un. méd.*, t. V, 1868). — *Études sur la tuberculose; preuves rationnelles et expérimentales de sa spécificité et de son inoculabilité*, Paris, 1869. — Rép. à M. le Dr Crocq (*Gaz. hebd.*, 22 octobre 1875).

(2) Koch, *Die Ætiologie der Tuberculose. Mittheilungen aus dem Kaiserlichen Gesundheitsamte*, p. 2, Berlin, 1884.

(3) Cohnheim, *La tuberculose considérée au point de vue de la doctrine de l'infection*, 2e édit., trad. de Musgrave-Claye, Paris, 1882.

qu'elle ne donne pas la moindre gouttelette de sang, et qu'on y insinue, de manière qu'elle ne puisse s'en échapper, une parcelle grosse comme une tête d'épingle de matière tuberculeuse prise sur l'homme, sur une vache ou sur un lapin déjà rendus tuberculeux; si, d'autre part, avec une seringue de Provaz, on instille sous la peau d'un animal quelques gouttes de crachats de phthisiques, rendus plus liquides par leur mélange avec un peu d'eau, voici ce qu'on observe : le lendemain de l'opération, la palpation la plus attentive ne perçoit plus aucune trace de la matière inoculée; les bords de la plaie sont agglutinés, puis, au bout de quatre ou cinq jours au plus, il se produit une légère tuméfaction accompagnée parfois de rougeur et de chaleur, et l'on assiste au développement progressif d'un tubercule local qui varie depuis la grosseur d'un grain de chènevis jusqu'à celui d'une aveline. Dans les premiers temps qui suivent l'inoculation, les animaux ne présentent aucune altération appréciable de leur santé. Au bout de quinze, vingt ou trente jours seulement, on s'aperçoit qu'ils maigrissent; quelques-uns reprennent un embonpoint relatif; d'autres vont en s'affaiblissant progressivement, tombent dans le marasme, souvent sont pris de diarrhée colliquative et succombent dans un état de maigreur extrême..... Lorsqu'on autopsie les animaux, on remarque que les tubercules du lieu d'inoculation sont constitués par une masse caséeuse autour de laquelle on voit très souvent de petites granulations jaunâtres qui s'infiltrent assez loin dans le tissu conjonctif intermusculaire.

« Les ganglions lymphatiques, en communication avec la plaie d'inoculation, se tuméfient assez souvent, se parsèment de granulations, de nodules tuberculeux, et aboutissent même quelquefois à une transformation caséeuse complète, etc. On constate généralement des tubercules dans le poumon. L'éruption tuberculeuse ne se borne pas aux poumons : elle se fait plus ou moins abondante dans les ganglions lymphatiques, l'intestin, le foie, la rate, les reins, etc. Très souvent ces organes en sont farcis; les membranes séreuses, notamment l'épiploon et le mésentère, sont quelquefois criblées de granulations innombrables. Selon l'époque à laquelle remonte l'inoculation et la rapidité plus ou moins grande avec laquelle s'est faite l'éruption, on trouve des tubercules gris transparents, jaunes, caséeux, ramollis, des cavernes, des ulcérations. Lorsque les animaux sont sacrifiés avant le quinzième jour, il est rare qu'on constate des tubercules dans les organes : il s'écoule donc, entre le moment de l'inoculation et celui de l'éruption tuberculeuse, un certain temps, qui nous a paru varier entre dix et vingt jours environ (1). »

(1) Villemin, *Étude sur la tuberculose*. Paris, 1868.

Villemin avait pensé tout d'abord que la granulation grise est seule inoculable, mais bientôt il reconnut avec nous que la matière caséeuse jouit de la même propriété d'infection.

G. Colin, au nom d'une commission académique composée de Louis, Grisolle et Bouley (1867), Klebs et Valentin (1) (1868), Cohnheim et Fraenkel (2) (1869), Bollinger (3) (1873), etc., confirmèrent les résultats annoncés par Villemin.

Par contre, un grand nombre de médecins ne furent point convaincus. et, quelques-uns même jugèrent avec sévérité l'œuvre de Villemin, Pour les uns, la présence du tubercule chez les animaux inoculés devait s'expliquer par une pure et simple coïncidence. D'autres acceptaient volontiers que l'inoculation de matière tuberculeuse rend les animaux tuberculeux, mais que ce résultat n'est pas propre au tubercule, et que des substances quelconques (pus, fragments d'os, bouchons pilés, morceaux de caoutchouc, etc.), agissent comme le tubercule (A. Clark, Wilson Fox, Burdon Sanderson, Valdenburg, etc.). On objectait surtout qu'il n'y a aucune conclusion sérieuse à tirer d'expériences faites sur le lapin, cet animal *follement* tuberculeux, suivant l'expression de Béhier. Enfin, on allait jusqu'à dire avec Metzquer que les granulations consécutives à l'inoculation ne sont point tuberculeuses, mais représentent des infarctus ou des pneumonies alvéolaires.

L'objection tirée du choix du lapin fut réduite à néant par Chauveau (4), qui opéra sur des animaux de l'espèce bovine.

Nous ne parlerons ici que des injections intra-vasculaires de matière tuberculeuse pratiquées par l'habile expérimentateur. Chauveau a pris soin de ne se servir pour ces injections que d'un liquide qui ne tînt en suspension que des particules tuberculeuses d'une extrême ténuité. Il délayait la matière tuberculeuse dans une grande quantité d'eau et laissait déposer pendant trente-six à quarante-huit heures, après avoir filtré avec un linge fin; de cette façon, il était sûr de ne point introduire dans l'appareil circulatoire des parties trop grossières, qui pourraient déterminer des obstructions capilllaires et les lésions nécrobiotiques et inflammatoires consécutives.

(1) *Loc. cit.*
(2) *Loc. cit.*
(3) *Impf. und Futterungstub.* (*Arch. für exp. Path. und. Pharmac.*, 1873).
(4) Chauveau, *Application de la connaissance des conditions de l'infection à l'étude de la contagion de la phthisie tuberculeuse. Discussion à l'Acad. de méd. sur l'inoculabilité de la tuberculose* (*Bulletin de l'Acad. de méd.*, t. XXXIII. 1868). — *Sur la contagion de la tuberculose* (*Lyon méd.*, nº 5, 1870), *Lettre à M. le prof. Villemin sur la transmissibilité de la tuberculose* (*Rec. méd. vétérinaire*, 1872). — *Transmission de la tuberculose par les voies digestives* (*Lyon médical*, nº 22, 1873). — *Faits nouveaux de la transmission de la tuberculose par les voies digestives chez le chat domestique* (*Bull. de l'Acad. méd.*, nº 37, 1874; *contagion de la tuberculose* (*Revue scientifique*, 1874; Congrès de Lille, 24 août 1874).

Ces injections ont, sur les animaux de l'espèce bovine, les effets les plus marqués, « ce qui se comprend, dit Bouley (1), puisque c'est leur organisme qui est le milieu de culture le plus favorable à la pullulation de l'élément de la virulence tuberculeuse. »

Sur le cheval, les lésions sont très curieuses et intéressantes. Avec de très petites quantités de matière tuberculeuse, on provoque, dans le poumon de ces animaux, des éruptions miliaires grises et transparentes d'une incroyable richesse, comparables aux éruptions les plus fines et les plus diffuses de la tuberculose miliaire aiguë chez l'homme. Quand les injections sont très abondantes, on produit surtout de vastes infiltrations avec fièvre, toux et les autres symptômes de la phtisie pneumonique.

Chauveau a employé également les procédés de filtration, qu'il avait si heureusement appliqués à l'étude de la morve, de la clavelée, etc. Il sépara par la filtration les éléments solides de la matière tuberculeuse des liquides qui leur sont associés, et il inocula par injection sous-cutanée la partie liquide filtrée; dans la plupart des cas, cette injection reste sans effet, tandis que l'injection des éléments solides, recueillis sur le filtre et délayés dans une certaine quantité d'eau, détermine l'infection tuberculeuse.

Enfin, le savant professeur n'a point manqué de faire des expériences comparatives avec des substances qui ont, avec la matière tuberculeuse, plus ou moins de ressemblance extérieure, comme le pus de consistance caséeuse, indépendant du processus tuberculeux : toutes ces expériences ont échoué sur les animaux des espèces bovine et chevaline.

Chauveau réfutait ainsi victorieusement les deux objections principales dirigées contre l'œuvre de Villemin et que nous avons déjà indiquées plus haut; à savoir, que les expériences faites par le professeur du Val-de-Grâce sur le lapin, animal tuberculisable à tout propos, n'étaient point suffisamment concluantes; et, d'autre que le plus souvent l'inoculation ne produit que des pseudo-tubercules.

D'ailleurs, sur le premier point, Lebert, Villemin, Voinot, avaient déjà montré que la tuberculose spontanée est rare chez le lapin. H. Martin ne l'a jamais rencontrée sur les lapins qui servent aux expériences du Collège de France, et Raymond affirme que dans l'espace de trois ans, sur une centaine de lapins morts spontanément ou sacrifiés pour diverses expériences, tant dans le laboratoire de l'Hôtel-Dieu qu'au laboratoire de physiologie du Muséum ou à l'hospice d'Ivry, il n'a pas rencontré un seul cas de tuberculose. On a trop souvent avancé, sur cette question de la phthisie des espèces animales, des assertions fort discutables.

(1) *La nature vivante de la contagion*, Paris, 1884.

Ainsi, on avait dit que le singe, transporté dans nos climats, est presque fatalement voué à la tuberculose. Les recherches de Dieulafoy et Krishaber ont montré ce qu'il y avait d'exagéré dans cette assertion et que le singe, placé dans de bonnes conditions hygiéniques et surtout tenu à l'abri de toute cause directe de contamination, devient rarement tuberculeux. Dans leurs expériences, sur dix singes inoculés avec du pus non tuberculeux, un seul est atteint de phthisie ; sur vingt-quatre qui servent de témoins pour les inoculations de matière tuberculeuse et qui, sans subir aucune opération, vivent avec les singes inoculés, cinq meurent tuberculeux. Enfin, après avoir évacué, nettoyé, fermé pendant soixante-un jours la singerie qui avait servi à leurs recherches, ils y renferment vingt-huit singes, et sur ce nombre, il n'y en a qu'un, et un des nouveaux arrivés, qui, dans l'espace de quatorze mois, ait péri. Ainsi, sur soixante-douze singes non inoculés, sept meurent de tuberculose, soit un dixième ; cette proportion, sur des singes placés dans de bonnes conditions, descend à un vingt-huitième, alors que des animaux inoculés, douze sur seize étaient morts tuberculeux.

Pour ce qui est de la seconde grande objection dirigée contre Villemin, à savoir que l'inoculation ne produit que des pseudo-tubercules, H. Martin compléta plus tard la démonstration de Chauveau, en prouvant que les matières inertes ne donnent lieu qu'à de pseudo-tubercules, que le tubercule seul engendre le tubercule.

Nous avons déjà dit comment H. Martin a établi ce fait important. Si on prend deux animaux placés dans des conditions identiques, et que dans le péritoine de l'un on injecte de la poudre de lycopode, alors que dans le péritoine de l'autre on injecte de la matière tuberculeuse, on ne tarde pas à constater dans les deux cas des granulations tuberculeuses du péritoine en apparence identiques aussi bien au point de vue microscopique qu'au point de vue macroscopique. Mais si, en poursuivant l'expérience, on inocule comparativement sur des animaux sains, l'une ou l'autre de ces granulations, on ne tarde pas à constater que, si celle qui provient d'une tuberculose véritable est indéfiniment réinoculable, il en est autrement de la granulation produite par la poudre de lycopode. La maladie va en s'éteignant dans un cas et persiste ou même va en augmentant dans l'autre. Ici seulement il s'agit de tuberculose proprement dite.

Nous ne rappellerons ici que pour mémoire, et pour le blâmer, la tentative de trois médecins étrangers, Demet, Paraskova et Zablonis qui, en 1874, inoculèrent des crachats de phthisiques à un moribond atteint de gangrène du gros orteil gauche par oblitération de l'artère fémorale, et trouvèrent trois semaines après quelques tubercules dans le poumon et dans le foie.

La durée de l'incubation, dans les cas d'inoculation tuberculeuse, a été déterminée pour certaines espèces animales; elle est de vingt-cinq jours chez le lapin, de dix-huit à vint-huit chez le cobaye, de quinze environ chez le cheval.

II. — Le tubercule n'est pas seulement transmissible par l'inoculation sous-cutanée; l'infection tuberculeuse peut se faire encore par les voies digestives. C'est encore à Villemin qu'on doit les premières expériences démonstratives à ce sujet. Dans trois séries d'expériences faites sur des lapins et des cobayes, il étudia, en 1869, les effets de l'ingestion digestive, soit de liquides dans lesquels on avait trituré un morceau de poumon d'homme tuberculeux, qu'on administra avec de la farine, sous forme de petites boulettes molles, de la grosseur d'un haricot, au nombre de huit a dix par lapin; soit, enfin, de pâtes de consistance d'opiat, faites avec du son et des crachats de phthisiques et données à des cobayes, au nombre de quatre, qui en ont pris chacun environ 40 grammes. L'examen autopsique de ces animaux a démontré :

1° Sur deux des trois lapins de la première série, des lésions tuberculeuses des poumons, de la rate, des ganglions mésentériques. Le troisième est sorti indemne de l'épreuve.

2° Sur un des deux lapins de la deuxième série, des lésions tuberculeuses de la rate et du foie, du grand épiploon, des ganglions mésentériques, du cœcum, de l'intestin grêle. L'autre lapin de cette série ne présentait aucune lésion.

3° Sur les quatre cobayes, qui avaient ingéré des crachats de phthisiques, incorporés à du son, des lésions tuberculeuses dans les poumons, la rate, le foie, les ganglions mésentériques, l'intestin grêle, le cœcum, etc.

« Ces observations font voir, dit Villemin, que les matières tuberculeuses ingérées agissent sur les tissus et sur les organes d'élection habituels au tubercule. Le tube digestif lui-même, naturellement impressionné le premier, n'est pas atteint indifféremment dans toutes ses parties, mais toujours dans celles qui se montrent affectées lorsqu'il s'agit d'une tuberculose naturelle ou née de l'inoculation sous-cutanée. »

Il est juste de dire que quelque temps auparavant, Chauveau avait rendu tuberculeuses trois génisses par le procédé de l'ingestion.

En 1869 (1), Parrot présenta à la Société de Biologie des pièces d'autopsie provenant d'animaux qui avaient ingéré des matières tuberculeuses, et qui consécutivement, avaient été infectés de tuberculose. En 1873, Chauveau reprit cette question avec son habileté ordinaire d'expérimentateur et toute la sûreté de sa

(1) *Mém. de la Soc. de biologie*, 1870.

méthode. Au congrès de Lyon, il affirma que « si l'on prend cent jeunes animaux (il s'agit de l'espèce bovine) issus de parents sains et vigoureux et si on les autopsie, on n'en trouvera peut-être pas un seul porteur du germe tuberculeux, tandis que, sur ces cent animaux ayant avalé, même en petite quantité, de la matière tuberculeuse, on n'en trouvera pas un seul peut-être qui ne présente le germe de tuberculisation dans un certain nombre d'organes, et que beaucoup d'entre eux auront pris la maladie très complète. » Chauveau démontra l'exactitude de sa proposition, au moyen d'expériences très concluantes répétées devant une Commission choisie parmi les membres du Congrés. L'année suivante, au Congrès de Lille, il établissait que des quantités très petites, pour ainsi dire, infinitésimales, pouvaient après ingestion déterminer la tuberculose. Saint-Cyr (1) en expérimentant sur des veaux et des génisses de six mois, en parfait état de santé, a obtenu des résultats analogues. Il en fut de même pour les expériences pratiquées dans les écoles vétérinaires de Hanovre et de Dresde.

Relevons dans le travail de l'École de Dresde, une expérience particulièrement intéressante puisqu'elle eut pour sujet un animal d'une espèce à laquelle on ne s'était pas encore adressé. Leisering, professeur à l'École, rendit tuberculeux deux moutons auxquels il avait fait prendre pendant trois jours des ganglions lymphatiques tuberculeux provenant d'une vache. De son côté. Zurn, professeur à la station agronomique d'Iéna, réussissait à infecter des porcs par ingestion de substance tuberculeuse. Viseur d'Arras (2) réussissait également en expérimentant sur des chats, bien que ceux-ci doivent être considérés comme assez réfractaires à la tuberculose spontanée. Malgré la concordance de tous ces importants travaux, Colin (3), Dubuisson, Metzquer (4), s'inscrivirent en faux contre les conclusions acceptées par les savants que nous venons de citer. Ces tentatives contradictoires ne résistèrent pas au nombre toujours croissant des faits positifs.

Gerlach (5), Böllinger (6) et Klebs (7), démontrèrent que la tuberculose

(1) *Bulletin Acad. méd.*, juin 1873.

(2) *Id.*, sept. 1874.

(3) *Id.*, 1873.

(4) Metzquer, *Étude clinique de la phthisie galopante*, Paris, 1874. — *Bull. de l'Acad. méd.*, 21 novembre, 1876. — *De la non-inoculabilité des substances tuberculeuses* (*Bull. de l'Acad. méd.*, 8 mai 1877. — *Sur la non-inoculabilité du tubercule* (*Bull. de l'Acad. méd.*, 16 novembre 1878).

(5) *Ueber die Impfbarkeit der Tuberc. und der Perlsuch bei Thiere* (*Virchow's Arc.* 1870. *In das Fleich*, etc. Berlin, 1874).

(6) Böllinger, *Ueber Impf. und Fütterungstuberculose* (*Arch. f. exp. Path. u. Pharm.*, Band I, 1873). — *Impftuberculose* (*Corresp. Blatt f. Schweitzer Aertze*, 1874). — *Tuberculose — Infection*, etc. (*Deutsch. Zeitschr. für praktische Medicin*, Leipzig, t. II, 1876).

(7) *Loc. cit.*

est transmissible au mouton, au veau, au porc et au lapin par l'usage de lait de vache phthisique. Peuch, professeur à l'École vétérinaire de Toulouse, a répété ces expériences et a vu les résultats obtenus par les expérimentateurs allemands se produire sous ses yeux. Sur un jeune porc, qui avait bu, en quarante-trois jours, deux cent soixante et dix litres de lait provenant d'une vache tuberculeuse, il a constaté, à l'autopsie, les lésions de la tuberculose accusées surtout dans les ganglions lymphatiques et le foie. Un lapin, auquel on avait fait boire quatorze litres de lait de vache tuberculeuse, en quatre-vingts jours, est mort phthisique au bout de quatre mois.

Klebs, Ebstein, Orth (1) et Cohnheim, arrivèrent aux mêmes conclusions, expliquant ainsi la grande fréquence de la tuberculose abdominale chez les enfants. Au Congrès de Dusseldorf (juillet 1876), on admit à l'unanimité et sans discussion la proposition suivante : Le lait cru, pouvant être le véhicule des germes morbides, et spécialement de la pommelière, doit toujours être bouilli avant d'être livré à la consommation.

Schreiber (2), qui sur vingt-deux expériences n'obtint que des résultats négatifs, pense cependant comme Virchow qu'il faut déconseiller le lait de vache pommelière, mais au même titre qu'on prohibe l'allaitement par des mères scrofuleuses, anémiques ou cachectiques. Le lait de vache pommelière ne contiendrait pas de substances nuisibles, mais ayant des qualités inférieures, mettrait les sujets qui en sont nourris dans un état de débilité qui les rend plus aptes à contracter la maladie.

Chez tous les animaux rendus tuberculeux par ingestion, c'est vers l'intestin que les lésions ont été le plus marquées. Cette localisation semble de prime abord assez difficile à comprendre. Cohnheim l'explique par ce fait que le passage de la matière infectante dans l'œsophage est trop rapide pour qu'elle y puisse prendre racine et que l'acidité du suc gastrique détruit ses propriétés. Même pour lui, l'infection n'est possible que lorqu'il s'est développé un catarrhe stomacal qui permet au virus de passer dans l'intestin sans s'être modifié sensiblement ; là il se développe dans les parties où le contact est le plus prolongé entre la muqueuse et les produits ingérés, c'est-à-dire dans le voisinage de la partie inférieure de l'iléon, le cœcum et le côlon ascendant. C'est encore, pour le dire en passant, l'inoculation par ingestion des crachats qui expliquerait ces tuberculoses intestinales secondaires qui se produisent souvent, au cours de la phthisie pulmonaire.

(1) *Ueber Tuberculose* (*Berl. klin.*, *Woch.*, 1875).
(2) *Zur Lehre von der artificiellen Tuberculose* (Th. Kœnigsberg, 1875).

Le sang serait aussi nuisible que le lait. D'après Toussaint (1), chez un animal tuberculeux, les éléments actifs de la virulence ne sont pas incorporés exclusivement dans les parties des tissus où des lésions se sont constituées, mais se trouvent aussi dans le sang. Toussaint aurait en effet réussi, par une injection de quelques gouttes de sang, puisé sur une truie infectée, à transmettre à un porcelet de deux mois une tuberculose généralisée. D'autres expériences du même auteur semblaient témoigner de la diffusion de la virulence, par l'intermédiaire du sang, dans le tissu musculaire lui-même. Il a extrait, au moyen d'une presse de cuisine, le suc d'un muscle provenant d'une vache tuberculeuse, et il en a injecté 2 centimètres cubes sous la peau d'un porc de cinq mois. Cette injection a donné lieu au développement d'une tuberculose très avancée, qui s'est caractérisée par des lésions disséminées dans le poumon, le foie, la rate, le centre phrénique du diaphragme, les ganglions, etc.

III. — On a recherché également si le virus tuberculeux ne pénétrait pas dans l'organisme autrement que par inoculation et ingestion, si l'inhalation ne devait pas être aussi incriminée. C'est ce qu'il fut permis d'inférer des expériences de Tappeiner (2). Il plaçait onze chiens dans une chambre cubant 12 mètres carrés et mal close, et il pulvérisait dans cette chambre des crachats desséchés de phthisiques : tous les chiens, sauf un, soumis à ces expériences devinrent tuberculeux, et à l'autopsie on trouva des tubercules miliaires non seulement dans les poumons, mais aussi dans les reins, et parfois dans la rate.

Schottelius (3), il est vrai, aurait obtenu des résultats différents, en enfermant un chien dans une boîte où il envoyait de l'eau pulvérisée tenant en suspension des particules solides diverses. Les poudres inertes, quand il n'en faisait pas pénétrer de trop grandes quantités à la fois, ne déterminaient aucun phénomène appréciable : mais toutes les substances organiques indistinctement (tubercules, crachats, fromages) produisaient des pneumonies catarrhales sans tubercules, qui tuaient l'animal en quelques semaines. Selon la très juste remarque de Raymond et Arthaud (4), ces faits ne sont peut-être pas aussi contradictoires qu'il semble au premier abord. Les particules tenues en suspension dans l'eau pulvérisée étaient sans doute trop ténues pour agir en quelque sorte traumatiquement dans les expériences de Tappeiner, tandis que dans celles de Schottelius les corps plus volu-

(1) *Loc. cit.*

(2) *Arch. fur path. anat.* — *Neue exp. Beiträge zur Inhalations-tuberc.* (*Virchow's Arch.*, 1880).

(3) *Centralb. f. med. Wiss.*, 1878. — *Zur Kritik der Tub.* (*Virc. Arch.*, 1882).

(4) *Recherches exp. sur l'étiologie de la tuberculose* (*Arch. génér. de méd.*, 1883).

mineux étaient le point de départ de lésions banales, mais assez importantes pour tuer les animaux avant l'évolution tuberculeuse.

Giboux a communiqué en 1882, à l'Académie des sciences, des faits qui mettent hors de doute la contagion possible par l'intermédiaire de l'air et qui permettent de préjuger la nature du virus tuberculeux. « J'ai fait, dit l'auteur, disposer dans une pièce une caisse en bois mesurant 2 mètres de longueur, $1^m,50$ de hauteur et $1^m,75$ de largeur, et dont chacun des côtés portait plusieurs ouvertures grillées pouvant être oblitérées à volonté. Le 12 janvier 1880, je plaçai dans cette caisse (caisse n° 1) de jeunes lapins nés depuis plusieurs jours de parents sains, ce dont je m'assurai d'abord en sacrifiant les auteurs de la portée, qui comprenait quatre petits et dont les autres furent placés dans une caisse n° 2 semblable, comme forme, à la première, et située dans une autre pièce. A dater du 15 janvier jusqu'au 20 avril, c'est-à-dire pendant une période de 105 jours, j'ai introduit journellement dans la caisse n° 1 de 20 000 centimètres cubes à 25 000 centimètres cubes d'air expiré par des phthisiques.

« Voici comment je procédais : à midi et le soir, à sept heures, les ouvertures grillées étaient complètement oblitérées; un petit trou circulaire permettait d'introduire dans son intérieur le tube en caoutchouc dont une poche en même substance contenait l'air infecté. Le volume de cet air était mesuré à l'aide d'une tige graduée portée par la poche, comme cela existe dans le spiromètre de Boudin; la poche contenait de 10,000 à 12,000 centimètres cubes, et, dès qu'elle était entièrement vide, je fermais la communication avec la caisse. Deux heures après j'ouvrais toutes les ouvertures.

« Je pratiquai chaque jour sur la caisse n° 2 deux opérations absolument conformes au manuel que je viens d'indiquer, sauf que l'air expiré, avant de s'introduire dans la caisse, était forcé de traverser une couche d'ouate phéniquée et renouvelée à chaque opération. Les expériences eurent lieu également du 15 janvier au 29 avril 1880.

« Pendant ce laps de temps, les lapins de la caisse n° 2 ne présentèrent rien d'anormal, mais ceux de la caisse n° 1 tombèrent peu à peu dans une cachexie profonde. Sacrifiés le 29 avril, les deux derniers avaient une tuberculose généralisée et très avancée; les autres ne présentaient aucune lésion. »

On pourrait rapprocher de ces faits d'inhalation le procédé plus compliqué de Schuller (1).

Ses expériences qui avaient pour objet d'élucider la pathogénie des arthrites tuberculeuses et scrofuleuses, furent faites, au nombre de cent-cinquante, principalement sur des lapins et des chiens.

(1) *Loc. cit.*

Schuller produit une contusion d'une articulation fémoro-tibiale, puis, après avoir pratiqué la trachéotomie, il injecte dans la trachée le liquide obtenu en ajoutant à de l'eau distillée des fragments de substances tuberculeuses diverses, découpées en parcelles très fines, à l'aide de ciseaux, ou broyées dans un mortier.

Il en injecte un quart de seringue de Pravaz, parfois une seringue entière. Sur vingt-quatre animaux, dont cinq reçurent des crachats de tuberculeux, six des fragments de poumons tuberculeux, trois des granulations de synovite tuberculeuse, six des fragments de ganglions scrofuleux récemment extirpés et quatre des fragments de lupus, il obtint dans tous les cas des lésions tuberculeuses plus ou moins étendues de l'articulation préalablement contuse; et cela dès la deuxième, la troisième, parfois la quatrième semaine seulement. En général, au bout de vingt à vingt-cinq jours, le poumon ne présentait à l'œil nu aucun tubercule; mais peu après il était facile d'en reconnaître à l'examen microscopique.

En opérant sur des animaux témoins, après contusion de l'articulation, mais sans injection de matière tuberculeuse, Schuller n'a jamais produit ni tuberculose articulaire, ni lésions viscérales spécifiques, du moins quand les sujets en expérience étaient isolés de ceux qui avaient été inoculés. A la suite d'injection dans la trachée de solution d'encre de Chine, de cinabre, de poivre, etc., il retrouva ces particules étrangères dans le sang, les articulations, les différents viscères, etc.; mais de tubercule, point; des injections de sang et d'urine putréfiés, restèrent également stériles.

Ajoutons qu'il n'est rien dit de précis, dans ces divers travaux, sur l'action des émanations de matières fécales provenant de phthisiques.

Jaccoud (1) fait justement remarquer que les expériences qui viennent d'être rappelées prouvent que l'inhalation des particules tuberculeuses a une puissance pathogénique plus grande que l'ingestion de ces mêmes éléments; « par ce côté de l'enseignement qu'elles fournissent, ces expériences acquièrent un haut degré d'intérêt pour la transmission humaine, dont l'inhalation est la voie la plus ordinaire; et elles font comprendre en outre la diversité des résultats obtenus par les expérimentateurs qui ont eu recours à la méthode de l'alimentation; cette diversité n'implique pas l'absence de transmissibilité; elle est simplement la conséquence d'une inégalité de puissance entre les divers modes de l'infection artificielle. »

Il était donc surabondamment démontré que le tubercule est inoculable, transmissible par ingestion et inhalation.

(1) *Curabilité et traitement de la phtisie*, 1881.

De son côté, l'anatomie pathologique prêtait appui à la physiologie expérimentale, dénonçant le tubercule comme une néoplasie maligne, infectieuse au premier chef. Telle était en effet la conclusion univoque de Virchow (1), Rindfleisch (2), Lépine (3), Ponfick, Charcot (4), Cohnheim (5).

Nous ne ferons que rappeler le livre magistral de Virchow et les leçons restées classiques du professeur Charcot : nous n'analyserons ici que les observations de Lépine, de Parrot, de Ponfick, et la puissante synthèse développée par Cohnheim dans son travail sur la *Tuberculose considérée au point de vue de la doctrine de l'infection.*

Le Mémoire du professeur Lépine relevait des particularités très significatives à propos de la pleurésie tuberculeuse.

La plèvre viscérale est parsemée de granulations grises qui n'ont d'ailleurs suscité aucun travail réactionnel de voisinage ; on ne constate à leur niveau ni fausses membranes, ni adhérences avec le parenchyme sous-jacent. Mais si on examine la plévre pariétale dans la partie qui est immédiatement appliquée sur les granulations du feuillet opposé, on y trouve des groupes en colonne de granulations superficielles. Leur développement résulte évidemment du contact avec le foyer primitif; il n'y a pas de traces de tubercule sur le feuillet pariétal, en dehors des portions qui correspondent aux tubercules du feuillet viscéral.

Mais le développement des granulations secondaires ne se fait pas seulement par contact immédiat; il semble que les semences émanant du foyer principal aient été répandues un peu partout dans la cavité pleurale. On trouve ces tubercules secondaires, erratiques, surtout au voisinage de folioles tendineuses du diaphragme, autour desquelles elles forment des couronnes, là où les lymphatiques sous-pleuraux sont très superficiels (Bizzozero).

Tandis que Parrot (6) étudiait les lymphangites tuberculeuses qui relient les lésions tuberculeuses des bronches et du poumon à l'adénopathie trachéo-bronchique, chez les enfants, tandis que l'un de nous (7) dessinait les lymphangites des chylifères qui transportent les tubercules des ulcérations intestinales jusqu'aux ganglions mésentériques, Ponfick trouvait sur le canal thoracique les traces du passage de la matière tuberculeuse, dans des cas de tuberculose généralisée. Cohnheim n'hésita point à admettre comme démontrée l'existence de

(1) *Pathol. des tumeurs*. Trad. Aronssohn, t. III, 1871. Paris.
(2) *Die chronische Lugentub.* (*Deutsch. Arc.*, 1874)
(3) *Arch. physiol.*, 1872.
(4) *Loc. cit.*
(5) *Loc. cit.*
(6) *Soc. de Biol.*, 1873.
(7) Cornil, *Journal de l'anat. et de phys.*, 1877.

l'agent pathogène de la tuberculose, lè virus tuberculeux, comme il disait, et partant de cet *a priori*, il en déduisait une conception d'ensemble qui cadrait merveilleusement avec tous les faits établis. Voici en résumé cette systématisation.

Cohnheim (1) pose en principe *qu'un produit tuberculeux prend naissance partout où le virus tuberculeux pénètre et séjourne un certain temps*, c'est-à-dire partout où il trouve l'occasion de se fixer. Aussi, ajoute-t-il, est-ce la porte par où entre le virus qui joue le rôle le plus important dans la détermination du premier siège de la maladie ; mais, quand une fois le virus a pénétré, sa propagation est réglée par les dispositions locales, par les voies naturelles de l'organisme, en sorte que son itinéraire pourra être très variable, tandis que le passage éventuel du tubercule dans le système circulatoire rendra possible l'envahissement de tel ou tel organe très éloigné de la lésion primitive.

Le cas de beaucoup le plus commun est celui où le virus tuberculeux pénètre avec l'air de la respiration, et c'est ainsi qu'on peut s'expliquer pourquoi la tuberculose pulmonaire présente une telle fréquence et une telle intensité. D'autre part, de même que les particules de charbon introduites avec l'air respiré parviennent jusqu'à la plèvre et jusqu'aux ganglions lymphatiques du médiastin, de même il est aisé de concevoir pourquoi la tuberculose pulmonaire s'accompagne si souvent de pleurite et d'adénite péribronchique tuberculeuses. Enfin, lorsque la matière tuberculeuse ramollie pénètre dans la trachée, puis dans le larynx, elle infecte ces organes et consécutivement le pharynx, le palais, la base de la langue et les amygdales.

Une grande partie de cette matière est certainement avalée ; elle attaque peu l'œsophage qu'elle traverse trop rapidement et l'estomac où le suc gastrique forme un milieu défavorable pour le virus tuberculeux. L'infection sera surtout facile dans les régions où les substances ingérées séjournent plus longtemps, c'est-à-dire au niveau de la valvule iléo-cœcale, dans la partie inférieure de l'iléon, dans le cæcum et le côlon ascendant. Dans ces portions de l'intestin, l'appareil lymphatique de la paroi, les follicules isolés et les lymphatiques qui en partent présentent les lésions tuberculeuses au maximum ; puis les ganglions mésentériques s'envahissent à leur tour, tandis qu'une partie du virus passe dans le système porte et va altérer l'organe hépatique. Quelquefois même l'infection s'étend plus loin et provoque la tuberculose des voies biliaires par le passage du virus de l'intestin

(1) *La tuberculose considérée au point de vue de la doctrine de l'infection.* 2e édit. Trad. de Musgrave-Claye. 1882.

dans le canal cholédoque. Mais la plus importante de ces propagations aboutit à la péritonite tuberculeuse qui vient s'ajouter au tableau classique de la phtisie pulmono-intestinale. Il n'est pas besoin de dire que les choses se passeront absolument de la même manière, si le point de départ, au lieu d'être pulmonaire, a été une tuberculose laryngée, une tuberculose buccale ou bucco-pharyngée primitives, etc.

La tuberculose peut être primitivement uro-génitale, et alors, bien que l'infection directe, par transmission immédiate, soit difficile à admettre, elle n'est pas absolument impossible. Cohnheim pense qu'il est au moins admissible qu'un homme puisse, pendant le coït avec une femme atteinte de tuberculose utérine, contracter lui-même une tuberculose uréthrale, et qu'un phthisique devienne apte à transmettre, par l'intermédiaire du sperme (au cas bien entendu, où le virus tuberculeux passerait dans le liquide séminal), à transmettre, disons-nous, la maladie à la muqueuse génitale d'une femme. Mais ce mode d'invasion serait exceptionnel. Règle générale, dit Cohnheim, cette tuberculose est une maladie d'excrétion et le virus est excrété par les reins, comme le sont la plupart des substances étrangères mises en liberté dans le sang et charriées par lui. Le tubercule parti du rein gagne de proche en proche les canalicules, les bassinets, l'urèthre, la vessie et même la portion prostatique de l'urèthre.

Tantôt la tuberculose progresse ainsi méthodiquement, d'une façon continue ; tantôt elle saute, en quelque sorte, par dessus des segments isolés, allant des bassinets à l'urèthre, de là à la vessie, etc. Souvent, chez l'homme, elle va de la vessie à l'urèthre, puis à la prostate et de là aux conduits éjaculateurs et jusqu'au testicule.

Chez la femme, la tuberculose de l'appareil urinaire suit la même marche.

Quant à la tuberculose génitale, il est extrêmement rare qu'elle ait pour siège le vagin. On la rencontre avec son maximum de fréquence dans la trompe, puis sur la muqueuse utérine. Le plus souvent, le virus qui pénètre dans la trompe vient du péritoine, lequel, dans la tuberculose génitale de la femme, n'est presque jamais exempt de tubercules.

Cohnheim pense que la tuberculose méningée, au moins dans un certain nombre de cas, obéit à la même règle, et il ne paraît pas éloigné d'admettre, avec Weigert, que la partie supérieure des fosses nasales et les canaux, qui traversent la lame criblée de l'ethmoïde, constituent pour le virus une porte d'entrée dans la cavité crânienne.

Pour certaines tuberculoses primitives, comme celle des os, celle des articulations, l'origine reste énigmatique. On y a fait jouer un rôle important au traumatisme; mais il est de toute évidence que cette cause occasionnelle ne saurait servir qu'à fixer dans un point déterminé le virus déjà préexistant dans l'organisme, à moins qu'on n'aille jusqu'à admettre, lorsque le traumatisme a déterminé une solution de continuité, une absorption, par la plaie, de l'agent pathogène. On expliquerait ainsi le développement de tubercules dans les vieux abcès froids, les arthrites chroniques avec fistules, etc., etc.

Les tuberculoses intestinale et mésentérique primitives seraient passibles de la même explication, dues qu'elles sont à l'absorption de substances contaminées, surtout de lait provenant de vaches phthsiques; ou aurait ainsi la clef de la fréquence beaucoup plus grande, chez les petits enfants, de la phtisie mésentérique.

Quoi qu'il en soit, les tuberculoses qui s'expliquent difficilement, comme tuberculoses primitives, deviennent faciles à concevoir en tant que tuberculoses secondaires. Un foyer tuberculeux une fois constitué, toute autre localisation tuberculeuse, quelle qu'elle soit, dérive de la pénétration du virus dans le courant sanguin. Tout foyer tuberculeux peut être l'origine de tubercules *métastatiques* qui siègeront dans le cerveau, dans les os, dans le corps thyroïde, la rate, etc. D'autre part, dans bon nombre d'observations, la propagation se fera en vertu de conditions anatomiques déterminées : par exemple, la propagation qui se fait du péritoine à la rate; celle qui s'effectue, par les voies lymphatiques, du diaphragme à la plèvre; celle qui va de la plèvre au péricarde et de là au tissu cardiaque lui-même; celle qui a lieu de la pie-mère à la dure-mère, etc.

Il est bien évident que la nouvelle conception de la tuberculose s'adapte merveilleusement à cette forme clinique de la maladie désignée sous le nom de *tuberculose aiguë miliaire généralisée*, où un grand nombre d'organes sont envahis, où l'évolution de la maladie est très rapide et reproduit le tableau symptomatique ordinaire des maladies infectieuses. On comprend aisément que l'agent infectieux, une fois introduit dans l'organisme par une des voies indiquées plus haut, y pullule, et éparpillé par le système circulatoire, infecte progressivement et rapidement les divers tissus et liquides de l'organisme.

Nous avons déjà dit plus haut ce qu'on savait, au point de vue anatomo-pathologique, du mécanisme de cette généralisation.

Pour expliquer comment le virus, toujours suivant l'expression de Cohnheim, fait germer, en un temps si court, un nombre si extraordinaire de nodules, on a eu recours à plusieurs hypothèses. Ainsi, Cohnheim rappelle que Ponfick aurait observé, dans la tuberculose miliaire aiguë, une tuberculose et une infiltration caséeuse du canal thoracique; il est vrai que Cohnheim déclare n'avoir jamais rencontré une telle lésion. D'autre part, Weigert aurait constaté plusieurs fois une tuberculisation des vaisseaux sanguins du poumon, très accentuée sur les veines pulmonaires. Les recherches dans ce sens ne sont pas suffisantes encore, mais jettent déjà quelque jour sur le mécanisme en vertu duquel l'agent tuberculeux envahit le système vasculaire et par là l'organisme tout entier.

Si la tuberculose miliaire aiguë se déduit facilement de l'existence d'un virus, il n'en est plus de même pour les autres formes de la tuberculose.

Cependant on s'explique encore que le germe, une fois implanté dans le poumon, par exemple, ne s'y développera que lentement, donnant lieu à la phtisie pulmonaire, l'une des formes cliniques les plus communes de la *tuberculose chronique*. Il suffira qu'à un moment donné de cette tuberculose chronique la généralisation survienne pour que la maladie conserve en son entier le cachet de l'infectiosité, et cette interprétation est applicable à toute *tuberculose chronique* se terminant, plus ou moins tard, par généralisation. Il ne reste plus, en pareil cas, qu'à rendre compte du temps d'arrêt subi par l'évolution ; et, à défaut de preuves positives, ce que la pathologie générale enseigne sur l'influence du terrain, de la résistance individuelle, de la quantité et de la qualité des produits infectieux, suffit à satisfaire l'esprit.

Déjà aussi, la question des *tuberculoses locales* avait été nettement posée, et après des fortunes diverses, résolue dans le sens de la nature infectieuse de la tuberculose.

A côté de la tuberculose miliaire aiguë, maladie virulente et infectieuse au premier chef, que plusieurs auteurs ont désigné aussi sous le nom de *granulie* (1), à côté des tuberculoses qui, isolées primitivement se génélisent ensuite, on savait qu'il en est qui échappent à la généralisation et se résument définitivement en des lésions limitées à tel ou tel organe. Ces tuberculoses partielles, qui restent indéfiniment limitées, sont les *tuberculoses locales*. Ici, la loi de Louis est en défaut, et, pour le dire de suite, ces exceptions sont beaucoup plus nombreuses que Louis ne le supposait. Ainsi, Louis rapportait lui-même plusieurs cas de tuberculose méningée sans phthisie pulmonaire. Cruveilhier (2), Friedländer et Recklinghausen, signalent la tuberculose locale du cerveau ; Brouardel (3) étudie celle des organes génitaux de la femme, et Reclus (4) celle des organes génitaux de l'homme. Eichorst (5) et Landouzy (6) publient des observations de péricardite tuberculeuse

(1) Empis, *De la Granulie*, 1858.
(2) *Anat. path.*, t. IV, p. 534.
(3) *De la tuberculisation des org. gén. de la femme.* Thèse inaug., 1865.
(4) *Du tub. du testicule.* Thèse inaug., 1876.
(5) *Charité Annalen*, t. II.
(6) *Soc. Anat.*, 1878.

isolée, et Tapret (1), décrivant la tuberculose des organes urinaires, relève un certain nombre d'observations dans lesquelles il y avait absence absolue de phtisie pulmonaire.

C'est surtout à propos de la peau que fut débattue la question de la tuberculose locale.

On sait qu'Alibert avait défendu avec grand talent la nature scrofuleuse du lupus. Toutefois cette opinion n'avait point convaincu tout le monde, et les partisans de l'école anatomique de Virchow se montrèrent absolument réfractaires, puisque Lebert n'avait pas trouvé, après maints efforts, l'élément tuberculeux. Aussi Virchow, Pohl, Neumann, Volkmann, G. Simon, en Allemagne, Reyer, en France, firent-ils du lupus une simple inflammation de la peau, avec production plus ou moins abondante de tissu de granulation. Bazin lui-même, qui avait d'abord établi le genre *lupus*, non seulement sur les caractères morphologiques appréciables à la vue et au toucher et sur la forme très variable de l'affection, mais encore sur la *forme primitive élémentaire qui est tuberculeuse*, Bazin, disons-nous, finit par conclure, avec Auspitz, en faveur de la nature fibro-plastique de l'altération du derme.

C'est Friedländer qui affirma le premier que le point de départ du lupus scrofuleux est d'ordinaire une néoplasie tuberculeuse.

« Le mémoire de Friedländer (2), dit Brissaud (3), venait tout à fait à point pour confirmer les résultats acquis fort peu de temps auparavant par Schüppel et Köster. Ces deux auteurs avaient donné du tubercule une description en quelque sorte toute nouvelle ; la cellule géante et les cellules épithélioïdes étaient à la mode ; dans les ganglions tuberculeux et scrofuleux, ainsi que dans la tumeur blanche, le tubercule élémentaire s'était toujours montré rigoureusement identique à lui-même ; il était bien naturel que les conclusions de Friedländer, en tout semblables à celles de ses prédécesseurs, ajoutassent encore plus de poids à l'idée nouvelle qu'on commençait à se faire sur la constitution du tubercule. »

Pourtant, il n'en fut pas ainsi ; du moins un certain temps s'écoula avant que les opinions de la jeune école prissent place dans le domaine classique. Pendant plusieurs années, au sein des sociétés savantes, la question fut discutée à de nombreuses reprises. A la Société de médecine de Berlin (4), Volkmann, fort au courant de la question, tout en reconnaissant l'évidence des faits annoncés par Friedländer, insista sur quelques différences qui séparaient le tubercule ordinaire

(1) *Étude cliniq. sur la tub. urinaire.* (*Arch. gén. de méd.*, 1878.)
(2) *Uber locale Tuberculosen* (*Sammlung klinischer Vortrage*, n° 64, 1871).
(3) *Étude sur les tuberculoses locales* (*Archiv. gén. de méd.*, 1880, t. II, p. 279).
(4) *Soc. méd.*, Berlin, 1875.

du tubercule du lupus, particulièrement sur le plus grand nombre de cellules géantes qu'on rencontre dans le lupus et sur une moindre tendance à la régression. Aussi avança-t-il que le point de départ du lupus scrofuleux était un produit « *de nature tuberculoïde* ».

Nous n'insisterons pas ici sur la série très nombreuse des recherches qui, depuis celles de Friedländer, ont été publiées en Allemagne sur la constitution du lupus.

Toujours est-il que la presque universalité des médecins allemands considérèrent le lupus comme une affection essentiellement tuberculeuse.

En France, on a marché moins vite, et les opinions de Bazin n'ont pas été prisées d'abord comme elles le méritaient. Dans une Revue critique sur *Le lupus étudié au point de vue anatomo-pathologique* » (1), G. Homolle passe en revue les différents travaux relatifs à la question et n'accorde que très peu d'attention aux publications venues de l'autre côté du Rhin : « Quant aux hypothèses de Friedländer et de Maïer, dit l'auteur, elles me semblent tout à fait inadmissibles. » Et ailleurs : « Si l'on veut conserver un sens au mot tuberculose, il faut rejeter toutes ces confusions. »

Mais bientôt la doctrine de Friedlander s'imposait chez nous, et, dès 1879, dans son Mémoire, Brissaud s'exprimait ainsi :

« La description de Friedländer est d'ailleurs parfaitement exacte. Nous avons observé des préparations de lupus tuberculeux qui répondent absolument aux faits qu'il avance. La localisation de la tuberculose se fait *dans le derme;* elle est quelquefois diffuse, étendue un peu en nappe et, lorsque plusieurs follicules voisins sont devenus coalescents, la simplicité de constitution de ces follicules est assez difficile à reconnaître; mais forcément on la retrouve sur des follicules isolés lorsque le processus n'est pas trop avancé, c'est-à-dire lorsque, la dégénérescence caséeuse n'ayant pas encore étendu trop loin les limites, la différence des zones de chacun des follicules est restée appréciable.

Quant à cette forme de scrofulide grave qu'on décrit actuellement sous le nom de *gomme scrofuleuse*, elle a une localisation sous-dermique; elle évolue aussi beaucoup plus rapidement que le lupus; et cependant elle est constituée par des tubercules vrais du tissu cellulaire sous-cutané, formant des masses caséeuses, tantôt enkystées, tantôt diffuses, au voisinage desquelles sont agglomérées en quantité variable des *granulations folliculeuses*.

Cette lésion offre donc une disposition générale tout à fait identique à celle des tubercules de guérison. Quant à l'existence de la granula-

(1) *Arch. gen. de méd.*, 1875, t. I, p. 326.

tion transparente dans cette variété de scrofulide, nous ne saurions l'affirmer; nos observations n'ont porté que sur des cas très avancés, mais nous ne mettons pas en doute qu'elle puisse y être rencontrée un jour lorsqu'on sera en possession de pièces anatomiques recueillies au début même du processus, à l'époque où le produit morbide est encore à l'état adulte, c'est-à-dire quand il n'a encore subi ni la transformation fibreuse ni la dégénération caséeuse. »

On décrivit encore, une autre variété de tuberculose locale, la *tuberculose locale articulaire*. En 1869 (1), Köster, étudiant dans cinq cas de tumeurs blanches les lésions articulaires, vit que les articulations renfermaient un grand nombre de tubercules miliaires; ceux-ci étaient contenus dans le tissu fongueux des os et la synoviale et aussi dans les fistules des abcès périarticulaires. Il trouva des noyaux complètement caséeux, d'autres seulement jaunâtres au centre, et enfin des amas moins avancés. « Au microscope, dit Köster, on voit que ces noyaux sont constitués par des amas de corpuscules arrondis bien distincts du tissu de granulation qui forme la gangue. Ces nodules sont surtout abondants dans les couches superficielles. On voit souvent des vaisseaux, dans le voisinage, se résoudre en capillaires et former un réseau autour d'eux, mais sans y pénétrer. Les cellules de la périphérie sont de petites cellules lymphoïdes; vers le centre elles deviennent plus volumineuses, plus riches en protoplasma; tout à fait au centre il y a presque toujours une ou plusieurs cellules géantes, à nombreux noyaux. Ces nodules sont identiques au tubercule miliaire, car ils ont la même structure et la même évolution. » Köster conclut que les lésions de l'arthrite fongueuse sont de nature tuberculeuse. Quelque temps après, Friedländer, plus absolu, affirmait que toutes les arthrites fongueuses sont dues à la tuberculose.

Déjà Schüppel (2) avait envisagé de la même manière l'adénite scrofuleuse; il avait été encore plus radical. Pour lui, en effet, il n'est pas nécessaire, pour déterminer la nature tuberculeuse d'une lésion, que l'on y découvre de ces nodules microscopiques formés par une cellule géante centrale, et une zone périphérique de cellules embryonnaires; la seule présence de la cellule géante suffit. Et comme elle se retrouve dans toute adénite dite scrofuleuse, toute adénite scrofuleuse est de nature tuberculeuse; c'est la *tuberculose locale ganglionnaire*.

On le voit donc, la majorité des médecins n'hésitaient pas à considérer ces lésions locales, immobilisées, comme des manifestations de la tuberculose, et quand on les opposait, ainsi que les tuberculoses guéries à la théorie infectieuse, Cohnheim (3) répondait encore :

(1) *Arch. de Virchow*, 1869.
(2) *Arch. de Virchow*, 1872.
(3) *Loc. cit.*

« Quant à savoir comment les choses se passent en pareil cas, nous sommes trop ignorants des propriétés et de la biologie du virus tuberculeux pour être actuellement renseignés sur ce point. D'ailleurs, l'histoire de la syphilis montre des exemples non moins frappants d'immobilisation et qui sont aujourd'hui classiques. Il n'est pas rare, en effet, que chez des sujets syphilitiques traités ou non traités, un exanthème cutané, une affection caractéristique de la gorge, ne soient suivis d'aucune manifestation spécifique, etc. Ce qui se passe en matière de tuberculose n'est certes pas plus étrange. »

Dès 1881 (1), le professeur Bouchard pouvait s'exprimer ainsi :

« Si l'agent infectieux tuberculeux n'a pas encore été montré, les raisons probantes abondent, qui doivent faire classer la phtisie parmi les maladies infectieuses. On doit croire la phtisie infectieuse, non pas parce qu'on la dit héréditaire (la plupart des maladies héréditaires ne sont pas infectieuses) non pas parce qu'on la croit contagieuse (bien des médecins se refusent à l'admettre), mais parce que nous la savons transmissible par inoculation (Villemin), mais, et surtout, parce qu'elle *évolue, se localise et se généralise à la façon des maladies infectieuses.*

« La tuberculose ne semble-t-elle pas se développer dans les vaisseaux par l'intermédiaire du sang contagionnant l'endartère, qui témoigne de son infection propre, et par la prolifération de ses éléments, et par la coagulation de son contenu ?

« L'agent infectieux, franchissant les tuniques vasculaires, ne contamine-t-il pas les tissus ambiants, donnant ainsi la raison de ce fait bien connu du développement de nodules tuberculeux le long des vaisseaux ?

« Est-ce que vraiment la tuberculose ne revêt pas ainsi toutes les allures des maladies infectieuses, alors qu'elle semble pénétrer directement le milieu sanguin, ou bien que, partant d'un foyer circonscrit, elle envahit les réseaux, les troncs, puis les ganglions lymphatiques, d'où elle pénètre dans le sang pour revenir aux poumons, réceptacles communs et préférés de l'agent infectieux innominé?

« Est-ce que vraiment l'idée de l'infectiosité de la tuberculose ne s'impose pas à l'esprit, dans ces cas où l'organisme est frappé tout entier par une infection aiguë et générale dont les manifestations éclatent le long de tous les vaisseaux, méningés, péritonéaux, pulmonaires ? Est-ce que vraiment, dans ces cas de phtisie aiguë, la maladie ne revêt pas, dans ses allures cliniques (sans compter la multiplicité et l'intensité des lésions des organes hématopoïétiques), chacun des caractères symptomatiques des fièvres infectieuses? Est-ce que ce

(1) *Leçons sur les maladies infectieuses* résumées par Landouzy (*Revue de médecine*, janv. 1881).

caractère d'infectiosité de la phtisie n'apparaît pas visiblement encore dans tous ces cas de tuberculose, qui, après un temps plus ou moins long de localisation, déterminent de véritables infections *secondaires* donnant lieu à une généralisation aiguë (phtisie vulgaire terminée par granulie) ».

Il ne restait donc plus qu'à découvrir l'agent, le parasite pathogène de la tuberculose : c'est ce que fit R. Koch (1).

§ 1. — Microbe de la tuberculose. — Bacille de Robert Koch.

Il est juste de rappeler qu'en 1877, Klebs (2) tenta de découvrir et d'isoler le parasite de la tuberculose, de le débarrasser de toutes les impuretés par le procédé des cultures et de l'inoculer ensuite. Le premier donc il appliquait à la recherche du microbe de la tuberculose la méthode pastorienne.

Klebs se servit comme terrain de culture de l'albumine de l'œuf contenue dans des vases préalablement purifiés et préservés contre l'introduction de poussières extérieures. Il y place une petite quantité d'un produit caséeux et, après un certain temps, il y trouve de nombreux amas de granulations mobiles et de petits bâtonnets très courts, qu'il cultive dans de nouveaux terrains albumineux. Même après plusieurs générations successives, il injecte une certaine quantité du liquide dans le péritoine de chats et détermine ainsi une tuberculose des plus marquées. Klebs recherche ensuite les mêmes organismes dans les tubercules frais et y trouve, à côté des éléments cellulaires, de nombreuses granulations mobiles, dont les unes lui semblent des corpuscules graisseux à mouvements communiqués, les autres des organes vivants à mouvements actifs. Ceux-ci sont très petits, sphériques, de deux dix-millièmes de millimètre de diamètre environ.

Les tubercules miliaires lui paraissent surtout constitués par ces fines granulations qu'il ne rencontre ni dans les cellules avoisinantes ni au pourtour des vaisseaux.

Mais, à côté de ces éléments qu'il cultive dans l'albumine il en ren contre d'autres, petits bâtonnets courts et grêles de deux millièmes de millimètre de longueur, également très mobiles. Ces bâtonnets lui semblent formés par les premiers organismes accouplés à deux ou trois. Ce micro-organisme, ce *monas tuberculosum*, est pour Klebs l'agent spécifique de la tuberculose. Ces résultats furent confirmés par Reistandler (3), un des élèves de Klebs.

(1) *Berl. klin. Wochen.*, 10 avril 1882.
(2) *Ueber Tuberculose* (*Prag. med. Wochensch.*, n°s 42 et 43, 1877).
(3) *Archiv. fur exp. Pathol. u. Pharm.*, 1879.

Toussaint tenta aussi de découvrir par la méthode pastorienne le microbe pathogène de la tuberculose.

Dans une Note communiquée en 1881 à l'Institut il s'exprime ainsi : « Les données actuellement acquises sur les maladies contagieuses ont assis sur des bases sérieuses la doctrine du parasitisme pour toutes les affections de cette nature. On ne comprendrait plus, d'ailleurs, que des maladies qui se transmettent et se reproduisent toujours et indifféremment, sous la même forme, avec les mêmes symptômes, puissent être déterminées par des causes différentes. Le virus qui donne naissance à l'une de ces maladies et qui envahit toute l'économie doit avoir la faculté de reproduction, et les êtres vivants jouissent seuls de cette propriété. L'étude attentive des liquides de l'économie, surtout lorsqu'elle est accompagnée des procédés de recherche préconisés par Pasteur, a déjà démontré la nature parasitaire de plusieurs maladies contagieuses. Je viens apporter aujourd'hui une nouvelle preuve à l'appui de cette doctrine. Il s'agit de la maladie la plus meurtrière de toutes celles qui sévissent sur l'espèce humaine, de la tuberculose. »

Les premières recherches que Toussaint a faites sur ce sujet datent des premiers mois de l'année 1880. Après avoir recueilli, dans un ballon purifié, du sang d'une vache tuberculeuse, il transporta le sérum, qui s'était formé après la coagulation, dans des tubes Pasteur contenant des bouillons faits avec de la viande de chat, de porc et de lapin ; du sérum pur fut aussi transvasé dans un tube et mis à l'étuve. Après quelques jours, la plupart de ces liquides présentèrent des granulations simples, géminées, où réunies en petit amas. On fit des deuxièmes cultures et on les inocula à de jeunes chats ; ces animaux vivent difficilement en captivité et tous moururent d'épuisement avant le moment où il eût été possible de constater la tuberculose. Cinq mois après ce sérum contenait encore les mêmes granulations. Toussaint en inocula à deux chats, presque adultes, le contenu d'une seringue de Pravaz. Les deux chats furent tués quarante-sept jours après l'inoculation ; chez l'un d'eux on trouvait une lésion locale très nette et un ganglion préscapulaire hypertrophié ; mais dans le poumon aucun tubercule. Le second présentait la même lésion locale et ganglionnaire, et de plus une vingtaine de tubercules très petits, disséminés dans les deux lobes pulmonaires. L'examen microscopique montra que l'affection était bien la tuberculose. C'était déjà prouver la longue conservation du virus tuberculeux.

Voici une expérience plus décisive. Toussaint avait essayé quelques cultures avec le poumon et les ganglions bronchiques d'une vache tuée à l'abattoir ; mais, malgré la température très basse du moment, comme l'animal avait été tué depuis vingt-quatre heures, on obtint dans tous les flacons, au nombre de treize, plusieurs microbes différents; cependant il y en avait un qui se trouvait dans tous et qui ressemblait à celui qui avait été trouvé dans le sérum et les cultures. Enfin Toussaint tua une jeune truie qui avait mangé, quatre mois auparavant, un poumon de vache qui provenait aussi de l'abattoir et en pleine tuberculose. Le poumon renfermait une quantité énorme de tubercules; tous les ganglions étaient caséeux, surtout ceux du pharynx, des bronches et de l'intestin. On recueillit, avec toutes les précautions qui doivent être prises en pareil cas, du sang, de la pulpe des ganglions pharyngiens, pulmonaires et intestinaux, et on ensemença deux flacons contenant du bouillon de lapin légèrement alcalin. Dès le lendemain, les bouillons étaient troubles et contenaient tous un seul et même microbe; ces cultures, poussées jusqu'à la dixième, ont conservé toute leur pureté. L'activité de la multiplication dure de dix à douze jours, puis, après ce temps, le liquide épuisé s'éclaircit, les microbes tombent au fond du vase, et forment un dépôt de couleur légèrement jaunâtre.

Ce dépôt est exclusivement composé de très petites granulations, isolées, géminées, réunies par groupe de trois à dix ou en petits amas irréguliers. Dans les premiers jours de la culture, on voit des flocons blanchâtres assez consistants, qui ressemblent beaucoup aux filaments des cultures de bactéridie. Lorsqu'on aspire avec un tube effilé, la plus grande partie du nuage monte dans le tube ou reste suspendue à son extrémité. Elle persiste plusieurs jours dans le liquide clair sans se diluer : le microbe est donc entouré à ce moment par une atmosphère de matière gluante et assez consistante. Examinés au microscope, les points agglomérés montrent des amas extrêmement riches d'un microbe qui paraît alors immobile et répandu isolément sur toute la surface de la préparation. Dans les parties liquides, on observe, au contraire, dans les granulations isolées, géminées ou réunies en plus grand nombre, des mouvements browniens très prononcés. Plus tard, la couleur blanchâtre du liquide devient uniforme et enfin les microbes tombent au fond du liquide, avec une réfringence beaucoup plus grande à la fin qu'au début de la culture et un diamètre diminué; il est un peu inférieur, en effet, à celui du microbe du choléra des poules et n'offre guère que $0^{mm},0001$ à $0^{mm},0002$ de diamètre. Avec des liquides de troisième culture des inoculations ont été faites à des lapins, dans le tissu conjonctif sous-cutané; toutes ont été infructueuses, sauf chez un animal tué accidentellement par un chien, le trente-troisième jour après l'inoculation, et qui montra dans le poumon quelques tubercules avec des caractères histologiques indiscutables. Chez un chat, l'inoculation eut lieu dans le péritoine, mais l'animal mourut d'épuisement après un mois de captivité, avant que la tuberculose ait pu se généraliser.

Il avait des ganglions abdominaux énormes, caséeux en certains points. On racla avec un scalpel la coupe des ganglions et on inocula la pulpe et la sérosité à l'oreille de lapins jeunes. Tous les animaux ainsi traités, au nombre de huit, sont devenus tuberculeux. Après deux mois, l'infection était complète. Les premiers lapins tués ont servi à l'inoculation d'une seconde série de lapins qui furent aussi infectés.

Nous avons tenu à reproduire ici le travail de Toussaint parce qu'il a été chez nous la première application sérieuse de la méthode pastorienne au problème pathogénique de la tuberculose et bien qu'il dût être annulé en quelque sorte, quelques mois plus tard, par la découverte de Robert Koch.

C'est le 24 mars 1882 que R. Koch présenta à la Société de Berlin sa note, désormais célèbre, sur le parasite de la tuberculose.

Disons-le de suite, si Koch a rapidement imposé la conviction et popularisé ses recherches, il le doit au procédé de coloration qu'il a, le premier, indiqué pour mettre en évidence le parasite dans les tissus et surtout dans les crachats des tuberculeux. Il est juste de dire aussi, qu'en rendant le procédé de Koch d'une application plus facile, en le transformant en manipulation véritablement clinique, Ehrlich peut revendiquer une large part dans le succès de son compatriote.

Le liquide tinctorial dont Koch s'est servi est composé de 200 centimètres cubes d'eau additionnée de 1 centimètre cube d'une solution alcaline concentrée de violet de méthyle et de 2 centimètres cubes d'une solution à 10 p. 100 de potasse caustique. Ce mélange doit subir préalablement l'épreuve suivante : on ne devra s'en servir que lorsqu'il sera resté plusieurs jours d'une limpidité parfaite. On y place pendant vingt ou vingt-quatre heures les coupes à examiner ; cependant on abrège le séjour des préparations dans la solution, à condition de la chauffer pendant une heure à la température de 40° centigrades.

Une coupe étant placée sur la lame porte-objet, on la recouvre de la lamelle de verre sur laquelle on a d'abord placé une goutte de solution aqueuse concentrée de vésuvine préalablement filtrée.

La préparation ainsi recouverte paraît complètement brune ; à l'examen microscopique, en effet, tout est brun, à l'exception des bacilles tuberculeux qui seules restent colorées en bleu.

Mais Koch abandonna bientôt lui-même son procédé pour se servir de celui d'Erlich (1) qui est, en effet, bien préférable.

On place entre deux lamelles de verre, très minces et très planes une petite quantité de matière tuberculeuse, et on les fait glisser l'une sur l'autre. On laisse ces préparations se dessécher à l'air et on

(1) *Zeitsch. für k. med.*, t. V, p. 307.

fixe l'albumine par la chaleur, en passant cinq ou six fois la préparation, tenue au moyen de pinces, à travers la flamme d'une lampe de Bunzen.

Le liquide colorant est obtenu de la façon suivante : on sature d'aniline une certaine quantité d'eau, en secouant celle-ci dans un tube avec de l'aniline en excès, puis on filtre. On a ainsi un liquide clair auquel on ajoute goutte par goutte une solution alcoolique saturée de fuchsine ou de violet de méthyle, jusqu'à ce qu'il devienne opalescent. On filtre ce liquide, et c'est à la surface de ce liquide qu'on dépose les lamelles de façon qu'elles surnagent ; on les y laisse soit vingt-quatre heures, comme le conseille Friedlander (1), ou seulement un quart ou une demi-heure, en ayant soin de porter les lamelles à 40 ou 50° centigrades.

Pour enlever l'excès de matière colorante sans diminuer la coloration des bacilles, on lave pendant quelques instants les lamelles dans un mélange de 1 volume d'acide nitrique pour 2 volumes d'eau. Les lamelles sont déshydratées par l'alcool absolu, éclaircies par l'essence de girofle et montées, soit dans le baume de Canada soit dans un mélange à parties égales de glycérine neutre et d'une solution filtrée de gomme.

Les avantages de ce procédé sont les suivants : l'aniline altère moins les éléments que la potasse ; les éléments sont plus fortement colorés, plus apparents et paraissent même plus grands que lorsqu'on emploie le procédé de Koch.

D'autres procédés ont été encore conseillés par Ermangem (2), Brun (3), Gibbes (4), Baumgarten (5), Balmer et Farentzel (6), Rindfleisch (7) ; ce n'est pas ici le lieu d'analyser ces diverses manipulations auxquelles on préfère généralement le procédé d'Erhlich.

Ainsi décelés, les bacilles de la tuberculose sont des bâtonnets de 2 à 4 μ et parfois 8 μ de longueur sur 0 μ,3 à 0 μ,5 de largeur et légèrement acuminés à leurs extrémités : ils sont droits ou un peu courbés, ressemblent beaucoup à ceux de la lèpre, sauf qu'ils sont plus minces et que leurs deux bouts sont effilés.

Tant que le processus tuberculeux est à son début ou en voie de développement actif, on trouve ces bacilles en grande quantité et formant alors des groupes, de petits amas. Quand le processus est terminé, ils disparaissent.

(1) *Microscop. Technik*, p. 57.
(2) *Bul. de la Soc. belge de mic.*, 1882.
(3) *Id.*, 1882.
(4) *British med. Journ.*, 1882.
(5) *Centralbl. f. d. med. Wissench.*, 1882, n° 25, p. 633.
(6) *Berl. klin. Woch.*, 1882.
(7) *Id.*, 1883.

Koch déclare dans son premier travail qu'il a toujours trouvé des bacilles dans onze cas de tuberculose miliaire et dans douze cas d'infiltration caséeuse qu'il a étudiés. La quantité des bacilles est surtout prodigieuse dans les cavernes, dans le tissu caséeux de leurs parois et dans le liquide qu'elles contiennent.

D'ordinaire, les cellules géantes contiennent les bacilles caractéristiques et Koch est enclin à penser qu'ils sont l'origine, le point de départ de ce produit morbide.

Koch ne s'est pas contenté de noter la présence constante des bacilles dans les produits tuberculeux et leur absence dans les produits non tuberculeux : il a encore inoculé de la matière tuberculeuse prise sur des singes à 172 cobayes, 32 lapins et 5 chats et a retrouvé le bacille dans tous les nodules déterminés par l'inoculation.

Enfin l'illustre technicien a mis le sceau à son œuvre par la culture

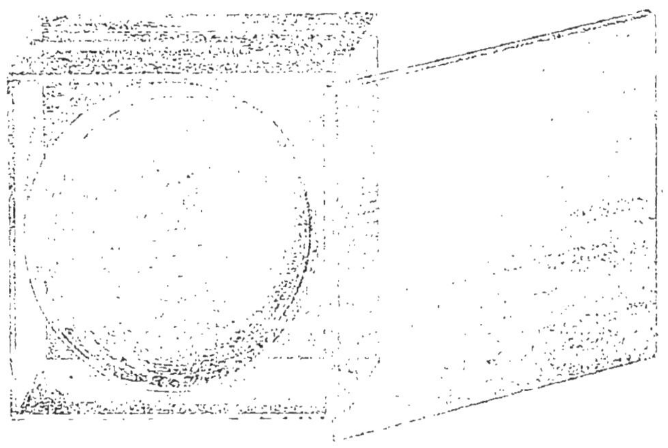

Fig. 1. — Godet de verre ensemencé avec la substance tuberculeuse.

c. Culture pure des bacilles de la tuberculose.

du micro-organisme de la tuberculose et par l'inoculation de culture pure de bacilles.

Koch a isolé et cultivé les bacilles de la tuberculose dans le sérum sanguin gélatinisé.

Voici le procédé employé : on recueille un fragment de tubercule avec toutes les précautions voulues et on étale et frotte ce fragment à la surface du sérum. Les cultures ne présentent, pendant les premiers jours, aucun changement, à moins qu'il ne s'y soit introduit des bactéries étrangères. Koch pense que les cultures de Toussaint, où le liquide était déjà troublé après quatre ou cinq jours, n'avaient rien de commun avec la tuberculose.

Au bout de dix à quinze jours on voit apparaître de petites taches blanchâtres ou jaunâtres bien distinctes du sérum ambiant, sous forme de pellicules ou de grains minces séparés les uns des autres. On recueille alors ces petits amas et on les cultive dans de nouveaux tubes de sérum gélatinisé, en les étalant aussi sur une grande surface. La pullulation se fait alors plus régulièrement et on obtient ainsi, au bout de huit à quinze jours, une culture bien nette, composée de grains blanchâtres disséminés et, un mois après, de membranes plus denses formées par des colonies de bacilles à l'état de pureté.

Ces membranes ne liquéfient jamais le sérum gélatinisé, tandis que certains micro-organismes de la putréfaction le liquéfient. Elles ne pénètrent même pas

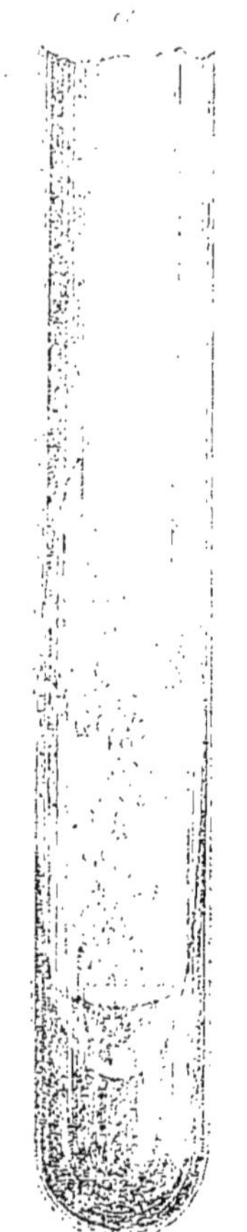

Fig. 2. — Culture de bacille de tuberculose datant de quinze jours sur du sérum de bœuf gélatinisé *.

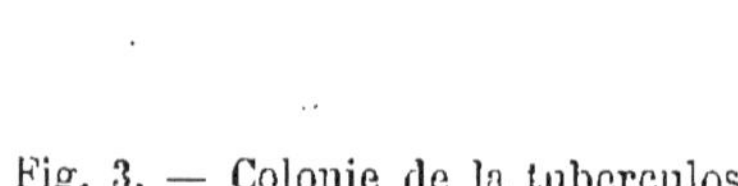

Fig. 3. — Colonie de la tuberculose vue à un faible grossissement.

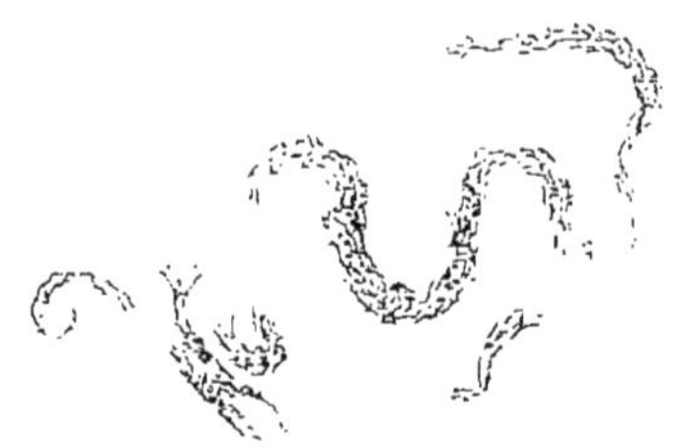

Fig. 4. — Une partie de la même culture, dans laquelle les bacilles sont disposés en arabesques, vue avec un grossissement de 300 diamètres environ.

* c, culture en petits grains et pellicules jaunâtres ; — l, liquide clair au fond du tube.

dans le sérum, ne lui adhèrent que faiblement, restent à sa surface. Elles ne pénètrent pas dans le liquide qui baigne sa partie inférieure (fig. 2).

Ces cultures sont assez denses ; elles se rompent et se fragmentent quand on les secoue.

A l'œil nu, ces colonies de bacilles, développées sous forme de taches opaques sur du sérum gélatinisé solide offrent donc un aspect tout particulier (1). (Voyez aussi le godet représenté dans la figure 1, qui montre une culture de bacilles sur une plaque de sérum).

A un grossissement de 80 diamètres les colonies de bacilles qui constituent ces membranes présentent des caractères tout à fait spéciaux. Elles se montrent sous la forme de lignes fines plusieurs fois coudées ; les plus petites présentent l'apparence d'un S (fig. 3).

Lorsqu'elles sont plus longues, elles sont ondulées comme un serpent. Elles sont renflées à leur centre et amincies à leurs extrémités, ressemblent à des paraphes d'écriture. Les jeunes colonies sont minces, les plus anciennes plus épaisses; elles s'élargissent et tendent à se rapprocher et à se confondre par leurs bords. Pour en faire une préparation convenable, il suffit d'appliquer une lamelle sur la surface du sérum où sont développées les taches, puis de colorer par les procédés ordinaires. On voit alors que chacune de ces colonies est constituée par une quantité de bacilles de la tuberculose tout à fait caractéristiques, dont le grand axe est parallèle au grand axe de la colonie (fig. 4). Les bacilles ne sont pas accolés, mais séparés les uns des autres par un petit espace rempli probablement par une substance unissante qui les agglutine les uns contre les autres. Quand ils sont en grand nombre, la plupart contiennent des grains ou spores.

En général, les cultures atteignent leur maximum de développement au bout de quatre semaines et ne changent plus ; elles peuvent servir encore pour les inoculations après trois ou quatre mois.

Koch a obtenu des cultures pures en employant les granulations tuberculeuses et les divers produits tuberculeux du poumon de l'homme et de la vache, les tubercules des autres organes, les ganglions scrofuleux, le lupus, etc.

L'injection dans les cavités séreuses ou dans le tissu cellulaire souscutané, ou la simple inoculation des cultures de bacilles suffisent toujours à déterminer, chez la plupart des espèces animales, la tuberculose généralisée avec toutes ses conséquences.

Le développement des bacilles dans les tubes à culture est à son maximum vers 37° et cesse à 40°; il s'affaiblit aussi quand la température descend à 30° et devient impossible à une température plus basse.

Par conséquent, deux qualités sont à mettre en relief dans l'histoire naturelle de ce parasite; c'est d'une part la persistance de sa virulence, puisque celle-ci se conserve quarante jours dans un crachat pourri et cent quatre-vingt-six jours à l'abri de l'air (Cornil et Babes,

(1) La plus grande partie de ces détails est tirée du Mémoire de Koch, inséré dans les *Mittheilungen der Kaiserlichen Gesundheitsamte*. Berlin, 1884.

Malassez et Vignal, Fischer et Schüller), et d'autre part la puissance de son activité, qui est comprise entre quelques degrés centigrades.

Mieux que la bactéridie charbonneuse, mieux que la plupart des microbes, celui-ci est bien véritablement un parasite qui ne peut se développer en dehors d'un organisme animal. L'homme lui constitue un terrain de culture éminemment favorable.

La découverte de Koch ne fut pas sans rencontrer d'opposition : la plus violente vint d'un médecin hongrois, le Dr Spina (1).

Dans son travail, Spina repousse la plupart des faits avancés par Koch. Il fait remarquer que l'on ne connaît pas jusqu'ici de cellules qui ne puissent être pénétrées par les acides forts. L'étude de l'action des réactifs colorants sur tous les tissus organiques lui a montré que la couleur due à la solution alcaline de fuschine peut toujours être enlevée par l'acide nitrique et par la vésuvine. Pour résister absolument à ces deux agents, il faudrait donc que les bacilles de la tuberculose fussent constitués par un tissu tout à fait spécial au point de vue chimique, et différent de toute substance organique connue ; Spina pense qu'il n'en est pas ainsi. D'abord les bacilles de la tuberculose sont susceptibles d'être colorés par la fuschine en solution aqueuse et acide et, d'autre part, les diverses bactéries pénétrées par l'acide azotique, suivant le procédé d'Erhlich, se décolorent complètement, il est vrai, mais reprennent leur coloration, si les préparations ont été placées dans l'eau. Or, si on laisse longtemps dans l'acide azotique les préparations colorées par la solution alcaline de fuschine et qu'on colore ensuite par la vésuvine, les bacilles de la tuberculose se colorent en brun. Il n'existe donc pas de différence essentielle entre les bacilles de la tuberculose et les autres bactéries. Il semblerait que la seule différence entre les baclles de Koch et les autres consiste en ce que les premiers retiennent plus longtemps la matière colorante. Ce caractère différentiel n'aurait même pas une valeur absolue, puisque, selon Spina, les bactéries de la putréfaction présentent la même réaction que celles de la tuberculose.

L'auteur hongrois admet que la forme du micro-organisme réputé phthisiogène n'est pas constante et que des bactéries qui n'ont aucune attache avec la tuberculose mesurent parfois les mêmes dimensions que le bacille de Koch : ce dernier se rencontrerait aussi dans les crachats d'individus qui ne sont pas tuberculeux.

D'autres dissidents se sont armés d'arguments encore moins sérieux.

(1) Spina, *Orvosi Hetilap*, nº 25 février 1883, Budapest.

Ainsi, tandis qu'Ephraïm Cutler voit dans le bacille de Koch le *mycoderma aceti* trouvé par H. Salisbury dans le poumon des phthisiques, tandis que Schmidt avoue qu'il n'a jamais pu rencontrer le micro-organisme tuberculeux, Cramer aurait trouvé dans les matières fécales, et Balogh dans l'eau croupie, des bactéries identiques au bacille pathogène. Nous n'insisterons pas davantage.

Mais au milieu de ces adversaires plus ou moins connus, est entré dans la lutte un homme d'une habileté consommée en bactériologie. Klebs, en effet, a combattu aussi l'œuvre de Koch protestant : 1° que les bacilles de Koch ne sont pas les seuls micro-organismes qui se rencontrent dans les tubercules ; 2° que l'on y trouve des masses granuleuses qui ne sont autres que des micrococcus, qui se colorent d'autre façon que les bacilles et qui, par là, ont échappé à Koch ; que ces derniers sont seuls pathogènes ; 3° que Koch n'a nullement démontré que son bacille fût un être organisé et non pas de nature minérale, car il ne lui attribue aucun mouvement, de même qu'il n'a pas observé son développement par spores, preuve certaine d'organisation ; 4° que les essais de culture de Koch pèchent, en ce que l'on ne saurait affirmer si l'inoculation tuberculeuse doit être attribuée à l'organisme décrit par lui, car il n'a pas eu soin dans ses recherches de l'isoler complètement ; 5° que Koch eût dû démontrer d'abord par des inoculations que le résidu de la culture ne pouvait produire la tuberculose, ce qui l'eût amené à conclure que le bacille était la seule cause de la maladie, 6° que l'on ne rencontre pas constamment ce bacille dans les tubercules ; 7° qu'enfin les recherches de Lichtheim, et celles de Cramer, qui a rencontré le bacille de la tuberculose dans les fèces d'hommes sains, apprennent que la valeur diagnostique des bacilles rencontrés dans les crachats de phthisiques n'est pas aussi réelle que Koch et ses partisans le prétendent ; 8° qu'il y a d'autres substances qui sont impressionnées de la même façon que les bacilles par les couleurs d'aniline (1).

Dans son grand Mémoire sur l'étiologie de la tuberculose, Koch a repris une à une et a réduit à néant toutes les objections qui lui avaient été faites : il a complété la démonstration commencée dans la Note de 1882 ; le procès est aujourd'hui gagné devant toutes les juridictions.

Nous n'extrairons ici du mémoire de 1884 que les données les plus importantes qui avaient été à peine indiquées jusqu'ici ou qui manquaient encore complètement à la démonstration définitive ; nous aurons d'ailleurs maintes fois l'occasion, dans le courant de ce Livre, d'emprunter au travail de Koch.

(1) Bricon, *Progrès méd.*, 1883.

Signalons déjà les pages où sont exposés les résultats de l'inoculation avec les cultures pures de bacilles tuberculeux. Comme le fait re marquer Koch, ces expériences ont la plus haute signification, puisque seules elles prouvent irréfutablement que c'est dans le bacille que gît la cause réelle de la maladie. Aussi prit-il ici les plus grandes précautions. Les expériences, pratiquées sur un grand nombre d'animaux qui venaient d'être achetés, furent corroborées par des expériences de contrôle. Les animaux inoculés étaient placés dans une cage spéciale loin de tous autres animaux tuberculeux et on les tuait le plus tôt possible pour ne pas prendre une tuberculose spontanée pour la tuberculose expérimentale. On eut recours aux méthodes d'inoculation les plus variées en agissant sur des espèees animales différentes et au moyen d'instruments désinfectés avec les soins les plus méticuleux. Les résultats obtenus, toujours positifs, rappellent ceux que produit l'inoculation de matière tuberculeuse, avec cette seule différence que les cultures pures agissent plus rapidement (la durée moyenne est de deux semaines), pour cette raison, sans doute, que les bacilles, absolument libres, entrent de suite en action.

Les premières inoculations furent faites par la voie sous-cutanée ; les ultérieures par injection dans la chambre antérieure de l'œil du lapin, dans la cavité abdominale, et dans les veines. Koch recourut aussi aux inhalations de cultures pures de bacilles tuberculeux : encore une fois, les résultats furent toujours positifs.

Donnons quelques détails sur les injections de culture pure dans les veines. C'est le mode d'infection le plus prompt, car en pareil cas, l'agent pathogène n'a pas à vaincre les obstacles opposés par les ganglions lymphatiques; il pénètre promptement dans tous les organes et y provoque d'une façon assez régulière une éclosion abondante de granulations. Ce mode d'infection ressemble beaucoup à la tuberculose miliaire de l'homme, d'ailleurs avec une marche encore plus rapide.

En outre de l'inoculation sous-cutanée et de l'inhalation pulmonaire, de la généralisation par les veines et aussi par les artères (dont il rapporte quelques observations), Koch étudie avec soin la propagation du tubercule par la voie lymphatique. Les bacilles tuberculeux, n'ayant pas de mouvement propre, ne sont mis en mouvement que par d'autres éléments mobiles ou par les courants liquides. Mais comme les nodules ne possèdent pas de vaisseaux, ce sont les cellules migratrices qui servent d'agent de propagation.

D'ailleurs, sous l'influence du bacille, la cellule migratrice perd la propriété de se mouvoir; elle s'arrête, et dans les points où elle se fixe, un nouveau nodule tuberculeux se développe et ainsi de suite. Toutes les fois que ces cellules se meuvent dans les vaisseaux lymphatiques et que le courant les aide à progresser, elles franchissent ainsi de grandes distances, vont souvent jusqu'aux ganglions qui s'altèrent, mais forment souvent une barrière infranchissable pour les bacilles. Toutefois, ceux-ci arrivent jusqu'au courant sanguin lorsque la tuberculose, comme dans les cas de Ponfick, atteint le canal thoracique. Alors les bacilles sont portés directement dans le torrent circulatoire, comme dans ces observations de Weigert où des nodules tuberculeux formés d'abord dans la paroi veineuse faisaient irruption dans la cavite du vaisseau, comme dans les cas où le même processus a été observé sur les parois artérielles. Dans toutes ces circonstances, les bacilles, rapidement emportés par le courant sanguin, se répandent dans les différents organes, et reproduisent, quand ils sont en grand nombre, le type de la tuberculose miliaire généralisée. Lorsque les bacilles pénètrent en petit nombre, il ne se forme que peu de foyers qui plus tard prennent des dimensions considérables; d'autres poussées semblables se font successivement et il s'agit alors de cette forme décrite sous le nom de tuberculose miliaire chronique.

D'autres fois, le nombre des bacilles étant très restreint, la tuberculose se résume en un seul foyer, et c'est ainsi que s'expliquent les différentes tuberculoses locales. Il est possible d'ailleurs qu'en pareil cas les bacilles aient été primitivement plus nombreux, puis, pour la plupart d'entre eux, arrêtés au passage par les ganglions interposés. Si les bacilles se fixent en quantité suffisante dans le ganglion, il en résultera une tuberculose locale ganglionnaire qui restera stationnaire pendant un temps plus ou moins long. Koch est disposé à admettre que parfois, la tuberculose locale des ganglions lymphatiques superficiels résulte de petites plaies, d'excoriations, d'éruptions cutanées, etc.; elles servent de porte d'entrée aux bacilles qui vont jusqu'aux ganglions lymphatiques; puis, quand il ne reste plus de traces de la lésion cutanée, il semble que le processus morbide a débuté dans les ganglions.

Parmi les tuberculoses locales, Koch a particulièrement étudié le lupus et a démontré définitivement que c'est bien là une lésion tuberculeuse. Sur quatre cas, il a trouvé quatre fois des bacilles de la tuberculose, en très petit nombre, il est vrai. Dans un fait, par exemple, il a dû examiner vingt-sept coupes, et dans un autre quarante-trois coupes avant d'en rencontrer un seul. Mais, sur des séries de coupes successives, il en trouvait à un moment donné de un à trois dans chaque coupe. Il n'a jamais vu plus d'un seul bacille dans une cellule géante. De plus, il a obtenu, à l'état de pureté, des cultures de bacilles sur le sérum du bœuf à la suite de l'inoculation d'un lupus hypertrophique.

Nous avons vu que Koch a également signalé les spores du bacille de la tuberculose. Celles-ci ont été étudiées particulièrement dans des crachats de phthisiques.

« Dans les crachats qui contiennent un grand nombre de bacilles, et traités par une solution faible de potasse, les micro-organismes apparaissent comme des bâtonnets hyalins et incolores ; immobiles, dans lesquels on ne voit pas de grains distincts. Ces bâtonnets sont plus gros que sur les préparations où ils ont été colorés et déshydratés. Après leur coloration par le procédé d'Ehrlich on les voit infléchis sur eux-mêmes en S, où recourbés en crochets à leurs extrémités ; lorsqu'on examine même, avec les nos 10 et 12 à immersion homogène de Vérick et le concentrateur de Abbé, une préparation de crachats de phthisiques colorée, on voit un nombre plus ou moins grand de bâtonnets de longueur et de forme variables, d'épaisseur souvent inégale, les uns homogènes, colorés en rouge d'aniline ou un peu violacés, les autres formés, dans toute leur longueur, par de petits grains colorés.

Dans les crachats d'un phtisique, dont les poumons étaient creu-

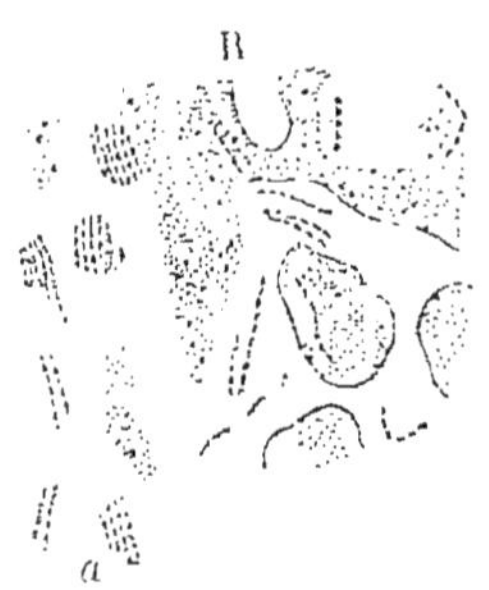

Fig. 5. — Bacilles obtenus dans les crachats conservés pendant plusieurs semaines.

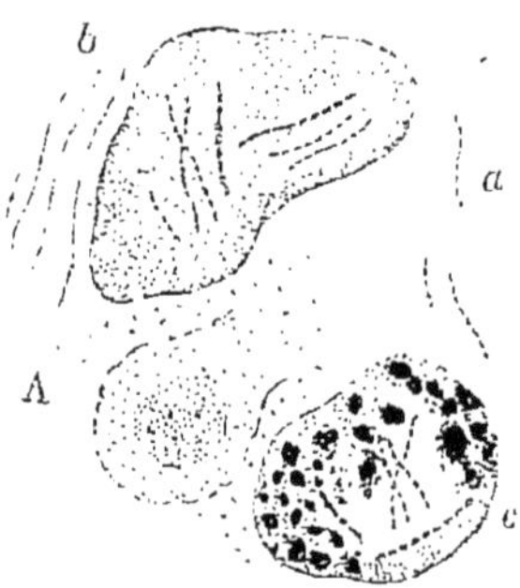

Fig. 6. — Bacilles de la tuberculose observés dans les crachats.

A, a, bacilles isolés ; — b, bacilles situés dans une cellule épithéliale ; — c, bacilles situés dans une cellule pigmentée ; — B, bacilles très nombreux et accolés dans les crachats.

La plus grande partie d'entre eux sont libres dans le liquide, mais quelques-uns sont libres dans les cellules lymphatiques et même dans la grande cellule. La cellule c contient du pigment noir.

sés de grandes cavernes, il y avait une quantité considérable de bacilles, une centaine environ par champ de microscope à un grossissement de cinq cents diamètres. La plupart de ces bâtonnets contenaient de petits grains placés bout à bout. On a laissé ces crachats dans un tube fermé par un bouchon de liège pendant trois semaines. Ces crachats, sous l'influence de la putréfaction, avaient perdu leur consistance muqueuse. Les préparations colorées ont montré alors que presque tous les bacilles étaient composés uniquement de petits grains colorés et ils ont paru plus nombreux que dans les crachats examinés de suite après l'expectoration. Ces bactéries ont été dessinées dans les crachats abandonnés plusieurs semaines à eux-mêmes. On peut voir que la plupart d'entre elles sont constituées par des grains un peu allongés ou sphériques, disposés bout à bout. Si l'on examine avec attention un de ces bacilles à l'aide de l'objectif 12 de Vérick, à immersion homogène et avec un oculaire fort, on détermine bien nettement les bords du bâtonnet qui sont rectilignes et parallèles, et on voit que les grains colorés siègent dans l'intérieur du bâtonnet. On trouve cependant quelquefois des renflements arrondis, siégeant, soit à son extrémité, soit en un autre point de sa longueur, renflements ou nœuds qui sont déterminés par un grain coloré plus gros que le diamètre moyen du bâtonnet. Il y avait aussi dans ces crachats des amas de grains colorés appartenant à des bâtonnets parallèles très rapprochés les uns des autres et accolés parallèlement. Dans ces amas de micro-organismes on ne reconnaissait plus les bâtonnets, mais seulement des grains ronds disposés en séries et formant des groupes analogues à des sarcines (voy. fig. 6). Les parties colorées sont tantôt arrondies, tantôt cylindriques ou biconcaves; cette apparence nous permet de supposer qu'on a quelquefois affaire à des spores, tandis que le plus souvent les parties colorées appartiennent au protoplasma des bâtonnets situé entre les spores et non à ceux-ci.

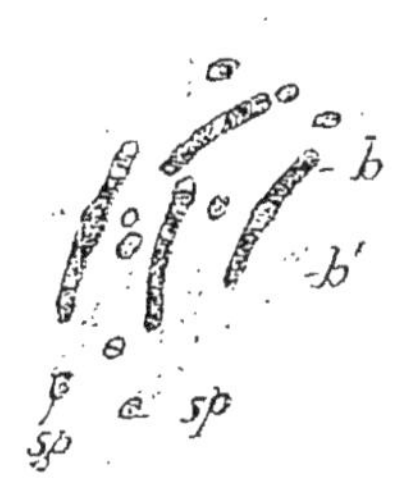

Fig. 7. — Bacilles de la tuberculose dans une vieille culture.

b, bacilles pourvus de spores *sp*; — *b'*, bacilles sans spores.

Babes a récemment étudié les bacilles de la tuberculose en colorant des cultures pures par un séjour de plusieurs jours dans la solution d'Erhlich, après quoi, il les a décolorées fortement et colorées de nouveau d'une façon intense par le bleu de méthylène. Par ce procédé, certains grains restent rouges tandis que les bâtonnets sont bleus ou d'un rouge pâle. Ces grains (spores ?) sont ronds et ordinairement terminaux. Un bacille n'en possède habituellement qu'un (fig. 7).

Les mêmes grains ont été constatés par Erhlich en laissant les préparations colorées pendant trois jours par sa méthode dans du sulfure de sodium. Après avoir lavé et desséché les préparations, il a vu les mêmes corps ovoïdes. Ehrlich considérait les grains comme des spores, mais Koch croit qu'il s'agit de grains artificiels.

Pour résoudre cette question, on a examiné toutes les variétés de bacilles de n'importe quelle maladie contenant des grains, en les soumettant à l'action du sulfure de sodium, en les lavant ensuite avant de les traiter par le bleu de méthylène. Dans ces préparations, comme dans celles du microbe de la tuberculose, les spores

étaient colorés le plus souvent en rouge et les bacilles en bleu.
D'après ces recherches, on doit admettre que ces grains sont des spores de la tuberculose ou bien que la réaction des spores indiquée par Bienstock, Neisser, Hueppe, n'est pas concluante et ne permet pas de les diagnostiquer. En ce qui concerne les grains que Koch a décrits comme des spores, il se peut que ce soient des spores à un certain degré de développement, mais qui ne se colorent pas, tandis que des spores arrivés à leur complet développement se colorent. Les spores du charbon présentent des formes analogues qui se colorent ou ne se colorent pas par la méthode générale de coloration des spores. » (Cornil et Babes, *Les Bactéries*, 2e édit., 1886.)

Parmi les travaux qui ont confirmé l'œuvre de Koch et lui ont prêté l'appui le plus solide, il faut placer au premier rang le Mémoire de Baumgarten (1) qui annihile la dernière objection dans laquelle se retranchent les adversaires de la théorie, à savoir que s'il est indiscutable que les lésions tuberculeuses contiennent des bacilles, il est loin d'être certain que le bacille préexiste à la lésion et la provoque.

Nous ne reproduirons pas ici toutes les études de Baumgarten sur la genèse du tubercule dans les différents organes ; nous indiquerons seulement quelques-uns des résultats qu'il a obtenus par l'inoculation dans la chambre antérieure de l'œil du lapin albinos, cette partie du mémoire pouvant être considérée comme un type parmi les autres chapitres.

Baumgarten ne s'est servi dans ses expériences que de *cultures pures de bacilles*.

Or, après l'inoculation dans la chambre antérieure de culture pure, les phénomènes se déroulent dans l'ordre suivant. Le premier jour on ne constate rien de particulier ni au niveau de la plaie ni dans le globe oculaire, en dehors du processus de cicatrisation; mais dès le second jour, on remarque une prolifération active de bacilles dans la matière inoculée, bacilles qui vont être les agents de toutes les transformations ultérieures.

Les bacilles, une fois développés, pénètrent la capsule granuleuse qui s'est formée autour de la matière tuberculeuse, la traversent pour envahir, en se multipliant toujours, l'iris et la cornée.

Sur cette dernière ils s'étendent en suivant la cicatrice nouvellement formée. Au cinquième jour, les bacilles ont déjà pénétré soit dans la substance intercellulaire soit dans les cellules de l'iris et de la cornée, qui ne manifestent d'ailleurs aucune autre altération de structure. Au

(1) *Ueber Tuberkel und Tuberkulose. I. Theil. Die histogenese des tuberkulösen Processes.* Berlin, 1885.

sixième jour, on remarque déjà par places soit dans l'iris, soit dans cornée, là où les bacilles forment des amas considérables, l'apparition de cellules de nouvelle formation qui ne ressemblent en rien *ni aux leucocytes, ni aux cellules lymphatiques, mais qui présentent déjà tous les caractères des cellules épithélioïdes*. Ces amas cellulaires ne se retrouvent à ce moment nulle part ailleurs et sont strictement localisés aux endroits envahis par les bacilles.

Les jours suivants les bacilles augmentent toujours de nombre et envahissent les autres milieux de l'œil. Ils progressent spontanément sans le secours des cellules migratrices, provoquant à leur passage, dans les points où ils sont nombreux, la formation de cellules épithélioïdes et de formes intermédiaires, jusqu'à constituer un tubercule miliaire. Cette néoplasie ne se montre jamais là où les bacilles manquent complètement, là où ils sont très peu nombreux. Au quatorzième jour les tubercules sont apparents à l'œil nu soit dans l'iris soit dans la cornée.

Baumgarten tire de ces premiers résultats la conclusion suivante : à savoir que les bacilles seuls peuvent provoquer la formation de tubercules et qu'ils ne la provoquent que lorsqu'ils sont en nombre suffisant.

D'ailleurs la démonstration est encore plus frappante si on entre dans les détails.

§ 2. — Histogénèse expérimentale du tubercule de l'iris.

Le premier phénomène qu'on observe dans le parenchyme de l'iris envahi par les bacilles est une *karyokinèse des cellules fixes* (Voir p. 100). Ce phénomène est des plus évident au sixième jour, quand les bacilles proliférés se groupent en amas dans le parenchyme. La karyokinèse n'est plus limitée alors aux cellules fixes, mais elle envahit progressivement les cellules des deux membranes limitantes, l'endothélium et les éléments cellulaires des parois vasculaires. Le noyau divisé se dispose généralement en forme d'étoile; en même temps, les cellules, de plates qu'elles étaient, se gonflent, deviennent cubiques et polygonales. Mais à cette époque cet accroissement du protoplasme ne se produit pas dans toutes les cellules qui subissent le processus. Ce n'est que plus tard, dans les stades ultérieurs de la karyomitose, quand la cellule commence à s'étrangler, que tous les blocs protoplasmiques s'hypertrophient; et alors les cellules de nouvelle formation elles-mêmes, les cellules épithélioïdes, ne font pas exception à la règle et sont très riches en protoplasma.

Au neuvième jour, on constate *une formation abondante* (plus prononcée à l'endroit où le tubercule a été inoculé) *de cellules épithélioïdes riches en protoplasma,* qui ne sont autre chose que le résultat des cellules modifiées par la karyomitose; mais ni les cellules migratrices, ni les corpuscules lymphoïdes, ni les corpuscules de pus ne présentent à cette époque aucune modification; du reste, à ce moment, les cellules migratrices sont très rares dans les amas épithélioïdes et si on ne trouve parfois, c'est surtout au voisinage des vaisseaux. On remarquera que les cellules en voie de karyokinèse ne contiennent presque pas de bacilles, un ou deux tout au plus, tandis que les cellules farcies de bacilles ne présentent pas trace de métamorphose spéciale.

Pendant que les bacilles provoquent ainsi la formation de cellules épithélioïdes et de tubercules, les cellules migratrices sont rares dans ces tubercules en voie de formation et proviennent des vaisseaux et des gaînes lymphatiques, n'ayant rien de commun avec le processus karyokinétique.

Pendant que les bacilles prolifèrent de plus en plus, les processus karyokinétiques diminuent peu à peu dans les cellules de nouvelle formation et bientôt la karyomitose cesse complètement. Mais en revanche le protoplasma des cellules épithélioïdes s'accroît notablement et déjà à cette époque on en peut trouver contenant deux ou trois noyaux sans que jamais ces cellules arrivent à constituer des cellules géantes de Langhans.

Le tubercule ainsi formé subit ultérieurement deux modifications qui sont : 1° l'apparition d'un tissu aréolaire autour des cellules qui composent les tubercules; 2° la production d'une zone, d'une espèce de capsule limitante qui sépare le tubercule du tissu sain dans lequel il s'est développé.

Le tissu aréolaire est composé de tissu conjonctif appartenant au stroma iridien dont les mailles sont plus serrées et les fibrilles plus épaisses. Quant à la capsule limitante, elle se produit d'une façon en quelque sorte mécanique; en se développant au centre du tubercule, les cellules épithélioïdes repoussent à la périphérie les autres éléments qui vont se disposer en couches concentriques.

Cette zone n'empêche pas du reste la migration des bacilles qui vont provoquer dans un autre endroit la formation d'un nodule tuberculeux identique.

Une fois enveloppé par la capsule, le tubercule ne présente plus dans son intérieur de processus karyokinétiques. Mais c'est alors que les cellules lymphoïdes font leur apparition dans le nodule. Vers le dixième ou onzième jour, l'inflammation de l'iris devient intense; les vaisseaux se gorgent d'hématies et de leucocytes et les cellules lymphoïdes commencent à se montrer dans la zone périphérique du nodule. Ces cellules lymphoïdes sont des éléments en état de dégénérescence et proviennent des vaisseaux.

A partir de ce jour le nombre des bacilles augmente sans cesse; les leucocytes envahissent presque complètement le nodule, de façon à masquer la structure épithélioïde primitive du tubercule. Le nodule ressemble alors à un tissu lymphoïde à petites cellules, puis finit par subir une sorte de nécrobiose marchant du centre à la périphérie, détruisant les leucocytes comme les cellules épithélioïdes et réduisant le tout en une masse caséeuse ayant les caractères chimiques de l'albumine coagulée et présentant des granulations jaunâtres.

Les bacilles continuent d'ailleurs à se multiplier et s'échappent au dehors dans un liquide purulent.

Si on introduit dans l'iris des matières tuberculeuses provenant de la *pommelière* (Perlsucht), le nodule tuberculeux présente alors dans sa structure la cellule géante de Langhans qui manquait dans les expériences précédentes. Cette cellule géante apparaît dans le nodule quand il n'y a plus trace de processus karyokinétiques dans les cellules épithélioïdes.

Baumgarten, en même temps qu'il indique d'une façon si frappante le rôle primordial du bacille, pénètre dans tous les détails les plus intimes de son action pathogéne et démontre que le tubercule ne résulte pas seulement d'exsudation, de diapedèse, de prolifération, d'inflammation ordinaire, mais surtout d'une modification spéciale imprimée par le bacille aux *cellules fixes* des tissus, de karyokinèes.

§ 3. — Histogénèse expérimentale du tubercule de la cornée.

On peut provoquer la tuberculisation de la cornée de deux façons: en inoculant la culture pure de bacilles dans la substance même de la cornée (au centre de préférence), ou bien, en portant la matière tuberculeuse dans la chambre antérieure à travers une incision faite à la circonférence de la cornée.

Ici encore le phénomène caractéristique de la tuberculisation est le développement de la karyokinèse dans les cellules fixes. Il faut remarquer que ce caractère n'est pas très accusé dans le cas de l'inoculation directe de la cornée, ce qui tient à ce que le traumatisme, l'action directe de la matière virulente, la prolifération énorme des bacilles, l'envahissement rapide de la néoplasie par des leucocytes provoquent un processus nécrobiotique qui devient prépondérant et masque les phénomènes purement tuberculeux. De telle sorte que le nodule traverse à peine la période épithélioïde pour passer immédiatement à la forme lymphoïde et fait croire à l'apparition d'emblée d'un tubercule à cellules lymphoïdes.

Si donc on jette un coup d'œil d'ensemble sur l'histogénèse du tubercule de l'iris ou de la cornée, on voit que le premier phénomène est une *division directe des cellules fixes* sous l'influence des bacilles qui ont envahi le tissu. Les cellules fixes donnent ainsi naissance aux cellules épithélioïdes et aux cellules géantes du tubercule. En même temps les bacilles provoquent dans les vaisseaux un processus irritatif, inflammatoire, et partant une diapédèse abondante de leucocytes. Ces leucocytes ne tardent pas à envahir le nodule, qui jusqu'alors n'était constitué que par des cellules épithélioïdes; il change d'aspect et de nodule à grandes cellules, à cellules épithélioïdes (Langhans, Wagner, Schüppel), il devient nodule à petites cellules lymphoïdes (tubercule de Wirchow). Une fois envahi par les cellules lymphoïdes, le tubercule s'arrête dans son développement et ne tarde pas à subir la dégénérescence caséeuse, qui, commençant par les noyaux des cellules, finit par désagréger la néoplasie tout entière.

Baumgarten a encore eu le grand mérite d'élucider la question des *pseudo-tuberculoses* déterminées par l'injection d'agents divers, les microbes exceptés. Dans son récent mémoire il rappelle, en y insistant, les deux caractères distinctifs du *tubercule bacillaire*, c'est-à-dire son pouvoir infectieux et sa caséification ultérieure, caractères qui n'ont jamais été retrouvés dans les tubercules provoqués par l'inoculation de matière non tuberculeuse.

En France, nous le rappelons, Hip. Martin a aussi étudié très habilement ces pseudo-tuberculoses. On sait déjà en quoi consistent les *inoculations en série* de cet habile expérimentateur.

Si l'on injecte dans le péritoine d'un lapin de la poudre de lycopode ou toute autre poudre inerte, et, dans le péritoine d'un second lapin, de la substance tuberculeuse, on voit, en sacrifiant les deux animaux une quinzaine de jours après, que chez l'un et chez l'autre, la séreuse contient des granulations, et que ces granulations paraissent identiques aussi bien au point de vue microscopique qu'au point de vue macroscopique. Et cependant, ce n'est pas la même lésion ; il s'agit d'une fausse tuberculose dans le premier cas, d'une tuberculose vraie dans le second ; c'est ce que Hip. Martin a démontré à l'aide de ses inoculations en séries. Il prend une des granulations du lapin inoculé avec la poudre de lycopode et l'inocule à un autre lapin. Il obtient encore un résultat positif, mais l'éruption granuleuse est déjà beaucoup moins abondante. Ce second lapin sert à en inoculer un troisième; le résultat est encore plus incomplet, et à la quatrième ou cinquième expérience, l'inoculation reste sans effets.

Au contraire, les granulations provenant du lapin inoculé avec du tubercule produisent, sur une série de nouveaux lapins, des lésions de plus en plus considérables, de telle sorte que la virulence de la maladie semble s'accroître à chaque inoculation nouvelle.

A vrai dire, ces caractères différentiels établis par Baumgarten et Hip. Martin ne sont applicables qu'aux pseudo-tuberculoses par injection de corps étrangers quelconques; ces caractères ne sont plus valables lorsque l'agent injecté est un parasite, différent, bien entendu, du bacille de Koch ; lorsqu'il s'agit de *pseudo-tuberculoses parasitaires*. Le parasite injecté provoque l'apparition de tubercules qui ne diffèrent pas histologiquement, au moins d'une façon sensible, du tubercule de Koch, et de plus il est inoculable en série ; il n'y a de différence que dans la présence de l'agent pathogène, dans la constatation, au moyen de la technique convenable, du parasite spécial qui a produit le tubercule.

Laulanié, le premier, a décrit une *pseudo-tuberculose strongylienne*. Il a montré que les œufs du *Strongylus vasorum* (Baillet), qui se développent dans les artérioles, produisent des vascularites noduleuses, à type endogène ou à type exogène, qui reproduisent les caractères histologiques du tubercule élémentaire.

Les œufs de l'*Ollulanus tricuspis* (Leuckart) et du *Pseudalius ovis bronchialis* (Koch) produisent aussi une pseudo-tuberculose où on note dans les alvéoles pulmonaires une diapédèse abondante de leucocytes ou une infiltration embryonnaire des parois alvéolaires.

Selon Laulanié, les différences histologiques entre ces tuberculoses parasitaires mettraient en évidence l'influence d'un des deux facteurs dont il faut tenir compte dans l'étude des lésions pulmonaires d'origine parasitaire; ces deux facteurs étant : 1° l'énergie de l'irritant; 2° l'irritabilité du tissu provoqué.

Dans les pseudo-tuberculoses précédentes, l'irritabilité propre du tissu serait prépondérante. L'action de l'autre facteur, l'énergie de l'irritant, serait mise en lumière par la pseudo-tuberculose que détermine l'*Aspergillus glaucus*, par la *pseudo-tuberculose aspergilienne*.

Les parasites plus subtils de l'*aspergillus glaucus*, dont les spores abandonnent les vaisseaux pour envahir les alvéoles, déterminent des foyers circonscrits d'inflammation interstitielle ou alvéolaire à base épithélioïde et qui tendent à la dégénérescence caséeuse (*Arch. de Phys.*, 1884).

Il nous paraît assez probable qu'il faut ranger aussi parmi ces pseudo-tuberculoses parasitaires la *tuberculose zooglœique* de Malassez et Vignal.

C'est à la suite de l'inoculation d'un tubercule de la peau que

Malassez et Vignal ont donné, à plusieurs séries de cobayes, des granulations tuberculeuses dans lesquelles ils ont constaté l'existence des masses zooglœiques très difficiles à colorer. Ces microbes (1) se présentent tantôt comme des cellules un peu allongées, de $0\mu,6$ à 1μ de longueur sur $0\mu,3$ d'épaisseur, tantôt isolés, tantôt réunis par deux ou en courts chapelets de quatre à cinq qui ressemblent un peu à des bacilles. Ces chapelets sont tantôt isolés, tantôts en groupes, et ils sont parfois tellement longs qu'ils forment des anses, des sinuosités, des boucles entre les éléments. Ils se disposent en petites zooglœes formées d'un ou de plusieurs chapelets semblables aux précédents, mais lâchement contournés sur eux-mêmes, à la façon d'un écheveau mêlé ou d'un peleton peu serré. Enfin ils se réunissent en zooglœes d'un volume considérable dans lesquelles les chapelets forment un pelotonnement plus serré et constituent une masse plus homogène. Dans les faits de Malassez et Vignal, ces zooglœes existaient au milieu de la plupart des tubercules d'inoculation, par masses rayonnant d'un point central et s'étendant excentriquement. Dans la quatrième série de leurs inoculations successives, ils ont obtenu des bacilles de la tuberculose.

Castro-Soffia (2) dans sa thèse sur la tuberculose des os, rapporte une observation d'abcès ossifluent (obs. II, p. 75) du cou-de-pied opéré par Lannelongue, dans la paroi duquel il a trouvé quelques micro-coques et pas de bacilles. L'inoculation successive à trois séries de cobayes a toujours donné la tuberculose généralisée. Chez ces animaux, il a trouvé tantôt des zooglœes, tantôt des bacilles.

Sur le nombre assez grand d'abcès ossifluents dont il a examiné le contenu et la paroi, Castro-Soffia a rencontré très rarement des bacilles dans le pus et la membrane de l'abcès, mais il a toujours vu se développer des tuberculoses généralisées avec des bacilles dans les inoculations en séries faites chez les animaux. L'observation que nous venons de citer est la seule dans laquelle il y eut une tuberculose zooglœique.

Les faits de Malassez et Vignal et celui de Catro-Soffia sont des observations d'attente qui ne permettent pas de rattacher les microcoques de Malassez et Vignal aux bacilles de Koch.

Il est possible, encore une fois, que Malassez et Vignal aient eu affaire à une pseudo-tuberculose.

Ainsi Eberth (3) a observé chez les cobayes un processus pathologique spontané qui ressemble à la tuberculose et qui se caractérise par des granulations du foie, de la rate, des ganglions, du poumon et

(1) *Archives de physiologie*, 15 août 1884.
(2) *Thèse de Paris*, 1884.
(3) *Fortschritte der medicin*, 1er mars 1885.

des reins. Ces nodosités miliaires présentent à leur centre une dégénérescence caséeuse ou puriforme. Comme c'est surtout dans la cavité abdominale et en particulier dans les ganglions, que les lésions sont le plus prononcées, il est probable que l'infection se produit par absorption dans le tube digestif.

Les coupes des nodules du foie montrent qu'il s'agit d'une nécrose de coagulation; leur centre présente des amas de microbes en partie mortifiés entourés de leucocytes. Il semble que ces microbes siègent primitivement dans les vaisseaux. Dans les plus grands nodules, les micro-organismes existent aussi çà et là à la périphérie. Ces microcoques en amas se colorent en général assez mal par les couleurs d'aniline, même avec le procédé de Gram. On les colore mieux au bleu de métylène par le procédé de Gaffky. Les nodules hépatiques suppurés présentent des dilatations des conduits biliaires, et le pus contient de petits microcoques qui se colorent par le violet de méthyl. Dans les petits nodules devenus fibreux, on trouve des cellules géantes qui résultent dans le foie, d'après Eberth, de la confluence de cellules des voies biliaires. Les lésions du poumon sont analogues.

La description des microbes en amas dans des granulations caséeuses et fibreuses donnée par Eberth ressemble à celle de la tuberculose zooglœique de Malassez et Vignal. Il nous paraît très vraisemblable que les microbes qui ont déterminé des granulations dans les expériences de Malassez et Vignal sont analogues ou même identiques à ceux d'Eberth. Dans le cas de Castro-Soffia il s'agit d'un streptococcus pathogène. Il est probable que ces microbes ont été inoculés soit isolément, soit avec des bacilles de la tuberculose.

Cette hypothèse est d'autant plus justifiée que d'après nos recherches nous nous sommes convaincu que, dans un grand nombre de cas, le bacille de la tuberculose est accompagné d'autres microbes pathogènes, par exemple du bacterium tetragenus, du streptococcus du pus, des bactéries de la pneumonie, etc. (Cornil et Babes, *loc. cit.*)

Il n'est pas besoin de faire remarquer que l'analogie de ces pseudo-tuberculoses parasitaires avec la tuberculose par le bacille de Koch confirme encore la conception qui veut que cette dernière soit également subordonnée à l'évolution d'un parasite, d'un organisme vivant.

La plupart des recherches de Koch, Baumgarten, etc., surtout celles qui étaient conduites au moyen des cultures pures, ne furent tout d'abord que difficilement controlées chez nous. Pendant longtemps, tout en suivant exactement les indications de Koch, on n'obtenait presque jamais de cultures pures.

Cette lacune a été comblée en 1885 par le professeur Nocard d'Alfort (1). Après beaucoup d'essais, il s'est servi d'un liquide composé de sérum de cheval additionné de 1 p. 100 de peptone, de 25 p. 100 de sucre de canne, de 25 p. 100 de sel marin avant la gélatinisation; il a toujours obtenu ainsi des cultures pures.

Nocard et Roux (2) ont obtenu des résultats plus beaux encore en employant soit le sérum glycériné, soit la gélose glycérinée.

(1) *Société de biologie*. Séance du 17 octobre 1885.

(2) *Société de biologie*. Séance du 11 décembre 1886.

DEUXIÈME PARTIE

ANATOMIE PATHOLOGIQUE

La tuberculose est donc, comme nous venons de le voir, une maladie infectieuse causée par le bacille de Koch.

Elle se traduit, au point de vue anatomo-pathologique, par des néoplasies inflammatoires nodulaires appelées granulations, qui sont isolées ou confluentes et s'accompagnent d'une inflammation aiguë ou chronique des tissus où elles siègent. Ces lésions subissent par places une mortification ou dégénérescence caséeuse suivie d'abcès, de cavernes, d'ulcérations; elles s'isolent parfois plus tard des parties saines avoisinantes par une formation nouvelle de tissu fibreux et elles aboutissent elles-mêmes à la dégénérescence fibreuse ou à l'infiltration calcaire. Ajoutons encore qu'au cours de la tuberculose il se développe dans les divers tissus et organes, des lésions très variées, dont la plupart ne sauraient être jusqu'à nouvel ordre considérées comme spécifiques, mais qui jouent cependant un rôle important dans l'évolution symptomatique et exigent par là une étude attentive.

La phtisie pulmonaire ou tuberculose pulmonaire est sans contredit la manifestation prédominante de la tuberculose, celle autour de laquelle gravite toute l'histoire de cette *infection*, surtout lorsqu'on ne se place pas uniquement sur le terrain anatomo-pathologique et qu'on désire faire une très large place à la pathologie et à la clinique.

Nous emploierons souvent encore le mot de tubercule; nous conserverons cette antique dénomination, bien qu'elle rappelle la valeur surfaite attribuée si longtemps à la forme des lésions.

Nous conserverons ce mot parce qu'en raison même des nombreuses interprétations qui lui ont été imposées tour à tour, il est devenu le synonyme élargi de toute lésion tuberculeuse, abstraction faite des incidents d'évolution et de morphologie.

Envisagé d'une façon générale, le tubercule ne correspond plus à aucune des conceptions nosologiques préconisées par les plus grands phtisiologues, Laënnec et Virchow par exemple. On ne peut plus dire avec Laënnec que le tubercule soit une production étrangère et vivant d'une vie spéciale; car une telle définition ne saurait s'appliquer qu'à la cause du tubercule et non au tubercule lui-même dont les différents éléments constitutifs n'ont rien d'étranger à l'organisme et obéissent aux mêmes lois d'évolution pathologique que beaucoup d'autres lésions. Virchow se trompe également lorsqu'il dissocie le tubercule en deux parties distinctes : la granulation grise ou granulome, véritable tumeur, partie essentielle du tubercule, et des inflammations périphériques aboutissant à la caséification qui ne serait qu'une partie accessoire contingente, un incident quasi banal du processus tuberculeux. Cette opposition entre la granulation grise et les inflammations tuberculeuses est absolument erronée. Inutile aussi d'insister sur l'inanité de la théorie de Broussais qui déclarait que les organes irrités à un degré donné, pendant un temps plus ou moins long, finissent par devenir tuberculeux lorsqu'ils y sont prédisposés.

Ce qui est spécifique dans le tubercule, ce n'est ni le tubercule tout entier comme le voulait Laënnec, ni la seule granulation grise, comme dans la formule de Virchow. Dans le tubercule, c'est le bacille qui est spécifique. Puis ce bacille agissant sur les tissus y provoque un travail irritatif qui se réalise en processus inflammatoires divers, selon la quantité des bacilles pathogènes, suivant leur mode de pénétration dans les tissus et la structure intime de ces tissus. Ces inflammations chroniques revêtent donc les modes les plus divers dont aucun ne mérite la désignation de spécifique, qui tous sont des actes réactionnels de second ordre, la granulation grise tout comme les inflammations caséeuses. De ces deux grandes faces du processus tuberculeux, Broussais n'avait entrevu que la seconde et sa pathogénie est certainement celle qui s'éloigna le plus de la vérité, en simplifiant jusqu'à presque l'annihiler, l'évolution si complexe de la lésion tuberculeuse.

Le bacille pathogène étant connu, nous décrirons les diverses altérations qu'il engendre dans les tissus et les organes, en étudiant encore séparément les deux formes anatomiques principales de ces actes secondaires : la granulation grise et la caséification. Ce nous sera un moyen de relier la tradition à l'état actuel de la science, et si spécieuse que semble d'ailleurs aujourd'hui cette individualisation au milieu de toutes les autres lésions tuberculeuses, ce procédé rendra plus facile l'exposé de tout ce que nous avons à décrire.

CHAPITRE PREMIER

GRANULATION GRISE. — GRANULATION TUBERCULEUSE ISOLÉE.

(*Phtisie granuleuse de Bayle; granulation tuberculeuse de Laënnec; granulation miliaire de Cruveilhier; tubercule de Virchow; granulation fibro-plastique de Robin, Bouchut, Empis; tubercule granulique de Grancher.*)

La granulation tuberculeuse, complètement isolée et dégagée de toute lésion concomitante, ainsi qu'on la trouve aisément sur les séreuses, par exemple, se montre à l'œil nu comme une petite nodosité d'un volume variable depuis un vingtième de millimètre jusqu'à deux et trois millimètres de diamètre, volume qu'elle atteint, du reste, rarement. Transparente quand elle est récente, elle devient bientôt opaque et jaunâtre à son centre. Elle est entourée, le plus souvent, d'une zone rougeâtre vascularisée. Ces caractères habituels de la granulation observés à l'œil nu ne sont pas absolus et il faut s'attendre à ne pas toujours les rencontrer. On verra qu'ils se modifient quand les granulations sont confluentes. D'autre part, lorsque les granulations se développent dans une masse de tissu inflammatoire, comme il arrive assez souvent dans les séreuses, la plèvre et le péritoine, par exemple, bien qu'elles soient isolées, il n'est pas toujours possible de les distinguer à l'œil nu dans le tissu embryonnaire au milieu duquel elles sont plongées. Les éléments cellulaires qui entrent dans la structure de la granulation tuberculeuse sont difficiles à isoler dans le tissu si dense, si serré et privé de suc qui la constitue. Par le raclage et la dilacération on obtient de petits fragments et des cellules de formes variées. On y rencontre parfois de grandes cellules contenant beaucoup de noyaux (*cellules géantes*) sur lesquelles nous aurons d'ailleurs à revenir. Il y a aussi des cellules fusiformes (fibro-plastiques), épithélioïdes et des cellules embryonnaires; mais les éléments qui dominent sont de très petites cellules mesurant de 4 μ à 9 μ, dont les noyaux sont entourés d'une faible quantité de protoplasma. Ce sont des cellules embryonnaires en voie d'atrophie.

Jusqu'ici rien que d'assez banal; mais ce qui constitue un caractère très important, sinon univoque, comme on l'a admis quelque temps,

5**

c'est l'arrangement réciproque des éléments qui viennent d'être signalés.

Sur une coupe de la granulation, on peut distinguer une zone péri-

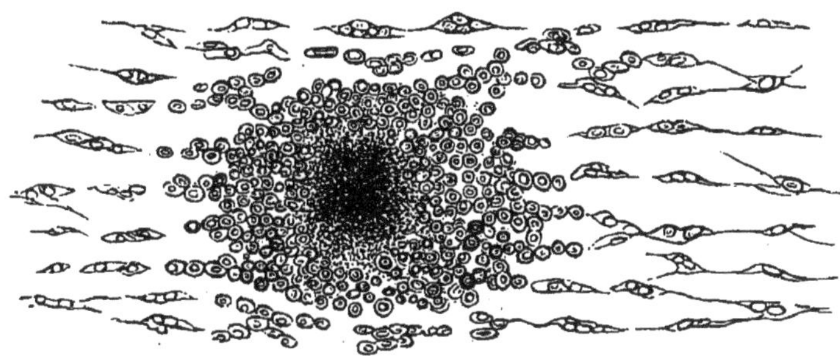

Fig. 8. — Granulation tuberculeuse d'après Virchow (*Pathologie cellulaire*).

phérique ou zone de prolifération dans laquelle existent les grandes cellules mères et les éléments fibro-plastiques, zone quelquefois beaucoup plus étendue qu'on ne pourrait le supposer à première vue, et une partie centrale où les éléments se touchent presque, se nécrosent, s'atrophient de plus en plus et finissent par tomber en détritus granuleux. Autour de ces éléments, il se produit une substance fondamentale grenue ou fibrillaire qui les agglutine et les tient fortement réunis les uns aux autres.

Par suite de l'atrophie et de la destruction moléculaire, le centre

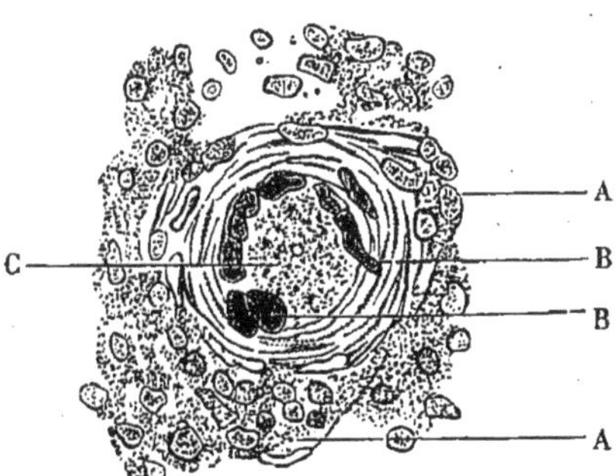

Fig. 9. — Section d'un vaisseau dont le contenu est rempli par de la fibrine.

A. Tissu tuberculeux. — B. Globules blancs de sang et cellules endothéliales. Il s'agit ici d'un tubercule du cerveau. (Grossissement de 400 diamètres.)

de la petite nodosité devient friable et opaque. Les vaisseaux du centre de la granulation ne sont jamais perméables au sang. L'examen de ces vaisseaux permet de dire que leur oblitération s'effectue lentement. Étudiés, en effet, sur une coupe mince d'un tubercule, ils s'accusent par leur contour, et leur lumière est remplie par un coagulum de fibrine granuleuse. Au milieu et surtout au bord de ce contenu granuleux on trouve des globules blancs, éléments qui se distinguent des cellules voisines appartenant à la granulation tuberculeuse, par leur volume plus considérable et par leur disposition régulièrement circulaire en dedans de la paroi du vaisseau. Or, il se fait une accumulation de globules blancs le long des parois vasculaires toutes les fois que le cours du sang se ralentit.

Cette proposition incidente résulte d'expériences faites sur la mem-

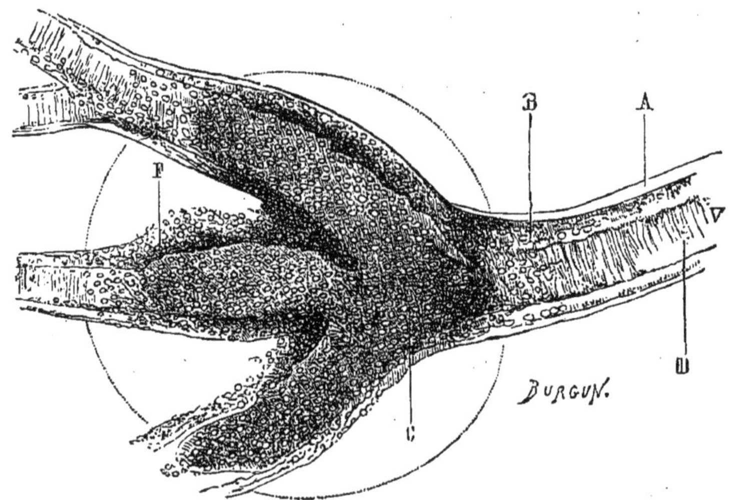

Fig. 10. — Vaisseau de la pie-mère isolé passant au milieu d'une granulation tuberculeuse dont la limite est indiquée par la ligne pointillée.

A. Gaine lymphatique. — B. Paroi vasculaire. — F. Éléments proliférés de la lumière adventive des vaisseaux. — C. Fibrine coagulée dans son intérieur. (Grossissement de 100 diamètres.)

brane interdigitale de la grenouille. Lorsque, en effet, on y pratique une incision, les vaisseaux capillaires oblitérés au niveau de l'incision forment des culs-de-sac dans lesquels la circulation se ralentit. Ces espèces de diverticules où le sang séjourne se remplissent de globules blancs, qui y demeurent parce que l'impulsion du sang n'est pas assez grande pour lutter contre la propriété adhésive de ces globules.

Comme, d'un autre côté, les globules blancs ne sont pas, dans la tuberculose, plus nombreux qu'à l'état normal, on a été conduit à admettre que le ralentissement de la circulation a précédé la formation de la fibrine et l'arrêt de la circulation sanguine dans les tubercules (1).

(1) Cornil et Ranvier, *Manuel d'hist. patholog.* Sec. Édit. 1881.

H. Martin (1) a étudié avec soin l'état des vaisseaux dans le tubercule; leur oblitération serait le résultat d'une véritable *endovascularite* qui dominerait tout le processus, en serait presque toujours et probablement même toujours le point de départ.

Sur les coupes des granulations tuberculeuses obtenues après durcissement par l'action de l'alcool, on trouve très habituellement, soit au centre des granulations, soit sur différents points de celles-ci, des masses granuleuses de forme arrondie ou irrégulière. Leur périphérie présente des noyaux en général ovalaires qui se colorent en rouge par le picro-carminate d'ammoniaque, tandis que leur substance granuleuse se colore en jaune orange. Cette coloration permet de reconnaître très facilement, même à un faible grossissement, ces masses appelées *cellules géantes*, parce qu'elles sont beaucoup plus colorées que les éléments des granulations tuberculeuses elles-mêmes.

On peut isoler ces grandes cellules après avoir fait macérer un fragment de tubercule dans l'alcool au tiers. Elles se présentent sous une forme irrégulière ; leur partie centrale, granuleuse, se termine à sa périphérie par des prolongements rameux; on peut les comparer aux cellules mères de la moelle des os.

La fréquence de ces cellules géantes dans les tubercules les a fait considérer par Schüppel comme des éléments caractéristiques de la tuberculose; mais il n'en est rien, car on les rencontre dans d'autres produits pathologiques que les tubercules, notamment dans les masses caséeuses, quelle que soit leur origine, pourvu que l'évolution pathologique s'y soit faite avec une certaine lenteur. Et d'autre part, il est démontré qu'elles manquent même dans certaines formes de processus tuberculeux.

Nous reviendrons plus loin sur ce débat.

Pour l'instant nous voulons seulement indiquer la place qui revient à la cellule géante dans la structure de la granulation grise.

Aux yeux de beaucoup d'auteurs et des plus autorisés, la cellule géante doit être considérée comme le centre de figure de l'unité anatomique, du *tubercule élémentaire* ou *follicule tuberculeux* (Wagner, Charcot). Et on devrait admettre dans une granulation tuberculeuse autant de tubercules élémentaires, de follicules tuberculeux, qu'il y a de cellules géantes.

Ce tubercule élémentaire peut s'étudier facilement à l'état isolé, en certaines circonstances, et en particulier, comme l'a fait Köster, en examinant les tubercules qui se rencontrent quelquefois au sein du tissu de granulation des arthrites fongueuses.

On trouve, dans l'épaisseur ou à la surface de ces végétations, de

(1) H. Martin, *Recherches anatomo-pathologiq. et expér. sur le tubercule.* Thèse de Doct., Paris, 1879.

petites granulations bien distinctes les unes des autres, entourées d'un réseau de capillaires qui d'ailleurs ne pénètrent pas dans leur intimité. L'examen microscopique montre qu'elles sont composées d'une zone externe de petites cellules arrondies, appartenant au type embryonnaire, c'est-à-dire présentant un noyau volumineux relativement au protoplasma ; cellules analogues par conséquent à celles qui constituent surtout le tissu ambiant, mais plus petites, plus tassées, plus confluentes.

Au centre est une grande cellule à protoplasma grenu, à prolongements périphériques qui semblent plonger dans la substance même du tubercule, et sur le bord de laquelle on peut compter régulièrement rangés, dix, vingt, trente ou quarante noyaux ; c'est la *cellule géante*. Autour de la cellule géante existe une zone dite moyenne formée de cellules plus volumineuses que celles de la zone externe, *cellules épithélioïdes*, comme les appellent quelques auteurs, ou encore *scrofuleuses* dans la nomenclature de Rindfleisch.

Ces divers éléments cellulaires sont comme soudés les uns aux autres par une gangue intermédiaire. Celle-ci consiste tantôt en une substance molle protoplasmique, tantôt en linéaments fibroïdes, franchement fibrillaires même, surtout dans le tubercule adulte, tantôt encore, suivant quelques auteurs, en un tissu d'apparence réticulée, rappelant le tissu cytogène des ganglions lymphatiques, si toutefois ce dernier aspect n'est pas un artifice de préparation.

Le tubercule élémentaire, considéré à son premier stade d'évolution, à la période embryonnaire, peut être dit, selon les cas, simple ou complexe. Simple, il est uniquement constitué par un amas de cellules embryonnaires autour d'un agrégat de cellules épithélioïdes, celles-ci pouvant faire défaut ; complexe, il offre, en général, deux zones concentriques autour d'un noyau central ; une zone externe formée par du tissu embryonnaire ; une interne par des cellules épithélioïdes ; un noyau central constitué par une ou plusieurs cellules géantes.

Il est une transformation qui ne manque pour ainsi dire jamais et qu'il faut admettre au titre de caractère primordial du tubercule élémentaire, comme de la granulation tuberculeuse, c'est la dégénération vitreuse ou caséeuse de la partie centrale. Cette dégénération a pour résultat la fusion des éléments cellulaires et leur infiltration par des granulations graisseuses. Elle commence habituellement par la partie centrale du follicule, c'est-à-dire par la cellule géante, et s'étend progressivement à la zone moyenne, c'est-à-dire à la zone des grosses cellules, puis à celle des cellules embryonnaires.

Il est inutile de faire remarquer que le tubercule élémentaire ainsi constitué ne contient non plus aucun élément spécifique. Ce qui est réellement spécial ici c'est encore l'agencement réciproque, dans un ordre immuable, des parties constitutives, avec les caractères suivants : 1° forme nodulaire, arrangement concentrique des éléments constitutifs autour d'un centre ; 2° absence de vaisseaux ; 3° tendance à la vitrification ou caséification de la partie centrale ; 4° existence très fréquente, au centre du nodule, de la cellule géante.

Encore sait-on aujourd'hui que cet arrangement régulier des éléments constitutifs du tubercule fait souvent défaut, et que ce n'est pas là qu'est le caractère fondamental de la lésion.

Nous rappellerons à ce propos que déjà dans sa Thèse inaugurale, Grancher reprochait à Virchow d'avoir limité le tubercule à la granulation grise et établissait qu'il faut faire rentrer dans cette forme type, non seulement de jeunes nodules visibles au microscope (ce sont le tubercule élémentaire et le follicule tuberculeux de Wagner et de Charcot), mais encore des amas irréguliers de tissu cellulo-embryonnaire qui ont la même structure et la même destinée que le tubercule.

La forme n'est pas le caractère primordial du tubercule et, en ce qui concerne la granulation elle-même, si elle doit être envisagée encore aujourd'hui comme la forme type, c'est parce qu'elle est la lésion macroscopique la plus nette, la plus précise de la tuberculose, celle qui se manifeste le plus aisément et dont la signification est le moins discutable.

Si la cellule géante n'a pas une valeur topographique absolue, elle peut d'autre part se trouver aussi dans les granulations des plaies ordinaires, des anciens ulcères, dans les pustules varioliques et dans les diverses lésions de la syphilis (Brodowski, Friedlander, Coliomatti, Jacobson, Buhl, Malassez). Il est d'ailleurs généralement admis que leur mode de formation est variable.

La majorité des anatomistes attribue leur genèse à la confluence des cellules lymphatiques (Cohnheim) ; d'autres cellules géantes émanent de cellules vaso-formatrices et de bourgeonnements vasculaires (Brodowsky, Malassez et Monod) ou résultent de l'hypertrophie et de la confluence des cellules épithéliales de certaines glandes, des glandes en grappe, des conduits biliaires (J. Arnold) (1), etc. Souvent elles naissent aux dépens des cellules endothéliales des séreuses et des petits vaisseaux.

Les cellules géantes se développent autour des corps étrangers de toute espèce ainsi que cela résulte des expériences de Ziegler, de H. Martin, Laulanié (2), et des observations de l'un d'entre nous

(1) Babès (*Orvosi Hetilap*, 1883) a décrit une partie des faits suivants, concernant les cellules géantes.

(2) Sur quelques affections parasitaires du poumon et leur rapport avec la tuberculose (*Archiv. de physiol.*, 15 nov. 1884).

sur le séquestre du choléra des poules (Cornil, *Arch. Phys.*, 1882).

Quoi qu'il en soit, c'est surtout dans ses rapports avec le bacille de Koch qu'il convient aujourd'hui d'étudier la cellule géante.

On peut dire que les bacilles de la tuberculose agissent justement comme des corps étrangers, dans la production des cellules géantes. Lorsqu'ils ont été englobés par une cellule, la cellule s'hypertrophie; lorsqu'un petit amas de bacilles se trouve en contact avec des globules blancs, ceux-ci se fusionnent; dans les deux cas il y a formation de cellule géante.

Dans les vaisseaux qui charrient des bacilles libres ou englobés dans des cellules lymphatiques, les cellules géantes résultent tantôt de la confluence des cellules lymphatiques contenant le parasite, tantôt de l'union de ces cellules avec les cellules endothéliales de la paroi vasculaire.

Weigert, de son côté, ne croit pas que la simple coalescence des cellules engendre des cellules géantes et il pense qu'il y a toujours au début une irritation cellulaire avec formation nouvelle de noyaux. Une cellule fixe par exemple se tuméfie, présente en son milieu des bacilles; la partie centrale de la cellule se nécrose en même temps qu'il se forme de nouveaux noyaux à sa périphérie où les bacilles viennent se loger (1).

Lorsqu'on étudie ces cellules géantes pendant leur accroissement on remarque parfois dans leur intérieur des figures de multiplication indirecte des noyaux qui siègent tantôt au milieu tantôt à la périphérie. Si, par exemple, la cellule provient d'un vaisseau contenant des leucocytes et des bacilles, on peut supposer que les leucocytes se sont détruits les premiers sous l'influence des bacilles et se sont transformés en une masse granuleuse, tandis qu'une partie des bacilles pénétrait dans les cellules endothéliales du vaisseau. Celles-ci se gonflent, leur protoplasma s'unit pendant que leurs noyaux prennent une disposition radiée caractéristique de la cellule géante. Les bacilles siègent alors ordinairement entre les noyaux. Souvent on peut suivre un vaisseau jusqu'à la cellule géante qui en forme comme un renflement (Voy. fig. 17).

Ajoutons que Baumgarten subordonne les modifications présentées par la cellule géante au nombre des bacilles contenus dans la lésion tuberculeuse.

Une forme de cellules géantes des plus intéressantes est celle qui résulte de la présence de corps étrangers dans leur intérieur. Ainsi, elles contiennent parfois à leur centre des grains ronds ayant de $0\mu,2$ à $0\mu,3$, accumulés en amas de la grandeur d'un globule blanc ou

(1) *Deutsch. med. Wochenschr.* 1885, n° 35.

davantage, tandis que leur périphérie montre des noyaux provenant des cellules endothéliales. Ces granulations centrales, jaunâtres, brillantes, se colorent si elles sont jeunes, comme des zooglœes de bactéries ; les amas qu'elles forment se colorent mieux à leur périphérie qu'à leur centre. Elles ne résistent pas aux acides ni aux bases, ce qui les différencie des bactéries connues. Il est possible que ces granulations jouent un certain rôle dans la production des tubercules, mais leur signification est encore douteuse. Il importe de ne pas les confondre avec les grains qu'on y rencontre parfois et qui sont analogues à ceux des cellules d'Ehrlich colorés par l'aniline.

Lorsqu'on examine avec une lentille à immersion homogène, à la lumière Abbé, des granulations tuberculeuses colorées par le procédé d'Ehrlich, on trouve dans la plupart des cellules géantes, sinon dans chacune d'elles, des bacilles caractéristiques. Ceux-ci sont plus ou moins nombreux ; on trouvera un ou deux bacilles dans chacune de ces cellules. S'ils sont très nombreux, la cellule géante en sera remplie (voy. fig. 11, *g*) et il y en aura aussi dans le tissu de la granulation formé de petites cellules autour de la cellule géante. Nous ferons remarquer en finissant que les cellules géantes sans être aussi caractéristiques du tubercule que le bacille sont plus constantes, parfois plus nombreuses et plus faciles à constater : souvent, en effet, les bacilles sont très rares là où les cellules géantes sont très nombreuses.

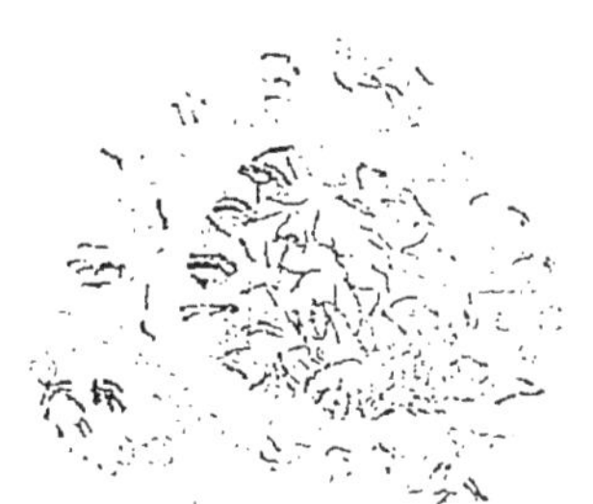
Fig. 11. — Cellule géante avec ses bacilles.

Nous avons donné la description histologique de la granulation grise des séreuses envisagée d'une façon générale ; nous allons procéder à une étude plus intime de cette lésion en en suivant l'évolution dans les différentes séreuses et en insistant particulièrement ici sur la part qui revient aux bacilles.

Les *méninges* présentent à étudier, dans la tuberculose de ces membranes, des types variables de granulations correspondant à des états divers de leur développement.

On fait durcir dans l'alcool la méninge altérée et la circonvolution sous-jacente. Les coupes perpendiculaires à la surface de ces circonvolutions et comprenant à la fois l'arachnoïde, la pie-mère et la surface des circonvolutions colorées par le procédé d'Ehrlich, montrent un épaississement de la pie-mère qui s'enfonce souvent en forme de coin épais dans la substance cérébrale.

Les artérioles et quelquefois aussi les veinules de la pie-mère sont oblitérées plus ou moins complètement par des coagulations fibrineuses. Ces vaisseaux oblitérés, dont la paroi est épaisse, souvent hyaline sont entourés par un tissu conjonctif plus ou moins caséeux, infiltré de petites cellules rondes atrophiées, à noyaux peu distincts.

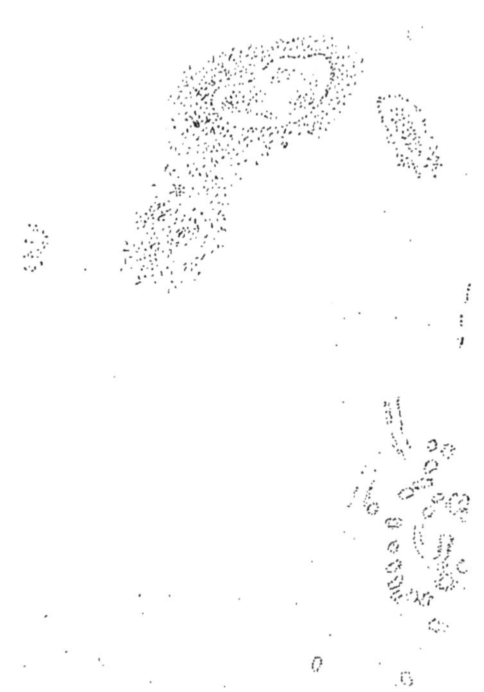

Fig. 12. — Tuberculose des méninges.

S. Surface de l'arachnoïde. — *a*. Coupe d'une petite veine de la pie-mère contenant un coagulum fibrineux. Dans ce coagulum et dans la paroi vasculaire il existe un très grand nombre de bacilles. — *v*. Artériole dont la paroi et le caillot contiennent aussi des bacilles. — *c*. Veinule également remplie. — *r*. Tissu réticulé de la pie-mère. — *b*. Limite de la substance corticale. — *d*. Tissu de la substance grise. — *t*. Tubercule cérébral dans lequel les bacilles siègent surtout autour des capillaires *m*. — *s*. Lacunes du tissu nerveux autour du tubercule. — *n*. Vaisseau capillaire normal du cerveau. (Grossissement de 100 diamètres.)

A côté de ces nodules qui entourent les vaisseaux oblitérés, on trouve des îlots d'un tissu réticulé formé de fibres hyalines assez épaisses et contenant très peu de cellules rondes dans ses mailles. A la limite de la pie-mère avec la substance cérébrale (fig. 12, *b*) ou même dans cette dernière (fig. 12, *t*) on voit quelquefois de petits îlots tuberculeux.

La figure 12 représente à un faible grossissement l'ensemble de ces lésions. Des bacilles et des granulations colorées en rouge existent en grand nombre, ainsi que cela se voit dans notre dessin, autour des vaisseaux *a*, *c*, *v*, dans leur paroi et dans leur contenu. Les mêmes grains colorés s'observent autour des capillaires *m*, qui se trouvent dans l'îlot tuberculeux *t*, situé dans la substance cérébrale. On voit en *r* le tissu réticulé de la pie-mère.

Dans un fait de méningite tuberculeuse un peu ancienne, rapporté,

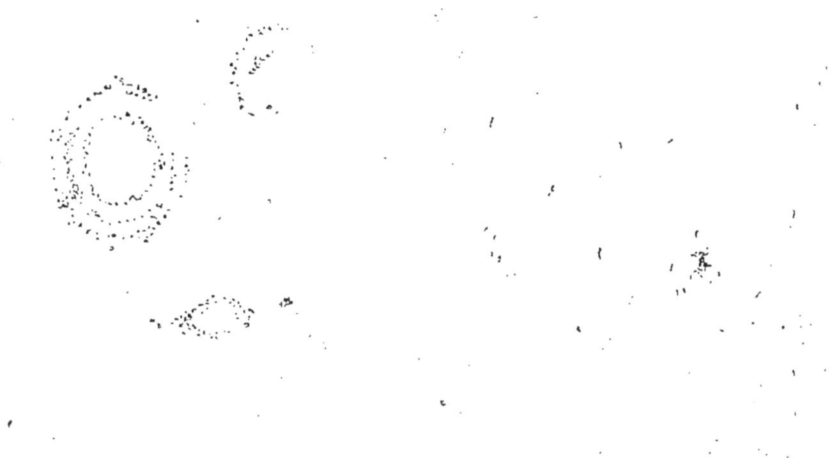

Fig. 13. — Tuberculose des méninges.

a. Petit vaisseau oblitéré. — *v*,*v*. Vaisseau plus volumineux dont la membrane interne épaissie montre des cellules géantes et des bacilles de la tuberculose. Le vaisseau central de la figure montre deux cellules géantes. — *m*. Vaisseau oblitéré près de la substance cérébrale. (Grossissement faible.)

Fig. 14. — Coupe de la membrane interne enflammée et tuberculeuse d'une artère.

a. Couche de cellules plates endothéliales indiquant la limite interne de l'endartère. — *g*,*g*. Globules rouges du sang en circulation. — *d*. Couches de cellules rondes ou polyédriques par compression réciproque. — *b*,*b*,*b*. Cellules géantes contenant des bacilles. — *t*. Couche de cellules prismatiques ou rondes à la base de l'endartère, près de la tunique moyenne *f*. (Grossissement de 300 diamètres.)

en 1880 (Cornil, *Journal de l'Anatomie*), par l'un de nous, les vaisseaux plus ou moins oblitérés de la pie-mère montraient des cellules géantes développées dans la tunique interne. Des bacilles de la tuberculose existaient dans les diverses tuniques vasculaires et dans le tissu nouveau des méninges (Voy. fig. 13). Avec de plus forts grossissements, il était facile de reconnaître le siège des cellules épithéloïdes et géantes dans la tunique épaissie des vaisseaux, ainsi que le montre la figure 14.

La figure 15 offre une section de l'arachnoïde *b*, et de la pie-mère *c*, avec un grossissement de 500 diamètres. La paroi épaissie et hyaline de l'artériole *a*, est remplie d'un assez grand nombre de bacilles tout à fait caractéristiques; on y trouve aussi des grains *d*, assez nombreux, disposés en séries ou isolés, qui se colorent de la même façon que les bâtonnets par le procédé d'Ehrlich. La membrane interne du vaisseau qui est relativement normale, possède encore ses cellules endothéliales. Sa lumière est remplie de fibrine formée de fibres gonflées dans toute la partie centrale du thrombus, hyalines à sa circonférence, en *c*. Au milieu de cette fibrine on rencontre quelques bâtonnets caractéristiques et de petits grains colorés. Sur la coupe du

Fig. 15. — Section de la pie-mère dans la méningite tuberculeuse.

a. Arachnoïde. — *e*. Tissu fibreux. — *e*. Paroi d'une artériole contenant des bacilles *b* et des grains ronds *d* qui se colorent par le même procédé que les bâtonnets. — *c*. Caillot fibrineux intra-artériel, hyalin à son bord inférieur, renfermant aussi des bacilles et des grains ronds. — *m*. Fente située dans le tissu de la pie-mère. — *e*,*e*. Faisceaux hyalins. (Grossissement de 500 diamètres.)

tissu de la pie-mère qui entoure l'artériole, on peut distinguer des fentes *m*, dans la masse caséeuse formée par les cellules. On voit, en *e*, des faisceaux de tissu conjonctif hyalins, à bords festonnés.

Dans un fait de méningite tuberculeuse, il y avait une assez grande quantité de cellules géantes situées dans les îlots tuberculeux périvasculaires. La présence de ces cellules géantes est assez rare dans les tubercules des méninges pour que nous les signalions ici. Les bacilles, très nombreux, siégeaient indistinctement dans le tissu des nodules tuberculeux et dans les cellules géantes. A la limite des méninges et du cerveau, on trouve une couche mince appartenant à la pie-mère, et dans laquelle les cellules sont rares.

Le tissu réticulé dont nous avons déjà parlé (*r* fig. 12) est distribué irrégulièrement, sur les coupes de la pie-mère, en îlots limités, arrondis ou diffus, surtout dans la partie profonde de la pie-mère.

Les vaisseaux sanguins qui, de la pie-mère, pénètrent dans la couche centrale du cerveau, sont entourés de leur gaîne péri-vasculaire dilatée dans laquelle on trouve des cellules lymphatiques libres. Les cellules endothéliales de cette gaîne sont tuméfiées. Les vaisseaux eux-mêmes sont souvent oblitérés ; leur paroi présente quelquefois de petits grains ronds colorés. Autour de ces vaisseaux, la substance cérébrale est sclérosée. La granulation tuberculeuse cérébrale, très petite et à son début, dessinée en *t*, dans la figure 12 montre une grande quantité de vaisseaux capillaires, qui tous sont bordés par des grains ronds colorés en rouge, et qui sont entourés par des cellules rondes au milieu d'une substance grenue, dense.

On voit aussi, sur ce dessin, les vaisseaux qui, de la pie-mère, arrivent à la granulation du cerveau et qui sont entourés par ces mêmes grains colorés. La périphérie de la granulation présente des vacuoles *s*, qui la séparent du tissu cérébral. Les tubercules plus considérables du cerveau sont formés par la confluence de pareilles granulations. Nous avons trouvé aussi un grand nombre de bacilles dans une méningite tuberculeuse à son début.

Ainsi d'une façon générale, dans la tuberculose des méninges, il est assez facile de voir les parois des vaisseaux et même la fibrine qui les oblitère parsemées de bacilles, plus ou moins nombreux, de la tuberculose.

G. Guarnieri (1) a publié, sous l'inspiration de Marchiafava, un travail sur la méningite tuberculeuse où il a constaté après nous l'infiltration, par des bacilles, des tuniques plus ou moins modifiées des petites artérioles de la pie-mère. Quelques-uns des faits reproduits dans la Thèse de Chantemesse (2), et qui s'accompagnaient de plaques tuberculeuses de la surface des circonvolutions cérébrales, confirment absolument la description qui précède touchant la répartition des bacilles autour des vaisseaux, dans les tubercules cérébraux et méningés.

Ce que nous venons de dire des tubercules des méninges s'applique aux grandes séreuses, à la plèvre, au péricarde et au péritoine, et en particulier à la tuberculose généralisée. On trouve, dans la tuberculose

(1) *Note sur l'histologie de la méningite tuberculeuse* (*Archivio per le scienze mediche*, vol. VIII, n° 6, 1883).

(2) *Étude sur la méningite tuberculeuse de l'adulte.* Paris, 1884.

miliaire de la plèvre, une grande quantité de cellules géantes qu'on

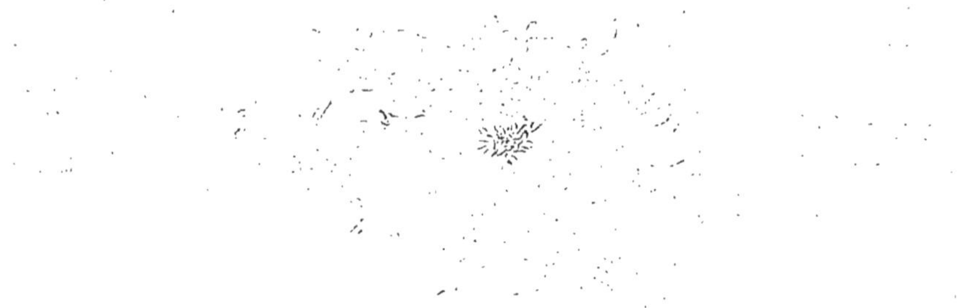

Fig. 16. — Cellule géante isolée par dissociation dans un cas de tuberculose de la plèvre.

b. Noyaux. — *e.* Granulations de la partie centrale de la cellule géante. — *d.* Prolongements multiples. On voit au centre de la cellule géante des bacilles de la tuberculose.

peut isoler par la dissociation. La figure 16 représente une de ces cellules avec ses bacilles.

Sur les coupes, on peut observer la formation des cellules géantes

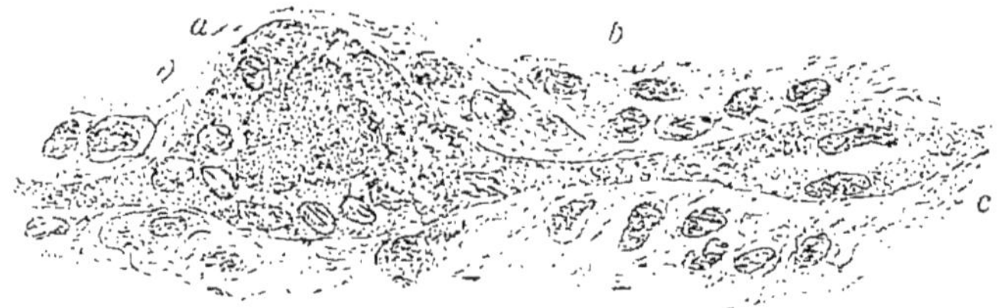

Fig. 17. — Développement d'une cellule géante dans un vaisseau capillaire de la plèvre.

c. Capillaire montrant des cellules endothéliales et se continuant par un filament *b* avec une cellule géante *a* qui contient une masse granuleuse bien limitée. (Grossissement de 350 diamètres.)

aux dépens des vaisseaux de nouvelle formation dans la couche superficielle en prolifération de la séreuse (fig. 17) On voit dans cette figure une cellule géante développée comme une cellule vaso-formatrice et se continuant avec un filament vasculaire. La coupe a été colorée avec le violet de méthyle. Après le lavage elle a été passée pendant quelques secondes dans l'éosine. Par ce procédé, la masse grenue centrale se colore en rouge tandis que le reste de la cellule est coloré en bleu. La figure 18 montre une cellule géante dans un vaisseau qu'elle remplit. Dans l'intérieur de la cellule, on voit des granulations en chaînettes, qui ne se colorent ni par les couleurs d'aniline ni par le procédé d'Erhlich.

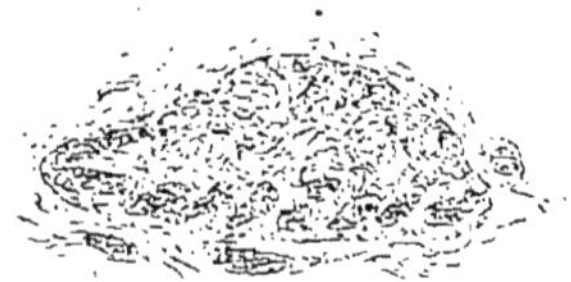

Fig. 18. — Cellule géante développée dans un vaisseau capillaire. (Grossissement de 350 diamètres.)

Nous avons examiné au microscope des coupes colorées de la plèvre provenant de plusieurs faits de pleurésie tuberculeuse subaiguë ou chronique. La figure 19 représente une coupe de la plèvre pariétale dans un cas de pleurésie tuberculeuse subaiguë consécutive à des tubercules du foie survenus au cours d'une cirrhose hypertrophique. Le poumon était comprimé, revenu sur lui-même; la cavité pleurale était recouverte d'une fausse membrane fibrineuse adhérente, semi-transparente *a*, composée de lamelles homogènes de fibrine séparées par des

Fig. 19. — Tuberculose primitive aiguë de la plèvre.

a. Couche de fibrine à la surface de la plèvre. — *f*. Cellules rondes infiltrées dans le tissu conjonctif de cette séreuse. — *b*. Bacille contenu dans une cellule géante *c*. — *d*. Nombreux bacilles situés dans la paroi d'un petit vaisseau de la plèvre. (500 diamètres.)

rangées ou des amas de cellules rondes. Les couches superficielles ne contenaient pas de bacilles. Plus profondément on trouvait des espaces remplis de cellules lymphatiques ou de cellules géantes dont les noyaux *b*, *c*, étaient situés dans une masse protoplasmique légèrement granuleuse : dans ces masses cellulaires, il existait un ou deux bacilles. Plus profondément, on voyait des lamelles plates de tissu conjonctif *m* séparées par des cellules de tissu conjonctif. Dans la plèvre elle-même, des vaisseaux *d*, perpendiculaires ou obliques à la surface, entourés de tissu conjonctif, montraient un grand nombre de bacilles dans leur paroi.

Nous avons représenté dans la figure 20 un autre type de pleurésie chronique où la plèvre viscérale épaissie était unie à la plèvre pariétale par des membranes denses, scléreuses, tandis que les espaces compris entre ces adhérences renfermaient du pus ancien, caséeux. A la gauche du dessin, on voit, en *p*, du pigment noir appartenant au

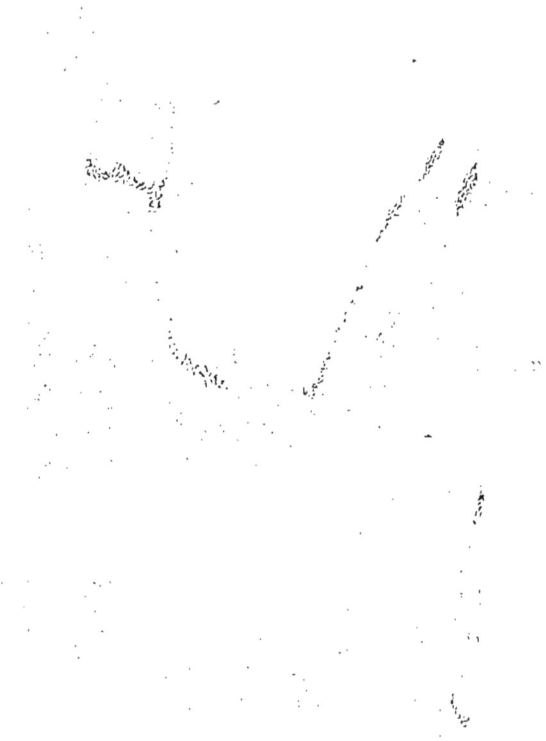

Fig. 20. — Pleurésie tuberculeuse chronique.

m, m. Pseudo-membranes fibreuses entre lesquelles il existe du pus caséeux. — *b*. Fente lymphatique qui s'ouvre en *b'* et qui présente là beaucoup de bacilles. La surface des membranes est tapissée de bacilles *b''*. On en trouve aussi des amas en *n*. — *v*. Vaisseaux. — *p*. Pigment noir situé à la limite du poumon. — *d*. Surface de la fausse membrane *m*. (Grossissement de 150 diamètres.)

poumon ; des granulations tuberculeuses entourées de pigment noir et contenant beaucoup de bacilles recouvrent la surface du poumon, sous la plèvre. Le tissu fibreux qui remplaçait la plèvre viscérale est creusé de fentes lymphatiques *n*, remplies de cellules rondes et de quelques vaisseaux sanguins *v*.

En *b*, on voit un canal lymphatique qui s'ouvre en *b'* dans un espace situé entre les fausses membranes. Une grande quantité de bacilles existent en *b'* à l'ouverture de ce canal. La surface *b''* des cavités limitées par les fausses membranes est tapissée de bacilles et de cellules granuleuses. Une fente lymphatique *n*, située entre les faisceaux de la pseudo-membrane, est remplie de bacilles et tapissée de cellules lymphatiques.

Dans ce même dessin, on voit, en *d*, la limite d'une autre cavité comprise entre des fausses membranes et dont le bord est aussi couvert de bacilles. Dans le pus caséeux contenu dans la plèvre, il existe aussi des parasites. Les granulations fibreuses, dures, saillantes à la surface de la plèvre, constituées par du tissu conjonctif scléreux et entourées de granulations noires contenant elles-mêmes une grande quantité de charbon, ces granulations qui vraisemblablement siègent dans les follicules lymphatiques sous-séreux, ne renferment pas de bacilles.

Le liquide dans les pleurésies tuberculeuses avérées, ne contient pas toujours de micro-organismes de la tuberculose, ou du moins ils y sont très difficiles a démontrer par l'examen microscopique. Nous en avons vu plusieurs fois dans le liquide obtenu par la thoracentèse, et en particulier un assez grand nombre dans un fait de pleurésie provenant du service de Vulpian.

L'expérimentation, l'injection, chez les cobayes, d'un liquide pleural recueilli pendant la vie des malades par une ponction avec la seringue de Pravaz, permet beaucoup mieux que la recherche des bacilles, d'apprécier la nature du liquide recueilli.

Gombault et Chauffard (1) ont déterminé ainsi la tuberculose chez les animaux avec des liquides pleuraux qui paraissaient se rapporter à de la pleurésie simple. On sait, en effet, que beaucoup de malades atteints d'abord d'une pleurésie dont on ne peut diagnostiquer la nature par la clinique seule, deviennent tuberculeux plus tard, quelquefois après de longues années. L'expérimentation permet de reconnaître dès le début les pleurésies tuberculeuses. Le résultat de ces inoculations est long à attendre, et on l'obtiendrait plus rapidement par la culture de ces mêmes liquides sur le sérum gélatinisé ou par injection dans la chambre antérieure de l'œil.

Dans la *péricardite tuberculeuse* récente, il existe des bacilles dans les granulations et dans les cellules géantes ; mais ils peuvent manquer dans la péricardite ancienne. Ainsi, dans un fait de tuberculose chronique initiale du péricarde avec une oblitération complète de sa cavité et union des deux feuillets de la séreuse par des adhérences fibreuses anciennes, nous avons étudié des coupes comprenant à la fois le feuillet pariétal et le feuillet viscéral. La couche externe de chacun des deux feuillets présentait un tissu fibreux doublé à sa face interne par une couche granuleuse et caséeuse contenant de nombreuses cellules géantes disposées en îlots. Ces deux couches étaient

(1) *Bulletin* de la Société médicale des hôpitaux, 1885.

unies par des fibres de tissu fibreux. Dans les granulations, nous n'avons pas vu de bacilles, mais seulement des grains ronds, colorés, siégeant uniquement dans les cellules géantes.

Kast (1) a étudié la péricardite purulente consécutive à la tuberculose des ganglions lymphatiques du médiastin; les ganglions renfermaient beaucoup de bacilles tandis qu'il y en avait très peu dans le pus contenu dans le péricarde.

A la surface du *péritoine* intestinal, au niveau des ulcérations tuberculeuses de l'intestin, les granulations contiennent de nombreux bacilles que nous avons pu suivre le long des vaisseaux lymphatiques, dans le tissu embryonnaire qui les entoure et dans le mésentère jusqu'aux ganglions mésentériques. Dans plusieurs cas de tuberculose des ganglions, du poumon, du péritoine et des méninges, avec méningite purulente étendue, Babes a trouvé et cultivé, avec les bacilles de la tuberculose, dans le pus du péritoine, des méninges et dans l'exsudat inflammatoire du poumon, un streptococcus analogue à celui du pus.

Dans les tumeurs blanches des grandes articulations, la recherche des micro-organismes par le procédé d'Erhlich est loin de donner toujours un résultat positif. Sur cinq cas de tumeurs blanches du genou et de la hanche, nous ne les avons vus que deux fois. Dans une tumeur blanche du genou ayant donné lieu à des fistules cutanées et opérée par Polaillon, il y avait beaucoup de cellules géantes dans les fongosités synoviales; quelques-unes de ces cellules géantes seulement contenaient un ou deux bacilles dans leur intérieur. Dans un autre fait de coxalgie chez un très jeune enfant du service de Lannelongue, nous avons vu, dans les débris du tissu fongueux assez ramolli et dans les parois des abcès, un grand nombre de cellules géantes; de rares bacilles siégeaient dans quelques cellules géantes. Nous avons examiné en outre plusieurs spécimens de fongosités provenant de trajets fistuleux en rapport avec des caries scrofuleuses des os ou avec des fongosités de synoviales tendineuses sans y rencontrer de bacilles (2). Ajoutons qu'on colore mieux les bacilles avec la rubine qu'on ne le faisait avec la fuschine lorsque nous avons fait ces examens.

Schlegtendal (3), en examinant des articulations et des os atteints de lésions scrofuleuses, est arrivé à une proportion analogue; ainsi sur vingt-trois faits, il a trouvé huit fois seulement des bacilles. L'examen des fistules en communication avec les os et les articulations malades a été positif au point de vue des bacilles dans sept cas et négatif dans trente-neuf.

(1) *Pericarditis und Tuberculose der Mediastinaldrusen.*
(2) Ces pièces provenaient du service des professeurs Lannelongue et Ollier.
(3) *Fortschritte der medicin,* 1er sept. 1883.

Schuchard et Krause (1) ont été plus heureux, probablement parce qu'ils ont mis plus de persévérance à examiner un très grand nombre de coupes. Comme les bacilles sont parfois très rares, il faut examiner vingt ou trente coupes consécutives d'une même pièce pour trouver un ou deux bacilles. Bouilly a fait des constatations analogues.

Nicaise, Poulet et Vaillard ont communiqué à l'Académie de médecine le 30 juin 1885, et publié dans la *Revue de chirurgie* en août 1885, un fait d'hygroma énorme de la cuisse à grains riziformes, dont la paroi formée d'un tissu de granulations analogues à celles d'un abcès tuberculeux, montrait des cellules géantes et des bacilles. Dans une série d'autres observations, ils ont constaté par la méthode d'Erhlich des bacilles dans les follicules tuberculeux et les cellules géantes de la paroi de synovites tendineuses à grains riziformes et ils ont établi la nature tuberculeuse d'un certain nombre de faits du même genre.

Le petit nombre des micro-organismes qu'on trouve dans ces tuberculoses locales des synoviales articulaires et tendineuses, est évidemment en rapport avec la lenteur d'évolution de ces lésions, avec leur chronicité.

D'une façon générale, la recherche des bacilles constitue, pour s'assurer de la nature de ces lésions, un procédé beaucoup moins sûr que l'expérimentation sur les animaux ou que les cultures.

Du diagnostic anatomique différentiel de la granulation tuberculeuse.

Ce n'est pas assez de préciser les caractères physiques et la nature histologique de la granulation tuberculeuse; pour que sa description soit complète, pour que son existence comme production pathologique particulière soit bien établie, il faut être en mesure de pouvoir la différencier toujours des granulations de diverse nature qui s'en rapprochent parfois tellement, qu'on est tous les jours exposé à les confondre, si l'on ne tient pas compte de tous les moyens d'étude dont nous disposons.

Nous allons essayer de poser les règles de ce diagnostic anatomique différentiel que nous aurons à faire avec : 1° les granulations cancéreuses; 2° les granulations purement inflammatoires; 3° les gommes ou tubercules syphilitiques; 4° les tubercules de la morve; 5° certaines productions qu'on rencontre disséminées dans divers organes chez quelques leucémiques et dans les fièvres graves.

Nous exposerons tout d'abord les éléments purement anatomo-

(1) *Fortschritte der medicin*, 1883, n° 1.

pathologiques, en dehors de toute donnée bactériologique de ce diagnostic différentiel.

1° Il est beaucoup plus difficile qu'on ne le croit communément de distinguer les granulations tuberculeuses des granulations cancéreuses, lorsque ces dernières sont très petites, miliaires, Aussi Cruveilhier pouvait-il écrire dans son *Anatomie pathologique générale* (t. IV, 1862, p. 533), que « pour faire un traité *ex professo* sur les tubercules en général, on devrait les diviser en deux grandes classes : 1° les tubercules strumeux ; 2° les tubercules cancéreux ». Qu'on prenne, par exemple, le péritoine farci de granulations d'un individu mort de phtisie aiguë, d'une part, et d'une femme morte de la généralisation d'un squirrhe du sein, d'autre part, qu'on les présente l'un et l'autre à un anatomo-pathologiste très exercé, et nous mettons en fait qu'il se trompera dans la moitié des cas à l'examen fait à l'œil nu. Il est vrai que, dans l'exemple que nous venons de prendre, l'existence d'un cancer primitif du sein empêchera la confusion ; mais supposons qu'on ait affaire à l'un de ces cas, qui ne sont pas très rares, où il existe une généralisation d'emblée du cancer, une multitude de granulations cancéreuses, sans qu'il y ait eu de foyer primitif, ainsi que Demme (1), Erichsen (2), Charcot et Vulpian (3), en ont publié des observations; qu'arrivera-t-il ? C'est qu'à un examen superficiel fait sans microscope, en ne tenant compte que de la *forme*, et négligeant la *nature* de la production morbide, on sera exposé à appeler tuberculose aiguë ou miliaire une carcinose généralisée. Bien plus, la tuberculisation et le cancer sont fréquemment unis sur le même sujet, ainsi que le prouvent les observations de Broca, Rokitansky, Fuhrer, Concato (4), et celles qu'a publiées l'un de nous (5).

A laquelle de ces deux affections, rapportera-t-on les granulations qu'on observera dans ces cas ? Nous nous sommes plusieurs fois trouvés en face de ce doute ; il est de notre devoir de le signaler, d'autant mieux qu'on peut le lever toujours par un examen approfondi. Le plus souvent d'abord, certaines des granulations cancéreuses auront atteint le volume d'un grain de chènevis ou même d'un petit pois, et donneront alors sur une coupe, au raclage, du suc laiteux. En outre, par l'examen microscopique des granulations cancéreuses, même de celles qui n'ont pas dépassé le volume d'un grain de millet,

(1) Demme, *Schweizer Monatschrift fur praktik med.*, 1856, n° 7.

(2) Erichsen, *Archiv fur path. Anat.*, 1861, t. XXI, p. 465.

(3) Observations consignées dans la thèse de C. Laporte, *Sur la Carcinose miliaire aiguë*, 1864.

(4) Concato admit même la transformation héréditaire de la phtisie tuberculeuse et du cancer.

(5) Cornil, *Journal de l'anatomie*, de Robin, 1864, p. 655.

on verra, à leur centre, des noyaux volumineux atteignant $0^{mm},009$ de diamètre, tandis que dans les granulations tuberculeuses, les noyaux n'ont jamais plus de $0^{mm},006$, et sont toujours, à leur centre, atrophiés, pâles et granuleux; cet état répond à une apparence opaque, quelquefois même jaunâtre de la partie centrale, tandis que les granulations cancéreuses de même volume sont toujours plus homogènes et semi-transparentes.

2° Les granulations purement inflammatoires, décrites pour la première fois par Andral, et vérifiées depuis par beaucoup d'observateurs, en particulier par Monneret (1), se rencontrent sur plusieurs séreuses, particulièrement sur le péritoine, où elles sont causées par une inflammation chronique. Elles sont semi-transparentes et très dures; il est difficile de les écraser; elles ont un volume variable depuis un grain de millet jusqu'à un petit pois, et elles ne sont jamais très nombreuses; leur siége de prédilection est la capsule de la rate, où elles existent très souvent chez les vieillards. Elles ressemblent, au premier abord, à du cartilage; quelquefois elles sont incrustées de sels calcaires et pourraient être prises pour du tissu osseux. Mais ce sont là de simples apparences, car l'examen microscopique y fait découvrir la structure du tissu fibreux et du tissu élastique, quelquefois une incrustation par du carbonate et du phosphate de chaux. Ce tissu fibreux et élastique est relativement très pauvre en noyaux, et cette absence presque complète de noyaux, comparée à l'abondance extrême des noyaux sphériques dans les granulations tuberculeuses, fait qu'on pourra toujours les en différencier sûrement.

3° Il sera plus difficile, dans certains cas, de distinguer une gomme syphilitique d'un tubercule. Cependant, à la simple vue, la gomme est jaune, même lorsqu'elle est petite; elle est rarement semi-transparente, et, en vieillissant, en acquérant le volume d'une noisette, ou d'une noix, elle conserve, en même temps que sa couleur, une grande densité. De deux petites tumeurs, dont l'une serait tuberculeuse, l'autre syphilitique, si elles sont toutes les deux jaunes et grosses comme un petit pois, par exemple, la première sera ramollie et caséeuse, tandis que la seconde, au contraire, sera très dure, résistera à l'écrasement et à la dilacération, comme le ferait une masse de tissu fibreux et élastique. Cependant ces caractères ne suffisent pas toujours, parce que les gommes syphilitiques peuvent se ramollir à leur centre et contenir là une partie semi-solide, blanche où jaunâtre, et molle comme un tubercule; dans ce cas il reste néanmoins une coque très résistante et jaune qui sera habituellement caractéristique. Dans les cas douteux, comme les gommes ne sont jamais isolées, mais

(1) *Conpendium de médecine pratique*, article PÉRITONITE.

habituellement multiples, il faudrait, pour établir leur nature, se fonder sur les caractères non pas d'une seule mais de toutes. La difficulté est surtout grande, lorsque le tubercule existe en même temps que la syphilis, complication qui est loin d'être rare. Avons-nous dans l'examen microscopique un caractère spécifique? Nous dirions oui, si les groupes de noyaux contenus dans les cavités isolées ou alvéoles, décrits par Ernest Wagner (1), nous paraissaient, aussi bien qu'à lui, caractéristiques de la gomme syphilitique ou syphilome. Mais ces îlots de noyaux se rencontrent dans toute production morbide née dans le tissu conjonctif.

Les différences microscopiques du tubercule et de la gomme sont bien peu tranchées; ce sont des nuances, mais non des oppositions. Ainsi, les noyaux de nouvelle formation dans la gomme sont ordinairement moins nombreux, moins pressés que dans le tubercule, mais ce sont exactement les mêmes éléments histologiques; toutefois les cellules géantes sont beaucoup plus communes dans les tubercules que dans les gommes. D'autre part, le centre de la gomme, qui est habituellement comme le tubercule en dégénération graisseuse, présente une forme de dégénérescence qui diffère notablement de celle du tubercule. On trouve, en effet, dans la partie centrale de la gomme de gros corps granuleux, formés de granulations graisseuses ou des amas allongés de granulations, tandis que dans les parties équivalentes des tubercules on rencontre seulement des noyaux atrophiés et très finement granuleux. Rappelons aussi que Malassëz a décrit dans les gommes de petits corps arrondis très réfringents, réfractaires du carmin, très colorables par la purpurine, d'un volume variable de 1 à 10 millimètres et qu'on ne retrouverait pas ailleurs (2). Ce ne sont pas là des caractères absolus, mais ils suffisent habituellement, joints à l'apparence extérieure et à la dureté des gommes aussi bien qu'à leur siège de prédilection dans certains organes, le foie, le testicule, le périoste, pour les séparer anatomiquement des nodosités tuberculeuses.

4° Les tubercules morveux ressemblent beaucoup aussi aux granulations tuberculeuses et les vétérinaires ont peine à les différencier. La granulation morveuse est formée de petites cellules comprises dans une substance vaguement fibrillaire; les éléments qui la composent s'atrophient au centre en subissant la fonte granulo-graisseuse. Il est donc très difficile de distinguer cette production de la morve équine d'une granulation tuberculeuse de l'homme. Mais si l'on tient compte des autres lésions que présenteront toujours les cadavres d'individus morts de cette maladie, par exemple, des éruptions pustuleuses de la peau, des fosses nasales et du larynx, des abcès musculaires sur-

(1) Wagner, *Ueber das syphilom* (*Archiv der Heilkunde*, t. IV, p. 161, 356, 430).
(2) Soc. anat.

tout, etc. ; il n'y aura jamais le moindre doute ; aussi nous n'insisterons pas plus longtemps sur ce point.

5° Il se produit enfin dans le cours de plusieurs maladies, la leucémie (1), le typhus abdominal, la scarlatine (2), la rougeole, etc., des granulations ou îlots siègeant dans le foie, dans les reins, la rate et les ganglions lymphatiques, qui sont composés d'éléments très voisins de ceux des tubercules, mais qui diffèrent de la granulation tuberculeuse parce qu'ils sont mous, friables et vascularisés. Ces productions sont désignées par Foerster (3) sous le nom de *néoplasies lymphatiques*.

Les tubercules de la lèpre sont aussi composés d'éléments analogues.

Jusqu'ici, nous n'avons appelé à notre aide, pour établir ce diagnostic différentiel, que les seuls arguments dont on pût se servir jusqu'à la découverte du parasite de la tuberculose. Aujourd'hui, la constatation de la présence de ce micro-organisme suffira à elle seule pour démontrer la nature tuberculeuse d'une lésion ; d'autre part, les tubercules de la morve ou de la lèpre se caractérisent facilement par leur microbe particulier.

La granulation tuberculeuse doit être aussi différenciée des granulations qui se produisent au cours d'autres pseudo-tuberculoses parasitaires. En dehors des granulations de la morve et de la lèpre dont nous avons déjà parlé, il faudra, en effet, tenir compte des granulations des tuberculoses strongilenne, aspergilienne, zooglœique. Le véritable caractère distinctif est fourni par la constatation du bacille pathogène : d'ordinaire l'analyse histologique pure et simple serait insuffisante.

Ces considérations s'appliquent aussi aux granulations d'Actinomycose. On sait depuis les travaux d'Israël (4) et de Ponfick (5) que l'Actinomycose, maladie du bœuf produite par un champignon appelé *Actinomyces bovis* se rencontre parfois chez l'homme où elle se manifeste d'ailleurs plutôt par une inflammation chronique suppurative que par des tumeurs, comme c'est la règle chez les animaux. D'ailleurs on trouve, même chez l'homme, dans les foyers inflammatoires, de petites masses jaunâtres, contenant de nombreuses granulations mycosiques. L'examen histologique fait reconnaître dans les parties centrales des filaments mycéliens très délicats, entrecroisés, se dirigeant vers la périphérie de la petite masse où ils se terminent en gonidies renflées, en massues homogènes, jaunâtres, fortement réfringentes.

(1) Virchow, *Archiv fur path. anat.*, t. I, p. 569 ; t. V, p. 58, 125.
(2) Beckmann, *Archiv für path. anat.*, t. XXIX, p. 537.
(3) Foerster, *Handbuch der path. anat.*, 4e livraison, 1864, p. 565.
(4) Israël, *Virchow's Archiv*, V, 74-78.
(5) Ponfick, *Die Aktinomykose des Menschen*. Berlin, Hirschwald, 1882.

CHAPITRE II

GRANULATIONS CONFLUENTES. — INFILTRATION TUBERCULEUSE (LAENNEC).

Laënnec, en sa magnifique synthèse, avait établi le lien qui unit l'infiltration tuberculeuse à la granulation grise : ce n'était là pour lui que de pures variantes morphologiques de la matière tuberculeuse. Pour Laënnec, en dehors des granulations grises, le tubercule se présente ou bien à l'état de masses isolées, arrondies, grises ou jaunes, du volume d'un pois au volume d'une noisette et même d'une noix (tubercules de Laënnec) ou bien à l'état de matière infiltrée (infiltration grise ou infiltration jaune). Cette classification a fini par triompher des tentatives dirigées contre elle pendant plus de trente ans, par de nombreux savants, les chefs les plus célèbres en tête. Déjà, dans ces dernières années, les anatomo-pathologistes de notre pays avaient confirmé, contre l'École allemande, la conception de Laënnec ; ils ont établi à leur tour, de par l'analyse histologique, que les granulations tuberculeuses peuvent former, par leur agglomération au milieu des organes, des masses distinctes qui ont jusqu'au volume d'une aveline et plus, de même que, si elles s'accumulent sur une surface, comme cela a lieu pour les séreuses, elles s'y développent en plaques plus ou moins étendues.

Ces granulations confluentes sont souvent agglomérées en grand nombre ; elles sont alors très rapprochées et réunies dans une même gangue de tissu embryonnaire. Chacune d'elles présente à son centre une atrophie cellulaire analogue à celle des nodules gommeux ; mais, dans chaque granulation tuberculeuse, les vaisseaux sont oblitérés de bonne heure, et les vaisseaux du tissu embryonnaire voisin s'oblitèrent aussi consécutivement. Il en résulte que les granulations, n'étant plus séparées les unes des autres par un tissu vascularisé, se confondent et forment une masse anémique dans laquelle il est impossible de les reconnaître à l'œil nu. Bientôt toute la masse devient uniformément opaque et elle se ramollit. Telle est la structure intime de l'infiltration tuberculeuse de Laënnec, et on voit jusqu'à quel point cette appellation est encore exacte.

La découverte de Koch a enfin complété l'assimilation des infiltrations tuberculeuses avec les autres manifestations anatomiques de la tuberculose. Chaque fois que l'examen bactériologique a été pratiqué sur le tissu qui constitue ces infiltrations, on a noté d'ordinaire la présence des bacilles caractéristiques.

A ce propos il serait peut être permis de faire aujourd'hui un reproche à l'œuvre de Laënnec et de répéter avec Orth (1) que l'unité de la phtisie fut plutôt créée au sens anatomo-pathologique qu'au point de vue étiologique. Il est en effet démontré que la bacille est capable d'engendrer des lésions phtisiogènes qui ne sont pas des *tubercules* et que la nomenclature de Laënnec n'est plus assez compréhensive. Ajoutons de suite que cette considération n'enlève que peu de chose à la gloire de l'auteur de l'auscultation et qu'elle ne suffit pas, comme le pense Orth, à réhabiliter le dualisme de Virchow.

Parmi les travaux les plus récents qui ont nettement démontré la filiation des granulations et des infiltrations tuberculeuses, il faut encore placer les études de Baumgarten sur l'histogénèse expérimentale du tubercule.

Analysons par exemple, son chapitre sur l'histogénèse du tubercule du poumon. On sait qu'en injectant des bacilles dans la chambre antérieure de l'œil d'un lapin, ils passent facilement dans la grande veine lymphatique et de là dans le cœur droit d'où ils sont lancés dans le poumon, provoquant la tuberculose de l'organe. En sacrifiant des lapins à divers intervalles on peut surprendre la formation du tubercule pulmonaire dans ses stades successifs jusqu'à son développement ultérieur. Les premiers jours on ne distingue encore rien dans l'organe attaqué ; mais le microscope montre déjà une *karyomitose des diverses cellules fixes*, dans les endroits envahis par les bacilles. Si, comme c'est le cas le plus fréquent, les bacilles se sont arrêtés dans la paroi des alvéoles et des bronchioles, ils se fixent alors en partie sur les cellules endothéliales des capillaires en partie dans le tissu conjonctif interalvéolaire. Une fois fixés, les bacilles ne tardent pas à provoquer dans toutes ces cellules un processus karyomitosique assez intense. Alors l'épithélium pulmonaire se détache de la membrane basale, tombe à l'intérieur de l'alvéole ; pendant ce temps le protoplasma de la cellule devient granuleux tandis que le protoplasma des cellules endothéliales des vaisseaux conserve sa transparence. Si, ce qui est plus rare, les bacilles s'arrêtent dans le tissu conjonctif des septa interlobulaires ou dans la paroi des vaisseaux et des bronches de moyen calibre ou dans les follicules lymphatiques des divisions bronchiques, ce sont alors les cellules de tous ces organes qui subissent la division karyomitosique ; l'épithélium des bronches lui-même n'en est pas exempt.

(1) Orth, *Lehrb. der pathol. Anat.*

Quelques jours plus tard, on peut déjà constater à l'œil nu la présence des tubercules dans le tissu pulmonaire. L'examen histologique montre qu'ici encore le tubercule résulte, non seulement de la karyokinèse des cellules fixes, mais de la formation de nouvelles cellules, de cellules épithélioïdes qui proviennent de l'épithélium alvéolaire et des cellules endothéliales des capillaires. Quelques jours plus tard encore, les poumons sont le siège d'une tuberculose miliaire disséminée, les tubercules présentant des volumes variables, les plus petits gris et transparents, les autres blancs et opaques. Si on étudie histologiquement les tubercules plus volumineux blancs opaques, on voit qu'ils sont formés d'un réseau d'alvéoles dont l'intérieur est bondé de cellules épithélioïdes au milieu desquelles se trouvent quelques leucocytes.

Quatorze jours après l'apparition de la tuberculose, les tubercules sont constitués comme il vient d'être dit, avec cette différence toute fois que le centre devient jaune opaque, caséeux. Sa structure intime n'a pas changé, mais les cellules épithélioïdes sont devenues plus volumineuses et présentent à leur centre, quelques-unes du moins, deux ou plusieurs noyaux, sans aller toutefois jusqu'à la formation de cellules géantes, quand la matière inoculée ne provenait pas de la pommelière ; dans ce dernier cas, au contraire, la formation de la cellule géante est constante. Vers cette époque, le nombre de leucocytes qu'on trouve à l'intérieur du tubercule est considérablement augmenté, et si on l'examine à un faible grossissement, il paraît constitué par un tissu lymphatique et a l'aspect du lymphome tuberculeux de Virchow; mais une observation plus exacte ne tarde pas à faire reconnaître la structure épithélioïde primitive du tubercule, structure qui était masquée par la présence des leucocytes. Ce qui distingue véritablement le tubercule à cette période, c'est la caséification de son centre dont les éléments constitutifs sont tombés en détritus. Dans ces tubercules la karyokynèse est exceptionnelle, même dans les cellules de la périphérie. Le tissu pulmonaire contenu entre les tubercules est hyperhémié ; les capillaires contiennent beaucoup de leucocytes, ce qui explique l'envahissement du tubercule par ces éléments.

L'évolution ultérieure ne présente plus rien de particulier ; de nouveaux tubercules continuent à se former et fusionnent avec les anciens, constituant ainsi des masses caséeuses dans lesquelles le microscope reconnaît les tubercules qui lui ont donné naissance. Plus tard, quand la caséification est générale, il est difficile de distinguer cette caséification tuberculeuse de la pneumonie lobaire ou lobulaire soit spontanée, soit provoquée artificiellement par l'inhalation de bacilles (Kussner, Koch, Schéeffer, Samullson) ou par l'injection directe de la matière tuberculeuse dans l'intérieur du poumon (K. Schœffer).

Le poumon augmenté de volume est finalement transformé en une masse solide compacte de couleur gris-jaunâtre ; à la coupe, la couleur est uniformément gris jaunâtre sur laquelle se dessinent des points jaunâtres correspondant aux centres caséifiés des tubercules primitifs.

Si la tuberculose est provoquée par l'injection ou l'inhalation de matière tuberculeuse contenant des bacilles, le poumon s'infiltre de tubercules qui, dès les premiers stades d'évolution, présentent une couche jaune opaque ; à la surface et sur la coupe ils sont plus proéminents que dans la tuberculose métastatique. Ceci s'explique par ce fait que le nombre des bacilles qui ont envahi le parenchyme est d'emblée considérable, que le processus tuberculeux est provoqué de suite dans un certain nombre de lobules et n'est plus limité aux alvéoles comme dans la tuberculose métastatique. D'autre part, l'apparition des leucocytes est plus précoce et leur nombre plus considérable dans la tuberculose par injection ou par inhalation qui se caractérise par une pneumonie caséeuse identique à celle de l'homme et présente la même structure que la tuberculose miliaire disséminée. Il est vrai qu'on n'a pas observé dans ces cas de processus karyokinétiques, mais l'identité de structure du tubercule miliaire et du tubercule consécutif à l'inhalation permet de penser que les mêmes lois histogénétiques sont applicables à ces deux cas.

Le passage de la granulation aux infiltrations tuberculeuses a été aussi mis en lumière par les belles études de Thaon dont nous parlerons plus loin.

Quoi qu'il en soit, ces recherches expérimentales montrent comment se constituent les infiltrations tuberculeuses de Laënnec et que ces infiltrations sont de même nature que le tubercule proprement dit. Baumgarten ajoute en terminant le chapitre qui vient d'être analysé : « Il n'y a pas de différence bien tranchée entre la tuberculose miliaire et la pneumonie chronique. Histologiquement parlant, la tuberculose miliaire n'est autre chose qu'une pneumonie miliaire caséeuse chronique et la pneumonie caséeuse chronique n'est autre chose qu'un processus tuberculeux du poumon. » C'est d'ailleurs ce que le professeur Grancher avait solidement établi, dès 1871, sur le terrain de l'histologie, dans sa Thèse sur l'unité de la phtisie.

CHAPITRE III

ÉVOLUTION ANATOMIQUE DU TUBERCULE.

§ 1. — Transformation caséeuse.

La transformation caséeuse ou vitreuse appartient en propre au tubercule. C'est un caractère si essentiel qu'on ne pourra pas hésiter sur la nature tuberculeuse d'une petite nodosité dont le centre est opaque et jaune, en dégénérescence caséeuse. Les granulations semi-transparentes dans toute leur masse pourraient, au contraire, être à la rigueur confondues avec les nodules liés à une autre néoplasie (inflammation, carcinome, fitrome, sarcome). Toutefois, il n'y a rien là qui justifie l'opinion des auteurs pour qui tubercule était synonyme d'état caséeux et qui disaient que la granulation vieillie, en se caséifiant, devient tubercule. On sait avec quelle insistance Virchow reprochait cette assimilation à l'école de Vienne représentée par Rokitansky. Personne ne nie plus aujourd'hui que le follicule tuberculeux, le tubercule embryonnaire, la granulation jeune, ne soit tubercule au même titre que le tubercule caséifié. Et d'autre part, la mortification caséeuse se rencontre aussi au centre de toutes les tumeurs anciennes, quelle qu'en soit la nature (tumeurs épithéliales, fibro-plastiques, inflammatoires, purulentes, etc.) La transformation caséeuse n'en reste pas moins, encore une fois, un caractère primordial de la néoplasie tuberculeuse. Nous l'avons déjà dit, on l'a généralement attribuée à l'oblitération des vaisseaux, mais nous le répétons aussi, comme cette dégénérescence se produit également dans les gommes dont les vaisseaux sont encore perméables, on doit conserver quelques doutes sur la valeur de cette interprétation. Et puis, s'il est facile de comprendre les effets de cette oblitération vasculaire dans une vaste agglomération tuberculeuse, c'est plus difficile quand il s'agit d'un tubercule élémentaire, d'un follicule tuberculeux, car les cartilages non vasculaires se nourrissent et les nodules tuberculeux ne sont pas plus loin des vaisseaux que l'ovule ne l'est de la paroi des vésicules de Graaf. (Charcot (1).)

(1) Cours à la Faculté. Résumé in *Revue mensuelle*, 1882, par V. Hanot.

Nous ne rappellerons que pour mémoire l'explication donnée par Virchow. Le tubercule, a-t-il dit, est une néoplasie essentiellement pauvre et misérable dès le début. Ses éléments constitutifs porteraient donc en eux-mêmes, en naissant, le germe d'une mort prochaine. Il est inutile d'insister sur ce qu'il y a de nuageux et de métaphysique dans la phrase pittoresque du savant berlinois. Nous ne voudrions pas tomber dans la même faute, mais devant cette insuffisance des diverses interprétations anatomo-pathologiques, on est conduit à subordonner cette transformation à une action catalytique, à une sorte de fermentation morbide qui se comprendrait aisément aujourd'hui, depuis la découverte du parasite de la tuberculose. La caséification est fonction du bacille tuberculeux.

Toute interprétation à part, la dégénérescence caséeuse des tubercules détermine leur mortification et leur ramollissement.

Ce phénomène du ramollissement attend aussi son explication définitive que seuls les progrès de la micro-chimie et de la microbiologie sauront fournir. Rindfleisch a proposé dans ce sens l'explication suivante. Il suppose que les matières albuminoïdes subissent à la longue une modification par suite de laquelle d'insolubles elles deviennent solubles. Elles attirent à elles l'eau des parties voisines et ainsi a lieu le ramollissement qui n'a rien de commun, comme on le voit, avec la suppuration. Sans mélange de pus, la matière caséeuse se dissocie et la dissociation entraîne la dislocation du tissu où s'est développé le tubercule. Tout cela ne jette qu'une lumière incomplète sur le processus de la mortification caséeuse.

Celle-ci une fois terminée, l'élimination se fait suivant des modes très variables. Sans doute, elle est, en général, fort lente et irrégulière; mais, comme nous le verrons, elle varie suivant les organes et même suivant les tissus qui en sont affectés.

Somme toute, ce qui caractérise essentiellement la caséification d'origine tuberculeuse, c'est la présence dans la matière caséeuse du bacille pathogène, c'est la propriété infectante de cette matière caséeuse.

§ 2. — Transformation fibreuse. — Granulation fibreuse (Bayle). — Tubercule de guérison (Cruveilhier). Tubercule stationnaire (Charcot).

La tendance générale des productions tuberculeuses est double; elles ne sont pas seulement susceptibles de subir la dégénérescence caséeuse, mais elles peuvent subir encore l'évolution fibreuse. Lorsque les granulations tuberculeuses réalisent ce dernier mode, elles forment de petits nodules durs constitués par un tissu fibreux homogène et contenant de petites cellules rondes, atrophiées et en petit nombre. Ces îlots, de forme sphérique, ne possèdent généralement pas de vaisseaux. Leur forme, leur disposition, les intermédiaires qu'on observe entre eux et les granulations tuberculeuses typiques ne laissent aucun doute sur leur nature.

La signification exacte de la granulation fibreuse a surtout été mise en lumière par Grancher dans sa thèse inaugurale (Voir page 17).

« Toute granulation, dit-il, qui se développe lentement devient fibreuse et guérit, c'est-à-dire se transforme en un produit anatomique scléreux et inoffensif. Et c'est pourquoi j'ai proposé de définir le tubercule une néoplasie *fibro-caséeuse*. » Il fait remarquer que Virchow n'a décrit que le tubercule adulte, qu'il n'a point connu le tubercule microscopique et embryonnaire, et qu'en ce qui concerne le tubercule fibreux, l'auteur allemand semble croire qu'il est moins achevé que le tubercule *cellulaire*, tombant ainsi dans l'erreur de Bayle.

« La structure essentiellement cellulaire du tubercule, dit Virchow, se retrouve partout où on l'examine arrivé à son parfait développement. Seulement, il n'atteint pas partout ce *degré de perfection*, comme on le voit notamment dans les parties solides, fibreuses, assez souvent dans les réseaux de tissu connectif de nouvelle formation. Dans ces cas, une grande partie, peut-être une assez grande partie du petit nodule, se compose d'un tissu connectif dense dont les cellules sont un peu plus nombreuses et ont souvent plusieurs noyaux plus petits. Leur centre arrive à un développement plus avancé. Ces tubercules plus *fibreux* se distinguent par leur dureté, leur aspect gris clair, perlé, plus transparent, des tubercules plutôt *cellulaires*, plus mous, un peu troubles, d'un gris blanchâtre ; on serait souvent embarrassé de savoir s'il faut les regarder en général comme des tubercules, si leur concomitance avec des tubercules plus mous et leur tendance à la dégénérescence caséo-graisseuse ne les en rapprochaient singulièrement (1). »

Grancher démontre que Virchow passe ici à côté de la vérité. Le tubercule fibreux ne subit pas la dégénérescence caséo-graisseuse, car il n'est pas un produit moins avancé que le tubercule cellulaire ; au contraire, ce nodule scléreux marque le dernier terme de l'évolution du tubercule cellulaire, lorsque l'évolution de la diathèse tuberculeuse se fait lentement et permet ainsi au tubercule de parcourir tous ses stades : embryonnaire, adulte, fibreux.

Déjà Cruveilhier avait montré que le tubercule s'arrête parfois dans son évolution à l'état de tubercule cru, à l'époque où la mortification caséeuse n'a pas encore amené la désagrégation des produits nécrosés. C'était ce qu'il appelait *tubercule de guérison*. Si on compare ce tuber-

(1) Virchow, *Pathologie des tumeurs*, t. III, p. 85.

cule à une granulation miliaire, au premier abord il y a identité. En quoi donc le tubercule de guérison diffère-t-il du tubercule en pleine évolution destructive? La zone embryonnaire plus large a subi l'évolution fibreuse, c'est-à-dire que les éléments cellulaires de la gangue intermédiaire ont disparu pour faire place à un tissu dense, composé de lamelles fibreuses dans l'intervalle desquelles on distingue à peine quelques éléments cellulaires. Ces parties n'ont plus la structure qui permet la caséification, laquelle est donc confinée dans la partie centrale. Des vaisseaux se sont développés dans cette zone embryonnaire qui ne se reconnaît plus qu'à la présence de cellules géantes et à sa disposition générale. La matière caséeuse est en quelque sorte enkystée. Elle peut subir des transformations ultérieures qui, par l'adjonction de particules calcaires, en font une sorte de mastic et, au plus haut degré, un petit calcul. Il n'est pas non plus impossible que ce centre caséeux se résorbe et disparaisse.

Il arrive aussi que le tubercule, parvenu à un état de parfait développement, reste pour ainsi dire stationnaire au sein des organes dont il ne modifie pas sensiblement la texture. C'est le *tubercule stationnaire* de Charcot.

Comme nous le verrons plus loin, toutes ces variétés de tubercules peuvent contenir des bacilles.

§ 3. — Du siège et du mode de développement histologique du tubercule en général.

Cette question, l'une des plus importantes de l'histoire de la tuberculose, n'a pu être sérieusement posée et résolue, on le conçoit bien, que lorsque la structure des organes a été bien connue. Aussi, comprend-on aisément l'hésitation et la réserve prudentes où sont restés les observateurs du commencement du siècle. Laënnec n'ose pas se décider ; cette face du problème a d'ailleurs peu d'intérêt pour lui. Cruveilhier place les granulations dans le tissu cellulaire de tous les organes, excepté du poumon où il leur assigne comme siège l'intérieur des vésicules, opinion que devaient défendre encore plus tard Carswell et Luys.

Cependant Andral, guidé plutôt, il est vrai, par un raisonnement à priori que par l'observation directe, s'exprimait ainsi à ce sujet. « Puisqu'en effet, dit-il (1), les tubercules peuvent également se développer dans tous les organes, et que partout, c'est dans l'intimité de leur trame qu'ils prennent naissance, on ne voit pas pourquoi l'on admettrait que, dans le poumon, ce sont les vésicules aériennes qui

(1) Andral, 3e édition de *Laënnec*, note, vol. II, p. 20

leur servent de matrice. Il semble beaucoup plus conforme à la vérité, d'établir que partout où se produit du tubercule, *il se développe dans la trame* même des différents organes *et spécialement dans le tissu cellulo-vasculaire* qui, pour me servir d'une expression de Bichat, est le canevas commun où doivent venir également se déposer et les matériaux ordinaires des nutritions et des sécrétions normales, et les éléments mordides des nutritions et des sécrétions anormales. Il serait fort singulier que, tandis que partout ailleurs la matière tuberculeuse prend naissance dans la profondeur même des différentes trames organiques, il n'en fût plus de même pour le poumon et que là seulement, contrairement à tout ce qu'on sait d'ailleurs, elle ne fût autre chose que le résultat d'une sécrétion viciée de la membrane qui tapisse les dernières extrémités des bronches. »

Cette opinion qu'Andral émettait avec toute réserve, à savoir, que la granulation siège dans le tissu cellulo-vasculaire, fut défendue plus tard par Virchow. Il tira de l'analyse histologique cette conclusion générale que le tissu conjonctif, non seulement des membranes séreuses et muqueuses, mais aussi celui qui entre dans la composition de tous les organes, du poumon, des reins, du foie, des testicules, etc., est exclusivement la gangue où se développent les tubercules. Cette conception fut adoptée par un grand nombre d'anatomo-pathologistes, Schrœder van der Kolk, Foerster, Villemin, Martel, et aussi par Deichler, Colberg, Rindfleisch, Otto Weber, qui ajoutèrent au travail du professeur de Berlin cette donnée que le tubercule se développe principalement autour des vaisseaux et aux dépens de leur membrane adventice.

Il fut donc généralement accepté que le tubercule est l'apanage exclusif des tissus vasculaires ou préalablement vascularisés et si quelques auteurs, Vulpian en particulier, déclaraient avoir rencontré la granulation dans des membranes non vasculaires, le fait passait pour une exception absolument rare (1).

On étudia méticuleusement, à ce point de vue, dans les tissus vasculaires, la granulation tuberculeuse, en choisissant des tissus de structure simple, tels que l'épiploon, le mésentère, la pie-mère cérébrale. La granulation apparaît alors formée à sa période initiale par un amas de petites cellules rondes, groupées le plus habituellement au pourtour d'un vaisseau, leucocytes émigrés, suivant les uns, suivant les autres, cellules migratrices jointes à des éléments provenant de la prolifération des cellules fixes du tissu. On voit aussi se développer bientôt au sein de ce petit nodule embryonnaire de nombreux vaisseaux, nés soit par des bourgeonnements des vaisseaux préexistants, soit par forma-

(1) Vulpian, *Soc. méd. des hôp.*, 1861.

tions des cellules vaso-formatives (Kiener) (1). Plus tard seulement l'organisation des tissus se complète; une substance intercellulaire unit solidement les éléments entre eux.

On admit donc en principe que le tubercule ne se développe guère que sur un terrain vasculaire, et qu'il est éminemment vasculaire, à son début du moins.

Il est prouvé aujourd'hui que cette formule n'est point assez compréhensive et qu'il est plus exact de dire, au point de vue qui nous occupe, que la particularité la plus importante du processus tuberculeux c'est le rapport intime qu'affecte le tubercule avec les conduits servant, dans les tissus et dans les parenchymes, soit à l'irrigation sanguine ou lymphatique, soit à la fonction. Le néoplasme tuberculeux se greffe sur ces conduits à la manière d'une plante parasite sur le tronc d'un arbre. C'est là une disposition qui, signalée d'abord par Virchow (2), étudiée plus tard par l'un de nous (3) dans la pie-mère et dans le poumon, par Malassez (4) dans le testicule, est acceptée comme fait général, comme une sorte de loi de distribution du tubercule depuis les travaux de Grancher et de Charcot.

Ces rapports avec les conduits expliquèrent certains faits restés obscurs. Ainsi, sur les vaisseaux, en particulier sur les artérioles, le voisinage des granulations provoque la péri-artérite tuberculeuse à laquelle ne tarde pas à se joindre l'inflammation de toutes les tuniques, et consécutivement l'endartérite oblitérante, avec toutes ses conséquences sur la nutrition des territoires irrigués par le vaisseau.

Sur les conduits glandulaires, le développement du tubercule rendit compte de l'obstruction, puis du ramollissement, suivi, si la disposition anatomique des parties le permet, d'ulcération et d'élimination des produits tuberculeux.

Il fut d'ailleurs établi que cette connexion avec les vaisseaux et les conduits glandulaires n'est pas plus caractéristique que la forme et l'évolution histologique des lésions. C'est ainsi que le nodule morveux sera péri-bronchique et péri-vasculaire aussi bien que la granulation tuberculeuse. De même aussi, on rencontrera l'artérite oblitérante dans les productions syphilitiques et dans certaines autres inflammations chroniques, qui ne reconnaissent en rien une origine tuberculeuse.

Toutefois la connaissance de ces rapports du tubercule avec les vaisseaux prépara la révolution de 1884 : elles donnaient naturellement à penser que la néoplasie était peut être déterminée par un

(1) Kiener, *De la Tuberculose dans les séreuses. Arch. de phys.*, 1878.
(2) Virchow, *Pathologie cellulaire.*
(3) Cornil, *Arch. de phys.*, 1868.
(4) Malassez, *Société biol.*, 1877.

agent provocateur contenu dans l'intérieur du vaisseau, lequel produirait d'abord l'endartérite, puis la péri-artérite et enfin le tissu tuberculeux lui-même. Certains faits plaidaient en faveur de cette opinion. C'est ainsi, pour ne citer qu'un de ces exemples, et l'un des plus frappants, dont nous avons déjà parlé plus haut, c'est ainsi que Laulanié avait observé chez le chien une affection parasitaire causée par la présence dans les vaisseaux des œufs du *strongylus vasorum*, affection en tout semblable à la tuberculose. Les nodules dont elle détermine l'apparition ne se distinguent pas à l'œil nu de la granulation tuberculeuse ; histologiquement, la ressemblance est la même ; les cellules géantes, en particulier, y sont très abondantes. C'est une pseudo-granulie. Ainsi, entre le tubercule de la phtisie, et celui qui résulte de l'arrêt dans une fine artériole, soit d'un œuf, soit d'un embryon nématoïde, il n'y avait pas anatomiquement de différence. Aussi Laulanié (1) concluait-il rigoureusement de l'examen qu'il avait fait de la nodosité constituée par l'action irritante de l'œuf du *strongylus vasorum*, « que l'agent spécifique de la tuberculose agit de la même manière que les œufs du strongle et porte son action initiale sur les vaisseaux dans lesquels il est en circulation. »

Les recherches histologiques de Cornil, Grancher, Charcot, H. Martin, Kiener, etc., appuyaient aussi cette hypothèse : que le tubercule a pour point de départ un agent irritant, un micro-organisme peut-être, et l'évolution clinique de la maladie s'accordait parfaitement avec cette conception pathogénique. Mais cette opinion séduisante manquait de preuves décisives jusqu'au jour où R. Koch publia son célèbre mémoire sur le parasite de la tuberculose.

Voilà où l'on en était sur cette question lorsque le bacille pathogène de la tuberculose fut découvert. A partir de ce moment les travaux de Weigert (2), Koch (3), Baumgarten (4), etc., ont permis de résoudre le problème délicat qui nous occupe : ils ont démontré que le tubercule peut se développer dans toutes les cellules de l'organisme composées de protoplasma et de noyaux qui entrent dans la constitution de tous les tissus ; dans les cellules parenchymateuses comme dans les cellules endothéliales, dans les cellules du tissu conjonctif comme dans les cellules qui composent en partie la charpente du système vasculaire.

Il ressort aussi de ces travaux qu'histologiquement le tubercule n'est pas une lésion d'ordre purement inflammatoire, par prolifération ou par diapédèse, ni une de ces néoplasies que caractérise un élément anatomo-pathologique spécial. C'est une lésion beaucoup plus

(1) Laulanié, *Compte rendu de l'Acad. des sciences*, 1882.
(2) Weigert (*Virchows' Arch.* Bd. 84).
(3) Koch, *loc. cit.*
(4) Baumgarten, *loc. cit.*

complète où la diapédèse et la karyokinèse (1) n'interviennent que pour une part et qui varie selon l'intensité d'action du parasite pathogène, suivant aussi l'individu et l'organe atteints.

Comme on l'a vu aussi, ces derniers travaux ont montré quels étaient les modes de développement du tubercule. Tantôt le bacille pathogène pénètre de l'extérieur dans l'intimité de l'économie par ingestion, inhalation ou inoculation ; tantôt il part d'un foyer tuberculeux antérieur pour se répandre plus ou moins loin au moyen des voies circulatoires, artères, veines ou lymphatiques (2). Ainsi que nous l'avons déjà dit et nous aurons souvent encore l'occasion de revenir sur cette particularité, *la tuberculose exogène* et *la tuberculose endogène métastatique* ne se manifestent pas par des lésions absolument identiques et ce n'est pas là une des données les moins importantes que nous devons à l'histoire bactériologique de l'affection.

(1) On admettait autrefois que dans toute cellule en voie de prolifération le noyau se divisait par une simple segmentation. Dans la karyokinèse, il ne s'agit plus de la division directe du noyau par simple segmentation de la substance, mais d'une *division indirecte*. Le noyau, au lieu de se diviser en s'effilant et sans que sa structure paraisse modifiée, est au contraire le siège d'une série de modifications intimes dont le résultat est d'assurer l'exacte répartition de la substance nucléaire dans les noyaux dérivés du noyau primitif. La karyokinèse comprend donc l'ensemble des phénomènes qui préparent et précèdent la division des noyaux. Son étude a pour objet la description des *mouvements* qui se passent à l'intérieur des noyaux pour assurer leur segmentation. Les noyaux secondaires sont habituellement au nombre de 2; quelquefois on a pu constater la genèse de 3 et même de 4 noyaux. Il semble résulter des travaux les plus récents que l'on doit admettre l'ancien mode de division des noyaux par segmentation directe ainsi que la possibilité de la multiplication nucléaire par bourgeonnement. La karyokinèse ne serait donc pas le mode exclusif de la prolifération nucléaire.

(2) Weigert admet aussi un autre mode de propagation, la propagation par *effraction*. Ainsi, un ganglion peri-bronchique tuberculeux, accolé au poumon, pourra faire pénétrer la matière tuberculeuse directement, traumatiquement en quelque sorte dans les alvéoles pulmonaires (*Weigert*, Die Werbreitung des Tuberkel giftes nach dessen Eintritt in dem Organismus. — Jahrbuch fur kinder keikunde, t. XXI, 1884).

CHAPITRE IV

DU TUBERCULE DANS LES DIVERS TISSUS ET ORGANES.

Il nous faut maintenant exposer comment le tubercule qui vient d'être étudié, d'une façon générale, au point de vue de l'anatomie et de la physiologie pathologiques, se comporte dans les divers tissus et organes, quelles sont les formes qu'il y affecte suivant les différentes conditions cliniques, quelles sont les altérations multiples qu'il suscite autour de lui. On ne saurait trop insister sur ces lésions de voisinage, car l'histoire de la tuberculose, comme nous le verrons plus tard, est étroitement liée et dans une large mesure à l'appoint de ces lésions du second ordre.

Nous aurons donc à décrire, à propos de chaque tissu ou organe, les lésions purement histologiques, les particularités bactériologiques de ces lésions et enfin les lésions dites banales, bien que leur rôle clinique soit souvent presque de premier ordre, bien qu'une étude plus approfondie ait prouvé que beaucoup de ces lésions sont également spécifiques. Ainsi, pour n'en donner qu'un exemple, il est démontré aujourd'hui que souvent la pneumonie qui accompagne le tubercule et que l'on considérait comme une simple lésion réactionnelle est elle-même tuberculeuse au premier chef.

§ 1. — Tuberculose des séreuses.

L'éruption tuberculeuse miliaire des séreuses est commune. Elle est primitive, ou bien elle tient à une généralisation de la tuberculose miliaire, ou bien encore elle se développe au voisinage de foyers tuberculeux d'organes recouverts par la séreuse. Les granulations y sont saillantes, lenticulaires, blanchâtres, translucides, non vasculaires, quelquefois opaques à leur centre. Les plus petites sont à peine visibles à l'œil nu. Lorsqu'elles sont nombreuses, elles arrivent à se toucher et forment des îlots plus ou moins étendus, dont les bords sont festonnés et dont la surface est onduleuse. Les plus grosses atteignent le volume d'une lentille. A leur voisinage, la séreuse est congestionnée; on y observe même des taches ecchymotiques. Ces taches sont fréquentes dans le péritoine où l'on voit souvent les granulations tuberculeuses entourées par une ecchymose rouge, violacée, ardoisée ou noirâtre. Ces granulations siègent de préférence sur le feuillet viscéral des séreuses; cependant il n'est pas rare qu'il y en ait une plus grande quantité sur le feuillet pariétal que sur le feuillet viscéral.

Les granulations tuberculeuses des séreuses sont très superficielles; parfois même elles paraissent comme superposées à la membrane. Elles siègent quelquefois aussi dans l'épaisseur et dans les diverses couches de la séreuse, qui a acquis alors une épaisseur considérable, et qui présente les signes d'une inflammation interstitielle. Ainsi, dans le péritoine, et en particulier dans le grand épiploon, il peut arriver que les feuillets soudés et les travées détruites soient remplacés par une masse solide, épaisse de 1 à 2 centimètres, formée de granulations tuberculeuses disposées dans un tissu mou et vasculaire. Cette altération est prise quelquefois, à l'œil nu, pour du cancer.

L'évolution tuberculeuse détermine dans les séreuses des inflammations diverses, fibrineuses, hémorrhagiques, purulentes ou productives. Le plus souvent, lorsque l'éruption tuberculeuse est récente, toute la surface de la séreuse est recouverte d'une couche fibrineuse mince et transparente. Celle-ci se détache assez facilement de la séreuse en entraînant avec elle quelques granulations. Au-dessous de cette néo-membrane, la séreuse ne paraît pas avoir subi de perte de substance. Dans d'autres cas, l'exsudat fibrineux étant très abondant, on n'aperçoit pas, au premier abord, les granulations tuberculeuses qui sont situées au-dessous. Il en est de même habituellement quand le liquide exsudé est hémorrhagique ou purulent; mais lorsqu'on a détaché l'exsudat et lavé la surface de la séreuse, on y voit les granulations.

Les inflammations tuberculeuses donnent presque toujours lieu, quand elles sont anciennes, à des bourgeons vasculaires mous, plus ou moins étendus, recouverts de l'exsudat, et dans le tissu desquels se développent de nouvelles granulations. Ces bourgeons subissent la dégénérescence caséeuse. Le tissu conjonctif de la séreuse est alors épaissi, mou, transformé en un tissu embryonnaire, dans lequel de nombreuses granulations tuberculeuses se sont développées.

Sous l'influence de l'inflammation qui accompagne les tubercules, il se forme aussi souvent, entre les feuillets opposés de la membrane, des brides ou adhérences filamenteuses qui sont aussi parfois envahies par des granulations.

A leur début, les granulations tuberculeuses des séreuses sont formées par des éléments cellulaires petits, serrés les uns contre les autres, qui se continuent insensiblement avec des cellules situées à la surface de la membrane ou dans ses couches profondes.

Ces cellules périphériques sont semblables à celles qui se trouvent d'ordinaire dans les exsudats fibrineux. Elles sont rondes ou aplaties; quelques-unes atteignent plusieurs centièmes de millimètre et sont chargées de noyaux (cellules mères ou cellules géantes). Elles ont été décrites dans la pleurésie tuberculeuse par Langhans.

Lorsque l'éruption tuberculeuse est abondante, le chorion de la séreuse est modifié : on trouve, entre les faisceaux du tissu conjonctif qui le composent, des cellules embryonnaires en quantité variable. Les vaisseaux sanguins sont dilatés et les fentes lymphatiques remplies de cellules lymphatiques.

Les exsudats qui accompagnent les granulations tuberculeuses présentent les mêmes caractères que dans les inflammations.

Quant aux épaississements et aux bourgeons nés à la surface des séreuses, ils sont constitués par un tissu embryonnaire contenant des capillaires dont les parois sont formées de cellules tuméfiées. Lorsqu'il existe une évolution de tubercules dans ces bourgeons, les vaisseaux compris dans leur tissu présentent les modifications déjà connues. Le développement des granulations tuberculeuses de la surface des séreuses au début de leur évolution ne se fait certainement pas toujours aux dépens du tissu conjonctif de ces membranes, car on retrouve au-dessous d'elles des cellules qui paraissent dériver de la couche épithéliale, et de plus la lame du tissu conjonctif et élastique qui forme le chorion de la séreuse n'a pas subi à leur niveau de perte de substance.

Les éléments cellulaires de la granulation proviennent-ils de l'épithélium de la séreuse des globules blancs du sang ou de ces deux sources à la fois? Rindfleisch a soutenu, à une époque où l'on ne connaissait pas encore la diapédèse des globules blancs du sang, que les cellules épithéliales proliférées étaient le point de départ des tubercules. Il est fort probable, en effet, que ces cellules entrent pour une part dans la formation des granulations superficielles, mais il n'est pas démontré qu'elles en soient l'unique origine. H. Martin a pensé, d'après l'examen de tubercules du péritoine développés à la suite de l'inoculation chez le lapin, qu'ils naissaient, sous l'épithélium, de cellules migratrices venues des vaisseaux. On a vu plus haut (pages 58 et suiv.) de par les études de Baumgarten que le processus histogénique du tubercule est plus complexe et que la plupart des éléments anatomiques préexistants y participent à un degré variable.

Quand les granulations tuberculeuses se développent dans la profondeur du tissu conjonctif des séreuses (1) ou dans les bourgeons

(1) D'après Kiener et Poulet (*Comptes rendus de l'Académie des Sciences*, 26 janvier 1880), le tubercule des séreuses, dans sa forme la plus simple, est constitué par un renflement sphérique ou fusiforme d'un vaisseau sanguin plus

du tissu inflammatoire, nous pensons aussi que c'est aux dépens d'un tissu embryonnaire qui dérive soit des cellules fixes du tissu conjonctif proliférées, soit des globules blancs du sang.

1° *Pleurésie tuberculeuse.* — Elle sera surtout étudiée en détail lorsque nous décrirons les lésions de la phtisie pulmonaire; nous n'indiquerons ici que les caractères généraux.

Lorsque les granulations sont peu nombreuses et récentes, elles donnent lieu à une inflammation pleurétique à peine notable; mais pour peu qu'elles soient nombreuses ou anciennes, elles déterminent toujours l'une des formes de la pleurésie, de telle sorte qu'en étudiant la tuberculose pleurale on ne peut faire autrement que de passer en revue les diverses formes de la pleurésie. Nous avons déjà décrit le développement des tubercules des séreuses et les inflammations qui les accompagnent; nous n'avons donc à donner ici que ce qui est spécial à la plèvre.

Les granulations débutent, soit à la surface de la plèvre viscérale, soit dans les fausses membranes unissant la plèvre viscérale à la pariétale, soit sur la plèvre costale. Ainsi dans certains cas où les granulations pulmonaires ne sont ni assez nettes ni assez récentes pour être caractéristiques à l'œil nu, on en trouve parfois de parfaitement reconnaissables sur la plèvre pariétale. Comme il y a constamment alors une adhérence du sommet du poumon à la paroi costale, on peut penser que cette propagation se fait par la continuité des tissus ou par l'intermédiaire des vaisseaux lymphatiques. Les granulations déterminent une vascularisation et des ecchymoses à leur pourtour, une exsudation de fibrine à leur surface, une formation nouvelle du tissu embryonnaire autour d'elles, enfin un épanchement liquide dans la cavité de la séreuse. Des granulations nombreuses et récentes occasionnent quelquefois une pleurésie caractérisée par une fausse membrane fibrineuse mince à la surface de la plèvre et par un épanchement liquide très abondant et séreux. C'est ce qui arrive presque constamment dans la tuberculose généralisée affectant tout particulièrement les séreuses, forme qui a été bien décrite par Empis sous le nom de *granulie*.

La pleurésie tuberculeuse plus ancienne se caractérise par de nom-

rarement d'un vaisseau lymphatique, et par l'agglomération autour de ce renflement d'un certain nombre de cellules. S'il s'agit d'un vaisseau capillaire vrai, le renflement vasculaire est constitué par l'hypertrophie et l'hyperplasie des cellules endothéliales d'une portion limitée du vaisseau. Ces cellules subissent une dégénérescence vitreuse, se fusionnent en un cylindre plein, dont la coupe transversale donne l'apparence d'une cellule géante à couronne marginale de noyaux. Un tubercule du péritoine, visible à l'œil nu, représenterait, d'après Kiener, l'aspect d'une de ces taches laiteuses qui existent sur cette membrane, chez les jeunes lapins.

breuses granulations à la surface de la séreuse, dans les pseudo-membranes formées de tissu embryonnaire et de fibrine, et dans la séreuse elle-même transformée en un tissu semi-transparent embryonnaire. L'épaisseur de la plèvre pariétale ainsi altérée atteint par exemple plusieurs millimètres et même un centimètre; sur une section pratiquée perpendiculairement à sa surface, on verra des granulations tuberculeuses formant plusieurs couches et dont le centre opaque est bien distinct.

Il peut survenir, ainsi que nous l'avons dit plus haut, des hémorragies des fausses membranes et un épanchement sanguin dans la cavité séreuse.

Les pleurésies purulentes, dans la tuberculose, sont presque toujours liées à la présence de cavernes récentes superficielles ou à la perforation du poumon, et sont souvent enkystées.

2° Dans la *péricardite tuberculeuse* proprement dite, qui donne lieu le plus souvent à des hémorragies, il se forme des granulations tuberculeuses, soit dans l'épaisseur du péricarde, soit dans l'exsudat au niveau des parties vascularisées. Lorsque le péricarde et l'exsudat sont envahis par un grand nombre de tubercules, on voit se produire la transformation caséeuse de l'exsudat qui peut alors se détacher en partie et constituer avec des caillots en régression, libres dans la cavité du péricarde, des masses irrégulières grises ou ocreuses. On y trouve à l'examen microscopique des granulations graisseuses, des granulations d'hématine ou des cristaux d'hématoïdine. Lorsque la maladie est ancienne, il se dépose aussi des granulations calcaires.

Dans certains cas de péricardite tuberculeuse ancienne, on rencontre une couche épaisse de tissu embryonnaire parsemée de granulations tuberculeuses sur les deux feuillets de la séreuse. Dans un fait observé par l'un de nous, ces deux couches de granulations étaient réunies par une couche de tissu fibreux de formation ancienne. La tuberculose du péricarde était primitive et s'accompagnait seulement d'une éruption discrète de granulations tuberculeuses récentes de la plèvre gauche.

3° *Péritonite tuberculeuse.* — Rien n'est plus varié que la distribution et les conséquences des tubercules du péritoine. Ils peuvent être très discrets, comme on le voit chez certains tuberculeux où il existe seulement quelques granulations semi-transparentes, très petites, sur le feuillet intestinal du péritoine, au niveau des ulcérations tuberculeuses de la muqueuse. Les lymphatiques qui rampent sous le péritoine sont alors enflammés et tuberculeux, et à leur niveau on trouve quelquefois des traces de péritonite, des fausses membranes fibrineuses et des adhérences molles.

Mais les choses changent de face lorsque tout le péritoine ou une notable partie de la séreuse sont couverts de granulations miliaires. Il en résulte souvent une péritonite caractérisée surtout, sinon uniquement, par une ascite considérable; le liquide épanché est citrin, transparent et contient quelquefois des flocons fibrineux. C'est là ce qu'on observe lorsque les granulations sont petites et qu'elles siègent à la surface de la séreuse.

Dans d'autres circonstances, la péritonite est plus intense, en particulier lorsque les granulations se montrent dans le tissu conjonctif profond du péritoine et de ses replis. Le mésentère, le grand épiploon, le mésocolon présentent alors un épaississement considérable, car les granulations sont entourées d'un tissu embryonnaire avec lequel elles se continuent sans ligne de démarcation. L'épaisseur du grand épiploon ou du mésentère atteint ainsi 1 centimètre et même 1 centimètre et demi. Le grand épiploon se ratatine et s'accole au côlon transverse. Le mésentère se rapproche aussi de son insertion fixe en y attirant et en y fixant la masse de l'intestin grêle.

Le liquide épanché, dans cette forme de péritonite tuberculeuse, est de nature variable : citrin au début, il peut devenir puriforme et présente des flocons fibrineux, en même temps que les fausses membranes fibrineuses se déposent à la surface de la séreuse. Il se résorbe souvent en totalité ou en partie, et le ventre diminue de volume sans perdre sa rénitence. Le pus épanché se collecte quelquefois en un ou plusieurs points, aux parties déclives où il séjourne enkysté par des fausses membranes et y devient caséeux.

La péritonite tuberculeuse est quelquefois limitée en haut par des adhérences du grand épiploon à la paroi abdominale. Aussi peut-on trouver la cavité du péritoine tout à fait normale au-dessus de l'ombilic, tandis qu'au-dessous elle contient du pus séreux ou épais, et est tapissée de fausses membranes, reposant sur la séreuse infiltrée de tubercules. Si, dans ce cas, la péritonite est limitée à la région inférieure de l'abdomen, cela tient à ce que le point de départ de l'éruption tuberculeuse est dans l'intestin grêle, dont la muqueuse est ulcérée. Les ulcérations donnent lieu à des perforations avec épanchement dans la cavité péritonéale ou dans une poche enkystée, formée par de fausses membranes préétablies. Ces poches s'ouvrent quelquefois à l'extérieur par des fistules qu'on rencontre principalement autour de l'ombilic.

D'autres fois, la péritonite est limitée au petit bassin; c'est une véritable *pelvi-péritonite tuberculeuse* consécutive à la tuberculisation des organes génito-urinaires.

Il est certaines péritonites tuberculeuses où l'épanchement intra-abdominal est sanguinolent. Dans cette variété, on observe surtout autour des granulations tuberculeuses, des ecchymoses et des néo-membranes vascularisées qui sont elles-mêmes le siège de granulations.

Les tubercules du péritoine peuvent acquérir chez les enfants, et plus rarement chez les adultes, le volume de petits pois ou de fèves, et même d'amandes ; ils sont alors produits par la réunion de plusieurs granulations. Ces gros tubercules répandus à la surface du mésentère, de l'épiploon, du péritoine pariétal, etc., sont caséeux.

Les ganglions lymphatiques, situés soit dans le mésentère et à son insertion, soit au-dessus de la petite courbure de l'estomac le des ganglions lombaires, participent toujours plus ou moins à la tuberculose. Ils montrent soit des granulations, soit une infiltration caséeuse. Lorsque ces glandes sont très volumineuses et caséeuses, on donne à la lésion le nom de *carreau* qui s'observe surtout chez les enfants.

4° *Méningite tuberculeuse.* — Les lésions de la méningite tuberculeuse ne diffèrent de celles de la méningite simple que par la présence des tubercules ; l'exsudat est le même dans les deux maladies. Les granulations tuberculeuses se montrent surtout le long des vaisseaux de la pie-mère. Souvent on prend une méningite tuberculeuse pour une méningite aiguë primitive, parce qu'au premier abord on ne voit pas de granulations tuberculeuses, mais un examen plus attentif conduit à trouver des granulations petites et abondantes. Pour les découvrir, il faut enlever la pie-mère dans les régions où elle présente le plus souvent des tubercules ; scissure de Sylvius et pédoncules cérébelleux supérieurs ; on agite le lambeau de la membrane dans l'eau afin de la séparer des fragments de pulpe cérébrale entraînés et on y distingue, en regardant par transparence, de petits grains blanchâtres.

On ne devra pas se contenter de cet examen, mais on étalera avec soin la pie-mère sur une lame de verre, car avec un faible grossissement, on apercevra les granulations qu'on n'avait pas vues à l'œil nu. Elles sont surtout abondantes dans les parties de la pie-mère qui s'enfoncent entre les circonvolutions cérébrales nées de la scissure de Sylvius.

Si l'on étudie une de ces granulations en particulier, on voit qu'elle est formée par des cellules lymphatiques ou embryonnaires accumulées autour d'un vaisseau sanguin. Les granulations volumineuses empiètent sur le tissu voisin et englobent complètement la gaine péri-vasculaire. Le vaisseau qui est au centre de la granulation est habituellement oblitéré par un caillot fibrineux. Ordinairement ces amas de cellules se font au niveau de la bifurcation d'un petit vaisseau, là où la gaine péri-vasculaire offre une étendue plus considérable. Enfin il n'est pas rare de remarquer sur un même vaisseau plusieurs granulations disposées de distance en distance et lui donnant l'aspect d'un chapelet.

Le tissu nouveau affecte assez souvent la forme d'un manchon qui entoure le vaisseau dans une certaine étendue. Ce tissu est composé d'éléments petits, serrés les uns contre les autres et situés à la fois dans la gaine péri-vasculaire et dans la pie-mère.

Pour faire une étude plus complète des méninges infiltrées de tubercules, il est nécessaire de faire durcir complètement, par l'action successive du liquide de Müller, de la gomme et de l'alcool, les méninges et le tissu cérébral sous-jacent. Des coupes perpendiculaires à la surface montrent alors les vaisseaux plus ou moins altérés compris dans le tissu tuberculeux. Dans les couches profondes de la pie-mère épaissie au voisinage de la substance cérébrale, des capillaires pénètrent verticalement dans celle-ci, entourés d'un amas de cellules de nouvelle formation. Souvent ces petits vaisseaux sont compris dans une véritable granulation tuberculeuse, au point où ils pénètrent dans la substance grise enflammée elle-même.

Les artérioles et les veinules de la pie-mère tuberculeuse montrent un épaississement très remarquable de leur tunique interne. Dans un cas publié par l'un de nous, la tunique interne épaissie des artères présentait une structure toute spéciale. Elle était limitée à l'intérieur du vaisseau par sa couche endothéliale habituelle et contenait des cellules volumineuses, aplaties par compression réciproque, affilées et implantées perpendiculairement à la surface de la tunique moyenne et formant une série de couches superposées. Au milieu de ces cellules, on en trouvait de plus volumineuses encore, ayant de deux à trois noyaux et de véritables cellules géantes contenant de quinze à vingt noyaux.

La tunique interne, atteinte d'inflammation tuberculeuse caractérisée par la formation de cellules géantes, était épaissie presque uniformément sans qu'il s'y fût produit de nodules tuberculeux limités.

Ainsi, au milieu des tubercules isolés ou confluents, on trouve des vaisseaux atteints d'une endartérite spéciale, dont les tuniques et la gaine péri-vasculaire sont infiltrées de petites cellules et qui siègent au milieu d'un tissu conjonctif rempli de mêmes éléments.

Les cellules géantes, qui sont si communes dans les tubercules de tous les organes, sont assez rares dans la tuberculose des méninges. L'absence de cellules géantes dans les méningites tuberculeuses peut s'expliquer par la rapidité de l'évolution de la méningite, si grande qu'elles n'ont pas eu le temps de se développer. C'est là une hypothèse qui nous semble plausible jusqu'à plus ample informé.

Dans un certain nombre de cas de méningite tuberculeuse, la pie-mère et l'arachnoïde qui tapissent la moelle épinière sont parsemées de granulations.

Chantemesse a étudié avec soin la *méningite en plaques;* il a vu que le processus anatomique a sa source, sans compter la phlegmasie méningée, dans une inflammation subaiguë qui frappe les vaisseaux, les éléments nerveux et surtout les cellules de la névroglie; celles-ci se gonflent, leur noyau prolifère et elles finissent par se creuser d'une alvéole remplie d'un exsudat liquide; c'est par l'accroissement de cet exsudat qu'elles sont distendues, déformées et succombent à la désintégration moléculaire (1).

5° *Tuberculose des synoviales.* — La tuberculose primitive des synoviales a été particulièrement étudiée chez nous par le professeur Lannelongue (2).

Il est hors de doute aujourd'hui que le tubercule peut apparaître primitivement sur les synoviales articulaires, saines jusque-là. Pour mettre cette proposition au-dessus de toute contestation il suffit d'invoquer les faits complètement observés, où l'on a étudié avec soin les synoviales et les autres parties constituantes de la jointure, c'est-à-dire les épiphyses. Une observation déjà ancienne de l'un de nous (3) est concluante à cet égard. La synoviale du coude d'un sujet phtisique était farcie de nombreuses granulations miliaires, les épiphyses articulaires étant saines. Quelques années plus tard, en 1876, Laveran communiquait à la Société médicale des hôpitaux un fait important de localisation tuberculeuse sur les articulations simulant un rhumatisme d'abord, promptement suivie de tuberculose aiguë pulmonaire à forme asphyxique.

De nouveaux faits s'ajoutent; Roux, élève de Ollier, consacre une publication à l'arthrite tuberculeuse; puis Verneuil inspire Bourdelais, auteur d'une thèse où il insiste sur la coïncidence de l'arthrite fongueuse avec les tuberculisations viscérales, et en particulier avec la tuberculose génito-urinaire; enfin Lannelongue lui-même, en 1878, publie de nouveaux faits sur ce sujet (*Bull. de la Soc. de chir.*). On trouve dans l'article de Brissaud sur la tuberculose articulaire, parue en 1879 dans la *Revue mensuelle*, de nouvelles observations et une excellente étude de la question. D'ailleurs déjà, avant ces publications, il avait paru en Allemagne de remarquables recherches sur ce point. Köster, nous l'avons déjà dit, avait découvert dans le tissu fongueux une forme du tubercule plus élémentaire que la granulation miliaire de Laënnec, et il constatait en même temps que les fongosités articulaires en étaient remplies. Dans les observations qu'il rapporte, il en est qui paraissent appartenir à une synovite primitive, parce que le siège initial du tubercule a été la synoviale, en dehors de

(1) Chantemesse, *Étude sur la méningite tuberculeuse de l'adulte.* Paris, 1884.

(2) *Étude sur les caractères et la nature de l'arthrite dite fongueuse* (*Bulletin de la Société de chirurgie*, 1885).

(3) Cornil *Archives de physiologie normale et pathologique*, 1870, p. 325.

toute participation des épiphyses. Quant aux sujets atteints, ils étaient souvent tuberculeux, mais non toujours.

Ainsi le jugement à formuler sur ce point s'impose. Les synoviales articulaires, de même que toutes les gaines de même ordre, ainsi que Trélat l'a montré, sont le siège de néo-formations tuberculeuses indépendamment de toute altération épiphysaire de même nature.

La cavité articulaire contient du pus; la synoviale est épaissie et transformée en une membrane pulpeuse, comme pyogénique, dans laquelle on aperçoit des granulations sémi-transparentes ou opaques. Ces granulations se voient sur des coupes de la membrane dans toute son épaisseur. Sur des préparations histologiques, on observe d'abord des granulations tuberculeuses, isolées ou confluentes, translucides ou caséeuses; entre ces granulations il existe un tissu embryonnaire, parcouru par des vaisseaux dilatés. Le tissu adipeux qui double la synoviale a disparu.

§ 2. — Bacilles dans la tuberculose des séreuses.

Nous avons déjà étudié les différents modes d'évolution du bacille dans la tuberculose des séreuses; nous n'avons donc pas à y revenir. Nous nous contenterons de résumer rapidement ici ce que nous en avons déjà dit.

Prenons comme type les méningites tuberculeuses bien caractérisées et un peu anciennes, dans lesquelles on reconnaît sans peine, à l'œil nu, de fines granulations à centre souvent opaque, situées à la base du cerveau dans la scissure de Sylvius et à la surface des circonvolutions, au milieu de la pie-mère épaissie et infiltrée d'un liquide louche. Les coupes de pièces durcies dans l'alcool, perpendiculaires à la surface des circonvolutions et comprenant à la fois l'arachnoïde, la pie-mère et les surfaces des circonvolutions, colorées par le procédé de Erhlich, montrent, au milieu de la pie-mère épaissie et présentant souvent des enfoncements en forme de coin dans la substance cérébrale, des artérioles et quelquefois aussi des veinules qui sont oblitérées plus ou moins complètement par des coagulations fibrineuses. Ces vaisseaux oblitérés, dont la paroi est épaisse, souvent hyaline, sont entourés par un tissu conjonctif plus ou moins caséeux infiltré de petites cellules rondes atrophiées, à noyaux peu distincts. A côté de ces masses caséeuses qui entourent les vaisseaux oblitérés, on trouve des îlots d'un tissu réticulé formés de fibres hyalines assez épaisses et contenant très peu de cellules rondes dans ses mailles. A la limite de la pie-mère avec la substance cérébrale, ou dans cette dernière, on voit quelquefois de petits îlots tuberculeux. Des bacilles et des granulations colorées en rouge existent en grand nombre autour des vaisseaux dans leur paroi et dans leur contenu. Les mêmes grains colorés s'observent autour des capillaires qui se trouvent dans l'îlot tuberculeux situé dans la substance cérébrale. La paroi épaissie et hyaline des artérioles qui traversent les méninges est remplie de bacilles tout à fait caractéristiques; on trouve aussi dans la membrane interne des grains disposés en série ou isolés, qui se colorent de la même façon que les bâtonnets par le procédé de Ehrlich. La membrane interne du vaisseau, qui est relativement normale, possède encore ses cellules endothéliales. Sa lumière est remplie par de la fibrine à fibres gonflées dans toute la partie centrale du thrombus, hyaline à sa circonférence; au milieu de cette fibrine on rencontre quelques bâtonnets caractéristiques et de petits grains colorés. Sur la coupe du tissu de la pie-mère qui entoure l'artériole on trouve des nodules tuberculeux, la plupart avec des cellules géantes. Les bacilles, très nombreux, siègent indistinctement dans le tissu des nodules tuberculeux et dans les cellules géantes.

Les bacilles n'ont pas été rencontrés seulement à cette période avancée de la lésion; on en a trouvé aussi un grand nombre dans la méningite tuberculeuse à son début.

Dans plusieurs cas de tuberculose avec pleurésie subaiguë ou chronique les couches superficielles des néo-membranes ne contenaient pas de bacilles. Plus profondément, s'étendaient des espaces vasculaires remplis de cellules lymphatiques ou de cellules géantes à noyaux situés dans une masse protoplasmique légèrement granuleuse; dans ces masses cellulaires, il existait un ou deux bacilles. Puis on trouvait des lames de tissu conjonctif séparées par des cellules plates et traversées par des vaisseaux perpendiculaires ou obliques à la surface de la pseudo-membrane; un grand nombre de bacilles infiltraient la paroi de ces vaisseaux.

Dans un fait de tuberculose chronique initiale du péricarde avec oblitération complète de sa cavité et union des deux feuillets de la séreuse par des adhérences fibreuses anciennes, on a étudié des coupes comprenant à la fois le feuillet pariétal et le feuillet viscéral. La couche externe de chacun des deux feuillets était constituée par un tissu fibreux doublé à sa face interne d'une couche granuleuse et caséeuse contenant de nombreuses cellules géantes disposées en îlots; ces deux couches étaient unies par des fibres de tissu fibreux. Dans les granulations, il n'y avait pas de bacilles, mais seulement des grains ronds colorés, siégeant uniquement dans les cellules géantes.

A la surface du péritoine intestinal, au niveau des ulcérations tuberculeuses de l'intestin, les granulations tuberculeuses contiennent de nombreux bacilles qu'on peut suivre le long des vaisseaux lymphatiques, dans le tissu embryonnaire qui les entoure et dans le mésentère, jusqu'aux ganglions mésentériques.

Dans les tumeurs blanches des grandes articulations, la recherche des bacilles par le procédé d'Ehrlich est loin de donner toujours un résultat positif.

Sur cinq cas de tumeurs blanches du genou et de la hanche ils ne furent notés que deux fois. Dans une tumeur blanche du genou on a trouvé beaucoup de cellules géantes au milieu des fongosités synoviales; quelques-unes de ces cellules géantes seulement contenaient un ou deux bacilles.

Dans un cas de coxalgie, les débris du tissu fongueux et des parois des abcès contenaient beaucoup de cellules géantes, dans quelques-unes desquelles se dessinaient de rares bacilles tuberculeux. (Cornil et Babès, *Les Bactéries*, 2e édit., 1886.)

§ 3. — Tuberculose des muqueuses.

1° Les *tubercules de la muqueuse buccale*, bien étudiés pendant ces dernières années par Ricord (1), Juliard (2), Trélat (3), Féréol (4), Nedopil (5), Spillmann (6), etc., débutent par une ou plusieurs petites granulations situées à la surface du chorion muqueux, granulations qui deviennent bientôt opaques et jaunes à leur centre. Leur siège de prédilection est au bord ou à la pointe de la langue; mais elles peuvent apparaître aussi à la base de cet organe, au voile du palais, et même aux lèvres.

Sur la *muqueuse linguale*, la néo-formation débute par une ou plusieurs granulations confluentes situées à la surface du chorion muqueux et déterminant un léger relief. On observe une érosion parfois limitée d'abord à un tubercule dont le fond en cupule contient un peu de pus caséeux. Si l'on suit jour par jour le processus, on constate que des tubercules isolés et superficiels peuvent être complètement éliminés; une guérison spontanée en est la conséquence. Plus souvent l'ulcération se produit au niveau d'un groupe de granulations. Cette ulcération se creuse irrégulièrement, et son bord est festonné, parce que chaque granulation primitive se détruit isolément. Le bord de l'ulcère est épais et habituellement bourgeonnant, si bien que l'examen au microscope d'un petit fragment de ce bord n'y mon-

(1) *In* Thèse de Buzenet, *Du Chancre de la bouche* (1858).

(2) *Des ulcérations de la bouche et du pharynx dans la phtisie pulmonaire*. Thèse, 1865.

(3) *Acad. de méd.*, 27 nov. 1869. — *Archiv. gén. de médecine*, 1870.

(4) *Soc. med. des hôpitaux*, 1864.

(5) *Arch. fur klinik. chir.* Berlin, 1877, p. 375.

(6) *De la tuberculisation du tube digestif*. Thèse d'agrégation, 1878.

trerait rien autre que du tissu embryonnaire et des bourgeons charnus. A mesure que l'ulcération gagne en profondeur, la néoplasie envahit les parties profondes.

L'ulcère tuberculeux a une marche très lente; il rétrograde quelquefois et paraît s'améliorer sous l'influence d'un traitement local. Le fond de l'ulcération est irrégulier, déchiqueté; il donne une petite quantité de pus caséeux ou grumeleux.

Lorsqu'on examine au microscope des coupes d'une tumeur tuberculeuse ulcérée de la langue, on voit d'abord, à un faible grossissement, que les bords de l'ulcère sont formés par la muqueuse linguale extrêmement épaissie, bourgeonnante et recouverte de ses couches épithéliales. Le fond de l'ulcère montre des bourgeons constitués par du tissu embryonnaire. Le tissu conjonctif de la muqueuse, infiltré de petites cellules, présente souvent des granulations tuberculeuses au niveau des bords mêmes de l'ulcération. Dans la partie ulcérée, au-dessous de la couche bourgeonnante et superficielle composée de tissu embryonnaire, on trouve, dans le tissu qui constitue le fond de l'ulcère, des granulations tuberculeuses. Enfin plus profondément, dans le tissu conjonctif qui sépare les faisceaux de fibres musculaires striées de la langue, il existe des granulations tuberculeuses isolées très caractéristiques. Toutes ces granulations présentent de nombreuses cellules géantes et des vaisseaux sanguins oblitérés. Autour d'elles, le tissu embryonnaire se continue dans les interstices des faisceaux musculaires. Ces altérations s'étendent dans le muscle lingual plus loin qu'on ne pourrait le supposer d'après l'examen de l'ulcère tuberculeux pendant la vie du malade.

La luette et le voile du palais peuvent être altérés dans la tuberculose.

La luette est parfois irrégulière, inclinée d'un côté, rétractée ou incurvée d'une façon permanente. Sa membrane muqueuse est tantôt lisse, blanche, tantôt bosselée par suite de la présence de nodules tuberculeux saillants. On peut y voir aussi une ou plusieurs petites ulcérations tuberculeuses.

On trouve dans ces cas, soit une inflammation chronique scléreuse de la muqueuse, soit de l'œdème inflammatoire, soit des granulations tuberculeuses.

Dans un cas de tuberculose subaiguë de la luette que nous avons examiné, la muqueuse était également très épaissie et infiltrée de cellules lymphatiques; ses vaisseaux capillaires nombreux et volumineux, la plupart de formation nouvelle, étaient remplis par un thrombus dont les mailles de fibrine contenaient des globules blancs et quelques globules rouges. Cette oblitération des vaisseaux existait dans toute l'étendue de la luette. Sur les coupes passant au travers des granulations, on voyait des cellules géantes très manifestes situées au milieu des vaisseaux, dans l'intérieur du thrombus fibrineux intra-vasculaire.

Les coupes pratiquées au niveau des petites ulcérations superficielles de la muqueuse montrent une dépression cratériforme au niveau de laquelle le revêtement épithélial fait défaut. Cette érosion est recouverte de pus caséeux. La muqueuse épaissie présente, au bord et au-dessous de l'ulcération, de nombreuses granulations ou follicules tuberculeux. On peut reconnaître encore que quelques-uns de ces derniers ne sont autre chose que des vaisseaux remplis de fibrine au milieu de laquelle se sont formées des cellules géantes.

Cette description des tubercules de la luette s'applique absolument aux granulations et aux ulcérations tuberculeuses du voile du palais.

Les lésions des gencives et des joues sont assez rares. Quelquefois cependant l'évolution tuberculeuse y est si vive que les gencives sont ulcérées, décollées, au point que les dents, complètement déchaussées, finissent par tomber. Quant aux ulcérations des joues, elles sont fréquemment entretenues par l'irritation causée par des dents mauvaises ou à bords acérés.

2° *Tubercules des amygdales.* — La tuberculose des amygdales, élucidée depuis plusieurs années par les travaux d'Isambert (1), de Peter (2), Laboulbène (3), Barth (4), Chassagnette (5), etc., se présente à l'état aigu sous forme de granulations miliaires ou à l'état chronique sous forme d'îlots caséeux ou d'ulcérations plus ou moins profondes.

Les tubercules miliaires de l'amygdale constituent de petites nodosités développées soit dans les couches superficielles du chorion de la muqueuse, soit profondément dans le tissu réticulé folliculaire. Ils sont d'abord gris et semi-transparents. Ils coïncident avec une tuberculose généralisée à marche rapide.

Plus souvent les tubercules de l'amygdale affectent une marche chronique et se développent isolément dans la muqueuse qui la recouvre et dans son parenchyme. Ils deviennent bientôt jaunâtres et caséeux à leur centre. Ceux qui siègent dans la muqueuse superficielle déterminent une saillie opaque et jaunâtre qui s'ulcère bientôt; il en résulte une petite érosion ou ulcération à fond jaunâtre contenant un liquide grumeleux. Les tubercules profondément situés envahissent un

(1) *Conférences cliniques sur les maladies du larynx*, 1877.
(2) *Dict. encyclop.*, art. ANGINE.
(3) *Soc. méd. des hôpitaux.*
(4) *De la tuberculose du pharynx.* Thèse de Paris, 1880.
(5) *De l'angine tuberculeuse.* Thèse de Paris, 1880.

certain nombre de follicules et s'accompagnent d'une infiltration tuberculeuse plus ou moins étendue.

Lorsqu'on examine, à l'autopsie, une amygdale atteinte de tuberculose chronique, on constate d'abord à sa surface quelques granulations tuberculeuses ou des érosions. Le goulot des dépressions crypteuses est élargi, et il en sort une matière jaunâtre formée de pus épaissi et caséeux. Sur une surface de section, on voit que les cryptes amygdaliennes, généralement agrandies, sont remplies d'un détritus caséeux et sont limitées par un tissu rempli de points jaunâtres qui ne sont autre que le centre des tubercules.

Lorsqu'on examine au microscope des coupes d'une amygdale ainsi altérée, on découvre à sa surface, sous le revêtement épithélial et dans les points ulcérés non recouverts d'épithélium, une infiltration tuberculeuse diffuse ou des granulations développées dans le chorion de la muqueuse. Ce tissu de nouvelle formation est parsemé de cellules géantes.

Si la section passe à travers une crypte de l'amygdale, on constate d'abord que la cavité en est agrandie et qu'elle est remplie de cellules épithéliales et de globules de pus. Sa paroi présente un revêtement épithélial plus ou moins détaché sous lequel les papilles sont généralement hypertrophiées et bourgeonnantes. Le tissu propre de l'amygdale, c'est-à-dire le tissu conjonctif et les follicules situés autour de la dépression, sont transformés en un tissu tuberculeux qui montre habituellement des granulations bien nettes au centre desquelles se trouvent des cellules géantes. On y rencontre d'ordinaire des follicules lymphatiques qui ont conservé leur forme et leur structure, et l'on peut s'assurer que les granulations tuberculeuses, avec leurs cellules géantes, se développent dans leur intérieur.

Les ulcérations tuberculeuses de la surface de l'amygdale sont, comme toutes les ulcérations du même genre, limitées à leurs bords et à leur fond par du tissu tuberculeux et des granulations avec des cellules géantes. Des ulcérations de même nature s'établissent aussi à la surface et au fond des cryptes amygdaliennes. Il en résulte de grandes ulcérations anfractueuses à la surface de l'organe, séparées par des bourgeons du tissu conjonctif amygdalien qui est encore conservé entre les cryptes.

Tout ce tissu de nouvelle formation s'élimine peu à peu après s'être mortifié. A la fin de cette série d'altérations, l'amygdale est quelquefois réduite à un moignon formé par une masse de tissu tuberculeux. Dans ces cas, le tissu conjonctif qui forme l'enveloppe profonde de l'organe et les muscles adjacents sont infiltrés par des cellules lymphatiques et des granulations tuberculeuses.

Les vaisseaux sanguins et lymphatiques présentent les lésions que l'on observe dans tout organe atteint de tuberculose.

Dans les formes chroniques, il existe un état chagriné de la muqueuse avec coloration livide et épaississement parfois excessif (H. Barth).

Dans les formes aiguës, intenses, on note un engorgement des ganglions rétro-pharyngiens, sous-maxillaires, sterno-mastoïdiens. H. Barth a vu cette adénite aller jusqu'à la suppuration.

3° *La pharyngite chronique* est quelquefois liée à la présence de granulations tuberculeuses développées dans le tissu conjonctif superficiel du chorion. Ces granulations, dont le centre est rapidement opaque, peuvent devenir le point de départ d'ulcères analogues à l'ulcère tuberculeux de la langue. Les tubercules isolés ou agminés du pharynx, les ulcérations plus ou moins étendues qui en résultent, sont absolument les mêmes, au point de vue histologique, que ceux que nous avons décrits dans le voile du palais. Les lésions des glandes acineuses sont identiques. Lorsque les tubercules siègent dans les follicules clos isolés ou groupés du pharynx, comme cela n'est pas rare au niveau de la base de la langue et dans la région supérieure de la voûte du pharynx, ces tubercules présentent, dans leur mode de développement et dans leur configuration, les mêmes caractères que ceux des amygdales.

Isambert a décrit une tuberculose miliaire aiguë du pharynx coïncidant avec une tuberculose aiguë du larynx (*Soc. méd. des hôpitaux*, 1875-76).

4° *La tuberbulose de la muqueuse de l'œsophage* n'est pas absolument rare et Luigi Mariotti (1) en rapporte trois observations dans son mémoire : elle n'offre, d'ailleurs, rien de bien particulier à noter (Talamon, Balzer, *Soc. anat.*, 1880).

5° *Tuberculose de la muqueuse laryngée.* — La tuberculose est de beaucoup la cause plus commune des ulcérations laryngiennes (2). Celles-ci se rencontrent surtout dans la phtisie pulmonaire coïncidant avec une laryngo-trachéite, et elles s'étendent d'habitude sur la trachée et sur les premières divisions des grosses bronches. Généralement la muqueuse laryngienne est très congestionnée et couverte de muco-pus, au niveau des ulcérations aussi bien que sur les parties non ulcérées. Ces ulcérations sont consécutives à des granulations tuberculeuses plus ou moins nombreuses, isolées ou confluentes, développées primitivement dans le chorion.

(1) *Delle alterazioni dell' esofago nella tuberculosi.* — *Rev. clin. gennaio*, 1885.

(2) Rokitansky, *Traité d'anat. pathol.* Vienne, 1854. — Tobold, *Die chron. heilk.* Berlin, 1866. — Virchow, *Pathol. des tumeurs.* Trad. Arohnshon, t. III, p. 66 et suiv. — Thaon, *Recher. sur l'anat. path. de la tub.* Th., 1873. — Doléris, *Archives de physiol.*, 2e série, t. IX, 1873. — Balzer et Gouguesheim, *Arch. de phys.*, 1882. — Leroy, *Arch. de physiol.*, 1885.

La forme et la disposition des ulcérations sont déterminées par celles des granulations tuberculeuses elles-mêmes. Celles-ci, superficielles au début, atteignent successivement toutes les couches du tissu conjonctif de la muqueuse; elles se montrent aussi le long des conduits glandulaires et dans les glandes elles-mêmes. Lorsque les tubercules superficiels sont devenus caséeux, lorsque toute la muqueuse est infiltrée et bourrée de petites cellules et que ses vaisseaux sont oblitérés, il se produit une mortification partielle dont le premier effet est la chute de l'épithélium et la destruction de la membrane basale. Une petite érosion circulaire ayant un diamètre de un demi à 1 millimètre, apparaît bientôt et s'étend progressivement, en largeur et en profondeur, par la destruction du tissu conjonctif infiltré d'éléments caséeux. Cette ulcération présente des bords sinueux, festonnés, chacune des granulations ou chacun des groupes qu'elles forment devenant le centre d'un foyer de destruction et de suppuration éliminatrice consécutive. Par suite de l'extension des ulcérations, les lambeaux du tissu sous-muqueux épaissi peuvent être détachés, soit à la surface, soit au bord des ulcérations; le fond de l'ulcère est souvent fongueux et constitué par des bourgeons vascularisés qui fournissent une assez grande quantité de pus.

Les parties du larynx qui sont le plus souvent le siège de ces ulcérations sont les cordes vocales inférieures à leur point de jonction, ces cordes elles-mêmes dans toute leur étendue, les aryténoïdes, l'épiglotte et les ventricules. Le tissu fibreux des cordes vocales mis à nu est quelquefois érodé lui-même; le bord libre de l'épiglotte présente aussi souvent des pertes de substance dans lesquelles le cartilage est détruit après que ses cellules sont entrées en prolifération. Le tissu conjonctif sous-muqueux est tantôt très épaissi par la formation nouvelle de cellules embryonnaires dans les parties non ulcérées, au pourtour et au-dessous des ulcérations; tantôt il est infiltré de sérosité plus ou moins purulente. Ces lésions entraînent l'immobilité et la perte de la fonction des différentes pièces du larynx qui en sont le siège.

Les muscles sont aussi quelquefois atteints; le tissu conjonctif intermusculaire présente des cellules embryonnaires ou des corpuscules en plus ou moins grande abondance, et les faisceaux primitifs subissent la dégénérescence graisseuse.

Les cartilages, à l'exception de l'épiglotte, où les ulcérations inflammatoires sont cependant si fréquentes, sont le plus souvent incrustés de sels calcaires ou même ils sont ossifiés. Les ulcérations profondes et les abcès du larynx peuvent aboutir à une perforation, le pus se frayant un passage à travers le tissu conjonctif sous-cutané jusqu'à la surface de la peau, au devant du cou et à travers les parois de l'œsophage.

Doléris (1), au point de vue de la topographie et de l'évolution, admet quatre formes de tuberculose du larynx :

a. — *Une forme diffuse* (prolifération embryonnaire occupant les glandes, les parois vasculaires et surtout le tissu interstitiel). — Elle détermine le gonflement de la muqueuse et, dans beaucoup de cas, elle est le point de départ des sténoses glottiques. Elle peut persister pendant un certain temps sans éprouver de modifications aggravantes, mais elle n'est pas susceptible de résorption complète.

b. — *Une forme infiltrée* (analogue à la précédente, mais avec une tendance manifeste à la limitation des foyers). — Elle siège principalement autour des vaisseaux, dans l'intérieur des glandes et de leur conduit excréteur aussi bien qu'à leur extérieur. Elle se rapproche de la granulation sauf la circonscription exacte ; elle se détermine par la caséification en donnant naissance à des ulcérations profondes de la muqueuse.

c. — *Une forme circonscrite* (granulation miliaire). — Les nodules qui la représentent sont profonds ou superficiels. Les premiers siègent dans le tissu interstitiel, sont de volume variable et ne s'accompagnent presque jamais d'ulcération en raison de leur situation. Les seconds disparaissent rapidement en laissant à la surface de la muqueuse des ulcérations légères qui se groupent et se relient entre ellles, le plus souvent pour former des plaques irrégulières à bords nets, à fond jaunâtre.

d. — *Une forme conjonctive diffuse* (sclérose). — Plus rare que les précédentes, elle succède à la première forme, peut exister conjointement aux autres et leur donner naissance ultérieurement ; elle amène à la longue la sténose laryngée.

6° *Tuberculose de la membrane muqueuse de l'estomac.* Après une critique des diverses observations publiées sous la rubrique « tuberculose stomacale », Marfan conclut que douze cas seulement présentent de réels caractères d'authenticité. Cette tuberculose n'offre rien de spécial au point de vue anatomique (Sabourin, *Soc. anat.*, 1880).

La perforation de l'estomac a été observée six fois ; elle avait eu lieu toujours *de dehors en dedans*, sans lésion primitive de la muqueuse gastrique (Marfan) ; trois fois l'estomac a été perforé par un ganglion tuberculeux ; deux fois par le fait d'une péritonite tuberculeuse ; une fois il existait une fistule gastro-colique (Oppolzer) consécutive à une ulcération tuberculeuse du côlon transverse (Marfan, *Thèse de Paris*, 1887).

7° Les *lésions tuberculeuses de la muqueuse intestinale* siègent le plus

(1) Doléris, *Arch. de phys.*, 2e série, t. IX, 1873.

ordinairement, comme celles de la fièvre typhoïde, à la partie inférieure de l'intestin grêle, mais elles n'y restent pas confinées et elles s'étendent habituellement à l'iléon, au jéjunum et dans le gros intestin jusqu'au rectum inclusivement. Ces lésions sont caractérisées par des granulations tuberculeuses, par des inflammations caséeuses et ulcératives des follicules lymphatiques isolés ou agminés et par une infiltration du tissu conjonctif voisin. De la muqueuse qui est leur point de départ, elles s'étendent aux couches profondes en envahissant le tissu conjonctif sous-séreux, les vaisseaux lymphatiques de l'intestin et même ceux du mésentère.

Nous décrirons en même temps ici les granulations tuberculeuses et les inflammations tuberculeuses des follicules clos, parce que ces deux lésions marchent presque constamment de pair; les inflammations tuberculeuses des follicules précèdent même quelquefois les granulations.

Les granulations tuberculeuses de la muqueuse intestinale débutent par de petits grains arrondis, semi-transparents, saillants à sa surface et qui peuvent siéger soit dans le tissu conjonctif situé au niveau des culs-de-sac des glandes de Lieberkühn, soit dans le tissu conjonctif des villosités. Chauveau, dans les expériences où il provoquait dans l'espèce bovine la tuberculose par l'ingestion des poumons tuberculeux, a observé des granulations tuberculeuses tout à fait à leur début à la surface de l'intestin; parmi celles-ci, il en a vu se développer dans les villosités intestinales tuméfiées et infiltrées de petites cellules rondes.

Nous avons également observé chez l'homme des granulations très petites à la surface des muqueuses et dans les villosités; sur des coupes, le tissu conjonctif des villosités était infiltré de cellules rondes. Ces villosités gonflées dans toute leur hauteur et surtout à leur base étaient plus ou moins confondues et n'étaient plus distinctes qu'à leur extrémité libre. Elles formaient avec le stroma de la muqueuse également infiltrée un nodule qui affectait à l'œil nu et au microscope la structure d'un nodule tuberculeux. Les glandes en tube, comprimées et étouffées par cette néo-formation, montraient une série d'altérations portant surtout sur les cellules cylindriques. Celles-ci étaient petites, irrégulières; ils s'y mêlait des cellules lymphatiques et le tout subissait la transformation caséeuse. Lorsque les granulations tuberculeuses débutent dans les couches profondes de la muqueuse, elles sont recouvertes par la couche des glandes et par les villosités. Le tissu conjonctif de ces villosités et celui qui sépare les glandes de Lieberkühn sont également infiltrés de cellules lymphatiques et, dans un stade ultérieur, ils participent à la formation des granulations.

Les inflammations spéciales des follicules clos, dans la tuberculose, ne diffèrent pas au début de la psorentérie simple; mais bientôt ils acquièrent un volume plus considérable et deviennent opaques, blanchâtres ou jaunâtres à leur centre. Ils sont plus gros et moins durs que les granulations tuberculeuses. Souvent, en les piquant avec la pointe d'une aiguille, on en fait sortir un peu de liquide plus ou moins louche, blanchâtre ou jaune, contenant des cellules lymphatiques plus ou moins granuleuses et des cellules sphériques assez volumineuses munies de deux ou trois noyaux et renfermant des granulations graisseuses.

Lorsqu'on examine ces petites tumeurs sur des coupes obtenues après durcissement, on peut voir qu'à leur périphérie elles sont plus nettement séparées du tissu voisin que les tubercules. Enfin si le centre du follicule était occupé par un petit abcès, on voit le pus qui avait été coagulé par le liquide durcissant se détacher en masse en laissant un espace vide au centre du follicule. Ces petits abcès folliculaires s'ouvrent dans la cavité intestinale, y déversent leur contenu et sont remplacés par des ulcérations qui vont s'agrandissant.

Les follicules isolés ou agminés ainsi altérés et les tissus voisins épaissis par l'inflammation forment une plaque saillante qui s'ulcère bientôt en un ou plusieurs points, au niveau des follicules les plus malades. C'est de cette façon que se forment les grandes plaques ulcérées de la muqueuse dans la tuberculose. Lorsqu'on examine, au microscope, les bords de ces ulcérations sur des coupes perpendiculaires à la surface de la muqueuse, on y trouve à peu de chose près les mêmes lésions des villosités et des glandes qu'à la surface des plaques tuméfiées de la fièvre typhoïde. Les villosités sont en effet en partie effacées par leur tuméfaction même. Elles sont infiltrées d'éléments embryonnaires et transformées en de gros bourgeons. Les glandes de Lieberkühn sont modifiées dans leur forme, comprimées en certains points, tandis qu'elles sont dilatées en d'autres, surtout au niveau de leurs culs-de-sac. Elles sont remplies de cellules cylindriques en général plus volumineuses qu'à l'état normal. Sur les bords de certaines ulcérations en pleine suppuration, les villosités sont transformées en bourgeons charnus très vasculaires, séparés les uns des autres par des enfoncements profonds qui sont tapissés par de l'épithélium cylindrique bien conservé.

Lorsque les granulations tuberculeuses sont confluentes en un point donné de l'intestin, il se produit autour d'elles, comme autour des follicules enflammés, des lésions irritatives de la muqueuse et de la sous-muqueuse, et une ulcération apparaît bientôt dans les points primitivement envahis où la circulation est arrêtée. L'ulcération a lieu le plus souvent par le mécanisme de la gangrène moléculaire. Quel que soit le point de départ de l'ulcération, qu'elle reconnaisse pour cause première des granulations ou une inflammation tuberculeuse des follicules, son aspect, son développement ultérieur et ses conséquences sont les mêmes.

Les ulcères tuberculeux de l'intestin grêle siègent le plus ordinairement à la partie inférieure de l'iléon sur les plaques de Peyer; ils affectent une forme circulaire ou elliptique; leur grand axe est longitudinal lorsqu'ils siègent sur les plaques de Peyer. Ceux qui se produisent en dehors des plaques de Peyer, dans le jéjunum, dans le gros intestin,

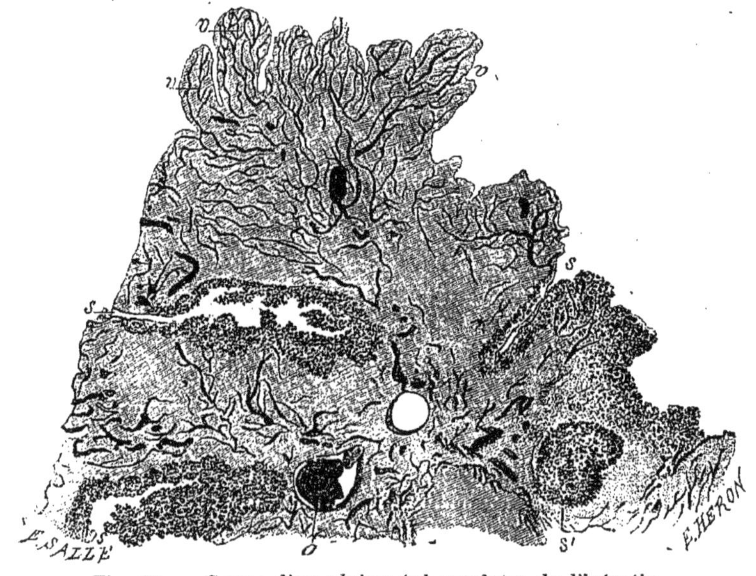

Fig. 21. — Coupe d'un ulcère tuberculeux de l'intestin.

v,v, villosités conservées et transformées en bourgeons charnus; — s,s,s, sillons et enfoncements profonds tapissés par de l'épithélium cylindrique; — s', coupe transversale d'une de ces dépressions (grossissement de 30 diamètres).

même dans l'iléon, ont le plus ordinairement leur grand axe dirigé transversalement à la direction de l'intestin. Rindfleisch pense que cette dernière forme, qui est la plus fréquente, est liée à ce fait que les granulations tuberculeuses envahissent de préférence les parois des vaisseaux sanguins et les lymphatiques, dont la direction générale est perpendiculaire à celle de l'intestin. Les bords de ces ulcères sont sinueux, serpigineux, saillants et contiennent, soit des granulations tuberculeuses, soit des follicules altérés, caséeux à leur centre. Leur fond est également parsemé de nodules gris ou blanchâtres qui, pour la plupart, correspondent à des granulations tuberculeuses en voie d'élimination. On peut facilement apprécier le rôle que jouent les vaisseaux lymphatiques dans le développement de la tuberculose intestinale. Lorsque, en effet, on examine la surface péritonéale qui répond à l'ulcère de la muqueuse, on y voit toujours un certain nombre de granulations tuberculeuses fixes, semi-transparentes ou un peu opaques à leur centre. Les vaisseaux lymphatiques qui émergent à ce niveau et de là se rendent aux ganglions mésentériques apparaissent comme des cordons noueux de couleur blanche ou blanc jaunâtre. Ils montrent à leur surface, de distance en distance, le relief de granulations tuberculeuses qui se sont développées dans leur paroi, et lorsqu'on les sectionne, on en fait sortir souvent une matière blanchâtre, caséeuse, semi-liquide. Cette matière est composée de cellules endothéliales gonflées, granuleuses, et de corpuscules lymphatiques.

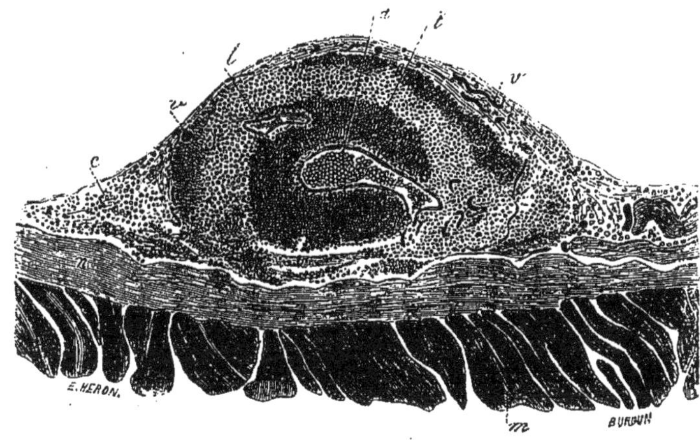

Fig. 22. — Coupe transversale d'un vaisseau lymphatique tuberculeux de la surface péritonéale de l'intestin.

a, cavité du lymphatique qui est remplie de cellules lymphatiques et qui est rétrécie ; — *c*, sinus conjonctif sous-péritonéal au milieu duquel passe le lymphatique dont les parois sont très épaissies par le développement du tissu tuberculeux ; — *t*, tissu tuberculeux dont la zone extérieure est formée de cellules arrondies telles que celles de la zone externe, lesquelles sont caséeuses ; — *v*, vaisseaux capillaires ; — *n*, couche des fibres musculaires lisses longitudinales ; — *m*, couche des fibres musculaires transversales de l'intestin.

Ces divers éléments sont souvent granulo-graisseux ; c'est de là que provient l'opacité de la masse.

Des coupes de ces vaisseaux faites sur des pièces couvenablement durcies montrent leur paroi infiltrée de cellules rondes et occupée en quelques points par des granulations tuberculeuses ; elle est considérablement hypertrophiée à leur niveau. Ces granulations sont entourées de vaisseaux sanguins injectés, leur centre est granulo-graisseux, et leurs éléments affectent la disposition qu'ils ont dans toute granulation tuberculeuse. La lumière du vaisseau lymphatique est le plus souvent très amoindrie et irrégulière; elle a la forme d'une fente allongée ovoïde, et elle est remplie de cellules lymphatiques granuleuses.

Les diverses couches du tissu conjonctif de l'intestin peuvent être le siège de granulations. On en trouve dans le tissu sous-muqueux, entre les deux couches de la tunique musculaire ou dans l'épaisseur même de l'une de ces couches, les faisceaux musculaires étant dissociés par la néo-formation.

A mesure que l'ulcération s'agrandit, les couches profondes de l'intestin subissent des modifications inflammatoires de plus en plus accentuées et il s'y fait de nouvelles poussées de granulations tuberculeuses. Ce tissu complexe, tissu embryonnaire parsemé de granulations tuberculeuses, est très apte lui-même à subir la suppuration et la gangrène moléculaire; aussi l'ulcère gagnant toujours peut-il aboutir à la perforation complète de l'intestin, lésion assez rare d'ailleurs, parce que les tuberculeux atteints d'ulcérations intestinales succombent souvent avant que la lésion soit arrivée à ce dernier terme.

Quelquefois l'infiltration inflammatoire et tuberculeuse de la muqueuse produit un épaisissement assez considérable pour déterminer un rétrécissement de l'intestin. Nous avons vu plusieurs cas de ce genre dans lesquels le rétrécissement siégeait à la fin de l'iléon.

Klebs relate un fait analogue de rétrécissement tuberculeux de la valvule iléo-cœcale.

Il est inutile d'ajouter que, dans la tuberculose de l'intestin, la muqueuse est le siège d'un catarrhe plus ou moins intense avec hypersécrétion de liquide et diarrhée. Les ulcérations tuberculeuses que nous venons de décrire sont consécutives aux tubercules ulcérés du poumon, et peut-être sont-elles dues surtout à ce que les malades avalent leurs crachats. Les tubercules primitivement développés dans le péritoine ne donnent que rarement lieu à la tuberculose et aux ulcérations intestinales. En revanche les ulcérations tuberculeuses de l'intestin grêle déterminent constamment, à la surface du feuillet viscéral de la séreuse qui leur correspond, une éruption de granulations miliaires. Cette éruption permet toujours de distinguer les ulcérations de la tuberculose de celles de la fièvre typhoïde. Les granulations tuberculeuses du péritoine qui répondent aux ulcérations de la muqueuse se détachent comme de petits grains semi-transparents sur une plaque rouge; les granulations de la périphérie de la plaque sont plus nombreuses et volumineuses que celles de leur centre. A leur niveau il existe quelquefois de la péritonite avec des fausses membranes et une adhésion d'une anse intestinale avec les anses voisines. Plus rarement il se produit une péritonite généralisée.

. . . .

8° Luc a observé un cas de *tuberculose de la conjonctive* et a reproduit dans sa thèse quelques autres observations (1).

(1) Luc, *De la tuberculose de la conjonctive*. Thèse, Paris, 1883.

§ 4. — Bacilles dans la tuberculose des membranes muqueuses.

Nous avons tout particulièrement étudié, avec la méthode de coloration d'Erhlich, des coupes provenant d'un fait que l'un de nous avait déjà décrit il y a six ans (1) et dans lequel la luette, les amygdales,

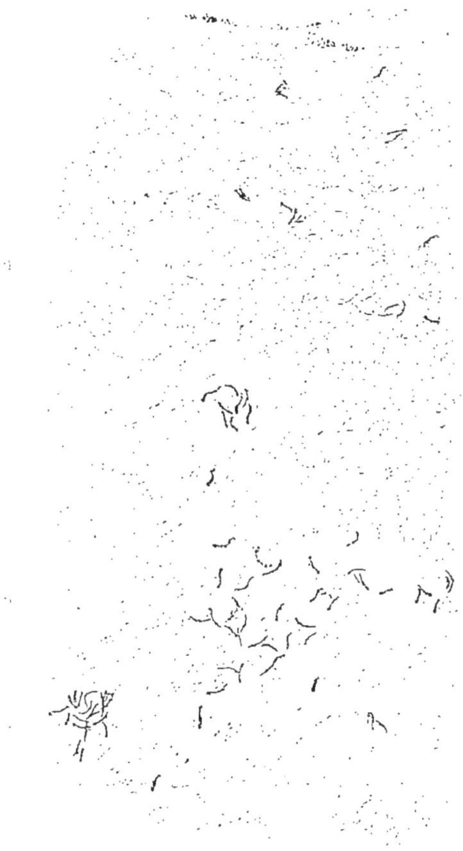

Fig. 23. — Muqueuse pharyngienne envahie par la tuberculose.

a, couche épithéliale superficielle ; les cellules de la couche muqueuse sont séparées, par place, par les cellules migratrices *m*, qui entraînent avec elles des bacilles *c* ; — *h*, amas tuberculeux formé par des cellules rondes situées dans la couche la plus superficielle du chorion ; — *g*, cellule géante remplie de bacilles ; — *v*, petit vaisseau qui présente des bacilles dans son endothélium (grossissement de 500 diamètres).

le pharynx, le larynx étaient le siège d'une tuberculose très étendue, ulcérée par places et de lésions très prononcées des vaisseaux. Si l'on examine une coupe perpendiculaire à la surface de la muqueuse

(1) Cornil, *Soc. de biologie*, 1880.

bucco-pharyngienne infiltrée de tubercules dans un point où l'épithélium est conservé, on trouve, dans les couches de l'épithélium stratifié, une certaine quantité de bacilles situés dans des cellules migratrices. Ces cellules siègent dans les voies lymphatiques décrites par

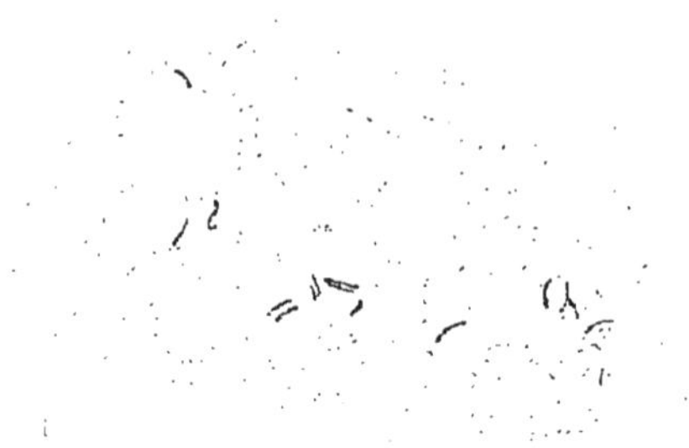

Fig. 24. — Section d'une petite veine dans la tuberculose du pharynx.

a, paroi des vaisseaux; — *c*, corpuscules blancs du sang contenu dans ce vaisseau avec des bacilles; — *b*, tissu périphérique infiltré de leucocytes. (Grossissement de 250 diamètres.)

Ranvier et situées entre les cellules épithéliales; ces voies lymphatiques sont dilatées et transformées en vacuoles.

Certaines cellules migratrices possèdent plusieurs noyaux et sont

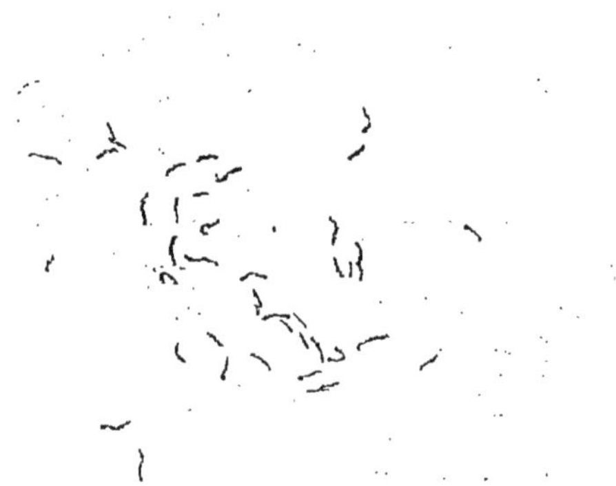

Fig. 25. — Vaisseau capillaire oblitéré et agrandi dans la tuberculose du pharynx.

e, cavité vasculaire remplie de cellules rondes ou globules blancs, de cellules endothéliales et de bacilles *h*; — *c*, paroi du vaisseau devenue hyaline; — *b*, tissu conjonctif périphérique. (Grossissement de 800 diamètres.)

assez volumineuses. D'autres bacilles sont libres et situés également entre les cellules épithéliales. Les bacilles peuvent arriver ainsi de la couche papillaire du chorion jusqu'à la surface de la muqueuse par les interstices situés entre les cellules d'épithélium stratifié. Dans la couche papillaire du chorion muqueux, on trouve des amas de cellules rondes *h*, des cellules géantes *g*, dans lesquelles et entre lesquelles il y a beaucoup de bacilles; les cellules géantes en sont remplies. Dans

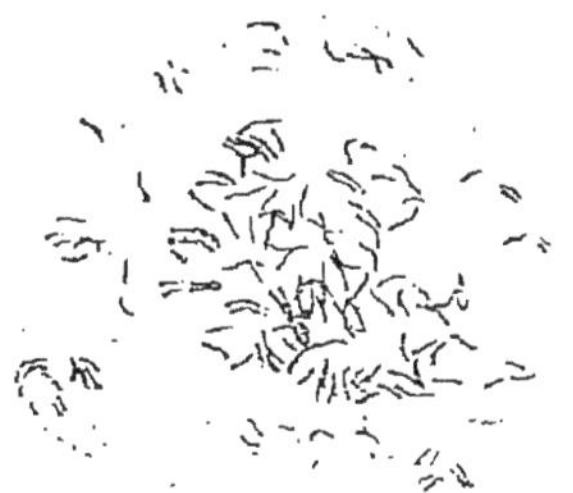

Fig. 26. — Cellule géante.

g, cellule géante remplie de bacilles dans un cas de tuberculose de l'amygdale. Le tissu tuberculeux périphérique en contient également (grossissement de 400 diamètres).

d'autres parties de la couche papillaire, il existe des îlots d'un tissu réticulé ne présentant pas de bacilles. Autour des îlots de tissu em-

Fig. 27. — Cellule géante et bacilles contenus dans un vaisseau dont la lumière est remplie de fibrilles de fibrine et de cellules lymphatiques (grossissement de 250 diamètres).

cg, cellule géante; — *f*, fibrine; — *a*, cellules lymphatiques; — *p*, paroi du vaisseau dont une partie seulement est figurée; — *b*, tissu conjonctif périphérique montrant des cellules migratrices.

bryonnaire et auprès des cellules géantes, il y a toujours des vaisseaux plus ou moins perméables au sang. On voit dans la figure 23 une section d'un vaisseau *v*, qui présente des bacilles dans une cellule endothéliale. Dans ce même fait, la muqueuse de la luette était très épaissie et infiltrée de cellules lymphatiques ; ses vaisseaux capillaires très dilatés, volumineux, étaient oblitérés par un thrombus dont les mailles de fibrine contenaient des globules blancs et quelques globules rouges. Il y avait aussi des bacilles dans les vaisseaux thrombosés. Ainsi la figure 24 montre une section d'un vaisseau compris au milieu d'un tissu infiltré de cellules et qui est rempli de globules blancs du sang et de fibrine. La paroi *a* de ce vaisseau est très distincte et sa membrane interne présente des cellules endothéliales. De nombreux bacilles *d* existent au milieu du thrombus intravasculaire, dans les globules blancs ou entre eux. La muqueuse épaissie de la luette et du voile du palais présentait des nodosités et des ulcérations tuberculeuses. Là, à côté ou au milieu des follicules tuberculeux, il y avait non seulement des vaisseaux capillaires très dilatés et thrombosés comme celui qui est dessiné dans la figure 23,

Fig. 28. — Tuberculose de l'amygdale.

o, orifice d'une crypte de l'amygdale dont la cavité *p* est hérissée de papilles et pleine de pus caséeux : — *a*, surface de la muqueuse buccale qui recouvre l'amygdale ; — *f*, *f*, follicules lymphatiques ; — *c*, *c'*, *c''*, tubercules avec des cellules géantes et des bacilles. (Grossissement faible.)

mais aussi des vaisseaux dans lesquels on pouvait suivre la transformation de leur contenu en cellules géantes. La figure 25 représente une coupe de l'un de ces vaisseaux dans lequel la paroi *c* est devenue hyaline et peu distincte. La lumière du vaissseau montre des cellules endothéliales disposées les unes contre la membrane interne, les autres irrégulièrement dans le thrombus qui contient en outre des globules blancs et de nombreux bacilles de la tuberculose pour la plupart lisses, avec leur forme caractéristique. A la périphérie de la paroi hyaline du vaisseau, on trouve un tissu réticulé et de nombreuses cellules, les unes fixes, les autres migratrices, avec des bacilles lisses ou granuleux situés dans les cellules migratrices ou libres. Si l'on compare la figure 25 avec la figure 26 qui offre un

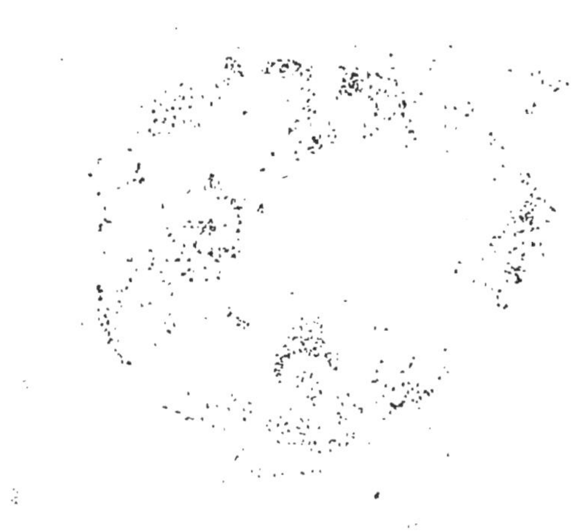

Fig. 29. — Coupe d'une granulation tuberculeuse de la langue située profondément entre les faisceaux musculaires.

m, faisceaux musculaires ; — *t*, granulations tuberculeuses ; — *v*, cellule géante ; — *n*, tissu conjonctif.

type de cellules géantes voisines des vaisseaux oblitérés, il est difficile de ne pas être persuadé que cette dernière s'est développée dans le thrombus d'un vaisseau qu'elle remplit. Elle est entourée, en effet, par une bordure claire qui répond à la transformation hyaline de la paroi d'un vaisseau. Cette cellule géante *g* est, comme toutes celles qu'on a vues dans cette observation, remplie d'un nombre considérable de bacilles *b*, ainsi que le tissu infiltré de cellules migratrices au milieu duquel elle siège. Dans les vaisseaux thrombosés de la luette, l'un de nous a vu et figuré (1) des cellules géantes dans le

(1) Voyez *Thèse* de Chassagnette, fig. 67 et 68, et *Manuel d'histologie path.*, de Cornil et Ranvier, p. 225, fig. 86, 87 et 88, t. II, 2e édition.

thrombus qui remplit des veines passant au milieu de masses caséeuses (voy. fig. 27).

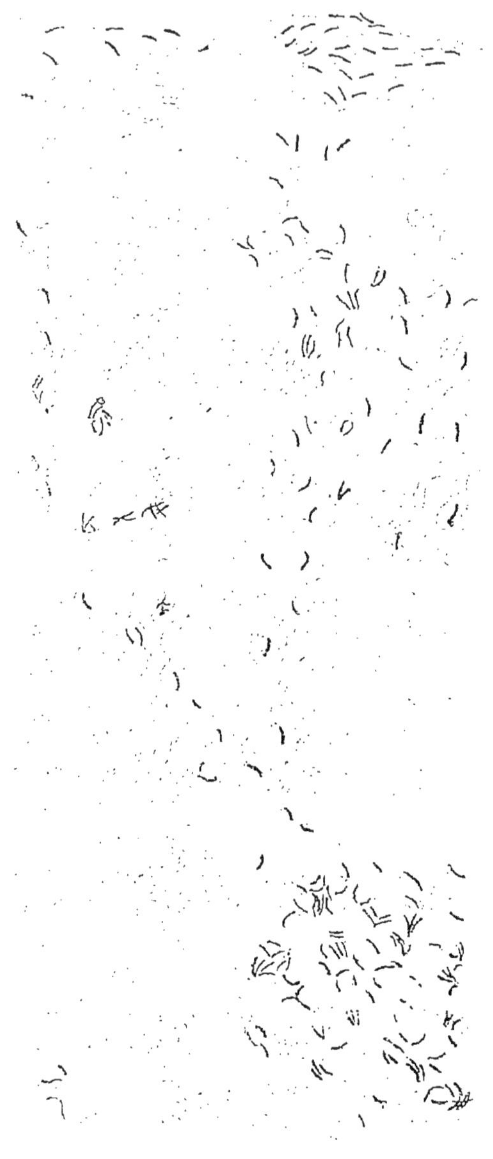

Fig. 30. — Tuberculose de la muqueuse intestinale.

s. surface de la muqueuse ulcérée. En *m* cette surface présente une dégénérescence hyaline et des bacilles. Le vaisseau *v* montre en *p* une dégénérescence semblable ; — *t*, tissu réticulé dont les mailles contiennent des cellules rondes et des bacilles ; — *n*, granulation tuberculeuse avec des bacilles.

On a examiné de nouveau des coupes colorées par le procédé

d'Ehrlich et provenant des mêmes pièces anatomiques. On a rencontré des cellules géantes contenues dans le thrombus intravasculaire et qui renfermaient aussi des bacilles. Dans ce même fait, les amygdales tuberculeuses, l'une ulcérée et réduite à un moignon tuberculeux, l'autre volumineuse, hypertrophiée, en partie ulcérée et parsemée d'îlots tuberculeux, montraient, sur les coupes des nodules tuberculeux et du tissu infiltré, une quantité vraiment extraordinaire de bacilles (voy. fig. 28), dans les cellules géantes, dans les petites cellules rondes et entre ces éléments.

Par contre, dans une autre observation d'amygdalite tuberculeuse, où la glande hypertrophiée offrait sur une coupe la même apparence caséeuse qu'un ganglion scrofuleux, avec des fentes au milieu de ce tissu, il n'y avait pas de bacilles, mais seulement des grains ronds qui se coloraient par la méthode d'Ehrlich. Les ulcérations tuberculeuses du voile du palais ne montraient aussi que des grains ronds.

Cependant, dans cette même autopsie, la muqueuse laryngienne tuberculeuse était infiltrée de bâtonnets caractéristiques. La muqueuse du vestibule du larynx présentait une surface rugeuse, plissée et chagrinée : elle était épaissie, comme transformée en une fausse membrane qui aurait fait corps avec elle. A la surface de la membrane ainsi altérée, il y avait des amas de microcoques disposés en zooglœe. La profondeur de la muqueuse, qui offrait les lésions de la tuberculose, recélait des bacilles caractéristiques.

Dans la tuberculose de la langue, qui, après avoir débuté par la muqueuse, envahit ordinairement les couches musculaires de cet organe, on trouve les mêmes bacilles dans les cellules et dans le tissu des granulations (fig. 29).

L'un de nous a étudié plusieurs faits d'ulcérations chroniques de la muqueuse de l'intestin grêle et du gros intestin (Cornil et Babès, *Les Bactéries*, 1886). La figure 30 est relative à un cas de tuberculose primitive du gros intestin, suivie d'une tuberculose miliaire généralisée. La surface de la muqueuse, dépouillée de son épithélium, était inégale et mamelonnée. On y trouvait, en *m*, une substance hyaline qui se colorait très fortement par les couleurs d'aniline et qui ne se décolorait pas complètement sous l'influence de l'acide nitrique au tiers. Il y avait, en *p*, une substance hyaline à la surface de la paroi du vaisseau *v*. Des bacilles de la tuberculose se montraient dans le tissu de granulation de la surface et dans la masse hyaline *m*. La muqueuse très épaissie, transformée en un tissu réticulé, présentait des espaces arrondis ou allongés perpendiculaires à sa surface; dans ces espaces, il existait une grande quantité de cellules migratrices contenant des bacilles ou des bacilles libres. La couche profonde de la muqueuse est parcourue par des vaisseaux *v*, contenant du sang. Autour d'eux existent de nombreuses cellules rondes disséminées ou agglomérées en îlots dans un tissu réticulé, ou pressées les unes contre les autres comme en *n*. Dans ces îlots tuberculeux, il y a quelquefois des cellules géantes et c'est là que les bacilles se trouvent accumulés en nombre considérable. Plus profondément entre les muscles, on trouve aussi des amas de cellules avec des bacilles ; il y en a aussi dans la paroi des vaisseaux.

§ 5. — Tuberculose des os (1).

Les *tubercules* des os s'observent habituellement dans le tissu spongieux des os longs et dans les os courts, mais leur siège de prédilection est le corps des vertèbres, le sternum et les côtes. C'est là qu'on les rencontre très souvent dans la tuberculose miliaire généralisée, et qu'on peut le mieux suivre leur évolution.

Chez l'adulte, la moelle du sternum, des côtes et des corps des vertèbres est d'un rouge tirant un peu sur le violet et très légèrement translucide. Elle est constituée par les cellules ordinaires de la moelle, par quelques rares cellules adipeuses disposées assez régulièrement, et par des vaisseaux sanguins. Autour de ceux-ci, il existe une mince couche de tissu conjonctif ordinaire. Une granulation tuberculeuse, isolée dans un pareil tissu, s'accuse par des caractères tellement tranchés, qu'il n'est pas possible de la méconnaître. Elle forme une tache circulaire de 1 ou 2 millimètres, souvent un peu irrégulière dans son contour, complètement anémique et légèrement translucide. Son centre est fréquemment opaque, tandis qu'à son pourtour la moelle a pris une coloration d'un rouge foncé. On ne peut sentir avec le doigt le nodule tuberculeux, à cause de la présence des trabécules osseuses.

La granulation grise demi-transparente du tissu osseux est donc déjà fort nette à l'œil nu ; mais pour bien la voir, la manière de diviser les os n'est pas indifférente : il faut, après avoir pratiqué une section

(1) A. Nélaton, *Recherches sur l'affection tuberculeuse des os*. Thèse, 1837. — Ranvier, *Description et définition de l'ostéite, de la carie et de la tuberculose des os*, *Arch. de phys.*, 1868. — Lannelongue, *Tuberculose des os. Tumeurs blanches consécutives. Bulletin Soc. chirurg.*, 1879. — *Abcès froids et tuberculose osseuse*, 1881. — *De la coxo-tuberculose*, 1886. — R. Wolkmann, *Ueber Carakter und die Bedentung der fungösen Gelenkentzündungen. Volkmann's Klin. Vortrage*, 1879. — Kœnig, *Die tuberculose der knocken und gelenken. — Wolkmann's klin. vorträge*, n° 214, 1882. — Nélaton (Charles), *Le tubercule dans les affections chirurgicales*. Th. agrég., 1883. — Schuller, *Experimentelle untersuchungen uber die Genese der scrofulosen Gelunkentzundungen. Centralb. fur chirurg.*, 1878. — *Experimentelle und histologische untersuchungen uber die Entsechung*. Stutgard, 1880. — *Die Ætiologie der chronischenknochen und Gelenkzündungen. Arch. fur klin. chir.*, 1881. — Arnaud, *Dell' artrite tuberculare primitiva. — Lo sperimentale*. Enero, 1884. — Bouilly, *Revue mensuelle*, 1883. — Poulet et Kiener, *De l'ostéo-périostite tuberculeuse chronique ou carie des os* (*Arch. physiol.*, 1883).

à l'aide de la scie, aviver les surfaces avec un fort scalpel. On peut également diviser les os, en y enfonçant à coups de marteau une lame à tranchant obtus. La scie, même la plus fine, entraîne des parcelles d'os et des débris de substance médullaire, en garnit toute la surface de section et en altère complètement l'aspect.

Sur des os ainsi préparés, on pourra toujours voir d'une manière distincte les granulations tuberculeuses isolées, parce qu'elles tranchent sur un fond fortement coloré. Mais si des granulations sont groupées dans un même espace médullaire, elles déterminent l'anémie de la moelle intermédiaire, et il devient impossible de les reconnaître sans le secours du microscope.

Les granulations confluentes forment des îlots irréguliers plus ou moins étendus, depuis 3 ou 4 millimètres jusqu'à plusieurs centimètres. Au début du processus, on peut reconnaître que les grands îlots sont formés par la réunion d'un certain nombre d'îlots plus petits ; aussi la forme qu'affectent les masses tuberculeuses est-elle variable ; généralement elle est fort irrégulière. L'aspect de ces masses ne peut laisser soupçonner leur véritable nature qu'à l'observateur qui en a déjà examiné de pareilles à l'aide du microscope ; encore sera-t-il exposé à se tromper. Elles sont complètement anémiques, à fond grenu, grisâtres, translucides ; dans quelques points il existe de très petites taches opaques. Sur des masses plus anciennes, ces taches, s'étendant et finissant par se confondre, donnent au produit pathologique l'aspect franchement caséeux. Le plus souvent, les trabécules osseuses, comprises au milieu de la matière caséeuse, paraissent intactes. A la limite des portions entièrement caséeuses, il existe deux zones : la plus interne est mince, anémique, translucide avec des taches opaques ; l'externe est rouge foncé, non translucide et se perd graduellement dans la moelle violacée. Dans quelques cas, alors que la formation des tubercules est rapide et a lieu à la fois dans un grand nombre de points, la moelle de l'os entier (sternum, corps des vertèbres) est d'un rouge très foncé. Dans ces conditions, la trame osseuse a subi une raréfaction déjà évidente à l'œil nu.

Les tubercules des os se présentent donc sous deux formes : les *granulations tuberculeuses isolées* et les *granulations tuberculeuses confluentes*.

Granulations tuberculeuses isolées. — Lorsque, après avoir découvert une granulation tuberculeuse dans les os, on l'enlève avec une aiguille à cataracte, elle vient en masse et se montre comme un petit bloc arrondi ou légèrement anguleux. Placée simplement dans une goutte d'eau et examinée sans être recouverte d'une lamelle de verre, avec un grossissement de 150 diamètres, cette masse paraît formée uniquement de cellules médullaires mobiles les unes sur les autres.

Mais c'est là une illusion provenant de ce que le tubercule est enveloppé de toute part de cellules de la moelle. En effet, si on lave la granulation avec un pinceau, on constate qu'elle ne se désagrège nullement, et si on l'examine de nouveau après l'avoir recouverte d'une lamelle de verre, on y voit des éléments cellulaires très petits (de 5 à 7 μ), noyés dans une substance grenue ou très vaguement fibrillaire. Si la granulation était déjà caséeuse à son centre, celui-ci se montre complètement opaque.

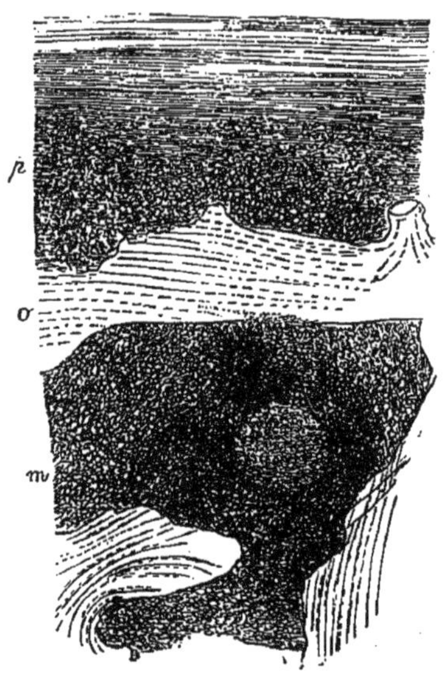

Fig. 31. — Tubercule isolé du sternum dans un cas de phtisie aiguë généralisée.

p, périoste de la face antérieure du sternum avec des couches sous-périostiques embryonnaires épaisses comme dans l'ostéite ; — *o*, première couche osseuse dont les lamelles sont coupées irrégulièrement par le travail inflammatoire ; — *m*, moelle embryonnaire au milieu de laquelle on voit un tubercule entouré d'une zone foncée due à des dilatations vasculaires et à des hémorrhagies. (Grossissement de 20 diamètres.)

Mais ce procédé est très insuffisant, et pour faire une bonne étude du tissu de la granulation, il convient de l'examiner sur des coupes minces faites après macération dans une solution d'acide chromique à $\frac{3}{1000}$. Pour obtenir la décalcification et pour qu'il soit possible de faire avec le rasoir des coupes du fragment osseux, il faut un temps variable suivant la dimension et la densité de ce fragment. S'il est un peu volumineux, si, par exemple, il représente un cube de 1 centimètre de côté, il faut un temps assez long. Pour compléter le durcissement et pour maintenir les éléments cellulaires, il sera bon d'employer ensuite la gomme et l'alcool.

Une granulation, comprise dans une coupe, se présente au microscope avec les caractères suivants : A sa périphérie, la moelle ne contient plus de cellules adipeuses, les vaisseaux sanguins sont dilatés, et, autour d'eux, on ne trouve plus de tissu conjonctif. Cette zone d'irritation s'étend souvent à plusieurs aréoles du tissu spongieux, et à son niveau, les trabécules osseuses sont rongées comme dans l'ostéite. Ce n'est pas seulement autour des granulations que l'on observe ces phénomènes d'irritation, mais encore dans les points qui en sont fort éloignés, de telle sorte qu'il est logique de supposer que l'irritation formative a devancé l'apparition des granulations. En un mot, dans les os, l'ostéite précède les tubercules.

Le tissu de la granulation est composé de petits éléments cellulaires réfringents, dont la diminution progressive peut être suivie de la périphérie au centre de cette granulation. Ces éléments sont englobés dans une substance résistante, granuleuse.

Granulations tuberculeuses confluentes. — Il est probable qu'une partie des altérations que Nélaton a décrites sous le nom d'*infiltrations tuberculeuses* appartient aux lésions déterminées par les granulations tuberculeuses, mais sa description pourrait se rattacher tout aussi bien à des caries avec transformation caséeuse du pus, à des séquestres éburnés, à certaines gommes syphilitiques. En effet, sans le secours du microscope, il est souvent impossible de savoir si la lésion est tuberculeuse, puisque, d'une part, la granulation est le seul produit caractéristique de la tuberculose, et que, d'autre part, on ne peut distinguer à l'œil nu les granulations tuberculeuses, alors qu'elles sont confluentes. Quand un grand nombre de granulations se forment à la fois dans un même espace médullaire, elles n'atteignent pas un volume aussi considérable que les granulations isolées ; elles subissent très rapidement la métamorphose caséeuse et entraînent une transformation semblable de la moelle comprise entre elles. Du reste, le développement et la structure de la granulation tuberculeuse sont toujours identiques, que celle-ci soit isolée ou placée dans le voisinage d'une autre granulation.

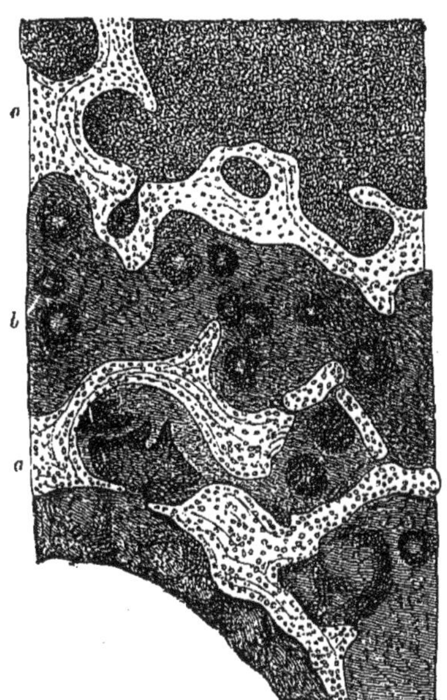

Fig. 32. — Tubercules confluents du tissu osseux.

a, trabécules osseuses ; — *c*, tissu médullaire embryonnaire ; — *b*, tubercules. (Grossissement de 20 diamètres.)

Il est maintenant bien démontré que toute granulation tuberculeuse développée dans un os amène l'oblitération des vaisseaux qui la traversent. Or, si plusieurs granulations comprises dans un même espace médullaire y occupent des positions variées, il est clair que la circulation de toutes les branches vasculaires de cet espace sera arrêtée. En outre, si quelques aréoles du tissu spongieux, indemnes de granulations, sont circonscrites par des aréoles chargées de tubercules elles seront également frappées d'anémie.

Toutes les portions de l'os où la circulation sera supprimée subiront la transformation caséeuse, pour la même raison que les infarctus deviennent caséeux.

Souvent les aréoles, devenues caséeuses par oblitération vasculaire, sont distinctes des aréoles ayant subi la même modification par fonte des granulations tuberculeuses. Dans les premières, les cellules adipeuses sont conservées, ou bien leur place est marquée par des groupes de cristaux d'acide stéarique; dans les secondes, les cellules adipeuses, ayant disparu par le fait de l'ostéite qui précède les tubercules, ne laissent aucun vestige.

La transformation caséeuse de la moelle doit maintenant attirer notre attention. Chose assez singulière, avant d'éprouver la fonte granulo-graisseuse, elle devient d'abord translucide, les cellules médullaires semblent se ratatiner et se souder entre elles; mais ce stade dure peu et s'observe dans une zone très limitée; il est bientôt suivi de la transformation caséeuse. Alors on ne distingue plus ce qui a été primitivement de la moelle ou des tubercules.

Les trabécules osseuses comprises dans la masse caséeuse n'ont le plus souvent subi ni condensation ni raréfaction.

En dehors de la tuberculose, il n'est pas habituel de rencontrer des altérations aussi considérables du tissu osseux, sans qu'il y ait de raréfaction. On voit, en effet, que des os ou des fragments osseux plus ou moins considérables peuvent persister dans une masse de pus caséeux, sans qu'il survienne de dissolution ni de disparition partielle. Au contraire, les travées osseuses même mortifiées qui sont en contact avec une néoformation médullaire active sont généralement résorbées. Lorsque, sous l'influence du processus tuberculeux, les aréoles du tissu spongieux se remplissent rapidement d'une masse caséeuse provenant de la transformation des granulations ou de la moelle intermédiaire, on conçoit que les travées osseuses qui sont en contact avec elles puissent persister indéfiniment.

Les corpuscules osseux ne participent pas à la fonte caséeuse des éléments de la moelle, leurs noyaux sont devenus irréguliers; mais autour d'eux il n'y a pas de granulations graisseuses. Ce fait, étudié à l'aide de la coloration par le rouge d'aniline, permet de distinguer la transformation caséeuse qui survient à la suite des tubercules confluents de celle qui accompagne la carie. Tandis que, dans cette dernière, les corpuscules osseux tombent en régression granulo-graisseuse, les parties de l'os envahies par la tuberculose, ne recevant plus de sang, se nécrosent, et l'élimination a lieu alors que l'éruption tuberculeuse est achevée en un point. L'élimination se fait très probablement comme dans une nécrose simple, à la suite d'une ostéite raréfiante qui détermine, à la limite de la partie tuberculeuse, la résorption des travées osseuses et amène la formation d'un tissu de bourgeons charnus. C'est ainsi que se forme une caverne dans laquelle séjourne plus ou moins longtemps un séquestre baigné par du pus.

Dans l'état actuel de la science, lorsqu'on trouvera dans un os une caverne tapissée de bourgeons charnus ou d'une membrane lisse, remplie de pus ou de matière caséeuse, on ne pourra logiquement lui considérer une origine tuberculeuse que s'il existe dans le tissu circonvoisin des granulations tuberculeuses appréciables à l'œil nu ou au microscope. Un séquestre de tissu spongieux baigné dans du pus ou infiltré de matière caséeuse ne devra être attribué aux tubercules confluents que si l'os présente autour de lui des granulations isolées ou confluentes.

En effet, une ostéite simple, une carie, des gommes, peuvent donner lieu à des modifications du tissu osseux semblables, à l œil nu, aux tubercules confluents, dans leur période d'évolution ou d'élimination.

§ 6. — Bacilles dans la tuberculose osseuse.

La tuberculose osseuse, avons-nous dit, est caractérisée par les ostéites raréfiantes et fongueuses des os courts tels que les phalanges, les métatarsiens ou métacarpiens, les os du carpe ou du cou-de-pied (spina ventosa, carie, etc.), par le mal vertébral de Pott, par les ostéites tuberculeuses péri-articulaires qui accompagnent les tumeurs blanches, par les abcès ossifluents et par les fistules consécutives. Nous avons vu aussi que les follicules tuberculeux avec leurs cellules géantes, l'infiltration embryonnaire des tissus, souvent dans une assez grande étendue autour des parties voisines de l'os malade, comme le périoste, la dure-mère, le tissu conjonctif, les travées conjonctives intra-musculaires ou sous-cutanées, etc., ont fait assimiler ces lésions aux tubercules (Ranvier (1), Volkmann (2), Lannelongue (3), etc.). Or l'examen des os malades fait trouver habituellement des bacilles de Koch dans les tubercules qui siègent dans l'os, et en particulier dans les vertèbres atteintes de mal de Pott. Mais, dans les lésions très anciennes des os, dans les trajets fistuleux, dans le pus des abcès ossifluents et dans la paroi de ces abcès, les bacilles sont très difficiles à mettre en évidence. L'expérimentation sur les animaux donne au contraire des résultats constamment positifs, et il existe des bacilles dans les tubercules obtenus à la suite de ces inoculations.

§ 7. — Abcès froids sous-cutanés.

Les abcès froids sous-cutanés sont aussi rattachés à la tuberculose. Les parois de ces abcès contiennent en effet de très nombreuses cellules

(1) Ranvier, *loc. cit.*

(2) Volkmann, *Ueber Carackter und die Bedeutung der fongosen Gelenkentzündungen. Volkman's klin. Vortrage*, nos 168, 169, 1879.

(3) *Loc. cit.*

géantes dans lesquelles on trouve parfois des bacilles de la tuberculose. Le pus de ces abcès ne contient presque jamais de microbes de la suppuration. On peut y déceler, en examinant un grand nombre de préparations, de rares bacilles de la tuberculose, mais non dans tous les cas; des observateurs très consciencieux n'en ont trouvé que dans un petit nombre de faits (Malassez, Schlegtendal, Castro-Soffia (1), etc.).

Les inoculations pratiquées sur les animaux provoquent constamment une tuberculose expérimentale avec bacilles. Babès a examiné des abcès froids développés autour de la colonne vertébrale et renfermant du pus épais. Leurs parois présentaient des îlots dans lesquels les vaisseaux étaient oblitérés par des masses de streptococcus pyogènes; le pus contenait une notable quantité de ces microbes, mais il n'y avait pas de bacilles de la tuberculose.

§ 8. — Tuberculose du foie (2).

Les granulations tuberculeuses du foie sont communes et souvent très nombreuses chez les individus qui succombent à une tuberculose miliaire aiguë. Elles sont tellement petites, qu'elles se voient difficilement à l'œil nu. Le foie est alors anémique, jaunâtre, car il est le plus souvent en dégénérescence graisseuse, et ce n'est qu'en regardant avec attention sous un jour favorable qu'on y voit de petites granulations semi-transparentes entre les lobules. Les granulations de la capsule et du péritoine hépatique sont plus faciles à distinguer parce qu'elles font une saillie notable et parce que leur couleur tranche mieux sur la surface colorée de l'organe. Les granulations du foie lui-même siègent presque toujours dans le tissu conjonctif qui accompagne les vaisseaux-portes. La section de ces vaisseaux se trouve habituellement au centre de ces granulations ou auprès d'elles. Elles sont accompagnées d'une formation nouvelle de tissu embryonnaire qui fait corps avec elle et ne s'en distingue pas quand elles sont très récentes ; elles sont entourées par conséquent d'une hépatite interstitielle. Dans cette zone de cirrhose partielle, on voit souvent des pseudo-canalicules biliaires en nombre plus ou moins considérable. Quelquefois la néo-formation se développe entre les travées de cellules hépatiques qui sont alors séparées par un tissu

(1) Castro-Soffia, *Recherches exp. sur la Tuber. des os*. Thèse de Paris, 1884.

(2) J. Arnold, *Virchow's Arch.*, 80 Bd. — Thaon, Thèse Paris, 1872. — Schuppel, *Handb. der spec. Pathol.* von Ziemssen, Leipzig, 1880. — Wagner, *Archiv fur Klin. med.*, 1884. — Orth, *Virch. Arch.* 80 Bd. — Salourin, *Le foie des tuberculeux*, *Arch. de Phys.*, 1883-1884. — Brissaud et Toupet, *Sur la tuberculose du foie*. *Journal de Verneuil*, 1887.

composé de petites cellules rondes. Plus tard, lorsque les granulations plus anciennes présentent à leur centre des éléments cellulaires atrophiés, elles se distinguent bien du tissu périphérique. Les granulations superficielles sont situées à la fois dans la capsule de Glisson et dans les prolongements de cette membrane entre les lobules, ou dans les lobules eux-mêmes.

Les tubercules du foie ont la même structure que ceux des autres organes. Ils possèdent presque constamment, même les plus petits, des cellules géantes. Julius Arnold a vu ces cellules se développer au milieu de canalicules biliaires aux dépens des cellules épithéliales. Les études de Weigert et de Baumgarten ont démontré que les cellules géantes se forment aussi aux dépens des cellules hépatiques. Les tubercules du foie peuvent se présenter sous toutes les formes qui caractérisent les lésions de la tuberculose; mais de toutes ces formes, l'infiltration miliaire est la plus commune. Il est exceptionnel que plusieurs espèces de la tuberculose se trouvent réunies sur un même point; la dégénérescence caséeuse avec formation de cavernes est rare.

Il peut arriver toutefois qu'une infiltration tuberculeuse siège au pourtour des canaux biliaires et y détermine une suppuration caséeuse avec dilatation de ces conduits : il en résulte des cavités canaliculées pleines de pus épais, plus ou moins considérables suivant le volume des canaux envahis.

§ 9. — Bacilles dans la tuberculose du foie.

Les bacilles se trouvent dans les granulations tuberculeuses miliaires de cet organe; mais on n'en rencontre pas toujours dans les nodules caséeux volumineux. Nous donnons ici comme type un dessin provenant d'une coupe du foie d'un cobaye tuberculeux (fig. 33). On a représenté en *t* une nodosité tuberculeuse superficielle siégeant sous le péritoine. Cette membrane présentait là un épaississement hyalin et elle était pénétrée par des bacilles (1). Le tubercule lui-même *t* est formé par une accumulation de cellules embryonnaires situées autour des capillaires, entre les travées de cellules hépatiques qui sont alors isolées ou comprimées dans le

(1) Voir une note de Babes *Sur la pénétration des bacilles à la surface des séreuses*, lue à la Soc. anat., le 27 janvier 1883. — Babes y décrit, d'après l'étude de la tuberculose expérimentale consécutive à l'injection intra-péritonéale de matière tuberculeuse, la pénétration des bacilles dans l'endothélium des séreuses et dans leurs vaisseaux lymphatiques. Watson Cheyne (*Fortschritte der medicin,* 15 avril 1883) a indiqué des lésions analogues, sans avoir eu connaissance du travail de Babes.

nodule tuberculeux. Beaucoup de bacilles existent dans ce tubercule, dans les cellules embryonnaires et plasmatiques. Autour de lui, les capillaires sont dilatés et remplis de sang. L'infiltration tuberculeuse se poursuit dans le foie, au milieu même des lobules, en *n*, où elle constitue un petit nodule formé de cellules rondes situées dans les capillaires et autour d'eux. Mais la plus grande quantité des tubercules se trouve dans le tissu conjonctif qui accompagne les branches de la veine-porte interlobulaire. Souvent la veine-porte dilatée est simplement entourée de cellules embryonnaires avec de très nombreux

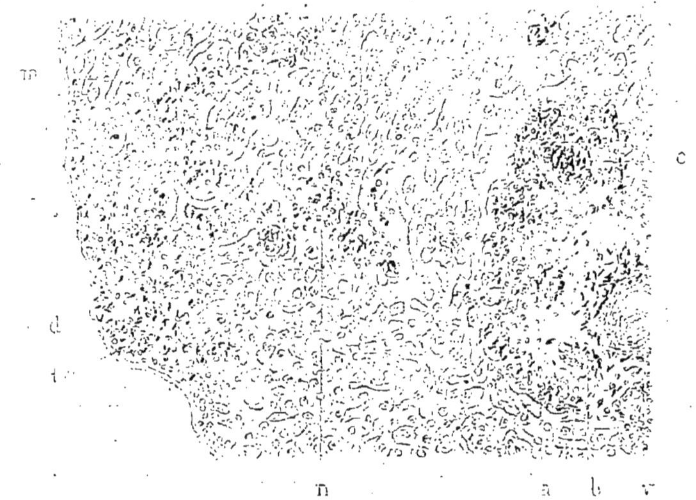

Fig. 33. — Tubercules du foie développés à la suite d'une inoculation dans le péritoine d'un cobaye.

t, granulation tuberculeuse de la surface du foie, composée de petites cellules rondes et parsemées de bacilles; — *n*, infiltration tuberculeuse dans l'ilot hépatique; — *a*, granulation tuberculeuse siégeant autour d'une branche de la veine-porte; — *b*, canalicule biliaire; — *c*, cellule géante. Cette granulation présente aussi beaucoup de bacilles; — *m*, travée de cellules hépatiques. (Grossissement de 250 diamètres.)

bacilles, sans qu'il y ait d'infiltration tuberculeuse dans le tissu conjonctif voisin. D'autres fois tout le tissu conjonctif qui entoure la veine-porte, les artérioles et les vaisseaux biliaires, est atteint par la tuberculose; les canaux biliaires sont remplis de cellules épithéliales prolifères. Dans ce tissu conjonctif péri-lobulaire, il peut même se développer des îlots avec des cellules géantes sans relation avec les vaisseaux sanguins ni biliaires. Quelquefois les tubercules se développent autour des canaux biliaires, si bien que l'épithélium de ces derniers ressemble à une cellule géante. On rencontre aussi des bacilles dans les canalicules biliaires ainsi transformés.

Babes a vu, avec le Dr Hutyra, une grande quantité d'îlots microscopiques contenant des bacilles dans plusieurs faits où le foie présentait à l'œil nu l'apparence de la cirrhose graisseuse hypertrophique ou atrophique. Dans certaines observations, le foie était le seul organe tuberculeux ; dans d'autres il y avait en même temps une tuberculose disséminée du péritoine ou une phtisie pulmonaire. (*Les Bactéries*, 2e édit., 1886.)

§ 10. — Histogénèse expérimentale.

Dans ses études expérimentales (*loc. cit.*), Baumgarten a décrit ainsi l'évolution du tubercule dans le parenchyme hépatique.

Avant même qu'on puisse constater la présence des tubercules, on voit les bacilles tantôt isolés, tantôt par petits groupes, infiltrer les éléments du foie ; cellules hépatiques, parois des capillaires intra-acineux et des veines intra-lobulaires, tissu conjonctif inter-acineux, tuniques des branches de moyen et de petit calibre de la veine-porte et des canaux biliaires. Là où les bacilles sont par groupes, on note la karyokinèse des éléments fixes.

Si le nid de bacilles est situé en dedans des acini, la karyokinèse s'effectue dans les noyaux des cellules hépatiques et de l'endothélium des capillaires et de la veine intra-lobulaire ; si les bacilles sont situés dans le tissu inter-acineux, la karyokinèse se limitera aux cellules fixes de ce tissu, aux corpuscules du tissu conjonctif et à l'endothélium de la veine-porte, aux corpuscules du tissu conjonctif et à l'épithélium des canaux biliaires.

Plus tard, dans le tubercule intra-acineux, les cellules épithélioïdes prennent la place des éléments qui ont subi la karyokinèse. Les unes proviennent des cellules hépatiques et sont cubiques avec un protoplasma granuleux et trouble ; les autres, provenant des cellules des parois vasculaires, sont oblongues, à protoplasma clair avec granulations fines. Plus tard encore, toutes les cellules épithélioïdes sont identiques.

Dans la tuberculose expérimentale du foie, on trouve constamment des cellules épithélioïdes à noyaux multiples et de véritables cellules géantes de Langhans.

Si le tubercule est extra-acineux, on observe les mêmes phénomènes que ceux qui ont déjà été signalés à propos des tubercules développés dans le tissu conjonctif de l'iris ou de la cornée (Voir page 58 et suiv.).

Baumgarten admet d'ailleurs que le tubercule spontané du foie évolue comme le tubercule expérimental.

§ 11. — Tuberculose des ganglions lymphatiques.

La tuberculose des ganglions lymphatiques est très commune. Les ganglions d'un organe atteint de tuberculose, comme le poumon ou l'intestin, présentent à peu près constamment des granulations tuberculeuses. On doit recommander pour leur étude les ganglions mésentériques parce qu'ils ne sont pas encombrés de particules colorées comme les ganglions bronchiques.

Lorsqu'on a trouvé des ulcérations tuberculeuses de l'intestin et qu'on a suivi le trajet des vaisseaux lymphatiques, généralement enflammés ou tuberculeux, qui en partent, jusqu'à un ganglion lymphatique du mésentère, on est assuré d'avance que ce dernier est tuberculeux. Souvent on observe des granulations tuberculeuses développées à la surface des ganglions, dans la capsule fibreuse elle-même, et parfois ces granulations se développent autour des vaisseaux lymphatiques afférents du ganglion et affectent les mêmes rapports que dans les autres vaisseaux lymphatiques, ceux de la surface du péritoine par exemple.

Le volume des ganglions tuberculeux est très variable. Ils sont souvent petits, à peine plus volumineux qu'à l'état normal, bien qu'ils contiennent une ou plusieurs granulations isolées ou même des îlots de granulations confluentes. Le volume de ces organes est surtout en rapport avec les divers modes d'inflammation qui compliquent les tubercules. Ainsi, lorsqu'à leur début les granulations sont accompagnées d'une congestion inflammatoire intense, comme cela n'est pas rare, les ganglions acquièrent un volume beaucoup plus considérable. Leur surface de section est alors rouge, imbibée de suc lactescent plus ou moins coloré par le sang. Les ganglions tuberculeux du mésentère sont quelquefois infiltrés de pus et alors ils deviennent encore plus volumineux.

Lorsqu'on examine à l'œil nu une section d'un ganglion tuberculeux passant par son plus grand diamètre, on ne voit pas toujours les granulations, mais seulement une surface un peu plus sèche qu'à l'état normal, sans changement de couleur. Il est rare que les granulations fassent un relief notable sur une section. Le plus souvent elles se montrent sous la forme d'îlots gris ou gris jaunâtre et plus opaques, plus secs que le reste de la coupe; on a affaire alors à des granulations confluentes qui, lorsqu'elles sont plus anciennes, sont jaunes et caséeuses.

Quelquefois, dans les ganglions les plus voisins du canal cholédoque, on trouve des tubercules qui sont devenus d'un jaune vif. Cette couleur est due à ce qu'ils sont infiltrés de la matière colorante de la bile. Parfois les ganglions bronchiques et cervicaux des tuberculeux sont colorés par la bile.

Les coupes de ganglions contenant un petit nombre de granulations récentes montrent que ces granulations siègent le plus souvent dans le tissu réticulé des follicules au voisinage de la capsule. Ces tubercules ont une forme plus ou moins régulièrement circulaire, un diamètre de $0^m,05$ à $0^m,10$; par le groupement de plusieurs d'entre eux ils s'étendent et forment des masses plus ou moins irrégulières. Les vaisseaux qui les entourent sont très dilatés. Les granulations sont constituées à leur début par le tissu réticulé dans lequel les cellules lymphatiques paraissent comme tassées, deviennent granuleuses et s'atrophient. Bientôt les vaisseaux capillaires s'oblitèrent et il se forme des cellules géantes. Le tissu réticulé qui avoisine les granulations se continue dans leur intérieur et celles-ci n'en diffèrent que par de légères modifications des cellules lymphatiques et des capillaires qu'elles contiennent.

Le tissu des granulations tuberculeuses des ganglions est donc très voisin du tissu réticulé normal ; dans ces granulations, les cellules lymphatiques s'atrophient et se tassent les unes contre les autres; les fibrilles du tissu réticulé s'amincissent et deviennent granuleuses; puis le stroma réticulé et les cellules s'unissent intimement et tout ce tissu, parsemé de nombreuses cellules géantes, subit ultérieurement la dégénérescence caséeuse.

Presque toujours, le développement des granulations tuberculeuses est accompagné d'une inflammation plus ou moins intense. Les sinus et tout le système caverneux sont alors remplis et distendus par de grosses cellules granuleuses possédant un ou plusieurs noyaux ovoïdes, contenant quelquefois des globules rouges dans leur intérieur ; ces cellules proviennent de l'endothélium ou des cellules lymphatiques.

Cette inflammation des sinus et de la substance caverneuse se caractérise à l'œil nu, lorsqu'elle est intense et généralisée, par une hypertrophie du ganglion, qui, sur une surface de section, se montre rosé ou gris, imbibé d'un suc lactescent plus ou moins coloré par le sang.

Les ganglions tuberculeux et enflammés montrent quelquefois, dans leur substance corticale, au sein du tissu folliculaire, de petits îlots colloïdes ; ceux-ci sont formés d'un amas de cellules lymphatiques deux ou trois fois plus grosses qu'à l'état normal, claires, transparentes, sans noyaux, à contenu colloïde. Ces cellules se colorent en rose par le picro-carminate d'ammoniaque. Elles ne présentent aucune des réactions de la substance amyloïde.

Les ganglions lymphatiques tuberculeux présentent très communément une autre lésion inflammatoire qui consiste dans la transformation fibreuse du tissu réticulé. Les faisceaux du tissu conjonctif de nouvelle formation sont épais, homogènes et semblables à ceux du derme. Ils se colorent en rose par le picro-carminate d'ammoniaque. Ces faisceaux se forment d'abord autour des vaisseaux artériels; ils suivent les capillaires et ils gagnent le tissu réticulé. Cette néoformation fibreuse se manifeste à l'œil nu, sur la section d'un ganglion, sous la forme de petits îlots clairs, transparents, qui se colorent facilement en rouge par le carminate d'ammoniaque.

Cette inflammation chronique interstitielle se rencontre même dans les ganglions tuberculeux qui sont atteints de suppuration. En effet, la suppuration des ganglions tuberculeux n'est pas rare. On l'observe lorsque les tubercules de l'organe primitivement affecté, l'intestin ou le poumon, se détruisent rapidement eux-mêmes par suppuration, lorsque, par exemple, il existe de nombreuses ulcérations tuberculeuses de l'intestin, de la trachée ou des bronches en voie de destruction rapide ou des cavernes pulmonaires en pleine suppuration, on trouve quelquefois alors un ou plusieurs ganglions de la racine des bronches qui ont suppuré et qui communiquent par un trajet fistuleux avec un foyer purulent.

Les granulations tuberculeuses subissent finalement la transformation caséeuse qui s'étend souvent à la plus grande partie ou à la totalité du ganglion. Ils présentent alors absolument le même aspect que les ganglions scrofuleux arrivés au stade de la dégénérescence caséeuse.

Mais, bien que la terminaison par l'état caséeux soit la même, dans la tuberculose et dans la scrofule, les lésions initiales paraissent bien différentes : dans la tuberculose au début on observe, entre les granulations, une inflammation évidente caractérisée par l'accumulation de grosses cellules dans les sinus lymphatiques. Dans la scrofule il se produit au contraire des adénites interstitielles qui amènent une hypertrophie avec induration plus ou moins marquée des ganglions.

§ 12. — Tuberculose de la rate.

Les tubercules de la rate sont assez communs chez les enfants ; ils sont plus rares chez les adultes. Ils se montrent, avec tous leurs caractères ordinaires, tantôt sous la forme de granulations miliaires disséminées dans le parenchyme splénique, tantôt sous celle de masses assez volumineuses, de la grosseur d'un petit pois, par exemple, et constituées par la réunion de plusieurs granulations caséeuses. La tuberculose de la rate n'est jamais primitive. Les granulations miliaires débutent, d'après Billroth et Virchow, dans le tissu conjonctif réticulé de la pulpe. Les tractus de ce tissu qui séparent les veines seraient épaissis et deviendraient le siège de nouveaux éléments; en même temps, les cellules de l'endothélium des veines montreraient une prolifération de leurs noyaux. Cependant Fœrster a vu les granulations se développer aux dépens du tissu fibreux qui constitue les grands tractus rayonnants de la capsule dans l'intérieur de l'organe, et il en a rencontré aussi dans les corpuscules de Malpighi. La difficulté du diagnostic anatomique, à l'œil nu et au microscope des granulations tuberculeuses, provient de ce que leur forme, leurs dimensions et les cellules lymphatiques qu'elles renferment les font ressembler aux corpuscules de Malpighi. Mais, dans les tubercules, le centre devient caséeux et les cellules s'y infiltrent de fines granulations en même temps qu'elles s'atrophient. Les petits vaisseaux et les capillaires qui passent au milieu des granulations sont remplis de fibrine granuleuse, de cellules lymphatiques et de grandes cellules endothéliales, et ils sont oblitérés. De plus, au centre des îlots tuberculeux de la rate on trouve des cellules géantes parfaitement caractérisées. D'ailleurs sur les préparations traitées par le procédé d'Erhlich, on met habituellement en évidence un nombre plus ou moins considérable de bacilles de la tuberculose. Nous y reviendrons un peu plus loin.

§ 13. — Bacilles dans la tuberculose des ganglions lymphatiques et de la rate.

On doit distinguer, d'une part, la dégénérescence tuberculeuse des ganglions qui sont en rapport avec des organes affectés de tuberculose, comme par exemple ceux de la racine du poumon et du mésentère dans la tuberculose pulmonaire et les ulcérations tuberculeuses de l'intestin, et, d'autre part, les hypertrophies ganglionnaires qui surviennent soit spontanément, soit à la suite d'un eczéma cutané ou d'un catarrhe des muqueuses, au cou par exemple, chez des individus qui jouissent en apparence d'une bonne santé. Les bacilles sont en général très rares et même ils ne peuvent pas être toujours mis en évidence dans les ganglions scrofuleux du cou. Ainsi, dans plusieurs faits d'hypertrophie et de sclérose des ganglions du cou, on a recherché vainement et avec un grand soin des bacilles sans en rencontrer, bien qu'il y eût des follicules tuberculeux typiques avec beaucoup de cellules géantes. Dans deux autres faits de scrofule ganglionnaire, avec dégénérescence caséeuse, on a trouvé des bacilles seulement dans quelques cellules géantes. Il y en avait aussi dans un troisième ganglion abcédé. La paroi de cet abcès montrait des follicules tuberculeux avec des cellules géantes; quelques-unes de ces cellules géantes contenaient chacune un bacille. Les bacilles sont d'autant plus rares dans ces ganglions qu'ils sont lésés depuis plus longtemps.

Les ganglions tuberculeux du hile du poumon et du mésentère présentent aussi un nombre très variable de bacilles. Un ganglion du cou très hypertrophié, gris, voisin du larynx atteint de laryngite tuberculeuse, dont la coupe se recouvrait d'un liquide louche et présentait au microscope des tubercules miliaires avec des cellules géantes, ne nous a pas montré de bacilles, bien que la muqueuse laryngienne fût infiltrée de ces micro-organismes. Cependant il est de règle que les ganglions où aboutissent les vaisseaux lymphatiques, venant d'organes affectés de tuberculose, présentent des bacilles. Tels sont les ganglions bronchiques et médiastinaux dans la tuberculose pulmonaire, les ganglions mésentériques en rapport avec des ulcérations tuberculeuses de l'intestin. A la racine des bronches, les ganglions hypertrophiés généralement pigmentés, parsemés d'îlots gris, opaques, jaunâtres, visibles à l'œil nu, contiennent habituellement des bacilles. Ces derniers sont surtout manifestes dans les follicules tuberculeux récents de la substance corticale; ils rayonnent de là dans la substance médullaire, le long des vaisseaux et dans les fentes qui représentent vraisemblablement les sinus périfolliculaires. Les bacilles ne sont pas ordinairement limités aux ganglions; ils se montrent dans la capsule épaissie, au niveau des follicules devenus tuberculeux et aussi dans le tissu conjonctif périphérique, autour de la capsule; ce tissu est lui-même épaissi, infiltré de petites cellules et de granulations tuberculeuses assez loin des ganglions. On rencontre, dans le tissu conjonctif œdémateux du médiastin, des vaisseaux sanguins et lymphatiques entourés de tissu embryonnaire dont les cellules contiennent des micro-organismes. Il y a là aussi de petits îlots de tissu réticulé avec des bacilles. Les ganglions mésentériques offrent des lésions analogues. Les bactéries caractéristiques se dessinent dans les îlots tuberculeux de la substance corticale, autour des vaisseaux sanguins et en petit nombre dans les voies lymphatiques des ganglions.

On a examiné deux faits de tuberculose de la rate chez l'homme. Dans l'un, il s'agissait de tubercules tout à fait miliaires et récents. Les petits îlots tuberculeux siégeaient dans la pulpe splénique et étaient formés par des groupes de grandes cellules dont quelques-unes atteignaient les dimensions de cellules géantes et contenaient peu de noyaux. Dans les plus grandes et les mieux caractérisées de ces cellules géantes, il y avait ordinairement un ou deux bacilles. (*Les Bactéries*, 1886.)

Nous rapprochons de ces faits de tuberculose de la rate humaine un cas de tuberculose de la rate du lapin (1).

La figure 34 représente une coupe de la rate de ce lapin. Les septa *c* sont épaissis; dans les parties caséeuses de la pulpe, on voit des cellules hypertrophiées *t*, homogènes, hyalines, contenant des bacilles lisses ou granuleux; dans la pulpe figurée à gauche du dessin, les cellules sont granuleuses; leur protoplasma montre des vacuoles *b*; elles contiennent des bacilles en *a*, par exemple. La cellule *d'*, dont

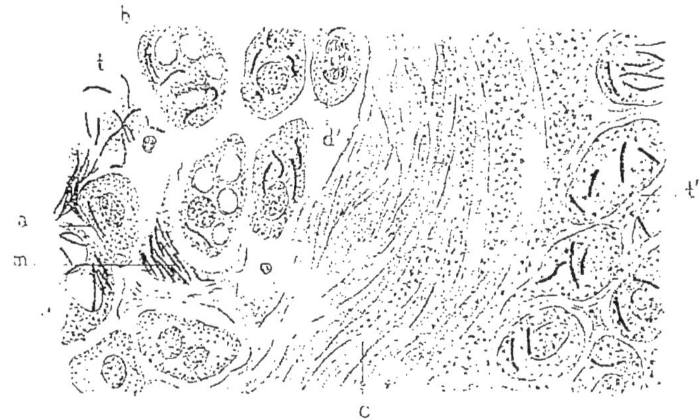

Fig. 34. — Tuberculose de la rate obtenue chez un cobaye à la suite de l'inoculation dans le péritoine.

t. Tubercules avec de grandes cellules épithélioïdes, *b*, à noyaux multiples et remplis de bacilles. — *a*. Grandes cellules mononucléées contenant des bacilles. — *d'*. Une de ces cellules dont le noyau est en voie de division indirecte. — *c*. Tissu conjonctif. — *t'*. Tubercules présentant des cellules mortifiées et des bacilles. (Grossissement de 800 diamètres.)

le noyau présente l'apparence caractéristique de la multiplication indirecte, contient un bacille. La plupart des cellules libres renferment un grand nombre de bactéries. On voit aussi en *m* des bacilles qui appartiennent à une cellule du réticulum.

§ 14. — Histogenèse expérimentale.

Baumgarten (*loc. cit.*) a fourni quelques détails intéressants sur l'histogenèse du tubercule dans les ganglions lymphatiques.

Il fait remarquer que la provenance et le mode de formation des cellules épithélioïdes est plus difficile à étudier ici que dans l'iris et la cornée, par exemple (voir pages 58 et suiv.), puisque, comme l'a

(1) L'inoculation de ce lapin avait été faite avec un liquide de culture de tubercules, envoyé par Toussaint au professeur Bouley.

démontré Fleming (1), on trouve dans les ganglions, à l'état normal, des cellules en voie de karyomitose intense. Il est vrai que Fleming ajoute que le processus karyokinétique est exclusivement limité aux corpuscules lymphatiques. La karyomitose des cellules fixes, sous l'influence des bacilles, serait donc seule pathologique. Baumgarten croit, au contraire, que la karyomitose physiologique s'effectue aussi dans les cellules fixes. Pour lui, les cellules épithélioïdes qu'on trouve au début du processus tuberculeux dans les ganglions proviennent des cellules fixes du réticulum. Leur provenance pathologique se déduirait de l'observation suivante : les processus karyokinétiques pathologiques sont beaucoup plus marqués dans les points envahis par les bacilles et s'étendent aux cellules endothéliales des vaisseaux.

Somme toute, le tubercule des ganglions lymphatiques se développe de la même façon que le tubercule de l'iris (voir pages 58 et suiv.).

Toutefois, il faut tenir compte d'une différence plus apparentes d'ailleurs que réelle. Les bacilles disparaissent peu à peu du tubercule des ganglions lymphatiques à la période de caséification, ce qui semble être en contradiction avec ce qu'on observe sur le tubercule iridien à la même période où les bacilles paraissent se multiplier plus que jamais dans le tissu nécrobiosé.

Cette discordance s'explique aisément. Dans le tubercule ganglionnaire expérimental, le nombre des bacilles est limité, et d'autre part, l'apport de nouveaux bacilles est rendu impossible parce que le tubercule, en se développant, comprime les vaisseaux afférents correspondants, de sorte que la lymphe ne circule plus dans les parties envahies par le tubercule. Dans l'iris, au contraire, de nouvelles masses de bacilles sont dirigées sur la région malade par les cellules migratrices et les exsudats inflammatoires.

Pour Metschnikoff, les bacilles ne se développeraient pas dans la matière caséeuse des ganglions lymphatiques parce que les cellules épithélioïdes y seraient, suivant son expression, *phagochytes* pour le bacille de Koch.

Baumgarten rappelle que Schuppel (2) a été le premier à reconnaître que les éléments du tubercule ganglionnaire sont, non pas des cellules lymphoïdes, mais des cellules épithélioïdes, mais qu'il s'est trompé quand il a admis que la cellule géante précède les cellules épithé-

(1) Flemming, *Die Zellvermehrung in der Lymphdrusen und verwandten organen, und ihr Einfluss auf deren Bau. — Ueber die Theilungsarten der Leukocyten und über eigenthümliche Anordmungen in Zellen der Lymphdrüsen. — Schluss bemerkungen über die Zellvermehrung in den Lymphoiden Drusen. Arch. f. mik. Anat.*, 1885.

(2) Schuppel, *loc. cit.*

lioïdes, et que ces dernières proviennent des cellules lymphatiques préexistantes. Virchow et Wagner se trompaient également quand ils faisaient dériver la cellule géante directement des cellules fixes du réticulum. J. Arnold se trompait aussi quand il admettait que le tubercule commence par la formation de nombreuses cellules lymphatiques, petites et rondes, qui, par métamorphose régressive, donnaient naissance à des cellules épithélioïdes dont la fusion aboutit à la cellule géante. On sait que les cellules rondes de J. Arnold ne sont que des cellules indifférentes d'origine inflammatoire.

« L'histogenèse du tubercule de la rate, dit Baumgarten, est absolument identique à celle du tubercule ganglionnaire. » Toutefois, le ramollissement de la masse caséeuse n'a pas lieu pour le tubercule expérimental de la rate.

§ 15. — Tuberculose du corps thyroïde.

Dans le corps thyroïde, les cellules épithéliales contenues dans les alvéoles prolifèrent et entrent certainement pour une part dans la formation du nodule tuberculeux.

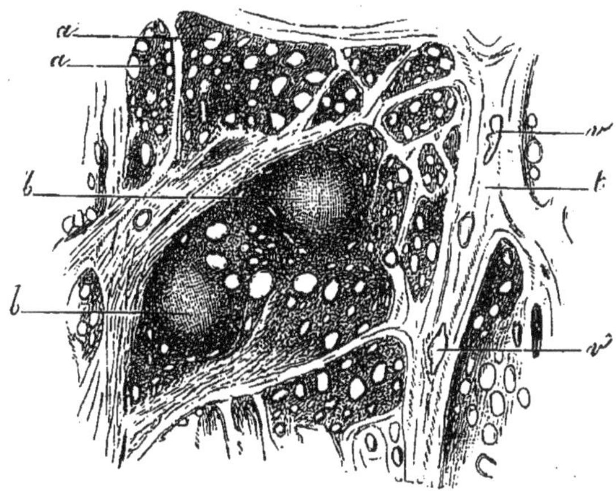

Fig. 35. — Coupe du corps thyroïde affecté de granulations tuberculeuses.

a. Alvéoles du corps thyroïde. — *t.* Ses travées fibreuses. — *v.* vaisseaux. — *bb.* Granulations tuberculeuses. (Grossissement de 20 diamètres.)

La glande thyroïde est composée, chez l'adulte, d'alvéoles tapissées d'épithélium pavimenteux et contenant de la matière colloïde. Dans le développement des tubercules du corps thyroïde, on voit les cellules épithéliales se multiplier (fig. 36) et repousser peu à peu la matière colloïde centrale (D, fig. 36) qui finit par se résorber complètement. Les alvéoles de la glande sont alors remplis d'éléments cellulaires nouveaux et petits (F, fig. 36), en même temps que le tissu conjonctif intra-alvéolaire prolifère de son côté, et le tout constitue la

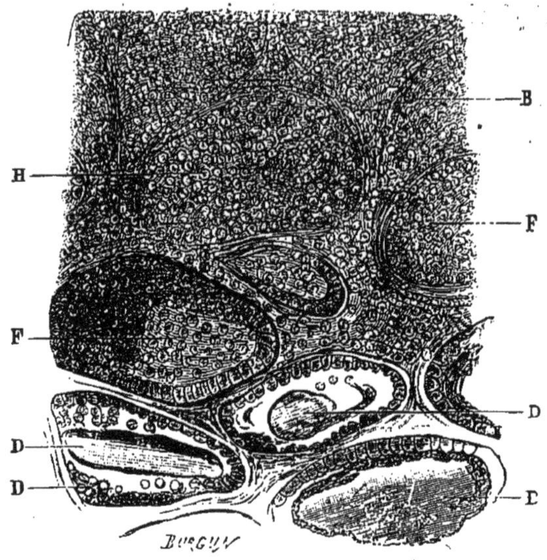

Fig. 36. — Une portion de la périphérie d'une granulation tuberculeuse du corps thyroïde.

D. Alvéoles du corps thyroïde présentant leur épithélium normal et des masses colloïdes à leur centre. — F. Alvéoles dont les cellules ont proliféré et dont la substance colloïde a presque complètement disparu. — En H l'alvéole ne se reconnaît plus qu'à la disposition du tissu fibreux de son pourtour; il est rempli comme le tissu conjonctif voisin de cellules nouvelles B, qui vont en s'atrophiant à mesure qu'on se rapproche du centre de la granulation.

masse de tissu embryonnaire dans laquelle se forme le nodule tuberculeux.

§ 16. — Tuberculose cutanée (1). — Lupus.

Après bien des controverses, il est admis aujourd'hui que le lupus est une tuberculose cutanée, une tuberculose locale (voir pages 38 et suiv.).

Les variétés dans lesquelles on trouve les bacilles de la tuberculose sont le lupus vulgaire ou tuberculeux, ulcéré ou non ulcéré (*exedens* ou *non exedens*), et le lupus scléreux.

Le lupus tuberculeux débute par de petites nodosités profondes, dures au toucher, dues à une infiltration du derme, de couleur rose, jaune ou brunâtre, confluentes ou isolées en petits groupes qui mettent un ou plusieurs mois à se développer, puis qui s'affaissent en même temps

(1) Cornil et Ranvier, *Manuel d'histologie pathol.* — Chiari, *Wien. path. Med. Jahrb.*, 1873. — Riehl, *Wiener Med. Wochens.*, 1881. — Merklen, *Ann. de dermat. et de syphil.*, 1882. — Besnier, *Ann. de Dermat. et de syphilig.*, 1883.

que l'épiderme s'exfolie et se ride à leur niveau (lupus exfoliatif) ; on constate à leur place une petite cicatrice blanche déprimée, sans qu'il y ait eu d'ulcération préalable. D'autres tubercules s'ulcèrent à leur centre, et plusieurs de ces productions, subissant la même érosion,

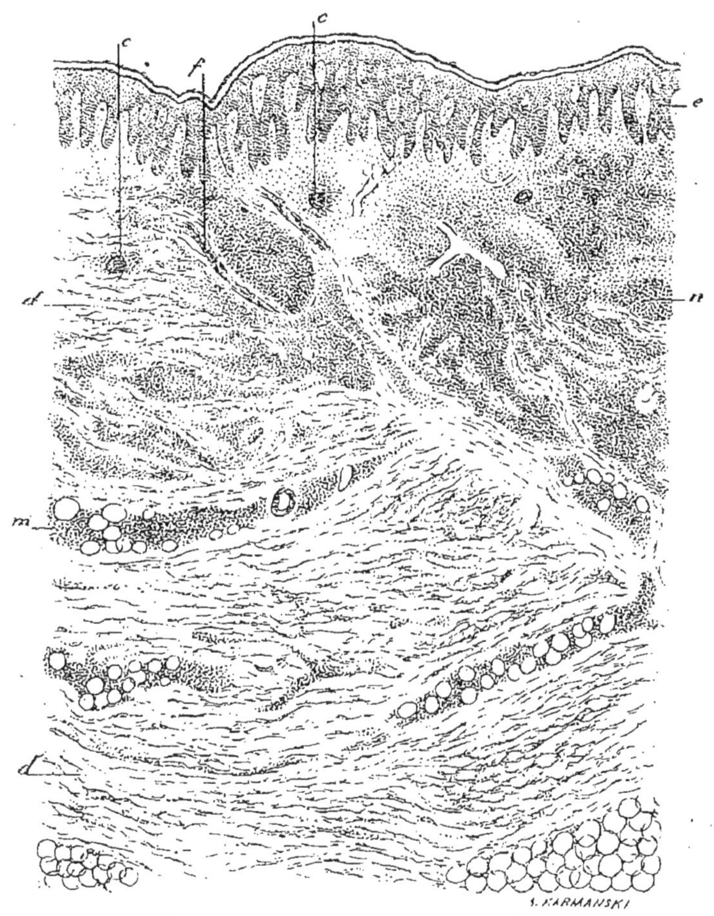

Fig. 37. — Lupus tuberculeux. (Figure tirée du *Traité de Pathologie cutanée* de Vidal et Leloir.)

c. Corps muqueux de Malpighi très épais coiffant des papilles hypertrophiées. — *f.* Vaisseaux musculaires lisses. — *d.* Tissu conjonctif. — *u.* Derme infiltré de petites cellules. — *c.* Cellules géantes. — *m.* Traînées inflammatoires autour des cellules adipeuses à la base du derme. (Grossissement de 30 diamètres.)

donnent lieu à des ulcérations plus ou moins étendues (lupus ulcéreux). L'évolution continue de ces tubercules et leurs poussées successives s'observent pendant toute la durée de la maladie avec des temps d'arrêt ou de recrudescence. Dans certaines formes, le lupus s'étend en profondeur et produit des dégâts considérables, des perforations de la cloison du nez, la destruction des ailes du nez, la perforation du palais, des ostéites, etc. (lupus térébrant). Le plus souvent, le siège du lupus est à la face, aux joues, aux ailes du nez, au nez; mais il peut siéger aussi sur toute l'étendue des membres du tronc. Parti du tronc, il peut gagner la muqueuse palatine ou pharyngienne. Le lupus atteint souvent les orifices des muqueuses, par exemple les paupières et la conjonctive, les grandes lèvres et la vulve (esthiomène de la vulve).

L'anatomie pathologique de cette maladie a été bien étudiée par Virchow, Wedel, Auspitz, Kaposi, Neumann, en Allemagne; et par Malassez, Grancher, J. Renaut, Chandelux, Vidal et Leloir, etc., en France.

Sur les coupes examinées au microscope et colorées, soit au picrocarminate, soit à la safranine, on peut s'assurer d'abord que les couches épidermiques sont plus épaisses qu'à l'état normal. Le réseau papillaire est généralement très développé, de telle sorte que les papilles saillantes, plus ou moins allongées et irrégulières, sont séparées les unes des autres par des prolongements ou colonnes interpapillaires du corps muqueux qui pénètrent profondément. Le derme est infiltré de petites cellules ainsi que les papilles. Mais, dans le derme, au-dessous des papilles, on voit de petits îlots arrondis, plus ou moins étendus, irréguliers, confluents par places, formés par des agglomérations de petites cellules, et au milieu ou à la phériphérie de ces îlots, on aperçoit, même à un grossissement de 40 à 50 diamètres, des cellules géantes très caractérisées. Ces îlots de petites et de grosses cellules siègent parfois au niveau et au pourtour des follicules pileux et des glandes sébacées. Ils ont été assimilés à juste titre aux follicules tuberculeux. Il est même difficile de trouver des tubercules plus typiques et contenant autant de cellules géantes. Les îlots de petites cellules rondes avec des cellules géantes ne manquent jamais dans le lupus tuberculeux. Cette infiltration pathologique s'étend parfois au tissu cellulo-adipeux, quand le lupus devient térébrant, et détermine la nécrose du périoste et des os, qui sont détruits, comme le derme, dans les ulcérations envahissantes.

Lorsqu'on examine le détail des coupes du lupus avec de forts grossissements, en passant successivement de la superficie à la profondeur, on voit d'abord que l'épiderme est le plus souvent augmenté d'épaisseur; dans la couche cornée, on constate des stries colorées en rouge par le carmin. Le stratum lucidum, la couche granuleuse, le corps muqueux sont épaissis. Ce dernier présente souvent un grand nombre de cellules migratrices interposées aux cellules épithéliales. Dans les prolongements interpapillaires du corps muqueux, il existe quelquefois des globes de cellules cornées. Les papilles, irrégulières, quelquefois très allongées et pointues, le plus souvent hypertrophiées dans tous les sens, présentent beaucoup de cellules migratrices et des cellules fixes tuméfiées.

Ni les papilles ni la surface du derme ne contiennent de cellules géantes. Dans les follicules tuberculeux du derme, les cellules géantes sont de volume très variable; quelquefois elles sont tellement agglomérées et rapprochées les unes des autres, qu'elles forment de véritables foyers. Les grosses cellules géantes sont entourées de cellules épithélioïdes. D'autres fois elles sont isolées et entourées seulement de petites cellules rondes. Les cellules géantes possèdent un protoplasma grenu teinté en jaune par le picro-carmin et une couronne de noyaux plus ou moins nombreux ovoïdes, globuleux ou minces : d'après Thin, les cellules géantes du lupus auraient toujours une origine vasculaire. Dans les follicules, le tissu conjonctif est formé de petits faisceaux ayant une apparence réticulée ; autour d'eux s'entrecroisent des faisceaux de tissu fibreux épais.

L'un de nous a recherché avec Leloir les bacilles de la tuberculose dans douze cas de lupus enlevé sur le vivant, et, bien qu'on ait examiné plusieurs coupes de chaque fragment enlevé, on n'a trouvé qu'une seule fois un bacille (1).

Malassez, de son côté, a cherché inutilement les bacilles de la tuberculose dans plusieurs cas de lupus. Pfeiffer, Doutrelepont et Demme ont été plus heureux et en ont trouvé constamment. La rubine est aujourd'hui la meilleure matière colorante employée à leur recherche.

Le lupus tuberculeux *ulcéré*, lupus exedens, résulte d'une inflammation plus intense des couches superficielles des papilles et du derme. Ces parties sont infiltrées d'une quantité considérable de cellules migratrices, qui, par leur passage à travers les couches épidermiques, déterminent un ramollissement, une destruction des filaments qui unissent les cellules du corps muqueux, empêchent la formation de l'éléidine dans le stratum granulosum et par suite la kératinisation des cellules. L'épiderme tombe et les papilles suppurent ainsi que les follicules lupeux.

2° Le lupus *scléreux*, d'après la description de Vidal et Leloir (2), a l'apparence de papillomes ou de verrues. Il est primitif ou consécutif au lupus tuberculeux. La sclérose débute à la périphérie de l'îlot, qui est envahi progressivement, de telle sorte qu'il ne reste plus de tissu embryonnaire qu'à son centre. Les vaisseaux de ce lupus sont sclérosés. Dans certaines parties de la tumeur, surtout

(1) Cornil et Leloir, *Société biolog.*, 1883.
(2) Vidal et Leloir, *Société biolog.*, 1882.

dans sa profondeur, on retrouve la texture du lupus tuberculeux avec ses cellules géantes.

Lorsque Friedlander, Köster, etc., eurent décrit le follicule tuberculeux avec ses cellules géantes et qu'il fût bien démontré que le lupus en offrait le type le plus parfait, on proclama l'identité du lupus et de la tuberculose ; le lupus fut considéré dès lors par quelques médecins comme une tuberculose locale de la peau. Telle est l'opinion depuis longtemps formulée par Besnier. Leloir avait, dès 1882 (1), commencé des inoculations de lupus; dans des expériences faites plus tard avec l'un de nous, il obtint (2) dans la moitié des expériences des résultats positifs, c'est-à-dire une tuberculose généralisée dans laquelle les tubercules contenaient des bacilles et déterminaient eux-mêmes des inoculations en séries.

On a remarqué toutefois que le résultat était plus lent à se produire que lorsqu'on emploie les tubercules pulmonaires comme matière d'inoculation. Les recherches plus récentes de Koch (3) sont tout à fait démonstratives au point de vue de l'assimilation du tubercule et du lupus. Koch y a trouvé quatre fois des bacilles de la tuberculose, en très petit nombre, il est vrai. Dans un fait, par exemple, il a dû examiner vingt-sept coupes, et dans un autre, quarante-trois coupes avant d'en trouver un seul. Mais, sur des séries de coupes successives, il en trouvait à un moment donné de un à trois dans chaque coupe. Il n'a jamais vu plus d'un seul bacille dans une cellule géante.

De plus, Koch a obtenu, à l'état de pureté, des cultures de bacilles sur le sérum de bœuf à la suite de l'inoculation d'un lupus hypertrophique. On peut donc dire aujourd'hui que le lupus vulgaire ou tuberculeux et le lupus scléreux appartiennent à la tuberculose.

§ 17. — Tuberculose cutanée proprement dite.

Le lupus n'est pas la seule lésion tuberculeuse de la peau. On a décrit aussi des nodules tuberculeux recouverts par l'épiderme et des ulcérations tuberculeuses. Le siège de prédilection de ces ulcérations est à la limite des orifices muqueux. On trouve ordinairement dans le pus sécrété à leur surface, et sur les coupes, de nombreux bacilles, tandis que dans les ulcérations de la peau des extrémités les microbes sont très rares. Cependant l'un de nous a publié (Hanot, *Société médicale des hôpitaux, séance du 22 février* 1884) une observa-

(1) Leloir, *Société biolog.*, 1882.
(2) Cornil et Leloir, *Soc. de biologie*, juin 1883.
(3) Koch, *loc. cit.*

tion d'ulcérations tuberculeuses de l'avant-bras, serpigineuses, taillées à l'emporte-pièce ou creusées en gouge, limitant des espaces de peau saine et ressemblant à une lymphangite ulcéreuse et progressive. Le pus de cette ulcération contenait un grand nombre de bacilles. Le malade étant mort de tuberculose pulmonaire, les préparations des bords et du fond des ulcérations cutanées ont montré une quantité considérable de bacilles dans le tissu ulcéré. Dans sa thèse (1) Ritzo a réuni les observations d'ulcérations tuberculeuses en dehors du lupus proprement dit; il en compte vingt-quatre.

On s'est demandé si les *tubercules cutanés* des anatomistes étaient dus à une tuberculose bacillaire. Besnier, un des premiers, a défendu cette opinion. Nous avons examiné deux de ces productions sans y découvrir de bacilles. Cependant Karp, Riehl et Falsaux ont vu des bacilles dans les tubercules anatomiques chroniques.

Riehl décrit en outre (*Société des médecins de Vienne*, 1885) une forme verruqueuse diffuse de la peau qui débute par de la rougeur, des pustules, une sorte d'ichtyose papillaire cornée en plaques où on trouve des granulations tuberculeuses, des cellules géantes et des bacilles en assez grande quantité. Cette affection essentiellement chronique survient chez les individus qui manipulent la viande ou les divers tissus des animaux.

§ 18. — Tuberculose des organes génito-urinaires.

a. Tuberculose du rein (2). — La tuberculose du rein est primitive ou secondaire.

La tuberculose primitive, qui n'est pas absolument rare, affecte tantôt un seul, tantôt les deux reins, mais l'un d'eux habituellement à un degré moindre. C'est sur les reins les moins altérés, soit dans la tuberculose primitive, soit dans la tuberculose secondaire où les granulations sont toujours miliaires, qu'on peut le mieux étudier histologiquement le début des granulations tuberculeuses rénales. Celles-ci débutent ordinairement dans la substance corticale, au voisinage des artérioles qui séparent les pyramides de Ferrein, ou à la surface du rein. On voit, le long des artérioles de la substance corticale, des séries longitudinales ou des groupes de granulations tubercu-

(1) Ritzo, *Des ulcérations tuberculeuses*. Thèse, Paris, 1887.

(2) Dufour, Th., 1854. — Chavasse, Th., 1882. — Collinet, Th., 1883. — Rosenstein, *Traité des maladies du rein*. — *Centralb. f. d. méd. Wiss*, 1883. — Taprel, *Arch. gén de méd.*, 1878 et 1879. — Paulicki, *Wien r med. Wochenss.*, 1869. — Klebs, *Pathol. anat.* — Ebstein, *Spec. Pathol. von v. Ziemssen*, IX. — Gauthier, Th., 1882. — Arnold, *Virch. Arch.*, 83 Bd. — Babès, *Centralb. f. d. med. Wissenss.*, 1883. — Steinhal, *Virch. Arch.*, 100 Bd.

leuses. Chacune de ces fines granulations est composée par une partie du rein modifiée de telle sorte que les cloisons du tissu cellulo-vasculaire sont épaisses et infiltrées de petites cellules rondes. Les cellules épithéliales des tubuli deviennent granulo-graisseuses, et les tubes sont resserrés et étouffés par les cellules produites en grand nombre dans les cloisons fibreuses qui les entourent. On trouve quelquefois des glomérules dont la cavité distendue est remplie de petites cellules rondes, en dégénérescence caséeuse, tandis que le bouquet glomérulaire est plus ou moins atrophié et imperméable au sang. Le centre de la petite granulation devient à un moment donné caséeux. Les granulations voisines les unes des autres et arrivées au contact se fusionnent en des masses plus volumineuses, qui siègent surtout à l'union de la substance corticale et de la substance médullaire.

Les individus qui succombent à une tuberculose primitive des reins présentent toujours un état morbide complexe des organes génito-urinaires. La substance corticale et la substance médullaire sont le siège de grosses masses tuberculeuses arrivées à l'état caséeux; la plus grande partie, la totalité même d'un rein peut être envahie par cette infiltration. Le bassinet et les calices sont dilatés et remplis d'un pus caséeux ou d'une bouillie semi-liquide contenant des grumeaux solides provenant de la destruction et de l'élimination des parties ulcérées.

Lorsqu'on a lavé les cavités distendues du bassinet et des calices, on constate à leur surface le relief de granulations tuberculeuses, soit isolées, soit formant une couche continue. La section de la muqueuse montre que le tissu conjonctif, très épais, mesure un ou plusieurs millimètres. Il est transformé en un tissu embryonnaire dans lequel il existe une ou plusieurs couches superposées de granulations tuberculeuses, ainsi que cela s'observe pour la plèvre et le péritoine. La muqueuse ainsi altérée s'ulcère souvent, et le pus, les fragments détachés qui sont la conséquence d'une ulcération, sont versés dans la cavité du bassinet.

A la suite d'une ulcération analogue des calices, la substance rénale est elle-même attaquée, et les portions caséeuses du rein en rapport avec l'ulcération des calices sont ramollies et éliminées.

Lorsque l'uretère est perméable, l'urine entraîne ces produits de suppuration ; elle contient alors du pus caséeux et des débris floconneux et opaques qui se déposent en une couche épaisse, boueuse, au fond du vase où elle est recueillie.

L'examen microscopique y fait reconnaître des cellules lymphatiques chargées de granulations graisseuses, libres et volumineuses, des globules sanguins en petite quantité, des débris de tissu conjonctif infiltré de cellules petites et granulo-graisseuses. Ces urines contiennent de l'albumine comme toute urine purulente; il serait difficile de les confondre avec les urines albumineuses qui sont habituellement claires et renferment une grande quantité de cylindres hyalins, tandis que, dans le cas de tuberculose, les cylindres manquent presque constamment, et s'ils y existent, ils sont très rares. Mais le caractère diagnostique essentiel de la tuberculose rénale ou viscérale, tiré de l'examen des urines, consiste surtout dans la présence des bacilles. Nous y reviendrons un peu plus loin.

L'uretère est généralement atteint des mêmes lésions tuberculeuses que la muqueuse du bassinet, mais, au lieu d'être dilaté comme cette dernière, il est souvent rétréci au point de ne laisser passer l'urine qu'avec une grande difficulté. Il peut même être oblitéré complètement.

Dans les périodes ultérieures de la tuberculose, on observe la plupart des lésions de la pyélo-néphrite purulente chronique, des incrustations calcaires de certains points de la muqueuse du bassinet, des abcès du rein qui ont de la tendance à devenir caséeux, une tuméfaction plus ou moins considérable due à la distension du bassinet, des perforations consécutives à un ulcère tuberculeux de la muqueuse et communiquant avec le péritoine et l'intestin.

Chez l'homme, la tuberculose rénale est très souvent généralisée à tous les conduits de l'excrétion de l'urine, à l'uretère, à la vessie, à la muqueuse uréthrale. Les granulations siègent dans le tissu conjonctif de ces muqueuses, sous l'épithélium, et plus ou moins profondément dans le tissu conjonctif sous-muqueux. Elles s'accompagnent d'un catarrhe puriforme. La prostate, les vésicules séminales, les canaux déférents et les testicules sont quelquefois aussi envahis rapidement par la tuberculose. Il en résulte une forme spéciale de tuberculisation limitée aux organes génito-urinaires.

Chez la femme, la tuberculose rénale, beaucoup plus rare, peut aussi se compliquer de granulations de la vessie, des trompes et de l'utérus. Les malades succombent généralement à une poussée de tubercules, généralisés en dernier lieu aux poumons et à l'intestin.

b. Tuberculose de la vessie (1). — Les tubercules de la muqueuse vésicale et de la muqueuse uréthrale sont observés quelquefois chez l'homme, surtout dans la forme déjà indiquée de la tuberculose des organes génito-urinaires. Ils offrent absolument les mêmes caractères que dans les autres muqueuses (voyez plus haut les tubercules du rein et du bassinet). Les granulations tuberculeuses développées à la

(1) Guyon, *Leçons clin. sur les voies urinaires*, 2e édit. — *Annales des mal. des org. gén.*, oct. 1884. — *Semaine méd.*, 1885. — Guebhard, Th., 1878. — Terrillon, *Progr. méd.*, 1884. — Marchand et Schueking, *Arch. fur gyn.*, B. XII, H. 3. — Boursier, Th., Paris, 1886.

surface de la muqueuse, dans le tissu conjonctif, occasionnent un catarrhe puriforme, avec sécrétion purulente et caséeuse ; les tubercules se groupent en plaques, et ils sont unis par un tissu embryonnaire; la mortification moléculaire des parties devenues caséeuses entraîne la formation d'ulcères plus ou moins larges et profonds.

c. *Tuberculose du testicule* (1). — La tuberculose du testicule peut être la première manifestation de la tuberculisation des organes génito-urinaires, alors qu'il n'y a pas encore de lésions pulmonaires. Elle peut débuter par le testicule, mais plus fréquemment c'est l'épididyme ou le canal déférent qui est le premier affecté.

Quelquefois des granulations miliaires très petites, à peine visibles à l'œil nu, siègent sur la tunique vaginale et dans le testicule lui-même, où elles entourent les canalicules spermatiques. Ces granulations, semi-transparentes d'abord, deviennent ensuite caséeuses à leur centre. Il n'est pas douteux que les granulations à leur début se développent autour des canalicules spermatiques. Dans un cas, Malassez a vu qu'on pouvait encore étirer les conduits spermatiques et qu'ils présentaient, en certains points, une tuméfaction, un petit nodule qui les entourait de toutes parts et que ce nodule n'était autre qu'une granulation tuberculeuse. En examinant ces canalicules au niveau de la nodosité, il a reconnu que les lamelles de la membrane propre du canalicule étaient écartées par un dépôt abondant de petites cellules lymphatiques, de telle sorte que cette membrane était très notablement épaissie en ce point.

Au même niveau, la lumière du tube était agrandie et non diminuée comme on aurait pu le supposer *a priori;* les cellules épithéliales y étaient granuleuses et unies les unes aux autres par une substance grenue. Sur une section du testicule infiltré de ces granulations tuberculeuses en voie de développement, on voyait une accumulation de petites cellules lymphatiques formant une zone circulaire autour du canal séminifère dont la cavité élargie était pleine de cellules épithéliales subissant la transformation caséeuse.

Les espaces lymphatiques et les vaisseaux sanguins compris dans le tissu de la granulation étaient remplis d'un coagulum fibrineux enserrant des cellules lymphatiques et des cellules endothéliales. Le tissu conjonctif des cloisons interlobulaires montrait aussi des cellules lymphatiques autour de la granulation dont le tissu se perdait insensiblement dans les parties voisines.

Sur les sections de granulations plus volumineuses, on pouvait encore reconnaître à leur centre une partie caséeuse qui correspondait à la lumière d'un canalicule rempli de cellules, tandis que, dans la

(1) Cruveilhier, *Anat. path.*, t. IX. — Malassez, *Arch. de Phys.*, 1876. — Kocher, *Handb. der chir.* von Pitha et Billroth. — Duplay, *Union méd.*, 1860. — Reclus, Th. de Paris, 1876.

zone de prolifération périphérique, les tubes séminifères étaient atrophiés par compression et plus étroits qu'à l'état normal.

Tizzoni et Gaule, dans un travail plus récent sur le tubercule du testicule, donnent comme conclusion que l'affection débute par une néo-formation de l'épithélium des tubuli.

Les cellules géantes s'observent habituellement dans les masses tuberculeuses du testicule, où elles offrent la même disposition que dans tous les tubercules. Elles naissent parfois dans la lumière même des tubes testiculaires.

Lorsque les tubercules du testicule deviennent plus volumineux et se réunissent en groupes, leur centre devient caséeux et se ramollit. La partie centrale ramollie et suppurée correspond toujours, au début, à la cavité d'un tube séminifère agrandi; mais lorsque cette cavité s'étend par ulcération, tous les tissus devenus caséeux à la partie centrale des tumeurs subissent indistinctement une destruction moléculaire. Il n'est pas rare de voir plusieurs centres caséeux se réunir et former une seule caverne. Les bacilles sont quelquefois très rares dans les testicules dont les tubercules remontent à plusieurs années.

Les tubercules, ainsi que nous l'avons dit tout d'abord, sont loin de débuter toujours par le testicule même; plus ordinairement ils se localisent d'abord à l'épididyme, au *rete testis* ou au canal déférent. Dans le canal déférent et dans l'épididyme, ils se montrent sous forme de nodosités habituellement nombreuses, en chapelet tout le long du canal. Les nodosités volumineuses qui doublent ou triplent le diamètre du canal et qui ont une forme ovoïde ou sphérique consistent dans une infiltration de la paroi propre du canal par de petites cellules lymphatiques, en même temps que le revêtement épithélial de la muqueuse a proliféré et que des cellules granuleuses remplissent la lumière dilatée du canal. Il se produit ainsi, sur un conduit plus considérable il est vrai, la même lésion que dans les tubes séminifères. Le contenu caséeux jaunâtre du conduit se ramollit, et sa paroi présente à un moment donné une destruction suppurative avec ulcération caséeuse. En même temps il se fait, dans le tissu conjonctif voisin, un travail d'inflammation chronique en vertu duquel des adhérences unissent les points malades à la peau. Il s'établit ainsi des fistules cutanées ouvertes au scrotum, communiquant, soit avec l'épididyme et le cordon, soit avec le testicule.

Les tubercules de l'épididyme et du cordon se compliquent souvent de tubercules des vésicules séminales, de la prostate, de la vessie, de tout le système génito-urinaire, en un mot. La lésion se propage aussi souvent aux ganglions lymphatiques voisins, et enfin aux poumons, qui ne sont généralement pris que consécutivement.

d. Tuberculose de la prostate (1). — La tuberculose de la prostate accompagne celle des organes génito-urinaires, du rein, de la vessie et des testicules. Les granulations tuberculeuses développées dans le tissu conjonctif, au voisinage des conduits et des culs-de-sac glandulaires, sont isolées ou groupées et ne diffèrent pas de celles des autres organes. Leur ramollissement caséeux, l'ulcération des conduits glandulaires et la suppuration centrale qui en résulte, déterminent des foyers caverneux qui s'ouvrent parfois par l'intermédiaire de fistules dans la vessie et dans le rectum.

e. Tuberculose de l'ovaire (2). — Les tubercules de l'ovaire sont très rares ; ils viennent quelquefois avec la tuberculose des organes génito-urinaires, surtout chez les enfants. Le péritoine qui revêt l'ovaire en est souvent le siège ; les granulations tuberculeuses développées dans le parenchyme sont loin d'avoir la même fréquence. Elles se présentent avec leurs caractères habituels, à l'état de granulations semi-transparentes ou caséeuses à leur centre.

f. Tuberculose de la muqueuse utérine (3). — La tuberculose de la muqueuse utérine n'est pas absolument rare. Elle est de tout point comparable à celle des trompes. La surface de la muqueuse du col et du corps est le siège d'un catarrhe abondant avec production du pus épais, grumeleux, opaque et caséeux. La muqueuse du corps présente des granulations semi-transparentes à leur début, plus tard jaunes et opaques à leur centre, qui se réunissent en plaques ayant une étendue variable. Le tissu conjonctif sous-épithélial est le siège initial de ces lésions, mais le tissu profond de la muqueuse est lui-même envahi par une formation abondante de tissu conjonctif embryonnaire et par des granulations tuberculeuses. Il en résulte un épaississement plus ou moins grand et généralisé du tissu conjonctif sous-muqueux. Des lésions identiques peuvent se montrer dans le col utérin et même au niveau de son orifice, mais elles sont toujours plus limitées. Le liquide muqueux gélatiniforme sécrété par le col est parsemé de grumeaux opaques, jaunâtres, semi-solides, fournis par la dégénérescence caséeuse du pus provenant des parties tuberculeuses.

Exceptionnellement, on observe une éruption plus ou moins abondante de granulations tuberculeuses sur la portion vaginale du col de l'utérus. Ces granulations semi-transparentes à centre souvent caséeux ont l'aspect le plus caractéristique ; les culs-de-sac vaginaux sont envahis par les mêmes productions.

La muqueuse du vagin peut être aussi le siège d'ulcérations et de

(1) Delfau, *Th. de Paris*, 1874.
(2) Brouardel, *loc. cit.*
(3) Brouardel, *loc. cit.*

fissures ou même de fistules recto-vaginales tuberculeuses. On y trouve des cellules géantes et des bacilles très allongées.

§ 19. — Bacilles dans la tuberculose des organes génito-urinaires.

Dans les plus petits tubercules opaques et jaunâtres du rein, on observe presque toujours un grand nombre de bacilles. Des petits nodules se trouvent très souvent autour des vaisseaux. La figure 38 est un type de ces nodules opaques de la grandeur d'un grain de millet. Il est situé à la limite de la substance médullaire et de la substance corticale. Le vaisseau *a* en est le centre. Sa lumière rétrécie *l* est remplie de globules blancs ; la tunique interne est épaisse et hyaline, avec des fentes sinueuses dans lesquelles se trouvent de nombreux bacilles. Entre la partie hyaline bien limitée et les autres tuniques, on voit des espaces libres, *m*, remplis de bacilles. La masse caséeuse est uniforme autour du vaisseau, lobulée à la périphérie au voisinage du tissu normal. En *c*, elle montre une perte de substance. Entre les îlots caséeux lobulés *mm*, on voit des cellules rondes, souvent accumulées en amas. Autour du tubercule, il existe du tissu embryonnaire dans lequel on peut distinguer, en *d*, du côté de la substance des pyramides de Malpighi, des tubes urinifères comprimés ou contenant des cylindres hyalins, et, du côté de la substance corticale, des glomérules enflammés ou sclérosés, *g*. Les bacilles, qui sont très nombreux, se trouvent surtout autour du vaisseau (1) ; la lumière n'en contient pas, il y en a seulement et en grande quantité dans les fentes de la tunique interne et entre celle-ci et le reste de la paroi. Les bacilles sont surtout accumulés en *o* auprès de la perte de substance *c*. Ils sont assez nombreux aussi au pourtour des masses caséeuses. Celles-ci en contiennent très peu et seulement dans les petites agglomérations du tissu embryonnaire qui les séparent. En *r*, à la périphérie du tubercule, on voit des bacilles en quantité qui siègent dans la partie parenchymateuse du rein, peut-être dans la cavité des tubuli altérés. Durand-Fardel (*Thèse de doctorat*, 1886) a vu chez l'homme des bacilles dans les vaisseaux et dans les glomérules du rein, non seulement dans les granulations tuberculeuses, mais aussi dans les parties de cet organe qui ne présentaient ni à l'œil nu ni au microscope la trace de granulations tuberculeuses.

Les bacilles sont plus rares dans la tuberculose rénale et ancienne avec des masses caséeuses considérables. Là, on les cherche quelque-

(1) Fütterer (*Virchow's Archiv*, t. C, liv. II, 1885) a vu aussi, dans un cas de tuberculose rénale, les bacilles dans les vaisseaux et dans leur paroi.

fois en vain. On en trouve cependant d'habitude à la limite des pertes de substance causées par l'ulcération du bassinet et des calices et à la périphérie des îlots caséeux dans le tissu embryonnaire qui les entoure, tissu qui contient des cellules géantes. Koch a observé une quantité considérable de bacilles dans la lumière des tubes urinifères chez un lapin inoculé. Nous avons constaté aussi la présence de ba-

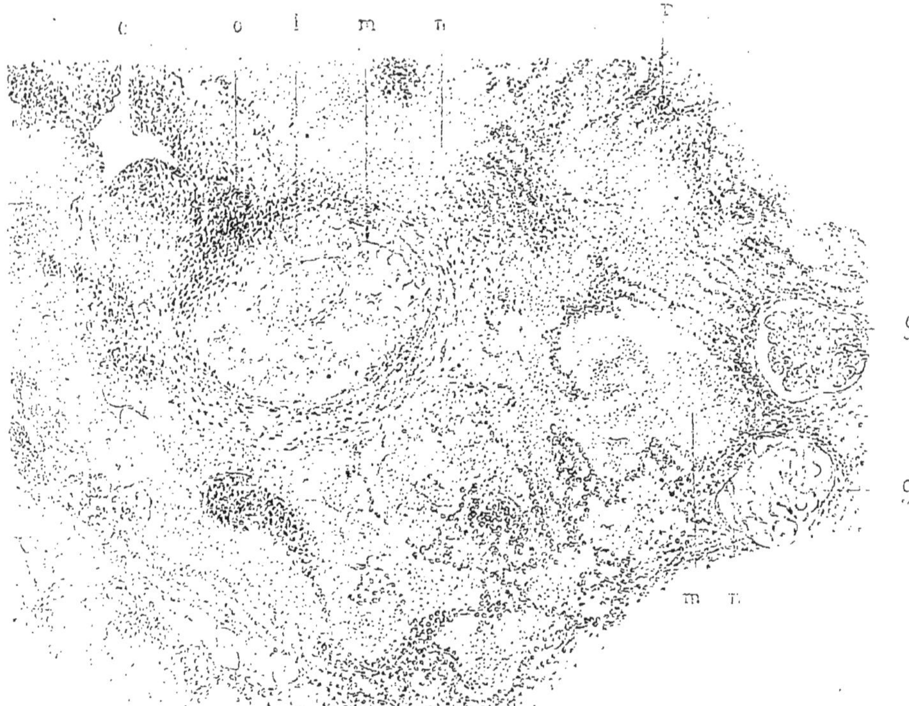

Fig. 38. — Tubercules du rein chez l'homme développés autour d'un vaisseau.

l. Lumière de ce vaisseau. — *m*. Espace libre rempli de bacilles situé entre la tunique interne devenue hyaline et la tunique moyenne. — *o*. Tissu périphérique à l'artère rempli de bacilles. — *c*. Lacune causée par la désintégration du tissu tuberculeux et dont le pourtour contient des bacilles. — *m*, *m*. Tissu caséeux dont les cellules sont atrophiées. — *n*. Tissu conjonctif contenant des cellules vivantes à la périphérie du tissu caséeux. — *g*, *g*. Glomérules du rein. — *d*. Tubes urinifères de la substance des pyramides. — *r*. Lacunes de la substance corticale remplies de bacilles et qui sont vraisemblablement des tubes contournés. (Grossissement de 150 diamètres.)

cilles dans les tubercules de la vessie et de l'urèthre. L'un de nous a vu des bacilles dans les capsules surrénales tuberculeuses coïncidant avec une maladie bronzée d'Addison (1).

Dans la tuberculose des organes génitaux de l'homme, les bacilles sont rares. Dans les tubercules caséeux du testicule, de la prostate et de l'épididyme, il peut arriver qu'on n'en trouve point. Un tubercule

(1) Voir une publication de Babes sur ce sujet dans l'*Orvosi hetilap.*, 3 fév. 1883.

caséeux du testicule, enlevé par Richet, ne contenait pas de bacilles, on en trouva seulement dans une petite cavité qui correspondait à une coupe du canal de l'épididyme; on ne vit que deux bacilles sur les nombreuses préparations examinées.

Dans un fait de tuberculose du vagin compliquée de fistule recto-vaginale, on observait, du côté du vagin, des ulcérations assez larges à bords saillants. Un fragment de cet ulcère ayant été enlevé, les coupes examinées au microscope ont montré, à la surface de l'ulcération, des leucocytes granuleux contenant un petit nombre de bacilles. Plus profondément, la muqueuse offrait un tissu fibreux infiltré de cellules rondes et de cellules géantes. Celles-ci contenaient chacune un ou deux bacilles. Auprès de ces cellules géantes, il y avait des vaisseaux à parois embryonnaires, quelquefois oblitérés par de la fibrine et des globules blancs.

§ 20. — De la présence des bacilles dans l'urine.

Nous avons figuré (fig. 39) la disposition des bactéries dans le dépôt de l'urine, à la suite de la tuberculose des organes génito-urinaires (1). On voit, en *e*, une cellule épithéliale de la vessie, des leucocytes *m*, contenant parfois un bacille et des cellules sphéroïdes, qui sont un peu plus grosses et qui contiennent un grand nombre de

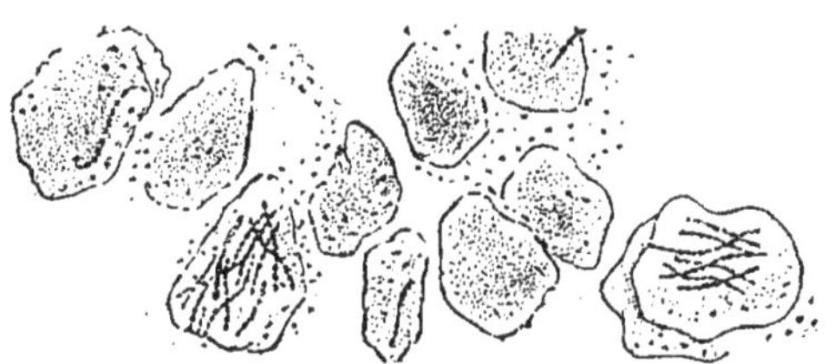

Fig. 39. — Bacilles de la tuberculose dans l'urine.

longs bacilles disposés en faisceaux ou en broussailles (fig. 37). On rencontre des bacilles libres dans le liquide.

L'un de nous a observé, en 1885, un enfant de 16 ans, qui avait été atteint, cinq ans auparavant, d'hémoptysie, de pleurésie chronique et de broncho-pneumonies répétées et qui, depuis un mois, avait des urines purulentes. La vessie était en partie paralysée, si bien que l'urine purulente s'écoulait spontanément goutte à goutte. Dans cette urine, recueillie au moment de l'émission, et examinée suivant le procédé d'Erhlich, on trouva de longs bacilles, formés de petits

(1) Babes, *Soc. anat.*, 27 janvier 1883.

grains colorés, libres entre les globules de pus les uns isolés, les autres disposés en touffes analogues à celles que nous avons figurées dans un tubercule fibreux du poumon (voy. fig. 51). Chez cet enfant, la présence des bacilles de l'urine était le seul signe tout à fait démonstratif de la tuberculose urinaire, car il n'y avait aucun signe rationnel ni physique de tuberculose pulmonaire. Il a succombé, six mois après, à une méningite tuberculeuse. Chez une malade présentant des cavernes tuberculeuses, observée dans le service de Fournier, à Saint-Louis, on examina les sécrétions vaginales au niveau d'ulcérations de la paroi postérieure du vagin, à bords végétants, à surface couverte d'une couche un peu adhérente de pus épais, jaunâtre et caséeux. On y trouva un assez grand nombre de bacilles libres dans le liquide. La même constatation a été faite au niveau d'une ulcération tuberculeuse de la lèvre inférieure et à la surface d'une ulcération cutanée périrectale chez deux malades du même service. Dans ce dernier fait les bacilles présentaient des grains colorés (Soc. Anat. 1883, p. 341).

§ 21. — **Histogenèse expérimentale.**

Après le poumon, c'est le rein qui est le premier organe atteint par la tuberculose métastatique. Les bacilles apparaissent d'abord dans le glomérule et dans l'épithélium des tubes contournés pour se propager ensuite dans les autres parties. Les bacilles sont toujours contenus dans l'intérieur de cellules et proviennent tantôt directement du sang, tantôt de l'urine. Baumgarten n'a jamais vu de bacilles libres dans la lumière des canaux urinifères; ce n'est qu'au début de l'envahissement qu'on les trouve parfois dans les capillaires.

Le premier phénomène que provoque la présence des bacilles est une karyokinèse des cellules fixes de l'épithélium des canaux urinifères, de l'endothélium des capillaires, des éléments constitutifs de la paroi du glomérule. Plus tard se produisent les cellules épithélioïdes et avec une telle intensité dans l'épithélium des canaux urinifères que ceux-ci s'obstruent complètement. L'endothélium des capillaires prolifère à son tour, et ces deux processus, marchant de pair, entraînent la destruction de la membrane propre des canaux urinifères et la fusion des deux néoplasies intra et extra-canaliculaires.

Un autre résultat de cette prolifération est la compression des capillaires et des canaux urinifères dont l'épithélium ne subit pas de prolifération.

L'épithélium des glomérules prolifère également et produit une sorte de cordon protoplasmique à noyaux multiples qui reproduit quelque chose d'analogue à la glomérulo-néphrite de Klebs. La plupart des cellules épithélioïdes contiennent des bacilles et sont en karyokynèse intense.

Le nombre des bacilles augmentant toujours, la prolifération des cellules fixes continue et la fusion des néoformations intra-canaliculaires et extra-canaliculaires est telle qu'il devient impossible de distinguer ce qui appartient aux unes ou aux autres. Les portions du rein indemnes de bacilles sont comprimées par les néoplasies et s'atrophient peu à peu.

L'évolution ultérieure n'offre d'ailleurs rien de spécial.

Baumgarten note encore au point de vue topographique que les pyramides du rein ne sont jamais atteintes de tuberculose métastatique et que celle-ci se développe particulièrement dans la substance corticale correspondant au glomérule. Ce qui peut s'expliquer par ce fait que les bacilles pénètrent dans le rein après avoir traversé les artères interlobulaires.

Baumgarten fait remarquer que sa description ne correspond nullement à celle de Virchow, pour qui le tubercule du rein de l'homme est essentiellement constitué par la prolifération lymphoïde du tissu interstitiel, tandis que les éléments cellulaires de l'organe ne subissent qu'une atrophie simple ou une nécrose. On sait que Julius Arnold et W. Muller, professant une opinion mixte, admettent que dans la tuberculose rénale les éléments propres du rein peuvent contribuer au développement du tubercule, mais que le processus principal a lieu dans le tissu conjonctif.

D'ailleurs, d'après Baumgarten, l'évolution est identique pour le tubercule spontané et le tubercule expérimental.

§ 22. — Tuberculose de la capsule surrénale.

Les tubercules ne sont pas rares dans les capsules surrénales, soit sous forme de granulations miliaires, soit sous forme d'agglomération de granulations, ayant le volume d'un grain de chénevis ou d'un petit pois, et alors complètement caséeux. Ils sont consécutifs à une tuberculose pulmonaire ou ganglionnaire et se montrent, soit dans une seule capsule, soit dans les deux.

Les granulations miliaires, qu'elles soient en très petit nombre dans la substance corticale et sous la capsule, ou qu'elles soient disséminées dans toute la glande, ne diffèrent pas de ce qu'elles sont dans les autres organes. Elles débutent généralement par la substance corticale et peuvent envahir la substance médullaire ; leurs centres deviennent caséeux et elles sont entourées de tissu embryonnaire.

Mais la glande peut être altérée au point d'être entièrement transformée en un tissu jaunâtre, caséeux, ramolli parfois et pulpeux ; ou bien, tandis que son centre est devenu jaune et friable, sa périphérie est grise, dure, de consistance fibreuse. Cette transformation est si complète, qu'il ne reste plus aucun vestige de la glande normale. Tel est l'état dans lequel on trouve assez souvent les capsules surrénales chez les sujets qui ont succombé à la cachexie bronzée décrite par Addison.

La métamorphose fibro-caséeuse des capsules surrénales est la lésion que l'on observe le plus souvent dans la maladie d'Addison. Par leur apparence et leur dégénérescence les glandes ainsi modifiées se rapprochent des ganglions lymphatiques scrofuleux et doivent être rapportés à la tuberculose.

Dans cet état, la glande surrénale est augmentée de volume; elle peut atteindre 12 centimètres dans son plus grand diamètre, et elle est large et épaisse en proportion. Sa forme est ovoïde. La partie ramollie peut se transformer en un kyste séreux. Les deux capsules sont prises, en général, à un degré différent; quelquefois l'une d'entre elles est normale.

Nous ne tenterons pas d'expliquer comment il se peut faire que la lésion des capsules produise l'ensemble des signes caractéristiques de la maladie bronzée, c'est-à-dire la pigmentation du corps muqueux de la peau des muqueuses, l'anémie et les troubles digestifs; les explications physiologiques qui en ont été données sont loin de nous paraître satisfaisantes. La lésion des ganglions nerveux de la capsule surrénale et du grand sympathique entre probablement pour une part dans le phénomène de la pigmentation. Il faut bien savoir aussi que, très fréquemment, on trouve des lésions des capsules, telles que le cancer, les tubercules et même un état inflammatoire caséeux porté à un assez haut degré, sans que la peau ait été pigmentée. La fréquence des lésions tuberculeuses ou caséeuses de la capsule, sans maladie bronzée, est telle que, d'après le relevé de Klebs, sur 141 cas de lésions de la capsule, il y eut 100 fois coloration bronzée de la peau, et dans les 41 autres faits la peau ne présentait aucune coloration. Mais, d'un autre côté, la maladie bronzée d'Addison bien caractérisée, lorsqu'on a eu soin de la distinguer cliniquement de la mélanémie produite par les fièvres intermittentes et la cachexie tuberculeuse et cancéreuse, coïncide à peu près invariablement avec une lésion des capsules surrénales. C'est la tuberculose, avec inflammation chronique et dégénérescence caséeuse, qui s'observe le plus souvent alors.

Les altérations des autres organes observées en même temps que la coloration bronzée de la peau, sont extrêmement variées, mais la tuberculose pulmonaire et la scrofule en sont les coïncidences les plus habituelles.

§ 23. — Tuberculose de la mamelle.

Il existe un nombre restreint d'observations de tubercules de la mamelle, qui ont été réunies dans les thèses de Verchères et de Dubar (1). Ils se présentent sous forme de nodules disséminés ou confluents. Les premiers ne donnent lieu à aucune manifestation pendant la vie et constituent simplement une trouvaille d'autopsie (observation de Billroth). Les secondes forment des tumeurs qui s'accroissent par poussées successives et qui atteignent un volume variable. Leur masse est mamelonnée, dure, hérissée de petites saillies granuleuses. Leur centre se ramollit, et lorsqu'on l'ouvre, il s'en écoule du pus contenant des grumeaux caséeux. Il s'établit une suppuration dont les produits sont transportés au dehors par une ou plusieurs fistules à bords indurés et fongueux. La caverne tuberculeuse reste entourée d'un tissu induré. Le plus souvent il existe en même temps une adénite caséeuse de l'aisselle. Une section de l'organe faite après son ablation, passant par un de ces trajets fistuleux à paroi bourgeonnante, mène dans une cavité irrégulière, à diverticules multiples. La surface des cavités est tapissée par une membrane molle, tomenteuse, grisâtre ou jaunâtre par places. Elle contient une bouillie puriforme avec des grumeaux jaunâtres. Le tissu périphérique induré, gris blanchâtre, présente des groupes de petits nodules semi-transparents ou opaques et jaunâtres surtout à leur centre. Ces nodules offrent à l'examen microscopique tous les caractères des tubercules, avec des cellules géantes et des oblitérations vasculaires. Il n'est pas rare de voir des culs-de-sac mammaires au centre de pareilles granulations, et les cellules géantes peuvent naître dans ces culs-de-sac.

Dans la tuberculose de la mamelle, Dubar (2) a constaté le développement des nodules autour des acini glandulaires et la formation des cellules géantes de la tuberculose dans l'intérieur des conduits galactophores et des culs-de-sac. Nepveu paraît avoir vu, dans un fait de tuberculose du sein opéré par Verneuil et rapporté par Verchères (3), des microbes semblables aux bacilles de la tuberculose et contenus dans les conduits galactophores. Orthmann (4) a eu l'occasion d'exa-

(1) Dubar, *Des tubercules de la mamelle*, Paris, 1881.
(2) Dubar, *loc. cit.*
(3) Verchères, *Des portes d'entrée de la tuberculose*, thèse. Paris, 1884.
(4) Orthmann, *Ueber Tuberculose der Weiblichen Brustdruse mit besonderer Berucksichtigung der Riesenzellenbildung* (*Virchow's Arch.*, t. C, p. 365).

miner, sous la direction du professeur Marchand, deux faits de tuberculose mammaire où il a constaté aussi le siège des cellules géantes dans des conduits glandulaires, et il a vu des bacilles de la tuberculose dans les cellules géantes. Récemment, Babès, en commun avec Haberern, a examiné un cas pareil chez une malade qui ne montrait aucun symptôme de phtisie, mais chez laquelle, peu de temps après l'opération de l'abcès, il se développa une tuberculose pulmonaire aiguë. En même temps que le bacille de la tuberculose, l'abcès contenait un bacille court de 0^{mm},7 d'épaisseur dont la culture pure produisit des abcès chez le cobaye.

§ 24. — Tuberculose oculaire.

Valude (1) a étudié dans un important mémoire la *tuberculose oculaire externe*, qui comprend la *tuberculose de la conjonctive* dont nous avons déjà parlé, la *tuberculose cornéenne*, décrite par Panas et Vasseaux, la *tuberculose des voies lacrymales* de Haab et Gayet.

Il y a étudié surtout la *tuberculose du globe de l'œil*, qui comprend trois chapitres distincts.

1° *Tuberculose disséminée de la choroïde*, reconnue pour la première fois en 1855 à l'ophtalmoscope par Jæger.

La tuberculose disséminée de la choroïde se développe ordinairement sur les deux yeux; plus rarement elle est unilatérale. Le siège principal de l'affection est le pôle postérieur de l'œil, aux environs immédiats de la papille optique ou de la macula. Ce caractère la distingue nettement de la forme primitive de la tuberculose oculaire, qui se développe surtout à la région de l'*ora serrata*, quand elle prend naissance dans la choroïde.

L'opthalmoscope révèle l'existence de petites taches claires, pâles, d'un gris jaunâtre ou d'un rose blanchâtre, généralement arrondies, et dont les contours ne sont pas nettement marqués sur le fond de l'œil. Leur nombre est des plus variables; tantôt on découvre seulement une, deux de ces taches, tantôt on en peut compter jusqu'à quarante et cinquante. Leur diamètre apparent varie depuis 0^{mm},4 jusqu'à 1^{mm} et même, d'après Cohnheim, jusqu'à 2^{mm} 1/2.

Enfin, la plupart de ces productions tuberculeuses ne sont que de simples taches, c'est-à-dire qu'elles ne s'élèvent pas au-dessus du niveau de la choroïde; d'autres constituent des élevures coniques, qui tendent à se faire jour du côté de l'intérieur de l'œil et qui arrivent à produire dans la chambre rétinienne une saillie pouvant atteindre 0^{mm},6. (Weiss.)

(1) Valude, *Études sur la tuberculose*, publiées sous la direction de Verneuil, 1887.

Du reste, il faut savoir que les révélations ophtalmoscopiques sont loin de répondre à la réalité des faits anatomiques. La choroïde peut tout entière être infiltrée de produits tuberculeux, alors qu'au fond de l'œil n'apparaissent que quelques taches claires révélatrices. Les recherches histologiques de Poncet (de Cluny) ont prouvé, en effet, que la tuberculose choroïdienne consistait en une infiltration tuberculeuse du stroma de la membrane vasculaire tout entière. La choroïde est épaissie, altérée dans sa totalité par les produits tuberculeux d'infiltration. Bientôt, sur cette surface tuberculeuse, se forment des amas de cellules qui reproduisent exactement la structure du tubercule, sans qu'on y puisse cependant trouver l'élément caractéristique connu sous le nom de cellule géante (Cohnheim). Ces tubercules s'accroissent peu à peu et, traversant la couche pigmentaire, arrivent à l'intérieur de la chambre vitréenne.

Quant aux tubercules rétiniens, ils sont toujours secondaires à une tuberculose de la chloroïde ou du nerf optique.

2° *Tuberculose primitive du tractus uvéal*, qui comprend trois forme anatomiques : une *forme miliaire;* une forme caractérisée par de *tubercules* proprement dits ; une *forme infiltrée* qui consiste en un nfiltration de la conjonctive, de la choroïde ou de la cornée par u amas de matière tuberculeuse.

3° *Tuberculose de la rétine et du nerf optique* décrite par Bouchu (1868). Dans les dix observations publiées, cette tuberculose éta secondaire, consécutive surtout à la méningite tuberculeuse.

4° *Tuberculose de la cornée* observée par Panas, Ricati, Roy, Alvarès. On se rapportera pour l'anatomie pathologique aux pages 58 suivantes.

5° *Tuberculose du corps vitré* signalée par Poncet, Eperon, Haensel Il n'y a pas d'exemple de tuberculose de la sclérotique et du cristalli

§ 25. — Tuberculose du système nerveux.

Nous avons déjà décrit les lésions de la méningite tuberculeuse nous n'y reviendrons pas.

Les tubercules du cerveau sont des tumeurs dont l'apparence ext rieure est analogue à celle des sarcomes. Au lieu d'être petits comn les tubercules des autres organes, ils peuvent atteindre depuis le v lume d'un pois jusqu'à celui du poing.

Leurs caractères macroscopiques sont ordinairement assez tranché Ces tubercules sont durs, compactes, et font tellement corps avec tissu du cerveau qu'on ne peut les énucléer sans difficulté. Si on l divise ainsi que le tissu voisin, on remarque que leur centre est jau et que leur couche périphérique est grise, demi-transparente, et continue directement avec le tissu cérébral. La partie du cerveau qui entoure le tubercule présente tous les degrés d'une prolifération active de la névroglie; elle contient de grosses cellules à plusieurs noyaux et possède des vaisseaux atteints d'altérations tuberculeuses.

En effet, si l'on examine au microscope un vaisseau qui du cerveau se rend à la masse tuberculeuse, on trouve sa gaine péri-vasculaire remplie d'une grande quantité d'éléments embryonnaires, et cela quand le vaisseau est encore contenu au milieu des éléments nerveux normaux. Au moment où il pénètre dans la zone grise et demi-transparente du tubercule, sa gaine se dilate brusquement et paraît triplée de volume. Arrivé dans la zone caséeuse du tubercule, il se confond avec elle.

Pendant tout leur trajet dans la masse tuberculeuse, les vaisseaux sont oblitérés par la fibrine.

Si les masses tuberculeuses du cerveau paraissent au premier abord constituées par une tumeur unique, nous devons dire que bien souvent on peut voir à leur périphérie des granulations tuberculeuses qui sont isolées ou groupées.

Lorsqu'on étudie ces tubercules cérébraux sur des coupes minces faites après leur durcissement dans l'alcool ou l'acide chromique, on y reconnaît les mêmes caractères et les mêmes détails de structure que dans les tubercules de tous les organes : cellules petites, unies par une substance granuleuse, vaisseaux oblitérés par la fibrine, dégénérescence granuleuse des éléments de la partie centrale de la tumeur, etc.

On y trouve également des bacilles, après préparation convenable.

Les lésions de la moelle dans la tuberculose sont ordinairement secondaires au Mal de Pott, dont nous résumerons ici l'histoire anatomo-pathologique.

Dans la plupart des observations du mal de Pott, avec ostéite tuberculeuse ou avec arthrite fongueuse, *la dure-mère* est plus ou moins atteinte. Il est rare qu'elle ne soit pas tout au moins épaissie et couverte à sa face externe, au niveau des vertèbres malades, par du pus caséeux qui y forme une couche plus ou moins épaisse. Elle est habituellement recouverte à sa face externe de bourgeons en forme de champignons d'un gris sale, infiltrés de pus caséeux (*pachiméningite externe caséeuse*). Le ligament vertébral antérieur est dissocié, détruit par place, de telle sorte que le pus venu des vertèbres et celui qui est sécrété à la surface de la dure-mère occupent un clapier dont les parois sont formées par la surface externe de la dure-mère et par le canal osseux. Ce clapier communique souvent avec une poche pleine de pus qui fait saillie au devant de la colonne vertébrale, au-dessous du ligament vertébral commun antérieur.

L'inflammation de la dure-mère se limite exactement aux parties des vertèbres altérées. Cette membrane est infiltrée, soit dans ses couches externes seulement, soit dans sa totalité, par de nombreuses cellules embryonnaires. Lorsqu'elle est intéressée dans toute son épaisseur, sa surface interne, en contact avec l'arachnoïde et la pie-mère, présente aussi des signes manifestes d'inflammation ; Vulpian y a vu des néo-membranes vascularisées.

Michaud (Thèse de doctorat, *De la méningite et de la myélite dans le mal vertébral*, 1871), qui a fait l'étude histologique de plusieurs de ces faits de pachyméningite, a vu que les couches profondes de la dure-mère étaient infiltrées d'éléments embryonnaires entre les lames et faisceaux fibreux, tandis que les bourgeons saillants à la surface externe présentaient les mêmes éléments pressés en couches épaisses et infiltrés de granulations graisseuses. Il a, de plus, noté, dans l'épaisseur de la néo-formation, de petits foyers contenant des cellules rondes et en dégénérescence graisseuse, et il les a regardés comme des foyers purulents microscopiques.

L'un de nous ayant observé plusieurs de ces faits, a trouvé, dans la dure-mère épaissie, dans les bourgeons caséeux de sa surface externe et même au niveau de sa surface interne, des granulations tuberculeuses aux différents stades de leur évolution. Ces granulations, qui étaient très caractéristiques, étaient isolées ou confluentes et contenaient de nombreuses cellules géantes (1).

Certaines d'entre elles subissaient la fonte caséeuse. Il est probable que, dans la majorité des observations de pachyméningite caséeuse liée au mal de Pott, la maladie doit être atiribuée à une infiltration tuberculeuse de la dure-mère.

Consécutivement à ces lésions des vertèbres, de la dure-mère, de l'arachnoïde et de la pie-mère, la moelle et les nerfs rachidiens sont altérés à un degré variable. La moelle échappe cependant quelquefois à l'altération. Les modifications pathologiques de la moelle et des nerfs rachidiens ne reconnaissent pas seulement comme cause la compression, mais surtout l'inflammation qui s'y propage.

La moelle est souvent ramollie ; elle est diffluente ou convertie en un

(1) Dans une première observation présentée par l'un de nous à la Société de biologie (Cornil, *Comptes rendus*, 1873, p. 363), il y avait, au milieu de la dure-mère enflammée, des cavités remplies de cellules épithélioïdes assez volumineuses. Ces cavités avaient été prises d'abord pour des sections de vaisseaux lymphatiques enflammés. Plus tard, nous avons eu à notre disposition d'autres faits de pachyméningite, dans lesquels les bourgeons et le tissu embryonnaire épaissi de la dure-mère présentaient des granulations tuberculeuses très bien caractérisées. En examinant alors à nouveau les coupes de la dure-mère qui se rapportaient à la première observation, nous avons reconnu aisément que les cavités que nous avions regardées comme des sections de lymphatiques, n'étaient autres que des amas de cellules épithélioïdes et géantes, telles qu'on en trouve dans les tubercules.

cordon atrophié, jaunâtre, dans lequel les cornes grises et les faisceaux blancs ne sont plus distincts à simple vue. Dans tous les cas elle est infiltrée de nombreux corps granuleux, ce sont là des myélites chroniques, qui s'accompagnent de phénomènes douloureux, de paraplégie et de dégénérescences ascendantes et descendantes des cordons postérieurs et antérieurs. Michaud et Charcot citent une observation dans laquelle un malade, paralytique d'abord, à la suite d'un mal de Pott, avait guéri de sa paralysie au point de pouvoir marcher. L'autopsie montre une atrophie partielle de la moelle réduite au cinquième de son volume normal et une sclérose de la substance blanche ; il ne restait qu'une des deux cornes antérieures. Les fibres nerveuses conservées ne présentaient pas d'altération. Ils ont supposé que ces fibres nerveuses étaient des tubes nerveux régénérés ; mais cela n'est pas prouvé.

On pourrait penser que la moelle, remplie d'abord de produits de dégénération, tels que les corps granuleux, et rendue impropre à ses fonctions par leur présence, reprend son activité lorsque les produits inflammatoires ont été résorbés.

Masius et Van Lair ont constaté la régénération de la moelle et le retour de ses fonctions chez les grenouilles, non seulement après une simple section, mais aussi après l'ablation d'un segment de cet organe. Dans le tissu grisâtre interposé, au bout de quelques mois, aux deux fragments de la moelle coupée, ils ont trouvé des cellules bipolaires et à prolongements multiples, qu'ils ont regardées comme des cellules nerveuses et des fibres qu'ils ont décrites comme étant des fibres de Remak. Si les expériences sur la grenouille ont donné des résultats positifs, celles qui ont porté sur les mammifères ont été jusqu'ici négatives. A plus forte raison ne peut-on encore se prononcer sur la régénération des éléments nerveux de la moelle, chez l'homme, dans les atrophies consécutives à la myélite du mal vertébral de Pott.

Dans un mémoire sur les *Leptomyélites tuberculeuses*, Raymond (*Revue mensuelle*, 1886), pose les conclusions suivantes : à savoir que la tuberculose envahit assez fréquemment la moelle épinière, que, dans les cas connus, la lésion médullaire n'a jamais été primitive, mais secondaire à une tuberculose plus ou moins généralisée, qu'elle provoque soit des myélites chroniques, soit des myélites aiguës qui se présentent sous deux formes : *myélites diffuses nodulaires, myélites diffuses infiltrées.*

Il existe une méningite spéciale granuleuse où les granulations sont surtout développées sur la pie-mère, et dont l'anatomie reproduit exactement celle de la méningite tuberculeuse cérébrale (1).

(1) Bouteillier, *De la méningite spinale tuberculeuse*. Thèse, Paris, 1872. — Hayem, *Arch. de phys.*, 1873. — Liouville, *Arch. de phys.*, 1870.

§ 26. — Tuberculose du système vasculaire sanguin.

Tubercules du cœur. — C'est une lésion rare. On peut rencontrer les tubercules soit dans l'épaisseur du myocarde, soit sur les valvules; ils peuvent alors se présenter sous deux formes : sous forme de granulations miliaires, sous forme de masses caséeuses. La première forme, la plus commune, se rencontre chez des sujets atteints de phtisie aiguë; la forme caséeuse est plus rare. Laënnec a rencontré trois ou quatre fois seulement des tubercules dans la substance musculaire du cœur. D'autres observations furent rapportées par Corvisart, Wagner, Linken, Waldeyer, Gros, Andral, Louis, Bouillaud n'ont jamais rencontré de tubercules du cœur; Potain en cite un cas.

Dans son Atlas d'Anatomie pathologique, Lancereaux rapporte un cas d'endocardite tuberculeuse.

Tuberculose des vaisseaux sanguins. — Il n'est pas rare de voir les granulations tuberculeuses se développer dans la tunique adventice des artérioles. Weigert (1) a décrit, comme nous l'avons déjà dit, la phlébite tuberculeuse et a insisté sur le rôle qu'elle joue dans la propagation des tubercules. Mugge a décrit aussi des granulations tuberculeuses dans la tunique interne de l'artère pulmonaire aussi bien que dans les veines pulmonaires des poumons tuberculeux.

L'un de nous a observé dans la tuberculose des méninges cérébrales une lésion des artérioles consistant en une endartérite spéciale caractérisée par un épaississement de l'endartère et par la formation nouvelle d'une grande quantité de cellules de forme variée dans l'endartère épaissie. Au milieu de ces cellules il existait de nombreuses et très volumineuses cellules géantes à la surface de la néoformation développée dans la membrane interne, l'endothélium était parfaitement conservé. Le résultat final d'un pareil processus est l'oblitération de la petite artère, une coagulation du sang dans son intérieur, et, par suite, une oblitération complète (2).

Nous avons vu déjà que, dans la tuberculose à évolution rapide et généralisée, les bacilles de la tuberculose circulent dans le sang. L'un de nous a montré, comme nous l'avons déjà dit, les bacilles tuberculeux dans les globules blancs et dans les cellules géantes développées dans l'intérieur des vaisseaux, de même que dans la fibrine coagulée à leur intérieur.

Il est facile de reproduire cette généralisation de bacilles dans le

(1) Weigert, *Uber Venentuberkel und ihre Beziehungen zur Tuberculosen Blutinfection* (*Virchow's Archiv.*, t. LXXXVIII, 1882, page 307).

(2) Cornil, *loc. cit.*

sang chez les animaux. Lorsqu'on injecte, par exemple, dans une veine de l'oreille d'un lapin un bouillon dans lequel on a cultivé des bacilles de la tuberculose, on produit une multiplication, une véritable culture de ces bacilles dans le sang. Si l'on sacrifie l'animal vers le 3e jour après l'injection, on voit facilement les bacilles dans les globules blancs du sang recueillis dans le sang du cœur ou des veines. Vers le 5e ou 6e jour, lorsqu'après avoir sacrifié le lapin et fait durcir le foie et la rate on en pratique des coupes, il est facile de constater des oblitérations partielles des vaisseaux de ces deux organes. Sur les coupes de la rate, on constate la présence de nombreuses cellules géantes dans les petites veines de la pulpe. Ces cellules géantes contiennent une quantité considérable de bacilles. Il existe aussi d'assez nombreuses figures de karyokinèse dans les cellules endothéliales. A cette même époque, c'est-à-dire cinq ou six jours après l'inoculation, quelques-uns des vaisseaux péri-lobulaires appartenant à la veine-porte et des capillaires intra-lobulaires montrent une thrombose partielle, une accumulation de cellules lymphatiques, des bacilles en quantité et de la fibrine coagulée dans leur intérieur. Des amas granuleux de fibrine, recouverts de cellules à noyaux ovoïdes, ont déjà toute l'apparence de cellules géantes. Vers le 7e ou 8e jour après l'inoculation, on trouve beaucoup de vaisseaux hépatiques partiellement oblitérés dans lesquels il existe un grand nombre de cellules géantes très caractéristiques et beaucoup de bacilles. Ces expériences et examens faits par l'un de nous démontrent bien nettement la possibilité de la formation des cellules géantes dans les vaisseaux et la rapidité de leur formation.

CHAPITRE V

TUBERCULOSE PULMONAIRE

L'anatomie pathologique de la tuberculose pulmonaire comprend des lésions multiples et diverses : en dehors des lésions banales, elle doit tenir compte des lésions spécifiques avec toutes les modalités qu'elles peuvent revêtir suivant les diverses conditions qui président à l'évolution du bacille dans le parenchyme pulmonaire.

Or, parmi ces conditions, il faut placer au premier chef le mode d pénétration du bacille dans l'organe.

Le bacille peut arriver au poumon par la voie sanguine, la voi lymphatique ou avec l'air respiré.

Dans le premier cas un foyer tuberculeux quelconque s'est ouver dans une veinule et les bacilles se sont ainsi généralisés à l'organ pulmonaire, produisant, dans cette tuberculose *hématogène*, un éruption miliaire soit généralisée, soit localisée suivant le nombre de bacilles, suivant aussi très probablement d'autres circonstances plu ou moins bien déterminées.

La tuberculose due à l'extension des bacilles par la voie lympha tique procède ordinairement de ganglions bronchiques tuberculeu ou de foyers tuberculeux développés dans le squelette du thora principalement dans la colonne vertébrale. Ces foyers pénètrent, e quelque sorte, par effraction dans le tissu pulmonaire et infecte directement l'organe, sous forme de foyers plus ou moins nombreu plus ou moins bien délimités. D'autres fois, cependant, l'infection pa d'un foyer tuberculeux primitif le long des lymphatiques correspo dants jusqu'au canal thoracique, d'où une tuberculose miliaire hém togène secondaire.

Dans la tuberculose par inspiration, les bacilles arrivent direct ment aux infundibula et déterminent d'emblée les lésions des pne monies tuberculeuses.

Une fois le poumon infiltré de foyers tuberculeux, il faut te compte encore d'un mode important d'extension : au moment l'expectoration une partie seulement des crachats est rejetée dehors ; une autre partie est aspirée après l'expiration de la toux pénètre dans d'autres tuyaux bronchiques où le bacille se dévelop à son tour. De cette façon les lésions se produisent régulièrement, l à pas pour ainsi dire, du sommet à la base du poumon, surtout dans les petites bronches où la stagnation est plus facile, où la quantité d'air en circulation est moindre, où l'épithélium n'est pas vibratile.

Encore une fois sous toutes ces influences, sous l'influence aussi de la résistance de l'individu, des états pathologiques antérieurs, etc., les modalités des lésions tuberculeuses dans le poumon sont presque infinies : nous les grouperons cependant suivant le schéma classique, suivant les principales formes macroscopiques qu'elles affectent.

§ 1. — Granulations tuberculeuses du poumon.

Pour étudier les granulations tuberculeuses du poumon, il faut choisir un poumon qui soit farci de petits nodules miliaires à peine visibles à l'œil nu, et dont le début remonte à un mois environ. Ces granulations sont grises, un peu opaques. Elles sont parfois si petites qu'il est plus facile de les apprécier au toucher qu'à la vue. Dures au toucher, elles ne sont ni isolables, ni énucléables. Lorsqu'on les racle avec un instrument tranchant, ou lorsqu'on veut les disséquer et dissocier avec les aiguilles, on éprouve une résistance assez grande et on enlève avec elles des fragments du tissu voisin.

Le poumon qui les contient est congestionné, perméable en grande partie à l'air, tuméfié, rouge ou rosé sur une surface de section. Il présente presque constamment aussi des noyaux de broncho-pneumonie ou une pneumonie catarrhale diffuse occupant les lobes inférieurs et surtout le bord postérieur. Dans ces régions, les granulations tuberculeuses sont comprises au milieu du tissu enflammé.

Si, après avoir fait durcir des fragments d'un poumon ainsi altéré dans l'acide picrique ou dans le liquide de Müller, la gomme et l'alcool, on y fait des coupes qu'on colore à la purpurine ou au picro-carminate, on voit à un faible grossissement (40 à 50 diamètres), que le nodule tuberculeux consiste habituellement dans un groupe d'alvéoles pulmonaires remplis de petits éléments sphériques agglomérés. Ces éléments, pressés les uns contre les autres ou séparés par des fibrilles, du volume des cellules lymphatiques normales ou atrophiées, siègent dans l'intérieur des alvéoles qu'ils remplissent. La limite de ces cavités est marquée par des fibres élastiques des cloisons, mais on ne reconnaît plus, le long de ces cloisons, les capillaires normaux. Il n'existe de globules rouges épanchés ni dans l'alvéole, ni dans les cloisons interalvéolaires. Le contenu des alvéoles adhère complètement à leur paroi. Les petites cellules qui s'y trouvent sont agglutinées les unes avec les autres et forment, par leur adhésion, une masse compacte qui se colore plus lentement que les cellules de l'exsudat pneumonique récent par le picro-carminate ou la purpurine. Cependant, elles finissent par se colorer très nettement, quand on laisse agir assez longtemps ces substances tinctoriales, lorsque, par exemple, on a placé les coupes pendant vingt-quatre heures dans la solution de purpurine ou qu'on les a baignées pendant deux ou trois heures dans quelques gouttes de picro-carminate dans une chambre humide. On reconnaît alors, avec un fort grossissement, que ces petites cellules des tubercules sont tantôt finement granuleuses, tantôt vitreuses, semi-transparentes. Elles possèdent généralement un noyau reconnaissable mais peu coloré et plus ou moins atrophié. Sur une coupe de nodules tuberculeux de ce genre, on verra quatre, cinq ou un plus grand nombre d'alvéoles remplis des cellules que nous venons de décrire. Le nombre des cavités alvéolaires dépend du sens de la section. Il est évident que si elle comprend le centre même du tubercule on observera une zone d'alvéoles plus étendue que si elle passe à sa périphérie.

Si la section passe au milieu d'un infundibulum, on trouve, au centre du tubercule, une cavité plus considérable dans laquelle s'ouvrent les alvéoles périphériques. La cavité centrale et les alvéoles seront remplis des mêmes éléments. Cette lésion peut exister seule; mais souvent les bronches et les vaisseaux sont altérés en même temps.

Lorsque la bronchiole acineuse est sectionnée, elle apparaît également remplie d'un exsudat composé de petites cellules agglutinées; mais souvent on observe en même temps, dans le tissu conjonctif qui en forme la paroi, de même que dans la paroi des dernières ramifications des bronches lobulaires, un épaississement diffus ou nodulaire qui entoure l'anneau bronchique dans une certaine étendue. Sur une section transversale de ces bronches, on voit alors, soit dans une moitié de leur circonférence, soit tout autour d'elles, une ou plusieurs granulations tuberculeuses.

Ces nodules péribronchiques, qui, suivant Reindfleisch (1) et Charcot (2), sont la manifestation initiale de la tuberculose pulmonaire, siègent, d'après ces auteurs, au niveau de la bifurcation terminale des bronches intralobulaires. Pour Rindfleisch la néoplasie se développerait dans le point même où la bronche terminale s'ouvre dans les conduits alvéolaires de l'acinus. Suivant Charcot elle pourrait siéger aussi sur des bronches plus volumineuses.

Les granulations péribronchiques sont constituées de la même façon que tout tubercule développé dans le tissu conjonctif. Leur tissu se continue avec les cloisons alvéolaires voisines qui s'implantent sur

(1) Rindfleisch, *Anatomie pathologique*, trad. Gross. Paris, 1873.
(2) Charcot, Cours prof. à la Faculté, 1879 (*Revue mensuelle*).

la membrane fibreuse de la bronche. Ces cloisons sont elles-mêmes épaissies.

Des productions analogues, caractérisées soit par de petits nodules bien nettement tuberculeux, soit par une néoplasie diffuse, se montrent autour des petites branches de l'artère pulmonaire dans le voisinage des alvéoles altérés. Ces vaisseaux présentent des modifications sur lesquelles nous reviendrons bientôt.

Ainsi constitué, à la fois par les petites cellules cohérentes contenues dans les alvéoles et dans les bronches terminales et par une infiltration analogue du tissu conjonctif péribronchique et périvasculaire, le petit nodule tuberculeux pulmonaire a de $\frac{1}{2}$ à 1 ou 1 millimètre $\frac{1}{2}$ de diamètre. Quel que soit son volume, il est toujours, dès son début, entouré d'alvéoles qui sont atteints soit d'inflammation catarrhale, soit d'inflammation fibrineuse ou simplement de congestion. La zone dans laquelle le tissu pulmonaire est congestionné ou enflammé est plus ou moins étendue.

Comme on le voit, d'après l'exposé sommaire que nous venons d'en faire, le tubercule du poumon a le plus ordinairement une constitution complexe parce que le contenu des alvéoles et des bronchioles, l'infiltration néoplasique du tissu conjonctif, des parois des bronches et des vaisseaux participent en même temps à sa formation.

Lésions des alvéoles. — Nous avons vu que les granulations tuberculeuses débutent souvent dans les alvéoles pulmonaires, c'est-à-dire que ces cavités se remplissent de cellules agglutinées les unes aux autres au milieu d'une substance unissante, fibrillaire ou grenue. Ce contenu des alvéoles est-il suffisamment caractéristique pour être regardé comme un tissu tuberculeux et se distingue-t-il suffisamment de l'exsudat d'une pneumonie ordinaire? Il est certain qu'à son origine le contenu alvéolaire, qui fera bientôt partie intégrante du tubercule, ne diffère pas de l'exsudat pneumonique.

La plupart des néoplasmes, quels qu'ils soient, quelque caractéristiques qu'ils deviennent plus tard, commencent de la même façon qu'une inflammation simple.

Souvent, en effet, la granulation tuberculeuse du poumon paraît avoir son point de départ dans les alvéoles qui présentent d'abord les lésions de la pneumonie fibrineuse. L'exsudat intra-alvéolaire est composé de fibrine et de cellules lymphatiques. Ces cellules très nombreuses, pressées les unes contre les autres, au milieu d'une masse fibrineuse qui devient grenue ou vaguement fibrillaire, et comprimées outre mesure, n'ont plus qu'une nutrition insuffisante. Elles deviennent alors granuleuses ou vitreuses, en même temps que les capillaires alvéolaires sont oblitérés par des cellules lymphatiques arrêtées dans leur intérieur. Le contenu des alvéoles est voué dès lors à la destruction moléculaire. Mais au début, il est résistant; ses éléments s'isolent difficilement les uns des autres, même lorsqu'on essaye de les séparer sur une coupe mince du tissu. Les aiguilles dont on se sert pour cette dissociation dégagent des blocs de cellules agglutinées entre elles, qui ne paraissent isolées qu'au bord de ces agglomérations cellulaires.

Il est d'autant plus probable qu'un exsudat fibrineux et cellulaire, comparable à celui de la pneumonie fibrineuse, peut servir au développement du tubercule que les thrombus fibrineux des vaisseaux, dans la tuberculose des méninges, du péritoine et de la muqueuse ucco-pharyngienne deviennent un centre de formation pour les granulations tuberculeuses de ces membranes.

Dans les alvéoles pulmonaires ainsi remplis de cellules agglomérées on trouve quelquefois une cellule géante bien caractérisée, celle-ci habituellement située au contact de la paroi alvéolaire.

D'où viennent les cellules qui remplissent la lumière des alvéoles?

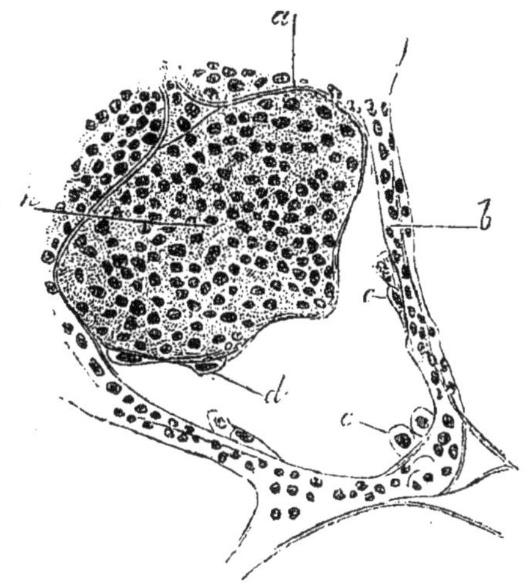

Fig. 40. — Section à travers un alvéole situé à la périphérie d'un nodule tuberculeux.

a. Limite de l'alvéole au niveau de la granulation. — *n*. Tissu de la granulation faisant saillie dans l'alvéole. — *d*. Cellules épithéliales à la surface de ce tissu. — *b*. Cloison du même alvéole tapissée de ses cellules épithéliales *c*.

Proviennent-elles de la prolifération de l'épithélium ou ne sont-elles autre chose que des cellules lymphatiques sorties des vaisseaux sanguins? L'épaississement de la paroi alvéolaire entre-t-il pour une part dans l'oblitération des alvéoles? Ces trois hypothèses sont soutenables et il est probable que ces divers modes de formation cellulaire entrent pour une part dans la constitution du tissu tuberculeux intra-alvéolaire.

A la périphérie d'une granulation pulmonaire, on voit souvent un bourgeon constitué par du tissu embryonnaire, en continuité avec le tissu de granulation, faire saillie dans la cavité d'un alvéole voisin qu'il remplit en grande partie. Ce bourgeon fait corps, au niveau de son implantation, avec une partie de la paroi alvéolaire. Sa portion saillante est couverte de cellules épithéliales semblables à celles qui tapissent toute la cloison alvéolaire.

Lésions des vaisseaux. — Les vaisseaux capillaires, les artérioles et les veinules de petit calibre qui se rendent à un tubercule pulmonaire sont toujours oblitérés de très bonne heure, c'est-à-dire aussitôt que la granulation est constituée. Les injections, poussées par l'artère pulmonaire, et qui de là pénètrent partout dans le poumon, car les capillaires des extrémités bronchiques communiquent avec les capillaires des alvéoles, s'arrêtent toujours à la limite des tubercules. Il en résulte que sur les coupes de poumon atteint de tuberculose granuleuse aiguë, obtenues après l'injection des vaisseaux par le bleu de Prusse soluble, puis colorées par le picrocarminate, on observe des îlots rouges correspondant à chacun des tubercules disséminés au milieu du poumon dont les capillaires sont injectés en bleu. Ces préparations sont très belles et très démonstratives. Mais avant d'être oblitérés par des cellules lymphatiques et de la fibrine, les vaisseaux de la partie enflammée qui deviendra le tubercule sont d'abord très dilatés et remplis de globules rouges.

L'oblitération des vaisseaux dans le tubercule est un fait constant. L'un de nous avait indiqué en 1867 (1) les coagulations fibrineuses qu'on observe dans les vaisseaux qui passent au milieu des masses tuberculeuses du poumon et qui sont analogues à celles des vaisseaux de la pie-mère et décrit les lésions des vaisseaux, l'endartérite spéciale à la tuberculose, à propos des séreuses et à propos de la méningite tuberculeuse (2). Les travaux relatifs à l'origine des cellules géantes ont fait découvrir que ces cellules pouvaient se développer dans l'intérieur des vaisseaux, soit au milieu du thrombus constitué par de la fibrine et des cellules lymphatiques, soit dans la membrane interne enflammée et bourgeonneante. De même dans le poumon, pendant que les éléments du tubercule infiltrent le tissu conjonctif péribronchique et périvasculaire et remplissent des groupes d'alvéoles pulmonaires, les vaisseaux présentent des lésions analogues à celles des vaisseaux des séreuses et des muqueuses.

(1) Cornil, *Du tubercule dans ses rapports avec les vaisseaux* (*Arch. de phys.* 1868).

(2) Cornil, *Contribution à l'étude de la tuberculose* (*Journal de Robin*, 1886).

H. Martin, dans sa thèse inaugurale (1), fait jouer aux lésions vasculaires, à l'inflammation de la tunique interne et de la tunique externe des artérioles et des veinules, un rôle tout à fait prépondérant, et les regarde comme primitives. L'endartérite et l'endophlébite déterminent des végétations saillantes dans la lumière des vaisseaux et, par suite, un arrêt de la circulation sanguine, des thromboses qui envahissent toutes leurs divisions, y compris les capillaires. L'inflammation de la tunique interne se poursuit en même temps sur les divisions des vaisseaux. Mügge a observé dans la tunique interne des grosses divisions de l'artère pulmonaire et plus souvent dans la membrane interne de la veine pulmonaire, des plaques

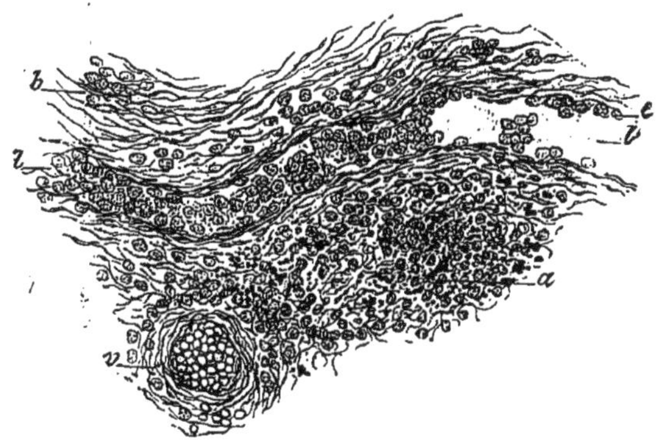

Fig. 41. — Section longitudinale d'un vaisseau lymphatique dans un tissu périvasculaire.

b. Tissu conjonctif appartenant à la tunique externe d'une artériole pulmonaire. — *l.* Lymphatique rempli de cellules *c.* — *a.* Tissu conjonctif infiltré de petites cellules, pigmenté et faisant partie d'un tubercule. — *v.* Vaisseau plein de sang. (Grossissement de 200 diamètres.)

d'endartérite ou d'endophlébite saillantes qu'il considère comme des tubercules. En même temps la tunique externe de ces mêmes vaisseaux est le siège d'une infiltration plus ou moins considérable par des cellules lymphatiques qui forment un anneau épais autour d'eux. Le tissu conjonctif périphérique est altéré de la même façon et il en résulte une agglomération de cellules ayant la forme générale d'une ou de plusieurs granulations suivant que le vaisseau est plus ou moins gros. Il se produit alors, au centre de ces nodules périvasculaires, des cellules géantes et une dégénérescence granuleuse atrophique des cellules lymphatiques.

Il est facile de voir dans la tunique externe ou à sa limite, dans le tissu conjonctif voisin, des lymphatiques qui participent à l'inflam-

(1) H. Martin, *Recherches anat.-pathol. et exp. sur le tubercule* (Thèse. Paris, 1879).

mation. Ces lymphatiques sont remplis de cellules rondes et quelquefois on y trouve en même temps de la fibrine à l'état fibrillaire. Leurs cellules endothéliales sont quelquefois visibles et gonflées; souvent les cellules endothéliales ont disparu et il n'existe plus que des cellules rondes en contact avec la paroi. Les lymphatiques qu'on trouve à la limite des vaisseaux sont tantôt volumineux, tantôt petits; la paroi de ces lymphatiques se confond avec le tissu conjonctif périphérique.

Le tissu conjonctif altéré entoure ces vaisseaux, suivant leur longueur, dans une plus ou moins grande étendue ainsi que leurs branches de division. Ce tissu se continue avec les cloisons des alvéoles voisins, qui sont épaissies et présentent une grande quantité de petites cellules rondes. Les capillaires des nodules tuberculeux offrent des lésions analogues. Ils sont souvent dilatés au début et leurs cellules endothéliales, devenues plus volumineuses, sont renflées à leur centre. A un moment donné des cellules lymphatiques s'accumulent dans leur intérieur et la circulation s'arrête. On y trouve alors en même temps de la fibrine coagulée.

Lésions des bronches. — Les lésions des conduits bronchiques dans la tuberculose sont complexes. Nous avons déjà indiqué que les nodules tuberculeux occupent souvent le pourtour et la cavité des bronches terminales et que tel est leur siège presque exclusif, suivant Rindfleisch et Charcot. Au centre de la coupe d'un nodule tuberculeux, on trouve très souvent une bronchiole acineuse ou une bronche lobulaire. La périphérie de la bronche montre un tissu embryonnaire qui l'entoure en forme de croissant ou d'anneau et dans ce tissu il existe un ou deux, ou un plus grand nombre de nodules tuberculeux caractérisés par la dégénérescence caséeuse de leur partie centrale et par la présence de cellules géantes. Le tissu tuberculeux, qui englobe habituellement une branche de l'artère pulmonaire, se continue à sa périphérie avec les cloisons des alvéoles voisins qui sont alors épaissies et infiltrées de petites cellules. A l'intérieur de la bronche, il existe un exsudat formé par des cellules lymphatiques rondes et libres; les tuniques de la bronche, s'il s'agit d'une bronche lobulaire ou supralobulaire, son unique tunique, s'il s'agit d'une bronche acineuse, sont très notablement épaissies. Les cellules d'épithélium cylindrique à cils vibratiles sont souvent conservées, plus ou moins soulevées et déplacées par les cellules lymphatiques qui s'accumulent au-dessous d'elles ou qui s'interposent entre elles.

La lésion du tissu conjonctif péribronchique, qui consiste dans la présence d'une grande quantité de cellules lymphatiques situées entre ses fibres, a été considérée comme une péribronchite simple par Virchow, Colberg, Bouchard, etc. Mais, par places, les cellules de ce tissu sont serrées, tassées les unes contre les autres, et alors elles s'atrophient et deviennent caséeuses, ou bien on y trouve une cellule géante. Il en résulte un nodule qui entoure la bronche dans une partie de sa circonférence sous forme de croissant. Dans d'autres coupes on trouvera plusieurs nodules analogues qui entourent toute la périphérie de la bronche. Souvent les granulations bien caractérisées ont une forme exactement sphérique. Elles siègent toujours au milieu d'un tissu

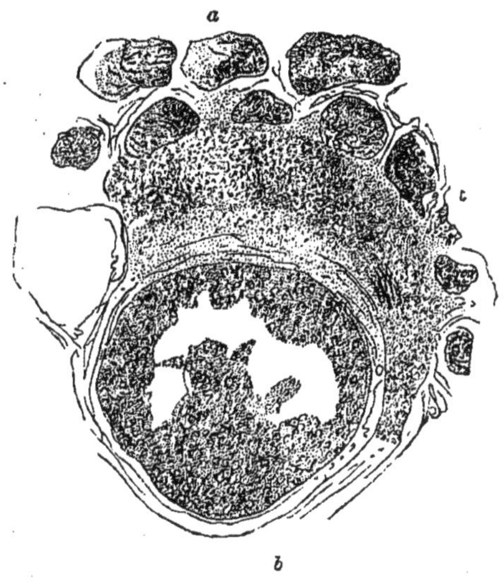

Fig. 42. — Nodule tuberculeux péribronchique.

a. Alvéoles pulmonaires remplies. — t. Tubercule. — b. Bronche. (Grossiss. de 80 diamètres.)

embryonnaire qui se continue le long de la bronche jusqu'à ses dernières divisions. Il n'y a donc pas de doute à avoir sur la nature de ce néoplasme et d'ailleurs nous avons considéré depuis longtemps ce tissu embryonnaire périphérique aux vaisseaux et aux bronches, qui, de distance en distance, présente des nodules caractéristiques, comme étant lui-même un tissu tuberculeux. Aussi regardons-nous cette péribronchite comme tuberculeuse (nodules péribronchiques de Charcot). La membrane musculaire des bronches à trois tuniques est étouffée par la production de petites cellules qui la remplissent de même qu'elles infiltrent la muqueuse.

La membrane interne acquiert une épaisseur parfois considérable; elle présente alors des bourgeons qui font saillie dans l'intérieur de la bronche et qui, suivant H. Martin, peuvent oblitérer complètement son calibre. Dans cette tunique épaissie, les capillaires d'abord dilatés et remplis de sang finissent par s'oblitérer. Dans d'autres cas, la bronche intralobulaire et la bronche supralobulaire enflammée continuent à sécréter une grande quantité de pus et se dilatent absolument comme cela a lieu dans la bronchite capillaire et dans la broncho-pneumonie.

Le revêtement d'épithélium cylindrique qui est conservé au début

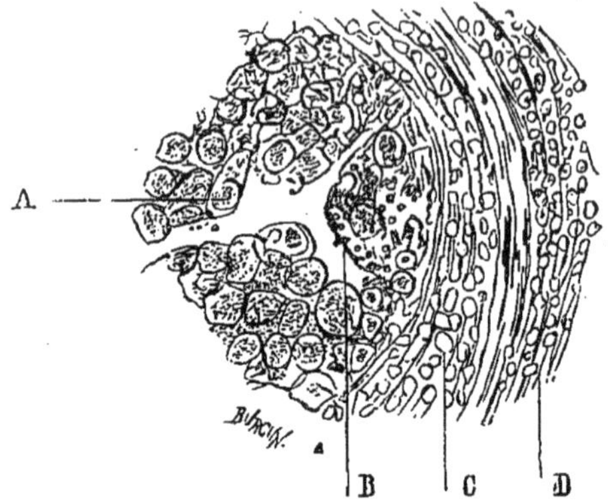

Fig. 43. — Section d'une bronche dont l'exsudat est devenu caséeux.

A. Cellules épithéliales et globules de pus agglutinés et granuleux. — B. Granulations graisseuses. — C. Infiltration de la membrane interne conjonctive de la bronche par des cellules lymphatiques. — D. Inflammation de la tunique celluleuse périphérique de la bronche. (Grossissement de 200 diamètres.)

du processus finit par tomber et ne se renouvelle plus. L'exsudat contenu dans la bronche se dessèche lorsque la circulation est arrêtée

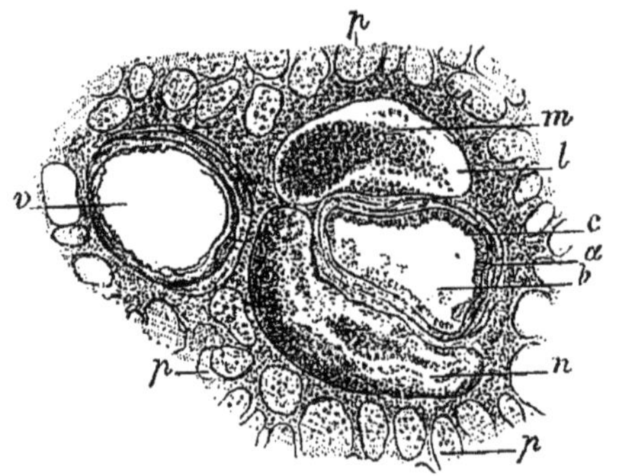

Fig. 44. — Section d'une bronche entourée de lymphatiques enflammés dans la tuberculose pulmonaire.

a. Paroi. — *c*. Épithélium et *b* cavité d'une bronche. — *m*, *n* Vaisseaux lymphatiques péribronchiques remplis de cellules lymphatiques et dilatés. — *v*. Artériole. — *p*, *p*. Alvéoles pulmonaires. (Grossissement de 20 diamètres.)

dans les vaisseaux. Les cellules lymphatiques qui le constituent s'agglutinent, forment une masse compacte et cohérente. Ces cellules deviennent granuleuses ou vitreuses et le contenu de la bronche est tout à fait caséeux.

Autour de ces bronches et bronchioles, au début du processus, on trouve quelquefois des lymphatiques qui sont remplis et dilatés par des cellules lymphatiques accumulées. Ces vaisseaux forment des lacs placés sur un côté de la bronche ou l'entourant comme une couronne.

La péribronchite tuberculeuse est l'analogue de la périartérite de même nature, lésion qu'on trouve associée à la première et qui constitue les nodules péribronchiques plus ou moins volumineux.

Autour de ces nodules tuberculeux, qu'ils soient purement alvéolaires ou péribronchiques, ou périvasculaires, on observe toujours une zone plus ou moins étendue de pneumonie catarrhale ou fibrineuse.

§ 2. — Du bacille dans la granulation grise du poumon.

Nous avons étudié plusieurs spécimens de *tuberculose miliaire* du poumon, en particulier un poumon d'enfant, où l'artère pulmonaire avait été injectée au bleu de Prusse. Les granulations qui suivaient les branches de l'artère contenaient des bacilles. Ces granulations étaient formées surtout aux dépens des alvéoles qui étaient remplis de fibrine et de cellules rondes. Le tissu conjonctif péri-vasculaire, autour des branches de l'artère pulmonaire, était épaissi, infiltré de cellules, et se continuait avec les parois épaissies des alvéoles voisins dont la lumière était remplie de fibrine. Dans ces petites masses périvasculaires, invisibles à l'œil nu, les bacilles siégeaient dans la paroi épaissie du vaisseau, quelquefois dans les cellules géantes assez rares qui s'y trouvaient et dans l'intérieur de certains alvéoles remplis d'une masse homogène granuleuse et de bacilles. En outre de ces petits noyaux qui siégeaient autour des branches de l'artère pulmonaire, il existait des granulations visibles à l'œil nu formées à la fois par un groupe d'alvéoles et par du tissu conjonctif chroniquement enflammé provenant de la paroi des bronches et des vaisseaux. A la surface du poumon, les tubercules siégeaient en partie dans le tissu conjonctif sous-pleural et dans les alvéoles voisins. L'injection vasculaire qui remplissait les artères et les capillaires s'arrêtait à la limite des tubercules; là, la paroi des vaisseaux devenait embryonnaire; ceux-ci étaient oblitérés ou réduits à une lumière très étroite. D'une façon générale, on trouvait des bacilles en grande quantité dans tous ces tubercules, à l'exception de ceux qui siégeaient dans la plèvre. Les bacilles se rencontraient entre les fibrilles de la fibrine coagulée à l'intérieur des alvéoles et dans le tissu conjonctif épaissi des cloisons, entre les cellules rondes situées dans l'épaisseur de ces cloisons. Les bacilles étaient surtout nombreux dans les points où les cellules devenaient caséeuses, granuleuses, et où il était difficile de distinguer la limite des alvéoles, c'est-à-dire dans les parties centrales des tubercules.

La figure 45 se rapporte à un autre cas de tuberculose miliaire du poumon, accompagnée de tuberculose caséeuse des ganglions du médiastin et observée chez un jeune sujet. Cette figure représente un tubercule miliaire siégeant autour d'une petite veine *v*, formé en partie par la paroi de ce vaisseau et par un groupe d'alvéoles. La paroi de la veine est normale en *p*, entourée seulement là d'un tissu embryon-

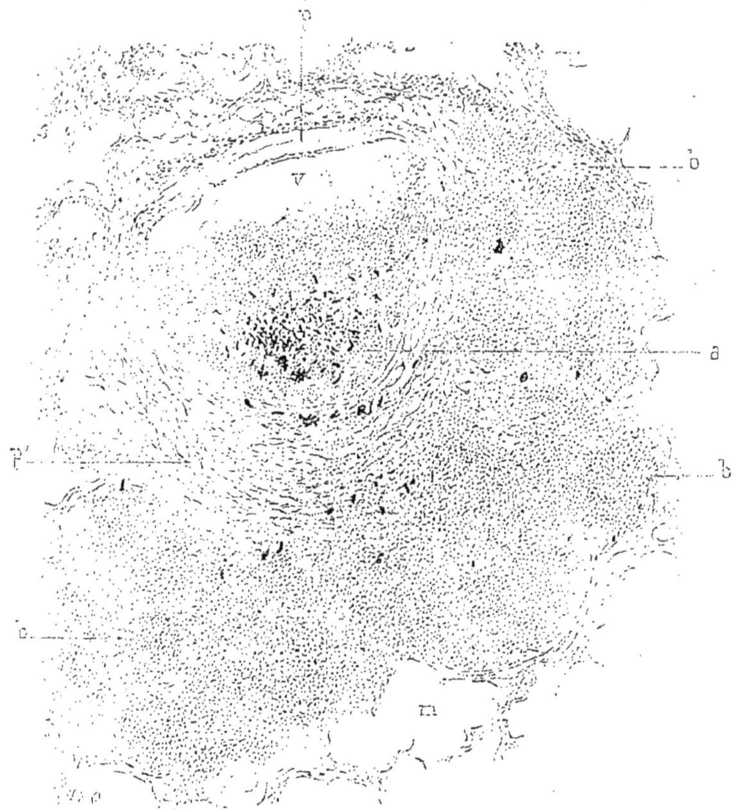

Fig. 45. — Tuberculose miliaire du poumon chez l'homme.

v. Coupe d'une veine dont la lumière est remplie de fibrine et de bacilles. — *p*. Partie de la paroi veineuse qui est normale, tandis que la partie *p* est dissociée, réticulée et infiltrée de petites cellules. — *b*, *b*, *b*. Alvéoles pulmonaires remplis de fibrine et de cellules en dégénérescence caséeuse appartenant au nodule tuberculeux. — *m*. Alvéoles normaux. (Grossissement de 150 diamètres.)

naire. Au niveau de la granulation, la paroi *p'* du vaisseau est épaissie, constituée par un vaisseau réticulé, pâle, à fines cloisons limitant des espaces arrondis ; ce tissu se prolonge dans les cloisons des alvéoles altérés. Ces derniers *b*, *b*, sont remplis d'une masse granuleuse de petites cellules atrophiées et cohérentes ; la lumière du vaisseau qui confine au tubercule est remplie de fibrine granuleuse. Le plus grand nombre des bacilles se trouve dans ce caillot intra-vasculaire.

Là, les bacilles sont isolés ou réunis en faisceaux et en touffes ; beaucoup d'entre eux siègent dans la paroi épaissie et transformée du vaisseau. Un petit nombre de ces micro-organismes existent dans les alvéoles remplis et dans le tissu conjonctif intra-alvéolaire. Le tissu pulmonaire périphérique est normal.

Dans un autre cas de tuberculose avec des cavernes et de la pneumonie interstitielle ardoisée et des granulations miliaires, nous n'avons trouvé de bacilles ni dans le sommet du poumon sclérosé, ni dans les tubercules miliaires. (*Les Bactéries*, 1886.)

§ 3. — Granulations tuberculeuses confluentes du poumon.

Infiltration tuberculeuse de Laënnec. Pneumonie caséeuse de Reinhardt. Tubercule pneumonique de Grancher. Nodule tuberculeux péribronchique aggloméré de Charcot.

Nous venons de décrire le début et la période d'état des granulations du parenchyme pulmonaire. Elles siègent primitivement dans les alvéoles pulmonaires ou dans le tissu conjonctif qui entoure les bronches et les vaisseaux ; dans ce dernier cas, elles déterminent autour d'elles un certain degré d'épaississement des cloisons alvéolaires. Dans un îlot, même de formation récente, visible à l'œil nu et atteignant le volume d'un demi-millimètre à un millimètre et demi, on trouve généralement plusieurs granulations initiales, et bien que le centre du nodule soit la partie la plus ancienne et la plus caséeuse, il existe plusieurs centres de dégénérescence. Mais l'ensemble de ce petit nodule se conduit comme un tubercule unique. Ces tubercules sont entourés de pneumonie fibrineuse ou de pneumonie catarrhale. Bientôt d'autres tubercules, développés au voisinage du premier et entourés eux-mêmes de pneumonie, s'unissent à leur périphérie, et on a plusieurs granulations qui siègent au milieu d'un noyau de pneumonie catarrhale ou fibrineuse. Ces granulations se confondent à un moment donné par suite de la dégénérescence caséeuse de l'exsudat pneumonique contenu dans les alvéoles qui les séparent et il en résulte une masse plus volumineuse, caséeuse dans sa totalité, ayant le volume d'un petit pois ou plus, formée par l'agglomération de tubercules confluents.

La transformation caséeuse du tissu primitivement enflammé qui sépare des nodules tuberculeux d'abord isolés et qui les transforme en une masse unique, se retrouve dans tous les tissus et dans tous les organes tuberculeux avec des caractères identiques parce qu'elle reconnaît partout les mêmes causes, l'action de contact des bacilles sur les cellules et l'arrêt de la circulation sanguine due à l'oblitération des vaisseaux. Lorsque la circulation est arrêtée dans les vaisseaux des tubercules siégeant au milieu d'un tissu enflammé, la plupart, puis la totalité des vaisseaux du tissu interposé aux tubercules s'oblitèrent successivement et toute la masse privée de sang devient caséeuse.

Les tubercules confluents, réunis par de la pneumonie fibrineuse ou catarrhale, devenue elle-même caséeuse, constituent des masses opaques, grises ou jaunâtres, sèches, lisses sur une surface de section. Ces îlots ont été souvent décrits comme appartenant à la pneumonie caséeuse. Cependant, lorsqu'on examine des coupes passant à travers ces gros tubercules, on peut y reconnaître les granulations primitives qui présentent les caractères que nous avons donnés précédemment et qui sont dans un état de dégénération granulo-graisseuse plus avancée que la pneumonie également caséeuse qui les entoure. Quelquefois ces tubercules confluents ont subi la transformation fibreuse que nous étudierons plus loin.

C'est en cela que se résument les interminables discussions sur la pneumonie caséeuse : celle-ci se composant de granulations confluentes et de pneumonies variables qui se caséifient. On ne peut même pas opposer de *par le siège* la pneumonie caséeuse à la granulation, puisque celle-ci se développe aussi bien dans les alvéoles qu'en dehors d'eux.

Ainsi donc l'identité des deux formes principales du processus tuberculeux était devenue évidente, avant même la découverte du parasite pathogène qui ne permet même plus aujourd'hui de poser la question.

Toutefois, bien que les polémiques sur la pneumonie caséeuse semblent à l'heure actuelle appartenir à un autre âge, il nous paraît utile de les retracer brièvement ici, pour nous expliquer sur certains points où hier encore l'accord était loin d'être établi. Nous faisons surtout allusion ici aux quelques divergences qui subsistent peut-être encore pour certains esprits sur la part qu'il convient d'attribuer à la néoplasie tuberculeuse et au processus phlegmasique.

Pour Laënnec, avons-nous déjà dit, la matière tuberculeuse, production accidentelle, toujours la même, se développe en particulier dans le poumon sous deux aspects : 1° matière grise, demi-transparente, de consistance un peu moindre que celle du cartilage, représentant le premier degré de l'altération ; 2° à un degré plus avancé du développement, matière jaune, opaque, friable (tubercule cru), qui plus tard se désagrège à commencer par les parties centrales des parties envahies, et donne ainsi naissance aux cavernes.

Quant au mode de répartition de la matière tuberculeuse dans l'organe, elle se présente ou bien à l'état de corps isolés, arrondis (tubercules miliaires simples ou agglomérés, gris ou jaunes) ; ou bien à l'état de matière infiltrée (infiltration grise ou infiltration tuberculeuse jaune). Pour ce qui est du tubercule nodule, tel qu'on le conçoit aujourd'hui après la description de Virchow, Laënnec ne le connaissait que sous la forme des granulations grises décrites par Bayle et que Bayle considérait comme absolument distinctes de la matière tuberculeuse de Laënnec. Laënnec les regardait comme étant aussi de véritables tubercules, tout en déclarant qu'on les rencontrait rarement dans les poumons des phtisiques.

Les travaux de Reinhardt et de Virchow avaient tout bouleversé, tout obscurci. La matière tuberculeuse grise ou jaune de Laënnec n'a rien de commun avec le tubercule ; c'est le résultat d'un processus inflammatoire ne différant à l'origine, en rien d'essentiel, du processus de l'inflammation simple. Seulement, et c'est là le trait particulier, les produits inflammatoires subissent fatalement à un moment donné une modification spéciale, la dégénération caséeuse. La matière caséeuse ainsi produite, grise, demi-transparente dans la première phase de désintégration des produits morbides, répond au tubercule gris ou à l'infiltration grise de Laënnec ; jaune dans une phase plus avancée, elle répond au tubercule jaune ou cru, à l'infiltration jaune. En un mot, sous le nom de pneumonie caséeuse on englobait à peu près tout ce que Laënnec attribuait à l'évolution de la matière tuberculeuse.

Plus tard on fit voir que la granulation grise et le tubercule miliaire, étudiés isolément, indépendamment des rapports qu'ils affectent avec les parties voisines, sont constitués de la même façon; que ce sont des agglomérations de tubercules élémentaires qui ont d'ordinaire chacun pour centre une cellule géante et comprennent deux zones, une centrale, caséeuse, une périphérique, embryonnaire; que la granulation grise n'a pas de siège de prédilection et se produit, on peut le dire, n'importe où dans le poumon; qu'enfin la prétendue pneumonie caséeuse n'est qu'une agglomération de nodules péri-bronchiques, une véritable infiltration tuberculeuse selon l'expression si juste de Laënnec.

Il faut rappeler que c'est Grancher qui, le premier, a affirmé l'identité nosologique des granulations tuberculeuses et des pneumonies caséeuses. Il le dit formellement dès 1872. « La définition que Virchow a donnée du tubercule est trop étroite, puisqu'elle ne comprend que la granulation tuberculeuse adulte. Il faut ajouter à cette forme type les jeunes nodules visibles au microscope seulement, et les amas irréguliers de tissu cellulo-embryonnaire qui ont la même structure et la même destinée que le tubercule, et qu'on rencontre soit dans les cas de granulie aiguë, soit dans les pneumonies caséeuses sans granulations pulmonaires. »

Charcot (1) a fait le procès à la pneumonie caséeuse dans une étude approfondie où, plus radical que ceux qui l'ont précédé, il restreint au minimum l'intervention du processus phlegmasique.

Voici les études et l'argumentation sur lesquelles le savant professeur appuie sa doctrine et que nous croyons devoir reproduire en détail.

La pneumonie caséeuse admise par les auteurs peut se ramener à trois formes distinctes.

1° Pneumonie caséuse aiguë (phtisie aiguë pneumonique). La maladie simule cliniquement et anatomiquement soit la pneumonie lobaire, soit la broncho-pneumonie lobulaire ou pseudo-lobaire.

2° Broncho-pneumonie lobulaire ou pseudo-lobaire caséeuse subaiguë. C'est la phtisie galopante; phtisie destructive subaiguë de quelques auteurs.

3° Enfin la broncho-pneumonie caséeuse chronique, correspondant à la majorité des cas de phtisie vulgaire.

Charcot s'efforce de démontrer que toutes ces pneumonies caséeuses ne sont que divers aspects sous lesquels se présente la matière tuberculeuse et n'ont de la pneumonie que le nom.

En ce qui concerne les phtisies à marche rapide, il y a deux cas à envisager.

Le premier cas se trouve bien caractérisé dans une observation présentée à la Société anatomique (27 avril 1877) par Maygrier qui l'avait recueillie à l'hôpital Saint-Antoine dans le service de Mesnet.

Il s'agit d'un jeune homme de dix-sept ans qui toussait depuis quinze jours seulement, lorsqu'il fut pris de fièvre intense et se plaignit d'un point de côté à droite. Dès l'origine, souffle bronchique et râles sous-crépitants dans toute l'étendue du lobe inférieur du poumon droit, crachats d'un jaune verdâtre d'abord et, plus tard, offrant l'apparence du chocolat. La température, pendant la durée de la maladie, a été en moyenne de 38°,5 le matin et de 40° le soir. Une angine diphthéritique, survenue vers le douzième jour, paraît avoir déterminé la terminaison fatale. Voilà un exemple typique de *phtisie pneumonique aiguë*.

L'autopsie, dans ce cas, permet de saisir les premières phases du développement de la pneumonie caséeuse aiguë. Il n'existait de granulations grises sur aucun point des deux poumons, non plus que dans les autres organes. Le lobe inférieur du poumon droit est dans sa totalité envahi par des îlots ou nodules, très nombreux, très rap-

(1) Charcot, Cours à la Faculté (*Revue mensuelle*, 1879).

prochés, mais nulle part confluents. Dans l'intervalle de ces nodules, le tissu du poumon paraît aéré par places, sain ou seulement congestionné; sur d'autres points, dense, splénisé. Parmi les nodules, les uns offrent l'apparence de l'hépatisation grise; les autres, celle de l'induration jaune avec consistance caséeuse; quelques-uns de ces nodules se montrent clairsemés dans l'épaisseur du lobe supérieur droit; d'autres, dans l'épaisseur du lobe inférieur gauche.

Le second cas, qui correspond à la *phtisie galopante*, se trouve très exactement représenté sur des pièces étudiées par Charcot et qui lui avaient été remises par Landouzy, alors chef de clinique à la Charité. Ici la durée totale de l'évolution a été de trois mois. Le sommet du poumon droit est, dans toute son étendue, solidifié; il présente sur la coupe l'apparence et la consistance du fromage de Roquefort. Seulement, la division lobulaire est encore marquée là par l'existence de sillons répondant aux espaces interlobulaires. Des nodules de même apparence, tantôt isolés, tantôt confluents, et dont la coloration varie depuis le rose tendre jusqu'au jaune en passant par le gris, se voient dans le lobe supérieur du côté opposé, et dans le lobe inférieur du côté correspondant.

Quel est maintenant le résultat de l'analyse microscopique de ces cas de pneumonie caséeuse aiguë pseudo-lobaire ?

L'examen, fait à un faible grossissement, de coupes minces de poumon durci, indique que la plupart des nodules se sont formés autour d'une bronchiole, tandis que d'autres moins nombreux, occupent un acinus du poumon (*nodules erratiques*). On pourrait donc croire tout d'abord qu'il s'agit là d'une broncho-pneumonie comparable, par exemple, à celle qui s'observe à la suite de la rougeole. Mais une étude faite à l'aide de grossissements plus puissants montre qu'il n'en est rien. Voici ce qu'on observe alors.

1° Une *région centrale*, qui paraît constituée par une substance homogène, translucide, d'apparence vitreuse rappelant par son aspect la dégénérescence amyloïde, bien qu'elle ne se colore pas sous l'influence des réactifs qui décèlent ce genre d'altération. Les éléments de la texture normale du poumon ne peuvent être distingués dans cette région. On retrouve encore cependant les bronchioles, reconnaissables encore à la présence des anneaux de fibres élastiques et dont la cavité est le plus souvent comblée par un bouchon formé de cellules épithéliales et de leucocytes dégénérés; on retrouve aussi les artérioles satellites des bronchioles. La lumière de ces vaisseaux, dont la tunique moyenne résiste longtemps à l'altération, est habituellement rétrécie par le fait d'un travail d'endartérite. Enfin, l'aire caséeuse ou vitreuse est traversée de toutes parts par les travées élastiques marquant les limites des cavités alvéolaires, maintenant comblées par le détritus caséeux; leur région centrale répond donc à la description du centre caséeux du tubercule élémentaire.

2° Cette zone centrale est enveloppée d'une zone continue d'une certaine épaisseur. Sur les coupes traitées par le carmin, elle offre une coloration rosée qui tranche sur la teinte jaune de la région centrale : les contours alvéolaires, marqués par la présence des faisceaux de fibres élastiques, sont là moins apparents que dans cette dernière région. Cette zone *périphérique* est constituée par du tissu embryonnaire, formé de petites cellules rondes à noyau relativement volumineux et réunies par une gangue consistante, souvent d'aspect réticulé; nettement limitée en dedans, elle est comme déchiquetée sur son contour externe, où le tissu embryonnaire envahit l'épaisseur des parois des alvéoles avant d'occuper leurs cavités. Mais ce qui rend cette zone particulièrement intéressante, c'est la présence habituelle, au sein du tissu embryonnaire qui le compose, des cellules géantes décrites à propos du tubercule élémentaire. Elles se montrent là disposées régulièrement de distance en distance, à la manière de sentinelles, comme une sorte d'avant-garde de la dégénérescence caséeuse, le plus souvent sur un rang et alors au voisinage immédiat de la région centrale quand la zone est mince, quelquefois sur deux rangs quand elle est plus épaisse. Sur certains points, l'espèce de couronne virtuelle qu'elles forment autour de la région centrale se trouve interrompue, parce que quelques-unes d'entre elles sont englobées par le processus de dégénération caséeuse. Un examen plus attentif permet d'ailleurs de reconnaître, autour de chaque cellule géante, la zone plus développée des cellules épithélioïdes et de reconstituer les nodules primitifs des follicules tuberculeux dont la réunion constitue ces grandes agglomérations.

Cette zone périphérique a été décrite pour la première fois et appelée *zone embryonnaire* par Grancher, dans ses études sur la pneumonie caséeuse. Seulement, dit Charcot, à la caractéristique donnée par cet auteur il faut ajouter la présence habituelle des cellules géantes qu'il n'avait pas relevée.

Les noyaux de ces prétendues pneumonies ne contiennent en aucun point des produits d'inflammation commune : leucocytes, cellules épithéliales proliférées, exsudat fibrineux, etc. Ils résultent de l'envahissement des parois des alvéoles d'abord, puis de leurs cavités par un tissu embryonnaire particulier, soumis à une évolution spéciale. La dégénération frappe d'abord les parties du nodule les plus voisines de la bronchiole, qui joue le rôle de centre de formation; elle envahit progressivement les parties périphériques de l'îlot. La zone dite embryonnaire, remarquable par la présence des cellules géantes, représente les phases les moins avancées du processus, et c'est là surtout que ces caractères anatomiques de la production morbide sont facilement mis en relief.

Il convient de remarquer que la présence des cellules géantes est un caractère excellent, sans doute, mais non absolu. Il a déjà été dit que le tubercule à cellules géantes n'est pas la seule forme sous laquelle se présente le tubercule élémentaire et qu'à côté du tubercule complexe il y a le tuberule simple. Le tubercule massif peut se composer aussi de tubercules élémentaires à cellules épithélioïdes sans cellules géantes; mais l'existence de la zone embryonnaire dans laquelle on distingue à peu près toujours un certain nombre de nodules, ou d'arrangements nodulaires concentriques, suffit à caractériser le tubercule massif. Il faut faire remarquer que les cellules géantes peuvent d'ailleurs être reconnues là où, au premier abord, elles avaient échappé, englobées dans la matière caséeuse.

Ainsi donc la lésion essentielle de ce qu'on appelle pneumonie caséeuse aiguë pseudo-lobaire, dans les deux formes cliniques de la phthisie aiguë pneumonique et de la phthisie galopante, n'a rien de commun avec le processus inflammatoire.

Toutefois, ajoute cependant Charcot, il ne faut pas exagérer. Tout secondaire qu'est le processus phlegmasique, dans ces formes de phthisie aiguë, il ne doit pas être négligé. On se rappellera ce que dit Cruveilhier, que le mot de phthisie comprend deux choses : 1° tubercules; 2° pneumonie; que les tubercules considérés en eux-mêmes ne constituent pas tout le danger de la phthisie pulmonaire, qu'un des grands dangers de la tuberculisation, c'est l'inflammation qui s'empare des portions du poumon intermédiaires aux tubercules. Selon Charcot, dans le cas spécial de la pneumonie caséeuse, aiguë et subaiguë, les lésions broncho-pneumoniques ne jouent qu'un rôle accessoire, bien qu'on puisse sans doute leur rapporter une partie des phénomènes cliniques observés pendant la vie.

Quoi qu'il en soit, si on examine le tissu pulmonaire dans l'intervalle des tubercules massifs, on reconnaît que tantôt il est sain ou à peu près, que tantôt, au contraire, il offre des altérations très diverses, mais que toutes, cette fois, rentrent dans la description de la broncho-pneumonie vulgaire. Ainsi, sur certains points, les alvéoles paraissent comblés par des cellules épithéliales pulmonaires gonflées, ou en voie de prolifération (*splénisation*); sur d'autres points, un certain nombre de cavités alvéolaires sont remplies de leucocytes, de tractus fibrineux, d'exsudats gélatiniformes (noyaux d'*hépatisation broncho-pneumonique*). Il est assez fréquent, mais cela n'est nullement nécessaire, qu'un tubercule soit enveloppé de toutes parts par une ou deux rangées d'alvéoles distendus par ces produits inflammatoires et formant sur les coupes comme une seconde zone autour et en dehors de la zone embryonnaire.

Ces produits divers de l'inflammation vulgaire peuvent présenter les degrés les plus variés de l'altération granulo-graisseuse ou muqueuse. Mais les parties où cette altération s'est produite ne forment jamais une masse homogène, cohérente, d'apparence vitreuse ou caséeuse, comparable à celle qui constitue la région centrale des tubercules.

« Après cela, continue Charcot, plus radical sur ce point que ne l'ont été Grancher et Thaon, je suis amené à penser que, même dans les conditions de la phthisie aiguë dite pneumonique, la dégénération caséeuse n'a pas l'origine admise par les auteurs. C'est au sein de l'agglomération tuberculeuse et aux dépens mêmes des éléments qui la constituent, c'est-à-dire de la néoplasie embryonnaire, que cette dégénérescence particulière se produit. S'il en est ainsi, l'existence même de cette dégénération caséeuse des produits d'exsudation pneumonique me paraît tout à fait compromise. Je pense, en d'autres termes, qu'il n'est nullement démontré que les produits d'inflammation vulgaire prennent une part sérieuse à la solidification des poumons. »

Par suite de l'extension progressive de la néoplasie tuberculeuse à des alvéoles déjà remplis au préalable par des produits inflammatoires, ceux-ci peuvent être englobés dans la trame embryonnaire de formation nouvelle, et se retrouver par conséquent, plus ou moins profondément altérés, entre-mêlés aux produits de la dégénération caséo-tuberculeuse, que cette trame subit nécessairement à un moment donné. Mais ce n'est là qu'une circonstance tout à fait accessoire.

C'est ici le lieu de faire remarquer, toujours suivant Charcot, et en opposition avec la théorie de la pneumonie caséeuse, que la pneumonie aiguë survenant chez des sujets déjà tuberculeux ou seulement prédisposés à la tuberculose, évolue comme dans les conditions ordinaires, sans aboutir à la dégénération caséeuse; et si la maladie se prolonge, c'est la cirrhose des poumons qui s'en suit. Louis et Grisolle avaient déjà observé cette particularité.

La pneumonie lobaire ou pneumonie fibrineuse est encore plus intransformable que la broncho-pneumonie. Qu'arrive-t-il quand la lésion se prolonge, la maladie étant éteinte? C'est une induration ardoisée, sorte de cirrhose du poumon, différente de celle qui succède à la broncho-pneumonie, sans dilatation des bronches, et pouvant aboutir à la formation de cavernes. Mais on n'observe jamais de solidification caséeuse dans ces pneumonies chroniques que Charcot a souvent rencontrées chez les vieillards et les sujets débilités.

Qu'on prenne d'ailleurs les exemples rapportés par les auteurs, où la pneumonie lobaire avait abouti à la phtisie, et on verra qu'il s'agissait là, en réalité, de pneumonie pseudo-lobaire. Toutes ces observations [cas de Traube cité par Lépine, cas de Jaccoud, de Chouppe (*Archiv. de Méd.*, 1877), de Lévy (*Archiv. der Heilk*, 1877)] se rapportent par l'aspect macroscopique au type de la pneumonie lobulaire généralisée ou pneumonie pseudo-lobaire; histologiquement, elles offrent les particularités qui viennent d'être étudiées.

Voilà donc deux des trois types de la pneumonie caséeuse, les types aigus, réduits à l'état pur et simple de poussées tuberculeuses énormes.

Charcot se demande s'il en est de même pour la broncho-pneumonie caséeuse chronique, qui est la lésion fondamentale de la phtisie chronique.

Il s'agit là encore d'une néoplasie tuberculeuse chronique, constituée par l'assemblage d'un certain nombre de tubercules élémentaires et qui se développe autour des tuyaux bronchiques, particulièrement des bronchioles terminales. La néoplasie s'augmente par l'addition successive de follicules tuberculeux nouveaux et s'étend soit le long des bronches en remontant, soit en descendant, vers les extrémités des infundibules, envahissant même les acini voisins. Elle prend ainsi les dimensions diverses que le tubercule miliaire peut présenter, comme Laënnec l'avait déjà enseigné, depuis le volume d'un grain de millet jusqu'à celui d'une amande. En même temps, la transformation caséeuse qui s'est faite au centre empiète progressivement sur la zone périphérique embryonnaire, tandis que celle-ci, repoussée en quelque sorte, envahit au fur et à mesure les alvéoles et les travées alvéolaires du voisinage. La masse ainsi développée laisse voir, sur des coupes microscopiques, entre la zone centrale caséeuse et la zone périphérique embryonnaire, les cellules géantes avec leurs caractères habituels. C'est donc une texture identique à celle des noyaux des pneumonies caséeuses aiguës.

Et ici encore, quoi de commun avec le processus phlegmasique? Rien, absolument rien. Tous les arguments qui ont déjà été exposés plus haut sont exactement applicables au cas actuel.

Il est vrai que pour Rindfleisch les produits de la pneumonie qui se développent autour de la néoplasie tuberculeuse peuvent subir la métamorphose caséeuse et contribuer à la solidification jaune du tubercule. Mais Charcot déclare formellement qu'on peut trouver dans l'intervalle des tubercules des alvéoles encombrés d'éléments variés qui présentent toutes les phases de la dégénération granulo-graisseuse, mais rien qui rappelle la dégénération vitreuse ou caséeuse qui occupe le centre du tubercule.

Ainsi donc, tous les îlots, tous les blocs des diverses variétés de pneumonie caséeuse, ne sont que des agglomérations tuberculeuses plus volumineuses, des tubercules massifs.

Grancher (1), si uniciste qu'il fût, n'hésitait pas à admettre que

(1) Grancher, *Arch. de Physiol.*, 1878.

la dégénérescence caséeuse peut se produire au milieu de processus phlegmasiques ; il est bien explicite à cet égard dans une remarquable étude de la caséification que nous reproduisons ici.

« Si on étudie le centre d'un gros tubercule, il ne reste plus, dit-il, de la bronche, des vaisseaux et des alvéoles que les fibres élastiques de leurs parois ; une substance opaque infiltre tout, remplit tout, remplace tout. Cette substance, dans le bain de picro-carmin, fixe l'acide picrique et apparaît colorée en jaune. Sur une coupe très fine, on peut reconnaître et suivre, surtout dans la partie la moins altérée, les transformations de l'épithélium bronchique, de l'endothélium vasculaire et des cellules embryonnaires conjonctives.

« Chacune de ces cellules gonflées outre mesure a subi une sorte de dégénérescence vitreuse ou colloïde. Le protoplasma, qui était granuleux et foncé, est devenu, en se gonflant, homogène et clair. Il est brillant et friable, comme en témoignent les craquelures qui le traversent dans tous les sens, et donne à une seule cellule l'aspect d'une petite mosaïque irrégulière. Le noyau de la cellule volumineuse au début s'atrophie et disparaît à mesure que la dégénérescence du protoplasma s'étend jusqu'à lui. On peut suivre facilement cette atrophie du noyau des cellules, grâce à la coloration élective du picro-carmin. Tant qu'ils existent, les noyaux se colorent en rouge ; or, tout à fait au centre du tubercule, se voient encore quelques points rouges très petits, vestiges du noyaux cellulaire ; mais le plus souvent le carmin ne trouve là aucun noyau sur lequel il puisse se fixer. Au contraire, à mesure qu'on s'éloigne de la périphérie, les points rouges, ces noyaux de cellules, deviennent de plus en plus nombreux et de plus en plus gros jusqu'à la zone embryonnaire, où ils atteignent leur maximum de développement et forment autour des foyers caséeux une ceinture rouge limitante sur laquelle je reviendrai bientôt.

« Un des points les plus remarquables de cette altération cellulaire est la soudure des cellules voisines. Tandis que dans une inflammation catarrhale pure et simple, les cellules tuméfiées se détachent et flottent dans un exsudat fluide ou demi-fluide ordinairement muqueux, et subissent rapidement la dégénérescence graisseuse, on voit, dans cette inflammation épithéliale vitreuse, les cellules énormément distendues s'accoler et se souder pour former une masse compacte et cohérente, de sorte que les qualités physiques de la zone caséeuse du tubercule jeune, à savoir : la sécheresse, l'éclat et la cohésion, s'expliquent admirablement quand on connaît l'altération si particulière des cellules épithéliales.

« Ce qui n'est pas moins remarquable, c'est la rapidité du développement du processus. Dans les pneumonies tuberculeuses les plus aiguës et dans les tubercules les plus jeunes de ces pneumonies, les cellules épithéliales de la bronche et des vaisseaux ont déjà cet aspect de bloc lisse et homogène. Ce n'est donc pas le dernier stade d'une dégénérescence déjà ancienne, mais bien une évolution spéciale, un mode de destruction, distinct de l'infiltration granulo-graisseuse ou muqueuse, et qui mérite d'être appelé *dégénérescence vitreuse.*

« C'est à cette altération des cellules que la coupe des poumons doit son aspect gélatineux, qui avait fait donner, par Laënnec, à cette forme de tuberculose le nom d'*infiltration gélatineuse.* La coupe est, en effet, lisse, homogène, sèche, compacte, d'un gris perle, transparent et miroitant. Plusieurs anatomo-pathologistes, frappés de ces caractères physiques, ont cru que le poumon était atteint de dégénérescence amyloïde, et ont cherché s'il n'existait pas là les réactions caractéristiques de cette substance; cette réaction n'existe pas; mais la recherche est d'autant plus légitime que je suis convaincu de la parenté des deux altérations amyloïde et vitreuse.

Cette dernière a sans doute une réaction spéciale et qu'on trouvera quelque jour, car il est impossible d'assimiler ce mode d'altération cellulaire à une simple dégénérescence graisseuse.

« Sur le fond gris miroitant du poumon apparaîtront bientôt quelques taches opaques ou gris-jaunâtre, qui s'étendront peu à peu à tout le tissu, pendant que les points les plus altérés subiront une nécrobiose moléculaire. La dégénérescence vitreuse des cellules ne tarde pas, en effet, à faire place à une infiltration granulo-graisseuse qui précède l'élimination moléculaire et la formation des cavernes. A ce moment, l'examen histologique du caséum ne permettrait de reconnaître aucune cellule; on ne peut retrouver que leurs fragments et des granulations graisseuses isolées. En résumé, le centre caséeux du tubercule est formé par une bronchiole et une artère satellite, les alvéoles voisins, le tissu conjonctif et les lymphatiques. Les cavités vasculaires et bronchiques, leurs parois, les alvéoles, le tissu conjonctif, sont infiltrés par des cellules qui, d'abord vitreuses et cohérentes, subissent peu à peu la désintégration granuleuse et entraînent dans leur chute toute cette partie du poumon, qui a cessé de se nourrir depuis l'invasion du processus tuberculeux. »

Pour nous, nous nous contenterons de rappeler ici que dans la première édition nous faisions aux processus phlegmasiques la part qui leur revient dans la constitution du tubercule pulmonaire et que l'un de nous, dans le *Manuel d'histologie pathologique*, étudiant les deux formes principales de la pneumonie tuberculeuse, la pneumonie catarrhale et la pneumonie fibrineuse, a prouvé que ces pneumonies sont susceptibles de se caséifier.

§ 4. — Pneumonies pérituberculeuses aiguës.

Pneumonie catarrhale. — Au lieu d'être constituées par un tissu pulmonaire simplement congestionné, les granulations tuberculeuses sont souvent situées au milieu d'alvéoles présentant toutes les lésions de la pneumonie catarrhale : distension des vaisseaux, cellules épithéliales pariétales, presque toutes desquammées, rondes ou polyédriques, remplissant, avec un grand nombre de cellules lymphatiques et quelques globules rouges, toute la cavité des alvéoles. Ces cellules sont plus ou moins chargées de granulations graisseuses, et souvent on trouve, contre la paroi alvéolaire ou au milieu de l'exsudat intra-alvéolaire, de grandes cellules sphériques qui contiennent trois, quatre ou un plus grand nombre de noyaux. Le protoplasma de certaines cellules montre des vacuoles à contenu séreux ou colloïde. On observe ainsi parfois, dans l'alvéole, de grandes cellules devenues vitreuses dans toute leur masse et se colorant en jaune orangé par le picro-carminate.

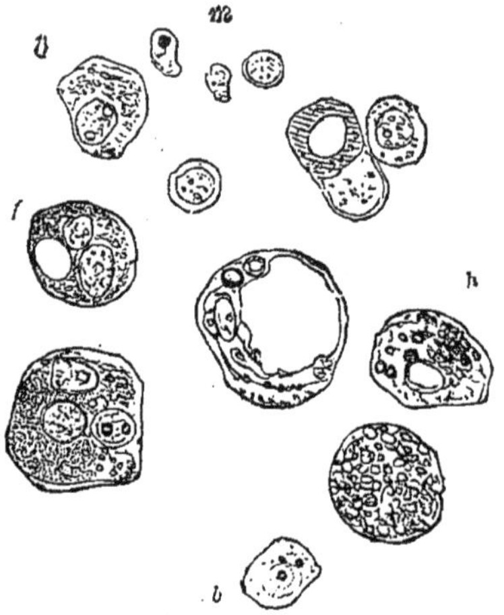

Fig. 46. — Éléments en dégénérescence granuleuse dans un cas de pneumonie en résolution.

a. Corps granuleux. — *b,b.* Cellules pavimenteuses. — *c.* Cellules vésiculeuses et globules blancs. — *f.* Une cellule pavimenteuse contenant deux noyaux et une cavité vide. — *m.* Fragments granuleux. (Grossissement de 300 diamètres.)

Les cellules intra-alvéolaires revêtent diverses formes : elles sont sphériques, prismatiques, irrégulièrement polyédriques à angles mousses; ce sont souvent les seuls éléments observés, et l'exsudat ne renferme point ou contient très peu de cellules lymphatiques.

Cette zone de pneumonie catarrhale est peu épaisse autour des granulations récentes; elle se continue à sa périphérie avec le tissu pulmonaire congestionné.

Plusieurs granulations assez voisines les unes des autres s'entourant ainsi de pneumonie catarrhale constituent un noyau ayant une forme lobulaire ou irrégulièrement sphérique et qui siège lui-même au milieu du poumon congestionné.

Un ou plusieurs lobules de pneumonie catarrhale peuvent se montrer dans un poumon de phtisique sans qu'il y ait de granulations tuberculeuses au milieu du tissu enflammé.

De plus, à la languette, et à la base du lobe supérieur, à la base et au bord postérieur du lobe inférieur, on trouve assez souvent de la pneumonie catarrhale diffuse, assez étendue, ayant envahi une portion notable, la moitié ou même plus de tout un lobe, le lobe inférieur en particulier. Dans la partie hépatisée, on observe habituellement des tubercules disséminés, mais quelquefois il y en a peu, de telle sorte qu'il ne semble pas y avoir entre les tubercules et la pneumonie de relation de cause à effet. Les lobes inférieurs envahis le plus habituellement par cette pneumonie diffuse sont en effet plus rarement

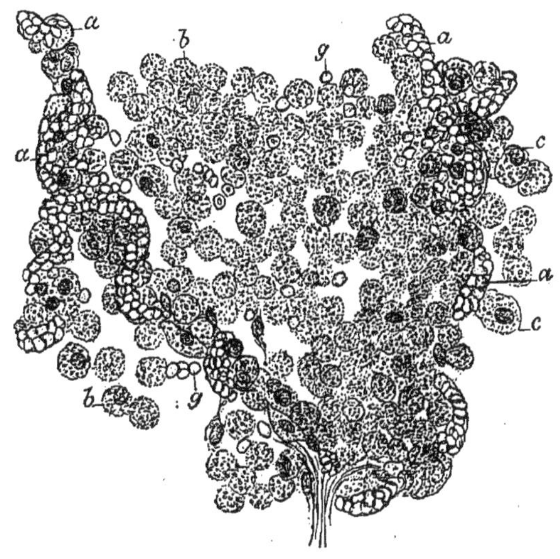

Fig. 47. — Section de poumon atteint de pneumonie catarrhale au 1er degré.

a, a. Vaisseaux capillaires remplis de globules rouges et saillants dans les alvéoles pulmonaires. — b, b. Cellules lymphatiques épanchées dans les alvéoles. — g. Globules rouges du sang. — cc. Cellules épithéliales turgides et en train de se desquamer. (Grossissement de 300 diamètres.)

et moins abondamment parsemés de granulations tuberculeuses que les lobes supérieurs.

Il ne faut point s'étonner de voir le processus pneumonique, dans la tuberculose, paraître jusqu'à un certain point indépendant des tubercules et évoluer parallèlement à eux sans les suivre absolument dans leur distribution. La pneumonie catarrhale est, en effet, sous la dépendance directe de la bronchite, ainsi que nous l'avons déjà vu.

Dans tous ces faits de tuberculose, il existe une bronchite intense propagée aux bronches terminales, accompagnée souvent de tubercules de la muqueuse des bronches moyennes, des grosses bronches et de la trachée, et caractérisée par la présence, dans toutes les couches de la muqueuse, de très nombreuses cellules lymphatiques. Comme dans toute bronchite intense propagée aux bronches terminales, les infundibula et les alvéoles sont enflammés et atteints de pneumonie catarrhale. De même que dans la broncho-pneumonie simple. les bronches sont généralement dilatées.

Cette pneumonie catarrhale, qu'on a l'occasion d'observer à son début dans beaucoup d'autopsies de phtisie rapide ou subaiguë, se manifeste à l'examen microscopique par les mêmes signes anatomiques que la pneumonie catarrhale simple : engouement ou splénisation à son début ; plus tard, hépatisation molle, de couleur gris rosé ou grise, finement grenue, donnant par le raclage un liquide grisâtre plus ou moins mélangé de sang.

Ce qui est spécial à cette pneumomie survenue chez les phtisiques,

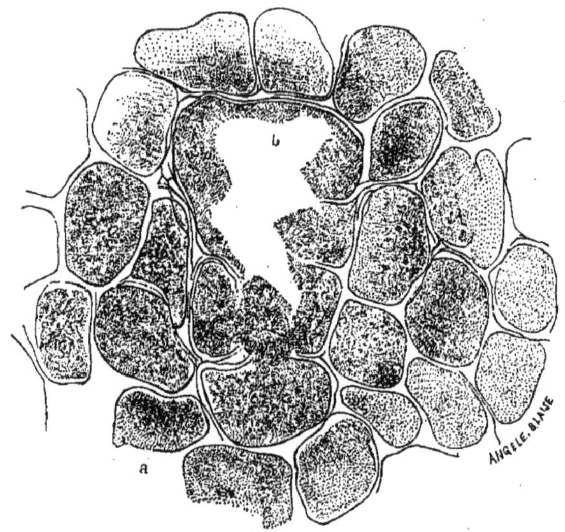

Fig. 48. — Coupe d'un poumon atteint de pneumonie lobulaire caséeuse.

a. Alvéoles pulmonaires remplis d'un exsudat inflammatoire. — *b.* Infundibulum. (Grossissement de 40 diamètres.)

c'est qu'elle ne se résout pas et qu'elle passe souvent à l'état caséeux.

Autour des granulations tuberculeuses, dans une étendue plus ou moins grande, le tissu pulmonaire hépatisé devient gris, sec, compact, finement granuleux; il ne donne plus de liquide quand on le racle. Des lobules de pneumonie caséeuse, tout à fait analogues, existent aussi sans granulations tuberculeuses dans leur intérieur.

Lorsqu'on examine à un faible grossissement des coupes de ce tissu hépatisé, on voit les cloisons alvéolaires parfaitement nettes et minces, bien caractérisées par leurs fibres élastiques et limitant des alvéoles ou des infundibula qui sont remplis par un exsudat un peu transparent et granuleux. Les vaisseaux des cloisons alvéolaires ne sont plus visibles parce qu'ils sont vides de sang, revenus sur eux-mêmes et oblitérés par de la fibrine. Les artérioles sont également oblitérées. Lorsqu'on examine, soit sur des coupes, soit après dissociation, les éléments cellulaires contenus dans les alvéoles, on voit que ce sont des cellules lymphatiques petites, d'aspect vitreux ou légèrement grenues, anguleuses par pression réciproque, contenant de fines granulations protéiques ou graisseuses. En même temps on trouve des cellules polygonales ou rondes de dimension variée, présentant un ou plusieurs noyaux et dont le protoplasma et les noyaux ont subi la même dégénérescence granuleuse. Les noyaux manquent parfois : ces éléments privés alors de vie cellulaire se divisent en petits fragments anguleux que Lebert avait appelés *corpuscules tuberculeux* et regardés comme caractéristiques du tubercule.

Les bronches intralobulaires qui se distribuent à ces lobules ou îlots de pneumonie catarrhale subissent des lésions analogues à celles des infundibula et des alvéoles. La cavité bronchique, dépouillée de son épithélium cylindrique à cils vibratiles, contient soit des cellules lymphatiques, soit des cellules lymphatiques et des cellules épithélioïdes agglutinées, adhérentes entre elles et ayant subi la dégénérescence vitreuse ou granuleuse. Ces cellules constituent alors une masse caséeuse, souvent adhérente à la paroi bronchique. Il va sans dire que ces bronches intralobulaires peuvent présenter des granulations tuberculeuses péri-bronchiques.

Les îlots de broncho-pneumonie catarrhale que nous venons de décrire, qu'ils aient ou non passé à l'état caséeux, qu'ils contiennent plus ou moins de granulations tuberculeuses, peuvent être envahis dans toute leur étendue par une suppuration destructive et donner lieu à des *cavernes*.

Tout porte à croire que la suppuration et la destruction d'un lobule s'effectuent par le même mécanisme que dans la péri-bronchite de la pneumonie catarrhale non tuberculeuse. Les bronches acineuses et intralobulaires très enflammées sont remplies de cellules lymphatiques. La paroi de la bronche est infiltrée des mêmes éléments; ses fibres de tissu conjonctif, étouffées par les cellules lymphatiques, sont détruites et sont remplacées par du pus. Les alvéoles voisins de la bronche, les infundibula et les alvéoles qui en dépendent, remplis de pus, s'ouvrent dans le foyer purulent qui remplace la bronchiole; leurs cloisons se détruisent à leur tour, et il se produit ainsi une petite caverne qui s'accroît du centre à la périphérie par la destruction ulcérative du noyau hépatisé. Une zone de ce tissu hépatisé persiste longtemps à la périphérie de la perte de substance, mais elle s'élimine peu à peu et finit par disparaître. La caverne est alors limitée par un tissu enflammé, vascularisé et vivant, qui présente des bourgeons charnus comme cela a lieu à la limite de tout ulcère. Les granulations tuberculeuses du nodule d'hépatisation sont détruites et éliminées en même temps que le tissu atteint de pneumonie.

Des cavernes se forment à la suite de la broncho-pneumonie caséeuse par un autre procédé. Un lobule formé d'un tissu qui comprend à la fois des tubercules et de la pneumonie arrivés à l'état caséeux, des vaisseaux oblitérés et des bronchioles remplies d'un exsudat caséeux, reste au milieu du poumon comme un corps étranger ; une inflammation suppurative ne peut se développer à son centre. C'est à sa limite, dans le tissu pulmonaire qui l'entoure et dans la bronche au point où celle-ci est oblitérée, que s'effectue l'inflammation suppurative éliminatrice qui entraînera peu à peu tout ilot caséeux ramolli et fragmenté.

La forme de broncho-pneumonie caséeuse avec péri-bronchite, dilatation des bronches et formation de cavernules, est l'une de celles qu'on trouve le plus souvent à l'autopsie des malades ayant succombé assez rapidement, c'est-à-dire quelques mois ou un an après le début de la tuberculose.

La formation des cavernes est si rapide que, lorsque le nodule détruit par suppuration siège immédiatement sous la plèvre, il se produit quelquefois une perforation de cette séreuse. La paroi mince et friable formée par la plèvre enflammée, infiltrée de globules de pus et recouverte d'une fausse membrane fibrineuse au niveau de la petite caverne, est rompue, et il se forme un pyo-pneumo-thorax. Cependant une perforation de ce genre peut être temporairement bouchée par les fausses membranes fibrineuses de la plèvre.

A la suite du pneumo-thorax et de la pleurésie purulente qui surviennent alors, le poumon, s'il n'était pas entouré d'une coque fibreuse pleurale résistante, revient sur lui-même et s'affaisse complètement.

On observe en pareil cas des lésions multiples, tubercules isolés ou confluents, noyaux de pneumonie à divers stades, cavernes, etc., le tout environné de tissu pulmonaire atélectasié.

Rappelons que d'autres auteurs (Grancher, Charcot) n'admettent la transformation caséeuse de la pneumonie catarrhale que d'une façon indirecte. En effet, pour eux, comme nous l'avons déjà dit, le tubercule ordinaire ou le tubercule géant pneumonique est composé d'une partie centrale caséeuse, et d'une partie périphérique embryonnaire avec cellules géantes. Cette partie périphérique représente déjà du tubercule en puissance et envahit peu à peu le terrain de la pneumonie catarrhale.

Il y aurait donc, dans l'opinion de ces auteurs, substitution d'un tissu véritablement tuberculeux à une inflammation pneumonique banale, et la caséification s'expliquerait alors facilement. D'ailleurs ces fusées de tissu embryonnaire ou de tubercule infiltré peuvent se produire avec une rapidité extrême ; il en résulte qu'une grande étendue de pneumonie catarrhale peut être transformée rapidement en pneumonie caséeuse, mais jamais la pneumonie catarrhale ne se transformerait *in situ* en pneumonie caséeuse sous l'action du bacille tuberculeux.

On sait d'ailleurs les caractères histologiques qui distinguent la véritable pneumonie caséeuse de la pneumonie simple qui se résout lentement. Dans le premier cas, il s'agit d'une nécrose en masse des tissus ; les cellules sont vitreuses, d'aspect colloïde, les éléments vus au microscope présentent une sécheresse, un éclat, une semi-transparence tout à fait particulière. Dans le second cas, c'est l'état granuleux et graisseux des éléments qui domine.

Pour H. Martin, la caséification des pneumonies prétuberculeuses s'expliquerait toujours par l'oblitération des rameaux artériels se rendant aux points caséifiés, rameaux artériels plongés sur un point de leur trajet dans un nodule tuberculeux voisin ; on sait qu'il faut ajouter à cette cause une cause primordiale : l'action du bacille.

Pneumonie fibrineuse. — La pneumonie fibrineuse qui accompagne les tubercules pulmonaires est pour le moins aussi commune que la pneumonie catarrhale. Elle est caractérisée par la présence, dans les alvéoles pulmonaires, d'un exsudat très riche en fibrine fibrillaire.

Ces fibrilles nombreuses et épaisses, qui forment de larges mailles emprisonnant des cellules lymphatiques, sont aussi caractérisées sinon plus que dans la pneumonie lobaire aiguë. La répartition de cette lésion dans le poumon et ses rapports avec les granulations tuberculeuses, sont les mêmes que dans la pneumonie catarrhale,

Ainsi, autour des granulations tuberculeuses isolées ou confluentes, on observe une zone plus ou moins étendue dans laquelle les alvéoles et les bronchioles sont remplis d'un exsudat fibrineux. A la périphérie de cette zone, le tissu pulmonaire est simplement congestionné, ou bien il est, ce qui arrive quelquefois, atteint de pneumonie catarrhale. La pneumonie fibrineuse constitue ainsi des îlots, n'intéressant qu'un petit groupe d'alvéoles, tantôt gros comme un grain de millet ou de chénevis autour d'une granulation, tantôt plus volumineux, de la grosseur d'un lobule ou davantage, lorsqu'elle environne plusieurs granulations voisines ou des tubercules confluents. De plus on voit assez souvent, disséminés dans les lobes inférieurs, dans le lobe moyen ou à la base du lobe supérieur, des masses diffuses de pneumonie fibrineuse dont la distribution est la même que celle de la pneumonie catarrhale. Comme dans cette dernière, il n'est pas rare de rencontrer des masses homogènes de pneumonie fibrineuse au milieu desquelles les tubercules sont très peu nombreux ou même tout à fait absents.

Les lésions observées au microscope dans cette pneumonie fibrineuse diffèrent très notablement de celles qui caractérisent la pneumonie aiguë; son évolution très lente, sa terminaison par l'état caséeux l'en différencient absolument comme on le verra par la description suivante.

A l'œil nu, les parties atteintes de pneumonie fibrineuse se présentent rarement au stade de l'engouement ou de l'hépatisation rouge; cependant on trouve quelquefois, à la limite de parties en hépatisation grise, soit un engouement pulmonaire, soit de l'hépatisation rouge dont les grains toutefois sont plus petits que les granulations de la pneumonie aiguë idiopathique. Parfois on observe, à l'autopsie d'individus enlevés rapidement dans le cours d'une phtisie aiguë ou à la fin d'une tuberculose chronique, une pneumonie fibrineuse récente étendue à une portion d'un lobe ou à tout un lobe, l'inférieur par exemple. La surface de section du lobe hépatisé est alors rouge ou grise, finement grenue, plus ou moins gorgée de sang; on obtient par le raclage un liquide louche, gris ou rouge, contenant de petits grumeaux constitués par l'exsudat fibrineux intra-alvéolaire. Cette apparence est à peu de chose près la même que celle de la pneumonie fibrineuse aiguë idiopathique ou de la broncho-pneumonie fibrineuse à noyaux disséminés.

Si les premiers stades de cette pneumonie sont peu différents de ceux de la pneumonie aigüe, il n'en est pas de même lorsqu'elle est plus ancienne.

Le plus ordinairement les portions du tissu pulmonaire hépatisées sont grises, denses, homogènes, et elles possèdent une certaine fermeté. Sur une section, on a une surface grise, planiforme, non vascularisée, sèche, ne donnant pas de liquide coloré par le sang quand on la racle, mais seulement un peu de sérosité transparente. Ce qui caractérise surtout cette hépatisation grise, c'est sa demi-transparence, le reflet un peu brillant ou mat que présente une surface de section. Ce tissu est facile à dilacérer, mais les tranches peu épaisses qu'on en sépare conservent leur forme.

Au milieu de cette hépatisation toute spéciale, les granulations tuberculeuses opaques, jaunâtres dans toute leur étendue ou à leur centre seulement, qu'elles soient isolées ou confluentes, sont d'autant plus faciles à voir que le poumon hépatisé est un peu transparent.

Dans certains de ces îlots, les granulations tuberculeuses peuvent manquer ainsi que nous l'avons déjà dit.

L'examen microscopique, dans les deux premiers degrés d'engouement et d'hépatisation rouge, ne fait pas reconnaître de lésions qui diffèrent de celles de la pneumonie aiguë ou plutôt de la broncho-pneumonie pseudo-lobaire.

Mais il n'en est plus de même dans le stade d'hépatisation grise dont nous venons de parler. Les lésions s'éloignent absolument de celles de la pneumonie aiguë simple. Sur les coupes examinées à un faible grossissement, on peut d'abord s'assurer que toutes les cavités des alvéoles et des bronchioles sont remplies par un exsudat, et que les cloisons des alvéoles ne sont épaissies qu'au voisinage des tubercules développés autour des bronches et des vaisseaux.

On voit sur ces coupes, à un faible grossissement, de petites masses brunes à la lumière directe, blanches à la lumière réfléchie, qui sont inégalement répandues dans un groupe d'alvéoles. Ces petites masses brunes sont des amas de gros corps granuleux, c'est-à-dire de cellules distendues remplies de gouttelettes graisseuses.

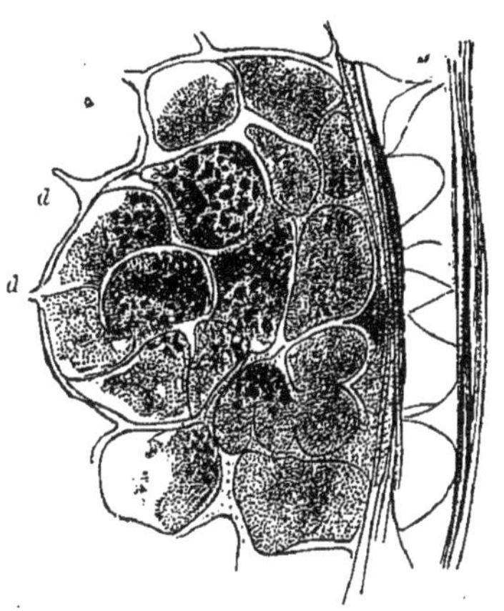

Fig. 49. — Coupe d'un poumon atteint de pneumonie tuberculeuse.

Le groupe des alvéoles *d*, *d*, présente des points noirs qui sont des agglomérations de corps granuleux.

On sait que dans la pneumonie aiguë la fibrine se fragmente. A la fin du second stade, aussi bien que pendant l'hépatisation grise, il n'existe pas de cellules épithéliales tuméfiées siégeant le long de la paroi alvéolaire, tout l'alvéole étant complètement rempli de cellules lymphatiques.

Lorsque la pneumonie aiguë se résout, les cellules épithéliales reparaissent le long de la paroi et la fibrine disparaît complètement.

Dans la pneumonie fibrineuse qui accompagne les tubercules, on trouve généralement, au contraire, dans tous les alvéoles, une couche de grandes cellules qui tapissent leurs cloisons. Ces cellules sont volumineuses, irrégulières de forme, polyédriques, à protoplasma gonflé, et elles possèdent un noyau ovoïde volumineux. Elles se colorent très bien par le carmin et par la purpurine. Parmi ces cellules épithéliales tuméfiées, on en trouve qui possèdent deux, trois ou un plus grand nombre de noyaux. En dedans de cette couche, il existe quelques cellules lymphatiques libres, puis un enchevêtrement de fibrilles de fibrine et de cellules lymphatiques ou épithéliales qui remplit le reste de la cavité alvéolaire. Les fibrilles sont assez épaisses et leurs bords sont bien accentués. Elles forment de larges mailles où sont comprises les cellules lymphatiques et les cellules épithéliales détachées. Elles se colorent en rose par le picro-carminate d'ammoniaque.

Les cellules qui sont contenues dans ce réseau fibrillaire sont quelquefois peu nombreuses. Il est très rare d'y trouver des globules rouges.

Les bronchioles présentent absolument les mêmes lésions. La fibrine fibrillaire, contenant dans ses mailles des cellules rondes, pénètre de la bronchiole dans l'infundibulum et de là on suit son passage dans l'intérieur des alvéoles. On étudie très bien sur les coupes la division des dernières ramifications bronchiques.

Les vaisseaux des alvéoles sont, à ce degré de la pneumonie, perméables au sang ; quelquefois même ils sont dilatés.

L'exsudat fibrineux peut sans aucun doute rester en cet état pendant

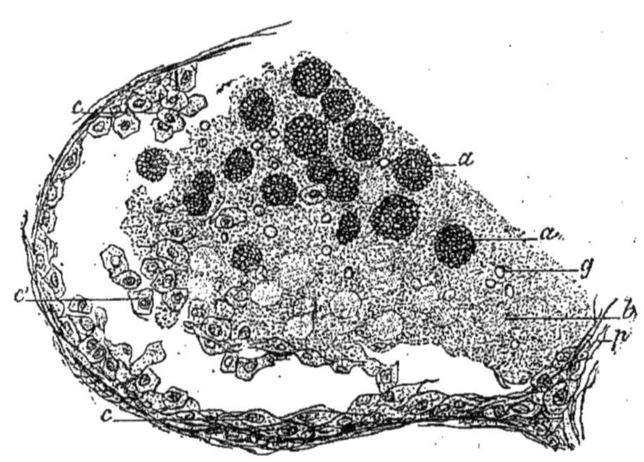

Fig. 50. — Paroi et contenu d'un alvéole pulmonaire dans le stade de résolution de la pneumonie aiguë. (La préparation a été faite après l'action de l'acide osmique.) Le liquide coagulé par l'action de l'acide osmique dont la cavité alvéolaire contient des cellules lymphatiques *a*, remplies de graisse et de globules rouges, *g*.

On y voit des cavités *b* qui servent à loger les cellules lymphatiques. — *c*. Cellules épithéliales tuméfiées, appliquées contre la paroi alvéolaire. — *c'*. Les mêmes cellules adhérentes à la partie de l'exsudat situé au milieu de l'alvéole. (Grossissement 230 diamètres.)

un temps assez long, que nous ne pouvons préciser, mais qui excède assurément de beaucoup la durée de l'hépatisation fibrineuse dans la pneumonie aiguë.

Plus tard cette hépatisation grise passe à l'état caséeux et se caractérise à l'œil nu par une couleur grise ou jaune, par une opacité et par une sécheresse spéciales.

Dans les parties plus ou moins étendues qui ont subi la métamorphose caséeuse, les alvéoles sont exactement remplis par un exsudat ; les cloisons ne sont généralement pas épaissies et leurs vaisseaux capillaires sont imperméables au sang. Lorsqu'on étudie avec un fort grossissement des coupes du poumon ainsi altéré, on voit que les grosses cellules épithéliales de la paroi ont disparu et que tout l'alvéole est rempli par des filaments de fibrine entre lesquels se sont accumulées des cellules lymphatiques granuleuses, atrophiées ou un peu transparentes. Leurs noyaux moins visibles se colorent moins nettement par le carmin. Lorsque ces éléments sont fortement tassés les uns auprès des autres, la fibrine qui les sépare est plus difficile à mettre en évidence; elle n'a plus son apparence aussi nettement fibrillaire; ses fibrilles sont irrégulières, plus courtes et elle est devenue souvent grenue ou homogène. Mais on peut poursuivre et reconnaître tous les intermédiaires entre l'exsudat fibrineux fibrillaire et l'exsudat amorphe.

La pneumonie fibrineuse, à l'état d'hépatisation grise et semi-transparente et à l'état caséeux, répond fidèlement par ses caractères macroscopiques à l'infiltration grise semi-transparente et à l'infiltration jaune de Laënnec. Elle peut, nous le répétons, envahir une étendue plus ou moins considérable du poumon, soit par nodules isolés, soit par masses diffuses étendues. Le plus souvent on observe, au centre des nodules, des tubercules bien nets, reconnaissables à l'œil nu comme au microscope, mais parfois ces masses de pneumonie présentent très peu de tubercules ou même n'en possèdent point.

Cette pneumonie est quelquefois étendue uniformément à tout un lobe, ou, ce qui est encore plus rare, à une grande partie d'un poumon. On la désigne alors sous le nom de pneumonie caséeuse lobaire.

Les tubercules isolés ou confluents qu'on y rencontre sont généralement à l'état caséeux; mais ils sont aussi quelquefois fibreux. Nous avons observé des tubercules fibreux évidemment très anciens siégeant au milieu de pneumonies fibrineuses, lobulaires et pseudo-lobaires, remontant à quelques semaines, dont nous avions suivi cliniquement la marche rapide.

La pneumonie fibrineuse lobaire ou lobulaire s'accompagne toujours de pleurésie fibrineuse ou de pleurésie productive, lorsqu'elle est étendue et que les lobules lésés arrivent à la surface du poumon.

La destruction des noyaux de pneumonie fibrineuse caséeuse et la formation des cavernes ont lieu par le même mécanisme que nous avons exposé plus haut à propos de la pneumonie catarrhale, c'est-à-dire par une inflammation péri-bronchique et par une pneumonie suppurative éliminatrice qui désagrège et entraîne dans les crachats les parties mortifiées et désintégrées. Les cavernes communiquent directement et dès le début avec les bronches enflammées et souvent dilatées.

Les îlôts de pneumonie fibrineuse caséeuse plus étendue présentent quelquefois, dans leur masse mortifiée, des fissures qui se produisent par suite de la désagrégation moléculaire des tissus. Lorsque ces fissures arrivent à intéresser une bronche perméable à l'air, celle-ci s'enflamme et sécrète une grande quantité de pus qui devient un agent de ramollissement et d'expulsion des parties mortifiées. Le pus contenu dans la bronche et dans les portions du tissu pulmonaire voisin enflammé se mêle au détritus caséeux que contient la caverne en voie de formation. Les parois de la perte de substance sont alors anfractueuses; des fragments plus ou moins volumineux du poumon en hépatisation caséeuse y sont suspendus, en partie détachés, et le tout se détruit progressivement. C'est ainsi que se forment de grandes cavernes au milieu de la pneumonie tuberculeuse lobaire ou pseudo-lobaire.

§ 5. — Histogénèse expérimentale des inflammations péri-tuberculeuses.

La découverte de Koch a permis de résoudre définitivement le problème délicat de la nature exacte des pneumonies périfuberculeuses. Les études expérimentales ont démontré depuis que dans la grande majorité des cas ces pneumonies sont réellement tuberculeuses et résultent de l'action du bacille sur les éléments constitutifs du lobule pulmonaire. La sphère des lésions tuberculeuses s'est ainsi élargie, en même temps qu'une lumière plus vive y pénétrait.

Baumgarten (*loc. cit.*) a démontré que l'histogénèse du tubercule pulmonaire est la même que celle du tubercule de l'iris, de la cornée et des ganglions lymphatiques (voir pages 58 et 146), et a nettement fait la part qui revient, à côté du processus karyokinétique, à l'inflammation proprement dite.

Mais parmi les travaux qui ont relié indissolublement les pneumonies tuberculeuses au tubercule, il faut placer au premier rang la Note du regretté Thaon à la Société de Biologie, Note où se trouvent exposées en détail toutes les particularités de l'évolution de ces pneumonies tuberculeuses (1).

Pour obtenir des tuberculoses pulmonaires suraiguës, Thaon s'est adressé aux cobayes. A l'aide de pulvérisations de crachats tuberculeux, émulsionnés d'eau, et pratiquées pendant une semaine, matin et soir, pendant un quart d'heure, il déterminait la mort des sujets en douze ou quatorze jours. Cette issue est inévitable par cette méthode. Le dernier jour, les cobayes sont en proie à une dyspnée extrême.

A l'ouverture des animaux, on trouve leurs poumons complètement solidifiés, d'un rouge brunâtre, criblés de points jaunes. A l'examen

(1) Thaon, *Soc. de biol.*, 1885.

histologique, les coupes colorées au picro-carmin présentent une teinte pâle, jaune picriquée et sont constellées de foyers arrondis d'un rose intense. Avec un grossissement convenable, l'on reconnaît que la nappe jaune est constituée par de la pneumonie catarrhale, avec un réseau fibrineux, très fin, englobant de gros éléments cellulaires; les îlots rouges sont constitués par des foyers miliaires de *pneumonie acineuse*, mesurant 1/4 à 3/4 de millimètre. La pneumonie acineuse est disposée de trois façons différentes; elle occupe l'extrémité d'un carrefour respiratoire ainsi que les cellules latérales à ce conduit, ou bien elle envahit les acini qui sont disposés en cercle autour d'une bronchiole à cils vibratiles (*péribronchite tuberculeuse*); enfin, elle est circonscrite aux acini qui entourent les ramifications lobulaires de l'artère pulmonaire et se confond avec les lymphatiques péri-artériels, gorgés d'éléments cellulaires (*périvascularite tuberculeuse*). Les éléments de cette pneumonie sont des cellules jeunes, prenant bien le carmin, pourvues de plusieurs noyaux, qui laissent peu de place au protoplasma; ces éléments sont tassés dans l'alvéole; la paroi alvéolaire demeure très nette et très distincte. Nulle part, dans l'organe pulmonaire, on ne voit d'embarras circulatoire, ni de lésions vasculaires.

L'examen bactériologique pratiqué d'après les procédés habituels montre le bacille tuberculeux s'insinuant dans toutes les parties des poumons; il est en véritables amas dans les foyers de pneumonie acineuse; il est plus rare dans la nappe de pneumonie catarrhale, mais il est présent dans chaque alvéole. Il n'est pas indifféremment placé dans ces parties; il est constamment logé dans les cellules des dépôts intra-alvéolaires. Dans les bronchioles, on le voit occuper les cils vibratiles, et on le surprend à son passage à travers les parois de ces conduits jusqu'aux acini péribronchiques.

En sacrifiant les cobayes, à partir du huitième jour du début de l'expérience, on constate que le nombre de bacilles augmente jusqu'au moment de la mort de l'animal. Il est donc facile de saisir à la fois l'arrivée du bacille par les bronchioles, sa pénétration jusqu'à l'extrémité des conduits respiratoires et sa pullulation dans l'épithélium pulmonaire. Irrité par cet agent pathogène, l'épithélium commence par se gonfler, par s'hyperplasier, par fournir un nombre indéterminé de noyaux, que Thaon a vu atteindre le chiffre de six, dans ses préparations colorées à l'hématoxyline; c'est à cet état que se présentent les éléments cellulaires des foyers miliaires de pneumonie acineuse. Dans la nappe de pneumonie catarrhale, les bacilles plus rares, contenus dans les grosses cellules de l'exsudat, ont déjà amené le régression de la cellule; le protoplasma est granuleux ou vitreux et le bacille, ne trouvant plus d'aliments pour se développer, se décolore ainsi que les grains qui le composent. Les points jaunes éparpillés dans la trame pulmonaire ne sont pas autre chose qu'un agrégat d'alvéoles, où le bacille a amené ces modifications régressives.

De cette analyse rapide, on peut déjà conclure que les foyers miliaires de pneumonie acineuse, qui représentent des granulations presque microscopiques, sont de nature tuberculeuse, mais que la nappe de pneumonie catarrhale est tuberculeuse au même titre. Désormais, on ne pourra plus considérer cette pneumonie comme une inflammation indifférente, comme une simple irritation, amenée par le voisinage du tubercule. On savait déjà qu'elle était virulente; on connaît maintenant les raisons de cette virulence, puisque les bacilles s'y révèlent d'une façon indéniable au sein des alvéoles. Et si l'aspect des foyers miliaires ressemble peu à celui de la pneumonie catarrhale, c'est dû à l'abondance moins grande de l'irritant pathogène. La preuve en est que sous la plèvre, là où les conduits respiratoires arrivent par des voies plus larges, sans compression, où les bacilles trouvent un accès plus facile, les foyers miliaires sont très confluents et la pneumonie catarrhale est moins étendue.

D'ailleurs, il faut bien l'avouer, dans certains points, le passage des foyers miliaires à la zone catarrhale est insensible; les éléments contenus dans l'alvéole diminuent de nombre graduellement, à mesure que l'on s'éloigne du centre de la granulation.

Un autre fait à relever, c'est que les bacilles suffisent par eux-mêmes pour amener la régression des éléments de l'exsudat pneumonique.

La *caséification* des produits tuberculeux a été mise exclusivement sous la dépendance de modifications circulatoires, dues à des obstructions vasculaires par l'intermédiaire de la périartérite et de l'endartérite. Or, chez les animaux, qui succombent en deux semaines, le poumon est déjà parsemé de points caséifiés, gros comme une tête d'épingle, et néanmoins, loin d'être embarrassée, la circulation pulmonaire est partout exagérée, et l'on ne découvre nulle trace de lésion vasculaire dans les tissus pathologiques. La caséification commençante dans ces poumons est due à l'action exclusive des bacilles sur les épithéliums pulmonaires, et cette phase de régression on la suit pas à pas dans les grosses cellules de l'exsudat catarrhal. Elle succède à la phase d'hyperplasie; elle est la conséquence du développement intra-épithélial du bacille qui amène la mort de la cellule, aussitôt qu'il en a épuisé tous les matériaux de nutrition.

Sans doute, il s'ajoute plus tard des troubles de circulation qui joueront un rôle considérable dans la caséification des exsudats tuberculeux, mais cette *nécrose de coagulation* est précédée et préparée par des phénomènes de régression, amenés exclusivement par le bacille et par les différents cycles de sa vie passagère.

Jusqu'ici Thaon n'a parlé ni de cellules géantes, ni de zone épithélioïde, ni de cercle fibreux, ni de tous ces attributs du follicule tuberculeux parfait, tel qu'on le décrivait il y a quelques années. C'est que ces caractères, considérés autrefois comme très précis, n'existent pas dans les tubercules initiaux tels que Thaon a pu les provoquer chez le cobaye; ils constituent déjà un stade plus avancé, et ils ne sauraient donc avoir l'importance que l'on a voulu leur donner.

Il faut arriver au vingt et unième jour, chez le lapin soumis aux pulvérisations de crachats tuberculeux, ou bien il faut donner la phtisie tuberculeuse au cobaye par une autre voie pour en arriver au stade des cellules géantes. Les lapins offrent des types très nets de la tuberculose semi-chronique. On a trouvé dans leurs poumons des granulations semi-transparentes, des nappes d'infiltration grise qui gagnent une bonne partie de l'organe dès le vingt-huitième jour, à partir du début des pulvérisations. Les infiltrations caséeuses sont plus rares, mais elles sont parfois si complètes, si généralisées que les deux poumons ne forment plus qu'une surface jaunâtre, englobant le cœur et pénétrant les parois musculaires de cet organe. (Cas inédit de Nocard d'Alfort.)

Dans tous ces faits, c'est encore la pneumonie qui prédomine, c'est encore l'inflammation qui est le mode de réaction de l'organe devant l'irritation de l'agent pathogène; mais la réaction est plus lente et elle porte avant tout sur les travées alvéolaires qui s'irritent, qui s'hyperplasient, qui s'annexent des cloisons avoisinantes et qui finissent par créer un réseau à mailles plus ou moins larges, à cloisons d'une épaisseur colossale. Les cavités de ce réseau sont considérées comme des alvéoles, mais elles ne sont souvent que le résultat de la fusion de plusieurs alvéoles; les cloisons sont bien des parois alvéolaires, mais épaissies par l'adjonction de plusieurs parois avoisinantes; dans ces cloisons existent les restes des bronchioles, des vaisseaux, dévorés par cette hyperplasie exubérante. On voit encore des débris d'épithélium vibratile, des amas de globules sanguins, du pigment ocreux, qui sont les derniers vestiges de cette destruction rapide.

Ce qui se passe dans les cavités du réseau mérite une mention spéciale : on n'y trouve plus une production exubérante de cellules remplissant l'alvéole comme dans les formes suraiguës. Dans ces pseudo-alvéoles se remarquent trois ou quatre grandes cellules avec un beau noyau, avec un protoplasma granuleux, insensible au carmin. Dans les cavités plus grandes, il y a un revêtement de cellules cuboïdes qui tapissent la paroi et dans l'espace central s'accumulent des éléments détachés de la paroi; ailleurs, ces éléments détachés se fusionnent et l'on a une cellule plus grosse composée de trois ou quatre cellules élémentaires encore faciles à isoler; enfin, par une transition insensible, on arrive à des cellules énormes d'un dixième de millimètre de diamètre pourvues d'une collerette de noyaux ovalaires de coloration rosée et d'un protoplasma grenu ou vitreux, coloré en jaune par le picro-carmin. On reconnaît à cette description les cellules géantes et leur mode de formation, aux dépens de ce qui reste de l'épithélium pulmonaire hyperplasié et passé ensuite à la phase de régression. L'origine intra-alvéolaire des cellules géantes, entrevue par Charcot et Gombault, précisée par Laulanié, ne peut plus être mise en doute après l'analyse des pièces empruntées à l'anatomie pathologique expérimentale.

En poursuivant cette analyse jusque vers des périodes plus avancées, vers la huitième ou dixième semaine, on voit qu'à la longue la production incessante de cellules épithéliales, aux dépens des éléments jeunes de la cloison, finit par user cette cloison; que des amas de cellules dégénérées ou vitreuses se constituent et que la caséification apparaît maintenant sous forme de taches microscopiques. Tout l'organe peut devenir caséeux par cette évolution, à moins qu'un cercle fibreux ou des cloisonnements partiels ne circonscrivent les points caséeux.

Ce sont encore les bacilles qui jouent le rôle principal dans la formation et la marche de cette pneumonie tuberculeuse interstitielle à la fois formatrice et régressive. On les voit siéger exclusivement dans les cellules des pseudo-alvéoles, puis se cantonner dans les cellules géantes, se multiplier jusqu'à ce que tous les éléments nutritifs des cellules soient épuisés. Dans les cellules géantes emprisonnées dans les mailles du tissu fibreux chez le cheval, Thaon a compté jusqu'à trente bacilles très allongés et pelotonnés concentriquement. A la longue, les bacilles disparaissent lorsque la cellule géante est vitrifiée, mais il n'est pas rare de voir des masses caséeuses complètement translucides, parsemées de cercles violets qui indiquent le siège des cellules géantes, désormais fondues dans la masse totale, mais dont la topographie est fixée par la persistance des bacilles.

Thaon ajoute, pour en finir avec ce qui concerne les bacilles, qu'il leur a toujours trouvé à peu près le même diamètre transversal chez toutes les espèces animales, mais que leur longueur est variable à l'infini, depuis trois μ jusqu'à quinze et vingt μ; qu'avec de bons objectifs à immersion, tels que le 18 de Zeiss, leur structure est toujours grenue, que les grains sont un peu allongés et parfaitement équidistants, que le nombre de ces grains est en rapport avec la longueur du bacille, depuis trois grains jusqu'à douze et vingt grains; que leur disposition dans les cellules géantes anciennes se fait grain par grain ou plutôt qu'un grain se décolore après l'autre. Enfin, il n'a jamais constaté d'autres formes microbiennes servant de passage au bacille ou se mêlant à lui telles que des zooglœs. En résumé, Thaon se croit autorisé à conclure :

1° Que les tubercules pulmonaires sont, à l'origine, des foyers de pneumonie acineuse bacillaire disposés à l'extrémité d'un conduit respiratoire ou autour d'une bronchiole, ou encore autour d'un vaisseau.

2° Qu'en dehors de ces foyers bien circonscrits, il peut se faire des nappes plus ou moins étendues de pneumonie catarrhale ou autre également de nature tuberculeuse ou bacillaire.

3° Que dans les formes plus lentes, les infiltrations grises, les granulations grises, les dégénérescences fibreuses, les foyers caséeux, les cellules géantes sont dus à une pneumonie interstitielle épithélioïde.

4° Que toutes ces modifications pathologiques sont amenées par le microbe pathogène et par son action sur l'épithélium pulmonaire. Son premier effet est l'hyperplasie de cet épithélium, et son effet consécutif est la dégénération caséeuse de cet élément.

§ 6. — Bacille dans la pneumonie caséeuse.

Si la nature tuberculeuse de la pneumonie caséeuse était encore à démontrer, la recherche du bacille résoudrait facilement le problème

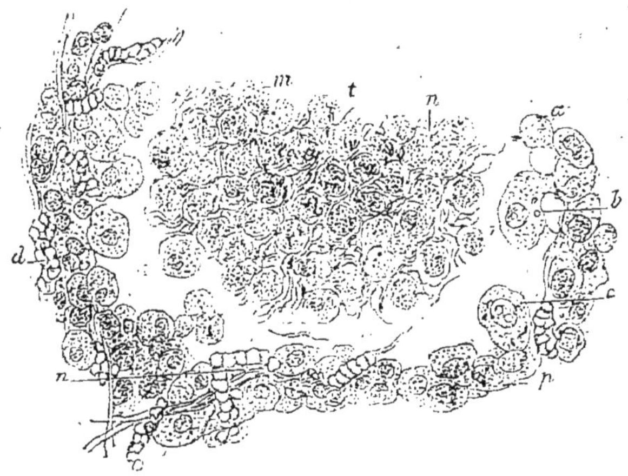

Fig. 51. — Coupe de poumon atteint de pneumonie fibrineuse caséeuse dans tuberculose.

p. Paroi d'un alvéole. — d. Capillaire contenant des globules sanguins. — a. Cellules lymphatiques. — b, c. Cellules épithéliales tuméfiées adhérentes à la paroi. — m. Cellules lymphatiques comprises dans un reticulum fibrineux intra-alvéolaire. (Grossissement de 300 diamètres.)

Le premier examen que nous avons fait des lésions connues sous le nom de *pneumonie caséeuse lobaire* (infiltration grise de Laënnec) ne nous a pas montré de bacilles; mais dans un second fait où nous avions affaire à des îlots étendus d'hépatisation grise, sèche, semi-transparente, sans granulations ni noyaux opaques visibles à l'œil nu nous avons trouvé des bacilles en grande quantité. Les coupes de ces parties montraient, après la coloration au carmin, des alvéoles remplis de filaments plus ou moins épais et très serrés de fibrine séparés par quelques cellules rondes ; de distance en distance on voyait des alvéoles contenant des cellules granuleuses ; la paroi des vaisseaux dont la lumière était oblitérée montrait aussi un épaississement et une infilration par des éléments serrés les uns contre les autres. Sur les coupes colorées par le procédé d'Erhlich, des amas considérables de bacilles existaient dans le tissu conjonctif périvasculaire, dans la paroi vasculaire épaissie et infiltrée et dans les alvéoles périphériques.

Loin de ces îlots caséeux, et dans quelques-uns des alvéoles remplis de fibrine, nous avons trouvé un nombre variable de bacilles. Le siège principal des bacilles, dans la pneumonie caséeuse lobaire, est au centre des infundibula qui sont remplis de cellules embryonnaires. Lorsque la coupe passe au centre même de l'infundibulum ainsi altéré, on y observe une lumière vide correspondant à l'ouverture de la bronchiole ; c'est au centre de cette lumière qu'on rencontre une grande quantité de bacilles. Ces micro-organismes existent aussi au milieu des cellules embryonnaires qui remplissent les alvéoles appartenant à l'infundibulum.

Le centre de pareils infundibula nous paraît être le point de départ des cavernes qui se forment au milieu de la pneumonie caséeuse.

Chez un enfant mort à la suite de la rougeole, Bouchut avait diagnostiqué, pendant la vie et après l'inspection des pièces cadavériques, une broncho-pneumonie. Le poumon présentait en effet des ilots de pneumonie à divers degrés et de la bronchite, sans que l'examen à l'œil nu pût faire penser à des tubercules. Il y avait cependant, dans les parties hépatisées, de petites masses grises, jaunâtres et opaques, caséeuses, à surface lisse et planiforme, fondues dans l'hépatisation, n'ayant nullement l'apparence de tubercules miliaires. Les coupes de ces îlots jaunâtres nous ont montré les alvéoles pulmonaires remplis de fibrine granuleuse et de débris de cellules ; les parois alvéolaires étaient peu distinctes. Il y avait là une quantité considérable de bacilles dans l'intérieur des alvéoles et dans leur parois, surtout dans les points où le tissu était devenu granuleux, homogènes et où les limites des alvéoles étaient difficiles à apprécier.

C'est dans ce fait de broncho-pneumonie, suite de rougeole, que nous avons vu le plus grand nombre de bacilles. Il n'y avait pas de cellules géantes. Les îlots et les lobules de broncho-pneumonie de ce même poumon ne contenaient pas de bacilles.

Depuis ces premières recherches, nous avons pu vérifier par de nombreux examens que les infiltrations tuberculeuses récentes s'accompagnent le plus souvent d'une grande quantité de bacilles.

§ 7. — **Cavernes pulmonaires.** (Voir Pl. I et Pl. II.)

Les cavernes se forment lorsqu'il survient une broncho-pneumonie suppurative et éliminatrice dans un lobule ou dans un îlot volumineux de pneumonie catarrhale ou fibrineuse récente caséuse; cet îlot mortifié contient presque constamment des granulations tuberculeuses en dégénérescence caséeuse.

Dans une caverne en voie d'extension, on trouve, dans le tissu non encore détruit, toutes les lésions de la pneumonie caséeuse, que ce tissu forme encore une couche adhérente ou qu'il soit déjà en partie détaché et flottant dans la cavité. Le tissu pulmonaire périphérique enflammé, fortement vascularisé, constitue une couche de tissu embryonnaire ou fibreux. Si la caverne remplace un lobule malade, la perte de substance s'arrête exactement au tissu fibreux périlobulaire.

Quels que soient le mode de formatiou et le volume d'une caverne, elle communique toujours dès le début avec une bronche qui est souvent dilatée. La membrane interne de ces bronches est toujours très enflammée; elle s'arrête brusquement et elle est ulcérée à la limite de la perte de substance.

Plusieurs cavernules peuvent communiquer les unes avec les autres par suite de la destruction suppurative du tissu primitivement hépatisé qui les séparait.

La paroi des cavernes est couverte de pus crémeux bien lié, lorsqu'elles sont de formation récente. Plus tard leur paroi interne imbibée d'abord de pus et pulpeuse est doublée extérieurement par un tissu fibreux dense qui se forme au-dessous d'elle, et par une pneumonie interstitielle qui établit le passage entre la paroi de la caverne et le tissu pulmonaire normal ou moins altéré qui l'entoure.

Si l'on pratique des coupes de la paroi et du tissu pulmonaire voisin d'une caverne remontant à deux ou trois mois, et qu'on colore les préparations au picro-carminate, on trouve habituellement la disposition suivante:

A la surface même de la perte de substance, il existe des globules de pus libres ou réunis en une couche plus ou moins épaissie. Au-dessous de ces éléments, est une couche d'épaisseur variable, formée par un tissu embryonnaire très vascularisé, contenant de gros vaisseaux à une seule tunique. Ces vaisseaux sont remplis de globules rouges; quelques-uns cependant sont accidentellement oblitérés par un caillot contenant des cellules lymphatiques et de la fibrine. Cette zone de tissu embryonnaire se limite par une surface interne tantôt plane et régulière, tantôt bourgeonnante.

Jamais elle ne présente à sa surface libre de cellules épithéliales : elle est doublée d'une couche de tissu fibreux plus ou moins dense dont les fibres sont généralement parallèles à la surface de la caverne. Dans cette couche qui est presque toujours pigmentée, on rencontre habituellement quelques granulations tuberculeuses parfaitement caractérisées, avec des cellules géantes, et au niveau desquelles les vaisseaux sanguins sont oblitérés. De cette zone de tissu fibreux ou de pneumonie interstitielle qui constitue la charpente résistante de la caverne, partent des travées alvéolaires épaissies, de telle sorte qu'entre la lame fibreuse et le tissu pulmonaire on observe une zone de pneumonie interstitielle. Celle-ci est caractérisée par le rétrécissement des alvéoles qui sont limitées par des cloisons fibreuses épaisses et pigmentées et qui contiennent de grosses cellules remplies de pigment jaune ou noir.

La surface interne des cavernes anciennes et étendues est souvent couverte d'un pus caséeux grisâtre, de mauvaise nature ; la couche embryonnaire qui la limite est pulpeuse, grise et ressemble au tissu des bourgeons charnus de mauvaise qualité. Quelquefois la surface de la caverne est sèche et lisse, de couleur grise ou ardoisée. Dans le premier cas les globules de pus libres et ceux qui infiltrent le tissu embryonnaire sont granuleux, caséeux et contiennent des granules de graisse. Dans le second cas la couche de tissu embryonnaire est très mince et donne très peu de globules de pus.

Les cavernes, même celles qui fournissent une quantité considérable de pus, ne sont jamais complètement remplies par ce liquide ; elles contiennent toujours une assez grande quantité d'air.

A la surface des cavernes anciennes, on trouve parfois des tubercules qui y font une légère saillie. Ces granulations tuberculeuses appartiennent à la couche fibreuse de la paroi. Quelquefois le tissu fibreux qui constitue la surface interne et toute la paroi d'une caverne ancienne est dense, rugueux, mamelonné.

Très souvent la paroi d'une grande caverne montre des travées cylindriques épaisses, saillantes ou qui s'en détachent irrégulièrement en jetant comme un pont dans son intérieur. Ces travées sont souvent assez longues, arrondies, du diamètre d'une plume de corbeau ou d'une plume d'oie. Elles sont généralement de couleur grise ou ardoisée comme la surface des cavernes au milieu desquelles elles passent. On a, par leur examen à simple vue, de la tendance à les regarder comme des bronches ou de gros vaisseaux qui auraient résisté à la destruction du tissu pulmonaire lorsque la perte de substance s'est produite. Cependant, lorsqu'après les avoir fait durcir méthodiquement, on en pratique des sections transversales, on voit qu'elles sont constituées presque toujours sur un modèle uniforme et qu'elles contiennent très rarement des vaisseaux atteignant un demi-milllimètre de diamètre.

Les coupes permettent d'y reconnaître deux zones : 1° une zone périphérique assez épaisse, formée de tissu embryonnaire, parcourue par des vaisseaux et identique à la couche interne des cavernes; 2° une zone centrale qui consiste en un tissu fibreux pigmenté parsemé de granulations tuberculeuses plns ou moins nombreuses, caséeuses, avec des cellules géantes. Ce tissu tuberculeux de la partie centrale des travées est très peu vascularisé; on y observe rarement des vaisseaux ou des bronches d'un certain calibre.

La surface des grandes cavernes présente quelquefois des *anévrysmes* à parois molles qui, se rompant, donnent lieu a des hémoptysies rapidement mortelles. Ces anévrysmes sont quelquefois assez difficiles à reconnaître, parce que leur paroi molle et grisâtre, déchirée, affaissée, ressemblant à une lame de fibrine, n'est pas toujours bien évidente, surtout lorsqu'on a lavé la surface de la caverne à grande eau. Mais, en enlevant avec précaution le sang qui est épanché à la surface de la caverne, on découvre une petite saillie sur laquelle il existe une déchirure comblée par du sang coagulé.

L'anévrysme que nous avons dessiné et représenté dans la figure 52 tel qu'il se montrait à l'œil nu était très caractéristique, car on voyait le vaisseau avec lequel il communiquait.

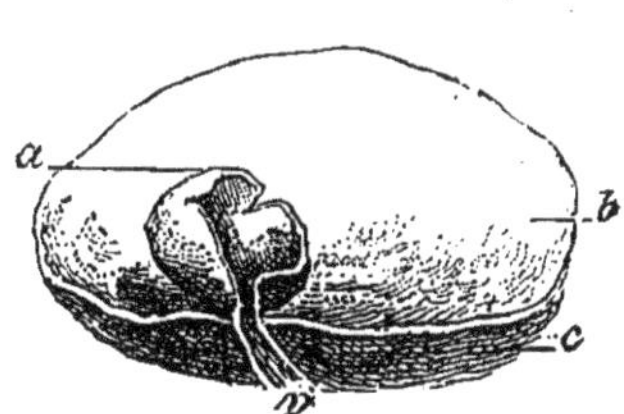

Fig. 52. — Anévrysme développé à la surface interne d'une caverne.

a. Poche de l'anévrysme; on a enlevé une partie de sa paroi et ouvert le vaisseau *v* qui s'y rend. — *b*. Surface interne de la caverne. — *c*. Section de sa paroi.

Ces anévrysmes se développent sur les artérioles qui rampent au-dessous ou dans l'intérieur de la couche embryonnaire de la caverne. La paroi d'une de ces artérioles s'enflamme en un point; sa tunique élastique est détruite; ses tuniques interne et externe se transforment en tissu embryonnaire, et l'artère se dilate par le même procédé que dans tous les anévrismes artériels. Il n'est pas nécessaire qu'une artériole soit volumineuse pour devenir le point de départ d'un anévrysme assez gros. La coupe que nous avons dessinée (fig. 53) montre une très petite artériole, *vv'*, qui s'ouvre directement dans une dilatation anévrysmale relativement considérable.

On voit sur ce dessin que la tunique élastique a disparu dans la paroi de l'anévrysme. Celle-ci est constituée par la membrane interne très épaissie constituée par des lames séparées par des cellules aplaties, et par la tunique externe également très épaissie qui se continue directement avec la paroi de la caverne.

Ces anévrysmes ont été décrits par Ramüssen (1). Nous avons rattaché leur mode de formation au mécanisme qui préside toujours à ces dilatations vasculaires. Ils ont été étudiés aussi par Debove, et plus récemment Meyer (2) en a donné une description basée sur plusieurs observations. Cet anatomiste, suivant l'inspiration de Recklinghausen, a insisté sur la présence, dans la paroi de ces anévrysmes, d'une

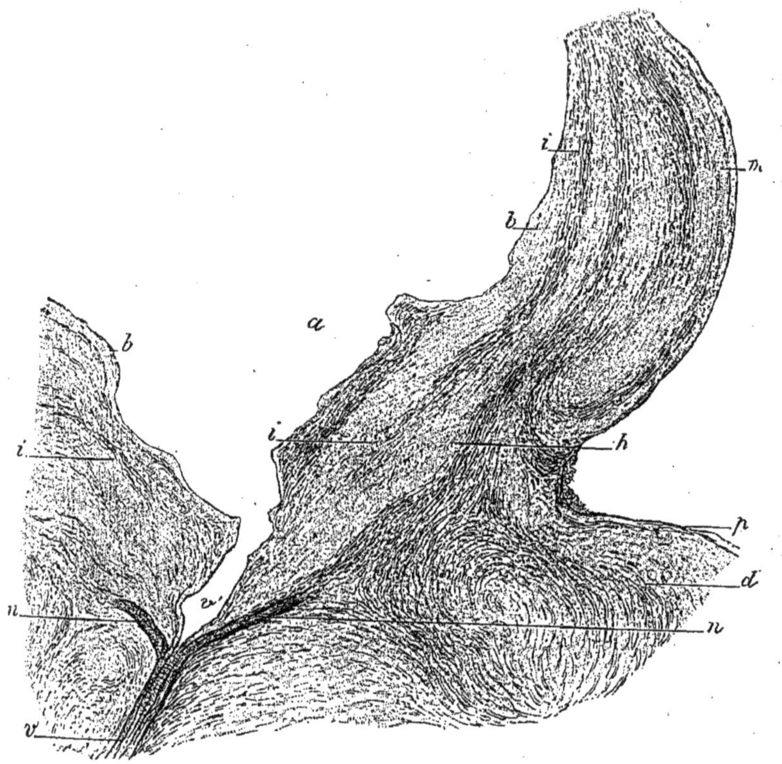

Fig. 53. — Section de la paroi d'un anévrysme d'une caverne au point où il communique avec l'artériole qui s'y rend.

v. Artériole qui s'ouvre dans l'anévrysme *a* en *v'*. — *h*, *h*. Tunique moyenne de l'artère. — *t*, *t*. Tunique interne. — *b*, *b*. Paroi interne de l'anévrysme. — *h*. Limite de la tunique interne et de la moyenne. — *m*. Parois de l'anévrysme représentant la tunique externe très épaissie de l'artère. — *p*. Parois de la caverne et tissu conjonctif de la caverne. (Grossissement de 20 diamètres.)

substance hyaline qui y existe en effet en grande quantité et dont le rôle et la nature chimique ne sont pas encore bien définis.

Les cavernes anciennes, à la surface desquelles l'inflammation est éteinte et que l'on considère comme à peu près guéries, présentent une surface lisse comme si elles étaient recouvertes d'une muqueuse.

(1) Rasmüssen, *Continued observ. on hæmoptysis*, traduit en anglais par W. D. Moore. Edimb. 1870.

(2) Meyer, *Archives de phys.*, 1880.

Il n'existe cependant pas d'épithélium à leur surfrce, mais simplement une couche de cellules lymphatiques rondes ou cubiques par pression réciproque. Ces cavernes se continuent quelquefois avec une bronche dilatée, et elles peuvent alors être prises pour la dilatation terminale d'une bronche. On sait que la tuberculose est une cause commune des dilatations bronchiques. Une caverne dont la surface est lisse peut de nouveau suppurer et s'ulcérer partiellement ou sur toute sa surface.

Le tissu fibreux qui double les cavernes très étendues, lorsqu'elles siègent près de la surface du poumon, se continue jusqu'à la plèvre viscérale qui est alors elle-même épaissie, fibreuse, adhérente à la plèvre costale. Il résulte de cette disposition une dépression du creux sous-claviculaire lorsque, ce qui est la règle, les cavernes siègent au sommet du poumon.

Des communications peuvent s'établir entre des cavernes et un foyer caséeux ganglionnaire à la racine des bronches, entre une caverne et un abcès provenant d'un mal de Pott vertébral et même entre une caverne et l'extérieur par une fistule cutanée.

§ 8. — Bacille dans les cavernes.

De toutes les lésions de la tuberculose pulmonaire, ce sont d'une façon générale les cavernes qui renferment le plus de bacilles. On peut observer le début de la formation des cavernes dans la pneumonie caséeuse ainsi que nous l'avons indiqué plus haut. La plus grande masse de bacilles s'observe alors au centre des infundibula, dans la lumière ou perte de substance qu'on y observe et qui communique avec une bronchiole. C'est là que se produira le ramollissement, la destruction initiale de la pneumonie caséeuse. Lorsqu'on étudie une caverne consécutive à cette lésion, on rencontre souvent, dans toute l'épaisseur du tissu caséeux qui en forme la paroi, une grande quantité de bacilles répandus partout, mais cependant plus nombreux à la surface que dans la profondeur. Il y a toutefois des exceptions : la surface d'une caverne pourra ne pas présenter de bacilles. Dans les cavernes anciennes du sommet qui, couvertes d'une sorte de membrane pulpeuse en voie de suppuration éliminatrice, contenant des débris et grumeaux jaunâtres, communiquent avec des bronches dilatées, il y a presque toujours un assez grand nombre de bacilles dans la fausse membrane et dans les grumeaux opaques.

La partie la plus superficielle des cavernes est formée de tissu embryonnaire bourgeonnant. On y voit le relief de parties qui sont des débris de parois alvéolaires épaissies *n*, *n* (fig. 54). Dans l'intérieur de ces bourgeons, on trouve souvent des amas de bacilles qui sont quelquefois renfermés dans une sorte de petit kyste à paroi épaisse. Il est possible que ces bacilles soient contenus là dans des capillaires oblitérés au sommet des bourgeons.

En *p*, on voit une bronche en partie détruite, mais qui est encore tapissée de quelques cellules cylindriques. Entre la surface de la bronche *p* et le cartilage *c*, il existe des bacilles situés dans le tissu conjonctif et les voies lymphatiques de la muqueuse.

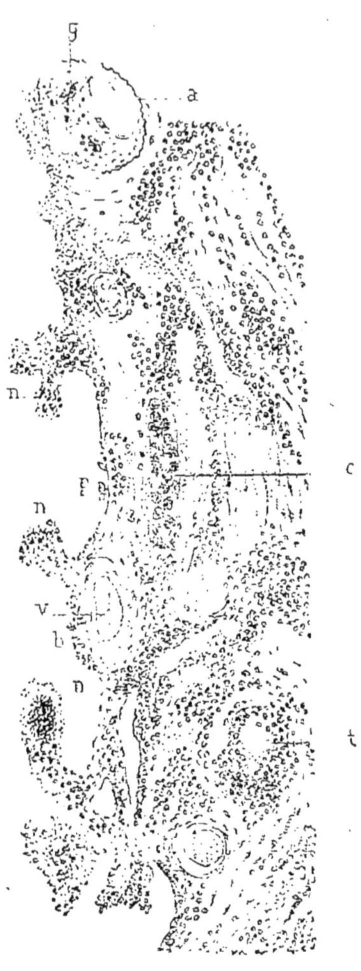

Fig. 54. — Surface interne d'une caverne pulmonaire.

b. Bacilles siégeant sur les parties saillantes *nn* qui représentent les parois alvéolaires ulcérées et libres sous la forme de petits bourgeons. Le tissu conjonctif de ces parois alvéolaires montre aussi des bacilles. — *p*. Bronche en partie détruite à la surface de la caverne. — *c*. Cartilage de la bronche. — *a*. Artériole dans la paroi de laquelle il y a des bacilles et deux cellules géantes. — *t*. Granulation tuberculeuse. (Grossissement de 100 diamètres.)

Dans la couche superficielle de la caverne, rampent des vaisseaux sanguins, *r*. En *a*, on note une petite artère dont la lame élastique interne est très manifeste; la paroi de cette artériole est très épaissie au niveau de la surface de la caverne. Une granulation tuberculeuse avec deux cellules géantes *g* et des bacilles s'est développée dans la paroi de l'artériole à ce niveau. Dans la profondeur de la paroi de la caverne, on observe un tissu sclérosé, souvent pigmenté, infiltré de cellules migratrices situées entre les faisceaux fibreux et souvent réunies en îlots. Là aussi se trouvent des fentes plus ou moins régulières qui sont soit des vaisseaux, soit des alvéoles déformés. Les vaisseaux offrent quelquefois une paroi très épaisse avec des couches concentriques de cellules embryonnaires et leur lumière est alors oblitérée. Dans ce tissu sclérosé, les bacilles sont peu nombreux ou même ils n'existent pas. La paroi des cavernes ne se limite pas brusquement avec le tissu pulmonaire voisin; on voit quelquefois, entre la paroi de la caverne et le tissu pulmonaire, une zone dans laquelle les vaisseaux sanguins sont dilatés et très nombreux. Il n'y a pas toujours de bacilles dans ce tissu vasculaire. Lorsque, ce qui est très rare, on ne rencontre pas de bacilles dans la paroi des cavernes, la surface de leur cavité est devenue lisse ou mamelonnée, presque aussi dure que du cartilage, et elle ne sécrète plus de pus, ou bien il s'agit d'une caverne oblitérée presque complètement et contenant une matière crétacée.

Dans un fait de syphilis du poumon provenant du service de Balzer, on constata de grandes masses caséeuses rondes bien limitées, de la grosseur d'une noisette à une noix, constituant des îlots susceptibles d'être énuclés, ayant une forme pyramidale à base dirigée vers la surface du poumon, et une grande caverne irrégulière à paroi caséeuse. Il n'y avait pas de bacilles ni dans les masses caséeuses ni dans la paroi de la caverne.

§ 9. — **Bacille dans les crachats.**

Nous avons déjà indiqué (voir page 55) comment les bacilles se décèlent dans les crachats des phthisiques et les divers aspects qu'ils y présentent.

Nous n'ajouterons ici que quelques mots.

Les bacilles de la tuberculose se retrouvent pendant un temps indéfini dans les crachats qu'on laisse putréfier dans un flacon; ainsi au bout de trois mois, ils étaient aussi caractéristiques que le premier jour. Ce liquide s'était finalement désséché; pour savoir s'il avait conservé ses propriétés virulentes, nous l'avons inoculé à deux lapins. Le premier sacrifié au bout d'un mois n'avait pas de tubercules. Le second fut sacrifié deux mois après l'inoculation dans la chambre antérieure de l'œil. Chez cet animal on avait coupé le nerf sciatique pour une autre expérience. A son autopsie l'œil ni les organes internes ne présentaient rien d'anormal; mais on trouva, du côté où le nerf sciatique avaient été sectionné, une périarthrite fongueuse et purulente du genou, avec ostéite caséeuse du tibia. L'articulation du genou contenait un liquide louche. La paroi fongueuse de cet abcès a montré quelques bacilles de la tuberculose et le tissu caséeux, cultivé dans du sérum de bœuf gélatinisé, a donné lieu, au bout de trois semaines, à des touffes de colonies de bacilles tuberculeux (1).

Malassez et Vignal avaient constaté de leur côté la résistance des bacilles de la tuberculose à la putréfaction (*Soc. de biologie*, 17 avril 1883). Ils ont conservé des crachats pendant plusieurs mois en les mouillant alternativement, et les laissant dessécher, sans que les bacilles fussent moins nombreux. Gaffky, Schüller et Fischer (2) ont

(1) Babes et Cornil, *Journal de l'Anatomie*, déc. 1883.
(2) *Mittheilungen d. k. Gesundheitsamte*, t. II, 1884.

produit aussi la tuberculose expérimenlale chez les lapins en leur injectant des crachats desséchés. La tuberculose survenait alors assez tardivement, vers le centième jour.

Dans les crachats provenant d'un malade atteint de phtisie aiguë, nous avons vu de grandes cellules épithéliales tuméfiées provenant de l'intérieur des alvéoles pulmonaires et des cellules pigmentées (fig. 6). Ces cellules contenaient des bacilles de grandeur variable, mais en général un plus longs que dans la majorité des crachats.

Le nombre des bacilles trouvés dans les crachats est très variable suivant les cas. Il est toujours assez grand lorsqu'il s'agit de cavernes en voie de formation ou complètement formées, et il est, d'une façon générale, en rapport avec les foyers de désintégration du poumon. Mais lorsqu'il s'agit de tuberculose miliaire aiguë ou de cavernes dont la surface est sèche ou cicatrisée, si les malades ne crachent pas ou crachent très rarement, les signes cliniques tirés de la recherche des bacilles seront presque nuls. Il en sera de même si, dans une phtisie granuleuse du poumon, les malades expectorent seulement une petite quantité de mucus provenant des bronches. Aussi l'absence de bacilles en pareil cas ne pourra pas faire rejeter le diagnostic de phtisie (Grancher, *Soc. méd. des hôpitaux* 1884). Cependant, même dans la phtisie à son début et dans la première hémoptysie observée, on peut trouver des bacilles (Hiller, *loc. cit.*), mais cela ne paraît pas constant (1).

Les bacilles se rencontrent dans toutes les variétés étiologiques de la tuberculose, par exemple dans celle qui survient pendant le cours du diabète. Ainsi Immermann et Rutymeyer les ont trouvés dans une caverne d'un tuberculeux diabétique ; Leyden, dans les crachats de trois diabétiques devenus phtisiques (2); Merkel, dans les crachats et le poumon d'un diabétique (3); Riegel, dans un cas sur deux diabétiques (4).

(1) Lorsque les bacilles sont peu nombreux, il est nécessaire, pour les découvrir, de se servir d'une bonne fuschine. Les divers échantillons de cette substance sont parfois variables. La meilleure est vendue sous le nom de *rubine jaunâtre*. On se la procure chez Konig, Dorotheen-Strasse, 46, à Berlin. Avec cette substance on voit très bien les bacilles des follicules tuberculeux du lupus dans les cellules géantes. Après que les coupes ont été colorées pendant quatre ou cinq heures, en chauffant, ou pendant douze heures, à la température ordinaire, dans la solution d'Erlich avec la rubine, on décolore dans l'alcool absolu additionné d'un peu d'acide azotique, on déshydrate à l'essence de girofle et on monte dans le baume.

(2) *Centralblat. f. klin. medicin*, n° 8, 1883.

(3) *Centralblat. f. klin. medicin*, n° 12, 1883.

(4) *Centralblat. f. klin. medicin*, n° 13, 1883.

§ 10. — Granulations fibreuses du poumon.

Ainsi que nous l'avons dit à propos du tubercule considéré en général, les tubercules ont une grande tendance à se transformer en tisssu fibreux. Nous avons décrit jusqu'ici le tubercule à son début, à sa période d'état, et nous l'avons suivi ensuite jusqu'à la dégénérescence caséeuse. Lorsqu'il est parvenu à sa période d'état, au lieu de devenir caséeux, ce qui le vouerait à une mort prochaine, il subit souvent la transformation fibreuse, ce qui le met assurément dans des conditions plus favorables à la guérison ou tout au moins à l'arrêt momentané de la maladie. Dans le poumon, les granulations présentent alors des fibres de tissu conjonctif de nouvelle formation qui s'interposent entre les cellules et qui deviennent de plus en plus prédominantes. Les petites cellules qui constituent la granulation primitive se disposent le long des faisceaux de fibres qu'elles séparent, deviennent fusiformes ou s'aplatissent. Le tissu fibreux constitue ainsi au bout d'un certain temps la plus grande partie de la granulation. On y reconnaît cependant des cellules géantes, soit à son centre, soit à sa périphérie. En même temps que le tissu même de la granulation devient fibreux, les cloisons des alvéoles pulmonaires voisins ont de la tendance à s'épaissir et il se produit ainsi de la pneumonie interstitielle autour des granulations devenues fibreuses.

A l'œil nu, le tissu pulmonaire parsemé de granulations fibreuses présente un aspect très variable, Parfois il est peu altéré, normal ou congestionné et simplement parsemé de petits nodules miliaires semi-transparents qui siègent aussi bien sous la plèvre viscérale que dans la profondeur des lobes. Ces nodules, qui sont les types les plus caractérisés à l'œil nu des granulations tuberculeuses, sont durs au toucher et très difficiles a séparer du tissu pulmonaire et encore plus à dissocier avec les aiguilles. Généralement ils ne sont ni jaunâtres ni opaques à leur centre.

Les tubercules fibreux du poumon résultent simplement d'une transformation fibreuse des nodules tuberculeux ordinaires : peut-être aussi affectent-ils d'emblée la forme fibreuse; ils se développent d'abord dans un groupe d'alvéoles pulmonaires, ou bien autour des vaisseaux ou des bronches. Mais quel que soit leur lieu d'origine et leur siège, ils présentent une évolution en tout point comparable.

Sur les coupes de tubercules développés dans les alvéoles et en évolution fibreuse, on voit les cloisons des alvéoles s'épaissir, présenter une grande quantité de cellules rondes entre les fibrilles du tissu conjonctif de nouvelle formation. Ces fibrilles et travées de tissu conjonctif sont beaucoup plus épaisses encore autour des canaux bronchiques ou sanguins. Les cellules contenues dans l'intérieur des alvéoles pulmonaires présentent quelquefois alors une forme épithéloïde; l'alvéole se rétrécissant par suite de l'épaississement de ses parois, les cellules épthéliales se tassent les unes auprès des autres. On peut trouver aussi une cellule géante entourée de cellules épithéloïdes ou rondes dans un de ces alvéoles rétrécis.

Autour des bronches et des vaisseaux, les tubercules sont constitués par du tissu conjonctif compact composé de fibrilles ou de faisceaux fibreux séparés par de petites cellules rondes ou ovoïdes. Ces cellules qui possèdent des noyaux globuleux et les faisceaux fibreux plus ou moins épais se colorent très bien par le carmin comme le font les parties constituantes de tout tissu possédant une vie nutritive active. Dans l'intérieur de ces tubercules on trouve aussi des cellules géantes.

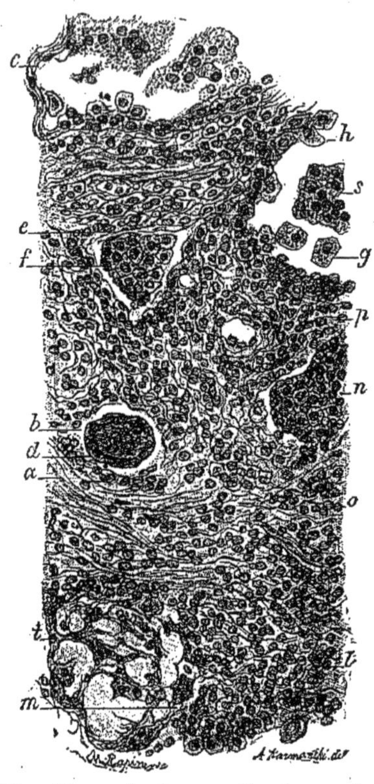

Fig. 55. — Section pratiquée au niveau d'un tubercule fibreux du poumon.

c. Cloison d'un alvéole situé à la périphérie du tubercule. — h. Cellules épithéliales appliquées contre la paroi d'un alvéole. — s. Cellules épithéliales agglomérées et libres dans le même alvéole. — d. Cellules épithéliales libres et isolées; f, accumulation de cellules dans un alvéole rétréci dont les parois c sont épaissies. — a, p, o, l. Tissu conjonctif infiltré de cellules lymphatiques et constituant le nodule tuberculeux. — n, d. Accumulations de cellules cohérentes entre elles dans les alvéoles. (Grossissement de 50 diamètres.)

A un degré plus avancé de leur évolution, on ne reconnaît plus, dans les tubercules fibreux, d'indice de leur siège primitif. Le nodule, qu'il se soit développé dans un groupe d'alvéoles ou autour des canaux bronchiques ou sanguins, est constitué par un tissu fibreux fibrillaire; les faisceaux fibreux, généralement épais, souvent hyalins, se colorant en rose par le picro-carmin, sont séparés par une grande quantité de petites cellules rondes ou ovoïdes. Habituellement les cellules de la périphérie sont un peu plus grosses que celles du centre du nodule. Presque toujours on trouve alors une ou plusieurs cellules géantes dans la petite nodosité qui répond absolument au type classique du tubercule et qui ressemblerait à du tissu sarcomateux, si le sarcome affectait jamais la forme de tumeurs aussi petites et aussi multipliées. A la périphérie de ces tubercules, on voit leur tissu se continuer avec les cloisons épaissies des alvéoles voisins. Dans les tubercules plus anciens et surtout dans les tubercules fibreux confluents, il se passe un phénomène nouveau qui pourrait induire en erreur un observateur non prévenu. Le centre du tubercule ou d'une agglomération de tubercules est devenu tout à fait fibreux, sans qu'il y ait de vaisseaux. Ce tissu fibreux, qui contient un très petit nombre de cellules, est composé de fibrilles fines, rapprochées les unes des autres, se colorant mal par le carmin et qui rayonnent irrégulièrement du centre à la circonférence du néoplasme. Il n'y a pas de cellules géantes dans toute cette portion centrale quelquefois assez considérable d'un îlot de tubercules fibreux confluents. A la périphérie de l'îlot, on retrouve des tubercules fibreux semblables à ceux que nous avons décrits précédemment; ceux-ci possèdent des cellules géantes.

Ainsi, lorsqu'on examine un gros nodule tuberculeux à un faible grossissement, sa partie centrale ne contient ni vaisseaux ni cellules géantes et se colore mal par le carmin tandis que sa zone périphérique est bien colorée, bourrée de petites cellules et parsemée de cellules géantes. Cette apparence du tubercule à un faible grossissement a été très bien décrite par Charcot.

Les tubercules fibreux isolés et la périphérie des gros tubercules confluents de même nature présentent dans leur intérieur des vaisseaux capillaires perméables au sang. Ces vaisseaux sont-ils des capillaires de nouvelle formation ou des capillaires anciens qui ont échappé à l'oblitération primitive, lors du début du tubercule, c'est ce que nous ne saurions résoudre. Ce qu'il y a de certain, c'est qu'ils contiennent dans leur intérieur des corpuscules rouges qui ont toutes les qualités de ces éléments vivant et circulant au moment de la mort. La paroi de ces vaisseaux est bien nette, quelquefois même plus épaissie qu'à l'état normal, comme cela s'observe habituellement dans les tissus sclérosés. Leur paroi est souvent très rapprochée d'une cellule géante, mais sans avoir avec elle d'autres rapports que ceux du voisinage.

Les cellules géantes, dans les tubercules fibreux, sont situées souvent dans une loge qui les contient exactement et qui est constituée par des faisceaux fibreux formant un cercle autour d'elle. Il existe souvent de petites cellules rondes entre les prolongements qui émanent des cellules géantes. Leur protoplasma, granuleux ou hyalin, se colore soit en jaune, soit en rose, par le picro-carmin. Leurs prolongements se continuent avec les faisceaux fibreux du tissu conjonctif; leurs noyaux se colorent très fortement en rouge.

Granulations fibreuses pigmentées. — Il est une autre modification que subissent très souvent les tubercules fibreux anciens, c'est l'infiltration par du pigment noir. Certains de ces tubercules, ayant sur une coupe une forme sphérique, de volume variable, isolés ou confluents, montrent une coloration complètement noire ou piquetée de noir. Les granulations noires occupent irrégulièrement toute la granulation ou bien elles siègent seulement à son centre ou à sa périphérie. Ces granules noirs, qui sont composés de particules de charbon ou qui résultent de modifications du pigment sanguin, siègent habituellement dans les cellules ou à leur pourtour, ou dans les interstices des fibres. Elles sont d'autant plus abondantes qu'il y a plus de cellules; c'est ce qui explique leur inégale répartition dans un tubercule. Si, en effet, le centre de celui-ci est purement fibreux, sans cellules et que ces dernières n'existent qu'à sa périphérie, on aura surtout une pigmentation de la zone périphérique. Au milieu des tubercules pigmentés ou dans leur zone externe, on rencontre quelquefois des cellules géantes qui sont elles-mêmes infiltrées de pigment noir. Leur protoplasma en présente généralement plus au voisinage des noyaux. Aussi voit-on dans ces éléments, qui peuvent atteindre des dimensions considérables, une quantité variable d'amas de granulations noires qui siègent autour des noyaux.

Ces granulations fibreuses pigmentées ne sont pas vascularisées ou le sont très peu. A leur voisinage, les cloisons alvéolaires sont épaissies et généralement on trouve à côté d'elles toutes les lésions de la pneumonie interstitielle ardoisée.

D'autres fois, il existe un petit nombre de granulations pigmentées qui sont le vestige d'une tuberculose très localisée et peu grave qui est éteinte, sinon tout à foit guérie. Le tissu fibreux et les cellules géantes qu'il renferme paraissent être tolérés sans amener d'accidents par eux-mêmes. C'est là une forme de la tuberculose qui peut passer pour curable ou guérie. On la rencontre quelquefois dans les autopsies d'individus morts accidentellement de toute autre cause. Les poumons qui contiennent un grand nombre de tubercules fibreux plus ou moins anciens sont souvent envahis, à la fin de la vie des phtisiques, par une pneumonie catarrhale ou fibrineuse qui entoure les granulations fibreuses.

Granulations tuberculeuses des cloisons interlobulaires et de la plèvre interlobulaire. — Quelquefois on trouve, à l'autopsie des phtisiques, des granulations semi-transparentes, à leur période d'état, ou fibreuses, qui siègent principalement à la surface du poumon, développées les unes dans la plèvre viscérale, les autres dans le tissu pulmonaire. Lorsqu'on fend le poumon, on voit que certaines cloisons interlobulaires sont épaissies, fibreuses, un peu transparentes et parsemées de granulations tuberculeuses. La plèvre qui tapisse les faces contiguës des lobes pulmonaires est épaisse, transformée en une membrane fibreuse unique qui soude intimement les lobes pulmonaires; cette membrane est elle-même parsemée de granulations. L'adhérence des feuillets pleuraux, au lieu d'être totale, se manifeste quelquefois par des brides fibreuses courtes, filamenteuses ou membraneuses qui possèdent aussi des granulations dans leur épaisseur et à leur surface. Les coupes de cloisons interlobulaires montrent, au microscope, des granulations tout à fait typiques. Il est facile d'étudier dans ces cloisons les lésions des vaisseaux lymphatiques qui y sont nombreux.

§ 11. — Bacille dans les tubercules fibreux.

Si l'on étudie les tubercules fibreux au point de vue des bacilles, on voit que les granulations fibreuses sont constituées par des cellules

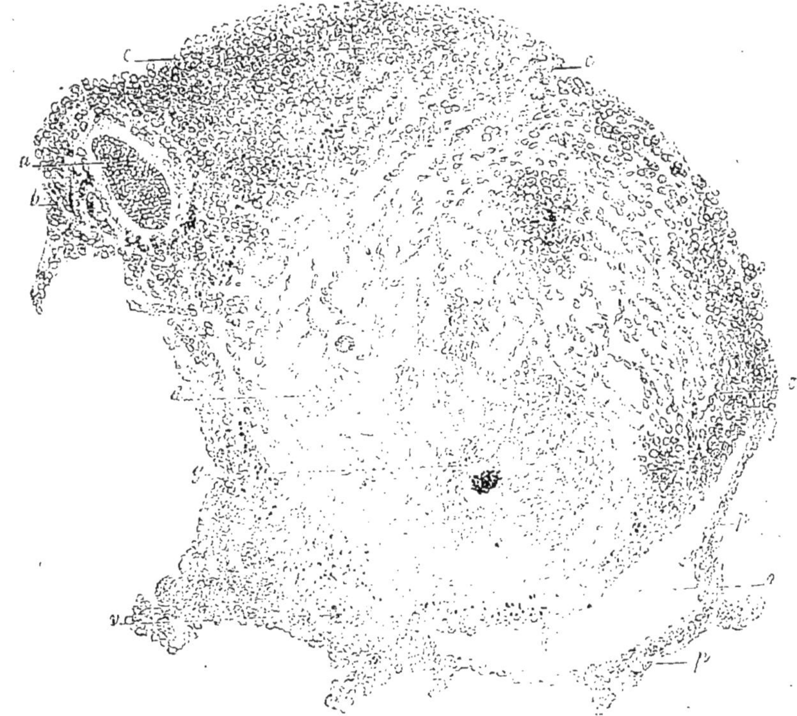

Fig. 56. — Tubercule fibreux du poumon.

p, *p*. Paroi des alvéoles. — *o*. Lumière d'un alvéole à la limite du tubercule. — *a*. Vaisseaux sanguins. — *d*. Petit vaisseau perméable au milieu du tubercule. — *g*. Cellule géante. — *c*. Tissu fibreux dans lequel il existe beaucoup de cellules rondes. (Grossissement de 150 diamètres.)

rondes situées au milieu de fibres hyalines de tissu conjonctif (fig. 56) et montrant une ou plusieurs cellules géantes : les bacilles siègent en plus ou moins grand nombre dans les cellules géantes et autour d'elles. Parfois on n'en rencontre point. D'autres tubercules sont formés d'un tissu scléreux ancien contenant très peu de cellules qui sont elles-mêmes atrophiées (fig. 57); dans ces granulations, on rencontre quelquefois des bacilles qui sont figurés dans les figures 56 et 57 malgré leur faible grossissement. Si ces bacilles sont très rares au milieu des tubercules fibreux, on en trouve au contraire un certain nombre à la limite du tissu fibreux pigmenté qui circonscrit chaque tubercule, dans le tissu embryonnaire et dans les cellules géantes qu'il renferme.

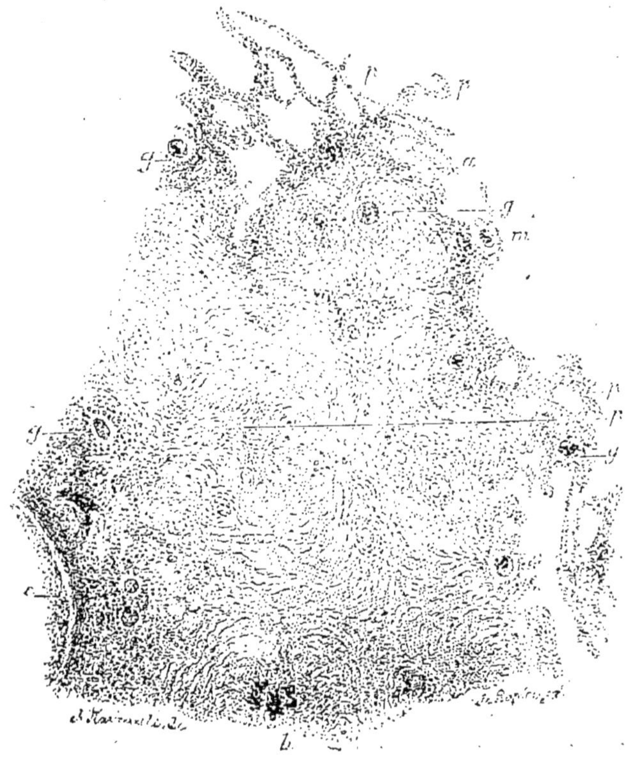

Fig. 57. — Tubercule fibreux très ancien du poumon.

a. Bronche. — g g. Cellules géantes. — p. Centre fibreux scléreux de tubercule. — p. Paroi des alvéoles.

A la périphérie de ces îlots de tubercules confluents, ou trouve généralement des bronches et des vaisseaux dont les parois épaissies présentent un grand nombre de bacilles (fig. 57). D'une façon générale, les tubercules fibreux ou calcifiés contiennent très peu de bacilles ou n'en contiennent point. Cependant Déjerine (1) en a trouvé parfois dans les tubercules calcifiés. Nous verrons que dans les tubercules crétacés des poules il y a au contraire une quantité surprenante de bacilles.

Dans la *phtisie chronique*, lorsque les poumons sclérosés à leur

(1) Déjerine, *Société de Biologie*, 1884.

sommet sont parsemés de tubercules fibreux, durs, siégeant au milieu d'une pneumonie interstitielle ardoisée, il existe souvent des bacilles soit dans les tubercules fibreux, soit dans les tubercules caséeux. La figure 58 représente un tubercule fibreux au milieu d'un tissu scléreux infiltré de charbon. Ce tubercule est formé de lamelles fibreuses,

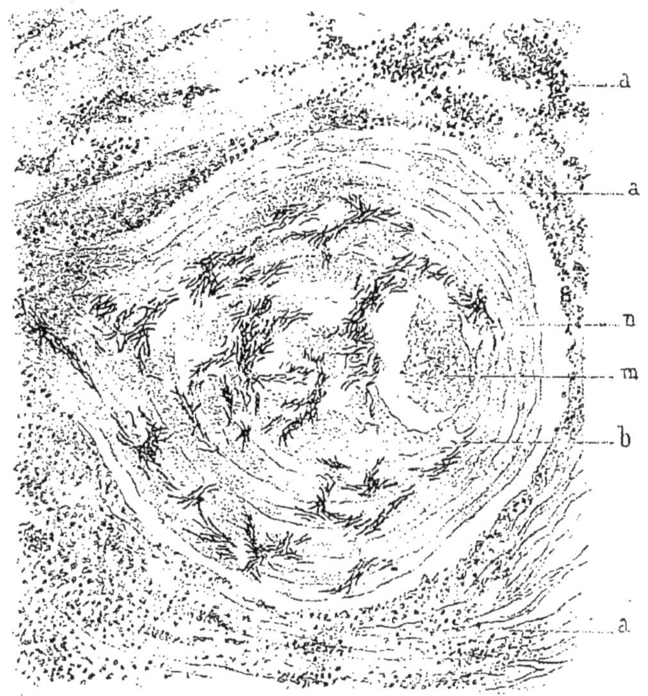

Fig. 58. — Tubercule fibreux du poumon.

a. Tissu pulmonaire atteint de pneumonie interstitielle et infiltré de charbon. — *b*. Bacilles en forme de touffes situés entre les faisceaux fibreux. — *m*. Petit séquestre situé au milieu d'une perte de substance et dont les bords sont couverts de bacilles. — *n*. Fente située entre le tubercule et le tissu voisin. (Grossissement de 300 diamètres.)

scléreuses, concentriques. Dans l'intérieur de ce nodule, on voit une perte de substance dans laquelle se trouve un petit séquestre granuleux *m*. Ce tubercule fibreux est séparé par une fente du tissu pigmenté *a* qui l'entoure; il contient une grande quantité de bacilles disposées en touffes ou arabesques qui existent autour de la lumière centrale dont nous venons de parler et entre les lamelles fibreuses.

CHAPITRE VI

LÉSIONS DU POUMON QUI ACCOMPAGNENT LE TUBERCULE

Congestion pulmonaire. — Si l'on se rappelle les modifications que subissent les capillaires artériels au voisinage de la néoplasie tuberculeuse et qui se résument en leur oblitération, la congestion pulmonaire collatérale apparaît comme un résultat immanquable. D'autre part, le tubercule peut se conduire au milieu du parenchyme pulmonaire comme un corps étranger, et entraîner, par action réflexe, des paralysies ou des dilatations dites vaso-motrices, dans des zones très variables. Enfin, la fièvre intense qui accompagne les diverses phases de la phtisie est encore une cause de congestion. L'hypérhémie pulmonaire figure donc sur un bon rang dans l'ensemble des phénomènes anatomo-pathologiques de la phtisie pulmonaire, et, pour le dire en passant, elle joue, au point de vue clinique, un rôle des plus intéressants et que nous nous efforcerons plus tard de faire ressortir. Mais l'analyse de cette congestion échappe, en beaucoup de points, à l'examen fait après la mort : la congestion terminale due soit à une poussée granuleuse généralisée, soit à l'asphyxie, s'étend à tout l'organe et ne permet pas de suivre dans toutes leurs phases, dans toutes leurs variantes de localisation et d'intensité, les phénomènes congestifs liés au développement de la néoplasie tuberculeuse. Leur histoire appartient surtout à l'anatomie pathologique faite pendant la vie, à l'*anatomie pathologique animée*, celle qui se fait, dans la phtisie pulmonaire, avec l'oreille, qui permet souvent d'assister à l'évolution des poussées congestives, dans tous les soubresauts, dans les caprices qui les caractérisent. En soi, elle est ce qu'est la congestion en général. Ce qui est ici particulier et significatif, c'est le siège, la marche, l'intensité, l'appoint apporté à la progression des altérations d'ordre supérieur, et, nous le répétons, tous ces détails échappent aux investigations *post mortem*, perdus qu'ils sont dans la congestion veineuse généralisée qu'on rencontre d'ordinaire à l'autopsie des phtisiques.

Pneumonies. — Nous avons déjà étudié les pneumonies aiguë, catarrhale ou fibreuse qui se développent autour du tubercule; il nous reste à décrire maintenant la pneumonie fibreuse.

Pneumonie fibreuse. — Lorsque la tuberculose offre une marche lente, ou même dans les cas où elle est chronique d'emblée, on trouve autour des tubercules simples ou conglomérés des épaississements du tissu conjonctif, des inflammations chroniques qui se terminent par la transformation fibreuse, complète dans la plupart des cas. Cette transformation fibreuse se fait au niveau des tubercules, au niveau des bronches ou des principaux vaisseaux, enfin, autour des cavernes. Les tubercules sont envahis de la périphérie au centre s'ils sont volumineux ou si leur centre est caséeux ; mais ils peuvent être d'emblée fibreux et aboutir à la granulation de Bayle si les vaisseaux n'ont pas été oblitérés. Dans ce cas, la caséification centrale manque. Cette inflammation chronique, évoluant, d'une façon simultanée, sur des points très nombreux du parenchyme pulmonaire, correspond à ce que l'on décrit sous le nom de bronchio-pneumonie chronique tuberculeuse ; elle aboutit à la pneumonie interstitielle ardoisée, laquelle s'accompagne d'une pigmentation considérable du parenchyme et de dilatation bronchique.

Dans la tuberculose, la pneumonie interstitielle est rarement très étendue ; elle atteint le lobe supérieur dans sa totalité ou dans sa partie la plus élevée seulement, c'est-à-dire autour des cavernes. Elle peut envahir cependant tout un poumon tuberculeux, ce qu'on observe dans les cas où le poumon ratatiné, globuleux, ayant perdu sa forme habituelle, est cerné par une pleurésie avec épaississement considérable de la plèvre viscérale et ne présente plus, lorsqu'on l'incise, qu'une série de grandes cavernes communiquant entre elles et limitées par un tissu calleux, dur. Cette lésion atteint rarement les deux poumons à la fois; dans ce cas, elle est plus prononcée d'un côté que de l'autre.

La pneumonie chronique, que Cruveilhier nomme *phlegmasie indurée et induration mélanique ardoisée*, présente une dureté considérable; la plèvre viscérale est le plus souvent si adhérente au feuillet pariétal qu'il faut la sculpter pour enlever le poumon ; sa surface est irrégulière avec des cicatrices déprimées ou étoilées. Lorsqu'on fait une section, le tissu crie sous le scalpel à la manière du tissu tendineux. La plèvre viscérale forme au poumon une coque fibreuse épaisse de 1 à 3 millimètres et même plus, qui ressemble au premier abord au cartilage dont elle ne possède jamais, du reste, les cellules caractéristiques; le lobe supérieur est intimement lié à l'inférieur par un épaississement analogue de la plèvre interlobulaire ; enfin, le tissu pulmonaire lui-même, également dur, résistant absolument à l'enfoncement avec l'ongle ou à la dilacération, donne une coupe humide, plane, de couleur ardoisée sur laquelle tranchent des cloisons fibreuses. Ce tissu est peu congestionné d'habitude, plus ou moins coloré en noir ou en gris ardoisé par du pigment.

A l'examen microscopique on trouve, sur les coupes de la plèvre épaissie, un tissu fibreux contenant des fibres lamineuses et élastiques, beaucoup de noyaux de tissu conjonctif et des vaisseaux sanguins dont les parois sont notablement épaissies. Dans le tissu pulmonaire lui-même, les cloisons des alvéoles pulmonaires, s'infiltrent, en plus ou moins grande quantité, de gros éléments sphériques qui sont couverts et remplis de particules noires; ces éléments sont des leucocytes ou des cellules épithéliales distendues et sphériques; on les retrouve quelquefois dans les crachats des phthisiques avec leur pigmentation caractéristique. On peut trouver aussi, dans ces cas, des

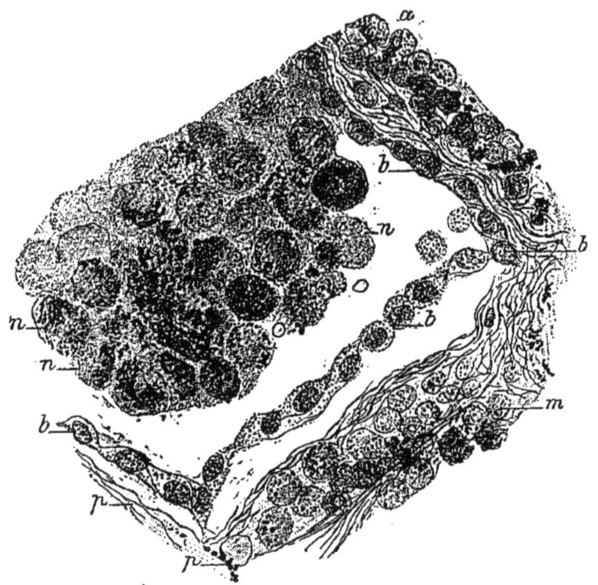

Fig. 59. — Coupe de poumon atteint de pneumonie interstitielle avec pigmentation des cellules.

a. Cellules lymphatiques pigmentées situées dans les cloisons alvéolaires. — b, b, b. Cellules épithéliales tuméfiées formant une membrane mince à la surface de la paroi alvéolaire et s'en détachant en partie. — n, n, n. Cellules rondes pigmentées au centre de la cavité alvéolaire. (Grossissement de 300 diamètres.)

îlots un peu plus congestionnés et même des épanchements sanguins dans l'intérieur des alvéoles; de telle sorte qu'ils renferment, en outre des éléments précédents, des globules rouges du sang et des cellules vésiculeuses remplies de pigment sanguin. De ces lésions, la plus essentielle pour constituer la pneumonie interstitielle, c'est l'épaississement des cloisons du poumon par une formation exagérée de tissu conjonctif qui va jusqu'à effacer toutes les cavités dans certains points. Alors les cloisons primitives ne sont pas plus indiquées à l'examen microscopique que par la disposition des vaisseaux et par la pigmentation qui s'est faite autour d'eux.

Les lésions de la pneumonie chronique se retrouvent autour des cavernes tuberculeuses anciennes ou guéries, autour des tubercules fibreux et des tubercules de guérison. Rien n'est plus commun que de voir dans les sommets presque toujours indurés des poumons de vieillards, ces nodosités dures ou ces kystes remplis de matière

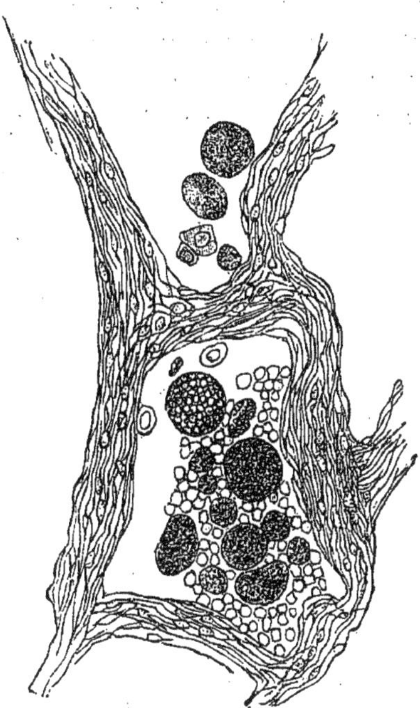

Fig. 60. — Coupe de poumon atteint de pneumonie interstitielle et d'hémorrhagie pulmonaire.

crayeuse, blanchâtre ou jaunâtre. Mais on aurait tort de rapporter indistinctement toutes ces altérations à des cavernes guéries, car elles peuvent tout aussi bien n'être que des bronches un peu dilatées qui ont été isolées par une pneumonie interstitielle ou des abcès guéris résultant d'une pneumonie simple, ou des foyers gangréneux, ou des productions de nature syphilitique, toutes lésions qui n'ont rien par elles-mêmes de caractéristique au degré de métamorphose graisseuse ou crayeuse auxquelles elles sont parvenues. Les cas où la pneumonie interstitielle est très peu intense et limitée seulement à la partie supérieure du lobe supérieur sont tellement fréquents chez tous les vieillards indistinctement, qu'on doit les regarder comme une lésion purement sénile. « Le tissu pulmonaire noir est transformé en un tissu imperméable, mais fragile, à la manière d'une truffe de mauvaise qualité dont il a la consistance et la couleur. » Cette phrase de Cruveilhier représente bien l'aspect des sommets dans certains poumons de vieillards où la lésion consiste dans le mélange de pneumonie interstitielle et d'emphysème sénile. Toutefois, il n'est pas impossible que la phtisie fibreuse soit plus fréquente qu'on ne l'admet, et que, dans bon nombre de ces cas, il s'agisse en réalité de phtisie guérie.

On trouve souvent, dans les parties indurées et ardoisées des poumons des phtisiques, de véritables granulations miliaires, tantôt grises et demi-transparentes et alors récentes, ce qui est rare, tantôt infiltrées elles-mêmes de pigment à leur centre et à leur périphérie, tantôt jaunes et caséeuses. Nous avons vu plusieurs fois des îlots de pneumonie interstitielle ardoisée, farcis de granulations miliaires demi-transparentes ou opaques et disséminées irrégulièrement dans les poumons, voire même aux lobes inférieurs.

Il est probable qu'en pareils cas l'évolution tuberculeuse a presque toujours précédé la pneumonie interstitielle ; mais il est permis de penser que parfois la cirrhose a précédé, transformant le tissu pulmonaire en un terrain propice à l'évolution, à la propagation de la néoplasie tuberculeuse.

En général, l'intervention de la pneumonie interstitielle doit être regardée comme heureuse ; elle conduit à la phtisie fibreuse de guérison. Cruveilhier s'exprime ainsi à ce sujet : « La phlegmasie chronique indurée, dit-il, lorsqu'elle est circonscrite aux granulations, aux tubercules, aux agrégats tuberculeux, qu'elle surprend dans des états divers, qu'elle isole des parties voisines, constitue pour les tubercules une barrière infranchissable, car elle transforme le poumon en un tissu dense, fibreux, granitiforme, incapable de tuberculisation aussi bien que de toute autre phlegmasie, surtout de la phlegmasie suppurée. » (Cruveilhier, t. IV, p. 720.) Nous ne croyons pas devoir être aussi affirmatifs, et avec juste raison. Nous rappelons que le tissu pulmonaire de l'anthracose présente parfois une suppuration incontestable. D'autre part, rien ne prouve que le tubercule ne puisse se développer au milieu de l'induration ardoisée.

Les lésions multiples observées dans les poumons des phtisiques en même temps que la pneumonie interstitielle, par exemple, la pleurésie chronique et l'épaississement du tissu conjonctif sous-jacent aux deux feuillets de la plèvre ; l'union intime des lobes dans une masse globuleuse qui n'a plus rien de la forme ordinaire du poumon ; enfin l'adhérence solide qui unit les feuillets viscéraux et pariétaux de la plèvre, ont de sérieuses conséquences.

Elles ont été très bien mises en relief par Laënnec d'abord, et par tous les anatomo-pathologistes, notamment par Corrigan et Rokitansky. La rétraction des poumons, à la partie costale, produit d'abord un affaissement, une diminution de volume du côté correspondant du thorax, une dépression notamment de la fosse sous-claviculaire ; mais comme cet affaissement de la paroi thoracique a une limite impossible à dépasser, en raison de sa structure osseuse, il en résulte que les cavités dont est creusé le poumon (cavernes tuberculeuses et bronches) éprouvent à leur tour une dilatation. Quelle que soit l'explication qu'on adopte, il n'en est pas moins certain que la cirrhose pulmonaire et les adhérences pleurales coïncident habituellement avec de grandes cavernes ou des dilatations bronchiques.

Renaud (1) et Bard (2), de Lyon, ont étudié avec beaucoup de soin la phtisie fibreuse, et nous allons indiquer, surtout d'après ce dernier auteur, les diverses variétés qu'on peut rencontrer.

Bard distingue trois cas.

Dans le premier, des îlots plus ou moins étendus de tuberculose lobaire, pseudo-lobaire, ou circonscrite en larges nappes, subissent d'emblée la transformation fibreuse qui envahit à la fois la granulation ou nodule tuberculeux, et la zone occupée par l'exsudat ou pneumonie intercalaire.

Dans le second, une éruption tuberculeuse discrète généralisée ou localisée par points subit le même mode de transformation (sclérose nodulaire, granulations de Bayle géantes).

Dans le troisième, une sclérose tuberculeuse dispersée en nappes dans un sommet du poumon envahit les parties de l'organe infiltré ou non de tubercules, qui lui sont sous-jacentes.

Dans le premier cas, la transformation fibreuse se fait sur tous les points à la fois, et comme il n'y a pas d'obstruction vasculaire, il n'existe pas de cellules géantes.

Dans le second cas, l'ensemble des systèmes granulo-pneumoniques isolés ou confluents et adjacents évolue soit dans le sens dégénératif, soit dans le sens fibro-formatif. Lorsque l'atmosphère pneumonique (à la fois fibrineuse et catarrhale) est minime autour d'un tubercule, l'évolution fibreuse est la règle (du centre à la périphérie ou de la périphérie au centre).

Dans le troisième cas, la sclérose évolue à la fois autour des granulations (bandes fibreuses principales périgranuleuses ou périnodulaires), autour des vaisseaux (bandes fibreuses ou périvasculaires), autour des bronches (bandes fibreuses péribronchiques).

Ces trois systèmes de bandes fibreuses s'entre-croisent et se nattent dans tous les sens. Ces tractus laissent entre eux des îlots intercalaires pneumoniques qui se terminent par caséification, crétification, ulcération ou cavernule.

Ils laissent également entre eux des îlots intercalaires emphysé-

(1) Renaud, *Soc. des Sciences méd. de Lyon*, 1879.
(2) Bard, *De la Phthisie fibreuse chronique*. Thèse inaug., Lyon, 1879.

mateux qui sont dus à la rétraction du tissu fibreux et à la destruction des parties pulmonaires saines tiraillées en tout sens.

Dilatation des bronches. — On a vu, à propos de l'évolution de la néoplasie tuberculeuse et de la formation des cavernes, comment et pourquoi les bronchioles se dilatent et quelle part elles prennent dans le cortège des lésions successives qui vont du nodule péribronchique à la caverne.

En outre de ces dilatations quasi-microscopiques, il en est d'autres qui se développent sur des conduits bronchiques de plus grand diamètre et qui coïncident avec la cirrhose pulmonaire. Il en a été aussi question plus haut et il n'y a rien de plus à en dire ici : ces dilatations sont ce que sont d'ordinaire les dilatations bronchiques. Nous y reviendrons d'ailleurs.

CONGESTION BRONCHIQUE. BRONCHITE TUBERCULEUSE. — La congestion bronchique, comme la congestion pulmonaire, joue un rôle important dans l'évolution de certains phénomènes cliniques, explique certaines hémoptysies qui ne sont pas en rapport avec les lésions parenchymateuses ; la description anatomique de cette congestion, qui a souvent disparu en partie ou s'est sensiblement modifiée au moment de l'examen cadavérique, ne demande pas une description spéciale. D'ailleurs, cette congestion est souvent liée au développement de granulations dans la trame de la muqueuse bronchique.

Grancher (1) a donné une excellente description de la bronchite tuberculeuse. Les tubercules peuvent se développer soit dans la couche cellulo-élastique sous l'épithélium, soit profondément dans les couches glandulaires et cartilagineuses, soit dans la tunique adventice et lymphatique. Mais plus souvent la muqueuse des conduits est partout enflammée, et les lésions semblent d'autant plus importantes qu'on observe des bronches plus petites, tant à cause de la délicatesse de leur structure que de la prédilection des tubercules pour les bronchioles sus et intra-lobulaires.

Dans les bronchites qui accompagnent la phtisie, les lésions portent sur toutes les couches et sur tous les éléments constitutifs de la bronche. L'épithélium cylindrique résiste beaucoup plus qu'on ne le croirait.

Quand il a disparu, on peut être assuré que les lésions des autres tuniques de la bronche sont très profondes : il y a d'ordinaire alors une ulcération qui les détruit en se développant du dehors au dedans. Souvent la cavité de la bronche est à demi pleine de cellules épithéliales et de globules de pus, et cependant l'épithélium cylindrique persiste sous les couches accumulées de cellules proliférantes. La

(1) Grancher, *Archiv. de physiol.* 1878.

tunique sous-épithéliale subit une modification très remarquable, qu'on rencontre surtout dans les bronchites récentes. Elle se tuméfie considérablement et se transforme en une lame rubanée, que le carmin colore en rose tendre; si bien que cette couche, à peine visible à l'état normal, apparaît avec la plus grande facilité quand elle a subi cette transformation.

Dans la bronchite chronique, la couche sous-épithéliale disparaît et l'épithélium semble reposer directement sur les cellules de la tunique cellulo-élastique. Dans cette tunique, on trouve le processus inflammatoire le plus accentué : développement exagéré des capillaires, infiltration embryonnaire de toute la membrane; fibres élastiques dissociées, granulo-graisseuses, disparaissant progressivement. L'épithélium tombé, cette couche est à nu dans la cavité bronchique, végétant et portant dans ses bourgeons des granulations tuberculeuses. La couche sillonnée ainsi d'ulcérations tuberculeuses forme donc une membrane à la fois végétante et ulcérée.

La couche musculaire sous-jacente est elle-même altérée; les fibres y sont dissociées ou même nettement coupées par la multiplication cellulaire: d'où diminution de la résistance de la paroi bronchique et dilatation partielle ou totale, consécutive, du conduit. Les glandules sont notablement hypertrophiées par l'inflammation de l'épithélium glandulaire et l'oblitération des conduits qui traversent les couches précédentes. La couche glandulaire peut ainsi tripler ou quadrupler d'épaisseur. Les cartilages s'altèrent à leur tour : ils se gonflent; la substance fondamentale devient grenue et trouble : les cellules se multiplient; les capsules communiquent les unes avec les autres et constituent ainsi de grands espaces clairs. Le périchondre s'épaissit; les vaisseaux présentent l'aspect de capillaires engagés dans un processus inflammatoire.

Ces altérations expliquent la formation d'un véritable anévrysme bronchique (Grancher) sous forme de dilatation partielle en général.

Les bronches peuvent également se rétrécir et même s'oblitérer et il arrivera presque toujours de constater, à côté de bronches dilatées, d'autres conduits oblitérés ou seulement diminués de volume. Habituellement, lorsqu'un rameau bronchique un peu important est dilaté uniformément, les rameaux bronchiques collatéraux sont oblitérés brusquement ou progressivement à une courte distance de la lumière du conduit dilaté. Alors l'air ne circule plus dans cette portion de l'artère bronchique; il pénètre dans la bronche dilatée à chaque inspiration et en sort en partie pendant l'expiration; mais les bronchiales oblitérées aboutissent à des lobules en état d'atélectasie, tandis que des lobules voisins deviennent emphysémateux, les bronches qui y aboutissent étant restées libres.

« Il serait impossible, dit Grancher, de se rendre compte de variations des signes physiques fournis dans la tuberculose par la percussion et l'auscultation, si on n'étudiait avec le plus grand soin la calibration des tuyaux bronchiques. »

Nous ajouterons en dernier lieu que ces altérations bronchiques s'observent surtout dans la phtisie chronique, « la déformation des bronches (dilatation et rétrécissement), dit Grancher, étant proportionnée à la durée de la phtisie. »

De fait, la dilatation des bronches est fréquente dans la phtisie et quand on lit avec soin les monographies de Laënnec, Barth, Gombault, on est bientôt convaincu que la dilatation bronchique est la règle dans la phtisie commune et que souvent le diagnostic, porté pendant la vie, de bronchite chronique avec dilatation des bronches doit être ainsi rectifié : phtisie fibreuse avec broncho-pneumonie chronique et dilatation des bronches.

Pleurésie. — La pleurésie est la compagne presque habituelle de la phtisie pulmonaire. Nous ne parlons pas ici de la pleurésie tuberculeuse par propagation ou par infection secondaire. Nous ne voulons pas parler non plus de ces pleurésies tuberculeuses pour ainsi dire primitives qui constituent la phtisie pleurale.

D'ordinaire, l'évolution des tubercules entraîne à sa suite une pleurésie sèche du sommet pulmonaire, dont l'importance diagnostique a été bien mise en relief par les cliniciens.

Pour certains médecins, sa signification pronostique ne serait pas moins grande ; elle servirait de barrière au processus et s'opposerait ainsi à la perforation de l'organe et au pneumo-thorax consécutif.

Quoi qu'il en soit, les fausses membranes s'ajoutent les unes aux autres par une sorte de stratification successive, finissent par constituer une coque fibreuse épaisse qui encapuchonne à un moment donné le lobe supérieur tout entier. Il y a là une pleurésie adhésive, qui ne permet point d'extraire le poumon de la cavité qui le contient sans déchirer le parenchyme. Souvent les adhérences pleurales s'étendent au lobe moyen inférieur, et il est assez ordinaire de rencontrer, avec les adhérences très fortes du lobe inférieur, une adhérence pleuro-diaphragmatique non moins étroite, la partie moyenne du poumon restant relativement libre (Grancher).

Il est commun de rencontrer en même temps des tractus nombreux lâches unissant les deux feuillets pleuraux. Enfin, les bords postérieurs des poumons sont généralement plus adhérents à la gouttière costo-vertébrale que les faces antérieures ne le sont aux côtes et au sternum. Le péricarde est souvent compris dans ces processus d'inflammation chronique des plèvres, et une symphyse partielle ou totale de la plèvre et du péricarde accompagne très souvent la symphyse pleurale.

« Les pleurésies interlobulaires, dit Grancher, sont tout aussi communes que les pleurésies diaphragmatiques ou lobaires supérieures. Elles soudent les lobes pulmonaires les uns aux autres ou au contraire forment des pleurésies enkystées. Il en est de même des autres points de la membrane séreuse, et rien n'est plus commun que de trouver une pleurésie diaphragmatique ou costale ou médiastine isolée du reste de la cavité pleurale ; ces pleurésies sont elles-mêmes séreuses ou séro-fibrineuses, ou purulentes ou même sanguinolentes. Les pleurésies généralisées ou très étendues sont plus rares, du moins à l'autopsie. On sait, au contraire, qu'il est fréquent de les rencontrer au début et dans le cours de la tuberculose (1). »

La pleurésie purulente a été considérée par plusieurs auteurs comme une suite ordinaire de la tuberculose pulmonaire. Aran et Siredey ont combattu avec raison cette manière de voir. Attimont, dans sa Thèse inaug. de 1868, a réuni cinquante observations de pleurésies purulentes suivies de mort et, sur vingt-neuf autopsies, vingt fois il y avait absence totale de tubercules. Ces chiffres démontrent du moins que, sans être une cause habituelle de pleurésie purulente, le tubercule exerce une certaine influence sur le développement de cette complication (neuf fois sur vingt-neuf, soit dans un tiers des cas). Toutefois il reste établi que la pleurésie simplement séreuse s'observe souvent chez les phtisiques.

R. Moutard-Martin (2) pose en loi que l'épanchement pleural hémorrhagique, considéré dans ses rapports avec la tuberculose pulmonaire, se produit principalement dans les cas de tuberculose miliaire généralisée au poumon et aux feuillets pleuraux. Le plus souvent ce liquide est rougeâtre, sanguinolent, sanglant ; parfois il forme des caillots et offre tous les caractères du sang qui vient de sortir d'une veine. Tantôt les deux plèvres contiennent un liquide semblable, tantôt un liquide différent. D'ordinaire l'épanchement est peu abondant, dépasse rarement un litre, atteint exceptionnellement deux litres.

Emphysème pulmonaire. — Après avoir longtemps admis que la tuberculose et l'emphysème pulmonaire coexistent très rarement, la plupart des auteurs reconnaissent aujourd'hui que ces deux lésions sont fréquemment associées.

Edg. Hirtz (3) a fait, dans sa Thèse inaugurale, une intéressante étude de l'emphysème chez les phtisiques. Au point de vue anatomo-pathologique, il admet trois formes principales :

1° *Emphysème partiel chronique.* — Cette variété se trouve à l'autopsie de la majorité des tuberculeux. Toutes les périodes de la phti-

(1) Grancher, *Arch. de physiol.*, 1878.
(2) R. Moutard-Martin, *Thèse inaug.*, 1878.
(3) E. Hirtz, *Thèse inaug.*, 1878.

sie comportent la dilatation alvéolaire secondaire ; on la retrouve à la limite des foyers caséeux, à la périphérie des excavations, dans une étendue peu considérable. Le bord antérieur et la périphérie de la base des poumons sont de préférence le siège d'un emphysème lobulaire, et fréquemment même interlobulaire. Souvent, dans ces points d'élection, plusieurs cellules sont déchirées, communiquent entre elles et forment des espèces d'appendices de la grosseur d'un grain de chénevis à celle d'une noisette. A les toucher légèrement, ils donnent la sensation de duvet caractéristique, mais une pression plus forte les rompt et provoque leur affaissement. Dans certains cas, on peut faire cheminer tout le long des bords antérieurs les bulles d'air épanchées entre les cloisons alvéolaires. L'emphysème interlobulaire siège de préférence au niveau de l'adossement des deux feuillets de la plèvre, probablement à cause d'une laxité plus grande du tissu conjonctif. Les adhérences des poumons aux plèvres costales sont la règle chez les individus qui meurent de tuberculose pulmonaire : Hirtz a remarqué que la dilatation des vésicules était très limitée chez tous les sujets morts avec des adhérences *générales* des deux poumons ; l'emphysème était, au contraire, porté au plus haut degré lorsque les adhérences étaient bornées à l'un des lobes, ou bien à une partie peu considérable de leur surface. Louis avait remarqué aussi que, chez des sujets où l'emphysème était à son maximum sur les bords tranchants, les adhérences avaient lieu à la partie postérieure des poumons.

Au reste, ce n'est pas seulement dans l'emphysène supplémentaire que les adhérences pleurales semblent jouer un grand rôle. Dans l'emphysème constitutionnel idiopathique (*emphysema substantivum* des Allemands), les adhérences des poumons aux plèvres sont fréquentes, au point que Louis les a trouvées 30 fois sur 36 cas. Chez aucun de ces sujets, ajoute Louis, il n'y avait d'adhérences universelles des deux poumons, encore que dans beaucoup de cas la dilatation des vésicules fût universelle.

Les bronches sont fréquemment le siège de catarrhe chronique ; mais il a été très rarement donné de retrouver dans leur calibre ces bouchons muqueux dont parle Gardner et qui expliqueraient la genèse de l'emphysème.

2° *Emphysème généralisé chronique*. Louis et d'autres auteurs ont trouvé dans les poumons complètement emphysémateux des tubercules ou des granulations grises demi-transparentes. Gallard (1), dans son mémoire, cite également des cas où la dilatation alvéolaire était très étendue, et la lésion tuberculeuse relativement limitée. Hirtz a plusieurs fois rencontré, sur des sujets morts d'affections intercur-

(1) Gallard, *Archiv. gén. de méd.*, 1853.

rentes, des poumons emphysémateux portant dans leur sommet des vestiges d'une phtisie ancienne arrêtée dans son évolution.

3° *Emphysème aigu généralisé dans la phtisie rapide.* — Louis, après avoir énoncé que l'emphysème présente généralement une marche essentiellement chronique, cite pourtant un fait détaillé d'emphysème aigu généralisé. Dans la tuberculose aiguë, Blache (1), Roger (2) rapportent différents exemples où l'emphysème pulmonaire était arrivé à un degré tel que plusieurs vésicules avaient provoqué, par leur rupture, un emphysème consécutif du médiastin et du tissu cellulaire sous-cutané (Roger). E. Hirtz rapporte dans sa thèse plusieurs observations personnelles d'emphysème aigu généralisé.

L'aspect extérieur des poumons envahis diffère, selon qu'il s'agit de dilatation chronique ou de dilatation aiguë des alvéoles. La couleur du tissu pulmonaire, dans le premier cas, est très foncée ; on voit, sur la surface de l'organe, des plaques de forme irrégulière qui sont pigmentées de noir, par suite de la transformation en mélanine de l'hématine renfermée dans les capillaires. Dans l'emphysème aigu, la coloration est excessivement pâle ou rouge clair.

A un premier examen, les alvéoles apparaissent très dilatés, de forme irregulière, atteignant parfois le volume d'un grain de chénevis ou d'un pois.

L'ectasie alvéolaire occupe en général les régions pulmonaires les moins envahies par les granulations tuberculeuses ; elle siège de préférence le long des bords tranchants.

Parfois un lobe tout entier présente la coloration blanchâtre, la sensation de duvet caractéristiques. E. Hirtz a vu, dans un cas, le lobule moyen tout entier du poumon droit dilaté outre mesure. On y voyait des groupes de vésicules de la grosseur d'une petite noisette situées à la surface du poumon, constituées évidemment par la réunion de plusieurs vésicules rompues. Parfois les poumons, comme dans une observation de R. Blache, présentent des îlots d'emphysème intra-vésiculaire parfaitement indépendants de la plèvre. Entre ces îlots se trouvent des points blanchâtres nombreux et très rapprochés, constitués par des tubercules miliaires. Tous les degrés de la lésion ectasique se retrouvent dans cette forme aiguë : emphysème vésiculaire, interlobulaire et sous-pleural. Ainsi, la plèvre peut être soulevée par places et comme insufflée, sillonnée par de petits canaux blanchâtres. Lorsque l'on comprime ces derniers, l'air chemine tantôt de l'un à l'autre, tantôt disparaît dans le parenchyme. Sous l'influence d'une gêne persistante de la respiration, les cellules dilatées peuvent se rompre à l'air, faire irruption dans la cavité pleurale ; il se produira

(1) Blache, *Union méd.* 1853.
(2) Roger, *Archiv. gén. de méd.* 186.

de cette façon un pneumothorax. Voilà pour l'aspect extérieur et la topographie de l'emphysème chez les phtisiques.

D'après Grancher (1), cet emphysème aurait des caractères histologiques spéciaux. « L'emphysème que j'appelle emphysème réticulé n'a rien de commun avec l'ectasie alvéolaire généralisée et pure décrite par Laënnec, ni avec l'emphysème supplémentaire. Sur une section du tissu pulmonaire, les alvéoles, dans l'emphysème simple, ressemblent à celles du tissu spongieux, tandis que dans l'emphysème réticulé, l'association des granulations tuberculeuses, de la sclérose et de la dilatation avec destruction des parois alvéolaires, fait ressembler le tissu d'un lobule pulmonaire à un large réticulum ganglionnaire. Les tubercules semés autour des bronchioles et des vaisseaux forment les nœuds du réseau, la péri-bronchite et la péri-artérite parcourent le lobule en tous sens et forment les grosses travées, tandis que ce qui reste des parois de l'alvéole représente les plus fins réseaux. Cette espèce d'emphysème qui me paraît propre à la phtisie chronique, quoiqu'on ne l'y rencontre pas toujours, est donc la conséquence de lésions complexes, dans lesquelles l'ectasie ou dilatation alvéolaire ne joue qu'un rôle très secondaire. Les parois de l'alvéole pulmonaire sont en grande partie détruites par un processus inflammatoire et scléreux à marche lente, et sur ce qui reste des parois alvéolaires, il est facile de reconnaître des altérations profondes. Les fibres élastiques sont gonflées, plus réfringentes qu'à l'état normal et très friables; le tissu conjonctif est trouble, granuleux; enfin le revêtement épithélial, là où il existe encore, est composé de cellules gonflées et proliférantes. Dans cet état, l'alvéole pulmonaire a perdu sa propriété de résistance et d'élasticité ; la paroi se détruit et se perfore, et bientôt même un lobule, sur une section perpendiculaire à son axe, prend l'apparence d'un réticulum lymphatique à larges mailles. »

Pneumothorax. — Le pneumothorax peut compliquer la phtisie pulmonaire, qui est même la cause la plus fréquente du pneumothorax (Saussier). La perforation est le résultat soit de la fonte d'un noyau caséeux situé près de la plèvre, soit de l'amincissement progressif et de la rupture de la paroi d'une caverne. Elle peut résulter aussi de la rupture d'une vésicule emphysémateuse. Comme Woillez, Legendre, Biermer, Béhier, etc., nous avons observé des cas où les fausses membranes, produites par l'inflammation suraiguë qui succède à la déchirure de la plèvre, ont fini par obstruer hermétiquement l'orifice de la fistule et en assurer la cicatrisation. Le pneumothorax peut être général ou partiel; il semble parfois qu'il ait une influence favorable sur le développement de la phtisie.

(1) Grancher, *Archiv. de Physiol.*, 1878.

ADÉNOPATHIE TRACHÉO-BRONCHIQUE TUBERCULEUSE. — La tuberculisation des ganglions trachéo-bronchiques a été étudiée par Leblond (1), Tonnelé (2), Andral, Rilliet et Barthez, Becquerel, Guéneau de Mussy (3), Barété (4), Parrot (5). Nous n'avons point à faire un exposé complet de l'anatomie pathologique de la phtisie bronchique ; il nous suffira d'indiquer brièvement les modifications principales que présentent ordinairement les ganglions bronchiques dans la phtisie pulmonaire.

D'après Parrot, la tuberculisation de ces ganglions, chez l'enfant au moins, répondrait toujours à une lésion pulmonaire tuberculeuse; ce serait comme l'adénite consécutive de la lésion pulmonaire. De plus, l'état morbide du ganglion traduirait exactement un état tout semblable du poumon, et le ganglion pourrait être dit le miroir du poumon. L'adénopathie serait une *adénopathie similaire :* caséeuse, par exemple, quand le foyer pulmonaire est caséeux; granuleuse lorsque le poumon ne contient que des granulations. Les observations et les arguments de Parrot sont consignés dans la thèse de son élève Hervouet (6). L'adénopathie tuberculeuse se produit avec moins de fréquence et d'intensité chez l'adulte que chez l'enfant. Obéit-elle aussi chez l'adulte à la loi formulée par Parrot? Est-elle toujours liée à une lésion pulmonaire? est-ce une adénopathie similaire? Ce n'est pas le lieu de discuter ces questions. Il semble bien que, dans la majorité des cas, les choses se passent chez l'adulte comme Parrot admet qu'elles se passent chez l'enfant. Toutefois il ne nous semble pas impossible *a priori* que la tuberculose se manifeste uniquement sur les seuls ganglions trachéo-bronchiques, au moins pendant quelque temps, constituant une tuberculose ganglionnaire locale.

Weigert (7), entre autres auteurs, admet que l'adénite tuberculeuse est souvent primitive, précède la tuberculose pulmonaire. Il a vu des ganglions tuberculeux s'accoler au tissu pulmonaire, verser en quelque sorte dans les alvéoles la matière caséeuse et devenir ainsi le point de départ d'une *tuberculose par effraction.*

Pour le moment, nous allons décrire sommairement, d'après Barété, les lésions tuberculeuses des ganglions trachéo-bronchiques qui peuvent se rencontrer à l'autopsie des phtisiques.

Barété étudie l'adénopathie bronchique tuberculeuse à trois périodes : 1° période de début de la lésion, comprenant deux formes :

(1) Leblond, Th. inaug. 1824.
(2) Tonnelé, *Journ. hebd.*, t. X, 1829.
(3) Guéneau de Mussy, *Gaz. des hôp.*, 1868.
(4) Barété, Th. 1874.
(5) Parrot, *loc. cit.*
(6) Hervouet, *De l'adénopathie simil.* Th. inaug., 1874.
(7) Weigert, *Die Verbreitung der Tuberkel Giftes nach dessen Eintritt in dem Organismus. Jarhb. für Kinderheilkunde*, t. XXI, 1884.

la forme infiltrée (infiltration tuberculeuse grise, lardacée); la forme disséminée (granulations tuberculeuses grises, brillantes, saillantes à la coupe, semi-transparentes, et tubercules miliaires, mats, jaunâtres, non saillants à la coupe).

2° La période d'état, comprenant la caséification. Celle-ci présente aussi deux aspects ou deux formes reliées aux deux formes précédentes : la forme infiltrée (caséification en masse) et la forme disséminée (caséification par noyaux).

3° La période de terminaison, qui se manifeste ou bien par le ramollissement ou bien par la crétification.

Les granulations grises, demi-transparentes, ont paru à Barété assez rares, chez l'adulte du moins, car chez l'enfant en bas âge elles sont fréquentes, suivant la remarque du professeur Parrot. Nous avons déjà dit qu'on les considère ordinairement comme issues d'un foyer pulmonaire et propagées jusqu'au ganglion le long des vaisseaux lymphatiques. Le professeur Lépine conclut de ses observations que la lymphangite tuberculeuse ne produit pas par elle-même la lésion ganglionnaire. « D'un foyer tuberculeux, dit-il, partait une chaîne de granulations tantôt unique, tantôt multiple, et, dans ce cas, circonscrivant exactement les espaces polygonaux qui constituent la base des lobules pulmonaires. Toujours elle aboutissait à un ganglion bronchique volumineux et atteint de la dégénération caséeuse. Dans plusieurs cas, j'ai noté que les granulations qui siégeaient dans la paroi de ces lymphatiques étaient tout à fait grises, ou du moins elles ne présentaient qu'un très petit point opaque à leur centre. Cette particularité conduit à penser que la lésion ganglionnaire a précédé la lymphangite tuberculeuse. Ce n'est donc pas une propagation qui se ferait de proche en proche le long du lymphatique, pour aboutir finalement au ganglion ; mais il faut admettre que l'infection est produite par des substances charriées par la lymphe et provenant du foyer tuberculeux périphérique. Le ganglion, plus susceptible que le vaisseau, est affecté le premier. »

En même temps que les ganglions se caséifient, ils se soudent entre eux ; ils constituent alors des masses qui peuvent atteindre des dimensions considérables, celles d'un œuf de poule et même du poing. Après un temps difficile à déterminer, le ganglion caséeux peut se ramollir, soit dans sa totalité et d'emblée, soit d'abord au centre, puis dans toute son étendue. Le ganglion représente alors une poche, une sorte de kyste rempli d'une matière puriforme, grumeleuse, la membrane d'enveloppe étant formée par la capsule fibreuse du ganglion ou des ganglions agglomérés et soudés ensemble. Alors, ou bien la poche purulente se videra de son contenu en s'ouvrant une issue dans les cavités voisines, la trachée, les bronches, l'œsophage, la cavité pleurale ; ou bien la partie liquide se séparera des particules solides en se résorbant peu à peu. Dans le premier cas, on aura une sorte de *caverne* ou de *cavernule ganglionnaire ;* dans le second cas, les particules solides prendront peu à peu l'aspect de la craie ou même de la pierre.

Nous n'avons pas à décrire en détail les cavernes ganglionnaires; nous voulons indiquer seulement comment on pourra les distinguer des cavernes pulmonaires, dans les cas où l'erreur serait possible. Voici ce que disent Rilliet et Barthez à ce sujet : « Pour distinguer ces fausses cavernes des véritables, il faut avoir égard à leur structure et au mode d'altération des tissus avoisinants. Ainsi, le plus souvent, la caverne ganglionnaire est lisse à son intérieur et revêtue de la fausse membrane rouge dont nous avons parlé ; en général, elle est peu volumineuse ; sa communication avec les bronches, quand elle a lieu, existe sur les parties latérales de ses conduits, et l'ouverture est ordinairement arrondie, à bords minces. De plus, ces fausses cavernes aboutissent presque toujours à la racine du poumon et, comme nous l'avons vu, offrent, pour parois internes, des masses tuberculeuses attenantes aux masses ganglionnaires bronchiques.

Les cavernes pulmonaires présentent des caractères différents : ainsi, elles sont plus considérables, irrégulières à leur intérieur, souvent parcourues par des brides de tissu pulmonaire hépatisé ou infiltré de matières tuberculeuses, ou bien encore par des vaisseaux. Les bronches communiquent directement avec elles par leurs extrémités, et non point latéralement ; de plus, elles sont séparées de la racine du poumon par une étendue plus ou moins considérable, et ainsi complètement isolées des ganglions bronchiques. Toutefois, dans quelques observations, nous avons vu des bronches ulcérées sur leur paroi latérale, communiquant avec une caverne appartenant au poumon lui-même. »

Le siège de ces ganglions tuberculeux hypertrophiés, transformés en blocs caséeux, crétacés, pierreux, ou en cavernes, est un des côtés les plus intéressants, au point de vue clinique, de l'histoire de l'adénopathie trachéo-bronchique des phtisiques.

Selon Barety, les ganglions se disposent en trois grands groupes principaux : un groupe prétrachéo-bronchique ; un groupe sous-bronchique, situé au-dessous des grosses bronches extra-pulmonaires ; un groupe péri-bronchique placé autour des grosses bronches, quand elles commencent à pénétrer dans l'intérieur du poumon. Or les phénomènes de compression, certains signes stéthoscopiques varient selon la prédominance des lésions dans tel ou tel groupe.

CHAPITRE VII

DES LÉSIONS NON TUBERCULEUSES DÉVELOPPÉES DANS LES DIVERS ORGANES AU COURS DE LA PHTISIE PULMONAIRE

La diminution de l'hématose, l'état fébrile prolongé, la résorption putride, conséquence des lésions pulmonaires envisagées en dehors de toute spécificité, troublent profondément la nutrition, et alors les divers tissus, les divers organes peuvent être atteints par contre-coup dans des proportions, avec des modalités, qui varient suivant la période, la gravité du processus tuberculeux, suivant les prédispositions, les antécédents morbides du sujet. Tandis que les lésions concomitantes spécifiques appartiennent surtout à l'histoire soit de la tuberculose considérée en général, soit des tuberculoses locales, les lésions concomitantes non spécifiques appartiennent en propre, au titre de véritables complications, à la phtisie pulmonaire. Nous allons les exposer en les divisant d'après les systèmes où on les rencontre.

§ 1. — Appareil circulatoire.

L'appareil circulatoire participe pour plus d'une raison à la phtisie pulmonaire, et, entre autres, on conçoit facilement qu'en vertu des relations physiologiques que cet appareil entretient avec le poumon, il reçoive le contre-coup des modifications qui surviennent dans la circulation pulmonaire. C'est, du moins, ce qui semble rationnel à première vue, et, cependant, ces conditions mécaniques, comme il arrive souvent, cèdent le pas à d'autres influences d'ordre plus intime.

Atrophie du cœur. — De toutes les complications cardiaques de la phtisie, l'atrophie du cœur est sans contredit la plus fréquente ; aussi certains auteurs l'ont-ils désignée sous le nom de phtisie cardiaque. Chez les phtisiques « le cœur, dit Laënnec, est presque toujours remarquable par sa petitesse et la fermeté de son tissu ». Pour l'illustre médecin rien d'étonnant à cela ; le cœur participe à l'amaigrissement général. Bizot, se fondant sur des mensurations comparatives de cœurs de phtisiques et d'individus ayant succombé à des affections diverses, conclut que les phtisiques présentent un cœur plus petit que celui des autres malades. Andral a fait la même observation dans les deux tiers des cas et Louis cent neuf fois sur cent douze malades.

D'après Peacock, chez trente hommes phtisiques, le poids moyen était de 267 grammes (poids ordinaire 270 grammes) ; chez dix-sept femmes, 239 grammes (poids ordinaire 250 grammes). Bertin, Bouillaud, Stokes ont également noté l'atrophie du cœur et Stokes l'explique par la diminution de la masse du sang d'une part et en second lieu par la régression cachectique du tissu musculaire.

L'atrophie porte sur le cœur tout entier. Le muscle cardiaque est mou, pâle et l'examen histologique fait constater une diminution dans le diamètre des faisceaux musculaires et dans la striation des fibres avec pigmentation périnucléaire. En un mot, dans le cœur atrophié des phtisiques, les fibres musculaires présentent, comme dans tous les états cachectiques, l'altération désignée sous le nom d'*atrophie simple ou brune*.

Le plus souvent l'atrophie des parois coïncide avec la diminution de volume des cavités, sauf toutefois en ce qui concerne le ventricule droit, ainsi que nous le verrons dans un instant.

Les valvules peuvent être également atrophiées et même à un degré considérable : King, Adams, Smith en auraient vu qui présentaient un aspect crébriforme. On sait d'ailleurs que cet état se présente à l'autopsie d'individus qui ont été enlevés par différentes maladies et est souvent congénital.

Dilatation du cœur droit. — Insuffisance tricuspide. — Portal considérait déjà la phtisie comme apte à engendrer la dilatation du cœur, l'anévrisme passif de Corvisart : « C'est surtout, dit-il, l'oreillette et le ventricule droits qui acquièrent le plus de capacité chez les phtisiques, sans doute parce que les artères pulmonaires, ne versant pas librement leur sang dans les veines du viscère, se dilatent en proportion des obstacles qui en empêchent le cours ; le ventricule droit, l'oreillette droite et aussi la veine cave se ressentent bientôt des obstacles opposés à la circulation du sang et se dilatent aussi plus ou moins. » Bizot, Louis, Chambers, Grisolle, Gouraud ont nié cette dilatation du cœur droit ; mais Jaccoud (1), après de nombreuses et minutieuses observations, a posé en principe que la dilatation du cœur droit est une conséquence commune de la phtisie pulmonaire ; il l'attribue aux deux causes suivantes : 1° augmentation de pression dans les cavités du cœur ; 2° diminution de la résistance naturelle du tissu cardiaque. Ces deux conditions se trouvent en effet souvent réalisées au cours de la phtisie, mais des anastomoses peuvent s'établir entre les branches de l'artère pulmonaire et les vaisseaux bronchiques et créer ainsi une compensation ; d'autre part, la dilatation du cœur n'aura pas lieu lorsque se produiront des hémoptysies tardives.

(1) Jaccoud, *Clin. méd. de Lariboisière*, 1881.

Jaccoud admet que toutes les fois qu'un phtisique affecté de cavernes multiples ou étendues échappe aux hémoptysies tardives il se produit une dilatation de l'orifice tricuspide et partant une insuffisance de la valvule. Il nous a semblé avec plusieurs observateurs que la dilatation consécutive du cœur droit s'observe surtout dans les cas de phtisie fibreuse. Quoi qu'il en soit, le cœur dilaté dans la phtisie présente une hypertrophie apparente qui porte uniquement sur le cœur droit ; le cœur gauche paraît relativement atrophié ; le cœur est en besace, en gibecière. Les parois du ventricule droit et de l'oreillette sont amoindries ; les cordages tendineux semblent allongés et se déchirent plus facilement.

Contrairement à la dilatation, le rétrécissement de l'orifice tricuspide est exceptionnel : nous n'en connaissons qu'un cas, signalé par Lebert.

Dégénérescence graisseuse du cœur. — C'est une conséquence assez ordinaire de la phtisie pulmonaire, signalée par Laënnec, Rokitansky, Peacock, Bizot, Louis, Aran, Paget et Quain, Wagner, Stokes, Friedreich, etc., etc. Cette dégénérescence graisseuse s'explique aisément, non seulement par les obstacles au cours du sang dans la petite circulation, mais aussi par l'hyperthermie et la cachexie croissante.

Dans certains cas c'est la surcharge graisseuse qu'on observe ; c'est elle seule justement que Laënnec avait en vue dans ses observations. Elle consiste dans une accumulation plus ou moins considérable de graisse à la surface du cœur et entre les faisceaux musculaires. Cette graisse, située sous le feuillet péricardiaque, ordinairement plus développée à la base et sur les bords de l'organe, en altère les contours : parfois elle se trouve en si grande abondance qu'elle cache entièrement l'organe. Peu à peu, elle s'interpose entre les fibres musculaires et finit par les atrophier ; il en résulte un amoindrissement des parois et une prédisposition à la dilatation passive.

Quant à la dégénérescence graisseuse, elle est ici histologiquement telle qu'on l'observe d'ordinaire et nous n'avons pas à y insister. Rappelons seulement que pour Bizot et Wagner, cette altération dans la phtisie pulmonaire n'envahit pas le cœur tout entier, mais seulement la paroi antérieure du ventricule droit, surtout dans sa moitié inférieure. Bizot ajoute que la dégénérescence graisseuse ne se produirait pas de la même façon dans la phtisie que dans les autres maladies où la dégénérescence se ferait par points isolés et non plus en nappe. Il ne nous semble pas d'ailleurs qu'on doive accepter complètement cette observation de Bizot.

Péricardite. — Signalée déjà en 1735 par Guillaume Agricola, au cours de la phtisie, la péricardite a été également notée par Cheselden, Sénac, Corvisart, Laënnec. Elle a surtout été étudiée par Bamberger, qui a posé cette conclusion qu'après le rhumatisme, la tuberculose était la cause la plus fréquente de la péricardite. L'opinion de Bamberger a été confirmée par Gunsburg qui admet que la péricardite sert assez souvent de clôture à la phtisie pulmonaire. Rilliet et Barthez, Leudet, Jaccoud ont publié aussi des observations concordantes.

La péricardite se développe ici comme elle complique d'une façon générale tous les états cachectiques, toutes les maladies infectieuses. C'est une règle de pathologie générale qui s'applique aux inflammations secondaires de toutes les séreuses. Dans certaines observations la péricardite reconnaît pour cause la propagation de l'inflammation de la plèvre au péricarde ou la pénétration dans le sac fibro-séreux d'une masse tuberculeuse voisine, un ganglion bronchique caséifié par exemple.

La péricardite des tuberculeux est surtout une pleurésie avec épanchement; sur trente-cinq cas recueillis par Rousseau (1), dix fois seulement la péricardite était sèche. Quant à l'épanchement, il est d'ordinaire peu abondant et presque toujours séreux, quelquefois légèrement sanguinolent, rarement purulent. La péricardite se produit plus souvent dans la tuberculose aiguë. On peut sans doute expliquer cette particularité en considérant que la tuberculose aiguë représente le degré maximum de la virulence tuberculeuse et qu'ainsi les inflammations des séreuses consécutives aux maladies infectieuses ont plus de chance de s'y produire.

Mais il est ici une question préjudicielle à vider et que nous ne ferons que signaler pour le moment. La plupart des observations de péricardite chez les tuberculeux ont été prises à une époque où la technique histologique était loin des progrès qu'elle a réalisés aujourd'hui et il est permis de se demander si dans plusieurs de ces cas de prétendues péricardites simples il ne s'agissait pas réellement de généralisation de l'agent spécifique à l'enveloppe séreuse du cœur. Nous reviendrons plus tard sur l'importante question des inflammations secondaires ou concomitantes de la tuberculose et nous essaierons d'établir sous quelles conditions précises il convient de les accepter.

Nous pouvons déjà dire ici que dans toutes les autopsies faites par l'un de nous et parmi les pièces présentées à la Société anatomique depuis plusieurs années, les péricardites trouvées à l'autopsie des phtisiques étaient toujours causées par les tubercules du péricarde.

C'est le lieu de parler d'une altération du système artériel qui s'observe parfois dans la phthisie pulmonaire et à laquelle on a voulu faire jouer un rôle pathogénique important ; nous voulons parler du rétrécissement congénital ou acquis de l'artère pulmonaire. Les ob-

(1) Rousseau, Th. inaug. 1882.

servations en sont nombreuses aujourd'hui, dues à Louis Carswell, Traube, Grégory, C. Paul, Solmon, Duguet et Landouzy, Homolle, Hanot, etc., etc.

Si l'on en croit Beneke (1), il faudrait tenir grand compte de l'état du système cardio-vasculaire en général chez les phtisiques.

Pour Beneke, la sténose artérielle congénitale serait très fréquente dans la tuberculose pulmonaire ; mais on y observerait surtout l'atrophie du cœur, dans un quart des cas. Cette atrophie ne devrait pas être attribuée à la cachexie; la preuve en est que, d'ordinaire, les fibres cardiaques sont intactes, et que, d'autre part, cette atrophie est beaucoup plus accusée que celle qu'on note à la suite de la cachexie cancéreuse ou d'autres cachexies profondes. Cette modification du cœur s'observerait surtout dans les cas de tuberculose héréditaire.

Toujours pour Beneke, contrairement à l'opinion de Lebert, chez les phtisiques, l'artère pulmonaire est plus large que l'aorte, et le calibre relativement plus considérable du vaisseau prédisposerait aux affections du poumon parcouru par plus de sang.

La phlegmasia alba dolens est commune chez les phtisiques surtout à la période terminale. Est-elle due à une phlébite primitive ou à une thrombose pure et simple? la question n'est pas encore complètement résolue. D'ailleurs, cela importe assez peu ici; il nous suffit de signaler le fait, sans entrer dans les détails d'évolution. Plus tard nous donnerons à cette complication tous les développements qui lui reviennent sur le terrain clinique.

Sang. — Les changements survenus dans le sang pendant l'évolution de la phtisie sont encore fort peu connus. Le sujet est d'ailleurs des plus complexes et des plus difficiles. Le degré de la fièvre, l'abondance de la diarrhée, l'état des fonctions digestives, les maladies intercurrentes modifient à chaque instant les qualités du liquide sanguin et ne permettent guère de poser des chiffres qui aient quelque fixité. Toutefois il semble démontré que le nombre des globules diminue progressivement chez les phtisiques, de telle sorte que leur poids peut descendre jusqu'à 80 p. 1000. Cette diminution a été signalée par Malassez. Elle se montre dès le début de la maladie, et à cette époque, au lieu de 4 500 000 chez les hommes et 3 500 000 chez la femme, on ne trouve plus chez l'homme que 4 millions et chez la femme que 2 560 000. A mesure que la maladie fait des progrès, le nombre des globules s'abaisse; vers les périodes ultimes, il n'y a plus chez l'homme que 2 560 000 et chez la femme que 930 000 globules par millimètre cube. La diminution de l'hémoglobine suit la diminution du nombre

(1) *Beneke Jahrbuch für Kinderheilkunde*, 1878. — Ruckert, Th., 1870. Kimpfen, Th., 1874.

des globules rouges et Quinquaud a vu cette substance tomber de 127 p. 1000, au chiffre de 106, 91, 62 et même 48 p. 1000. En même temps, et comme dans la plupart des cachexies, les leucocytes augmentent en nombre. Les autres modifications chimiques du sang sont à peu près inconnues. On sait cependant que le sang des tuberculeux donne un caillot diffluent; que dans les premières périodes, il contient moins de fibrine qu'à l'état normal ; que les matières grasses y sont beaucoup diminuées. D'après Becquerel et Rodier, le phosphate de chaux s'élèverait de 35 à 40 p. 1000, jusqu'à 47,49 p. 1000.

Nous ne nous occupons ici que des lésions non spécifiques, et, d'autre part, en ce qui concerne la bactériologie du sang des tuberculeux, les résultats obtenus sont des plus incomplets et se résument en quelques lignes que nous croyons devoir placer ici.

La présence du bacille tuberculeux dans le sang n'est pas douteuse et a même été démontrée de fait par les recherches de Weigert sur les thromboses tuberculeuses et par les expériences de Baumgarten, qui a fait voir que le sang des animaux inoculés par le tubercule possède des propriétés infectieuses et provoque la tuberculose.

Weichselbaum (1) aurait même trouvé, dans trois cas de tuberculose généralisée, des bacilles de Koch dans le sang des cadavres.

Un de ces cas est très intéressant. Il s'agissait de tuberculose primitive de l'utérus et de la trompe, probablement, selon l'auteur, par inoculation directe pendant le coït. Quoi qu'il en soit, les veines, surtout les veines fémorales, étaient oblitérées par des thromboses contenant le bacille caractéristique qui se rencontrait aussi dans les caillots intra-cardiaques.

Il n'en est pas moins vrai qu'aujourd'hui, à cause de l'imperfection de la technique, il est impossible de constater, sur le vivant, la présence du bacille dans le sang des tuberculeux.

§ 2. — Appareil digestif.

La membrane muqueuse de l'appareil digestif est souvent le siège d'inflammation catarrhale, comme il arrive dans les diverses dyscrasies et cachexies. Ici encore il convient de faire quelques réserves : il est probable qu'on a souvent considéré comme simple un processus phlegmasique développé en réalité autour du tubercule qu'on n'avait point su reconnaître. D'autre part, dans un certain nombre des observations recueillies dans la première moitié de ce siècle il ne faut voir que des altérations cadavériques des muqueuses qu'on confondait aisément avec des lésions inflammatoires. C'est donc sous bénéfice

(1) Weichselbaum, *Fortschritte*, 1884.

d'inventaire qu'il faut accepter la plupart des données sur ce sujet.

C'est ainsi que Louis dit avoir souvent trouvé la muqueuse œsophagienne ramollie, amincie, desquammée.

« De tous les organes, dit Andral, le tube digestif est certainement celui qui, après les poumons, présente chez les phtisiques les lésions les plus communes et les plus importantes à connaître. » Avec Louis il décrit minutieusement l'état de l'estomac chez les pthisiques. Il était altéré dans les 3/5 au moins des cas observés par Andral et chez les 4/5 des sujets étudiés par Louis. Il est augmenté de volume, dilaté; la muqueuse est ramollie, amincie ou détruite, fortement teintée en rouge, ulcérée ou mamelonnée. Les arborisations congestives, le ramollissement de la muqueuse sont dus pour Andral et Louis à une véritable gastrite. La doctrine de Broussais n'avait pas encore perdu toute sa puissance. Il n'est pas rare, en vérité, de rencontrer, à l'autopsie des phtisiques, l'inflammation chronique de la muqueuse de l'estomac, son ramollissement, l'atrophie graisseuse de l'épithélium glandulaire (Loquin), la dégénérescence amyloïde, toutes modifications qui s'expliqueraient par l'altération générale de la nutrition et peut-être aussi par l'action topique des liquides morbides sécrétés par le poumon malade et déglutis en partie.

« Le catarrhe aigu de l'estomac est rare, dit Lebert ; on l'observe souvent comme affection terminale. Le catarrhe chronique est plus fréquent; j'en ai constaté les caractères anatomiques non douteux dans 1/5 des cas chroniques et dans un 1/4 des cas aigus. »

A en juger par la description de Louis, il se développerait parfois sur la muqueuse stomacale des ulcérations se rapprochant du type de l'ulcère simple. Des auteurs plus récents ont admis aussi que l'ulcère simple peut se rencontrer chez les phtisiques. Lebert a trouvé sept fois des ulcères simples et six fois les cicatrices spéciales consécutives. A vrai dire, ce sujet demande de nouvelles recherches.

Marfan (1) a décrit avec soin ce qu'il appelle la *gastrite terminale* des phtisiques.

Dans la moitié des cas, à l'autopsie des phtisiques, on observe du côté de l'estomac des lésions inflammatoires. Ces lésions, signalées par Broussais, décrites par Louis pour les caractères visibles à l'œil nu, englobées par Habbershon et Wilson Fox sous le nom du catarrhe vulgaire, ont été étudiées par Marfan sous le nom de gastrite terminale. Ce dernier auteur a établi, en effet, que cette gastrite se développait parallèlement au ramollissement des poumons et à la formation des cavernes. Voici, d'après lui, comment les lésions se présentent à l'œil nu et au microscope.

(1) Marfan, *Troubles et lésions gastriques dans la phtisie pulmonaire*. Th. inaug., 1887.

Sur des estomacs recueillis dans des conditions exceptionnelles de fraîcheur, on observe une injection rouge vif sous forme d'étoiles isolées ou confluentes (la teinte ardoisée cadavérique) ; la muqueuse gastrique est épaissie et mamelonnée (Louis) ; l'augmentation d'épaisseur de la muqueuse et l'état mamelonné, phénomènes connexes, portent tantôt sur toute la surface de l'estomac, tantôt forment des placards isolés. A titre d'épiphénomènes, explicables d'ailleurs par le processus histologique, on peut observer des érosions ponctiformes et des végétations polypiformes. Disons enfin que l'estomac est toujours plus ou moins dilaté. Le ramollissement et l'amincissement de la muqueuse, donnés par Louis comme des caractères de la gastrite des phtisiques, sont des phénomènes cadavériques dus à l'auto-digestion.

Histologiquement (et toujours sur un estomac frais), le phénomène primordial de la gastrite des phtisiques consiste en une infiltration de cellules rondes commençant par la superficie de l'espace interglandulaire, portant ensuite sur toute la hauteur de cet espace (gastrite intertubulaire), et enfin sur la couche sous-glandulaire (gastrite sous-glandulaire). On comprend pourquoi un tel processus exagère les dimensions de la muqueuse (état mamelonné), Les capillaires de la membrane sont habituellement dilatés et pleins de sang. Les amas lymphatiques de la zone sous-glandulaire participent au processus phlegmasique, se gonflent et deviennent apparents ; les cellules qui les constituent paraissent beaucoup plus nombreuses. Les érosions ponctuées correspondent à des amas lymphatiques enflammés. L'appareil glandulaire s'altère consécutivement à l'infiltration interstitielle; les cellules à pepsine perdent leurs granulations et passent à l'état d'éléments à peu près cubiques, à noyaux apparents, à protoplasma homogène. De plus, les tubes glandulaires se dilatent, deviennent vésiculeux; peut-être se multiplient-ils.

A un degré plus élevé de la gastrite, les cellules rondes qui remplissent l'espace interglandulaire forment des saillies, des villosités à la surface (gastrite villeuse ou papillaire) et les glandes subissent de véritables dilatations kystiques. Ces dilatations sont tapissées par un épithélium cylindrique, clair, à noyau profond, à protoplasma dépourvu de granulations. De telles altérations ont pour effet d'épaissir la muqueuse outre mesure en un point déterminé et, partant, aboutissent à la formation de polypes muqueux. Ces derniers ont une structure qui les rattache à l'inflammation de la muqueuse : le microscope n'y révèle, en effet, que deux éléments : 1° des tubes glandulaires tordus, kystiques, tapissés par des cellules épithéliales, cylindriques, à protoplasma clair, sans granulations; 2° des cellules rondes accumulées autour des éléments glandulaires, les environnant, leur servant de soutien et affectant à la surface la forme papillaire ou villeuse.

Les lésions de la gastrite terminale ne sont point spécifiques, tuberculeuses, bacillaires. Leur pathogénie est un problème délicat. Toutefois, dit Mafran, à l'heure actuelle, la vérité semble résider dans une des deux opinions suivantes : ou bien il s'agit d'une gastrite infectieuse pareille à celles que l'on observe dans les maladies générales à tendance suppurative; ou bien il s'agit d'une gastrite par ingesta irritants et les crachats venus des cavernes, déglutis par le malade, sont probablement le topique pathogène, non par leurs éléments bactériens détruits par le suc gastrique, mais vraisemblablement par leurs éléments chimiques.

Sur la muqueuse de l'intestin, on note souvent les altérations catarrhales, avec développement anormal des follicules clos et des glandes en tubes qui accompagnent ordinairement toutes les affections chroniques d'une certaine gravité. D'après Lebert, le simple catarrhe intestinal est plus fréquent au début de la maladie que plus tard; cependant il a trouvé un catarrhe prononcé dans 14 p. 100 des cas. L'intestin grêle peut être seul malade; plus rarement c'est le gros intestin; le plus souvent ce sont les deux. La colite dysentériforme se montre quelquefois comme lésion aiguë terminale. Ajoutons de suite que si on a souvent beaucoup de peine à rencontrer des granulations tuberculeuses au niveau de ces ulcérations dysentériformes, sans doute à cause de la destruction rapide des tubercules, il est rare qu'on n'en trouve pas sur la surface péritonéale. Cette colite dysentériforme serait donc elle aussi de nature spécifique.

Un seul mot des fistules anales assez communes chez les phtisiques. On sait aujourd'hui, comme nous l'avons déjà dit, qu'elles sont de nature tuberculeuse; nous n'avons pas à y insister ici.

Foie. — Le foie subit le contre-coup de la phtisie pulmonaire et à plusieurs titres. Il participe à l'altération générale de la nutrition et sa texture se modifie sous l'influence des troubles circulatoires consécutifs aux lésions pulmonaires, sous l'influence aussi de l'élévation de la température.

La dégénérescence graisseuse du foie est fréquente chez les tuberculeux, Louis l'avait notée dans un tiers des cas; Frerichs 79 fois sur 117, Murchison 20 fois sur 52.

« On peut se demander dès lors, dit Rendu (1), d'où vient cette graisse, et comment il se fait qu'elle s'accumule au sein du parenchyme hépatique, alors que tous les autres tissus se dépouillent de leurs éléments adipeux. La réponse n'est pas très facile à donner, et le problème est certainement complexe. Frerichs semble admettre que le sang des

(1) Rendu, *Diction. encyclop.*, art. Foie.

phtisiques se charge d'un excès de graisse qui provient des tissus et qui se résorbe pendant la période d'amaigrissement ; le sérum de ce sang, d'après lui, aurait une teinte laiteuse due à ces globules graisseux tenus en suspension. La surcharge adipeuse du foie s'expliquerait ainsi, et elle serait comparable, comme mécanisme, à la stéatose des gros mangeurs, avec cette différence qu'elle a sa source dans l'organisme lui-même, au lieu de provenir de l'alimentation. Pour d'autres auteurs, il ne serait pas nécessaire de faire intervenir la résorption de la graisse des tissus et son transport vers le foie ; l'insuffisance de l'hématose et les phénomènes de la combustion respiratoire expliqueraient suffisamment la stéatose hépatique. La pthisie pulmonaire ne serait dans cette hypothèse qu'une cause occasionnelle, en tant que maladie consomptive altérant à un haut degré les échanges respiratoires. Pourtant, il est juste de dire, avec W. Begbie (*Reynold's Syst. of medic.*), que dans les autres maladies de poitrine, accompagnées de gêne notable de la respiration, on ne rencontre pas à un aussi haut degré la stéatose hépatique. Ainsi ni l'emphysème, ni l'asthme, ni la dilatation des bronches avec catarrhe bronchique, n'exercent une influence comparable sur l'état du foie, encore que ces affections modifient considérablement les conditions normales. »

Selon certains auteurs, dans la phtisie aiguë, le processus est beaucoup moins avancé que dans la phtisie chronique et n'est souvent appréciable qu'à un examen microscopique. Par contre, chez les phtisiques les plus émaciés, les plus cachectiques, le foie serait énorme et transformé en une masse adipeuse.

Il semble, au contraire, que, dans les formes rapides, le foie stéatosé soit souvent augmenté de volume ; tandis que dans les formes lentes, essentiellement chroniques, il est plutôt atrophié et présente à l'examen histologique, en outre de l'atrophie granulo-graisseuse des cellules, un certain degré d'hyperplasie du tissu conjonctif péri-lobulaire, du tissu conjonctif situé autour de la veine centrale et des veines sus-hépatiques. Il importe d'ailleurs, à propos de cette sclérose des foies gras tuberculeux, de faire la part de l'alcoolisme qui n'est certes pas incompatible avec la phtisie pulmonaire. Les gros foies gras tuberculeux réalisent souvent la forme anatomique désignée sous le nom de cirrhose hypertrophique graisseuse par Hutinel (1) et Sabourin (2). Sabourin a aussi observé sur les foies de tuberculeux la lésion qu'il a appelée hépatite ou hyperplasie nodulaire (3).

Quoi qu'il en soit, dans la dégénérescence graisseuse du foie compli

(1) Hutinel, *France méd.*, 1882.
(2) Sabourin, *Arch. de Physiol.*, 1881.
(3) Sabourin, *Le foie des tuberculeux* (*Arch. de Physiol.*, 1884).

quant la phtisie pulmonaire; l'organe est considérablement hypertrophié; son bord inférieur descend bien au-dessous de la dernière côte, avec une capsule fibreuse tendue et lisse, des bords mousses, une consistance pâteuse et une coloration jaunâtre. Sur une surface de section, on voit que les îlots hépatiques sont augmentés de volume et jaunes dans toute leur étendue. En raclant cette surface, on obtient une matière huileuse qui tache le papier comme les graisses.

A l'examen microscopique, fait sur des coupes minces comprenant plusieurs îlots, on reconnaît qu'ils sont formés dans leur totalité par des cellules hépatiques remplies de grosses gouttelettes huileuses et par les mêmes éléments en liberté. Çà et là, quelques cellules à peu près normales contenant du pigment biliaire.

Dans certains cas, le foie présente une coloration brune uniforme ou jaune brunâtre et il est habituellement alors moins gros, bien que la totalité des îlots hépatiques ait subi la dégénérescence graisseuse.

D'autres fois, l'organe affecte les caractères qu'on assigne au *foie muscade;* son volume n'est pas sensiblement augmenté; sa surface est lisse, mais elle présente, à travers la capsule de Glisson, et mieux sur une coupe, des îlots hépatiques dont la périphérie est grise ou gris jaunâtre, tandis que le centre est d'une couleur rouge foncé. A l'examen microscopique, dans les zones périphériques les cellules de l'îlot sont en dégénérescence graisseuse, remplies de grosses gouttelettes huileuses, tandis que dans la partie centrale, elles sont normales ou infiltrées de pigment rouge. Les lésions du foie muscade sont en rapport avec la gêne de la respiration et de la circulation du sang veineux.

La *dégénérescence amyloïde* ou *cirreuse* du foie s'observe quelquefois dans la tuberculose, notamment dans la forme chronique; nous n'y insisterons pas; il nous suffira de dire que le foie, généralement très hypertrophié, présente alors des parties, situées à la périphérie des îlots ou irrégulièrement disséminées et plus ou moins étendues, à transparence vitreuse, à consistance pâteuse et friable qui tranchent par leur demi-transparence sur le reste du parenchyme habituellement en dégénérescence graisseuse. Les parties cirreuses prennent une coloration brun rougeâtre lorsqu'on verse sur elles de la solution iodée, et deviennent parfois violettes ou bleues par l'addition d'acide sulfurique. C'est cette réfringence spéciale et cette coloration qui caractérisent la dégénérescence amyloïde partout où elle existe.

On connait peu les lésions du système biliaire développées au cours de la tuberculose et cependant indépendantes du tubercule. Il n'est pas rare que dans les maladies générales, surtout dans les maladies infectieuses, l'angiocholite catarrhale intervienne avec toutes ses modalités et il est plus que probable qu'il en est ainsi dans la tuberculose. La difficulté à éclaircir cette question provient de ce qu'il arrive rarement qu'en pareille circonstance on ait affaire à des foies indemnes de tubercules. Par contre, les tubercules des voies biliaires s'accompagnent quelquefois d'angiocholite catarrhale, ulcéreuse ou non, d'angiochlite capillaire qui, dans certains cas, a été invoquée comme l'explication de phénomènes d'ictère grave intercurrent (Mathieu, *Archiv. gén. de Méd.*, 1882).

Les altérations du *pancréas* sont peu connues ; en dehors des altérations tuberculeuses on aurait noté quelquefois la sclérose de l'organe.

La *rate* est tantôt augmentée de volume ; tantôt diffluente, dans les formes aiguës de la phtisie ; tantôt atrophiée et indurée dans les formes chroniques. Elle est alors souvent aussi atteinte de dégénérescence amyloïde, auquel cas elle augmente de volume et présente sur une coupe des grains semi-transparents, arrondis, qui ressemblent à du sagou cuit. A leur niveau l'iode et l'acide sulfurique déterminent les réactions caractéristiques.

Appareil génito-urinaire. — *Rein.* — La néphrite parenchymateuse complique la phtisie pulmonaire, comme elle complique toutes les maladies chroniques, toutes les cachexies (Bernheim, Dickinson), mais on ne saurait dire dans quelle proportion. D'après Lecorché, cette néphrite parenchymateuse se produirait le plus souvent à la suite de manifestations tuberculeuses portant sur le bassinet. La néphrite interstitielle peut figurer dans l'ensemble anatomo-pathologique de la phtisie pulmonaire, d'ailleurs plus souvent cause qu'effet, puisque la phtisie se développe au cours de la néphrite interstitielle dans la proportion de 23 pour 100.

Dégénérescence graisseuse. — Elle a été signalée dans la phtisie aiguë en dehors de toute lésion tuberculeuse rénale, et en vertu des mêmes conditions qui la produisent dans tous les processus fébriles intenses.

D'ordinaire, on rencontre un certain degré d'infiltration granulo-graisseuse des tubes urinaires, surtout des tubes droits, mais ne constituant pas ce qu'il convient d'appeler la dégénérescence graisseuse du rein.

Dégénérescence amyloïde. — La dégénérescence amyloïde des reins coexiste fréquemment avec la phtisie pulmonaire. Tandis qu'on ne trouve que 7 fois sur 100 la néphrite parenchymateuse associée à la phtisie pulmonaire, et 23 fois sur 100 la néphrite interstitielle, on trouve de 60 à 66 fois sur 100 la dégénérescence amyloïde (Lecorché). Ce qui paraît certain, c'est que la phtisie pulmonaire n'est pas apte à produire dans tous les cas la dégénérescence amyloïde; il faut que la phtisie soit ulcéreuse et suppurative.

D'après Traube, dans tous les cas où l'on a pu constater la coexistence de la tuberculose et de la dégénérescence amyloïde, le poumon présentait de vastes cavernes ; ou bien, d'après Dickinson et Wilks, il existait des suppurations osseuses de nature tuberculeuse.

Dans le rein la dégénérescence amyloïde se reconnaît difficilement à l'œil nu avant que l'on ait versé sur la surface de section la solution iodée. Mais, après cet essai, on voit apparaître une multitude de points brun rouge qui sont les glomérules de Malpighi altérés.

Dans les divers organes, l'altération est la même. Elle atteint primitivement en effet les petites artères, les branches de l'artère hépatique, les artérioles des corpuscules de la rate, celles des ganglions lymphatiques et les vaisseaux des glomérules de Malpighi du rein; il en est de même ponr les artères intestinales. Elle consiste en une imprégnation des parois de ces artères d'abord, puis consécutivement des autres éléments des parenchymes correspondants, par une substance réfringente, finement granuleuse, de nature protéique, qui détermine la mort physiologique des éléments histologiques qu'elle infiltre, et possède la réaction dont nous avons déjà parlé au contact de l'iode et de l'acide sufurique.

Dans le rein, l'altération amyloïde est constamment liée à une néphrite parenchymateuse arrivée ordinairement au stade de dégénération graisseuse.

D'ailleurs la maladie de Bright se rencontre plus souvent isolée dans les autopsies de tuberculose chronique, sans l'altération amyloïde des vaisseaux, avec l'anémie de la substance corticale du rein, avec sa coloration grise ou jaunâtre et son opacité qui résultent du remplissage des canalicules urinifères par des cellules épithéliales infiltrées de boules protéiques et de granulations graisseuses.

Les conséquences de ces lésions rénales se conçoivent facilement : elles contribuent, avec les altérations du foie, de la rate, etc., à déterminer dans la crase sanguine des modifications importantes : une diminution du chiffre de l'albumine et des globules rouges ; l'anémie et l'hydrémie.

« De toutes les maladies, de toutes les diathèses celle qui paraît influencer le plus directement le système utérin, c'est la phtisie pulmonaire, c'est la diathèse tuberculeuse » (Aran). Ces lésions ont été décrites par Andral, Louis, Cruveilhier, Lisfranc, Virchow, Rokitansky, Brouardel, etc.

Ce sont des métrites, des ovarites, des pelvi-péritonites qui d'ailleurs sont peut-être elles-mêmes, plus souvent qu'on ne l'a cru, de nature tuberculeuse.

SYSTÈME CÉRÉBRO-SPINAL. — A. *Encéphale.*

Congestion, Inflammation de la dure-mère. — On rencontre assez souvent à l'autopsie des phtisiques l'hyperhémie de la dure-mère signalée surtout par Louis et par Lebert. Cette hyperhémie n'est dans certains cas que le premier stade de l'inflammation de la dure-mère.

Pachyméningite. — Dans quelques cas des symptômes cérébraux paraissent devoir être rattachés à la présence de néo-membranes développées à la surface interne de la dure-mère. Nous avons recueilli quatre observations de phtisie chronique dans lesquelles les malades présentaient, pendant les derniers jours de leur vie, du délire, des hallucinations, une perte plus ou moins complète de connaissance sans paralysie ni convulsions; à l'autopsie il existait, dans les quatre faits, à la surface interne de la dure-mère des néo-membranes formant une couche mince, facile à détacher, plus ou moins étendue, et dont les vaisseaux très nombreux se continuaient manifestement avec ceux de la dure-mère. On trouve aussi dans la thèse de Gardin (1874) une observation de pachyméningite, rencontrée chez une femme de quarante-huit ans morte à une période très avancée de la phtisie pulmonaire. On voyait à la face interne de la dure-mère des deux côtés, mais surtout dans la fosse occipitale, des néo-membranes très épaisses, très vasculaires; dans l'une d'elles, il est vrai, se trouvait un petit tubercule annexé à une paroi vasculaire (1).

Phlébite ou thrombose des sinus. Cette complication a été surtout signalée chez les enfants. Tonnelé (2) cite un cas de coagulation du sang dans toute l'étendue du sinus longitudinal supérieur, consécutive à une phlébite de ce sinus, chez un enfant de six ans atteint de tuberculose pulmonaire et intestinale. Des cas semblables ont été rapportés par Bouchut (3).

Congestion, inflammation de l'arachnoïde et de la pie-mère. — Louis a vu quelquefois l'arachnoïde épaissie et opaque; sur deux sujets il a trouvé une fausse membrane jaunâtre extrêmement molle à la surface libre de la séreuse, et il en attribue la formation à une inflammation aiguë developpée dans les derniers jours de la vie.

Mais c'est surtout la pie-mère qui présente les altérations les plus considérables depuis la simple hyperhémie jusqu'à l'inflammation la plus intense. Selon Louis elle serait injectée et épaissie dans un huitième des cas. Lebert fait mention de légères ecchymoses le long des petits vaisseaux, qu'il attribue au passage des globules sanguins au travers des parois intactes des capillaires. Ce sont parfois de véritables hémor-

(1) Hahn, *Des complications qui peuvent se présenter du côté du système nerveux dans la phtisie pulmonaire chronique*, Thèse 1874.

(2) Tonnelé, *Journal hebd.*, 1829.

(3 Bouchut, *Gaz. des hôp.*, 1868.

ragies que l'auteur subordonne à un état scorbutique particulier à la tuberculose.

De même que la congestion, l'œdème de la pie-mère n'est pas rare dans la phtisie pulmonaire chronique.

Méningite simple. — Elle a déjà été indiquée par Louis sous la forme d'inflammation aiguë et chronique de l'arachnoïde et de la pie-mère. Rilliet et Barthez (1), Lebert (2), Cless (3), rapportent des cas de méningite suppurée (arachnitis purulente) chez des enfants et des adultes tuberculeux. Béhier et Hardy vont jusqu'à proposer de donner même à la méningite tuberculeuse le nom de méningite des tuberculeux, en raison de la répugnance qu'ils éprouvent à admettre que les granulations tuberculeuses des méninges soient la cause efficiente de la méningite ; ils assurent du reste avoir observé des cas de méningite sans coexistence de tubercules méningés.

« Il est incontestable, dit Leudet (4), que les enveloppes du cerveau et de la moelle peuvent s'enflammer dans la diathèse tuberculeuse, soit sous l'influence du dépôt de granulations tuberculeuses, soit sous l'influence de la prédisposition inflammatoire. La phlegmasie aiguë des méninges n'est pas absolument rare dans ces cas. La forme chronique se rencontre quelquefois. » Plus loin le même auteur ajoute : « Chez les adultes morts de phtisie pulmonaire, j'ai constaté plusieurs fois à l'autopsie des épaississements des méninges, et les traces manifestes d'une phlegmasie chronique. Jamais, chez les adultes, je n'ai vu cette variété de lésion précéder la phtisie pulmonaire. »

Quant au siège de l'inflammation en pareil cas, Haase (5) pense que la méningite de la base s'observe seule au cours de la phtisie. Cette opinion est exagérée. Nous avons vu dans le service du professeur Lasègue une méningite chronique non tuberculeuse chez un phtisique et qui s'était développée au niveau des lobes fronto-pariétaux.

La méningite purulente est exceptionnelle. Lebert n'a rencontré qu'un cas de méningite purulente où la phlegmasie était bornée à la surface de l'hémisphère gauche. En général, l'exsudat et l'épaississement du tissu conjonctif existent surtout dans la scissure de Sylvius et aux mêmes points ou siège ordinairement la méningite tuberculeuse. Souvent aussi, en même temps, les mailles de la pie-mère sont infiltrées d'une quantité plus ou moins abondante de sérosité.

Hydrocéphalie. — C'est une cause fréquente de mort dans la phtisie pulmonaire (Rokitansky, Cless).

(1) Rilliet et Barthez, *Traité des malad. des enf.*, 1854.
(2) Lebert, *Traité prat. des mal. scrof. et tub.*, 1849.
(3) Cless, *Pathol. der tub.*, in *Arch. fur physiol. Heilk.*, 1845.
(4) Leudet, *Cliniq. méd. de l'Hôtel-Dieu de Rouen*, 1874.
(5) Haase, *Krank. des nervensystems*, in *Handb. von Virchow*, Erlanger, 1869.

Tantôt l'hydrocéphalie est mécanique, les tubercules comprimant les veines de Galien ou les sinus. Comme le fait remarquer Jaccoud (1), il semble quelquefois qu'il y ait disproportion entre la faiblesse de la cause et la grandeur de l'effet. « Ces difficultés, dit-il, ne sont qu'apparentes; elles s'évanouissent si on prend en considération le mode de développement des tubercules de la pie-mère; nous avons vu que la production des granulations coïncide avec l'oblitération des petits vaisseaux de la région où ils prennent naissance, et pour peu que ce processus se répète sur plusieurs points, la circulation veineuse sera gênée par ces lésions diffuses..... Au surplus, il faut reconnaître que le plus souvent cette hydrocéphalie par granulations méningées sans méningite atteint des individus phtisiques et que la dyscrasie n'est pas étrangère à son développement. ».

L'hydrocéphalie est liée parfois encore à une oblitération des sinus veineux de la dure-mère par coagulations sanguines ou thromboses dues à l'altération du sang (Becquerel et Rodier). Ch. Olivier (2) rappelant que dans la phtisie pulmonaire il y a diminution de la masse totale du sang, conclut que le cours du sang subit un ralentissement favorable aux coagulations spontanées. Peut-être d'ailleurs ces coagulations sont-elles dues au développement de granulations tuberculeuses dans les parois mêmes des vaisseaux, et produites alors soit par compression, soit par phlébite (Duguet) (3).

D'après Lebert, l'hydrocéphalie pure sans altération des méninges ni des vaisseaux de l'encéphale, l'*hydrocéphalie interne aiguë*, se présente fréquemment comme complication finale des maladies chroniques où la nutrition a beaucoup souffert, entre autres la tuberculose pulmonaire. « Je possède, dit-il, sept observations bien décisives de tubercules des poumons et des autres organes, où l'affection des ventricules (épendymite ou hydrocéphalie) se présente à l'état aigu sans granulations des méninges, et sans tubercules cérébraux. » Sur ce nombre, il n'y avait que deux adultes au-dessus de trente ans; les autres cas concernaient des enfants. L'hydrocéphalie dont il est question ici est surtout de nature inflammatoire et due à l'épendymite et à la méningite simple de la base sans granulations tuberculeuses.

Quant à l'hydrocéphalie dyscrasique résultant de la cachexie tuberculeuse, elle ne constitue, lorsqu'elle existe, qu'une manifestation partielle d'une véritable anasarque. Seitz, il est vrai, doute de l'existence d'une hydrocéphalie aiguë indépendante de toute cause mécanique et inflammatoire. Quant au siège de l'hydrocéphalie, Louis

(1) Jaccoud, *Traité de Pathol. int.*, t. II.

(2) Ch. Ollivier, *Thrombose et embolie cérébrales dans la phtisie pulmonaire*, Thèse, 1870.

(3) Duguet, *Bulletin de la soc. anat.*, 46e année, 1871.

signale, dans un grand nombre de ses observations, l'infiltration sous-arachnoïdienne et l'œdème de la pie-mère ; en cas d'hydropisie des ventricules, cet œdème se trouve refoulé à la partie postérieure. Lebert l'a trouvé quelquefois formé d'un liquide semblable à une glu lisse et transparente.

On peut également observer, dans la tuberculose chronique des poumons, l'œdème du cerveau, qui consiste en une imbibition de cet organe par de la sérosité; en général, on trouve en même temps une quantité plus ou moins grande de liquide épanché dans le tissu sous-arachnoïdien et dans les ventricules du cerveau. Enfin, comme il a déjà été dit, souvent il y a en même temps hydropisie ventriculaire.

L'anémie cérébrale, d'après Lebert, se rencontrerait ordinairement à l'autopsie des phtisiques; elle serait plus fréquente que l'hyperhémie consécutive aux troubles circulatoires de l'agonie.

L'hyperhémie cérébrale a été signalée par Louis, Andral, Rokitansky, Cless. Pour ces deux derniers auteurs, cette lésion pourrait être la cause d'une terminaison brusque de la maladie. Lebert croit que cette congestion est quelquefois aussi liée à un délirium tremens ou à une urémie intercurrente. Pour lui, c'est surtout l'écorce qui est congestionnée et elle prend alors par places une véritable teinte hortensia.

L'apoplexie et l'hémorrhagie cérébrale se produisent quelquefois aussi au cours de la phtisie pulmonaire. Ferrand (1), Joffroy et Lepiez (2), Sésary (3) en ont rapporté d'intéressants exemples. On en a donné diverses explications. La cachexie tuberculeuse (Andral), la possibilité de la formation d'anévrysmes miliaires chez les phtisiques (H. Liouville) (4), la seule altération du sang (Émile Leudet), la formation de thrombose dans les troncs veineux et l'augmentation consécutive de la tension dans les capillaires (Sésary) rendraient compte de la rupture des vaisseaux.

Ramollissement cérébral. — Louis, Barrier (5), Ch. Ollivier (6) en ont rapporté des exemples. Dans la plupart des cas, le point de départ de la lésion est une thrombose veineuse cachectique, ainsi que l'a bien établi Béringier (7) dans sa thèse inaugurale. Ollivier avait invoqué une thrombose capillaire, également d'origine dyscrasique, dans l'observation qu'il a publiée.

(1) Ferrand, *Gaz. méd. de Paris*, 1862.
(2) Joffroy, *Bullet. soc. anat.*, 1871.
(3) Sésary, *Soc. méd. de Lyon*, 1866-1867.
(4) Liouville, Th. de Paris, 1871.
(5) Barrier, *Traité des mal. des enf.*, t. II,
(6) Ch. Ollivier, *in* Thèse de Hahn, 1874.
(7) Béringier, Thèse de Paris, 1879.

Il est bien entendu qu'il n'est point question ici de l'oblitération des artérioles cérébrales qui suit dans la tuberculose méningée l'infiltration tuberculeuse de la gaîne des vaisseaux, d'après le mécanisme très bien établi par Rendu (1).

Le ramollissement s'expliquerait encore par des embolies venues de végétations inopexiques déposées sur les valvules du cœur. Tel est le cas de Colrat. « Une phtisique de trente et un ans fut prise d'hémiplégie gauche avec aphasie. A l'autopsie, pneumonie caséeuse; sur la valvule mitrale, végétation polypiforme due à de la fibrine coagulée. Large foyer de ramollissement, siégeant sur le lobe moyen à la périphérie de l'hémisphère droit. Pas d'athérome artériel; artère sylvienne droite obstruée, un peu au delà de l'hexagone de Willis, par un caillot fibrineux analogue à la végétation cardiaque. » Nous avons vu une jeune fille phtisique mourir rapidement avec des phénomènes bulbaires, après avoir présenté pendant quelques jours une hémiplégie droite et de l'aphasie. Il y avait des végétations sur la valvule mitrale; l'artère sylvienne gauche et l'artère vertébrale étaient oblitérées par un caillot récent. On ne trouva aucune lésion tuberculeuse dans l'encéphale (service de Lasègue).

B. *Moelle et ses enveloppes.* — Leudet a examiné la moelle épinière et ses enveloppes dans un certain nombre de cas de phtisie pulmonaire, et a vu fréquemment des lésions des méninges spinales. « Parmi elles, je signalerai, dit-il, les adhérences, quelquefois très étendues, entre les deux feuillets de l'arachnoïde, l'épaississement de la pie-mère et du feuillet viscéral de l'arachnoïde : en un mot, la méningite spinale chronique. »

Lebert rapporte certains symptômes qu'on observe chez les tuberculeux et qu'il rattache à de la méningite spinale, à de la myélo-méningite, à de la myélite chronique, sans donner de preuves positives à l'appui de son dire. Dans trois cas, il a vu des foyers de ramollissement sans carie vertébrale, ni tuberculose de la moelle, ni de ses enveloppes; mais quelle part revient à la tuberculose? Lebert conclut que les manifestations paraplégiques chez les tuberculeux sont dues à des lésions inflammatoires et reconnaissent moins souvent pour cause des altérations tuberculeuses.

Nerfs. — Les lésions des nerfs, soit crâniens, soit rachidiens, ont été peu étudiées jusqu'aujourd'hui dans la phtisie pulmonaire.

Les nerfs crâniens peuvent être comprimés, atrophiés, dégénérés, par des exsudats méningés et des tubercules encéphaliques.

Les nerfs diaphragmatiques seraient assez souvent intéressés. « J'ai souvent rencontré, dit Cruveilhier (2), la matière tuberculeuse au-

(1) Rendu, Thèse de Paris, 1873.

(2) Cruveilhier, *Atlas d'anat. pathol.*, 35e livraison.

tour des nerfs diaphragmatiques, en particulier, chez quelques phtisiques, et on cite un cas dans lequel le nerf situé au milieu d'une masse tuberculeuse avait éprouvé une solution de continuité. » Heine (1) assure avoir rencontré les altérations du nerf phrénique vingt-sept fois sur vingt-neuf cas de phtisie pulmonaire : le nerf était hypertrophié, induré, présentant un aspect noueux. Dans plusieurs cas le pneumo-gastrique et le grand sympathique étaient également altérés.

Ehrmann (2) a décrit les altérations du grand sympathique. D'après cet auteur, le grand sympathique est toujours altéré chez les tuberculeux, et ces altérations, variables suivant les individus, correspondent toujours aux organes atteints de tubercules ; tantôt le grand sympathique est rigide, dur et desséché dans toute sa longueur ; tantôt des ganglions isolés, seuls altérés, présentent soit un ramollissement gélatiniforme ou diffluent, soit une transparence et un aspect vitreux anormal, ou enfin offrent dans leur névrilème et dans le tissu cellulaire environnant une infiltration par de la sérosité rougeâtre. Sur les cadavres de quatre individus qui avaient succombé à la phtisie pulmonaire, le tronc et les ganglions du grand sympathique ne présentaient rien d'anormal, mais on trouva le plexus cardiaque désorganisé et transformé en cellules et tubes creux baignés dans un sérum rougeâtre.

A l'autopsie d'une femme qui présentait des cavernes dans le poumon droit, le ganglion cervical inférieur droit était réduit en deliquium rouge bleuâtre et écumeux ; les filets de communication se rendant à la moelle et au ganglion cervical moyen étaient sains ; mais ceux qui s'anastomosent avec le pneumo-gastrique et le rameau descendant du grand sympathique ressemblaient à du verre pilé et étaient excessivement fragiles. Le ganglion thoracique supérieur présentait la même altération que le ganglion cervical, mais à un moindre degré ; la portion du tronc du grand sympathique qui reliait ces ganglions était très rouge, et se laissait détacher avec la plus grande facilité. Tout cela est à contrôler.

La névrite intercostale des phtisiques a été indiquée d'abord par Bouillaud (3) et décrite pour la première fois par Beau (4).

« Il y a, dit-il, une autre forme de pleurite, dans laquelle les nerfs intercostaux sont susceptibles de s'enflammer : c'est celle qui est consécutive aux tubercules pulmonaires et qui siège comme les tubercules dans le sommet de la cavité thoracique. »

(1) Heine, *Anat. path. fragments über Phtisis tuberculosa*, Wurtzbourg, 1827.

(2) Ehrmann, *Pathol. Veränderung der sympath. Nerven in der Tuberc.*, Canstatt's Jahrb., 1844.

(3) Bouillaud, *Traité de nosog. méd.*, t. III, 1846.

(4) Beau, *Névrite interc. Arch. gén. de méd.*, 1847. — *De la név. int. dans la pht. pul.*, *Union méd.*, 1849.

Beau explique la production de ces névrites par une inflammation chronique, qui détermine d'abord l'adhérence des deux feuillets de la plèvre et s'étend ensuite aux nerfs intercostaux ; ceux-ci conservent, en général, leur couleur normale et ne présentent pas la rougeur qu'on observe dans la névrite aiguë, en cas de pleuro-pneumonie ou de pleurésie, par suite du travail inflammatoire. Ces nerfs adhèrent au tissu environnant, et si on réussit à les isoler, ils présentent un volume double et triple. Les nerfs le plus souvent atteints sont le 1, 2, 3, intercostal ; les lésions sont surtout faciles à constater à la partie postérieure, là où ils touchent la plèvre.

Grisolle, Hasse n'ajoutent pas créance à cette névrite intercostale. Pour Grisolle, l'augmentation de volume est loin d'être constante et la rougeur, quand elle existe, s'expliquerait tout aussi bien par l'imbibition qui s'étend au pourtour des parties enflammées. Hasse admet que dans certains cas l'inflammation peut envahir le névrilème des nerfs ; mais jamais il n'a vu nettement les caractères de la névrite. Peter admet aussi l'existence de la névrite intercostale. Dans une observation rapportée par Hahn, on vit les nerfs du plexus brachial striés de gris par places, c'est-à-dire en voie de sclérose ; ils étaient comprimés à leur origine par des tubercules développés dans la partie cervicale de la moelle et produisaient des douleurs atroces.

Pitres et Vaillard (1) ont établi que dans le cours de la tuberculose il n'est pas rare que les nerfs périphériques deviennent le siège d'altérations parenchymateuses présentant les caractères des névrites dites dégénératives. Ces névrites sont indépendantes de lésions du cerveau ou de la moelle et atteignent indistinctement les nerfs sensitifs, les nerfs moteurs, les nerfs mixtes.

Les muscles peuvent présenter les modifications qu'ils subissent dans toutes les cachexies. On y trouverait surtout une atrophie simple, sans processus dégénératif ou imitatif, avec épaississement et prolifération du tissu conjonctif autour des fibres atrophiées (Klippel, *Soc. Anat.*, 1887).

(1) Pitres et Vaillard, *Revue de méd.*, 1886.

CHAPITRE VIII

TUBERCULOSE DES ANIMAUX

L'étude de la tuberculose dans les diverses espèces animales met en lumière ce fait très intéressant, à savoir que la tuberculose évolue d'une façon différente dans chaque espèce. Par là, la tuberculose se rapproche des maladies les plus infectieuses, comme le charbon, par exemple ; par là se manifeste l'influence du *terrain*.

On a vu plus haut que l'histoire des *pseudo-tuberculoses parasitaires* montre aussi quelle est la part qui revient à l'autre facteur, l'*agent irritant* (Laulanié). (Voir page 62.)

Quoi qu'il en soit, jusqu'à présent aucun animal à sang chaud ne s'est montré complètement réfractaire à l'infection tuberculeuse (Koch).

Les manifestations observées dans les tuberculoses animales doivent donc être infiniment variables ; mais ceci n'est vrai que pour les modifications secondaires. L'altération primitive est la même dans tous les cas.

§ 1. — Tuberculose des bovidées.

La tuberculose des vaches est très importante à étudier au point de vue de l'alimentation et de la contagion possible à l'espèce humaine par les viandes et par le lait.

La phtisie tuberculeuse des vaches (phtisie calcaire de Delafond, pommelière, Perlsucht) est très commune. Elle se manifeste le plus souvent, sinon toujours par l'amaigrissement et par la toux, mais les qualités lactifères de la vache peuvent n'avoir subi aucune atteinte et des vaches rester en bon état pendant six mois ou davantage malgré la présence de tubercules nombreux dans les poumons. La marche de cette phtisie est généralement lente, de telle sorte que des vaches restent bonnes laitières pendant un an quoique atteintes. Les lésions anatomiques consistent dans des îlots tuberculeux du poumon de volume variable, des masses de pneumonie caséeuse, des dilatations bronchiques avec catarrhe purulent des bronches, parfois des cavernes, comme chez l'homme. Les plèvres présentent aussi des granulations tuberculeuses quelquefois très volumineuses ressemblant à des tumeurs sarcomateuses, souvent infiltrées de sels calcaires ; la totalité de ces tumeurs pleurales tuberculeuses, beaucoup plus développées que ne le sont jamais les lésions du même ordre chez l'homme, peut atteindre le poids de 5 à 6 kilogr. (1). L'infiltration calcaire de ces tubercules leur a fait donner le nom de tumeurs perlées (Perlsucht). Les ganglions lymphatiques sont toujours infiltrés de tubercules et extrêmement hypertrophiés à la racine des bronches, si bien que leur masse arrive au poids de 3 kilogr. 500. Le foie et la rate sont souvent farcis de granulations tuberculeuses.

Les lésions histologiques, les granulations tuberculeuses de la vache, qui ont été bien étudiées par Virchow, sont les mêmes que celles de l'homme. Koch a démontré la présence des bacilles tuberculeux dans ces productions pathologiques et leur identité avec les bacilles de la phtisie humaine (2). D'après ses recherches, les bacilles sont souvent très rares dans les lésions de la pommelière.

L'importance alimentaire du lait a naturellement incité les expérimentateurs à savoir si le lait de vache atteinte de la pommelière pouvait donner la tuberculose. Gerlach (3) a nourri des veaux, des porcs, des lapins et un mouton avec du lait pris dans de semblables conditions et il a produit la tuberculose. Klebs (4) a également obtenu un certain nombre de résultats positifs ; mais comme il y avait aussi des expériences négatives, en particulier celles de Schreiber (5), on pouvait encore conserver un certain doute au sujet de cette infection.

Le danger qu'offre le lait a attiré l'attention sur les lésions tuberculeuses de la mamelle de la vache. Böllinger (6) a trouvé, dans les tubercules de la mamelle et dans la sécrétion lactée, de nombreux bacilles de la tuberculose. Par l'inoculation du lait chez les animaux, il a obtenu au bout de onze jours une tuberculose miliaire généralisée.

La mamelle de la vache paraît être assez souvent affectée de tuberculose. Ainsi, pendant sept mois, le docteur Bang (7), professeur à l'école vétérinaire de Copenhague, en a vu, dans cette institution, sept cas, et divers vétérinaires danois lui ont communiqué vingt-sept autres faits de mammite tuberculeuse. Sans que les vaches paraissent malades, il se développe une tuméfaction et une induration d'une portion de la glande dont le lait semble tout à fait normal. Malgré cette excellente apparence, le lait contient parfois alors des quantités

(1) Voyez pour la pathologie de cette affection la *Police sanitaire* de Reynal, p. 710; Gurlt, *Handbuch*, t. I; Virchow, *Wurtzburger Verhandlungen*, t. VII, p. 143, *et Pathol. des tumeurs*, trad. fr. de Aronssohn, t. II, p. 253.

(2) *Berl. Klin. Wochenschr.*, 10 avril 1882.

(3) *Virchow's Archiv*, t. XLI, 1878.

(4) *Archiv fur exp. path.*, 1871.

(5) *Dissertation inaugurale*, Kœnigsberg, 1875.

(6) *Tuberkelbacillen in Euter tuberc. Kuhe. Baier, arztl. Int. Bl.*, 1883, 16.

(7) *Nordiskt med. Archiv*, t. XVI et *Congrès méd. int. de Copenhague*, août 1884.

colossales de bacilles. Ainsi, sur des préparations de lait recueilli dans ces conditions, Bang a montré aux membres du Congrès de Copenhague des points où il y avait plus de 200 bacilles dans un champ du microscope. Au bout d'un mois environ, le lait prend l'aspect d'un sérum jaunâtre, contenant de petits flocons fibrineux. Il n'est jamais purulent. La mammite tuberculeuse peut s'associer à une phtisie déjà existante ou être la première manifestation d'une phtisie aiguë ou subaiguë qui dure de deux à quatre mois. L'inoculation de ce lait a donné des résultats positifs ; l'ingestion du lait provenant des parties saines des glandes partiellement tuberculeuses a produit aussi la tuberculose intestinale chez le lapin et le porc. Dans une ferme où l'on se servait du lait d'une vache atteinte de cette mammite, le veau devint tuberculeux ainsi qu'une femme enceinte et un enfant de six mois qui avait été nourri avec ce lait.

Koch (1) a émis l'opinion que le lait de la vache tuberculeuse ne devient virulent que lorsque la mamelle est elle-même atteinte. Bang pense au contraire que le lait des vaches tuberculeuses contient parfois, sinon toujours, des bacilles, même quand la mamelle est saine. Il a fait cette expérience intéressante : il a chauffé à 72° le lait contenant des bacilles et a injecté un centimètre cube de ce liquide a deux lapins qui sont restés indemnes. Pour chercher les bacilles du lait, il le place dans un appareil à force centrifuge usité pour la séparation du beurre. La partie périphérique du vase présente un sédiment sale qui contient diverses espèces de bactéries, parmi lesquelles se trouvent celles de la tuberculose.

H. Martin (2) a inoculé dans le péritoine de cobayes et de lapins, du lait pris au hasard aux laitières qui s'installent de grand matin à Paris pour le vendre sous les portes cochères, et il a obtenu un bon nombre d'inoculations positives ; encore faut-il remarquer que ce lait provient de fermes éloignées où les animaux sont dans de meilleures conditions que ceux des vacheries situées à Paris ou dans la banlieue. Stein (3) en injectant du lait de vaches atteintes de la pommelière dans le péritoine a produit la tuberculose miliaire au bout de trente-cinq jours ; sur les quatre faits qu'il a examinés au microscope, il n'a trouvé que deux fois des bacilles.

De toutes ces expériences découle la conclusion qu'il faut toujours faire bouillir le lait dont on se sert comme aliment, si l'on n'est pas sûr de sa provenance.

(1) Koch, *Mittheil. a. d. Kais. Gesundheitsamte*, t. II, 1884.

(2) H. Martin, *Recherches ayant pour but de démontrer la fréquence de la tuberculose consécutive à l'inoculation du lait vendu à Paris, sous les portes cochères* (*Rev. de méd.*, 10 février 1884).

(3) Stein, *Dissert. inaug.* Berlin, 1884.

Une autre question est celle de savoir si les viandes provenant de vaches pthisiques peuvent donner la phtisie. Il est très rare qu'il y ait des tubercules dans les muscles et dans le tissu cellulaire du dos et des membres qui constituent les parties les plus essentielles de la viande consommée ; aussi l'inoculation aux animaux de la viande de boucherie a-t-elle donné des résultats inconstants, rarement positifs ; mais il n'en est pas de même de la consommation des organes tels que le foie, le rein ou les parties des membres qui renferment des ganglions lymphatiques. D'où le précepte de manger bouillie la viande des bovidés suspects.

§ 2. — Tuberculose du cheval (1).

Il est facile de reconnaître que la tuberculose du cheval tient une place intermédiaire entre la tuberculose du bœuf et celle de l'homme. Ainsi dans certains points, les néo-formations tuberculeuses sur le péritoine et sur l'épiploon ont la plus grande ressemblance avec les nodules de la pommelière du bœuf, tandis que, dans les mêmes cas, les poumons contiennent un nombre extrêmement considérable de tubercules miliaires qui, à la surface de la coupe, leur donnent complètement l'aspect d'un poumon humain atteint de tuberculose miliaire.

Dans un cas où il fut aussi possible de découvrir la voie par laquelle le virus tuberculeux avait pénétré dans le système circulatoire et avait produit la tuberculose miliaire, les ganglions rétropéritonéaux avaient été transformés en une tumeur très volumineuse, parsemée de masses caséeuses dures et jaunâtres, qui englobait en partie la veine cave inférieure et envoyait des prolongements bosselés dans son intérieur. Ces masses renfermaient des quantités très considérables de bacilles tuberculeux, les uns libres, les autres contenus dans des cellules géantes. Plusieurs nodules étaient ramollis à leur surface et avaient évidemment laissé passer de nombreux bacilles dans le sang de la veine cave. La tuberculose miliaire avait donc ici évolué comme Weigert l'a montré pour l'homme.

D'ordinaire on décèle la présence des bacilles tuberculeux dans les nodules de l'épiploon et du péritoine, dans les ganglions bronchiques extrêmement augmentés de volume, dans les nodules du poumon, de la rate et du foie.

§ 3. — Tuberculose du porc (2).

Elle paraît être assez fréquente. On trouve souvent chez cet anima

(1) Koch, *loc. cit.*
(2) Koch, *loc. cit.*

des transformations caséeuses des ganglions du cou qui très vraisemblablement sont de nature tuberculeuse. Dans quatre cas, l'examen de ces ganglions fit constater chaque fois la présence de nombreux bacilles tuberculeux, les uns libres, les autres contenus dans les cellules géantes.

Il existe en outre chez le porc une forme particulière de pneumonie caséeuse. Sur une grande étendue les lobules pulmonaires sont transformés en masses grises rougeâtres et jaunâtres. Les alvéoles contiennent en certains points d'épaisses colonies de bacilles; ailleurs les bacilles ont déjà pénétré dans les tissus voisins où on observe des cellules géantes contenant des bacilles. Dans deux cas aussi, une ou plusieurs cellules géantes contenant des bacilles étaient libres dans les cavités alvéolaires. Il s'agissait sûrement, dans ces cas de pneumonie caséeuse, d'une tuberculose provoquée par l'aspiration de bacilles en très grand nombre. Dans un cas l'infection des poumons était encore toute récente et paraissait avoir eu pour point de départ les amygdales qui présentaient de profondes ulcérations à fond caséeux infiltré de bacilles tuberculeux.

Une fois, Koch examina des parcelles de muscles de porc, parsemées de nodules nombreux petits et pour la plupart calcifiés, contenant des cellules géantes pourvues de bacilles.

§ 4. — Tuberculose de la chèvre et du mouton (1).

Koch n'a eu qu'une fois l'occasion d'examiner le poumon d'un mouton parsemé de nodosités tuberculeuses et les ganglions bronchiques attenants, en partie caséifiés et calcifiés. Les tubercules pulmonaires contenaient des cellules géantes avec peu de bacilles. Dans les ganglions bronchiques les bacilles étaient en revanche plus nombreux.

Il n'a étudié également qu'un cas de tuberculose chez la chèvre, particulièrement intéressant parce que dans les deux poumons il s'était formé une caverne presque de la grosseur du poing; ce fait prouve en effet que, dans certaines circonstances, la phtisie pulmonaire peut présenter une évolution analogue chez les animaux et chez l'homme. Les cavernes étaient en partie remplies d'un pus caséeux. Leur paroi était sinueuse, rugueuse et filamenteuse. Dans le tissu ambiant se trouvaient de nombreuses cellules géantes avec des bacilles tuberculeux; des bacilles isolés furent aussi rencontrés dans le contenu purulent des cavernes. Enfin, le parenchyme pulmonaire environnant les cavernes et dans un rayon assez étendu était rempli de

(1) Koch, *loc. cit.*

tubercules miliaires qui renfermaient aussi des cellules géantes avec des bacilles. Il en était de même pour quelques grosses nodosités de la rate et du foie, et pour les ganglions bronchiques très augmentés de volume et calcifiés.

§ 5. — Tuberculose du singe (1).

La tuberculose du singe se comporte d'une façon notablement différente de celle de l'homme. D'ordinaire elle ne reste pas longtemps cantonnée dans un organe, mais s'étend rapidement à tous. Alors elle ne donne pas lieu, comme la tuberculose miliaire de l'homme, à de nombreux nodules de grandeur égale, mais à un nombre plus ou moins considérable de foyers tuberculeux, de volume variable. Ceux-ci, surtout dans le foie, la rate et les ganglions, contiennent non pas des masses caséeuses, comme il arrive chez l'homme, mais un pus assez fluide qui donne plutôt l'aspect d'abcès multiples que de tubercules. A côté de ce cas, on trouve souvent les formes types du tubercule gris avec centre jaunâtre dans le poumon, la plèvre et sur l'épiploon. Cependant ces tubercules sont aussi de grandeurs très variables et ont conduit à penser que chez le singe l'extension de l'agent tuberculeux ne se fait pas en une seule fois, comme pour la tuberculose miliaire humaine, mais d'une façon continue et par petites poussées.

Huit singes tuberculeux ont été examinés; chez tous, la maladie s'était développée spontanément et le premier foyer d'infection parut être toujours dans le poumon. Dans un cas seulement elle eut pour point de départ les fosses nasales. Il s'était formé à l'entrée de la cavité nasale une ulcération, vraisemblablement due à une écorchure que l'animal s'était faite en se grattant et qui plus tard, lentement, avait gagné la cloison et les muscles. Les ganglions sous-maxillaires s'engorgèrent et devinrent purulents. Alors seulement l'animal, jusque-là gai et vigoureux, respira difficilement et maigrit. A la coupe, on trouva de très nombreux tubercules de différente grosseur dans le poumon, la rate, le foie et l'épiploon.

Dans tous ces cas, les bacilles existaient dans tous les organes, mais en nombre peu considérable.

§ 6. — Tuberculose spontanée des cobayes et des lapins (2).

Sur plusieurs lots de lapins et de cobayes, achetés pour faire des recherches et soumis à l'expérimentation, il ne s'en trouva pas un qui à l'autopsie fût reconnu tuberculeux. Mais après qu'on eut fait des inocula-

(1) Koch, *loc. cit.*
(2) Koch, *loc. cit.*

tions de matière tuberculeuse, on plaça un assez grand nombre d'animaux rendus tuberculeux dans des cages séparées, mais placées dans la même enceinte que les autres animaux non infectés; dès lors il se déclara chez ceux-ci quelques cas de tuberculose spontanée. Cependant les symptômes bien nets de tuberculose ne se montrèrent presque jamais avant le troisième ou le quatrième mois de séjour au milieu des animaux tuberculeux. On fit aussi cette remarque caractéristique que le nombre des cas de tuberculose spontanée augmentait ou diminuait avec celui des animaux artificiellement infectés. Pendant un temps assez long, un très petit nombre d'animaux tuberculeux furent laissés dans la salle des animaux en expérience; alors la tuberculose spontanée avait presque complètement disparu chez les cobayes et les lapins dont le nombre était pourtant considérable.

Les lésions trouvées chez les animaux atteints de tuberculose spontanée se distinguent nettement de celles provoquées par l'infection artificielle.

On rencontre, en effet, dans les poumons des animaux atteints de tuberculose spontanée un ou plusieurs foyers tuberculeux d'un volume assez considérable et caséifiés; de plus les ganglions bronchiques ont augmenté de volume et subi la dégénérescence caséeuse. Quelquefois les foyers faisaient défaut dans le poumon, mais alors les ganglions bronchiques étaient extraordinairement hypertrophiés et caséeux. Les autres organes se montraient relativement peu altérés.

Les animaux artificiellement infectés présentaient des différences suivant que l'infection avait eu lieu par la méthode sous-cutanée ou par inhalation de liquides contenant des bacilles. D'ordinaire l'inoculation fut pratiquée sur un des côtés de l'abdomen, et on trouva toujours les ganglions avoisinant la plaie fortement tuméfiés et caséeux. Par contre, les ganglions bronchiques étaient presque toujours si petits qu'on pouvait à peine les trouver. Le foie et la rate étaient aussi profondément lésés, tandis que les tubercules pulmonaires étaient encore relativement minimes. Chez les animaux infectés par inhalation, qui avaient ainsi reçu de grandes quantités de bacilles dans leurs poumons, on trouvait dans ces organes non point de grands foyers caséeux, mais une multitude de petits tubercules. De ces observations, on peut conclure que la tuberculose spontanée, survenant dans les conditions signalées plus haut chez les cobayes et les lapins, est provoquée par l'inhalation de bacilles.

Koch a examiné dix-sept cobayes et huit lapins atteints de tuberculose spontanée, et parmi ces derniers un lapin sauvage qui, seul sur dix animaux de son espèce non soumis à l'expérimentation, était mort infecté après trois mois environ de séjour dans un milieu tuberculeux. Chez tous, autour des foyers caséeux du poumon on trouvait de nombreux bacilles, et dans quelques cas un nombre extraordinairement considérable. Presque toujours les tubercules développés secondairement en contenaient un moins grand nombre.

Il importe encore de signaler que souvent, dans les grands foyers du poumon, la désagrégation du centre caséeux déjà très avancée avait produit des cavernes de peu d'étendue. Jusqu'à un certain degré la tuberculose spontanée détermine donc chez les animaux des résultats semblables à ceux de la phtisie humaine. Mais dans le premier cas la maladie, peu de temps localisée, s'étend rapidement à d'autres régions et tue l'animal avant que des cavernes d'une grandeur notable aient pu se former, comme cela se voit chez l'homme.

La tuberculose des autres organes a une marche tout à fait particulière chez le lapin et le cobaye et différente chez chacun d'eux.

Au début, les nodules tuberculeux du foie et de la rate ont, dans ces deux espèces, leur aspect ordinaire caractéristique. Ce sont des nodules miliaires gris, transparents, à centre jaunâtre et de consistance assez ferme.

La rate est chez le cobaye notablement tuméfiée, de couleur rouge noirâtre, sur laquelle se détachent nettement les tubercules gris. Mais bientôt ceux-ci deviennent confluents et forment des îlots étendus d'un blanc grisâtre, s'acroissant continuellement; ils donnent à la rate une teinte gris rougeâtre clair et marbrée de rouge noirâtre. A la fin, les parties claires l'emportant, la rate prend un aspect qui ne rappelle plus la nature tuberculeuse de la lésion, surtout lorsqu'il s'est produit des ruptures et des hémorrhagies qui rendent l'organe encore plus bigarré. Il est à remarquer que la tuberculose détermine dans la rate des cobayes des foyers étendus de nécrose de coagulation, tandis que les ganglions lymphatiques sont toujours caséeux.

Le foie se comporte de même chez les cobayes; d'abord apparaissent çà et là des nodules gris, puis des parties plus claires, qui s'étendent, arrivent à la confluence et se colorent en jaune intense. Il prend un volume colossal et apparaît à la fin tacheté de grandes plaques jaunes, marbrées de brun. Dans les parties les plus foncées on peut voir encore, le plus souvent, des nodules gris de récente formation.

A l'autopsie d'un cobaye tuberculeux à un haut degré, on trouve donc, à côté du poumon rempli de nodules gris, la rate marbrée de taches gris clair et rouge foncé, très tuméfiée et le foie marbré de taches jaunes et brunes et aussi très augmenté de volume. Cet ensemble des lésions, qui ne se rencontre dans aucune autre maladie chez ces animaux, est tout à fait caractéristique.

A l'examen microscopique d'une rate ou d'un foie ainsi altérés, on s'aperçoit que les noyaux ne peuvent plus être colorés; les cellules sont en nécrose de coagulation. Une grande partie de l'organe est morte, mais ne se désagrège pas ; l'organe garde sa forme primitive ; sa couleur seule est modifiée. Dans ces masses mortifiées ordinairement on ne trouve que des bacilles isolés. Dans quelques cas seulement Koch a noté une augmentation et une disposition particulière des bacilles dans le tissu nécrosé du foie. Mais les bacilles sont en plus ou moins grand nombre à la périphérie des parties mortifiées et là siègent aussi dans l'intérieur de cellules géantes.

Dans les reins des cobayes, Koch n'a jamais observé de tubercules à l'œil nu.

Chez les lapins, la rate et le foie sont aussi augmentés de volume, mais moins cependant que chez les cobayes. Dans ces organes les tubercules restent toujours petits, peu apparents, et ne présentent pas les modifications signalées chez les cobayes.

En revanche, les reins renferment presque constamment un certain nombre de nodosités blanchâtres, qui peuvent acquérir la grosseur d'un pois. On y trouve ordinairement un grand nombre de bacilles, disposés en forme de nids. Quelquefois on en a aussi rencontré dans les canalicules urinaires.

§ 7. — Tuberculose des gallinacés.

La tuberculose spontanée des gallinacés a été longtemps confondue en France avec la diphtérie ; on regardait comme des lésions diphtéritiques les îlots superficiels ou profonds, semi-transparents ou caséeux qu'on trouve, chez les poules, dans le foie, la rate, le péritoine, etc. Arloing et Tripier, Larcher avaient vu, il est vrai, des lésions qui ressemblaient à des tubercules, mais leur nature n'avait pas été définie rigoureusement. Koch a découvert les bacilles de la tuberculose des poules ; Ribbert (1) a constaté que les nodules tuberculeux de la poule, dans le foie et dans la rate, renferment un nombre considérable de bacilles, surtout dans leur partie périphérique. Ils pénètrent aussi dans les artères et dans les veines. Ces bacilles existent dans de grandes cellules, sans qu'il y ait de véritables cellules géantes.

Ribbert a reproduit des tubercules du péritoine par inoculation d'une poule saine. Babes a fait des examens qui lui ont donné des résultats analogues, où il a constaté que ces bacilles se coloraient plus facilement que ceux de l'homme (2). Plus récemment nous avons examiné avec Mégnin (3) une série de poules et de faisans atteints de

(1) *Tuberkelbacillen bei Hühnern* (*Deutsche med. Wochenschrift*, p. 413, 1883).
(2) Babes, *Journal des connais. méd.*, 1883.
(3) Cornil et Mégnin, Soc. de biol., oct. 1884. — *Journal de Robin*, 1885.

tubercules du foie, de la rate et du péritoine à divers degrés d'évolution. Lorsqu'ils sont récents, ces tubercules ont tout à fait l'apparence, à l'œil nu, de granulations semi-transparentes miliaires pouvant atteindre la grosseur d'un grain de chènevis; ils sont transparents dans toute leur masse ou présentent une zone opaque à leur centre. Le foie en était criblé ainsi que la rate. Sur les préparations faites en étalant un très petit fragment de tubercule sur la lamelle où il se desséchait, puis était coloré pendant dix minutes avec le violet 6 B, on voyait une grande quantité de bacilles après la décoloration par la solution de sublimé, l'alcool et l'essence de girofle. La couleur des bacilles résistait aussi à l'action de l'acide azotique au tiers et de l'acide acétique. Sur les coupes colorées au violet d'Erhlich, décolorées avec l'acide azotique au tiers, les îlots tuberculeux montrent une très grande quantité de bacilles très bien colorés, libres ou siégeant dans de grosses cellules. Celles-ci, mesurant 12 à 20 μ, ne possèdent généralement qu'un noyau, et se distinguent ainsi des cellules géantes de la tuberculose humaine. Elles s'en distinguent aussi par le nombre incroyable de bacilles qui existent dans certaines de ces cellules (voy. fig. 61).

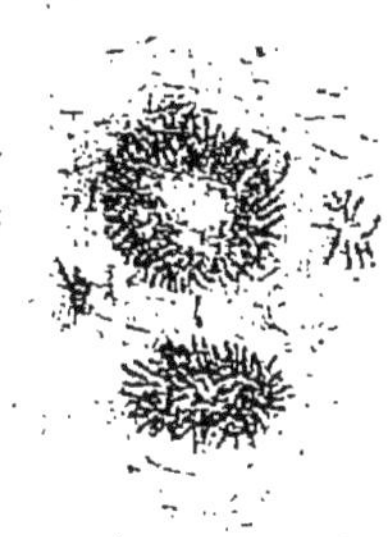

Fig. 61. — Trois cellules d'un tubercule du foie.

Ces cellules ne présentent qu'un noyau, elles sont remplies complètement de touffes de bactéries (600 D.).

Les micro-organismes forment en effet des touffes et sont au contact; ils ont souvent une forme rayonnée et partent du centre de la cellule pour se diriger vers sa surface. Ils sont infléchis, contournés, souvent formés de petits grains colorés les uns au bout des autres.

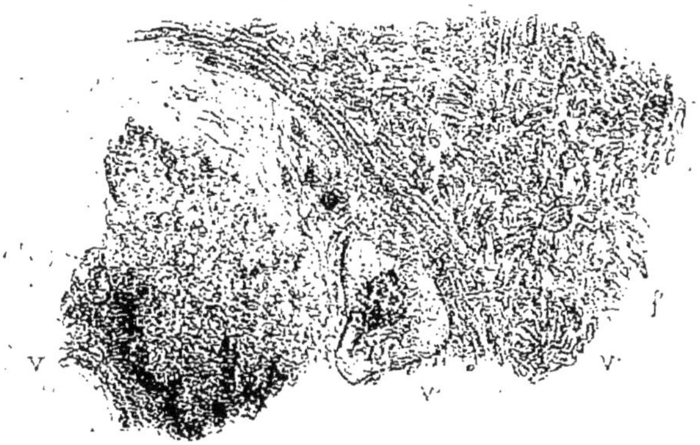

Fig. 62. — Coupe du foie tuberculeux d'une poule.

v. Veine centrale autour de laquelle il s'est développé un tubercule. — c. Dégénérescence calcaire autour de la veine. — v'. Vaisseau dont la paroi est caséeuse et qui est rempli de bactéries de la tuberculose. — f. Tissu du foie dont les vaisseaux sont remplis de sang.

Leur extrémité excentrique paraît souvent libre. Il est très facile de voir, sur les coupes du foie, les bacilles siégeant dans les vaisseaux de tout ordre de cet organe.

Dans les veines porte et sus-hépatique, par exemple, on voit que les bacilles siègent généralement dans des cellules rondes qui ne sont autres que des globules blancs du sang. Les bacilles de la tuberculose

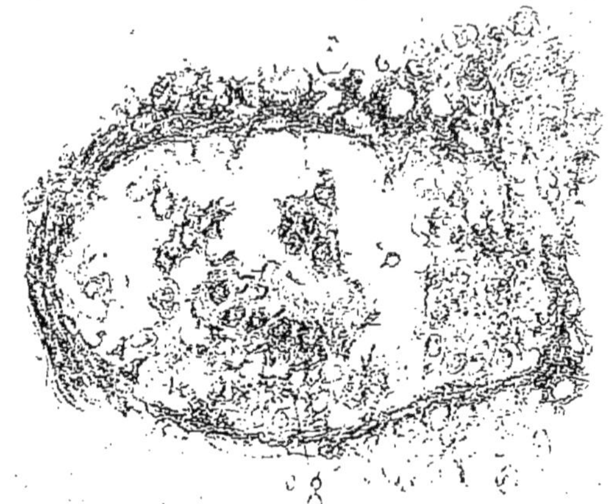

Fig. 63. — Coupe d'un petit tubercule du foie de faisan.

cg. Cellule géante avec des bacilles. — *r*. Réseau hyalin du tissu tuberculeux. — *f*. Cellule du foie.

ne se rencontrent pas seulement dans les vaisseaux compris dans les granulations et dont la circulation est arrêtée par suite d'une coagulation de la fibrine, mais on les trouve aussi dans quelques capillaires

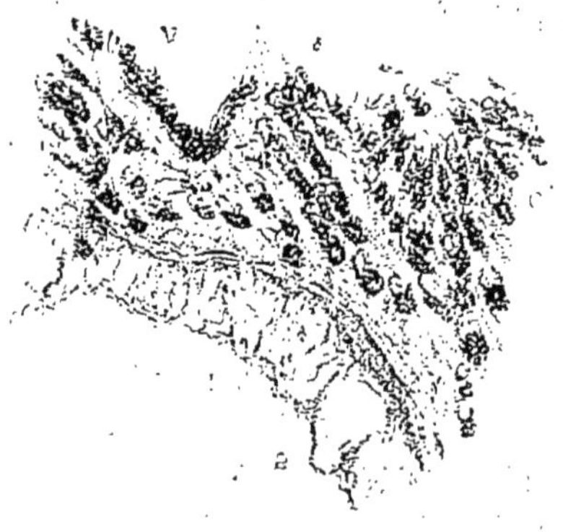

Fig. 64. — Ganglion lymphatique d'une poule tuberculeuse.

v. Vaisseau contenant des bacilles. — *c*. Grandes cellules contenant une masse de bacilles (150 diam.).

du foie, par exemple, où les globules rouges sont normaux et où le sang circule. On rencontre aussi quelquefois les bacilles dans les cellules géantes (voy. fig. 61).

Dans les ganglions lymphatiques on observe aussi des îlots caséeux avec une quantité considérable de bactéries qui siègent parfois dans les vaisseaux (voy. fig. 64).

La tuberculose chronique est caractérisée par des granulations jaunâtres opaques, souvent de consistance calcaire, qui siègent dans le foie, la rate, le péritoine, les ganglions, les sacs aériens, et à la surface des intestins. Ces petites tumeurs du péritoine intestinal, de la grosseur d'un petit pois ou même plus, sont saillantes, bosselées, sèches sur une surface de section, avec des grains ou des stries tout à fait calcifiés. Les coupes des gros tubercules caséeux et calcifiés, colorées au violet d'Ehrlich, puis décolorées par l'action de l'acide azotique au tiers, de l'alcool absolu et de l'essence de girofle, de façon à ce

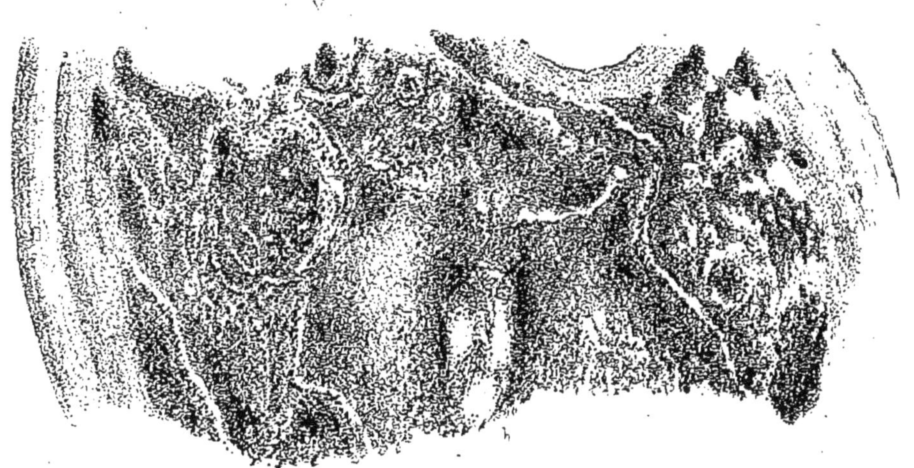

Fig. 65. — Gros tubercule caséeux et calcaire situé à la surface du péritoine intestinal et dessiné à un faible grossissement. (20 D.)

Toutes les parties qui offrent une couleur bleue, *b*, sont des amas de bactéries de la tuberculose. Elles siègent dans des fentes dont quelques-unes représentent probablement des vaisseaux, *v*, et elles sont entourées de parties qui ont une couleur acajou par le mode de préparation employé (violet d'Ehrlich) de coloration à l'acide nitrique et safranine pour colorer le fond de la préparation.

que les bacilles seuls restent colorés, montrent des îlots qu'on peut déjà reconnaître à l'œil nu et qui restent de couleur violet bleu.

Avec un faible grossissement de 10 à 100 diamètres, on voit que des taches violettes arrondies siègent, soit à la partie centrale du tubercule, soit à la fois au centre et dans la périphérie des tubercules, en même temps que des stries sinueuses de la même couleur (voy. fig. 65). On constate à un fort grossissement que ces îlots ou stries sont formés par une accumulation de bacilles pressés les uns contre les autres, siégeant soit dans l'intérieur de vaisseaux dont les parois sont altérées (fig. 65), soit dans des interstices du tissu caséeux et calcifié. Lorsqu'on a coloré doublement ces coupes par le violet d'Erhlich pour montrer les bacilles, puis par la safranine, cette dernière substance donne à toutes les parties calcifiées une couleur brun foncé tirant sur le violet ou l'acajou bruni. On reconnaît alors que les îlots de bacilles sont souvent entourés par une zone de tissu calcifié, coloré en brun violacé. Cette zone calcifiée est constituée par des travées anhistes, sans structure, entre-croisées et anastomosées, limitant des aréoles comme un tissu réticulé. Il n'y a pas de cellules vivantes ni de noyaux dans ce réticulum; des îlots de bacilles existent souvent dans ses mailles; on y trouve aussi des boules hyalines. Parfois la masse centrale du tubercule, ayant la grosseur d'un grain de chénevis ou davantage, est mortifiée, ne se colore plus par le carmin ni par la safranine et tient à peine au tissu périphérique. Ce dernier montre des îlots ou des stries de couleur bleu violet dus à des bacilles. Tout autour des portions calcifiées, on trouve un tissu inflammatoire, formé de petites cellules vivantes et bien colorées en rouge par la safranine.

Les grosses masses tuberculeuses sont entourées elles-mêmes de tubercules plus petits, tantôt récents, tantôt bordés eux-mêmes d'une zone calcifiée. Ces petits tubercules sont très réguliers; leur centre, composé de bacilles, nous a souvent paru occuper la cavité d'un vaisseau dont les parois auraient été modifiées.

Étudiés avec de forts grossissements, les bacilles sont accumulés en amas réguliers au milieu des tubercules calcaires comme dans une culture pure, au contact les uns des autres, en si grand nombre que, sur les coupes, ils se sont échappés en partie des fentes ou scissures qui les contenaient, sous l'influence de la section et des manipulations, de façon à devenir libres sur les bords de la coupe, dans le liquide où elle est montée. Ils existent dans ce liquide, isolés ou accolés en touffes, sans qu'il y ait de cellules à côté d'eux. Leurs amas affectent des figures ovoïdes, ou circulaires, ou irrégulières, ou la forme de bandes, rarement celle d'un S, comme cela a lieu dans les cultures où ils se développent en liberté sur le sérum sanguin gélatinisé d'après le procédé de Koch. Les bacilles des tubercules calcaires ne sont pas compris dans les cellules. Il est probable qu'ils se sont primitivement développés dans les cellules, mais que celles-ci ont été détruites ultérieurement sans qu'il en soit résté trace. Ils sont agglomérés en nombre tellement considérable qu'il est difficile de les voir isolément au milieu des masses colorées qu'ils forment. Le violet d'Erhlich, le violet 6 B en solution aqueuse ou en solution dans l'eau d'aniline, les colorent bien. Ils sont plus longs d'habitude que les bacilles qu'on trouve ordinairement dans les crachats de l'homme, de telle sorte qu'ils ressemblent parfois à des filaments. Ils présentent souvent des grains colorés.

Nous avons reproduit très facilement, avec Mégnin, la tuberculose de la poule en l'inoculant à des poules. Nous avons inoculé deux cobayes qui ont présenté, lorsque nous les avons tués, deux mois après l'inoculation, de gros abcès caséeux de la paroi abdominale et du grand épiploon. Dans ces abcès ayant le volume d'une cerise et remplis de pus caséeux, nous avons trouvé une très grande quantité de bacilles de la tuberculose. Les animaux avaient été tués avant la généralisation miliaire de la maladie, mais il est probable qu'ils en auraient été atteints plus tard.

Nocard a constaté (*Société de médecine vétérinaire*, janvier 1885) la contagion de la tuberculose de l'homme à la poule parmi tous les animaux d'une basse-cour. Le valet chargé de cette basse-cour était phtisique, et les poules picoraient avec vivacité ses crachats; la plupart d'entre elles ont succombé avec de la tuberculose des organes abdominaux. Nocard a depuis cité d'autres faits de contagion non moins démonstratifs (*Société de Biologie*, 17 août 1885); il a cultivé, comme nous l'avons déjà dit, les bacilles sur du sérum de cheval additionné de 1 p. 100 de peptone, 0,25 p. 100 de sucre de canne et 0,25 p. 100 de sel marin et il a donné, avec ces cultures, la tuberculose au lapin, au cobaye et au chevreau (Cornil et Babes, *les Bactéries*, 2e éd., 1886).

TROISIÈME PARTIE

ÉTIOLOGIE

Les grandes découvertes de Villemin et de Koch ont complètement remanié l'étiologie de la tuberculose, plaçant au premier plan l'inoculabilité et la contagion qui jusque-là n'avaient été admises que sous bénéfice d'inventaire. La révolution a été aussi radicale que possible, et le bacille tuberculeux ne se multipliant qu'à une température de 30 à 40°, on est presque forcément conduit à admettre que le parasite ne peut se développer hors de l'organisme de l'homme et des animaux, et que, partant, tout être phtisique a été en fin de compte contagionné par un autre être phtisique. Aujourd'hui, pour la majorité des pathologistes, on ne concevrait pas mieux la phtisie spontanée que la génération spontanée du bacille tuberculeux.

Avec les données nouvelles, le problème étiologique de la tuberculose exige quatre solutions :

D'où vient le microbe pathogène?

Comment pénètre-t-il dans l'organisme vivant?

Comment s'y propage-t-il?

Quelles sont les conditions préalables qui favorisent l'entrée, le développement du parasite; quelles variantes ces conditions impriment-elles à l'évolution morbide ?

Dans son magistral mémoire sur l'*Etiologie de la Tuberculose*, Koch (1) s'est surtout et presque exclusivement occupé des trois premières questions qui constituent ce qu'on peut appeler l'*Etiologie expérimentale.*

La quatrième correspond à l'*Etiologie* telle qu'on la concevait avant la découverte du bacille, à l'*Etiologie clinique;* elle n'a nullement perdu de son intérêt et nous lui consacrerons tous les développements qu'elle mérite.

Il s'en faut que tout soit dit touchant les trois premières faces du problème étiologique ; sans doute une vive lumière vient d'y être projetée, mais qui n'a pas suffi à dissiper toutes les obscurités.

Dans un très remarquable résumé, Koch établit le bilan de la situa-

(1) Koch, *Die etiologie der Tuberculose* in *Mittheilungen aus dem Kaiserlichen Gesundheitsamte.* Berlin, 1884.

tion, et rien n'est plus instructif à ce sujet que les considérations pleines d'ampleur et d'exactitude auxquelles il se livre.

Un premier point, très important, est acquis. Il n'en est pas du bacille de la tuberculose comme du bacille charbonneux ou du microcoque de l'érysipèle, qui appartiennent au monde extérieur où ils se développent avec grande facilité dans les matières en putréfaction et ne subissent dans l'organisme humain qu'une partie de leur évolution.

Les conditions du développement se réalisent beaucoup moins aisément pour le bacille de la tuberculose qui ne peut se multiplier que dans le sérum sanguin ou les différents liquides de l'organisme et qui exige pour germer une température d'au moins 30°. Ces conditions ne se trouvent jamais réunies au dehors de l'organisme vivant, et c'est là seulement que le bacille peut parcourir le cycle complet de son développement.

Il est démontré également que le bacille de la tuberculose ne procède pas de bactéries indifférentes.

Il n'est point douteux non plus qu'on ne puisse atténuer la virulence du bacille tuberculeux, mais on sait aussi qu'il conserve entière cette virulence, même au bout de deux ans, dans les cultures, c'est-à-dire en dehors de l'organisme vivant. De même Fischer et Schill ont démontré que les bacilles exposés pendant six semaines à l'influence de la putréfaction ne perdent rien de leur virulence. Le bacille tuberculeux conserve donc ses propriétés avec une surprenante ténacité.

S'il est vrai que l'organisme animal est la seule source d'origine, la tuberculose est d'autre part une maladie si répandue, que la reproduction du microbe pathogène trouve les occasions les plus faciles et les plus nombreuses.

De toutes les formes de tuberculose, celle qui se transmet le plus aisément, c'est la phtisie pulmonaire. Les autres formes transmettent plus difficilement la maladie, parce que les bacilles sont en trop petit nombre ou sont situés trop profondément dans les tissus.

Les conditions, avons-nous dit, sont nombreuses qui facilitent le transport des bacilles des individus malades aux individus sains.

Il faut se rappeler que le septième du genre humain est enlevé par la phtisie, que la plupart des tuberculeux rejettent pendant des semaines, des mois, des crachats qui contiennent des quantités énormes de bacilles avec des spores.

Sans doute la plupart de ces germes disséminés sur les vêtements, les planchers s'anéantissent sans avoir trouvé l'occasion de se fixer sur un organisme vivant ; mais si on se rappelle que d'après Fischer et Schill les bacilles tuberculeux gardent leur virulence pendant quarante-trois jours dans un crachat en putréfaction, et pendant cent quatre-vingt-six jours dans un crachat desséché à l'air, on comprendra la diffusion extrême du microbe pathogène.

On connaît le mode de transmission du bacille des phtisiques aux individus sains. Les crachats rendus par l'expectoration parsèment l'air de particules chargées de bacilles et qui, aspirées par les individus indemnes, provoquent la tuberculose pulmonaire, suivant le mécanisme indiqué par la pathologie expérimentale. Aucune espèce animale ne résiste à l'inhalation de particules chargées de bacilles. D'ailleurs ce n'est pas exactement de cette manière que l'infection se produit le plus souvent, car les particules ne sont généralement pas assez fines pour rester longtemps en suspension dans l'air. Il n'en est plus de même lorsqu'il s'agit de crachats desséchés d'où émanent des poussières très fines. Or, grâce à la négligence avec laquelle des malades crachent à terre, sur la literie, les effets, etc., les crachats desséchés surabondent. D'autre part, les études faites à ce sujet prouvent que ce n'est pas à l'état isolé que les bacilles restent suspendus dans l'air; ils sont portés en quelque sorte par des poussières très ténues, capables d'être entraînées par le plus faible courant, telles que les poussières qui proviennent de filaments des plantes, de poils d'animaux, d'écailles épidermiques, etc. Aussi ne saurait-on jamais assez se méfier des literies, habillements, mouchoirs contaminés par les crachats tuberculeux.

D'après Spillmann et Haushalter (*Acad. des sciences*, 16 août 1887), les mouches serviraient aussi à la dissémination des bacilles. Elles pompent au fond des crachoirs les produits de l'expectoration; puis, après leur vie fort courte, ces insectes se dessèchent, tombent en poussière et sèment ainsi les bacilles qu'ils contenaient sur les plafonds, les tentures, les tapisseries.

Koch pense qu'il est très probable que la conservation de la virulence des crachats tient à ce que les bacilles contiennent des spores susceptibles de germer à la première occasion.

Quand les bacilles sont inhalés sous forme de poussière, ils peuvent ou rester suspendus dans les voies aériennes ou pénétrer presque aux alvéoles dans les inspirations profondes la bouche ouverte. Les bacilles pénètrent plus difficilement par le nez, arrêtés qu'ils sont par la muqueuse nasale. De ce qu'ils sont parvenus profondément dans les voies respiratoires, il ne s'ensuit pas forcément que les bacilles s'y développeront. Ce développement exige un certain nombre de conditions favorables qui sont loin de se rencontrer toujours. Ainsi, on sait que les bacilles tuberculeux mettent autant de jours à se développer, que les bacilles du charbon mettent d'heures ; de telle sorte que d'ordinaire ils sont expulsés par les mouvements des cils vibratiles avant qu'ils aient atteint le dernier stade de leur évolution; mais, que la rougeole, par exemple, dépouille pour un certain temps la muqueuse de son épithélium protecteur et remplisse les bronchioles de sécrétions stagnantes, les bacilles ne manqueront pas de coloniser. De même, les adhérences pulmonaires et les déformations du thorax consécutives, en gênant les mouvements de totalité du poumon et en accumulant les sécrétions bronchiques, favorisent le développement des bacilles.

Si l'infection tuberculeuse se fait le plus souvent par la voie pulmonaire, elle suit aussi d'autres routes.

Koch est disposé à admettre que dans la tuberculose primitive des ganglions lymphatiques superficiels, des plaies de grattage, d'éruptions cutanées, etc., sont la porte d'entrée des bacilles. Les lymphatiques les conduisent jusqu'aux ganglions, et, la plaie guérie, il semble que le processus morbide ait débuté par les ganglions.

Les bacilles provenant des selles trouvent des conditions moins favorables à leur développement; aussi ce procédé d'infection doit-il être rare.

Après les crachats, la seconde source principale d'infection, c'est la tuberculose des animaux domestiques; elle n'a pas la même importance que la première.

D'abord ces animaux ne crachent pas et ce n'est qu'exceptionnellement qu'on rencontre des bacilles dans leurs évacuations. Par contre, il est établi que le lait peut infecter l'économie humaine. A part cette circonstance, le germe tuberculeux n'est mis en liberté qu'après la mort des animaux et l'infection n'a lieu que par l'usage de la viande. En outre de l'infection directe par le contact de viandes tuberculeuses avec des excoriations de petites plaies (mode d'infection exceptionnel), la pénétration du bacille s'effectuera par les organes digestifs et c'est dans ces organes qu'éclateront les premières manifestations de la maladie.

Toutefois, la tuberculose primitive de l'intestin est peu fréquente, ce qui tient probablement à ce que les parties nocives de la viande ne sont pas livrées à la consommation, à ce qu'on ingère le plus souvent de la viande cuite, à ce que la tuberculose des animaux de boucherie, notamment la pommelière du bœuf, reste plus ou moins localisée, de sorte qu'il n'y aurait de danger que si les poumons et les ganglions entraient dans l'alimentation.

Cependant l'infection par le canal intestinal est indiscutable, comme le prouvent les cas nombreux de tuberculose intestinale secondaire des phtisiques provoquée par l'ingestion des crachats.

Mais tous les phtisiques avalent une plus ou moins grande quantité de ces crachats et tous ne présentent pas d'ulcérations intestinales.

Cette discordance tiendrait, selon Koch, à ce que la muqueuse intestinale semble être une surface encore moins facilement attaquable par le bacille tuberculeux que la muqueuse des voies respiratoires. Des expériences faites en nourrissant des animaux avec des substances contenant des bacilles charbonneux ont appris que les bacilles qui ne contiennent pas de spores sont détruits dans l'estomac, tandis que les spores de ces bacilles traversent l'estomac sans être altérés. Il est probable qu'il en est de même pour le bacille tuberculeux, encore faut-il qu'il traverse le tube digestif assez lentement pour que les spores aient le temps de germer et de coloniser.

Ces considérations s'appliquent également à l'infection intestinale par les crachats et par la viande.

Quant à l'infection par le lait de vaches atteintes de pommelière, elle n'est possible que si le lait contient des bacilles et le lait n'en contient que lorsque les glandes mammaires présentent des ulcérations tuberculeuses intenses, et de fait ces lésions sont rares.

L'infection par les animaux domestiques tuberculeux, si elle est moins fréquente que l'infection par l'homme, doit donc aussi être tenue en considération.

Nous avons dit plus haut (voir 1re partie) comment le bacille, une fois introduit dans l'organisme, s'y propage et s'y généralise; nous n'y reviendrons pas. On sort là du domaine de l'étiologie pour entrer dans celui de la physiologie pathologique.

Quant aux nombreuses formes que revêt l'évolution de la tuberculose, elles ne dépendent pas seulement des différents points qui sont infectés, mais aussi de la *quantité* des bacilles qui ont pénétré dans le point infecté.

On peut aussi expliquer ce qu'on appelle la *prédisposition individuelle* par de simples conditions adjuvantes, telles que les solutions de continuité de l'épithélium, la stagnation des sécrétions, tous les troubles respiratoires qui favorisent le développement des bacilles.

Toutefois, Koch n'hésite pas à déclarer qu'il subsiste quelques faits difficiles à interpréter et qui forcent à conserver encore l'hypothèse de la prédisposition individuelle : par exemple, les différences de marche suivie par la tuberculose chez les enfants et les adultes, la facilité avec laquelle certaines familles sont envahies, tandis que d'autres restent réfractaires, etc., etc.

Quant à la *tuberculose héréditaire*, Koch n'admet pas que les bacilles puissent exister dans l'organisme du nouveau-né sans y déterminer assez rapidement des altérations manifestes : il ne croit pas au *microbisme latent*, pour nous servir de l'heureuse expression du professeur Verneuil. Or, jusqu'ici, on a rarement trouvé des tissus tuberculeux chez le fœtus et le nouveau-né, d'où il faut conclure que la transmission bacillaire est exceptionnelle pendant la vie intra-utérine.

Koch a constaté que les petits de mères très tuberculeuses (cobayes) ne présentaient pas de tubercules et restaient pendant des mois bien portants. Selon Koch la manière la plus vraisemblable d'expliquer la maladie est d'admettre que ce n'est pas le germe lui-même qui est directement transmis, mais bien *certaines propriétés* qui favorisent le développement de ces germes, lorsqu'ils viendront plus tard en contact avec l'organisme, en vertu de ce qu'on appelle *la prédisposition personnelle*.

Cette analyse du travail de Koch ne saurait être considérée que comme une préface à l'étiologie de la tuberculose et ne pourrait dispenser d'entrer dans les détails consacrés par l'observation clinique, qu'ils cadrent ou non avec les données bactériologiques.

Nous allons donc maintenant examiner une à une les diverses conditions qui semblent influencer dans un sens ou dans un autre l'évolution de la tuberculose.

CHAPITRE PREMIER

§ 1. — Inoculation.

Bien que nous voulions nous placer ici exclusivement au point de vue clinique, nous ne pouvons nous dispenser de rappeler que le fait décisif de l'inoculation du tubercule fut définitivement, dès 1868, acquis à la science par les expériences de Villemin rapportées plus haut (voir pag. 23 et suiv.). Nous nous permettrons d'ajouter que, dans notre Traité de 1867, nous acclamions la découverte de Villemin, en y joignant l'appoint de nos recherches personnelles.

Désireux, disions-nous, de vérifier par nous-mêmes le fait important signalé par Villemin, nous avons soumis à l'expérimentation sept lapins âgés d'environ six semaines. Six d'entre eux ont été placés dans une grande caisse rectangulaire où ils pouvaient se mouvoir et respirer à l'aise. Le septième a été laissé en liberté. Sur celui-là ainsi que sur un des six autres, aucune inoculation n'a été pratiquée. Des cinq restants, trois ont été inoculés exclusivement avec la matière des granulations tuberculeuses grises, demi-transparentes ou opaques, jaunâtres, recueillies sur le péritoine et les plèvres d'un phtisique. Pour les deux derniers, nous nous sommes exclusivement servi de la matière caséeuse extraite avec précaution des poumons.

L'inoculation a été pratiquée deux fois, le 12 décembre 1865 et le 1er janvier 1866, suivant le procédé opératoire indiqué par Villemin. Avec un bistouri à lame étroite, nous avons fait une ponction sous-cutanée vers la base de l'oreille, et, dans la plaie ainsi produite, nous avons insinué de petits fragments des substances indiquées plus haut, fragments que nous désagrégions préalablement en les triturant avec la pointe de l'instrument.

Les sept lapins placés dans une cave suffisamment aérée et convenablement nourris ont été sacrifiés deux mois après la première inoculation. Or, voici les résultats que nous a fournis l'examen des organes :

1° Les deux lapins auxquels aucune inoculation n'avait été pratiquée ne nous ont présenté aucune lésion des poumons ni des autres viscères que l'on pût rapporter à la tuberculisation ;

2° Le résultat a été également négatif pour les deux lapins auxquels avait été inoculée la matière caséeuse pulmonaire ;

3° Quant aux lapins inoculés exclusivement avec la matière des granulations, deux d'entre eux (le troisième étant réservé pour une expérimentation plus prolongée) nous ont offert dans les poumons des lésions manifestement tuberculeuses, quoique encore peu avancées.

Ces lésions consistaient en un groupe de plusieurs petites granulations, semi-transparentes, dures, grises, se coupant facilement, donnant une section plane avec des parties un peu opaques au centre. Leur tissu, assez résistant, était composé de très petits noyaux sphériques agglomérés, réunis par une matière granuleuse ou par des fibres. Ces granulations ressemblaient exactement à celles de l'homme, et en même temps nous avons pu nous assurer qu'elles étaient identiques pour l'aspect extérieur et pour la composition histologique avec celles que contenaient les poumons des lapins inoculés par Villemin, et mis obligeamment à notre disposition.

Le lobe inférieur du poumon, chez l'un des deux lapins, était fortement congestionné dans une assez grande étendue, et les parties voisines des granulations renfermaient de grandes cellules épithéliales en multiplication endogène et des leucocytes.

En outre, sur ce même lapin, on apercevait sous la peau au côté droit du cou (côté de l'inoculation) comme un chapelet de gros ganglions ramollis et jaunâtres; l'un de ces ganglions mesurait environ un centimètre et demi en longueur. Leur tissu pulpeux, opaque, s'écrasait en une bouillie caséeuse épaisse, et, au microscope, on y reconnaissait, avec la substance fibroïde qui forme la trame du ganglion, des cellules lymphatiques, noyaux ou petites cellules, plus grosses, en général, qu'à l'état normal, et infiltrées de fines granulations protéiques et graisseuses.

Le péritoine renfermait beaucoup de vers vésiculaires, et le foie d'un des deux lapins montrait de petits kystes jaunes et gris, qu'au premier abord, ainsi qu'en a fait la remarque Villemin, on pourrait prendre pour des granulations tuberculeuses, mais où l'examen microscopique permettait de découvrir les œufs parfaitement reconnaissables d'helminthes, parasites très communs chez les lapins (1).

Ajoutons que chez nos deux lapins existait une eschare assez profonde au niveau de la partie supérieure de la cuisse. Cette eschare était-elle le résultat d'un trouble nutritif ou de toute autre cause? Nous l'ignorons. Ce que nous pouvons seulement dire, c'est qu'aucun des autres lapins inoculés ou non n'offrait une semblable lésion.

(1) Ces kystes peuvent se rencontrer dans le péritoine, dans le foie, l'intestin, le poumon. Ils sont dus à des pentastomes (linguatules) et à des psorospermies. Le contenu est souvent caséeux, jaunâtre, infiltré de calcaire. (Voyez sur ce sujet Davaine, *Traité des Entozoaires* et Virchow, *Die krankhaften Geshwülste*.) (*Note de la 1re édition*.)

Postérieurement aux premières inoculations de Villemin et aux nôtres, d'autres tentatives ont été faites non seulement chez les lapins, mais encore chez d'autres animaux. Disons de suite que ces nouvelles expériences viennent confirmer les premières.

Puis relatant les expériences que Villemin avait eu l'obligeance de nous communiquer et faites sur des lapins et des cabiais, nous poursuivions :

Les faits qui précèdent, insuffisants pour résoudre toutes les questions relatives à l'inoculabilité du tubercule, démontrent que le tubercule est inoculable de l'homme à quelques animaux; ils nous paraissent établir également cet autre fait bien important, à savoir, que la granulation, autrement dit, la lésion spécifique et caractéristique de la tuberculose est seule susceptible d'être inoculée, et que l'expérience échoue quand on se sert de la matière caséeuse (1) (ancien tubercule des auteurs); quand on emploie d'autres substances (fibrine, pus, graisse, etc.) (2); c'est là, si le fait est confirmé par des expérimentations ultérieures, un résultat considérable et qui établit bien nettement la spécificité de la diathèse tuberculeuse, que démontrent d'ailleurs beaucoup d'autres raisons.

Nous avons vu précédemment comment il fut démontré plus tard que l'inoculabilité appartenait non seulement à la granulation grise, mais encore à la matière caséeuse, à toutes les formes de la matière tuberculeuse, à tout ce qui contient le bacille tuberculeux.

Nous avons vu que la matière tuberculeuse était inoculable par les voies sous-cutanée, pulmonaire et digestive.

C'est ainsi que nous nous exprimions en 1867 après Villemin, et nous avons exposé plus haut les recherches ultérieures de physiologie pathologique expérimentale qui ont parachevé la démonstration sur ce terrain particulier.

Sur le terrain clinique, l'inoculabilité est moins évidente; toutefois, depuis que cette question a été reprise à la lumière des méthodes nouvelles, les observations concluantes se multiplient de jour en jour.

L'inoculation sous-cutanée est ici la moins connue, contrairement à ce qui se passe en expérimentation.

(1) Il est bon d'être prévenu que des granulations existent quelquefois au milieu des noyaux caséeux; en pareil cas, l'inoculation pourrait être suivie de succès (*Note de la 1re édition.*)

(2) Nous croyons nécessaire de rappeler que, lorsque l'on pratique dans les veines une injection de ces substances au lieu de les insinuer dans le tissu cellulaire sous-cutané, on établit des *pneumonies lobulaires* qui peuvent présenter une apparente analogie avec la granulation, mais qui s'en distinguent, surtout microscopiquement, par des caractères bien tranchés. Les expériences de Villemin et les nôtres ne doivent donc pas être confondues avec celles de Cruveilhier, Panum, Denbrowski, etc. (*Note de la 1re édition.*)

On cite souvent l'exemple célèbre de Laënnec qui se blessa un jour avec une scie, en sectionnant une colonne vertébrale tuberculeuse. Il vit survenir au niveau de l'excoriation une tuméfaction d'où s'échappa une petite masse presque jaunâtre, semblable à de la matière caséeuse. La plaie guérit rapidement, et vingt ans après, Laënnec racontait qu'il n'avait jamais ressenti aucune suite de cet accident. Comme Laënnec est mort phtisique, on a voulu voir là un exemple d'inoculation. La tuberculose inoculée aurait mis bien du temps à se manifester.

Lepelletier de la Sarthe, Goodlad, s'étaient inoculé sans résultat la sérosité d'un vésicatoire appliqué à un sujet phtisique.

D'autre part, des expériences furent faites en 1874, dans des conditions plus topiques.

Demet, Paraskova, Zablonis de Syria (Grèce), ont inoculé la tuberculose à un homme de cinquante-cinq ans atteint de gangrène du gros orteil du pied gauche par oblitération de l'artère fémorale. Les médecins inoculèrent des crachats de phtisiques à la partie supérieure de la jambe droite. Jusque-là, les poumons examinés avec le plus grand soin avaient paru absolument sains. Trois semaines après, on percevait au sommet droit les signes d'une induration commençante. Le trente-huitième jour après l'inoculation, le malade mourut de la gangrène; à l'autopsie, on trouva, au sommet du poumon droit, dix-sept petits tubercules du volume d'un grain de moutarde à celui d'une lentille. Il y avait deux tubercules semblables au sommet gauche, deux autres à la face convexe du foie. Le nombre limité des tubercules, leur état embryonnaire semblaient être, aux yeux des auteurs de l'expérience, en rapport avec le temps écoulé depuis l'inoculation. Ce n'est là, d'ailleurs, qu'une seule expérience et il est à désirer qu'on ne la recommence plus.

Bollinger (1) dit aussi avoir fait cette remarque, que les bouchers employés à l'abattoir de Zurich et chargés spécialement du dépeçage des bœufs sont assez souvent atteints de tuberculose, et il n'est pas éloigné de penser qu'il s'agit là de tuberculose par inoculation sous-cutanée.

C'est le lieu de rappeler que Krishaber et Dieulafoy (2) se sont rapprochés autant que possible de l'inoculation sous-cutanée, en opérant sur les singes; or, à chaque expérience, l'inoculation réussit pleinement.

Quoi qu'il en soit, dans ces dernières années, plusieurs observations ont été publiées qui militent en faveur de la transmission, chez l'homme, de la tuberculose par ce mode d'inoculation.

Le 22 janvier 1884, le professeur Verneuil présentait à l'Académie de médecine l'observation d'un médecin qui, quelques années après s'être

(1) Bollinger, *Archiv für exp. Pathol. und Phar.*, I, 1873.
(2) Krishaber et Dieulafoy, *loc. cit.*

piqué dans une autopsie de phtisique, devint tuberculeux, dans de telles conditions qu'il est difficile de ne pas admettre une relation étroite entre l'inoculation et la tuberculose.

La même année, Verchère publiait dans sa thèse inaugurale (1) une observation analogue recueillie à Saint-Louis, dans le service de Besnier.

Ces observations, si intéressantes qu'elles soient, manquaient du critérium anatomique indispensable, la présence des bacilles dans les lésions.

Cette lacune a été comblée dans d'autres cas rapportés par l'un de nous (2), par Merklen (3), Tscherning (4), Karg et Thiersch (5), Axel-Holst (6), Riehl (7), Martin du Magny (8), Vidal et P. Raymond (9).

Dans tous les cas, l'examen méthodique a fait trouver le bacille tuberculeux dans les lésions cutanées.

Il est donc hors de doute maintenant que la tuberculose peut se communiquer à l'homme par inoculation sous-cutanée, et, si l'on tient compte des observations, il semble qu'un intervalle de huit jours à deux mois soit nécessaire pour que le tubercule atteigne son complet développement. La plaie primitive ne prendrait un aspect particulier que du huitième au quinzième jour.

Si l'inoculabilité de la tuberculose par la voie cutanée chez l'homme est généralement admise aujourd'hui, il reste cependant à déterminer exactement et dans les détails quelles conditions rendent possible l'inoculation et les divers modes d'évolution de la tuberculose ainsi produite. Avec un nombre suffisant d'observations, il sera facile de résoudre ce problème.

A propos de l'inoculation sous-cutanée de la tuberculose, on a soulevé dernièrement l'importante question de savoir si la maladie est susceptible, comme la syphilis, de se transmettre par le virus vaccin provenant de l'homme ou des animaux.

Lothar Meyer (10) n'a point trouvé de bacille dans la lymphe vaccinale provenant de tuberculeux, et Guttmann (11) a confirmé ces résultats. D'autre part, Fritz Schmit (12) n'est jamais parvenu, en

(1) Verchère, *Des portes d'entrée de la tuberculose*, *Thèse inaug.*, 1884.
(2) Hanot, *Arch. de Phys.*, 1886.
(3) Merklen, *Soc. med. des hôp.*, 1885.
(4) Tscherning, *Fortschrit der Med.*, 1885.
(5) Karg et Thiersch, *In thèse de Martin du Magny*, 1885.
(6) Axel-Holst, *Semaine méd.*, 1885.
(7) Riehl, *loc. cit.*
(8) Martin du Magny, *Th. de Paris*, 1885.
(9) Vidal et P. Raymond, *France méd.*, 1886.
(10) Lothar Meyer, *Eulenberg's Vierteljahr. f. ger. Med.* Berlin, 1882.
(11) Guttmann, *in L. Meyer*.
(12) Fritz Schmit, *in* Bollinger. *Zur Etiolog. der Tuberc.* Munich, 1883.

grattant l'épiderme en plusieurs points, à produire la tuberculose, d'où il résulterait que le bacille tuberculeux ne pénètre pas par les procédés habituels de la vaccination. Il semble donc que la vaccine animale soit sans danger ; encore ne faut-il pas oublier les expériences de Toussaint (1), dans lesquelles le vaccin pris sur des pommelières a produit par inoculation des lésions tuberculeuses.

Plus récemment Josserand (2), qui a publié quatorze expériences également négatives et Straus (3), conclut d'une très intéressante étude que l'infection tuberculo-vaccinale est improbable, presque chimérique, et cela pour les raisons suivantes :

1° A cause de l'âge des vaccinifères, les tout jeunes enfants étant très rarement tuberculeux.

2° Le vaccinifère fût-il tuberculeux, la sérosité de la pustule vaccinale aurait cependant de grandes chances de ne pas renfermer de germes tuberculeux.

3° Si par impossible, le vaccin renfermait le bacille, le *mode d'insertion*, le peu de profondeur de la plaie vaccinale serait défavorable au développement du germe.

4° Enfin il n'existe pas dans la littérature médicale un seul cas bien établi de tuberculose vaccinale.

Nous ne rappellerons pas les expériences qui ont montré comment le bacille tuberculeux s'introduit dans l'organisme par le tube digestif. Nous nous attacherons uniquement ici à ce qui a trait à la production de la tuberculose chez l'homme par l'alimentation.

Lorsque Gerlach (4) eut annoncé que l'ingestion du lait de vaches malades atteintes de la pommelière produit la tuberculose, des recherches nombreuses furent entreprises sur cette question. Elles furent loin de donner des résultats toujours identiques ; cependant on n'hésita point en Allemagee à accuser l'alimentation des enfants par le lait des vaches pommelières de produire une tuberculose intestinale d'abord, pulmonaire ensuite.

Le congrès de Dusseldorf (juillet 1875) prescrivit de n'employer ce lait qu'après coction préalable. Cohnheim avait déjà fait une réserve à ce sujet, admettant que si l'estomac est sain, le suc gastrique détruira le virus ; que si l'estomac est atteint de catarrhe muqueux, le lait arrive intact dans l'intestin, qui devient le siège de l'infection.

(1) Toussaint, *Comptes rendus de l'Acad. des scien.*, août 1881.

(2) Josserand, *Contribution à l'étude des contaminations vaccinales* (*Thèse de Lyon*, 1884.

(3) Straus, *La tuberculose est-elle transmissible par la vaccine* (*Soc. des hôp.*, 1885).

(4) Gerlach, *Wirchow's Archiv*, août 1878.

Après des études fort bien conduites, Bollinger (1) est arrivé aux conclusions suivantes :

1. Le danger de la transmission de la tuberculose par le lait des vaches pommelières est bien loin d'être aussi considérable qu'on le craint. Lorsque la pommelière est bornée aux poumons et par conséquent localisée, le lait n'est pas dangereux ; il ne devient virulent que si la tuberculose est générale.

2. La coction détruit dans tous les cas la virulence.

3. Le lait est toujours virulent quand le pis des vaches malades est lui-même tuberculeux.

Nous avons analysé plus haut (page 258) les expériences concordantes de Bang, Koch, H. Martin, Stein.

Quant à l'allaitement de l'enfant par une mère phtisique, c'est une question qui n'a pas encore été nettement élucidée, et qui mérite d'être résolue dans le sens le plus rigoureux. Bien que le nouveau-né prenne rarement la phtisie, sa mère peut l'infecter par l'intermédiaire des crachats et peut-être aussi par le lait, plus dangereux que le lait de vache, qu'il est loisible de faire bouillir pour détruire les germes. (G. Sée (2).

Le risque de la contamination est plus grand encore par l'usage de viande ou de viscères provenant d'animaux manifestement tuberculeux.

Nous avons étudié assez longuement plus haut (page 28) la découverte due à Chauveau de la transmission de la tuberculose par la viande provenant d'animaux tuberculeux ; nous n'ajouterons ici que les quelques détails suivants fournis par Bouley (3).

D'après le Dr Schütz, chez les animaux tuberculeux de l'espèce bovine, les nodules tuberculeux des muscles siégeraient dans la substance intermusculaire, et bien souvent on trouverait des productions tuberculeuses dans les glandes lymphatiques intermusculaires, « altération, dit-il, qui passe fréquemment inaperçue. »

D'autre part, la tuberculose dans l'espèce bovine est compatible, surtout lorsqu'elle est pulmonaire, avec la conservation du fonctionnement régulier de l'appareil digestif, et, dans ce cas, on peut se trouver à l'abattoir en présence, tout à la fois, et de lésions tuberculeuses incontestables, et de viandes qui ont le plus bel aspect.

Enfin, la note suivante va donner une idée des proportions considérables qu'atteint la tuberculose dans l'espèce bovine.

Au rapport de Zündel, Hurtrel d'Arboval estimait au dixième la

(1) Bollinger, *loc. cit.*
(2) G. Sée, *De la phtisie bacillaire des poumons*, 1883.
(3) Bouley, *La nature vivante de la contagion. Contagiosité de la tuberculose*, 1884.

proportion des bêtes bovines phtisiques dans la Brie, la Beauce, le pays de Caux, etc. Wolff admettait une proportion de 15 p. 100 dans le rayon de Liegnits (Saxe).

Il y a cinq ans, la statistique a donné en Bavière un chiffre de 55,000 bêtes tuberculeuses, ce qui, pour une population de trois millions de bêtes adultes, donne une moyenne de 2 p. 100.

Adam a compté sur 106,321 bêtes bovines en 9 ans à Augsbourg, 1,358 sujets atteints de tuberculose : soit environ 1,3 p. 100; mais il ne faut pas oublier que c'est dans les tueries des petites localités qu'on abat particulièrement les bêtes phtisiques.

Dreschler a compté en 1875, à l'abattoir de Munich, sur 55,883 animaux abattus, 704 tuberculeux. Mais on n'a pas tenu compte des cas où l'on ne rencontrait que des nodosités isolées.

D'après Fuchs, sur 44,559 bêtes bovines abattues à Manheim, dans une période de six ans, 307 seulement ont été reconnues tuberculeuses, soit une proportion de 0,689 p. 100, sur lesquelles 226 ont été livrées à la consommation et 81 à l'équarrissage.

A l'abattoir de Strasbourg, Trapp a compté, en 1880, sur 10,079 bêtes bovines abattues, 53 cas de tuberculose généralisée et 167 cas où la consommation des viandes a été autorisée après l'enlèvement des parties malades.

Enfin, à Mulhouse, Mandel a compté pour la même année 49 cas de tuberculose généralisée et 125 cas de tuberculose partielle, sur 5,105 bêtes abattues (1).

De tout cela on doit conclure que l'alimentation est un des modes les plus fréquents, les plus insidieux de la pénétration du bacille dans l'organisme humain, et qu'on ne saurait trop s'appliquer à l'étude des mesures prophylactiques qui s'imposent de ce chef.

Répétons ici que, d'après Koch, le danger n'est pas aussi grand qu'on le pense de prime abord. « L'intestin, dit-il, est un milieu moins favorable que le poumon au développement des bacilles, car son contenu est toujours en mouvement et sa sécrétion détruit les bacilles. »

La démonstration de l'inoculabilité du bacille tuberculeux par la voie pulmonaire, après les recherches concordantes de Tappeiner, Schottelius, Giboux, Koch, etc., analysées aux pages 31 et suivantes, permet d'envisager à un point de vue tout nouveau le rôle étiologique de l'atmosphère.

Il est hors de doute aujourd'hui que la respiration de l'air chargé de poussière de crachats tuberculeux desséchés produit la tuberbulose,

(1) Bouley, *loc. cit.*

mais en vertu de quel mécanisme se fait cette pénétration du bacille dans les conditions ordinaires de la vie ?

Nous l'avons déjà dit, lorsque les crachats sont expulsés, ils se dessèchent et se mêlent aux poussières; c'est ainsi que les bacilles circulent dans l'atmosphère, car on sait que les bactéries s'y trouvent toujours portées par des poussières très fines comme celles qui proviennent de fibres végétales, de poils, d'écailles épidermiques, telles qu'elles constituent ou couvrent nos vêtements (Koch et Hesse). D'autre part, ces crachats conservent leur pouvoir nocif, malgré la putréfaction, pendant plusieurs mois (Schill et Fischer, Kussner).

Lorsque la poussière des crachats est inhalée, elle peut, comme les autres poussières, s'arrêter dans les voies respiratoires supérieures ou arriver jusqu'aux alvéoles, suivant qu'elle résiste plus ou moins aux obstacles physiologiques qu'elle rencontre sur son passage. Une fois dans l'alvéole, les bacilles pénètrent dans le sang soit par effraction dans les vaisseaux sanguins (Weigert), soit par l'envahissement du système lymphatique (Ponfick).

La notion de la présence du bacille dans l'air atmosphérique explique d'une façon plus satisfaisante qu'on ne le faisait autrefois un certain nombre de remarques étiologiques. Elle rend plus compréhensible l'influence pernicieuse de l'habitation des villes indépendamment du climat, des agglomérations, de l'air vicié et insuffisant. On sait bien aujourd'hui que dans cet air, l'excès d'acide carbonique est à peine appréciable, que la diminution d'oxygène y est à peine mesurable, que d'ailleurs ces conditions mauvaises, en les supposant plus marquées, aboutiraient par elles seules à l'anémie et non à la phtisie.

On se rend mieux compte aussi de ce fait que, toutes choses égales d'ailleurs, la phtisie est d'autant plus rare dans une contrée, qu'elle a moins de communication avec le reste du monde ; de cet autre fait, si remarquablement mis en lumière par Lombard (de Genève) et Jaccoud, de la rareté de la phtisie dans les altitudes. Ajoutons toutefois que, selon Richter, l'influence des agglomérations contre-balance celle de l'altitude, puisque dans les ateliers de Joux, de la Chaux-de-Fonds, à 1,100 mètres d'élévation, on compterait autant de phtisiques qu'à Berlin.

C'était aussi pendant longtemps comme un article de foi que les voyages maritimes guérissaient la phtisie, jusqu'au jour où Rochard prouva que la maladie est plus fréquente chez les marins que chez les soldats de l'armée de terre. C'est qu'il ne faut pas confondre l'atmosphère maritime proprement dite avec l'air du navire.

La théorie microbienne satisfait amplement à ces distinctions, ainsi que le prouvent les conclusions suivantes d'un travail de Miquel (1) à

(1) Miquel, *Ann. de l'obser. de Montsouris*, 1882. *Thèse de doct. es sciences*, 1883.

ce sujet : « 1° A une grande distance des côtes, ou sur la plage par un vent venant du large, l'air de la mer est excessivement peu chargé de microphytes. 2° En temps normal la mer ne cède pas à l'air les bactéries qu'elle roule dans ses flots. 3° La mer épure rapidement les atmosphères empestées qui lui parviennent des continents. 4° Pour cette raison elle est un obstacle absolu à la propagation des maladies contagieuses. 5° La grande pureté de l'air de la mer ne garantit pas la pureté des atmosphères confinées des navires. Tandis qu'à Paris les poussières récoltées contiennent 14,000 spores par mil. c., l'air capté en mer n'en renferme que 500, et sur ce chiffre il faut en imputer les trois dixièmes au navire lui-même. Si donc un navire arrivant de localités infectées apporte les germes d'une épidémie sur le continent, c'est par les personnes, par les marchandises et par les objets inertes, et j'ajoute par les spores qu'il rapporte des lieux de départ. Le commandant Moreau, qui dirigeait avec un grand soin les prises d'air en pleine mer a rapporté sur son paquebot *la Gironde*, après vingt jours de traversée, et dans son sillage à travers l'Atlantique, une atmosphère chargée de spores de moisissures de grains d'amidon, qui ne pouvaient provenir que des îles Lancerate et de Fuerta-Ventura, c'est-à-dire des points d'embarquement. »

Il est hors de doute aujourd'hui que l'inoculation peut également se faire chez l'homme par les voies génitale et urinaire.

En ce qui concerne l'appareil génito-urinaire, Cohnheim émit le premier l'opinion que l'homme est susceptible de contracter la tuberculose pendant le coït avec une femme atteinte de tuberculose utérine ou vaginale.

Dans une lettre au professeur Fournier (1), Verneuil a défendu avec une habile dialectique l'hypothèse de Cohnheim. Depuis, quelques faits ont été publiés, qui semblent suffisamment démonstratifs.

Fernet (2) a relaté trois observations dans le but de démontrer que les organes génitaux sont quelquefois la porte d'entrée de la maladie et que l'infection tuberculeuse peut être et est habituellement dans ces circonstances le résultat d'une contagion directe par les organes sexuels.

Somme toute, les documents positifs sur cette question sont encore trop rares pour que le problème soit définitivement résolu.

A. Cayla (3) fait même la distinction suivante : pour lui, il y a lieu de séparer la tuberculose génito-urinaire de l'homme de celle de la femme. Il ne répugne pas à admettre qu'un tuberculeux urinaire

(1) Verneuil, *Gaz. hebd.*, 1883.

(2) Fernet, *Bullet. de la Soc. méd. des hôp.*, 1884. *Gaz. hebd.*, 1885.

(3) A. Cayla, *De la tuberculisation des organes génito-urinaires*, *Th. inaug.*, 1887.

puisse, dans les rapports sexuels, inoculer le vagin puis l'utérus, s'il est vrai que le sperme contient des bacilles, le vagin et l'utérus réalisant les deux conditions nécessaires à une inoculation, la chaleur et le contact suffisamment prolongé.

Les conditions sont au contraire des plus défavorables dans l'urèthre de l'homme, dont la muqueuse est peu apte à l'inoculation et est balayée constamment par le liquide urinaire. Pour Cayla, le bacille vient toujours du sang dans le rein et de là dans le reste du système ; il rappelle le mot de Cohnheim : *la tuberculose uro-génitale est une maladie d'excrétion.*

§ 2. — Contagion.

La contagion de la phtisie est une conséquence de l'inoculabilité du tubercule démontrée possible chez l'homme par les diverses voies qui viennent d'être indiquées.

Cette contagion de la phtisie est dans certains pays, en Italie par exemple, une tradition populaire ; elle était, au contraire, généralement repoussée dans la plupart des autres contrées jusqu'aux travaux de Villemin et aux recherches ultérieures qu'ils suscitèrent. Sans doute Galien, Baglivi, Cullen, Jos. Frank, Baumès, Andral, Trousseau, Michel Lévy, Guéneau de Mussy, Gubler, croyaient à la contagion, mais Portal, Laënnec, Watson, la repoussaient énergiquement. Parmi les adversaires de la contagion, il faut placer au premier rang Pidoux, qui consacre à la réfuter de longues pages de son livre sur la phtisie.

A partir de Villemin (1), les observations de Compin, de Vialettes (2), de Bergeret (3) d'Arbois, de Jaccoud (4), de Musgrave-Claye (5), de Laveran (6), de Landouzy (7), de Debove (8), etc., ont mis hors de doute la contagion de la phtisie, que cette contagion se fasse par la voie pulmonaire, de l'homme à l'homme, ou par la voie digestive, des animaux à l'homme par l'intermédiaire de l'alimentation.

Sans doute il n'est pas toujours facile d'établir la filiation des phénomènes et le chemin de passage du bacille tuberculeux ; la réalité de la contagion n'en reste pas moins indiscutable, et il n'y a rien à retrancher aux conclusions suivantes qui résument 111 cas étudiés par Musgrave-Claye (*loc. cit.*) :

1° La phtisie peut être acquise par contagion ;

(1) Villemin, *De la propagation de la phtisie. Gaz. hebd.*, 1869.
(2) Vialettes, *Th. de Montp.*, 1866.
(3) Bergeret, *Ann. d'hyg. et de méd. lég.*, 1867, t. XXVIII.
(4) Jaccoud, *Curabilité et traitement de la phtisie pulm.*, 1887.
(5) Musgrave-Claye, *Étude sur la contagion de la phtisie pulm. Th. de Paris*, 1872.
(6) Laveran, *Traité des maladies et épidémies des armées* 1875.
(7) Landouzy, *Comment et pourquoi on devient tuberculeux* (*Progrès méd.*, 1882)
(8) Debove, *Leçons sur la tuberculose parasitaire*, 1884.

2° Les faits actuellement connus de contagion sont trop peu nombreux, et souvent trop peu comparables entre eux, pour qu'on puisse déterminer avec précision les circonstances dans lesquelles cette contagiosité entre en activité.

3° Cependant on peut considérer comme des conditions favorables à la contagiosité la vie en commun, surtout pendant la nuit, dans un appartement où le renouvellement de l'air est insuffisant; les relations sexuelles; la gestation, dans le cas de tuberculose du mari; le sexe féminin (peut-être à cause du motif précédent); la jeunesse du sujet sain; la vie sédentaire de la personne exposée à la contagion; l'état avancé des lésions locales chez le sujet tuberculeux.

4° Les faits actuellement connus, s'ils ne sont pas rigoureusement démonstratifs de la contagiosité de la phtisie, sont au moins de nature non seulement à justifier, mais à imposer toutes les précautions hygiéniques que peuvent suggérer les conclusions précédentes. Les médecins ont apporté de leur côté des arguments topiques en faveur de la contagion. Lors de la découverte de l'Amérique, les îles de la mer du Sud, où la tuberculose était inconnue, sont actuellement dévastées par la maladie (Budd, Bush). Les nègres, autrefois indemnes, payent un large tribut depuis dix ans, depuis qu'ils sont en contact plus fréquent avec les étrangers.

« Le Dr D... raconte qu'à Rio-Janeiro, la phtisie, bien rare jusqu'en 1848, prit une grande extension avec le développement commercial de la ville. Le courageux et infortuné Crevaux rapporte de son côté que dans les contrées de l'Orénoque, l'Indien fuit devant les étrangers qui toussent; il craint même le contact des objets qui leur ont servi. » (G. Sée, *loc. cit.*)

La *British medical Association* a dirigé une enquête sur la contagion de la phtisie. Les questions étaient ainsi posées : Avez-vous observé des cas de tuberculose qui se soient développés par transmission d'une personne à une autre? Si oui, combien? Sur 1,078 réponses, 673 disaient non, 261 oui, 39 étaient douteuses et 105 indéterminées.

Les réponses affirmatives comprenaient 158 cas de contagion entre époux, sur lesquels 119 cas de contagion de l'homme à la femme; 82 cas de contagion entre des membres de la même famille, sur lesquels 19 des parents aux enfants; enfin 13 cas entre parents, et 8 cas de contamination entre personnes étrangères.

Vallin (1) a résumé ainsi l'importante enquête qu'il a faite au nom d'une commission de la Société médicale des hôpitaux composée de Villemin, Millard, C. Paul, Grancher, Debove et Vallin :

(1) Vallin, *La contagion de la tuberculose et sa prophylaxie*. Rapport au nom d'une commission composée de MM. Villemin, Millard, Vallin, Grancher, Debove, Constantin Paul (25 fév. 1886).

« Deux cent treize cas de contagion se repartissent ainsi : *entre conjoints :* 107 cas, dont 64 fois du mari à la femme, et 43 fois de la femme au mari ; *entre parents consanguins :* 73 fois, dont 38 fois entre frères et sœurs, 19 fois entre enfants et parents (14 fois des enfants à leur père ou à leur mère), 11 fois entre parents éloignés ; *entre étrangers :* 32 fois.

« Dans la classe aisée, la contagion de l'époux tuberculeux au survivant paraît n'avoir lieu qu'une fois sur 10, ce qui entraînerait encore 2,500 décès annuels par suite de contagion conjugale. Cette proportion est notablement plus élevée dans les classes pauvres ou peu aisées. La contagion dans ces cas est favorisée par la communauté du lit et de la chambre pendant la période de consomption de l'époux tuberculeux, par la mauvaise ventilation et le défaut de propreté de la chambre du malade. La femme, plus sédentaire, plus dévouée, est plus fréquemment que le mari victime de la contagion.

« Dans les localités isolées, dans les montagnes ou les îles, la tuberculose paraît souvent naître accidentellement par l'importation des villes voisines et se concentrer autour des cas ainsi importés. »

La contagion entre époux s'explique comme la contagion entre personnes étrangères, comme celle par exemple qui frappe le personnel médical et les gens de service dans les hôpitaux (Debove), par le passage dans les voies respiratoires d'un air chargé de poussières provenant de crachats tuberculeux. Si dans le premier cas la contagion est plus fréquente, c'est que le contact, plus intime et plus prolongé, rend plus facile et plus intense l'inoculation respiratoire.

Une remarque, toutefois, doit trouver ici sa place, remarque qui n'a pas échappé à la sagacité de Bruchon, Guéneau de Mussy et Gubler. Dans cette question de la contagion entre époux, indépendamment de la transmissibilité possible par l'haleine et les sueurs, il faut encore tenir compte d'un autre élément, l'infection du fœtus, auquel le mari peut avoir transmis le germe tuberculeux. « La femme, dit Bruchon (1), conserve pendant toute la durée de la grossesse un fœtus, germe fécondé par un sujet atteint de la redoutable diathèse, et souvent entaché, au moins en puissance, des vices organiques héréditaires qui ressortent de cette provenance. Or, avec la connaissance des rapports intimes qui relient la mère au produit et établissent tant de solidarité entre eux, avec la notion établie par l'anatomie pathologique de la possibilité d'une évolution tuberculeuse chez l'enfant nouveau-né, et même chez le fœtus, ne peut-on pas inférer qu'une grossesse dans ces conditions doit être souvent pour la mère la cause prochaine d'une affection semblable ? »

(1) Bruchon, *De la transmission de la phtisie pulm. sous l'influence de la cohabitation. Revue méd.*, 1859.

Ce mode de contagion, cette sorte d'hérédité rétrograde, selon l'expression de Bouchard (1), expliquerait pourquoi la transmissibilité est plus souvent observée du mari à la femme que de la femme au mari (Hérard et Cornil, Guéneau de Mussy, Guibout, Bruchon, etc.); il est conforme d'autre part aux expériences de Chamberland et Straus (2), sur le passage des micro-organismes à travers le placenta, aux expériences de Martin et Landouzy (3) sur les inoculations du tissu placentaire.

Enfin, dans quelques cas, ne pourrait-il pas arriver qu'un phtisique atteint de tuberculisation des organes génitaux inoculât directement à sa femme le principe virulent? Rien de démontré à ce sujet, et il semble jusqu'à présent que la tuberculose ainsi inoculée est surtout une tuberculose locale génito-urinaire.

Quoi qu'il en soit, la contagion matrimoniale reste de beaucoup la plus importante, et certaines observations montrent jusqu'où va sa puissance. Selon Mac Dowel, un phtisique aurait infecté successivement quatre femmes.

Il va sans dire que dans les cas de contagion entre frère et sœur ayant soigné le même malade, on peut invoquer l'hérédité, et à plus forte raison, dans les cas de transmission de parents aux enfants.

Nous avons parlé un peu plus haut de la contagion qui frappe le personnel médical et les gens de service dans les hôpitaux. Il y a ici des distinctions à faire : les médecins, les élèves, les sœurs ou surveillantes paraissent presque réfractaires, et la contagion ne se manifesterait, du moins au dire de Debove, que chez les infirmiers et les infirmières. Aussi est-on en droit de se demander si le chiffre de phtisiques fourni par le personnel est seulement imputable à la contagion, ou bien encore aux conditions antihygiéniques dans lesquelles vivent ces serviteurs. D'ailleurs, d'après Williams père et fils, de Brompton's Hospital (d'après G. Sée, *loc. cit.*), les infirmiers ne fourniraient pas à la phtisie un contingent plus élevé que les autres classes de la société. Quant aux phtisies transmises à des étrangers, à des individus bien portants antérieurement et placés dans de bonnes conditions hygiéniques pendant qu'ils soignaient des tuberculeux, nous avons déjà dit qu'un grand nombre d'observations de ce genre avaient été publiées, et si elles ne sont pas toujours d'une rigueur absolue, elles sont généralement suffisantes pour entraîner la conviction.

(1) Bouchard, *Tuberculose et phtisie pulmonaire*, 1868.
(2) Chamberland et Straus, *Soc. de biol.*, 1882.
(3) Martin et Landouzy, *Faits cliniques et exp. pour servir à l'histoire de l'hérédité de la tuberculose. Revue mensuelle*, déc. 1883.

§ 3. — Hérédité.

Il n'existe pas en pathologie de proposition mieux établie que celle de l'hérédité de la tuberculose pulmonaire. D'accord sur le fait, les médecins diffèrent beaucoup entre eux sur son degré de fréquence. C'est que rien, il faut en convenir, n'est plus difficile que de déterminer la proportion exacte des phtisies *héréditaires* et des phtisies *acquises*. Ce n'est pas assurément dans la pratique nosocomiale que l'on peut espérer trouver la solution de cet épineux problème. Le plus souvent le médecin se trouve en présence de malades ou inintelligents ou n'attachant qu'une médiocre importance à savoir le nom de la maladie qui a emporté leurs parents; ces parents, souvent ils ne les ont pas connus, ou, s'il existe pour eux une famille, ils se trouvent dans l'impossibilité de donner des détails assez précis sur les symptômes qui ont caractérisé l'affection, pour que l'on soit autorisé à conclure à l'existence ou la non-existence de la tuberculisation. Ce n'est pas tout : il ne suffit pas d'être exactement renseigné sur la santé des ascendants directs; celle des grands-parents doit également être prise en sérieuse considération, car on n'ignore pas que quelquefois une maladie héréditaire saute, comme on dit, une génération, ou plutôt que le germe sommeille, tant qu'il ne rencontre pas la cause qui doit être l'occasion de son développement. Il faut donc que le malade puisse fournir des données positives sur les affections de son grand-père et de sa grand'mère, aussi bien du côté paternel que du côté maternel. Pour plus de sûreté même, il serait avantageux qu'il pût donner quelques indications sur la santé des oncles et des tantes. Or, qui ne s'aperçoit qu'une pareille recherche est tout simplement impossible à l'hôpital?

Dans la pratique civile, d'autres difficultés non moins grandes s'opposent à ce que le médecin soit complètement fixé sur les antécédents héréditaires des malades. Combien de familles ne cherchent-elles pas, dans l'intérêt de l'établissement des enfants, à dissimuler les affections auxquelles ont succombé les parents ou même les grands-parents, quand ces affections sont reconnues héréditairement transmissibles comme la tuberculisation ! D'un autre côté, même en supposant qu'un père réellement soucieux de l'intérêt de ses enfants et voulant être de bonne foi, vienne affirmer que dans sa propre famille il n'a connu aucun phtisique, pourra-t-il produire la même affirmation pour le côté maternel? Assurément non; car en remontant l'arbre généalogique d'un individu, on voit à chaque génération apparaître une nouvelle branche, celle de l'alliance, dont il faudrait suivre toutes les ramifications pour que l'enquête fût complète. Cette recherche n'est véritablement pas possible, et, du reste, en procédant ainsi, on serait à peu près sûr, eu égard à la fréquence de la maladie, de rencontrer toujours un phtisique dans les membres qui ont servi à constituer la souche d'une famille.

Les difficultés que nous venons de signaler dans l'hérédité tuberculeuse nous expliquent comment sur cette grave et importante question les auteurs sont si peu d'accord. Entre Louis, qui considère la phtisie comme rarement héréditaire (environ dans le dixième des cas), et Monneret, qui estime, au contraire, qu'elle se transmet presque constamment des parents aux enfants, toutes les opinions se trouvent représentées.

C'est ainsi que Barthez et Rilliet (1) constatent l'hérédité dans un septième des cas; Lebert (2) dans un sixième; Pidoux (3), Piorry (4), Walshe (5) dans un quart; Briquet (6), Cotton (7), dans un peu plus du tiers; Hill (8), dans une moitié; Portal (9), dans les deux tiers; Rufz (10), dans les cinq sixièmes.

Quant à nous, sur un relevé de cent malades interrogés avec un soin minutieux, tant en ville qu'à l'hôpital, nous trouvons l'hérédité non douteuse chez trente-huit d'entre eux. C'est, comme on le voit, à peu près la proportion indiquée par Briquet et Cotton. Maintenant, si nous faisons remarquer que nous n'avons pris de renseignements que sur la santé du père et de la mère, négligeant à dessein celle des grands-parents, on comprendra que le chiffre auquel nous sommes arrêtés doit être inférieur à ce qu'il est réellement, et que l'on doit approcher sensiblement de la vérité, en admettant l'hérédité dans environ la *moitié* des cas.

Nous avons considéré comme héréditaire la phtisie d'un petit nombre de malades dont plusieurs frères ou sœurs avaient été successivement atteints de tuberculisation, alors que les parents avaient continué à se bien porter ou avaient succombé à une autre affection. Il nous a paru, en effet, que ce fait du développement de la phtisie chez plusieurs enfants de la même famille placés souvent dans des conditions hygiéniques fort différentes, était l'indice à peu près certain d'une disposition semblable apportée en naissant et très probablement transmise par les grands-parents, peut-être même par le père, dont la diathèse était restée latente ou ne se fût traduite qu'ultérieure-

(1) Rilliet et Barthez, *loc. cit.*
(2) Lebert, *loc. cit.*
(3) Pierry, *Thèse de concours.*
(4) Pidoux, *Annales de la Soc. d'hydrol.*, t. IX, p. 85.
(5) Walshe, *Report on pulm. pht. in british and foreign med. chir. Review.*
(6) Briquet, *Recherches statistiques sur la phtisie pulm.* (*Revue médicale*, 1842).
(7) Cotton, *On consomption*, t. I, page 60.
(8) Hill, *British med. chir. Review*, 1881.
(9) Portal, *Observations sur la nature et le traitement de la phtisie.*
(10) Rufz, *Étude sur la phtisie à la Martinique* (*Bull. de l'Acad. de méd.*, 1841-1842).

ment. Cette hypothèse ne s'applique qu'aux cas où plusieurs enfants sont devenus tuberculeux, surtout à un âge peu avancé ; car si un seul frère, ou une seule sœur, était atteint de la maladie, il serait tout aussi vraisemblable de supposer qu'il s'agit d'une simple coïncidence.

Les statistiques les plus récentes confirment notre opinion. Il y a cinq ans, dans le Schleswig-Holstein, une enquête fut faite par le professeur Bokendahler auprès de trois mille médecins ; la statistique porta sur les années 1875 et 1879 et montra que la moitié à peu près des phtisies sont héréditaires. Ajoutons qu'on y remarqua que dans les villes la phtisie acquise est plus fréquente que la phtisie héréditaire.

En ce qui concerne l'hérédité, Vallin (1) termine ainsi son enquête :

« On ne peut nier que l'hérédité joue un rôle important dans le développement de la tuberculose ; mais, en raison de la grande fréquence de cette affection, il est difficile de fixer rigoureusement la limite de cette influence ; elle ne semble pas s'exercer dans plus de la moitié des cas. Toutefois un certain nombre de cas imputés à l'hérédité pourraient bien n'être que l'effet de la contagion familiale.

« En tous cas, l'hérédité ne se produit guère que par la voie directe, c'est-à-dire par le père ou la mère ; elle n'a lieu que très exceptionnellement par atavisme ou par voie collatérale.

« L'enfant a beaucoup de chances de devenir tuberculeux quand la mère, à l'époque de la conception, était déjà tuberculeuse ; quand le père seul était phtisique, les enfants restent très souvent indemnes.

« On ne peut encore considérer comme démontrée la tuberculisation par conception, c'est-à-dire la contamination d'une mère saine jusque-là, par le produit de la conception qu'elle porte dans son sein et qui provient d'un père phtisique.

« La tuberculose héréditaire est d'ordinaire précoce ; elle apparaît dans l'enfance ou la jeunesse ; la tuberculose tardive est le plus souvent acquise et le fait de la conception. »

Si on en croit Debove (2), l'hérédité serait rarement constatée à l'hôpital ; tandis que les malades de la clientèle sont dans des conditions de bien-être qui permettent aux générations chétives de se perpétuer, les malades d'hôpital, débilités par les pénibles nécessités de leur existence, ne peuvent engendrer plusieurs générations de phtisiques.

D'ailleurs il convient de dire que la phtisie est une maladie tellement fréquente, qu'on verra souvent un rapport de cause à effet dans une simple coïncidence.

(1) Vallin, *loc. cit.*
(2) Debove, *loc. cit.*

A côté de l'*hérédité directe*, il y a l'*hérédité collatérale*.

Ce mode d'hérédité est signalé comme très exceptionnel dans l'enquête de Vallin.

Selon Smith (1), l'hérédité collatérale donne les chiffres suivants : grands-parents tuberculeux : 2,8 p. 100; frères et sœurs : 23 p. 100; oncles et tantes : 9 p. 100. Ce qui prouve d'une façon péremptoire que la tuberculose héréditaire a une puissance d'action d'autant plus intense, qu'elle s'exerce sur des générations moins éloignées les unes des autres; car le chiffre de 23 p. 100 de phtisiques chez les frères ou sœurs s'augmente singulièrement, si l'on y joint la proportion de ceux que les parents avaient antérieurement perdus de par la tuberculose; suivant toute apparence, ce dernier rapport ne s'élèverait pas à moins de 40 p. 100. La troisième génération ascendante échapperait presque toujours à la viciation de la race. Il est donc fait ici une assez large part à l'hérédité collatérale.

Les relevés de Fuller (2), tout en confirmant ceux de Smith dans leur ensemble, circonscrivent encore davantage le problème, et montrent la progression croissante de l'influence héréditaire, lorsqu'on tient compte de la transmission de la diathèse par les voies collatérales.

En additionnant le nombre des phtisiques de père ou de mère, ou encore des deux à la fois, la proportion totale est de 25,7 p. 100, chiffre de l'hérédité directe. Cette proportion s'élève à 43 p. 100, si l'on ajoute la transmission héréditaire par les grands-parents; celle-ci par elle-même est de 17 p. 100. Enfin, vient-on à faire entrer en ligne de compte les oncles et les tantes, c'est 15 p. 100 de plus de phtisiques transmettant la diathèse à la descendance, et le nombre des phtisies héréditaires, de 25 p. 100 qu'il était au début, atteint la proportion considérable de 60 p. 100.

D'après les chiffres de Fuller, il ne semble pas que la transmission paternelle l'emporte sur la maternelle. La première s'exprime par 48, la seconde par 40, mais ce très léger écart tient peut-être simplement à l'inégale répartition des deux sexes. Il en est de même pour la transmission collatérale; le nombre des oncles et tantes ou de grands-parents phtisiques est sensiblement égal, qu'il s'agisse de la famille du père ou de la famille de la mère.

Quelles sont les conditions qui font varier la puissance de l'hérédité ?

(1) Smith, cité dans la *Th. d'agrég.* de Damaschino. *Étiologie de la tuberculose* 1872.

(2) Fuller, *Diseases of the lungs*, 1867.

Fuller, qui reproche à Roche (1) d'admettre comme inévitable influence de l'hérédité, reconnaît que cette estimation est à peu près exacte si les deux ascendants immédiats sont frappés.

La prédisposition augmenterait avec le nombre des générations atteintes (Gendrin, Natalis Guillot, Fonssagrives), et par contre, d'après les auteurs du *Compendium*, l'influence héréditaire serait d'autant moins à craindre que l'apparition du mal dans la famille est plus récente.

La prédisposition transmise augmenterait en raison directe du nombre des enfants, de telle sorte que souvent les enfants les plus jeunes succombent avant leurs aînés. Blanc (2) dit : « Si un homme phtisique épouse successivement deux femmes, les enfants qui naissent de ces deux alliances seront prédisposés à l'affection de leur père suivant des degrés différents, ceux du second lit étant bien plus exposés (à devenir tuberculeux) que ceux du premier, et cela, sans qu'il soit nécessaire de chercher la raison dans la différence qui pourrait exister entre les constitutions des deux mères. Dans le cas où la première femme serait phtisique elle-même et non la seconde, les enfants du premier lit seraient plus prédisposés que ceux du second. »

On sait d'ailleurs qu'assez souvent les enfants deviennent d'abord tuberculeux, les parents ensuite.

Le sexe exercerait-il une influence sur la transmission? « Pour bien comprendre la transmission héréditaire, dit Roche, il ne faut pas oublier cette loi sur l'hérédité des maladies, qui ne subit que de rares exceptions, savoir, que la transmission maladive se fait en général des pères aux filles et des mères aux garçons. » Pour Cotton, au contraire, la phtisie est transmise plus souvent par le père au fils et par la mère à la fille. Luys partage cette opinion. Fuller voit également dans l'identité du sexe des ascendants et de l'enfant une cause prédiposante.

Avec Damaschino (3), on peut résumer en trois propositions ce qu'il faut retenir de ces recherches complexes et de ces chiffres souvent contradictoires :

1° L'influence héréditaire prend une grande part à la transmission de la tuberculose ;

2° Cette influence semble augmenter d'intensité avec le nombre des générations atteintes;

3° Elle peut varier dans ses manifestations ou rester latente chez plusieurs individus et même épargner une ou deux générations.

Quoi qu'il en soit, l'hérédité est *directe* ou *indirecte; directe* en ce sens que l'individu hérite directement de la tuberculose comme on

(1) Roche, *Dict. de méd. et de chir. pratiq.*, t. XIII.
(2) Blanc, *Thèse inaug.*, 1863.
(3) Damaschino, *Étiologie de la tuberculose. Th. d'agrég.*, 1872.

hérite de la syphilis; *indirecte* en ce sens qu'il n'y a que transmission d'une simple prédisposition organique à contracter plus facilement la diathèse.

La transmission directe, déjà défendue par Tissot, Portal, Frank, Chomel, Monneret et Chauffard, a été difficilement acceptée même par les partisans des idées nouvelles.

Villemin (1) reproduit les réflexions suivantes, qu'il trouve bien fondées, d'un critique anonyme des *Archives générales de médecine:* « Dans l'espace de trois ans, il est mort à l'hôpital Cochin 609 malades; 427, ou un peu plus des deux tiers, sont morts de toutes les maladies réunies, autres que la phtisie; 182 ou un peu moins du tiers (11/37) sont morts phtisiques. Si ce rapport était l'expression de la loi de la mortalité générale, il signifierait que les 11/37 de la population de Paris meurent phtisiques, et par conséquent que, dans toutes les maladies où l'on cherchera à étudier les antécédents héréditaires, on devra trouver des ascendants tuberculeux 1 fois sur 37. Si donc les antécédents, chez les tuberculeux, conservent ce même rapport, c'est que l'influence de l'hérédité a été nulle. C'est précisément ce que prouvent (autant que peut prouver un nombre aussi limité) les résultats obtenus par Briquet. Quant à ceux de Louis (1/10), s'ils étaient exacts, ce qu'il est loin de croire lui-même, ils prouveraient que les ascendants tuberculeux, loin d'être une cause de phtisie, en sont au contraire « *un puissant préservatif* ».

Villemin fait remarquer encore que dans l'armée, où la phtisie est si fréquente, à Paris du moins, les antécédents tuberculeux sont presque nuls, parce que la population militaire est en majeure partie tirée de la campagne, où la phtisie est relativement moins commune qu'à Paris. Il croit que l'hérédité des aptitudes morbides est un fait réel, une loi générale qui domine l'organisation vivante; mais qu'en ce qui concerne la phtisie ce n'est là qu'une présomption; la complexité du phénomène défend d'être plus affirmatif et surtout de faire des cas de phtisie une hérédité à part, échappant à la cause commune. « En résumé, dit-il, on ne peut faire jouer à l'hérédité dans la phtisie le même rôle que dans la syphilis. La seule influence qu'on soit en droit de lui reconnaître, c'est celle de la transmission d'une aptitude plus ou moins marquée à contracter la maladie. »

Cohnheim, qui voyait nettement les objections qu'on peut tirer de l'hérédité contre la théorie microbienne, y répondait de cette façon:

« Il n'est que trop certain, dit-il, que le virus syphilitique peut être transmis par l'un ou l'autre des parents au produit de la conception; aussi les enfants nés de tels parents deviennent-ils syphilitiques, c'est

(1) Villemin, *Études sur la tuberculose,* 1868.

le cas du moins pour la grande majorité, pendant la vie intra-utérine, ou bien très peu de temps après leur naissance ; il est cependant des cas exceptionnels où la maladie ne se manifeste qu'après une période latente de quelques années. Or, je ne crains pas de l'affirmer, il ne viendra à l'idée de personne, en présence des cas de syphilis tardive, de supposer que ce n'est pas la syphilis, mais seulement une aptitude spéciale à devenir syphilitique, que les parents ont transmise à leurs enfants par voie d'hérédité. Toutefois, ce retard dans la manifestation de la maladie, qui, en matière de syphilis, est une exception très rare, constitue au contraire la règle dans la tuberculose ; si bien que l'on hésite involontairement à déduire des données précédentes une assimilation entre les deux phénomènes, et qu'on en arrive à se demander si la transmission héréditaire de la tuberculose est, en somme, un fait aussi certain, et, en réalité, une éventualité aussi journalière que la croyance populaire a bien voulu l'admettre depuis maintes générations. Il est certain qu'en soi une maladie comme la tuberculose ne saurait être assimilée à une propriété de l'esprit ou du corps, à laquelle on puisse, *a priori*, accorder une aptitude à se transmettre par hérédité. Bien plus, la transmission héréditaire de la maladie ne peut, à mon avis, être définitivement admise que dans le seul cas où, chez le sujet observé, on est amené à exclure la possibilité de tout autre mode d'acquisition, c'est-à-dire *lorsque l'enfant apporte avec lui la maladie en venant au monde*. C'est parce que la syphilis atteint dans des cas sans nombre le produit de la conception, c'est parce que la syphilis congénitale est extraordinairement fréquente, qu'aucun doute ne peut s'élever sur le caractère héréditaire de l'infection; mais on ne pourrait que difficilement déduire cette certitude des cas de syphilis tardive.

« Voyons maintenant ce qui se passe, à cet égard, pour la tuberculose. Sans doute on trouve dans la littérature médicale des indications positives relativement à l'existence de la tuberculose fœtale; mais les cas rapportés sont tellement rares que l'on pourrait les compter sur les doigts d'une seule main ; encore est-il permis de se demander, à propos de ces cas eux-mêmes, si tous ont été correctement observés et sont par conséquent bien authentiques. Même pendant les premières semaines de la vie, les cas de tuberculose sont, en général, de la plus grande rareté, et la maladie ne commence à devenir plus fréquente que vers la fin, ou plutôt encore après la fin des trois premiers mois de la vie. Même lorsqu'un enfant a une fois vécu pendant des semaines ou même des mois de la vie extra-utérine, qui donc consentirait à prendre sur soi de garantir que, depuis sa naissance, il ne s'est jamais trouvé exposé à une influence nocive capable d'engendrer la tuberculose? En réalité, le fait que plusieurs membres d'une même famille deviennent tuberculeux prouve simplement et uniquement qu'il existe dans cette famille des conditions propres à provoquer la tuberculose ; et quelle condition plus favorable peut-on rencontrer que la présence d'un phtisique dans la famille ? On a bien signalé déjà que, très probablement, une grande partie des enfants nés d'une mère tuberculeuse acquièrent la maladie, non par hérédité, mais par l'usage du lait maternel ; et ce n'est là qu'un seul mode de transmission à côté duquel il peut y en avoir beaucoup d'autres que nous ne pouvons pas encore, à l'époque actuelle, préciser d'une façon exacte. En présence des observations positives qui ont été rapportées, je ne conteste pas absolument que la tuberculose *puisse* être héritée ; mais je ne puis pas me défendre de l'impression que cette hérédité est vraisemblablement une éventualité rare, et qu'en tout cas, comme fait étiologique et comparativement à l'infection extra-utérine, elle doit être reléguée tout à fait au dernier plan. Mais dès qu'on se place à ce point de vue, les arguments tirés de l'hérédité en faveur de la prédisposition tuberculeuse perdent manifestement tout leur poids. Sans doute nous ne pouvons pas, dans chaque cas particulier, indiquer quand et comment l'affection s'est produite ; pour cela, il faudrait être beaucoup mieux renseigné que nous ne le sommes sur les conditions dans lesquelles le virus se fixe et surtout se propage ; toutefois, nous pouvons peut-être, sans nous mettre en contradiction ni avec des faits d'expérience constatés d'autre part, ni avec nos propres vues de physiologie générale, considérer des périodes telles que la dentition et la puberté comme particulièrement favorables à un développement plus rapide de la maladie ; et il est certain que c'est là, dans un très grand nombre de cas, ce que signifie le fait de « l'explosion » de la tuberculose dans le jeune âge » (Traduc. Musgrave Clayé).

En vérité, de ce que la tuberculose n'atteint que rarement le fœtus et l'enfant naissant, il ne s'ensuit pas forcément qu'on doive repousser la transmission directe, puisque le professeur Fournier (1) a démontré la fréquence des syphilis héréditaires tardives. D'autre part, s'il est bien certain que la scrofule n'est qu'une forme de phtisie, comme la scrofule est une affection du bas âge, et comme les enfants de tuberculeux sont souvent scrofuleux, on pourrait voir là un argument en faveur de la transmission directe, sous forme de phtisie atténuée. Mais il restait à démontrer que le sang placentaire d'une femme tuberculeuse contient le bacille, et que ce sang inoculé à des cobayes, par exemple, y détermine la tuberculose ; mais il restait à fournir des faits incontestables de lésions tuberculeuses confirmées chez des fœtus issus de parents tuberculeux.

(1) Fournier, *De la syphilis héréditaire tardive*, 1886.

Aussi sans parler non plus de la grave objection tirée de l'hérédité collatérale, à la quelle on pourrait répondre qu'en pareil cas la contagion joue souvent le rôle le plus efficace, il faut bien le dire, l'hérédité directe ne semblait pas complètement établie et l'hérédité indirecte semblait plus satisfaisante. On conçoit facilement que des individus en puissance de phtisie procréent des êtres débilités et que sur ces organismes peu résistants le bacille tuberculeux se développera facilement tôt ou tard, suivant le degré de déchéance originelle, suivant l'influence plus ou moins grande des causes occasionnelles.

Cette prédisposition héréditaire a-t-elle des caractères qui permettent de la reconnaître avant l'apparition de la maladie? Longtemps on a cru à l'existence de signes caractéristiques de la prédisposition, et on donnait à l'ensemble de ces signes le nom de constitution tuberculeuse.

Le tableau que les anciens faisaient du tuberculeux représentait un individu grêle, à la chair blanche, aux tissus mous et flasques, aux cheveux blonds ou châtain clair, aux yeux bleus, aux cils longs et relevés, aux pommettes colorées, à la poitrine rétrécie, au corps dépourvu de poils, à l'intelligence précoce, etc.

Tout en reconnaissant volontiers que la constitution d'un assez grand nombre d'enfants ou d'adultes prédisposés à la phtisie répond au signalement donné plus haut, nous croyons avec beaucoup d'auteurs qu'aucun de ces signes, isolés ou réunis, n'a de valeur caractéristique. Ils peuvent se rencontrer chez des sujets qui ne seront jamais affectés de tuberculisation, comme ils peuvent manquer chez beaucoup d'individus prédisposés. Par contre, on voit souvent les constitutions les plus robustes en apparence, porter avec elles le germe de la phtisie héréditaire. Que de fois, d'ailleurs, n'a-t-on pas pris pour des signes de la prédisposition des signes de la maladie elle-même, à une époque surtout où le diagnostic local de la phtisie n'avait pas atteint le degré de perfection auquel il est parvenu depuis l'admirable découverte de Laënnec!

Quoi qu'il en soit, l'hérédité directe vient d'être remise en question par l'important travail de Landouzy et H. Martin (1).

Ces deux savants expérimentateurs ont pris le fœtus d'une phtisique au troisième degré, fœtus né à six mois et demi par accouchement prématuré spontané, et mort six heures après sa naissance; il n'avait aucune apparence de tuberculose; un fragment de poumon macroscopiquement sain de ce fœtus est inoculé à un cobaye et devient le point de départ d'une tuberculose inoculable en série.

Un autre fœtus de cinq mois est pris dans l'utérus même de la mère

(1) Landouzy et H. Martin, *loc. cit.*

(morte de tuberculose pulmonaire à la fois miliaire et caséeuse). Le sang puisé dans le cœur de ce fœtus donna par inoculation une tuberculose identique à celle qu'on obtint en inoculant un fragment de poumon tuberculeux ou du placenta sain de la mère phtisique.

Les mêmes résultats ont été obtenus avec des fœtus de cobayes sains nés de cobayes tuberculeux, avec des testicules sains de cobayes tuberculeux.

Landouzy et H. Martin concluent que la tuberculose a été transmise à *l'état de graine* de la mère au fœtus, mais sans y germer; que dans l'hérédité tuberculeuse il semble qu'il y ait plus que les prédispositions à la tuberculisation ultérieure, et que certains individus naissent non seulement *tuberculisables*, mais bien *tuberculeux*, quoiqu'il n'existe chez eux aucune lésion apparente.

On peut reprocher à ces expérimentateurs de n'avoir pas recherché le corps du délit, le bacille de Koch.

Cette lacune est comblée dans une observation du professeur Johne (de Dresde) (1) qu'il faut rapprocher des expériences de Landouzy et H. Martin.

Le 2 févr. 1855, une vache est tuée à l'abattoir de Chemnitz, atteinte de tuberculose pulmonaire très étendue. Dans l'utérus de cette vache était un fœtus de huit mois.

Or on trouva sur ce fœtus à la base du poumon droit un nodule jaune-grisâtre du volume d'un pois, des ganglions bronchiques augmentés de volume; l'un d'eux caséeux. Le foie était parsemé de tubercules miliaires, les uns grisâtres, les autres caséeux, quelques-uns même calcifiés. Les ganglions du hile du foie présentaient les mêmes altérations que les ganglions bronchiques, mais à un degré plus avancé. L'examen microscopique fit reconnaître des cellules géantes, et la recherche des bacilles d'après la méthode de Koch et de Nielsen décela des bacilles au nombre de deux, parfois quatre et cinq par chaque cellule.

Rappelons que Peter et Chauveau avaient déjà relaté des observations de fœtus tuberculeux issus de parents tuberculeux.

L'hérédité directe s'expliquera donc peut-être un jour par une tuberculose congénitale, d'abord latente puis se réveillant plus ou moins tard.

§ 4. — Consanguinité.

La consanguinité a été incriminée par un certain nombre d'auteurs: Fonssagrives, Devay, Peter, etc.; par contre Smith sur 1000 cas de

(1) Un cas non douteux de tuberculose congénitale, par P. Johne, de Dresde (*Wiener Medizin Blätter*, avril 1885).

tuberculose n'en a trouvé que 6 où la consanguinité ait joué un rôle manifeste. Rien d'étonnant sans doute à ce que des alliances entre individus issus de famille contaminées, à plus forte raison contaminés eux-mêmes, soient pleines de périls pour les descendants ; mais qu'il en soit ainsi quand les conjoints appartiennent à des familles saines et jouissent eux-mêmes d'une bonne santé, rien n'est moins démontré.

§ 5. — Innéité.

On a fait autrefois une large part à l'innéité dans l'étiologie de la tuberculose. Quand il était impossible de faire intervenir comme cause l'hérédité, on admettait que les enfants avaient apporté en naissant une constitution particulière, différente de leurs parents, en vertu de laquelle ils devenaient phtisiques. Tout cela est supposition pure, dénuée de tout argument solide, et il est plus que probable que dans la grande majorité des cas qu'on expliquait par l'innéité, les conditions extérieures qui débilitent l'organisme et le rendent apte à la contagion, sont les seuls et véritables facteurs de l'évolution morbide.

Les causes qui dépriment l'organisme et en font la proie facile du parasite tuberculeux peuvent être rangées en trois grands groupes: 1° les causes débilitantes englobées sous le nom de *misère physiologique* et d'autres qui agissent dans le même sens, telles que le refroidissement, certaines influences climatériques ou professionnelles; 2° certains états physiologiques tels que la grossesse, la lactation, etc.; 3° certains états pathologiques.

Nous allons étudier successivement ces diverses causes.

CHAPITRE II

CAUSES DÉBILITANTES.

§ 1. — Insuffisance d'air atmosphérique, Absence d'insolation. Alimentation insuffisante

C'est là, en effet, une des causes les plus puissantes du développement de la tuberculisation. C'est elle qui explique pourquoi la phtisie est si commune dans les grands centres de population, et relativement si rare dans les campagnes. Sans doute d'autres causes délibitantes, la misère, les excès de toutes sorte, viennent souvent ajouter leur influence funeste à l'insuffisance de l'air, mais il n'en est pas moins certain que, toutes choses égales d'ailleurs, la phtisie frappe surtout l'ouvrier des villes, condamné par sa profession à la vie sédentaire dans les chambres étroites, où l'air ne se renouvelle qu'incomplètément, où la lumière solaire ne pénètre jamais.

L'*alimentation insuffisante* ou de *mauvaise qualité* est, comme la privation d'air, cet autre *pabulum vitæ*, une cause fréquente de la tuberculose, d'autant plus puissante qu'elle vient frapper l'ouvrier soumis à de rudes labeurs dans lesquels il y a dépense exagérée des forces et réparation incomplète du corps. Ce triste résultat de l'alimentation insuffisante s'observe souvent chez des individus tombés brusquement à l'âge moyen de la vie dans des revers de fortune et contraints à des privations de toute sorte qui, en affaiblissant la force plastique, favorisent surtout à cet âge les aberrations de la nutrition et le développement des produits morbides.

Parmi les autres causes débilitantes, citons encore l'*exercice insuffisant*, qui s'oppose à l'activité des combustions organiques, les *excès* de toute sorte, excès de travail, excès vénériens, onanisme, etc., l'ordre si étendu des causes morales déprimantes. Laënnec en particulier attribuait une influence considérable, peut-être exagérée, à l'action de ces dernières. « Parmi les causes de la phtisie pulmonaire, dit-il, je n'en connais pas de plus certaines que les passions tristes, surtout quand elles sont profondes et de longue durée. » C'est probablement pour ce motif que la phtisie est si fréquente chez les *aliénés* et principalement chez les *lypémaniaques*.

C'est surtout quand plusieurs des causes précédentes se trouvent réunies que l'on observe le développement de la phtisie. Or, il faut bien le reconnaître, telle est la triste condition, dans les centres industriels et manufacturiers, d'un grand nombre d'ouvriers qu'épuisent avant l'âge la misère, les excès de toute sorte, la mauvaise alimentation, l'insalubrité du logement, les fatigues et souvent les dangers de la profession. C'est là l'explication de la fréquence exceptionnelle de la maladie dans nos hôpitaux; non pas que les classes aisées soient à l'abri de la tuberculisation. Si les causes débilitantes ne sont plus tout à fait les mêmes, il en est quelques-unes telles que veilles prolongées, peines morales, excès vénériens, etc., qui chez les gens riches aboutissent à un résultat identique, et cela d'autant plus sûrement qu'elles rencontrent un organisme héréditairement prédisposé à la phtisie.

On sait que le professeur Bouchardat a englobé sous l'heureuse dénomination de *misère physiologique* toutes les conditions défavorables dont nous venons de parler.

§ 2. — Refroidissement.

Les faits qui prouvent l'influence du refroidissement sont d'une telle évidence, que l'on a peine à comprendre qu'ils aient pu être contestés. Sur cent phtisiques, nous trouvons le refroidissement signalé quarante-cinq fois. Sans doute, dans toutes nos observations, la cause n'a pas une netteté et une intensité égales; dans quelques-unes, d'ailleurs, d'autres influences ont pu agir simultanément; mais néanmoins il en est un assez grand nombre dans lesquelles le refroidissement, survenu brusquement au milieu d'une santé jusque-là parfaite, a été suivi si immédiatement de la toux et des autres symptômes de la phtisie, qu'il est impossible de nier le rapport qui existe entre ces deux phénomènes. Les faits suivants nous paraissent de nature à ne laisser aucun doute dans l'esprit.

Le nommé S... (Joseph), couché au n° 28 de la salle Saint-Landry (hôpital Lariboisière), né de parents bien portants, lui-même d'une très bonne santé habituelle, ne toussant pas et n'étant pas sujet à s'enrhumer, traversait un matin le bois de Boulogne pour se rendre à Paris, où il venait chaque jour travailler de sa profession de serrurier. En route, cet homme est surpris par un violent orage et ne peut rentrer chez lui pour changer ses vêtements, qu'il conserve mouillés pendant toute la journée. Le soir même, il est pris d'enrouement et de toux. Depuis lors, la toux n'a jamais cessé; elle a été, au bout de quelques mois, accompagnée de vomissements, d'amaigrissement, de sueurs nocturnes. Ces symptômes ont été chaque jour en augmentant, et quand le malade est entré dans le service, le 4 décembre 1864, il présentait tous les signes physiques et rationnels de la phtisie. L'aphonie persista jusqu'à la mort, survenue le 3 mars 1865. A l'autopsie, nous constatâmes les lésions ordinaires de la tuberculisation, granulations tuberculeuses et pneumonies catharrales, caséeuses. La corde vocale gauche était ulcérée.

Un autre malade, couché au n° 23 de la même salle, nous raconte qu'un jour d'été de 1863, au milieu d'une parfaite santé, il descend à la cave, le corps étant tout en sueur. Il se sent à l'instant saisi par le froid, éprouve des frissons et commence à tousser. Depuis ce moment, la toux ne le quitte plus, et, quatre mois après le refroidissement, il entre dans notre service et y succombe aux progrès d'une phtisie pulmonaire vérifiée à l'autopsie. Un troisième malade est devenu phtisique dans les circonstances suivantes: c'est un ancien soldat qui, pendant les premières années du service, se portait parfaitement bien. Un jour, dans une promenade militaire, il reçut la pluie et se sentit très refroidi. Par surcroît de malheur, la nuit qui suivit ce refroidissement, il dormit la fenêtre ouverte. C'était en hiver. Il se réveilla tout transi de froid. Le jour même, une bronchite se déclara, qui passa, sans transition marquée, à la tuberculose pulmonaire. Entré dans notre service le 30 novembre 1864, il succombait le 10 janvier 1865, présentant les lésions caractéristiques de la maladie (granulations et pneumonies caséeuses).

Nous croyons inutile de rapporter un plus grand nombre de faits: ils se ressemblent pour la plupart. Ils présentent d'ailleurs la plus grande analogie avec les observations publiées par beaucoup d'auteurs qui se sont occupés de l'étiologie de la phtisie. Ainsi Briquet assure que chez trente-cinq malades sur cent neuf, un refroidissement a été le point de départ de la maladie, et que dans ces cas, la toux s'est développée soit immédiatement, soit quelques jours seulement après l'action de la cause.

C'est à peu près la proportion indiquée par Scott Alison (1), qui a étudié la question sur un grand nombre de malades. 277 fois sur 603 phtisiques, le savant médecin de *Brompton hospital* a noté l'influence d'un refroidissement comme la cause occasionnelle de la tuberculisation. On sait que Beau (2) arrivait à des chiffres plus élevés encore. Dans une de ses leçons cliniques reproduite dans la *Gazette des hôpitaux*, il affirme que la succession des symptômes catarrhaux et tuberculeux se constate nette et positive environ sept fois sur dix.

(1) Scott Alison, *On pulmonary consomption* (*Med. Times and Gaz.*, 1860).
(2) Beau, *Gaz. des hôp.*, 1865.

phtisiques pris au hasard. Nous croyons cette proportion un peu trop forte, mais il n'en ressort pas moins de cet ensemble imposant de faits et de beaucoup d'autres analogues, que le froid joue un rôle considérable dans la production de la tuberculisation. Aussi nous avons peine à nous expliquer comment l'opinion contraire a pu prévaloir dans la science, ou plutôt nous nous en étonnons moins en réfléchissant qu'elle a été patronnée par Bayle, Laënnec, Louis, dont les travaux sur la tuberculisation jouissent d'une autorité si grande et si légitime.

Ce n'est pas seulement dans la production de la maladie que le refroidissement joue un rôle considérable; les rechutes si fréquentes et si redoutables ne reconnaissent souvent pas d'autre cause. Que de fois, après une amélioration quelquefois inespérée survenue pendant la belle saison, n'avons-nous pas vu reparaître des accidents graves à l'approche de l'hiver, sous l'influence des premiers froids! C'est là une observation que tous les médecins ont été à même de faire, et qui prouve l'action puissante des congestions inflammatoires de la muqueuse respiratoire sur le développement et la marche de la tuberculose.

§ 3. — Climats.

Nous aurons plus tard l'occasion de nous occuper de la question des climats au point de vue thérapeutique; nous nous bornerons ici à quelques notions à peu près établies et qui offrent un intérêt réel pour le médecin.

Un premier fait est absolument démontré, à savoir, que la phtisie est de tous les climats, qu'elle est plus fréquente et plus grave dans les pays chauds que dans les pays froids, et que dans ces régions comme dans les régions tempérées, elles croît en raison directe des agglomérations et en raison indirecte des altitudes.

Les saisons n'ont qu'une influence minime; la mortalité n'est pas sensiblement plus grande l'hiver que l'été; elle est un peu plus forte au printemps. A Paris, la moyenne est sensiblement dépassée en avril, mars et mai; elle n'est pas atteinte dans les mois de septembre, d'août et de juillet. Le refroidissement et peut-être aussi une activité plus grande du bacille tuberculeux rendraient compte, jusqu'à un certain point, de ces différences. Il est bien évident, lorsqu'on analyse avec soin les résultats fournis par les différentes statistiques, dont bon nombre d'ailleurs sont sujettes à caution, que le rôle du climat, de la température, de la saison, est subordonné à un élément étiologique plus puissant dont il active ou diminue l'évolution, favorisant ou enrayant par cette voie détournée l'éclosion et la marche de la maladie. Nous avons vu que ce qu'on sait du bacille tuberculux permet de lui conférer cette prééminence.

Déjà Villemin (1) trouvait dans la distribution géographique de la phtisie des preuves en faveur de sa doctrine : « La phtisie est répandue sur toute la surface du globe, et atteint toutes les races humaines. Elle est fréquente sous les tropiques, et semble diminuer plutôt vers les pôles que vers l'équateur. Elle est rare ou nulle sur les plateaux élevés. Elle croît avec l'agglomération et la concentration de la population. La tuberculose épargne des individus isolés, dispersés ou réunis au grand air ou à l'état nomade; elle était inconnue chez certaines peuplades avant leur contact avec les Européens. »

§ 4. — Professions.

On sait, depuis les travaux importants des hygiénistes sur ce sujet, que les ouvriers qui travaillent dans des atmosphères chargées de poussières contractent de véritables pneumonies chroniques, désignées sous le nom de *pneumoconioses*. Ce qu'on admet généralement aussi, c'est que, de tous les ouvriers, ceux qui travaillent dans de telles atmosphères sont particulièrement frappés par la phtisie. Sans doute les chiffres sur lesquels s'appuie cette conclusion ne doivent être acceptés qu'avec réserve, car l'encombrement, la mauvaise alimentation, la misère, ont bien leur part ici dans la production de la maladie. Mais ces conditions s'appliquent à tous les ouvriers, et s'il est démontré que ceux qui travaillent dans les poussières payent un plus large tribut, c'est là un argument dont on ne peut méconnaître la puissance. Déjà Lombard, de Genève (2), a établi les chiffres suivants :

	Phtisiques.
Mouleurs	145 p. 1000
Ouvriers sédentaires dans une chambre trop étroite	140 —
— dans un air sec et chaud	128 —
— en plein air	80 —
Professions où l'on parle beaucoup	79 —
— qui s'exercent à l'air humide	39 —

On trouve dans l'ouvrage de Hirt (3) une statistique encore plus complète, s'il est possible, et plus convaincante.

(1) Villemin, *loc. cit.*
(2) Lombard (de Genève) *Influence des professions sur la phtisie pulm.* (*Arch. d'hyg.*, Paris, 1834).
(3) Hirt, *Die Krank. des Arbeit.* Breslau, 1867.

Sur 100 ouvriers malades, on a trouvé phtisiques. { Moyenne totale............................ 22.5
Ouvriers non soumis aux poussières....... 11.1 }

Moyenne pour les ouvriers soumis aux poussières.

POUSSIÈRES MÉTALLIQUES.		POUSSIÈRES MINÉRALES.		POUSSIÈRES VÉGÉTALES.		POUSSIÈRES ANIMALES.		POUSSIÈRES MÉLANGÉES.	
Professions.	Malades.	Professions.	Malades.	Professions.	Malades.	Professions.	Malades.	Professions.	Malades.
Aiguiseurs d'aiguilles..........	69.6	Ouvriers travaillant la pierre à fusil...........	80	Bigariers.........	36	Brossiers..........	49.1	Verriers..........	35.0
Fabricants de limes	62.2	Fabricants de meules............	40	Tisseurs..........	25	Friseurs..........	32.1	Vitriers...........	17.8
Rémouleurs.......	40.4	Tailleurs de pierres	36.4	Cordiers..........	18	Tapissiers........	25.9	Journaliers.......	15.1
Horlogers..........	36	Graisseurs........	19	Ebénistes.........	14	Pelletiers..........	23		
Cribleurs..........	42.1	Ouvriers en porcelaine...........	16	Chaisiers.........	12.5	Selliers...........	12		
Fondeurs de caractères...........	84.9	Potiers...........	14.7	Meuniers.........	10	Boutonniers......	15		
Graveurs.........	26	Manœuvres.......	14	Boulangers.......	7	Chapeliers........	15		
Vernisseurs.......	25	Maçons...........	12			Coupeurs d'étoffe.	10		
Typographes......	21	Tailleurs de diamant...........	9						
Passementiers....	19	Cimentiers........	8						
Ferblantiers......	14								
Epingliers........	12								
Forgerons........	12								
Serruriers........	11								
Ouvriers en blanc de zinc.........	6								
Moyenne.........	28.0	Moyenne.........	25.2	Moyenne.........	13.8	Moyenne.........	20.8	Moyenne.........	22.6

On remarquera que les poussières dures sont les plus actives; que les poussières animales le sont plus que les poussières végétales, comme si les premières agissaient autrement que d'une façon mécanique et portaient avec elles un agent plus subtil, peut-être le germe spécifique provenant d'animaux enlevés par la tuberculose.

CHAPITRE III

INFLUENCE DE CERTAINS ÉTATS PHYSIOLOGIQUES.

§ 1. — Age et sexe.

On ne saurait trop répéter que pour se rendre un compte exact des chiffres qui expriment l'influence des diverses causes prédisposentes ou occasionnelles, il faut préalablement établir la proportion des morts par phtisie dans la mortalité générale, laquelle est du cinquième au quart. Ainsi à Paris, la proportion est de 20 à 25 p. 100. Dans les autopsies médico-légales qui portent sur des individus généralement réputés sains de corps, Brouardel trouve quatre fois sur cinq des lésions tuberculeuses à tous les degrés. (G. Sée, *loc. cit.*)

Ceci dit, il faut savoir que l'influence de l'âge est complexe : pour la déterminer il ne suffit pas d'indiquer la proportion des décès produits aux différentes périodes de la vie par la maladie tuberculeuse ; il faut encore tenir compte de la date d'apparition, de la marche, de la localisation, de la forme anatomique. Enfin on doit distinguer en comparant les statistiques, la proportion des tuberculeux relativement au nombre des morts, leur proportion par rapport au chiffre de malades, ainsi qu'à la somme totale des vivants.

Les chiffres fournis par les statistiques ont donc bien des chances de n'avoir qu'une valeur approximative.

D'une façon générale et à ne parler que de phtisie pulmonaire, le maximum de fréquence aurait lieu de 15 à 25 ans.

Laënnec, Andral, Billard, Bouchardat, Peter, ont signalé la présence des tubercules chez le fœtus ; ces cas sont restés exceptionnels.

Hervieux (1), aux Enfants assistés, n'aurait trouvé que dix fois la tuberculose sur 801 autopsies d'enfants morts avant un an.

Pour Queyrat (2) et Landouzy (3), la tuberculose serait beaucoup plus fréquente qu'on ne le croit dans le premier âge, et elle a souvent passé inaperçue parce qu'elle se présente généralement sous forme de

(1) Hervieux *in* Thèse de Damaschino.

(2) L. Queyrat, *Contribution à l'étude de la tuberculose du premier âge* (*Thèse* 1876).

(3) Landouzy, *Soc. méd. des hôp.*, 1886. — *De la fréquence de la tuberculose du premier âge* (*Revue mens.*, 1884).

broncho-pneumonie dont la nature tuberculeuse n'a pu être définie que par l'examen bactériologique spécial.

Damaschino (1) et Lannelongue (2) protestent eux aussi, de par leur grande expérience, contre la pétendue rareté de la tuberculose dans le premier âge.

La phtisie devient beaucoup plus fréquente de 3 à 8 ans, et un peu moins de 8 à 15 ans. Dans la vieillesse, sans dire avec Fuller (3) que la phtisie est à peu près aussi commune à 70 ans qu'à 15 ans, la maladie est loin d'être exceptionnelle (Moureton) (4).

L'influence du sexe est également délicate à établir, car elle se confond avec l'action de la grossesse et de la lactation. Cette influence est admise par Laënnec, Louis, Monneret, Trousseau, Bouchardat, Jaccoud; elle est niée par Clark. D'ailleurs, si on en croit les statistiques de Fuller, pour 25,085 phtisiques hommes, on compterait 28,284 phtisiques femmes, c'est-à-dire une supériorité de 12 p. 100 en faveur de ces dernières.

Mais si on compare non plus des individus à l'âge adulte, mais dans l'enfance et la jeunesse, l'écart est beaucoup plus léger.

Fuller ne trouve que 3,535 filles phtisiques pour 3,422 garçons. La divergence s'accuse donc après la puberté et comme le dit le professeur Peter (5), si les femmes sont plus fréquemment tuberculeuses que les hommes, ce n'est pas à leur sexe qu'elles doivent ce fâcheux privilège; leur sexe n'y est pour rien, leurs conditions sociales y sont pour tout.

§ 2. — Grossesse.

Quelle est l'influence de la grossesse sur le développement et la marche de la phtisie pulmonaire? Sur cette question nous trouvons deux opinions en présence : dans l'une, on soutient que la grossesse modère, suspend même la marche de la phtisie. Dans l'autre, on prétend que, loin d'avoir une influence favorable, la gestation augmente la gravité des accidents et précipite le dénouement fatal.

La première opinion a été défendue par quelques médecins contemporains, mais surtout par les auteurs du commencement de ce siècle et du siècle dernier, au premier rang desquels nous citerons Cullen (6).

A la fin du chapitre consacré à l'étude des phénomènes et des causes de la phtisie pulmonaire, Cullen énonce le fait d'une manière

(1) Damaschino, *Soc. méd. des hôp.*, 1886.
(2) Lannelongue, *Journal de Verneuil*, 1887.
(3) Fuller, *loc. cit.*
(4) Moureton, *Tuberculose chez les vieillards. Thèse*, 1863.
(5) Peter, *Leç. de clin. méd.*, t. VI.
(6) Cullen, *Études de méd. prat.*, t. II, p. 189.

générale sans l'appuyer d'aucune preuve démonstrative. « La grossesse, dit-il, a *souvent* retardé chez les femmes les progrès de la phtisie. »

J. Franck (1), moins absolu que Cullen, admet que « le cours de la phtisie est *quelquefois* suspendu pendant la grossesse. »

Bordeu (2) se range à cette manière de voir, et il cite l'observation d'une femme qui, dans le cours d'une phtisie, était devenue enceinte. Les accidents furent tellement suspendus que la malade parut se porter assez bien jusqu'à la fin de la grossesse.

Baumes (3), pour démontrer l'heureuse influence de la grossesse sur la marche de la phtisie, se fonde sur l'étroite sympathie qui existe entre les poumons et l'utérus. « Cette sympathie, dit-il, est telle que non seulement l'influence évidente de ces organes se manifeste jusque dans leurs dérangements respectifs, en sorte que l'état maladif de l'un entraîne la lésion de fonction de l'autre, mais encore que, même lorsque l'un d'eux est le siège d'une affection très grave, l'action soutenue de l'autre, quelle qu'en soit la cause, mais particulièrement lorsque celle-ci n'a rien de morbifique, peut en suspendre la marche et en diminuer l'intensité, à tel point qu'elle peut en paraître anéantie. »

Dugès (4) reconnaît que la grossesse accélère quelquefois la marche d'une affection chronique, mais que plus souvent, peut-être, elle la ralentit et en fait disparaître momentanément les symptômes les plus alarmants. « C'est, dit-il, ce qui est bien certain et bien connu pour la phtisie pulmonaire. »

Andral, après avoir dans la première édition de sa *Clinique* rapporté des cas dans lesquels l'affection pulmonaire n'avait pas été influencée ou l'avait été défavorablement par la grossesse, a modifié dans les éditions suivantes son opinion dans le sens des idées de Cullen. « J'ai pu me convaincre, dit l'illustre professeur, que dans la grande majorité des cas les symptômes de la phtisie se suspendent ou restent stationnaires pendant le cours de la grossesse. »

Une opinion moins exclusive consiste à admettre que tantôt la grossesse suspend et semble arrêter les symptômes de la phtisie pulmonaire, tantôt, au contraire, qu'elle accélère la marche et les progrès de la maladie. C'est l'opinion à laquelle se rangent un grand nombre d'auteurs et particulièrement beaucoup de médecins-accoucheurs ; c'est l'opinion de Portal (5), de Désormeaux et P. Dubois (6), de

(1) Frank, *Paris méd.*, t. IX, p. 246.
(2) Bordeu, *Rech. sur le pouls*, t. I, ch. XXVII.
(3) Baumes, *Traité de la phtisie*, liv. I, pages 308 et 402.
(4) Dugès, *Dict. de méd. prat.*, art. GROSSESSE.
(5) Portal, *loc. cit.*, page 387.
(6) Désormeaux et Dubois, *Dict. en 30 vol.*, art. GROSSESSE

Gardien, de Montgomery (1), de Gendrin (2); plusieurs d'entre eux cherchent à établir une distinction, suivant l'époque de la grossesse, suivant le degré de la maladie au moment de la conception, ou bien encore suivant les symptômes de la grossesse.

« On voit parfois, dit Gardien, que les femmes, chez qui il existait avant la grossesse un vice organique du poumon, se portent mieux et semblent guéries pendant les trois premiers mois de la gestation, mais que vers le quatrième et le cinquième, la toux, les douleurs, les crachements de sang et les autres symptômes de la phtisie marchent avec plus de force.

Montgomery attache une grande importance au degré de la maladie. « Si, au début d'une tuberculisation, dit-il, une femme devient enceinte, la maladie première diminue, se calme le plus souvent pendant le temps de la gestation; mais d'un autre côté, si la phtisie est à une période avancée au moment de la conception, l'issue fatale peut être dans certains cas accélérée. » Nous ferons remarquer que ce dernier cas supposé par Montgomery doit se rencontrer assez rarement dans la pratique, la phtisie pulmonaire ayant pour conséquence ordinaire, lorsqu'elle est parvenue à une phase avancée de son développement, de supprimer les règles et d'empêcher la conception.

Gendrin fait, de son côté, la distinction que si les fonctions s'accomplissent bien, la phtisie marche très lentement ou s'arrête quand la lésion pulmonaire est peu étendue au moment de la grossesse; si au contraire, cet état a dérangé les fonctions digestives, la maladie suit une marche rapide.

Il est quelques observateurs qui considèrent que cette amélioration des premiers mois n'est qu'apparente, et que l'attention des malades se trouve détournée vers d'autres symptômes. « On a vu, dit Capuron (3), des femmes phtisiques se porter mieux en apparence, croire même à une guérison radicale pendant le commencement de la grossesse; faible et courte illusion qui s'évanouit vers le quatrième ou le cinquième mois; car alors la toux s'exaspère, la douleur s'irrite, et la mort ne tarde pas à frapper la victime après l'accouchement. »

« Il y a eu (4), dit Louis, peut-être erreur au sujet de l'influence heureuse de la grossesse sur la phtisie de la part de ceux qui l'admettent. Il se pouvait, en effet, que plusieurs des symptômes de la phtisie fussent un peu plus obscurs dans le cours de la grossesse que dans l'état de vacuité, sans que l'affection en marchât moins rapidement. D'un autre côté, il ne serait pas impossible qu'à la suite de l'ac-

(1) Montgomery, *Dublin Quarterty Journal med.*, 1865.
(2) Gendrin, *Leç. cliniq. et thèse de Caillot*, 1858.
(3) Capuron, *Traité des maladies des femmes*, p. 436.
(4) Louis, *loc. cit.*, page 335.

couchement les progrès de la phtisie fussent un peu plus marqués qu'à toute autre époque, et la différence observée dans la marche de la maladie avant et après l'accouchement aurait pu être une nouvelle cause d'illusion. »

Nous venons de rapporter l'opinion des principaux auteurs qui admettent l'influence heureuse de la grossesse sur la phtisie. Nous avons vu que pour quelques-uns cette influence était fréquemment constatée, que pour d'autres l'influence était tantôt favorable, tantôt défavorable, et que pour un certain nombre il était possible de se rendre compte des causes réelles ou illusoires de ces différences de résultat.

Nous avons maintenant à exposer l'opinion des auteurs qui considèrent que la grossesse, loin de suspendre les symptômes de la phtisie, est, au contraire, une condition aggravante. C'est le plus ordinairement par des faits nombreux et probants que cette opinion s'est produite, et, disons-le par anticipation, règne actuellement dans la science.

Un des premiers auteurs qui aient remarqué et signalé l'influence fâcheuse de la grossesse sur la phtisie, c'est Mauriceau. Dans son *Traité sur la grossesse et l'accouchement des femmes et sur leurs maladies*, il cite plusieurs observations qui établissent de la façon la plus nette que la phtisie, loin de se ralentir pendant la grossesse, poursuit sa marche et même s'aggrave. Il rapporte, entre autres, l'histoire d'une femme qui fut atteinte de phtisie vers le deuxième mois de sa grossesse, phtisie qui marcha avec une telle rapidité, que la malade succombait dans un profond marasme au septième mois, quelques jours après avoir fait une fausse couche.

Parmi les médecins contemporains qui ont soutenu l'opinion que la grossesse accélère la marche de la tuberculisation pulmonaire, nous citerons Louis (1), Stoltz (2), Robert (de Strasbourg) (3), Hervieux (4), Guéneau de Mussy (5), Vigla (6), etc.

Mais il faut arriver à Grisolle (7) pour voir la science définitivement fixée sur cette importante question. Dans un remarquable mémoire, le savant professeur, s'appuyant sur l'imposante autorité de vingt-sept observations, démontre péremptoirement que la grossesse exerce sur

(1) Louis, *loc. cit.*, p. 459.

(2) Stoltz, *Leç. cliniq.*

(3) Robert, *Influence de la grossesse sur la marche de la phtisie pulm.* (*London méd.*, 1847).

(4) Hervieux, *De l'influence de la grossesse sur la marche de la phtisie pulm.* (*Gaz. méd.*, p. 10).

(5) Guéneau de Mussy, *loc. cit.*, p. 11 et 12.

(6) Vigla, *Gaz. hôp.*, 1846.

(7) Grisolle (*Arch. gén. de méd.*, 1850).

la phtisie une influence plutôt fâcheuse que favorable. « Dans toutes ces observations la maladie n'a pas éclaté dans les mêmes conditions. Chez vingt-quatre, elle avait débuté pendant la grossesse et à une époque plus avancée. Trois seulement offraient déjà des signes rationnels de tubercules au moment de la conception, mais la maladie ne se caractérisa que plus tard. Dans aucun de ces cas l'affection pulmonaire ne fut enrayée. Loin de là, elle ne cessa de faire des progrès assez rapides. »

Les conclusions auxquelles était arrivé le professeur Grisolle ont été pleinement confirmées par les recherches ultérieures, au premier rang desquelles nous citerons un important mémoire du Dr Dubreuilh (de Bordeaux) (1), et la thèse inaugurale de Bahuaud (2) et de Caresme (3).

Les faits qu'il nous a été donné d'observer sont conformes aux idées principales développées par les auteurs que nous venons de citer. Comme eux, nous avons rencontré un certain nombre de femmes chez lesquelles la maladie a débuté pendant le cours de la grossesse et d'autres chez lesquelles la grossesse a été postérieure au développement de la phtisie. Chez ces dernières, généralement, surtout quand existait la prédisposition héréditaire ou encore lorsque la malade avait été soumise à des causes débilitantes, l'affection a suivi sa marche ordinaire, plutôt rapide que ralentie. Chez une seule malade couchée au n° 12 de la salle Sainte-Mathilde, les accidents ont paru visiblement enrayés par la grossesse, quoique l'hérédité tuberculeuse fût manifeste chez cette femme.

Les premiers symptômes s'étaient développés au mois de mai 1856, à la suite d'un refroidissement. La malade devint enceinte vers le mois d'août, et entra dans le service le 26 novembre. A cette époque, elle toussait presque continuellement, expectorait des crachats blancs jaunâtres, peu abondants, vomissait souvent après les efforts de toux. Il existait de l'inappétence, des sueurs nocturnes, une petite fièvre le soir. Nous constations au sommet du poumon droit, surtout en arrière, quelques râles sous-crépitants et une légère matité. Six mois après son entrée à l'hôpital, non seulement la maladie n'a pas progressé comme cela se voit habituellement surtout pendant la saison d'hiver mais nous remarquons une amélioration notable dans l'état général et local. La malade tousse à peine, n'expectore plus, a de l'appétit. La fièvre a cessé et les sueurs ont sensiblement diminué. Quant à l'état local, il a peu varié ; mais, néanmoins, les râles sous-crépitants parais

(1) Dubreuilh, *Influence de la grossesse, de l'accouchement et de l'allaitement sur le développement et la marche de la phtisie* (*Bull. Acad. de méd.*, 1852-52).
(2) Bahuaud, *Thèse inaug.*, 1863.
(3) Caresme, *Thèse inaug.*, 1866.

sent moins nombreux et moins prononcés. La grossesse a poursuiv son cours sans aucun accident.

De l'étude à laquelle nous venons de nous livrer, nous tirerons la conclusion suivante :

Dans la grande majorité des cas, la grossesse, loin d'enrayer la phtisie pulmonaire, accélère au contraire sa marche. Mais il faut reconnaître aussi que quelquefois la maladie n'est influencée ni en bien ni en mal, et que même dans un petit nombre de cas les symptômes paraissent manifestement arrêtés.

Dans le travail le plus complet et le plus récent sur les rapports de la tuberculose et de la grossesse, Gaulard (1) conclut des statistiques que nous avons signalées et d'autres postérieures dues à Ortega, Budin, Charpentier, que, d'une façon générale, la grossesse exerce une influence fâcheuse notable sur la phthisie qui se développe ou s'aggrave pendant la gestation et qui sept fois seulement s'est légèrement améliorée sur 32 cas de tuberculose existant au moment où la grossesse s'est manifestée ; encore cette amélioration n'a-t-elle jamais persisté.

§ 3. — Accouchement.

Nous croyons, avec la plupart des auteurs anciens et modernes, que l'accouchement et l'état puerpéral exercent une influence fâcheuse sur la marche de la phtisie. Les observations que nous avons recueillies établissent pour nous le fait d'une façon non douteuse. Ce résultat s'explique lorsque l'on réfléchit à la rapidité avec laquelle les phlegmasies se développent et marchent à la suppuration dans l'état puerpéral. Rien donc d'étonnant que la pneumonie, qui joue un si grand rôle dans l'histoire anatomique de la tuberculisation, ne parcoure toutes ses phases avec une plus grande rapidité, et qu'ainsi l'accouchement ne devienne une cause d'accélération du travail morbide qui s'est fixé aux poumons. Une circonstance qui, d'ailleurs, peut encore aggraver le pronostic après l'accouchement, c'est que souvent, à ce moment, les organes génitaux sont envahis par les granulations et les inflammations tuberculeuses. C'est là un fait qui a été signalé par Namias (2), Kiwisch (3), Cruveilhier (4), et qui a été confirmé par les recherches intéressantes de Brouardel (5). Par ce double motif l'accouchement est une condition fâcheuse dans un grand nombre de cas,

(1) Gaulard, *De l'influence de la grossesse sur la tuberculose. Th. d'agrég.*, 1880.

(2) Namias, *Sulla tubercolosi de l'utero el degli organi ad esso altenant*, 2e Mém., page 5.

(3) Kiwisch, *Klinische vortrage*, I vol., p. 241.

(4) Cruveilhier, t. IV, p. 708.

(5) Brouardel, *De la tuberculisation des organes génitaux de la femme. Th.* 1865.

d'autant plus fâcheuse qu'il s'est déjà répété plusieurs fois et qu'il s'agit d'une femme prédisposée à la maladie. C'est la même pensée qu'énonçait A. Dubois dans ses leçons, quand il disait : « Si une femme menacée de phtisie se marie, elle pourra bien résister à un premier accouchement, difficilement à un deuxième, jamais au troisième. »

Maintenant, comme pour la grossesse, on rencontre dans la pratique un certain nombre de cas dans lesquels, non seulement l'accouchement ne produit pas d'aggravation des symptômes, mais même paraît quelquefois exercer une influence favorable.

Ce sont probablement des faits de ce genre qu'a plus particulièrement observés Grisolle, et qui l'ont conduit à une opinion un peu différente de celle qui est généralement acceptée. « Pour nous, dit Grisolle, nous persistons à croire que l'accouchement est plutôt à désirer qu'à redouter. Car, si des femmes tout à fait épuisées succombent peu après, il est infiniment rare que la même chose arrive lorsque la maladie n'a pas franchi la première ou la deuxième période. Il est plus ordinaire de voir alors les accidents s'amender ; il peut même y avoir une suspension telle du mal, qu'on pourrait croire à une guérison. Nous avons vu une femme qui, dans le cours de deux grossesses successives, a éprouvé, dès les premiers mois, des accidents qui sont allés en s'aggravant jusqu'à la délivrance. Il y avait une toux continue, des hémoptysies abondantes, de l'amaigrissement, et, à la fin, une petite fièvre hectique et des sueurs nocturnes ; dans les fosses sus-épineuses et sous la clavicule existaient des craquements humides et le son était moins parfait. La délivrance deux fois de suite a interrompu des accidents aussi fâcheux, c'est-à-dire que la fièvre a cessé, l'embonpoint est revenu avec les forces, la toux a été moins fréquente, les hémoptysies ne se sont plus renouvelées, et même les craquements sont devenus moins nombreux. »

Nous croyons ces faits très rares.

On voit par ce qui précède que les conclusions relatives à l'accouchement sont pour nous à peu près les mêmes que celles relatives à la grossesse.

Le plus souvent l'accouchement exerce une influence funeste sur la marche de la phtisie ; quelquefois cette influence est nulle ; très rarement elle est favorable. La différence des résultats tient surtout à l'état plus ou moins avancé de la maladie.

§ 4. — Lactation.

Si dans quelques cas la lactation a paru retarder les progrès de la phtisie, le plus ordinairement elle produit l'effet inverse, et il n'est pas rare de voir la tuberculose se développer et marcher rapidement pendant ou immédiatement après l'allaitement. Il n'est aucun médecin qui n'ait observé des faits de ce genre. Dans la pratique on les rencontre surtout chez des femmes qui ont continué à nourrir au delà du terme ordinaire, ou bien qui allaitent deux enfants à la fois.

Ici encore la pathologie comparée vient prêter son appui à la pathologie humaine. Les recherches si intéressantes de Rayer (1) ont démontré avec quelle facilité se tuberculisaient les vaches et les ânesses laitières lorsqu'on cherchait à augmenter au delà de certaines limites l'abondance de la sécrétion lactée. C'est un point qui a été surtout mis en lumière et physiologiquement interprété par Bouchardat (2). Pour le savant professeur d'hygiène, c'est la continuité dans la perte des aliments de la calorification qui, dans tous ces cas et dans beaucoup d'autres analogues, est la cause du développement de la tuberculose. Malgré la riche nourriture à laquelle elle est soumise, la vache ne peut résister longtemps à la déperdition considérable et prolongée de ces aliments de la calorification, et, épuisée par ce travail fonctionnel excessif, elle meurt phtisique. C'est de la même façon que Bouchardat explique l'extrême fréquence de la tuberculisation à une époque avancée du diabète. Le rôle de la glycose étant essentiellement de pourvoir aux besoins de la calorification, lorsque l'élimination de ce principe s'est continuée pendant un long espace de temps en quantité notable, des tubercules apparaissent toujours dans les poumons.

Ces faits, habilement rapprochés de toutes les autres causes occasionnelles de la phtisie, ont servi de base à Bouchardat pour établir la formule étiologique suivante : « Les conditions d'âge étant favorables, la continnité dans la perte des aliments de la calorification, la continuité de leur insuffisance eu égard à la température extérieure et aux besoins de l'organisation, la continuité même de leur dépense insuffisante, conduisent à la tuberculisation pulmonaire. »

(1) Rayer, *loc. cit.*
(2) Bouchardat, *Supp. à l'ann. thérap.*, 1861.

CHAPITRE IV

INFLUENCE DE CERTAINS ÉTATS PATHOLOGIQUES.

§ 1. — Traumatisme.

Les études de Perroud sur l'influence du traumatisme de la poitrine sont des plus typiques.

Voici comme il les a résumées dans une communication au congrès de Lille (1874), sur une nouvelle espèce de phtisie professionnelle, la phtisie des mariniers du département du Rhône, provoquée par l'usage de l'*harpi*.

Sous ce nom, les mariniers dans le département du Rhône désignent une longue perche, dont une extrémité, armée d'une pointe ou d'un crochet de fer, est destinée à prendre un point d'appui sur le bord de la rivière ou sur des objets qui avoisinent le bateau, et dont l'autre extrémité, plus ou moins arrondie, se fixe sur le haut de la poitrine dans la région sous-claviculaire. L'instrument étant ainsi placé, l'ouvrier exerce sur lui, avec la partie supérieure de son thorax, des efforts de pression et de poussée au moyen desquels il éloigne le bateau de la rive ou le fait progresser le long des bords.

Ces manœuvres répétées soumettent le haut de la cage thoracique à une sorte de traumatisme chronique qui retentit jusque sur le sommet du poumon.

C'est une compression plus ou moins intense compliquée de chocs plus ou moins multipliés et violents qui dépriment la région sous-claviculaire et atteignent dans une certaine mesure la portion sous-jacente du poumon. Chez les sujets prédisposés à la phtisie, ce traumatisme peut être une cause occasionnelle de tuberculisation et faciliter l'éclosion de la diathèse préexistante. Mais il peut aussi, à lui seul et en dehors de tout état diathésique, entraîner la formation d'une inflammation chronique du poumon qui aboutit souvent à la sclérose mais qui peut aboutir aussi à l'état caséeux, à l'ulcération, au développement de cavernes et enfin au marasme et à la consomption. Perroud a constaté plusieurs fois cette évolution chez des gens de forte constitution, exempts de tout antécédent héréditaire et vivant dans des conditions hygiéniques relativement satisfaisantes. Les malades eux-mêmes ont conscience du rôle étiologique de l'*harpi* dans la production de leur affection; ils sont les premiers à l'accuser. C'est d'abord un peu de congestion chronique qui se forme au sommet du poumon, au niveau de l'endroit soumis aux pressions exercées par l'*harpi*. En ce point les malades ressentent une certaine douleur sourde et profonde, puis ils se mettent à tousser. Cette toux finit par devenir habituelle, et si la maladie n'est pas arrêtée, la fièvre s'allume, des signes de ramollissement se manifestent et la phtisie se dessine.

La phtisie des mariniers est en somme une phtisie traumatique; rarement l'hémoptysie joue quelque rôle dans sa production.

Sa marche est lente, et son pronostic moins sombre que celui de la plupart des autres phtisies professionnelles, ce qui tient probablement au terrain sur lequel la maladie évolue (sexe masculin, âge adulte, hommes à forte complexion et à musculature développée). Elle n'est pas très fréquente, et elle tend à disparaître avec la profession qui l'engendre, depuis l'introduction de la batellerie à vapeur sur les rivières et surtout depuis les travaux qui ont amélioré le cours de la Saône et ont rendu la navigation plus facile dans la traversée de Lyon.

Lebert consacre un chapitre de son livre à l'influence du traumatisme sur le développement de la tuberculose et y résume onze observations personnelles qu'on retrouvera *in extenso* dans la thèse de Paul Scholz (*Ueber die traumatische tuberculose*. Breslau, 1872), et dans la *Revue mensuelle médico-chirurgicale* (octobre 1877).

§ 2. — Phlegmasies aiguës des organes respiratoires.

L'influence de l'inflammation des bronches sur le développement de la phtisie pulmonaire a toujours été généralement admise, et l'ancienne expression de *rhume négligé* consacrait cette croyance. On a vu au chapitre de l'historique quelle lutte s'était engagée sur ce point entre Broussais et Laënnec et ses élèves; malgré Laënnec, la majorité des médecins défend l'influence provocatrice de la bronchite aiguë, et certaines statistiques sont sans réplique : sur 603 cas de phtisie, Scott Alison (1) a noté 207 fois que la bronchite par refroidissement avait été la cause occasionnelle de la maladie. Beau, dans les leçons cliniques reproduites par la *Gazette des hôpitaux*, affirme avoir constaté 7 fois sur 10 la succession des symptômes catarrhaux et tuberculeux. Nous voyons aussi dans le *rhume négligé* un fait étiologique incontestable bien qu'exagéré par les malades; et nous préférerions avec Beau la

(1) Scott Alison, *On pulm. consomp.* Lond., 1855.

dénomination de *rhume dégénéré*, qui montre mieux la succession des phénomènes catarrhaux et tuberculeux. Jaccoud (1) est encore plus explicite sur ce point : « Mais ce que je dis du progrès déjà réalisé est également vrai de la production des altérations premières ; le mécanisme pathogénique est de tous points le même, qu'il s'agisse de genèse initiale ou d'extension secondaire. La formation du tubercule n'est point un acte isolé et indépendant de tout autre élément pathologique ; c'est le résultat d'un travail préalable d'irritation qui a pour expression et pour agent la congestion, le catarrhe ou l'inflammation ; seulement, au lieu de produits inflammatoires communs ou indifférents, ce travail irritatif, en raison du terrain qu'il occupe et de la diathèse qui le domine, engendre le produit spécial qui a nom tubercule. »

« Il résulte de là, veuillez, je vous prie, noter avec soin cette conclusion, que la formation des premiers tubercules est un acte de seconde étape, qui a été nécessairement précédé d'une phase, courte ou longue, d'irritation congestive ; c'est cette hypérhémie qui est l'acte initial, l'acte générateur. Croyez-vous que le catarrhe du sommet soit toujours lié d'emblée, dès son apparition, à la présence de tubercules ? Pas le moins du monde : il est l'indice d'une tuberculisation imminente, et nous devons pour ce motif lui attribuer une signification des plus redoutables ; mais rien ne prouve qu'il soit constamment en rapport, dès son début, avec des productions tuberculeuses déjà réalisées. Certains faits au contraire démontrent nettement la justesse de mon opinion, et que ce catarrhe, à sa période initiale, n'a que la valeur d'un phénomène précurseur. » Jaccoud rapporte un de ces faits qui, à ses yeux, a toute la netteté d'une démonstration anatomique.

Par contre, Andral et Villemin regardent les bronchites qui précèdent quelquefois la phtisie comme indifférentes au développement de cette maladie, ou comme de simples manifestations d'une tuberculose latente.

Nul doute qu'il n'en puisse être ainsi, mais il est très difficile de taxer d'erreur les auteurs que nous avons cités et de ne pas s'incliner devant cette quasi unanimité.

Les bronchites épidémiques auraient le même pouvoir, peut-être même à un plus haut degré ; Clarck (2) a remarqué que beaucoup des phtisiques qu'il examinait rapportaient l'origine de leur maladie à la grippe qui régna en Angleterre en 1832.

Fournet (3) fit la même observation après l'épidémie de grippe de 1837. Dans plusieurs de nos observations, nous avons retrouvé l'in-

(1) Jaccoud, *Curabilité et traitement de la phtisie*, p. 182.
(2) Clarck, *Traité de la consomption*, p. 56.
(3) Fournet, *loc. cit.*, t. II, p. 430.

fluence évidente des épidémies de grippe qui ont sévi à Paris en 1864, 1865, 1866. Dans ses études le professeur Fuster (1) pose en principe que les maladies catarrhales aggravent tout au moins la phtisie pulmonaire, quand elles n'en déterminent pas le développement. Ce que nous venons de dire de la bronchite grippale, on peut le dire de la bronchite de la coqueluche, que Willis appelait déjà *vestibulum tabis*.

On peut le dire aussi de la rougeole; nous y reviendrons à propos de la broncho-pneumonie.

On a agité la question de savoir si les phtisies consécutives aux bronchites diffèrent de la phtisie héréditaire ou de celles qui débutent autrement; si les lésions sont des granulations miliaires ou des broncho-pneumonies caséeuses, que l'on pourrait considérer comme la conséquence d'une influence directe du froid sur les organes pulmonaires, l'inflammation revêtant la forme caséeuse en vertu de la constitution particulière des sujets atteints. Niemeyer (2) patronne cette opinion qui cadre si bien avec sa théorie de la pneumonie caséeuse. Mais nous avons fait justice de cette allégation, et dans tous les cas où nous avons pratiqué l'autopsie des malades auxquels Niemeyer fait allusion, nous avons rencontré les granulations tuberculeuses en même temps que les broncho-pneumonies caséeuses.

D'après Rilliet et Rarthez (3), la tuberculisation après la coqueluche aurait une localisation particulière; elle débuterait presque toujours par les ganglions bronchiques. Cette assertion paraît trop absolue à Damaschino (4), et à H. Roger contraire aux faits.

Il n'y a donc rien de précis à dire sur les particularités qu'affecte la phtisie consécutive aux bronchites.

Peter (5) ne nie point que les bronchites aiguës répétées et les bronchites chroniques conduisent à la tuberculisation pulmonaire, mais il ne veut pas que la tuberculisation dérive directement de la phlegmasie locale ni que le tubercule soit un produit d'inflammation, d'irritation, comme le disait Broussais. La bronchite agit indirectement par inanition respiratoire. Un des arguments de Peter est que, tandis que la phlegmasie bronchique siège dans la muqueuse des bronches, le tubercule se développe dans le poumon. Sans doute il faut tenir grand compte de l'état général, et en cela Peter a raison, mais sur le terrain des faits son argumentation est facilement attaquable. Les tubercules n'existent pas seulement dans les poumons, ils

(1) Fuster, *Traité de la fièvre catarrhale.*
(2) Niemeyer, *Traité de pathol. int.*
(3) Rilliet et Barthez, *loc. cit.*
(4) Damaschino, *loc. cit.*
(5) Peter, *Clinique méd.*, t. II.

sont aussi dans les bronches; leur siège péri-bronchique a bien été mis en lumière par Rindfleisch; ils affectent, il est vrai, de préférence certaines régions des bronches, la terminaison de la bronche dans le lobule qui est le *locus minoris resistentiæ* de l'arbre bronchique. C'est là que se forme le nodule tuberculeux péribronchique de Rindfleisch. Cette sélection se rencontre à chaque pas dans l'histoire de la tuberculose comme dans toutes les diathèses et le nodule péri-bronchique une fois produit, on conçoit aisément que, par infection secondaire, le tubercule puisse gagner les diverses parties de l'organisme. D'ailleurs il est probable que, quelquefois, ces bronchites qui se terminent par la tuberculose ne jouent pas seulement le rôle d'épine inflammatoire, et qu'elles sont déjà la manifestation de la pénétration dans l'organisme, par la muqueuse des bronches et par l'alvéole pulmonaire, de l'agent infectieux de la tuberculose.

C'est du moins ce qu'il est permis d'inférer des expériences de Tappeiner rapportées plus haut. De ces recherches, qui en sont encore à la période préliminaire, nous ne retiendrons que ceci, à savoir, que les bronchitesörituberculeuses sont susceptibles de deux interprétations. Si l'on accepte la théorie parasitaire, ou bien elles créent dans les conduits bronchiques un milieu de culture favorable à la germination du parasite, ou bien elles sont déjà une manifestation de l'envahissement de l'organisme, au niveau des bronches, par l'agent infectieux. Et dans cette dernière supposition, l'examen des crachats révélerait la bronchite tuberculeuse.

Reste toutefois l'objection de Laënnec, confirmée par l'observation clinique de tous les jours.

Combien d'individus affectés de catarrhe chronique ne deviennent pas tuberculeux! Mais d'abord est-on bien sûr qu'assez souvent ces catarrheux ne soient pas eux-mêmes des tuberculeux chez qui la maladie a subi l'évolution fibreuse? Affirmerait-on qu'à l'autopsie on ne trouverait pas dans une sclérose pulmonaire entourant des dilatations bronchiques ce que Cruveilhier appelait des tubercules de guérison? D'ailleurs, il est certain jusqu'aujourd'hui que la bronchite ne fait pas de toutes pièces la tuberculose, et qu'elle n'agit que sur les organismes prédisposés; ce n'est qu'une cause occasionnelle. Nous ajouterons qu'il ne nous semble pas absolument démontré que les individus atteints de catarrhes chroniques échappent aussi souvent à la tuberculose. En consultant nos souvenirs nous avons vu succomber plusieurs fois à la tuberculose, quelquefois à une tuberculose aiguë, des individus assez âgés et qui depuis longtemps étaient atteints de catarrhe chronique des bronches avec conservation de la santé générale, ce qui permettrait de supposer au moins qu'ils étaient alors exempts d'affection tuberculeuse.

L'influence phymatogène de la broncho-pneumonie est peut-être encore plus difficile à préciser que celle de la bronchite, surtout depuis que les travaux les plus récents ont établi définitivement que l'évolution tuberculeuse affecte souvent la forme anatomique de la broncho-pneumonie.

Lorsque le malade succombe rapidement, si on ne trouve aucune lésion tuberculeuse à l'autopsie, il est loisible de supposer que la tuberculisation n'a pas eu le temps de se produire ; si on trouve, au contraire, avec des noyaux de broncho-pneumonie des tubercules à forme broncho-pneumonique, quel moyen d'affirmer que la broncho-pneumonie a précédé le tubercule? Il n'en est pas moins d'observation journalière que les broncho-pneumonies à résolution lente se continuent souvent en tuberculose pulmonaire, quoi qu'on pense de la nature réelle de la broncho-pneumonie initiale. Cela s'applique d'ailleurs principalement aux broncho-pneumonies secondaires.

« La rougeole, la coqueluche, la fièvre typhoïde, la diphtérie à reliquats pulmonaires donnent lieu, dans la majorité des cas, ces deux dernieres surtout, à une broncho-pneumonie simple, subaiguë ou chronique; mais si les individus sont en état de prédisposition héréditaire innée ou acquise, les maladies peuvent être le point de départ d'une tuberculose pneumonique; conséquemment, les lésions broncho-pneumoniques qui survivent à ces affections doivent être tenues pour simples; elle imposent à la fois une inquiétude légitime et une intervention active » (Jaccoud) (1).

Rilliet et Barthez sont de ceux qui ont le plus insisté sur la fréquence du développement de la tuberculose dans le cours de la rougeole.

Guersant, Michel Lévy, Barrier, Pidoux, Vogel, pensent comme Rilliet et Barthez, tandis que Grisolle et Roger sont moins affirmatifs.

D'ailleurs il est certain que le catarrhe morbilleux ne fait quelquefois qu'activer une tuberculose latente, et les divergences des statistiques s'expliqueront suivant les milieux où elles ont été prises. Un fait reste acquis, c'est que la rougeole est de toutes les fièvres éruptives celle qui s'accompagne le plus souvent de tuberculose. Or elle est aussi la fièvre éruptive où les phlegmasies broncho-pulmonaires se produisent avec le plus de fréquence et d'intensité.

Nous savons, il est vrai, que Kiener (2) a avancé que les granulations trouvées à l'autopsie des enfants qui ont succombé à la rougeole ne sont pas de nature tuberculeuse. Nous voulons bien admettre que les « granulations morbilleuses si profondément différentes de la tuberculose miliaire, et qui peuvent, comme celle-ci, envahir d'autres

(1) Jaccoud, *loc. cit.*

(2) Kiener, in *Th. d'agrég. de* Mairet. — *Formes cliniques de la tuberculose miliaire du poumon*, 1878.

organes que le poumon, notamment la plèvre, le péritoine, le foie », que les granulations morbilleuses ne sont que « des phlegmasies miliaires, rappelant par leur marche, par la disposition de l'aspect grossier des lésions, le tableau de la tuberculose miliaire ». Ce serait là un autre mode d'infection secondaire. Il n'en est pas moins vrai que, dans bon nombre d'autres cas, il s'agit indiscutablement de lésions tuberculeuses véritables.

La recherche des bacilles en pareil cas donne habituellement des résultats positifs.

Chose assez singulière, au premier abord, tandis que tant d'observations cliniques démontrent que l'inflammation favorise le développement de la tuberculose sur la zone inflammée, cette propriété serait déniée à la pneumonie lobaire.

Sur ce point, l'influence de Laënnec, les exagérations incontestables des partisans de la pneumonie caséeuse, les travaux de Thaon, Grancher, Charcot, Cornil, sur les tubercules pneumoniques ont restreint singulièrement l'influence phymatogène de la pneumonie lobaire aiguë. D'autres raisons ont pesé dans le même sens.

Quand un malade succombe à une pneumonie, que cliniquement on a pu supposer être simple tout d'abord et n'être devenue tuberculeuse que plus tard, il y a presque impossibilité anatomiquement de décider si c'est la pnenmonie qui a commencé ou si c'est la néoplasie tuberculeuse. La difficulté est encore plus grande ici, où l'évolution est souvent plus rapide que pour la broncho-pneumonie. D'autre part, on conçoit aisément que la pneumonie lobaire aiguë, qui ne dure d'ordinaire que quelques jours, n'ait pas le temps, pour ainsi dire, de déterminer le processus tuberculeux. C'est pourquoi probablement beaucoup d'auteurs, et des plus sérieux, refusent à la pneumonie franche toute influence phymatogène.

Ainsi Grisolle (1) conclut de ses statistiques : 1° que la phtisie pulmonaire succède immédiatement à une pneumonie dans des cas infiniment rares ; 2° que même alors il n'est pas démontré que la phtisie soit une conséquence de la pneumonie, tout faisant présumer, au contraire, que les tubercules ont été antérieurs à l'inflammation pulmonaire et en ont peut-être provoqué l'apparition ; 3° enfin, que dans les cas infiniment rares (puisque pour sa part il n'en a pas observé) où des tubercules miliaires ont paru se développer dans des poumons hépatisés, la pneumonie a agi alors comme cause occasionnelle et nullement comme cause prochaine. Grisolle regarde en outre comme une circonstance très rare que la pneumonie provoque une éruption de tuber-

(1) Grisolle, *Traité de la pneumonie*, 1864.

cules chez des individus simplement prédisposés : ainsi, parmi les 305 malades atteints de pneumonie dont il a analysé les observations pour son travail, 22 présentaient cet ensemble de la constitution qu'on regarde généralement comme une prédisposition à la phtisie; en outre, plus de la moitié d'entre eux comptaient parmi leurs parents les plus proches une ou plusieurs personnes qui avaient succombé à la consomption pulmonaire; cependant tous ces individus sans exception ont guéri; leur rétablissement était complet à l'époque où ils quittaient l'hôpital, et les pneumonies n'ont différé ni par leurs causes, ni par leurs symptômes, ni par leur marche des pneumonies ordinaires survenues chez les sujets non prédisposés à l'affection tuberculeuse. Louis (1) est du même avis que Grisolle; c'est aussi notre opinion. Les faits que nous avons recueillis montrent très rarement l'inflammation du poumon parmi les maladies qui ont précédé directement la tuberculose (environ 7 à 8 cas sur 100 phtisiques) et encore dans quelques-uns de ces cas, un certain intervalle s'étant écoulé entre les deux maladies, le rapport de causalité est loin d'être démontré.

En réalité, on sait aujourd'hui que la pneumonie est une maladie microbienne et que la tuberculose en est une autre et il ne paraît pas que la première appelle souvent la seconde. On sait d'abord par là que dans certaines circonstances l'évolution du tubercule dans le poumon réalise la forme histologique sinon bactériologique et la pneumonie (voir pages 188 et suiv.).

L'embarras est également extrême quand on veut, étant donné le mélange de tubercule et de pneumonie chronique, déterminer la filiation probable des lésions. Nous avons plusieurs fois insisté sur ces difficultés, nous n'avons pas à y revenir.

La pleurésie peut-elle, à un moment donné, lorsqu'elle se développe chez un sujet sain, devenir le point de départ et la cause d'une évolution tuberculeuse? Cette idée exprimée d'abord et défendue par Broussais(2), combattue par Laënnec (3), qui lui oppose toutes sortes d'arguments anatomiques et cliniques, a été reprise par Trousseau (4) et par Grisolle (5). Trousseau disait très catégoriquement que la fluxion constante qui était entretenue par la pleurésie chronique vers les organes thoraciques pouvait provoquer une éclosion de tubercules dans le poumon.

(1) Louis, *loc. cit.*
(2) Broussais, *Histoire des phlegmasies*, t. I, 1826.
(3) Laënnec, *loc. cit.*
(4) Trousseau, *Clinique méd. de l'Hôtel-Dieu*, t. I.
(5) Grisolle, *Traité de pathologie interne*, 9e édit., 1865.

Il est incontestable que parmi les phtisiques qui fréquentent les hôpitaux, on en observe un grand nombre dont les lésions pulmonaires sont relativement peu avancées, et dans les antécédents desquels on retrouve une ou plusieurs pleurésies. Mais a-t-on le droit d'établir une relation de cause à effet entre les pleurésies antérieures et la tuberculose actuelle? Et, sans parler des coïncidences possibles entre les deux affections, coïncidences bien admissibles, ainsi que le fait remarquer Villemin (1) lorsqu'il s'agit d'une maladie aussi commune que la tuberculose, ne peut-on pas admettre plutôt que les lésions du poumon et celles de la plèvre sont contemporaines, celles-ci n'ayant été que le contre-coup de celles-là?

Dans certains cas, la succession des actes morbides est plus immédiate et se présente avec des apparences plus trompeuses. Une pleurésie éclate chez un homme en pleine santé, et revêt les allures de l'inflammation la plus franche. La maladie évolue pendant un temps plus ou moins long, puis l'épanchement décroît et disparaît; mais le malade continue à tousser, et si on l'examine quelques jours plus tard, on trouve dans le côté où avait existé la pleurésie les signes non équivoques d'une tuberculisation du sommet. On peut invoquer dans ces cas plusieurs explications. Et d'abord, certaines pleurésies sont simplement produites par des granulations de la plèvre, lesquelles envahissent plus tard le parenchyme pulmonaire. Il y aurait donc succession de deux localisations différentes d'une même maladie, et non subordination de la tuberculose à la pleurésie. Villemin est également très catégorique sur ce point : « Lorsque des granulations se développent primitivement dans les séreuses, elles épargnent le poumon dans de certaines limites..... Il suit de là qu'une pleurésie venant à éclater sans cause connue, on est souvent dans l'impossibilité de savoir si elle est simple ou si elle est une conséquence de la tuberculisation de la plèvre. Les signes de tuberculisation pulmonaire qui pourraient éclaircir le diagnostic font défaut dans la majorité des cas, et, l'épanchement venant à disparaître, les adhérences à se former, on se trouve en face de circonstances n'ayant rien qui ne soit commun aux pleurites simples... La pleurésie pourrait paraître avoir amené la tuberculose, tandis qu'elle en a été un effet. »

D'un autre côté, certaines pleurésies se développent dans les mêmes conditions que tout à l'heure, mais cette fois à l'occasion d'une évolution tuberculeuse du poumon, et peut-être sans tuberculose pleurale. En tout cas, c'est la lésion du parenchyme qui est le fait le plus important, mais les signes en sont voilés par ceux de l'épanchement pleurétique, et ce n'est que quand celui-ci a dis

(1) Villemin, *loc. cit.*

paru que le diagnostic des lésions sous-jacentes devient possible.

Il n'en est pas moins certain que l'influence phymatogène de la pleurésie est acceptée aujourd'hui après les grands noms de Broussais, de Trousseau, et par un bon nombre de médecins. « Il est des cas extrêmement nets, dit le professeur Peter, où l'on voit la pleurésie la plus franche à son début, la plus clairement accidentelle, la plus simplement *a frigore*, qui, négligée, non traitée, sinon par la contemplation, produit une déchéance graduelle de l'individu qui s'affaiblit lentement, mais chaque jour davantage, est pris d'une petite fièvre vespérine et se tuberculise. » Il est vrai que Peter attribue ce résultat à l'action exercée sur le malade par « l'insuffisance de l'alimentation aérienne »; la pleurésie n'a pas agi directement sur le poumon pour le tuberculiser; elle s'est conduite à la façon du rétrécissement de l'œsophage, du cancer de l'estomac, des suppurations prolongées, en débilitant l'organisme, et en le mettant dans les conditions les plus favorables au développement de la tuberculose.

Bucquoy, dans une leçon clinique faite à l'hôpital Cochin en 1874, et résumée dans la *Gazette hebdomadaire*, a étudié la pleurésie aiguë comme phénomène initial de la phtisie pulmonaire. Il s'appuie sur trois observations d'individus pris de pleurésie aiguë au milieu de la santé la plus complète et sans antécédents diathésiques, qui guérirent de leur pleurésie, sauf dans un cas cependant, et qui devinrent phtisiques dans la convalescence de leur pleurésie, très peu de temps après. Pour notre savant collègue, le traitement débilitant que l'on met souvent en usage pour combattre un épanchement qui persiste, l'emploi exagéré des diurétiques et des purgatifs, le séjour prolongé au lit affaiblissent l'organisme et favorisent ainsi l'évolution de la tuberculose. Il insiste à cet égard sur ce que, dans les faits qu'il a rapportés, la pleurésie avait été séparée du début de la phtisie par une période de faiblesse et de marasme. Aussi conseille-t-il contre cette affection débilitante par elle-même, débilitante par le traitement qu'on lui oppose d'ordinaire, de recourir avant tout au traitement qui en abrège la durée, c'est-à-dire la ponction. « C'est le meilleur moyen, dit-il, d'éviter la tuberculose pendant la convalescence. »

D'ailleurs, il est légitime d'envisager sous un autre jour ces pleurésies prétuberculeuses. Sans les regarder comme tuberculeuses ou comme prétuberculeuses, il est conforme aux lois cliniques de les ranger dans le groupe de ces inflammations bâtardes qui se développent sur le terrain tuberculeux, qui, sans être spécifiques, manifestent déjà la diathèse et partant annoncent, sans la déterminer, l'explosion de la lésion spécifique.

Plusieurs auteurs, Litten entre autres, ont expliqué de façon toute particulière l'action phymatogène de la pleurésie. Dans la collection de Volkmann, Litten avait déjà publié trois observations d'épanchement pleurétique disparaissant rapidement et suivies de tuberculose miliaire aiguë. Dans le volume VII des *Annales de la Charité de Berlin*, il publie une note intitulée : *Du développement de la tuberculose miliaire aiguë après résorption ou ponction d'épanchement pleurétique*, et qui contient une observation nouvelle dont voici le résumé : Une femme âgée de quarante-neuf ans, n'ayant jamais eu (au dire de son médecin) d'affection pulmonaire antécédente, se présente à la clinique avec un grand épanchement dans la plèvre gauche. Le cœur était déplacé ; on fit la ponction et l'on retira 4 litres de liquide. La dyspnée avait disparu (27 juin 1878). Au bout de quelques jours, la dyspnée reparut, et la fièvre, à tracé régulier, monta jusqu'à 40°. Cependant l'épanchement ne s'était pas reproduit. On administra le sulfate de quinine à haute dose. La situation s'aggrava de plus en plus, et la malade succomba le 12 juillet 1878. A l'autopsie, on trouva la plèvre remplie de fausses membranes et dans les sommets pulmonaires quelques petits foyers caséeux. Les poumons, les plèvres, le foie, la rate, les reins, le péritoine, le péricarde, le mésentère, etc., étaient remplis de tubercules miliaires récents.

Litten rappelle, à ce sujet, que Virchow admet que chez les individus prédisposés une excitation locale vulgaire peut produire le tubercule. Ici la cause excitante serait représentée par la distension rapide des vaisseaux dégagés de la pression que l'exsudat pleurétique exerçait et par le développement brusque du poumon longtemps comprimé. Le poumon s'infiltrerait d'abord de tubercules qui se généraliseraient ensuite à tout l'organisme. L'auteur rappelle aussi l'hypothèse, aujourd'hui complètement abandonnée, d'après laquelle, chez des sujets prédisposés, la résorption de produits inflammatoires liquides, en apparence inoffensifs, des séreuses, pourrait infecter le sang, de même que les débris du tubercule caséeux, produisent par résorption la tuberculose miliaire.

Il y a longtemps déjà que Stokes avait fait la remarque que la disparition rapide d'un empyème était fréquemment suivie d'une explosion tuberculeuse. D'ailleurs, on peut supposer ici que l'empyème était lui-même de nature tuberculeuse, qu'il ne faisait que masquer une tuberculose pulmonaire déjà existante.

Pour L. Landouzy (1) cette question des rapports entre la tuberculose pulmonaire et la phtisie serait des plus faciles, la pleurésie dite simple, *a frigore*, étant elle-même le plus souvent d'origine tuberculeuse.

Kelsch et Kiener (2) ont défendu cette opinion sur le terrain de

(1) L. Landouzy, *Gaz. des hôpitaux*, *Revue mensuelle*, 1886.
(2) Kelsch et Kiener, *Archiv de phys.*, 1886.

l'anatomie pathologique, dans des recherches malheureusement incomplètes au point de vue bactériologique.

§ 3. — Hémoptysie.

L'hémoptysie a été aussi regardée tour à tour comme effet et comme cause de la tuberculose. L'idée de considérer l'hémoptysie comme une cause déterminante de phtisie devait tout naturellement découler des doctrines physiologiques de Broussais sur l'irritation. Le sang devient, à l'endroit des bronches et des alvéoles, une épine inflammatoire qui développe la phlegmasie chronique, source de la tuberculose.

Morton, Baumès, Andral (au début de sa carrière) n'hésitèrent point à admettre l'influence provocatrice de l'hémoptysie. Cette opinion, bientôt abandonnée, fut présentée avec variante, et comme une découverte, par Niemeyer en 1857 (1); pour lui, d'ailleurs, l'hémoptysie ne déterminerait pas la tuberculose pulmonaire, mais seulement la pneumonie caséeuse. C'est là toute la différence. On sait maintenant ce qu'elle vaut. Sanderson a rappelé, à l'appui de Niemeyer, l'aphorisme hippocratique : « Sanguinis sputo, puris sputum et fluor. »

Cependant, des objections venues de bonne part s'élevaient contre la doctrine de Niemeyer. Skoda (2) avait fait remarquer que l'hémorrhagie ne se fait pas dans les alvéoles, mais seulement dans les bronchioles; que le sang n'est pas un agent si irritant, et que d'ailleurs les efforts de toux le chassent bien vite. Traube ajoutait un argument clinique, déclarant qu'il ne connaissait pas un seul cas d'hémoptysie indépendant de tuberculose.

En France, le rôle phtisiogène de l'hémoptysie a toujours compté peu d'adhérents, et avec Laënnec, Louis, Andral, etc., on continue à croire que l'hémoptysie est le résultat et non la cause de l'éclosion tuberculeuse. D'ailleurs Hiller (3) aurait noté la présence du bacille dans le sang de l'hémoptysie : G. Sée (4), Cochez (5), Hugueny (6) ont rapporté des faits semblables.

Cependant, dans ces derniers temps, des auteurs compétents ont encore attribué une influence phtisiogène à l'hémoptysie ; il ne s'agit plus ici, il est vrai, d'hémoptysie spontanée, mais d'hémotysie traumatique. Une hémoptysie traumatique pourrait, dit-on, développer la tuberculose chez un individu vigoureux jusqu'à l'accident qui a pro-

(1) Niemeyer, *Éléments de pathologie int.*, (*Trad. française*, 1866).

(2) Skoda, *De l'influence de l'hémoptysie sur le développement du tubercule;* analysé dans le *Lyon médical*, t. VI, pag. 378.

(3) Hiller, *Zeihctsrift fur Klin. med.*, t. V.

(4) G. Sée, *loc. cit.*

(5) Cochez, *Thèse de Paris*, 1884.

(6) Hugueny, *Thèse de Nancy*, 1883.

duit l'hémoptysie et qui a été suivi presque immédiatement de l'évolution tuberculeuse. Ici le rapport entre la cause et l'effet est moins discutable que pour les hémoptysies spontanées. Il est permis d'admettre alors que le sang épanché dans les alvéoles forme un excellent milieu de culture pour le bacille et que l'individu se trouvait dans les conditions extérieures favorables à la pénétration du parasite.

Voici le résumé de l'observation publiée en 1879 au congrès de Montpellier, par le professeur Teissier de Lyon.

Il s'agit d'un homme de trente-quatre ans, robuste, sans aucun antécédent pathologique héréditaire. Le 15 juin 1879, il fait une chute dans une cuve renfermant une solution de soude chaude destinée à la fabrication du savon. Retiré de cette cuve, il est plongé immédiatement après dans une cuve d'eau légèrement tiède, pour atténuer l'action irritante de la première solution sur la peau. Le lendemain malaise général, frissons, etc. Le surlendemain hémorrhagie bronchique considérable, suivie pendant plusieurs jours d'hémoptysies moins abondantes. Un mois après la chute, signes de tuberculose commençante aux deux sommets pulmonaires ; à partir du 10 août, signes de phtisie aiguë qui enlève le malade le 22 août. A l'autopsie, granulations grises, tubercules pneumoniques dans les deux poumons, petites cavernes, pas de granulations fibreuses ou crétacées. Pas de tubercules ailleurs.

Dans la discussion qui suivit la lecture de cette observation, Marquez opposa un fait d'hémotysie et de pneumonie traumatiques qui guérirent sans autres accidents, bien que le malade appartînt à la vallée de Munster où la phtisie est commune. D'autres médecins firent également leurs réserves, et déclarèrent que pour eux, le traumatisme ne faisait que servir d'occasion au développement d'une affection latente jusque-là.

Toutefois Denucé a observé un cas qui jusqu'à un certain point vient à l'appui de l'opinion de Teissier. Un jeune homme de dix-sept ans, engagé volontaire pendant la guerre de 1870, après avoir souffert plusieurs mois des fatigues et des privations de la campagne, reçut un jour en pleine poitrine un éclat d'obus à la fin de sa course ; il éprouva une violente contusion du thorax et peu après ressentit les premiers symptômes de la tuberculisation pulmonaire, sans avoir présenté aucun antécédent héréditaire ou personnel appréciable. Il est probable que chez ce jeune homme la débilitation produite par les épreuves de la guerre a joué le rôle de cause prédisposante, et le traumatisme thoracique celui de cause occasionnelle.

Sokolowski a publié des faits analogues (*Berl. Klin. Wochenschrift*, 1878). Le mémoire contient huit observations personnelles d'individus qui, en pleine santé, dans les meilleures conditions hygiéniques, ont été pris d'hémoptysie sans toux prémonitoire. Dans tous ces cas un traumatisme ou un exercice musculaire violent ont amené l'hémorrhagie. Un de ces malades venait de porter de lourdes bûches, un autre de chanter longtemps dans une chambre surchauffée; un troisième avait fait une chute de cheval, etc. Le malade le plus jeune avait vingt-sept ans, le plus âgé quarante ans. Il n'y avait d'antécédents héréditaires que dans un cas. Dans toutes ces observations, un seul malade mourut six ans après l'accident initial. Chez tous les autres malades d'ailleurs l'examen de la poitrine avait fait reconnaître tous les signes d'une induration du sommet pulmonaire.

§ 4. — Pyrexies. Maladies infectieuses aiguës.

La fièvre typhoïde est-elle une occasion favorable au développement des tubercules, ou bien au contraire leur est-elle antagoniste? Telle est la question encore pendante et résolue d'une façon contradictoire par les auteurs.

Laënnec pensait que toutes les fièvres continues favorisent la tuberculisation. Monneret (1) émet une opinion semblable relativement à la fièvre typhoïde. « Combien, dit-il, ne voit-on pas de malades devenir tuberculeux après cette fièvre! » Leudet est d'avis (thèse inaug.) que la fièvre typhoïde peut compliquer la tuberculisation aiguë et rendre le diagnostic presque nécessairement erroné ou incomplet. Mercier dans une thèse intitulée : *De la fièvre typhoïde dans ses rapports avec la phtisie aiguë* (1855), croit que la fièvre typhoïde amène souvent à sa suite la phtisie aiguë : « Nous avons vu, dit-il, dans plus d'une occasion la phtisie suivre de si près la fièvre typhoïde, qu'elle devenait pour ainsi dire sub-intrante; mais il y a plus ; ces deux maladies peuvent exister dès le début, se développer simultanément et parcourir parallèlement toutes leurs périodes sans préjudice l'une de l'autre. » Malheureusement pour la thèse soutenue par Mercier, les trois observations personnelles qu'il donne à l'appui sont loin d'être probantes, car, ainsi que l'a montré Revilliod dans sa thèse (2), sur les trois observations de Mercier, la première, qui est bien une fièvre typhoïde, semble s'être accompagnée d'une simple broncho-pneumonie et non de phtisie, et dans les deux autres où l'autopsie a permis de reconnaître des tubercules pulmonaires, on peut parfaitement mettre en doute l'existence de la fièvre typhoïde.

Cette question de l'influence réciproque de la fièvre typhoïde et de la tuberculisation emprunte son obscurité à la difficulté que présente

(1) Monneret, *Traité élémentaire de patholog. int.*, t. II, p. 343.
(2) Revilliod, *Th. inaug.*, 1855.

souvent pendant la vie le diagnostic de la phtisie aiguë et de la fièvre typhoïde; toutefois, comme les lésions anatomiques de la muqueuse intestinale et du poumon sont bien distinctes dans les deux maladies, nous n'admettons pas que l'incertitude puisse se prolonger après la mort.

L'antagonisme de la fièvre typhoïde et de la phtisie pulmonaire a été mis en avant et soutenu avec talent par Thirial (1), Barthez (2) et Revilliod (3), opinion qu'a également adoptée Constantin Paul (4). Mais il faut bien savoir que ce mot d'antagonisme est loin d'être absolu, et qu'il n'implique nullement l'impossibilité de la coexistence des tubercules pulmonaires avec la fièvre typhoïde. Dans l'esprit de ceux qui admettent l'antagonisme de la fièvre typhoïde et de la phtisie, cela veut dire simplement que la fièvre typhoïde ne se développe pas chez les individus atteints d'une phtisie en voie d'évolution, et que, d'un autre côté, la phtisie ne survient pas dans la convalescence de la fièvre typhoïde. D'après les observations mêmes de ceux qui ont pris en mains la défense de cet antagonisme, la fièvre typhoïde peut atteindre les individus qui présentent dans différents organes de l'économie des tubercules à l'état latent, fait signalé par plusieurs anatomo-pathologistes et notamment par Louis, qui a trouvé quatre fois des granulations tuberculeuses sur quarante-six autopsies de fièvre typhoïde. Or, pour nous qui regardons, et à bon droit, la lésion anatomique comme le caractère essentiel de la diathèse, nous devons considérer le malade porteur de tubercules comme tuberculeux, et nier, par conséquent, l'antagonisme de la fièvre typhoïde et de la tuberculisation, mais nous reconnaissons en même temps que la fièvre typhoïde ne se montre presque jamais dans le cours d'une phtisie confirmée, et que sa convalescence est très rarement suivie de phtisie. Sous ce rapport notre observation est conforme à celle de Louis, Forget, Andral, Grisolle, etc. Au surplus, le fait n'a rien qui doive surprendre. L'économie tout entière est envahie par une maladie générale, fébrile, qui la mène plus ou moins rapidement à sa ruine. La fièvre typhoïde, qui se développe de préférence sur les organismes sains, ne se déclare pas plus dans ce cas que dans celui de l'infection morveuse, de la cachexie cancéreuse, ou de toute autre affection générale ayant profondément modifié la constitution et devant amener une terminaison fatale.

Parmi les *fièvres éruptives*, la *scarlatine* et la *variole* ne paraissent

(1) Thirial, *De l'antagonisme entre la fièvre typhoïde et les maladies graves en général et spécialement de l'antagonisme entre la fièvre typhoïde et la phtisie tuberculeuse* (*Bullet. de la soc. méd. des hôpitaux*, 1855).
(2) Barthez, *loc. cit.*
(3) Revilliod, *loc. cit.*
(4) C. Paul, *Thèse d'agrég.*, 1886.

exercer aucune influence sur le développement et la marche de la tuberculisation.

Barthez et Rilliet avancent, avec réserve toutefois, que les enfants *vaccinés* sont plus disposés que les autres à se tuberculiser; nous croyons que cette opinion a grand besoin d'une démonstration rigoureuse.

La *rougeole* a été souvent accusée de faire naître la phtisie; mais, sur ce point, la diversité des résultats obtenus par les auteurs montre quelles variations peuvent faire subir à la statistique les épidémies particulières et les conditions inhérentes aux sujets observés. Ainsi, pendant que Barthez et Rilliet notaient que le onzième des enfants atteints de rougeole dans les hôpitaux devenaient tuberculeux, pendant que Michel Lévy (1) constatait une proportion analogue de phtisiques chez les jeunes militaires atteints de rougeole au Val-de-Grâce, pendant que le même fait était observé à Vienne, en 1853 (2), et que Bartels (3), sur seize autopsies de malades morts de complications pulmonaires dans la rougeole, trouvait trois fois une tuberculisation aiguë et une fois de grandes cavernes, Grisolle (4) arrivait de son côté à une conclusion tout à fait opposée. Sur plus de cent rougeoles que l'éminent médecin a eu à traiter au lycée Napoléon chez des enfants de constitution et de prédisposition bien différentes, il n'a vu aucun cas de phtisie consécutive. Aussi ces résultats si dissemblables nous autorisent-ils à admettre que ce n'est pas en tant que maladie générale que la rougeole détermine la tuberculisation, ainsi que semblerait prédisposé à le croire Rufz (5), mais bien en raison de sa manifestation locale sur les bronches et le poumon. Le catarrhe morbilleux nous paraît agir de deux façons distinctes : ou bien par son intensité et sa longue durée il éveille une prédisposition morbide à la tuberculisation, ou bien il amène une exacerbation, une poussée aiguë de granulations et de pneumonie chez un malade qui portait antérieurement des granulations isolées et latentes.

Debove (6) rappelant l'opinion de Grisolle et les résultats contradictoires indiqués par Rilliet et Barthez, fait cette remarque que les malades soignés dans l'infirmerie d'un lycée vivent dans un milieu où l'on ne garde pas les phtisiques. Les enfants tuberculeux ne séjournent pas dans cette infirmerie; ils sont renvoyés dans leur famille et ne peuvent contagionner leurs camarades atteints de rougeole. On doit donc dire que la contagion possible de la tuberculose est une des causes de la gravité de la rougeole à l'hôpital.

(1) M. Lévy, *Gaz. méd.*, 1847.
(2) Mayr, *Hand. Rev. spec. path. von Virchow*, I. III.
(3) Bartels, *Archiv fur path. anat.*, t. XXI, 1861.
(4) Grisolle, *Traité de path. int.*, t. I, p. 121, 7e édit., 1865.
(5) Rufz, *Gaz. méd.*, 1857, p. 574.
(6) Debove, *Leçons sur la tuberculose héréditaire*, 1884.

Ces considérations s'appliquent également à la coqueluche. Ici d'ailleurs il faut ajouter à l'influence des lésions pulmonaires et de la contagion le rôle joué par le trouble profond de la nutrition, dans les cas où la maladie s'accompagne de vomissements incoercibles.

§ 5. — Maladies chroniques.

Les affections chroniques du tube gastro-intestinal sont des causes déterminantes très actives de la phtisie. Le rétrécissement de l'œsophage (Péter), la dyspepsie (Beau), l'entérite chronique, l'ulcère simple (Niemeyer), le cancer de l'estomac, du rectum, ont joué un rôle indiscutable dans bon nombre d'observations. On a fait cette remarque intéressante que la phtisie se développe d'autant plus sûrement que la lésion siège en un point du tube intestinal plus rapproché de la bouche et on a vu là, non sans raison, la preuve que l'inanition joue le rôle prédominant dans la genèse de cette tuberculose secondaire.

C'est aussi par le trouble profond de la nutrition, par l'inanition, qu'on s'explique comment certaines maladies du foie à marche subaigüe ou chronique qui détruisent le parenchyme, telle que la cirrhose hypertrophique graisseuse, s'accompagnent ordinairement de tuberculose secondaire.

L'influence des maladies du cœur paraît nulle. Toutefois, il est une lésion de l'appareil vasculaire dont le pouvoir phtisiogène semble aujourd'hui parfaitement établi. Traube, Lebert, ont enseigné que le rétrécissement de l'artère pulmonaire s'accompagne souvent de pneumonie caséeuse. C. Paul a montré que le rétrécissement de l'artère pulmonaire, soit congénital, soit acquis, aboutit fréquemment à la phtisie, même en dehors de toute prédisposition héréditaire. Il en est encore ainsi lorsqu'une tumeur quelconque du médiastin, un anévrisme de la crosse de l'aorte (Hanot), rétrécit le vaisseau par compression. L'explication la plus plausible dans tous ces cas est que le rétrécissement de l'artère pulmonaire détermine une inanition sanguine du poumon et en fait un *locus minoris resistentiæ* favorable au développement du bacille.

Nous avons dit plus haut (voir p. 251) l'influence exercée d'après Beneke par la sténose cardio-vasculaire congénitale sur le développement de la phthisie.

Un certain nombre d'auteurs, Bennet entre autres, ont cherché à démontrer que les affections chroniques de l'utérus, par la débilité qu'elles produisent, prédisposent à la phtisie. Cette opinion est acceptable, mais la preuve est difficile à faire parce que les affections chroniques de l'utérus et de ses annexes sont assez souvent elles-mêmes primitivement tuberculeuses.

Il est de science certaine que les maladies chroniques de la moelle aboutissent assez souvent à la phtisie pulmonaire ; Niemeyer, Olivier (d'Angers), Jaccoud, Charcot et Vulpian ont dénoncé principalement l'ataxie locomotrice.

« Dans la *sclérose en plaques*, dit Charcot, le plus souvent, la vie est encore abrégée par l'intervention de quelque maladie intercurrente : la pneumonie, la phtisie caséeuse, la dysenterie, peuvent être comptées parmi les plus fréquentes de ces affections terminales. » Bourneville ajoute, dans une note : « Il ressort de la statistique que nous avons dressée, que les maladies pulmonaires (pneumonie, pleurésie purulente, tubercules) l'emportent de beaucoup sur les autres (1). » Les mêmes remarques s'appliquent à la *paralysie agitante* et à l'*épilepsie* (Schrœder van der Kolk).

L'*aliénation mentale* s'accompagne souvent de phtisie pulmonaire. D'après Bergonnier (2), la phtisie cause la mort de 36,07 p. 100 d'aliénés mélancoliques et de 6,52 p. 100 des autres aliénés. Comme les mélancoliques s'alimentent fort peu et refusent même souvent de prendre toute nourriture à ce point qu'on est obligé de les nourrir à la sonde, les chiffres que nous venons de citer mettent encore en lumière l'influence prépondérante de l'inanition sur le développement de la phtisie.

Si on en croit certains auteurs, les maladies chroniques dont nous venons de parler n'agiraient comme cause occasionnelle qu'à la condition expresse qu'elles évoluent dans un milieu propice à la contagion, l'hôpital par exemple ; elles ne feraient qu'affaiblir l'organisme, le transformant en milieu favorable à la germination du bacille ; elles cesseraient d'être efficaces là où les malades sont à l'abri de la contagion.

§ 6. — Maladies diathésiques. — Rhumatisme. Goutte. Arthritisme.

Ces diathèses ont surtout été considérées comme antagonistes de la tuberculose ; nous y reviendrons plus loin à ce sujet. Disons seulement ici que Morton (3), Laycock (4), Sogniés (5), etc., ont placé l'arthritisme parmi les causes de la phtisie ; il agirait en débilitant l'organisme.

La majorité des auteurs attribue à l'arthritisme une influence absolument opposée.

Il faudrait toutefois faire une réserve à cette proposition. « Chez

(1) Charcot, *Leç. sur les méd. du système nerveux*, 1872-1873.
(2) Bergonnier, *Thèse inaug.*, 1871.
(3) Morton, *Phtisiologie*, lib. III.
(4) Laycock, *Med. Times*, 1862.
(5) Sogniés, *Th. inaug.*, 1860.

les goutteux, dit Charcot, la phtisie se présente rarement, bien que le diabète dont nous avons signalé l'étroite parenté avec la goutte soit pour ainsi dire une porte toujours ouverte à l'invasion de la phtisie. Cependant chez un jeune homme qui portait des concrétions tophacées autour de plusieurs jointures, Garrod a vu se développer une phtisie à marche rapide, mais on doit considérer ce fait comme exceptionnel (1). »

§ 7. — Herpétisme.

L'herpétisme est également considéré comme un antagoniste de la tuberculose. Toutefois, nous rappellerons que Gigot-Suard (2) s'est efforcé de prouver que l'herpétisme engendre la tuberculose par voie d'hérédité et que réciproquement la tuberculose produit l'herpétisme avec ses formes multiples et variées. Cette double proposition lui paraît solidement établie sur un certain nombre de faits qu'il a observés et où il a vu des parents dartreux engendrer des enfants phtisiques et des phtisiques engendrer des dartreux. Cette opinion de Gigot-Suard manque de preuves décisives et semble n'avoir convaincu personne.

§ 8. — Alcoolisme.

L'influence des boissons alcooliques sur le développement et la marche de la phtisie pulmonaire est appréciée par les auteurs d'une manière très différente. Quelques-uns, parmi lesquels nous citerons les docteurs Péters et Jackson, soutiennent que la phtisie s'observe rarement chez les ivrognes. Sur 35 alcooliques ce dernier n'a rencontré que 5 tuberculeux. Malske croit même avoir remarqué que les débitants d'eau-de-vie ne deviennent pas phtisiques. Tripier pense de son côté que la tuberculisation marche lentement chez les individus adonnés aux boissons spiritueuses. D'autres auteurs arrivent à une conclusion diamétralement opposée et considèrent que la phtisie est loin d'être rare dans ces conditions, et de plus qu'elle a une évolution rapide. Le Dr Kraus, de Liège, décrit une forme particulière de phtisie galopante chez les ivrognes, et le Dr Launay cite deux faits confirmatifs de cette opinion.

Leudet (3), à qui nous empruntons les détails bibliographiques précédents, conclut de son observation personnelle : 1° que la phtisie pulmonaire est moins fréquente chez les ivrognes de profession que chez les sujets sobres. Sur 121 alcooliques, Leudet n'a trouvé que

(1) Charcot, *Leçons sur les méd. des vieillards*. 2e édit., 1874.

(2) Gigot-Suard, *Des rapports réciproques de l'herpétisme et de la tuberculisation. Cong. de Bordeaux*, 1864.

(3) Leudet, *Influence des boissons alcooliques dans la phtisie pulmonaire. Congrès méd. de Lyon*, 1864.

20 tuberculeux, et ces individus étaient les seuls qui fussent ivrognes sur un total de 600 phtisiques; 2° la marche de la phtisie est plus lente chez les alcooliques que chez les personnes tempérantes. Chez les premiers, en effet, la durée totale de la maladie a été comprise entre un an et trois ans, et il n'y a pas eu un seul cas de marche aiguë. D'après Leudet, l'alcool, aliment respiratoire, ralentissant le mouvement de dénutrition, exercerait une action favorable à la conservation des forces et modérerait la marche de la phtisie.

Les faits qu'il nous a été donné d'observer ne nous permettent pas de nous ranger complètement à la manière de voir du regretté professeur de Rouen qui paraît également celle de Magnus Huss. Nous avons recueilli l'histoire d'un certain nombre de phtisiques qui très manifestement avaient vu leur maladie débuter après l'usage immodéré des boissons alcooliques. Chez plusieurs d'entre eux, la marche de la maladie a été rapide comme dans les cas du Dr Kraus.

Pour Lancereaux (1) l'abus des liqueurs spiritueuses contribue puissamment au développement d'une des formes les plus aiguës de la phtisie: la phtisie granuleuse. Le même auteur invoquant l'irritation que détermine l'alcool, par l'intermédiaire de la veine porte, dans tout le territoire de cette veine, explique l'influence indéniable de l'alcoolisme sur l'apparition de la péritonite tuberculeuse; selon lui, c'est là probablement la raison d'être de la très grande fréquence de cette péritonite tuberculeuse chez les personnes âgées de plus de quarante ans. (Delpeuch, *Th. inaug.*, 1883.)

§ 9. — **Diabète.**

Le diabète, de l'avis général, est une des causes les plus actives de la phtisie pulmonaire.

Selon Griesinger, on compte 43 phtisiques sur 100 diabétiques; Bouchardat va même jusqu'à dire que sur 19 autopsies de diabétiques, on aurait rencontré 19 fois des granulations grises; pour lui, la phtisie ne manquerait jamais chez les diabétiques âgés de moins de quinze ans. On a longtemps discuté la question de savoir si les diverses lésions pulmonaires qu'on rencontre à l'autopsie des diabétiques sont toutes de nature tuberculeuse; aujourd'hui, la solution du problème n'offre plus de difficultés. Dans les phtisies diathésiques qu'ils ont observées, Leiden, Rutimeyer, etc., ont toujours trouvé le bacille dans les crachats. Déjà, Grancher et Thaon avaient nié l'existence d'une pneumonie caséeuse diabétique non tuberculeuse; la pseudo-pneumonie caséeuse diabétique était toujours de nature tuberculeuse.

(1) Lancereaux, article ALCOOLISME, *Dict. Dechambre.*

Beaucoup d'auteurs admettent que la phtisie par diabète évolue rapidement sous forme de pneumonie caséeuse aboutissant vite à l'excavation ; quelques autres au contraire moins nombreux pensent qu'il n'y a rien de spécial dans la symptomatologie de la phtisie diabétique.

Quant à la *polyurie simple*, sur 75 cas, Lancereaux (1) n'a trouvé que 2 phtisiques.

§ 10. — Cancer.

Rokitansky, frappé de la grande rareté de la coïncidence du cancer et du tubercule chez un même sujet, admit un antagonisme entre les deux diathèses. Broca eut facilement raison de cette hypothèse en rappelant que la tuberculose a son maximum de fréquence dans les trente premières années, tandis que pour le cancer ce maximum existe après trente ans ; rien donc de plus simple que la rareté de la coïncidence du cancer et de la tuberculose.

La statistique tranche la question : Gouin (2) a trouvé dans les *Bulletins de la Société anatomique*, sur 247 cas de cancer, 42 fois la coexistence de tubercules.

Lorsque le cancer et le tubercule coexistent chez le même sujet, exercent-ils l'un sur l'autre une influence quelconque? Il en serait ainsi pour N. Guéneau de Mussy : « On retrouve quelquefois dans les ascendants la double origine des deux diathèses. Une seule des deux, cependant, occupe généralement la scène morbide, une seule évolue et s'empare de l'organisme pendant que l'autre reste pour ainsi dire à l'état embryonnaire sans se développer et c'est presque toujours alors le travail le plus actif, le plus vivant et en même temps le plus fatalement destructeur, le processus cancéreux, qui impose silence à l'autre, le condamne à l'inertie, étouffe ses tendances expansives si prononcées quand il est seul. »

D'autres observateurs estiment au contraire que lorsque les deux diathèses coexistent, elles marchent de front, sans que l'une étouffe l'autre. En pareil cas, le résultat ordinaire de cette association est une résistance moindre de l'organisme à l'action combinée des deux états morbides.

Avec Pidoux, Burdel (de Vierzon) (3) a admis la transformation par hérédité du cancer en tubercule. Pour 100 parents cancéreux il a trouvé 25 enfants tuberculeux. Sur 100 familles, 79 affectées de cancer ont fourni 237 tuberculeux.

(1) Lancereaux, *De la Polyurie. Th. d'agrégation*, 1869.

(2) Gouin, *Coïncidence et rapports de la tuberculose pulmonaire et du cancer. Th inaug.*, 1878.

(3) Burdel (de Vierzon), *Bull. Acad. de méd.*, 1869.

Dans son rapport sur le mémoire de Burdel à l'Académie de médecine, Vigla inclina à penser qu'il s'agissait là surtout de pure coïncidence, et, en vérité, comme l'a dit Raynaud, la phtisie tuberculeuse est chose tellement commune, les exemples de phtisie acquise en l'absence de tout ascendant sont si nombreux, qu'il n'est pas étonnant que des cas de ce genre se rencontrent dans les familles cancéreuses ni plus ni moins que dans les autres.

D'ailleurs on n'est nullement fondé, au nom de l'hérédité, à conclure que de ce qu'une diathèse existe chez un parent, et une autre diathèse chez son enfant, celle-ci dérive nécessairement de celle-là par voie de transformation. Donc ici encore, rien de concluant, rien de définitif.

§ 11. — Syphilis.

C'est une opinion généralement admise depuis Astruc et Van Svieten que le syphilitique meurt souvent de tuberculose. Virchow a décrit histologiquement les gommes du poumon, une pneumonie syphilitique spéciale et des ulcérations syphilitiques des bronches. La description anatomique de Virchow, adoptée par Lancereaux, a été contestée par un certaiu nombre d'autres observateurs ; aujourd'hui, sur ce terrain, l'hésitation ne saurait être de longue durée. On admettra la tuberculose là où on trouve le bacille tuberculeux ; ailleurs, s'il faut de toute nécessité incriminer une diathèse chez un individu syphilitique, on admettra la syphilis. Nous ne parlons pas ici de la bactérie syphilitique que Birch Hirschfeld et Lusgarten croient avoir trouvée dans les lésions viscérales spécifiques et dont l'existence est loin d'être complètement établie.

D'ailleurs, même sur le terrain clinique, les recherches de Fournier (1), Brissaud (2), Goodhart (3), Schnitzler (4), Carlier (5), Hiller (6), même celles de Pankritius (7) qui aurait étudié 105 cas (!) de phtisie syphilitique, ces recherches, disonsnous], fournissent quelques éléments suffisants de diagnostic différentiel.

Dans la phtisie syphilitique les lésions siègeraient surtout dans le poumon droit (97 fois sur 105, selon Pankritius). D'autre part, c'est le lobe moyen qui est le siège de prédilection des altérations syphilitiques et en particulier des gommes diffuses ou circonscrites. Il semble, comme l'ont admis Pankritius et Brissaud, qu'alors le processus a pour

(1) Fournier, *Bull. Acad. de méd.*, 1878.
(2) Brissaud, *Gaz. hebdom.*
(3) Goodhart, *Oh syphilitic phtisis. Path. Soc. of London*, 1877.
(4) Schnitzler, *Die Lungen syphilis*, Vienne, 1880.
(5) Carlier, *Étude sur la syphilis pulmonaire. Th.* 1882.
(6) Hiller, *Charite-Annalen*, t. IX, 1884.
(7) Pankritius, *Ueber Lungen syphilis*. Berlin, 1881.

point de départ une médiastinite ou mieux une adénopathie syphilitique péribronchique rendant compte de la marche que suit l'évolution morbide depuis le hile jusqu'aux régions profondes du parenchyme pulmonaire. C'est aussi par ces particularités anatomiques que s'expliqueraient les manifestations cliniques les plus caractéristiques, surtout la disproportion entre les phénomènes généraux et les signes d'auscultation et l'intensité de la dyspnée. L'adénopathie trachéo-bronchique expliquerait pourquoi les signes stéthoscopiques s'observent surtout au niveau du hile, pourquoi la dyspnée va souvent jusqu'à l'orthopnée, alors que l'auscultation et la percussion ne signalent que des lésions restreintes, pourquoi la toux est ordinairement quinteuse et paroxystique. Si on en croit Cube (*Virchow's Arch.*, 1881), l'expectoration serait parfois formée de matières jaunes ou brunâtres, de détritus pulmonaires provenant vraisemblablement de masses gommeuses ramollies. Malheureusement on n'a point recherché dans ces crachats le bacille de Koch.

Pour plusieurs auteurs, dans la phtisie syphilitique, l'état général serait atteint au minimum ; les malades conserveraient les forces l'appétit, n'auraient point de fièvre ni de diarrhée. D'autres, au contraire, n'admettent aucune différence entre l'état cachectique de ces syphilitiques et des tuberculeux proprement dits. Il est vrai qu'on peut se demander si le trouble des fonctions nutritives dans la phtisie syphilitique n'est pas au moins autant subordonné aux diverses altérations spécifiques des autres organes qu'aux lésions pulmonaires elles-mêmes.

D'après Schnitzler le diagnostic serait encore facilité par la coexistence dans le cas de phtisie syphilitique d'ulcérations, de cicatrices de rétrécissements particuliers du larynx et de la trachée; il serait surtout facilité, comme dans l'observation mémorable du professeur Fournier (1), par l'action efficace du traitement spécifique. Hâtons nous d'ajouter que même dans les cas les plus avérés de phtisie syphilitique, ce traitement est resté inutile. D'après Pankritius, on ne devrait rien attendre de la médication lorsque l'albuminurie est venue se joindre aux phénomènes cachectiques.

Malgré tout, la question des rapports de la syphilis et de la phtisie n'est point encore complètement résolue et demande d'autres recherches.

§ 12. — Scrofule.

Hier encore, l'étude des rapports de la phtisie et de la scrofule soulevait les trois questions suivantes :

(1) Fournier, *loc. cit.*

1° La phtisie, et d'une manière plus générale la tuberculisation, doit-elle être séparée de la scrofule ou bien les deux maladies constituent-elles une seule et même diathèse *scrofulo-tuberculeuse ?*

2° Si la phtisie est distincte de la scrofule, ne doit-on pas admettre que lorsqu'elle s'observe chez un scrofuleux, elle est modifiée de manière à mériter un nom particulier, celui de *phtisie scrofuleuse,* par opposition à la phtisie ordinaire, *phtisie essentielle, phtisie tuberculeuse?*

3° En cas d'affirmation, quels sont les caractères spéciaux de cette forme de phtisie?

La première question a été et est encore très diversement résolue.

On sait que déjà depuis longtemps, un grand nombre d'auteurs, se fondant sur la similitude des symptômes et surtout des lésions qui leur paraît exister entre la tuberculisation et la scrofule, admettaient l'identité des deux diathèses. Sous ce rapport et sans remonter avant ce siècle, aucun auteur ne s'est prononcé d'une manière plus explicite et plus radicale que Lugol. Pour le médecin de l'hôpital Saint-Louis, il n'y avait qu'une diathèse, la diathèse scrofuleuse, dont le tubercule est le caractère, la signature anatomique. D'autres médecins, et nous étions de ceux-là, déclaraient que, formulée dans ces termes, cette proposition est inacceptable; elle est en contradiction formelle avec ce qu'enseignent la clinique et l'anatomie pathologique.

On objectait que s'il était possible, avant les idées nouvelles de l'histologie du tubercule, de considérer les *écrouelles* comme caractérisées anatomiquement par une lésion tuberculeuse, ce n'était pas permis quand il s'agissait des *ophtalmies*, des *coryzas*, des *abcès*, des *nécroses*, des *caries*, etc., du plus grand nombre, en un mot, des manifestations scrofuleuses, que toutes ces manifestations n'ont absolument rien de tuberculeux, que c'est là un fait reconnu par tous les médecins qui ont eu l'occasion de pratiquer de fréquentes autopsies de scrofuleux [Baudelocque (1), Guersant (2), Lebert (3), Milcent (4), Bazin] (5).

Sur le terrain de la clinique, l'identité de la scrofule et de la phtisie semblait ne pas mieux se soutenir aux yeux des auteurs les plus compétents en pareille matière, Milcent, Bazin, etc. La tuberculisation, disait-on, survient le plus ordinairement pendant l'adolescence et la jeunesse; la scrofule se manifeste plutôt dans l'enfance. Cette dernière maladie se caractérise par la multiplicité et la diversité

(1) Baudelocque, *Études sur les causes, la nature et le traitement de la maladie scrofuleuse.*

(2) Guersant, Dict. en 30 vol., art. *Scrofule.*

(3) Lebert, *loc. cit.*

(4) Milcent, *De la scrofule. Thèse inaug.*, 1846.

(5) Bazin, *Leçons théoriq. et cliniq.* 2e édit., 1861.

des lésions (catarrhes, abcès, dartres, adénites, caries, etc.). En général, ces lésions suivent un ordre d'apparition assez régulier; elles affectent d'abord les téguments cutanés ou muqueux, puis le système lymphatique, plus tard l'appareil locomoteur et les viscères. La vraie phtisie ne présente pas ces manifestations nombreuses et variées par lesquelles se révèle la scrofule. Elle est caractérisée essentiellement par un produit anatomique, toujours identique malgré la diversité du siège, et secondairement par des inflammations qui sont variables suivant les tissus. La cachexie scrofuleuse est différente de la cachexie des tuberculeux. Ces derniers succombent dans un degré extrême de maigreur, épuisés par la diarrhée et les sueurs profuses. La cachexie scrofuleuse est plutôt humide que sèche, si l'on peut s'exprimer ainsi; il y a une sorte de bouffissure des téguments bien différente du marasme des phtisiques, etc.

C'est surtout à propos des adénites que s'accusaient les divergences, et tandis que la plupart des médecins continuaient à faire de l'adénite caséeuse comme la siguature anatomique de la scrofule, Lebert, Virchow, Villemin, la retranchaient sans hésitation de la scrofule pour l'annexer à la tuberculose.

Quoi qu'il en soit, les auteurs qui séparaient la scrofule et la tuberculose, et admettaient une phtisie développée chez les scrofuleux, ces auteurs, disons-nous, s'accordaient à reconnaître que ce qui caractérise particulièrement la phtisie scrofuleuse, c'est la lenteur de la marche, une certaine bénignité relative, l'absence de fièvre ou l'apparition tardive de ce symptôme. « Il faut noter, dit Kortum (1), que les tubercules scrofuleux s'enflamment et suppurent difficilement. Suivant Morton, la phtisie scrofuleuse a une marche très chronique; la fièvre est très modérée, à moins que les malades ne commettent des écarts de régime, en s'exposant au froid, auquel cas une fièvre vive se déclare. »

J. Franck insiste également sur ce caractère. « Il arrive souvent, dit-il (*loc. cit.*, p. 244), que les poumons sont profondément attaqués, sans que l'ombre du péril paraisse au dehors. »

Milcent admet que la phtise scrofuleuse diffère de la phtisie symptomatique de la diathsèe tuberculeuse par une marche plus lente, des symptômes d'une moindre intensité : « Ce qui est surtout remarquable, c'est que souvent avec une lésion locale considérable, avec des excavations tuberculeuses dans les poumons, coïncide un état général peu alarmant. On est tout étonné de trouver chez quelques sujets des cavernes souvent énormes, avec une certaine apparence de santé. C'est à peine s'il y a de la fièvre, même le soir; l'amaigris-

(1) Kortum, *Commentaria de vitio scrofuloso*, t. II, p. 258.

sement est peu prononcé. Bien plus, dans un degré avancé de la phtisie scrofuleuse, il existe souvent une apparence d'embonpoint; la face est pleine, quelquefois, il est vrai, plutôt bouffie, et les joues colorées d'une rougeur circonscrite. » Dans la phtisie scrofuleuse, dit Dumoulin (1), l'état général n'est point en rapport avec la lésion; la marche de l'affection est lente, et souvent elle n'est pas continue; elle présente des rémissions.

A ces caractères essentiels, Danjoy (2), dans son excellente thèse, ajoute : 1° l'abondance de l'expectoration dans la deuxième période; 2° la rareté ou même quelquefois l'absence d'hémoptysies; mais sur ce point particulier il est en désaccord avec Bazin, qui considère, au contraire, que la phtisie scrofuleuse peut être annoncée plus ou moins longtemps à l'avance par des hémorrhagies diverses : épistaxis, hémoptysies, ménorrhagies, hémorrhoïdes, etc.

Bazin est un des auteurs qui ont le plus insisté sur la nécessité de distinguer la phtisie scrofuleuse de la phtisie tuberculeuse. Cet éminent médecin lui reconnaît les caractères suivants :

Le début est presque latent, et l'examen attentif de la poitrine peut seul en révéler l'existence. Il n'y a ni fièvre, ni douleur, ni dyspnée bien grande, ni amaigrissement prononcé, ni diminution des forces; l'appétit est conservé. Le ramollissement des tubercules pulmonaires ne s'annonce en général que par un changement survenu dans les signes physiques. La fièvre hectique qui marque si bien le début de la deuxième période dans les phtisies essentielles fait ici complètement défaut. La dyspnée n'est véritablement apparente qu'après un exercice actif... La phtisie scrofuleuse a généralement une marche lente et une durée fort longue.

Les auteurs que nous venons de citer ne sont pas moins d'accord sur certains caractères anatomiques qui selon eux différencient la phtisie scrofuleuse de la phtisie essentielle. Les tubercules scrofuleux seraient « plus gros, en masses plus compactes, plus crus et moins propres à exciter l'inflammation des milieux ambiants; ils renfermeraient plus de principes gras dans leur composition élémentaire, toute proportion gardée, que les tubercules idiopathiques. »

Après avoir exposé aussi complètement que possible l'opinion des partisans de la phtisie scrofuleuse, nous cherchions à l'apprécier, dans notre 1re édition et nous nous déclarions obligés de reconnaître que les caractères assignés à cette forme de phtisie sont loin d'avoir la valeur que les auteurs se sont plu à lui accorder.

Nous établissions d'abord qu'il n'y avait pas de différences impor-

(1) Dumoulin, *Des conditions pathogéniques de la phtisie.*

(2) Danjoy, *De la phtisie pulmonaire dans ses rapports avec les maladies chroniques*, 1862.

tantes entre le tubercule scrofuleux et le tubercule proprement dit.

Nous montrions ensuite que si les signes distinctifs attribués à la lésion sont sans valeur, les caractères tirés des symptômes, en particulier de la lenteur de la marche et de la bénignité de la maladie ne sont pas plus fondés. Ici encore notre observation différait de celle des savants médecins que nous venons de citer, ou plutôt une interprétation très simple et toute naturelle peut être donné des faits dans lesquels une bénignité exceptionnelle a été notée.

Rappelons d'abord quelques points fondamentaux : la phtisie est une maladie dont la durée est excessivement variable, comme sont variables en étendue les lésions qui la constituent anatomiquement, et cela en dehors de toutes les autres maladies qui peuvent la précéder ou l'accompagner. Nous avons observé des malades chez lesquels la phtisie tuberculeuse dégagée de toute complication a mis un grand nombre d'années à détruire les poumons et à amener la mort. Chez d'autres, ainsi que nous l'avons vu, les lésions envahissaient rapidement les organes et précipitaient le dénouement fatal. La rapidité de la marche est la conséquence de la rapidité de la destruction pulmonaire. Or, si chez les scrofuleux on rencontre des cas de phtisie qui marchent lentement, c'est que chez eux les lésions sont peu étendues et que les poussées morbides sont séparées par de longs intervalles. Il peut très bien se faire que ce soit le résultat d'une sorte de balancement signalé par Guersant entre les lésions internes tuberculeuses et les lésions externes de la scrofule (adénites, ostéites, abcès, etc.). Bazin semble le reconnaître lui-même quand il dit : « En général, il n'existe de tubercules que dans un seul poumon, ce qui peut expliquer jusqu'à un certain point la bénignité des symptômes et la longue durée de la maladie. » Oui, en effet, nous en avons la conviction, c'est dans le peu d'étendue de la lésion pulmonaire, chez quelques scrofuleux, qu'il faut chercher la cause de la bénignité des symptômes, mais le même fait s'observe dans la phtisie ordinaire. Ce qu'il eût fallu pour démontrer l'influence favorable de la diathèse scrofuleuse, comme la comprennent les auteurs, c'eût été une tuberculisation d'une grande partie des poumons, marchant lentement et sans déterminer des symptômes généraux graves. Or, ces faits, s'ils existent, sont excessivement rares. Ordinairement, lorsque les altérations pulmonaires sont très étendues, la maladie prend des allures rapides et se termine promptement par la mort, absolument comme dans la phtisie dite tuberculeuse.

Nous publiions une observation à l'appui et nous ajoutions :

« On pourrait peut-être supposer que cette observation constitue un cas exceptionnel. Il n'en est rien. Les faits de phtisie que nous avons recueillis chez les scrofuleux nous présentent la phtisie rapide et la phtisie lente, à peu près dans les mêmes proportions que la phtisie dans laquelle on ne constate aucune manifestation scrofuleuse. Ce qu'il y a de plus remarquable, c'est que plusieurs auteurs qui ont assigné à la phtisie scrofuleuse ce caractère de chronicité et de bénignité relative donnent précisément comme exemples et types de cette forme des phtisies dont la marche a été rapide et promptement funeste. Cela ressort manifestement de la lecture de l'unique observation de phtisie scrofuleuse (*Historia Domini Davison*) contenue dans la *Phtisiologie* de Morton. C'est ce qui est non moins évident dans les quatre observations, surtout les observations LXXVIII, LXXXIV, LXXXV de l'ouvrage de Bazin (1). »

D'ailleurs nous résumions ainsi en 1867 notre manière de voir sur les rapports de la scrofule et de la tuberculose :

1° La scrofule et la tuberculose sont deux affections distinctes, aussi bien par leurs caractères anatomiques que par leurs caractères symptomatiques. Il faut reconnaître néanmoins qu'elles ont entre elles un lien très étroit de parenté et qu'elles sont quelquefois réunies chez le même malade.

2° L'état caséeux (improprement nommé tubercule) est une terminaison spéciale d'inflammation, commune à la scrofule et à la tuberculose. L'adénite caséeuse ne doit pas être plus distraite de la scrofule dont elle est une des principales manifestations, que la pneumonie caséeuse ne doit être retranchée de la phtisie pulmonaire.

3° La phtisie peut se rencontrer chez un scrofuleux, mais beaucoup moins fréquemment qu'on ne le croit généralement. C'est la phtisie dite scrofuleuse.

4° Cette phtisie n'a pas de caractères particuliers ; elle marche avec la même rapidité que la phtisie dite essentielle. Dans l'une comme dans l'autre, il y a des phtisies lentes. Ce sont surtout celles dans lesquelles les lésions pulmonaires sont circonscrites. On peut à la rigueur admettre que cette forme lente est un peu plus commune dans la phtisie scrofuleuse, parce que les lésions extérieures de la scrofule (adénites, ostéites, etc.) font une sorte de dérivation qui rend les lésions internes viscérales moins graves et moins étendues. Mais le fait n'est pas cliniquement démontré. Il serait même contredit par nos observations personnelles et aussi par celles de quelques auteurs qui sont partisans de la distinction des deux phtisies.

Depuis l'époque où nous avons écrit ces lignes, l'histologie pathologique a démontré que l'ostéite fongueuse, le lupus, les abcès froids, les gommes cutanées contiennent la lésion qui mérite microscopiquement le nom de tubercule (Friedlander, Koster, Brissaud, Lanne-

(1) Bazin, *loc. cit.*

longue, etc.). D'autre part, l'expérimentation a fait voir que ces diverses lésions produisaient une tuberculose expérimentale tout comme le tubercule lui-même (Cohnheim, Salomonsen, Schüller, A. Koch, Pfeiffer, Doutrelepont, Cornil et Leloir, etc.). Enfin, la découverte du bacille par Koch a démontré l'identité spécifique, parasitaire de toutes les formes anatomiques, superficielles ou profondes, locales ou généralisées.

« Que reste-t-il à la scrofule? dit Grancher (1), les uns disent : Rien, et les autres : Quelque chose.

« Pour ces derniers, la scrofule est un tempérament morbide, un terrain, une diathèse (Bouchard). La scrofule n'existerait pas en tant que maladie, mais comme prédisposition morbide à l'état de lymphatisme exagéré ou scrofulisme (Villemin). Les manifestations extérieures se réduiraient aux eczémas, aux impétigos, aux gonflements avec exulcérations des muqueuses, à quelques adénites superficielles, substratum insuffisant pour caractériser une maladie, suffisant pour trahir la nature d'un terrain morbide.

« Il était donc intéressant de savoir si la recherche des bacilles d'une part, et l'inoculation d'autre part, donneraient des résultats positifs avec le pus et les croûtes de l'impétigo et de l'eczéma dits scrofuleux.

« J'ai circonscrit mes recherches à cet objet. L'examen, répété un très grand nombre de fois sur beaucoup d'enfants, ne m'a jamais permis de trouver les bacilles caractéristiques de la tuberculose dans ces diverses sécrétions morbides. Mais l'épreuve de l'inoculation est beaucoup plus rigoureuse, car j'ai réussi, comme tout le monde, à faire des tuberculoses expérimentales avec des liquides où l'examen microscopique ne permettait pas de trouver de bacilles. Ainsi le sang du cœur d'un cobaye tuberculeux, la sérosité abdominale d'un autre cobaye également tuberculeux, mort avec une ascite, enfin quelques gouttes d'une dilution très étendue (1/500) d'un crachat de phtisique contenant les bacilles donnent sûrement la tuberculose aux animaux alors que les bacilles restent invisibles au microscope.

« Ces inoculations de pus d'impétigo, etc., ont été faites parallèlement avec d'autres inoculations de contrôle, celles-ci avec des produits tuberculeux (ganglions caséeux, gomme de la peau, ulcère tuberculeux cutané, spina ventosa, abcès froid, etc.). Ces expériences faites avec les précautions les plus minutieuses sur des cobayes vivant en plein air et isolés dans des cages parfaitement propres ont fourni les unes des résultats constamment positifs (ganglions caséeux, etc.), les autres des résultats constamment négatifs (pus d'impétigo, etc.)

(1) Grancher, Scrofule du *Dict. encyclopédique*.

« Dans toutes les expériences faites avec les sécrétions nasales, oculaires, cutanées, etc., de ce que l'on appelle scrofulides superficielles, ou bien les animaux ont survécu ou il a fallu les sacrifier au bout de quatre, cinq mois d'attente; ils étaient sains; ou bien les animaux ont succombé en quelques semaines avce des adénites purulentes intra-abdominales, mais le pus de ces ganglions ne contenait pas de bacilles et il s'est montré stérile aux inoculations de contrôle; ou bien, les cobayes mouraient de septicémie après l'opération.

« Si ces expériences que je poursuis et qu'il convient de varier et de multiplier beaucoup donnent toujours les mêmes résultats négatifs, il faudra bien conclure que toutes ces éruptions si communes dans l'enfance n'ont aucun caractère spécifique, qu'elles sont banales et indifférentes (Besnier) ou simples témoins d'un tempérament morbide qu'on peut appeler lymphatisme ou scrofulisme.

« Il reste à savoir s'il convient de réserver le nom de tubercule scrofuleux ou scrofulo-tubercule à ces tuberculoses locales et relativement bénignes et curables, domaine de la scrofule de Bazin. Quoi qu'il en soit, leur identité de nature avec les tubercules dits essentiels ne saurait faire aucun doute. »

Il résulte de tout cela que la scrofule va s'amoindrissant de plus en plus devant la tuberculose qui tend à l'absorber presque complètement.

Cette question si délicate des rapports de la tuberculose et de la scrofule semble entrer encore dans une phase nouvelle avec les travaux de Arloing (1).

Cet auteur a fait d'intéressantes expériences qui l'ont conduit à la conclusion qu'il ne faut pas confondre la tuberculose et la scrofule, surtout si on tient compte de « la réceptivité des espèces animales, de l'origine du virus et du mode d'inoculation ».

Des expériences comparatives faites sur le cobaye et le lapin donnent à admettre que, si tant est que la scrofule dérive du bacille tuberculeux, les microbes qui la déterminent sont encore plus éloignés de la virulence primitive que ceux qui engendrent les tuberculoses locales. Peut-être en sont-ils assez éloignés pour constituer une variété fixe, analogue à ces micro-organismes qui, après avoir vécu pendant plusieurs générations sur une espèce animale, sont devenues incapables de tuer l'espèce qui les avait fournis et parmi laquelle ils faisaient des nombreuses victimes. Il y aurait donc des degrés dans

(1) Arloing, *Essais sur la différenciation expérimentale de la scrofulose et de la tuberculose humaines*. — *Revue de méd.*, 10 févr. 1887.

la virulence du bacille tuberculeux, et dans la scrofule, de même que dans les affections chirurgicales, les bacilles seraient moins virulents que dans la tuberculose des poumons et dans celles des séreuses.

D'ailleurs, les recherches de Koch citées plus haut conservent toute leur valeur et Arloing n'a fait que présenter une interprétation ingénieuse du dualisme aujourd'hui généralement adopté.

CHAPITRE V

ANTAGONISME

Quelques médecins ont admis autrefois un antagonisme entre la tuberculose et un certain nombre d'états morbides. Cette question a beaucoup perdu de son intérêt aujourd'hui. Toutefois nous croyons devoir résumer ce qui a été dit à ce sujet.

Nous passerons en revue les diverses maladies, soit générales, soit locales qui ont été considérées comme antagonistes de la phtisie.

§ 1. — Maladies du poumon.

Dilatation des bronches. — Sur quarante dilatations des bronches, Barth n'aurait constaté qu'une fois seulement la coexistence de tubercules; il y aurait donc incomptabilité entre les deux lésions. Cette sorte d'opposition entre la tuberculose et la dilatation bronchique était déjà admise par Bamberger et Cruveilhier. Il y a certainement là un malentendu, et ces médecins voulaient évidemment parler de dilatations des bronches d'un certain calibre, puisque, comme on l'a vu, la dilatation des petites bronches fait partie intégrante du processus tuberculeux lui-même.

Emphysème. Asthme. — Après avoir longtemps admis que la tuberculose et l'emphysème pulmonaire coexistent très rarement, la plupart des auteurs reconnaissent aujourd'hui que les deux lésoins sont fréquemment associées. Le fait est vrai, envisagé d'une manière générale; mais si l'on distingue les cas dans lesquels la tuberculisation a précédé l'emphysème de ceux dans lesquels au contraire l'emphysème a préexisté, on ne tarde pas à s'apercevoir qu'autant l'association est commune dans le premier cas, autant elle est rare dans le second.

Nous avons traité ailleurs de l'emphysème consécutif à la tuberculose. Nous n'y reviendrons pas.

Lorsque l'emphysème a envahi primitivement les poumons, la tuberculose éprouve une certaine difficulté à se développer et la marche en est généralement lente. Quelle peut être la cause de ce fait à peu près unanimement admis? D'après Guéneau de Mussy (1), il existe entre l'asthme et la tuberculisation un antagonisme réel. Ces deux affections paraissent dans un grand nombre de cas se repousser mutuellement, s'exclure en quelque sorte : « Lorsque, dit notre regretté collègue, l'organisme est sous la forte impression d'une diathèse, il semble qu'il soit peu apte à subir l'évolution d'un autre germe diathésique, et cela surtout lorsque les deux diathèses se manifestent dans le même appareil organique comme l'asthme et l'emphysème. »

Pidoux (2) développe à peu près les mêmes idées, avec cette différence que l'antagonisme entre l'asthme et la phtisie est une conséquence de l'antagonisme qu'il admet entre l'arthritis et la phtisie, l'asthme n'étant autre chose pour lui qu'une manifestation pulmonaire de l'arthritis. Nous avons lu avec toute l'attention qu'elles méritent les considérations que les deux savants auteurs font valoir à l'appui de leur thèse et nous avouons conserver quelques doutes. Ce qu'il eût fallu pour entraîner la conviction, c'eût été des observations d'asthme (névrose), dégagé de la lésion pulmonaire (emphysème) qui lui est si souvent associée et qui si fréquemment aussi se rencontre sans accès d'asthme à la suite de bronchites répétées. Malheureusement ni Pidoux, ni Guéneau, ne citent de semblables faits. Presque toujours au contraire l'emphysème existe, quelquefois très prononcé. Or on comprend si bien que l'atrophie des alvéoles pulmonaires et la destruction consécutive des capillaires sanguins s'opposent au développement des granulations et à l'inflammation pulmonaire périphérique, qu'il semble inutile de faire intervenir une influence générale diathésique pour expliquer le peu d'étendue et la marche lente de la tuberculose. C'est un point qui a été parfaitement établi par Monneret il y a longtemps et plus tard par Sée (3) dans le passage suivant d'un remarquable travail : « Toutes ces données (l'antagonisme des deux diathèses) reposent sur l'hypothèse préalable de l'asthme, considéré comme l'expression de l'arthritis. En outre, elles ne tiennent pas un compte suffisant de la lésion locale, c'est-à-dire de la diminution des capillaires pulmonaires par l'atrophie des alvéoles emphysémateux. Le rétrécissement du champ de la respiration et de la circulation du poumon empêche cette nutrition active qui constitue l'hyperplasie tuberculeuse. L'antagonisme est-il exclusivement local, mécanique, ou faut-il admettre une exclusion mystérieuse entre les deux diathèses? Jusqu'à nouvelles preuves, je me contenterai de la première de ces interprétations. »

(1) Guéneau de Mussy, *De l'influence réciproque de l'asthme et de la tuberculisation pulmonaire* (*Arch de méd.* nov. 1864, p. 526).

(2) Pidoux, *Annal. d'hydrol.* t. X.

(3) Sée, art. ASTHME, *Nouv. Dict. de méd. et de chir. pratiq.*

Nous étions de notre côté arrivés aux mêmes conclusions.

Devons-nous parler de l'opinion qui voudrait que l'immunité des asthmatiques pour la phtisie tînt à leurs efforts continuels pour respirer et à une sorte de gymnastique pulmonaire incessante ? Nous aurions beaucoup de peine à adopter cette manière de voir, qui a été défendue depuis longtemps en Angleterre, et plus récemment en France par des observateurs très recommandables. Nous n'oserions surtout pas conseiller aux phtisiques ou aux personnes menacées de le devenir de s'exercer, comme cela se pratique à Paris dans une école spéciale de musique, à souffler toute la journée dans les plus gros instruments de Sax, et cela dans le but de se procurer un emphysème qui les guérisse où les mette à l'abri des tubercules.

§ 2. — Maladies du cœur.

D'après Pidoux, les maladies du cœur qui, par les congestions pulmonaires qu'elles entretiennent, sembleraient favoriser le développement et la marche rapide des tubercules, les retardent au contraire de la manière la plus manifeste. D'abord, dit-il, l'existence simultanée des deux affections n'est pas commune, ce qui prouve déjà l'antagonisme. De plus, quand on observe cette coïncidence, la cardiopathie retarde l'évolution de la phtisie. Pidoux s'explique cet antagonisme par l'origine si fréquemment arthritique des maladies organiques du cœur. Peter (1) propose l'explication suivante : dans les affections cardiaques, il y a stase sanguine aux deux bases pulmonaires et, par conséquent, respiration supplémentaire des sommets qui deviennent plus actifs et partant moins favorables à l'invasion tuberculeuse. La statistique est absolument opposée à ces conceptions théoriques. Sans parler des lésions congénitales qui s'accompagnent si souvent de phtisie pulmonaire, sur deux cent soixante-dix-sept cas d'affections valvulaires, on a trouvé vingt-deux fois la coïncidence de tuberculose. L'un d'entre nous a trouvé trois fois en un an cette coïncidence de la phtisie et des maladies du cœur.

§ 3. — Fièvre typhoïde.

Il a déjà été dit que la fièvre typhoïde a semblé à quelques auteurs pouvoir préparer l'évolution de la tuberculose. D'autres au contraire n'hésitent pas à admettre entre les deux affections un antagonisme que Thirial (2) a surtout défendu.

D'ailleurs, Andral, Forget, Louis, avaient déjà avancé qu'il est

(1) Peter, *Cliniq. méd.*, t. I.
(2) Thirial, *loc. cit.*

exceptionnel que la fièvre typhoïde se complique de la tuberculose et se termine par elle. Rilliet, Barthez, Pidoux et Hahn sont aussi partisans de l'antagonisme. « La tuberculisation, dit Thirial, succède rarement à la fièvre typhoïde, même dans les cas où les complications du côté de la poitrine ont été les plus intenses et les plus prolongées; voilà un des résultats les plus remarquables que les recherches de l'anatomie pathologique moderne et notamment Louis et Andral ont mis tout à fait hors de doute... Il ne m'est jamais arrivé d'observer pour mon compte, et il n'est pas à ma connaissance que d'autres aient observé un seul cas de fièvre typhoïde, qui serait venu se développer chez un individu atteint de phtisie confirmée, ou, en d'autres termes, d'une phtisie avancée à ce point où les symptômes, tant généraux que locaux, de l'affection pulmonaire, pussent par eux-mêmes jeter de l'obscurité sur le diagnostic de la fièvre typhoïde, ou, du moins, c'est tellement rare, qu'il serait permis de voir, entre ces deux maladies, une sorte d'impossibilité. »

Guéneau de Mussy, tout en hésitant, semble se ranger à cette opinion : « Je crois avoir observé des malades qui sont devenus tuberculeux pendant la convalescence de la fièvre typhoïde. Je dis : je crois, parce que, dans quelques cas, on peut se poser cette question : n'a-t-on pas pris pour une fièvre typhoïde une phtisie qui, au début, a suivi une marche aiguë? » L'antagonisme de la tuberculose et de la fièvre typhoïde a été soutenu aussi par Révilliod (1) et Constantin Paul (2).

Cet antagonisme a trouvé aussi dans Villemin (3) un défenseur ardent. « Nous avons interrogé un grand nombre de phtisiques, dans le but de savoir s'ils avaient eu la fièvre typhoïde, et jusqu'ici nous n'avons rencontré cet accident chez aucun d'eux. »

Voici, d'ailleurs, la filiation de ses idées sur ce point : « L'éruption des granulations tuberculeuses, dans un grand nombre d'organes, a la plus grande analogie avec celle des fièvres exanthématiques. La tuberculose aiguë, comme la fièvre éruptive, débute soudainement, et quand il n'y a pas mort rapide, les accidents aigus se calment après l'éruption. Mais la maladie avec laquelle la tuberculose peut le plus être confondue, c'est la fièvre typhoïde, dont l'appareil symptomatique se retrouve à peu près identique dans la forme aiguë de la tuberculose. La phtisie et la fièvre typhoïde semblent prendre naissance sous l'influence des conditions étiologiques similaires, à savoir : l'agglomération, le confinement, la vie en commun. Ces deux maladies ont le même âge de prédilection : de vingt à trente-cinq ans. Elles sont deux maladies générales, dont les agents morbides portent leur action sur

(1) Révilliod, *loc. cit.*
(2) Constantin Paul, *loc. cit.*
(3) Villemin, *loc. cit.*

le système nerveux, d'une part, et, de l'autre, sur le système lymphatico-conjonctif. Elles sont enfin antagonistes l'une à l'autre, au moins dans une mesure générale. »

Un peu plus, et la tuberculose et la fièvre typhoïde seraient deux formes de la même affection générale, et alors l'antagonisme s'expliquerait par ce fait, qu'une maladie générale donnée n'atteint ordinairement qu'une fois un même organisme.

A ce point de vue, le parallèle établi par Villemin entre la tuberculose et la fièvre typhoïde nous semble en vérité poussé trop loin.

Pour nous, sans admettre un antagonisme réel de la fièvre typhoïde et de la tuberculisation, nous reconnaissons que la fièvre typhoïde ne se montre presque jamais dans le courant d'une phtisie confirmée et que sa convalescence est très rarement suivie de phtisie.

§ 4. — Fièvres éruptives.

D'après Rilliet et Barthez, il y aurait antagonisme entre la phtisie et la scarlatine.

« La scarlatine engendre rarement les tubercules, et les tuberculeux prennent rarement la scarlatine. Nous en concluons que la diathèse tuberculeuse et la scarlatine sont antagonistes. »

« La variole, disent encore Rilliet et Barthez, quand elle se développe chez les tuberculeux, choisit de préférence ceux chez lesquels la néoplasie n'est pas étendue ; toutefois, la préexistence de la variole ne met pas, pour l'avenir, les enfants à l'abri des manifestations scrofulo-tuberculeuses. » A ce sujet, Damaschino (1) déclare qu'il a vu plus d'une fois la variole se développer chez des sujets tuberculeux, même profondément atteints, et que, sans discuter les observations de ces éminents médecins, il faut bien reconnaître que l'antagonisme est de courte durée et ne s'oppose pas à l'éclosion ultérieure de la tuberculose.

Que deviendrait en face de cet antagonisme entre la phtisie et les fièvres éruptives l'influence incontestable de la rougeole sur le développement de la tuberculose pulmonaire ?

§ 5. — Chlorose.

Pidoux (2) déclare qu'il serait presque tenté de croire que la chlorose vraie et franche exclut la phtisie ; on les verrait rarement ensemble et même l'une après l'autre.

Il s'agit ici des chloroses vraies, non strumeuses, non dyscrasiques

(1) Damaschino, *loc. cit.*
(2) Pidoux, *Études sur la phtisie*, 2e édit. 1874.

qui supportent bien le fer et le quinquina, tandis que dans les chloroses mixtes, incomplètes, associées à quelque diathèse strumeuse, herpétique, les ferrugineux suscitent des hémoptysies, premier indice d'une tuberculose latente.

Le Dr Jourdanet (1) a défendu avec des explications différentes la même idée. Il admet que la phtisie est l'opposé de la chlorose et que ces deux maladies peuvent guérir l'une par l'autre. Dans la chlorose les combustions organiques azotées sont notablement diminuées, tandis qu'elles sont augmentées chez les phtisiques. Chez les chlorotiques, la combustion vitale n'a guère d'élément que le carbone; chez les phtisiques, les combustions respiratoires portent surabondamment sur les éléments azotés de l'organisme. « Le jour, dit Jourdanet, où vous aurez pu parvenir à assurer dans une vaste pièce un courant d'air, y maintenant sans cesse une atmosphère appauvrie du tiers de son oxygène, vous aurez guéri la moitié des poitrinaires. »

Ces idées, à première vue si singulières, ont été inspirées à l'auteur par les observations météorologiques suivantes : 1° d'une manière générale, la phtisie est une maladie rare à Mexico ; 2° cette maladie est presque nulle dans les classes aisées de la population ; 3° si l'affection a été acquise dans les lieux moins favorisés, elle prend sur les altitudes du Mexique une marche plus lente et quelquefois elle guérit ; 4° les prédispositions à cette maladie provenant de localités plus basses et des conditions individuelles diverses s'éteignent généralement sur les hauts plateaux.

§ 6. — Fièvres intermittentes palustres.

Parmi les affections qui ont été considérées comme antagonistes de la phtisie, nous signalerons surtout les fièvres intermittentes palustres.

On sait que Boudin (2), comparant entre eux les résultats statistiques de la phtisie et de la fièvre intermittente, est arrivé à cette conclusion que là où le paludisme fait de nombreuses victimes, la phtisie pulmonaire est rare ou absente. Ce savant médecin en conclut que la viciation du sang par le miasme paludéen constitue une certaine immunité en quelque sorte proportionnelle à l'intensité du foyer marematique.

Quoique l'observation ultérieure n'ait pas confirmé la loi d'antagonisme formulée par Boudin, et qu'aux faits favorables de Barth (3)

(1) Jourdanet *De l'air raréfié*, Paris, 1863, (*Gaz. méd.* 1863).

(2) Boudin, *Traité des fièvres interm.*, 1842. *Lettres sur la loi d'antagonisme* (*Gaz méd.*, 1843). *Traité de géog. et de pratique méd.*, 1859.

(3) Barth, *Notice topog. et méd. sur la ville d'Hyères* (*Arch. de méd.*, 1841).

Nepple (1), Hahn (2), Tribe (3), de Crozant (4), etc., on puisse opposer les faits contradictoires de Michel Lévy (5), Forget (6), Gintrac, Genest (7), Am. Lefèvre (8), Vigouroux (9), etc., on doit cependant reconnaître que la phtisie pulmonaire est effectivement un peu plus rare dans les pays où la fièvre est endémique que dans ceux où elle n'existe pas. Seulement peut-on, avec Boudin, admettre qu'il s'agisse dans ce cas d'un véritable antagonisme entre la fièvre intermittente et la tuberculisation? nous ne le pensons pas. « A-t-on jamais cherché, dit Vigouroux, à poser une loi d'antagonisme entre le choléra d'une part et de l'autre toutes les affections qui, lui régnant, cessent de fournir leur nombre habituel de décès? Il y a dans ce cas *substitution* et non *antagonisme.* »

Pour résoudre complètement cette qnestion il faudrait rechercher: 1° si les phtisiques allant habiter un pays marécageux sont aptes à prendre les fièvres intermittentes; 2° si les individus atteints de ces fièvres peuvent devenir phtisiques lorsqu'ils quittent le pays insalubre où ils les ont contractées. La première question ne nous paraît pas avoir été suffisamment étudiée; quant à la seconde, Vigouroux a publié dans sa thèse plusieurs observations de malades atteints de cachexie paludéenne qui sont venus mourir phtisiques dans les hôpitaux.

Nous ne pouvons donc expliquer la rareté plus grande de la phtisie dans certains pays où règne la fièvre intermittente par une incompatibilité entre ces deux maladies, comme le comprend Boudin; mais, avec quelques auteurs, Bricheteau (10), Perroud (11), nous ne serions pas éloigné de croire que le climat chaud, humide et à température uniforme de la plupart des contrées marécageuses constitue une condition jusqu'à un certain point favorable aux tuberculeux et s'oppose au développement de la phtisie. Ainsi que le fait remarquer Bricheteau, on a une sorte de démonstration du fait dans ce qui se passe à Strasbourg dont le climat est froid et humide, et qui est à la fois

(1) Nepple, *Lettres à l'Académie de méd.*, 1843.

(2) Hahn, *De l'influence sur la production de la phtisie du séjour antérieur et actuel dans les localités marécageuses.*

(3) Tribe, *De l'heureuse influence de l'atmosphère des pays marécageux sur la tubercul. pulm.* (*Th. de Mont.*, 1843).

(4) Cerdozant, *Journal de méd.*, mai 1844.

(5) M. Lévy, *Bulletin de l'Acad. de méd.*, 1843.

(6) Forget, *Sur la fréquence de la phtisie relativement aux fièvres intermittentes* (*Gaz. méd.*, 1844).

(7) Genest, *Recherches sur la question de savoir s'il y a antagonisme*, etc. (*Gaz. méd.*, 1843).

(8) Am. Lefèvre, *De l'infl. des lieux marécageux* (*Bulletin de l'Acad. de méd.*, 1844, p. 5).

(9) Vigouroux, *De l'antagonisme de la fièvre intermittente et des tubercules pulmonaires* (*Th. Paris*, p 5, etc.).

(10) Bricheteau, *Mal. chroniq. de poitrine*, p. 56.

(11) Perroud, *Th. inaug.*, 1861.

ravagé par la phtisie et les fièvres intermittentes, tandis que des localités plus méridionales du département de l'Ain, de la Nièvre, de la Charente-Inférieure, du Var, etc., décimées par les fièvres intermittentes, ne comptent qu'un petit nombre de phtisiques.

§ 7. — Intoxication saturnine.

Beau (1) aurait observé la rareté de la phtisie chez les ouvriers employés à la fabrication des préparations de plomb, et qui sont affectés de cachexie saturnine. Abusant de l'analogie, il admit l'antagonisme et proposa d'administrer le plomb contre la phtisie; il prétendit que les malades s'en trouvaient bien. Toutefois Lecoq (2), suivant la méthode thérapeutique indiquée par Beau, n'en obtint aucun effet satisfaisant. D'autre part, Dieudonné (de Bruxelles) affirme avoir vu nombre de saturnins succomber à la phtisie après avoir présenté les accidents les plus nets du saturnisme. Monneret (3), par contre, jugea ainsi l'opinion de Beau : « Les faits observés dans les hôpitaux prouvent la justesse de cette assertion. » Pidoux prétend également que l'observation dont Beau est parti pour instituer sa médication est juste et, à ses yeux, incontestable. Toutefois, il n'accepte pas la thérapeutique. « Autre chose est d'être, sous l'empire d'une cachexie acquise, capable d'empêcher l'invasion d'une maladie constitutionnelle différente; autre chose de vouloir déterminer thérapeutiquement et non préventivement la première, quand on est déjà sous l'influence de celle-ci. » L'idée de Beau n'a point fait d'autres prosélytes.

§ 8. — Syphilis.

Pidoux (4) se demande si la syphilis, dans toute sa force spécifique, constitue un élément puissant d'opposition pour la phtisie, comme les autres maladies chroniques initiales, lorsqu'elles sont dans la première période de jeunesse et de vigueur. Il ne saurait l'affirmer absolument, et cependant il incline à le croire. Il lui paraît qu'excepté dans la première période peut-être la syphilis est bien plus propre à préparer le terrain à la tuberculose qu'à le défendre contre elle; sur ce dernier point, les médecins sont unanimes.

§ 9. — Alcoolisme.

Pidoux, qui accordait, comme on le sait, à l'antagonisme, une si grande part dans les maladies, croit que l'alcoolisme est une cause de

(1) Beau, *Union méd. franç.*, 1859.
(2) Lecoq, *Bulletin gén. de thérap.*, 1837, p. 337, 412.
(3) Monneret, *Pathol. int.*, t. III.
(4) Pidoux, *loc. cit.*

phtisie, mais peut être aussi cité au nombre des causes qui font échec au tubercule pulmonaire. C'est, dit-il, qu'il y a alcoolisme et alcoolisme. L'alcoolisme chez les individus sanguins, vigoureux, très nourris, produit dans l'économie quelques effets plus ou moins analogues à la goutte, couperose, pléthore abdominale, surcharge d'acide urique, hépatite, néphrites chroniques, etc., et la phtisie trouve dans cet état des conditions d'antagonisme plutôt que des conditions favorables à son développement. Au contraire, chez des individus faibles, appauvris, misérables, qui s'alcoolisent avec de mauvais vin pris immodérément, la phtisie est chose commune.

§ 10. — **Rhumatisme. — Goutte. — Arthritisme.**

Il y a utilité à rechercher si la tuberculose pulmonaire n'est pas influencée dans son développement et sa marche par le rhumatisme et la goutte, ainsi que l'ont soutenu un certain nombre d'auteurs des siècles derniers, Morton, Franck, Musgrave, Barthez, Portal, etc., ainsi que le pensent encore quelques médecins de nos jours.

Ce qui pourrait au premier abord faire douter de la réalité de cette influence, c'est qu'elle est loin d'être appréciée de la même façon par les divers pathologistes que nous venons de citer.

Suivant Morton (1), la phtisie qui succède à la goutte et au rhumatisme (*phtisis ab arthride et rhumatismo orta*) aurait pour caractères principaux d'être chronique, d'occasionner surtout la difficulté de respirer et d'être incurable. Musgrave (2) considère également que la marche de cette phtisie est lente, chronique, et qu'elle est rarement accompagnée de fièvre hectique. Portal (3), au contraire, admet que la phtisie arthritique a une évolution rapide, et que ses progrès peuvent être plus difficiles à arrêter que dans toute autre espèce de phtisie.

Nous insisterons d'autant moins sur l'opinion des auteurs précédents, que plusieurs d'entre eux ont manifestement pris pour une tuberculisation développée sous l'influence du rhumatisme et de la goutte de simples manifestations rhumatismales ou goutteuses, l'asthme par exemple, fixées sur le poumon. C'est ce que semble prouver ce passage de la *Phtisiologie :* « La phtisie arthritique, dit Morton, est une maladie du genre de l'asthme, plus remarquable par la viscosité de la sécrétion bronchique que par une toux opiniâtre. »

De nos jours la question a été reprise et traitée avec de grands développements par Pidoux. Pour Pidoux la phtisie arthritique présente comme caractères principaux : la grande lenteur dans la marche

(1) Morton, *Physiolog.*, cap. I, p. 118.
(2) Musgrave, *De arthrite de anomalia*, cap. XII.
(3) Portal, *loc. cit.*, p. 247.

et l'évolution des symptômes ; l'absence des rapports entre l'état local pulmonaire et l'état général du sujet; la fréquence des congestions pulmonaires et des hémoptysies. « La présence de l'élément arthritique chez un phtisique, dit cet éminent observateur (1), imprime à la marche de la phtisie, et surtout à l'invasion du *tabes* ou cachexie purulente, une résistance et un retard d'évolution remarquables qui feront singulièrement contraster l'état général du phtisique avec son état local. Il y a dans ce cas une sorte d'antagonisme entre l'arthritisme et la tuberculisation, à tel point qu'un arthritisme franc et vigoureux exclut la tuberculisation, et que dans le traitement de la phtisie on doit chercher par dessus tout à provoquer les reliquats arthritiques pour retarder la marche de la tuberculisation. »

Si de notre côté nous cherchons à étudier cliniquement les rapports de la phtisie avec le rhumatisme et la goutte, nous constatons un premier fait, c'est que l'on a très peu d'occasions d'étudier ces rapports, le plus grand nombre des malades ne présentant pas, au moment de leur phtisie, et n'ayant présenté à aucune époque antérieure, des manifestations que l'on soit en droit de rapporter au rhumatisme ou à la goutte. Sur cent malades de notre service hospitalier examinés à ce point de vue avec le plus grand soin, c'est à peine si cinq ou six nous ont accusé dans leurs antécédents morbides un rhumatisme caractérisé, ou même simplement quelques douleurs musculaires ou articulaires. On dirait véritablement, et en cela nous sommes d'accord avec Pidoux, qu'il existe une sorte d'antagonisme entre le rhumatisme et la tuberculisation.

C'est un fait du reste qui avait déjà été signalé par d'autres observateurs. Sur 108 individus atteints de rhumatisme articulaire, Wunderlich a trouvé une seule malade qui offrit des signes incontestables de phtisie pulmonaire. D'après le Dr Hamernjk (2), la tuberculisation est exceptionnelle dans les familles où le rhumatisme aigu se montre héréditaire. Cotton (3), sur 1,000 phtisiques, n'a observé que 6 rhumatisants. Danjoy (4), tout en établissant que la phtisie peut se rencontrer chez des malades atteints de la diathèse rhumatismale, constate qu'elle est rare dans ces conditions.

La goutte franche paraît jouir de la même immunité. On la voit bien rarement, même en dehors des hôpitaux, associée à la tuberculisation, et ici nous devons mettre en garde contre une erreur qui consisterait à confondre la granulation tuberculeuse et la pneumonie caséeuse avec de véritables produits tophacés qui se déposent dans

(1) Pidoux, *Ann. d'hydrol.*, t. X.
(2) Hamernjk, cité par Wunderlich, p. 601.
(3) Cotton, ouvr. cité, p. 47.
(4) Danjoy, *Th. inaug.*, p. 47.

les poumons comme dans les articulations et dans la plupart des tissus de l'organisme. On trouve un très bel exemple d'une pareille localisation du produit de la goutte dans le *Traité de pathologie interne* de Gintrac (1). Il s'agit dans cette observation d'un goutteux qui, parvenu à l'âge de cinquante-cinq ans et perclus de ses membres inférieurs, avait eu plusieurs hémoptysies et présentait des symptômes de lésions organiques des poumons. Ceux-ci offraient à leur sommet des cavités différant des cavernes tuberculeuses, formées par les débris d'un tissu mou, brunâtre, et comme infiltré de matière crayeuse. La présence de ces produits, les tumeurs sous-cutanées calcaires qui furent trouvées en plusieurs régions, la désorganisation des surfaces articulaires et de leurs moyens d'union, prouvaient jusqu'à l'évidence les ravages exercés dans toute l'économie par la diathèse arthritique. Ainsi donc, d'après ce qui précède, ce n'est qu'exceptionnellement que le médecin doit se préoccuper de l'influence du rhumatisme ou de la goutte sur la marche de la phtisie. Quand le cas se présente, comment la phtisie se comporte-t-elle ?

Par cela même que nous admettons une sorte d'incompatibilité entre les deux diathèses, nous ne serions pas éloignés de croire que, la graine tuberculeuse ne trouvant pas un terrain propice pour son développement, la phtisie ne fût quelque peu modifiée et surtout ne marchât plus lentement. Toutefois nous avouons n'avoir pas trouvé dans les rares observations publiées par les auteurs (2) des preuves très évidentes de ces modifications. Nous voyons bien dans quelques-uns de ces cas traités par les eaux minérales les symptômes s'atténuer momentanément, et l'évolution de la maladie se faire avec une certaine lenteur, mais rien ne prouve que ce soit le rhumatisme ou la goutte plutôt que le traitement thermal qui ait amené ce résultat, ou même qu'il ne s'agisse uniquement de phtisie à marche chronique, intermittente, comme nous en avons rencontré tant d'exemples.

D'ailleurs, nous l'avouons, nous avons quelque peine à reconnaître le rhumatisme et la goutte dans plusieurs de ces observations, et nous ne nous croyons pas suffisamment autorisés à prononcer le nom de phtisie arthritique parce que le malade aura accusé un ou plusieurs des symptômes suivants : épistaxis, migraine, psoriasis, pityriasis, hémorrhoïdes, dépôts d'urates dans les urines, etc.

Ce que nous ne pouvons surtout pas accepter, c'est ce fait qu'une amélioration réelle dans l'état d'un tuberculeux coïncide le plus ordinairement avec la réapparition de quelques-unes de ces manifestations, ainsi que sont disposés à le croire Pidoux, Allard, Danjoy, etc.

(1) Gintrac, *Cours théoriq. et prat. de pathol int.*, t. I, p. 37.
(2) Voy. *Ann. d'hydrol.*, t. IX, p. 406. *Traitement de la phtisie pul. par les eaux d'Auvergne*, par Allard.

Qu'importe, en effet, que la manifestation se montre ou non, si la diathèse dont elle émane est toujours vivante au sein de l'organisme, la diathèse qui, en définitive, constitue le principal obstacle au développement de la tuberculose; et lorsque, malgré la diathèse arthritique, la tuberculose s'est emparée des poumons et y a parcouru toutes ses phases de ramollissement et de cavernes, que peut faire contre un état local aussi grave l'apparition d'une douleur ou l'expulsion d'un peu de sable dans les urines? Encore s'il s'agissait d'une lésion pulmonaire superficielle et mobile, on pourrait concevoir qu'une manifestation extérieure déplaçât l'affection interne, comme nous voyons la goutte viscérale disparaître brusquement si l'on parvient à rappeler la fluxion morbide dans une articulation; mais en présence de l'altération si profonde, si inamovible qui caractérise la phtisie pulmonaire, comment se bercer de l'espoir que des phénomènes aussi insignifiants pourront exercer une influence favorable et durable sur la phtisie pulmonaire?

§ 11. — Herpétisme.

Les considérations dans lesquelles nous venons d'entrer relativement à l'arthritisme sont entièrement applicables à l'herpétisme. Un examen approfondi des phtisiques de notre service nous a démontré qu'entre la tuberculisation et les affections dartreuses existe le même antagonisme qu'entre les affections rhumatismales ou goutteuses. C'est là un fait dont on peut se convaincre dans les hôpitaux consacrés aux maladies de la peau, à l'hôpital Saint-Louis, par exemple. Nous tenons du regretté inspecteur des eaux d'Enghien, de Puysaye, que dans cet établissement, où chaque année les dartreux se rendent en foule, on n'a que très rarement l'occasion de rencontrer la phtisie en même temps que les dartres. A l'hôpital Brompton de Londres, sur 1,000 phtisiques, Cotton ne signale de son côté que 6 malades qui aient présenté des éruptions cutanées (herpès, psoriasis lichen, scrofulides).

Cette recherche de l'influence de l'herpétisme sur la marche de la phtisie n'a donc qu'un intérêt pratique très secondaire. Nous ne croyons pas devoir nous y arrêter plus longtemps.

Si on en croit Buchner, il existerait un *antagonisme d'ordre thérapeutique* qui s'obtiendrait par l'usage prolongé de l'arsenic; de même selon Falk, il existerait un *antagonisme* d'*ordre expérimental*, l'agent tuberculeux atténué par la chaleur ayant perdu son action.

Nous aurons l'occasion de revenir, au chapitre du traitement, sur l'immunité créée par les agents thérapeutiques comme sur l'immunité en général.

QUATRIÈME PARTIE

SYMPTOMATOLOGIE

Sans parler des tuberculoses locales et à ne s'en tenir qu'à la tuberculose pulmonaire qui sera notre principal objectif, la multiplicité des aspects cliniques oblige à fragmenter un si vaste sujet, à le diviser en sections plus ou moins artificielles.

Nous poserons tout d'abord comme un axiome indiscutable aujourd'hui que phtisie est synonyme de tuberculose pulmonaire, et si nous conservons la désignation hippocratique, c'est parce qu'elle consacre un des caractères les plus certains, les plus essentiels de la maladie. Le tubercule ne représente plus maintenant qu'une minime portion de l'ensemble anatomo-pathologique et, s'il est vrai que la consomption est surtout la marque de la tuberculose chronique, elle est loin de faire défaut dans les formes aiguës et rapides. Si vite que s'accomplisse l'évolution morbide, l'individu atteint souvent encore le dernier degré du marasme. Il y a des tuberculoses pulmonaires sans lésions à forme de tubercule proprement dit; il n'y a que bien peu de tuberculoses pulmonaires sans consomption : la phtisie est la règle.

Par contre, le terme de tuberculose devra être uniquement conservé pour ces formes de l'affection qu'on désigne sous le nom de tuberculoses locales et où la consomption n'intervient pas ou n'intervient que très tardivement.

On pourrait objecter que dans les évolutions rapides les lésions ne sont pas ordinairement limitées au poumon, qu'elles sont souvent généralisées aux divers tissus et parenchymes et que dès lors le mot de phtisie n'est plus justifié. Nous répondrons que ces évolutions rapides sont liées souvent aussi á des altérations des seuls poumons, que même dans les formes diffuses, les poumons sont frappés au maximum, fournissant les indications diagnostiques et pronostiques les plus précieuses, les plus péremptoires; qu'enfin, aujourd'hui qu'il est démontré que le tubercule, tel que l'avaient conçu les premiers défenseurs de la nature infectieuse de la maladie, n'est pas le principe spécifique lui-même, qu'enfin, disons-nous, il n'y a plus lieu maintenant de faire de tuberculose le pendant, en quelque sorte, de scrofulose, de carcinose, etc., bacillose serait plus juste, sans être d'ailleurs complètement exact. Les néologismes définitifs ont seuls leur raison d'être et ici nous ne sommes pas encore en possession d'un mot qui soit pour toujours à l'abri de tout remaniement. Voilà pourquoi nous continuerons d'appeler phtisie, toute tuberculose pulmonaire, quel que soit le mode qu'elle affecte; voilà pourquoi nous n'hésiterons pas non plus à nous servir de la même qualification, lorsque l'organisme presque tout entier est envahi, si le poumon donne la note clinique dominante et puisque, dans tous les cas, comme nous l'avons déjà dit, cette qualification est tout à fait justifiée étymologiquement.

Ceci posé, nous diviserons notre sujet comme il est indiqué dans le tableau ci-contre :

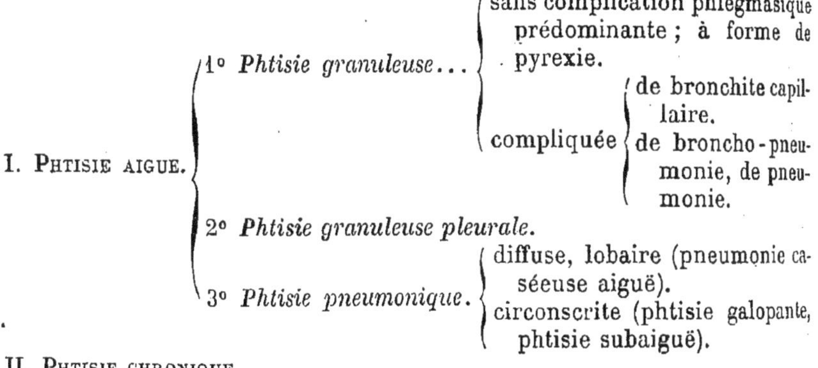

- I. PHTISIE AIGUE.
  - 1° *Phtisie granuleuse...*
    - sans complication phlegmasique prédominante ; à forme de pyrexie.
    - compliquée
      - de bronchite capillaire.
      - de broncho-pneumonie, de pneumonie.
  - 2° *Phtisie granuleuse pleurale.*
  - 3° *Phtisie pneumonique.*
    - diffuse, lobaire (pneumonie caséeuse aiguë).
    - circonscrite (phtisie galopante, phtisie subaiguë).
- II. PHTISIE CHRONIQUE.

I

PHTISIE AIGUË

Il est intéressant de faire remarquer que la phtisie aiguë, la forme la plus grave de la tuberculose, en a été longtemps aussi la forme la moins connue. Il n'est pas rare d'ailleurs que les manifestations morbides les plus accentuées échappent plus facilement que les plus discrètes. On pourrait croire que Bayle avait indiqué les lignes principales de la phtisie aiguë. Il admettait en effet, à côté de la phtisie tuberculeuse, une phtisie granuleuse.

Qu'était-ce donc que cette phtisie granuleuse? Dans la phtisie tuberculeuse, le poumon contient des tubercules enkystés ou non, miliaires, crus, ramollis ou ulcérés, considérés, dit Bayle (1), par beaucoup d'auteurs comme des tubercules scrofuleux; dans la phtisie granuleuse, au contraire, le poumon ne contient pas de véritables tubercules, mais seulement des granulations transparentes, luisantes, qui ne sont jamais opaques et ne se ramollissent jamais.

Ces granulations de Bayle étaient-elles les granulations grises dont on a fait plus tard le substratum anatomique de la phtisie, de la tuberculose aiguë considérée comme maladie infectieuse? Non, sans aucun doute.

On en jugera par l'observation suivante qui passerait, sans une analyse méticuleuse, pour un exemple typique de tuberculose miliaire aiguë, telle qu'elle a été conçue plus tard.

Un journalier âgé de trente ans, d'un tempérament sanguin, avait toute la fraîcheur et l'embonpoint de la jeunesse lorsqu'il fut reçu à la Charité, le 14 mai 1805. Il était cependant indisposé depuis trois ans, sujet à des rhumes répétés et il n'avait jamais cessé entièrement de tousser et de cracher depuis sa vingtième année; cependant il n'avait pas maigri.

Deux mois avant son entrée à l'hôpital, il avait eu une violente hémoptysie et depuis six mois il ressentait un malaise interne indéfinissable et avait souvent des sueurs la nuit.

Le 7 mai, vers le soir, nouvelle hémoptysie abondante. Le 15 mai,

(1) Bayle, *Recherches sur la phtisie pulm.*, 1810.

à son entrée, il avait appétit, ne paraissait pas malade, avait le teint frais et n'offrait pas la moindre trace d'amaigrissement. Pas de fièvre ; il y avait seulement de la toux ; les crachats n'étaient pas sanglants ; ils étaient abondants, muqueux et d'un blanc opaque.

Du 15 au 17 mai, l'état de cet homme s'améliora progressivement et il se proposait de sortir bientôt de l'hôpital.

Le 18 mai, à huit heures du matin, il se trouvait encore très bien. A neuf heures, il fut pris subitement d'une hémorrhagie très abondante et d'une violente suffocation ; il expira dans cet état un quart d'heure après.

Examen nécroscopique. — Tout était parfaitement sain dans le crâne, qui fut examiné avec soin. Le cœur était dans l'état naturel ainsi que l'aorte. Les poumons étaient libres et paraissaient sains au premier coup d'œil, mais leur tissu était rempli d'un grand nombre de granulations miliaires et lenticulaires dures et résistantes, qu'on distinguait facilement en pressant le poumon entre les doigts. Après l'avoir incisé, on voyait ces granulations, qui étaient demi-transparentes et d'un blanc luisant. Les granulations, plus nombreuses dans les lobes supérieurs que dans les inférieurs, ressemblaient à de petits grains de grêle. La trachée-artère, les bronches, et les ramifications bronchiques étaient remplies de sang caillé consistant ; la membrane muqueuse des voies aériennes était parfaitement saine et n'offrait absolument aucune rougeur. Dans le bord inférieur des lobes des poumons, le sang paraissait en quelques endroits un peu extravasé dans le tissu pulmonaire. Tous les autres organes étaient sains.

Il est bien difficile d'admettre que ces granulations *lenticulaires, d'un blanc luisant, dures, résistantes*, dont parle Bayle, correspondent à la granulation grise de Virchow ; c'était là très probablement ce qui a été décrit plus tard sous le nom de *tubercule fibreux, de tubercule de guérison.* C'est même la seule interprétation applicable à ce fait où les lésions étaient limitées au poumon, où l'état général était resté excellent, où tout indiquait une résistance victorieuse de l'organisme contre la cause morbifique. Certes, ce n'est point ici la phtisie granuleuse telle qu'elle a été conçue plus tard ; ce n'est point surtout la phtisie granuleuse aiguë ; c'est purement et simplement un cas de phtisie fibreuse en voie de guérison, terminée brusquement par une complication intercurrente.

C'est de la même façon qu'il faut s'expliquer l'absence de fièvre et d'amaigrissement dont parle Bayle. La fièvre, la consomption, n'avaient aucune raison d'être. La phtisie granuleuse de Bayle, c'est une phtisie locale, fibreuse, à tendance vers la guérison, et on conçoit aisément pourquoi une telle phtisie est, pour le précurseur de Laënnec, d'une autre espèce que la phtisie tuberculeuse. Conséquent avec lui-même jusqu'à l'excès, il déclarait que la phtisie granuleuse diffère autant de la phtisie tuberculeuse que celle-ci diffère elle-même de la phtisie cancéreuse.

Laënnec (1) a été par-dessus tout le grand peintre de la phtisie chronique; la phtisie aiguë s'est dérobée en partie à l'illustre clinicien. Certes, il connaissait les granulations miliaires en tant que produits tuberculeux et il n'avait pas hésité, contre Bayle, à rattacher les granulations grises à la tuberculose. Mais il semble que l'idée dominante de Laënnec fût de subordonner la gravité des symptômes à l'étendue de la lésion. Aussi dans les cas de phtisie à marche rapide qu'il a observés ne tient-il aucun compte des granulations miliaires et explique-t-il la marche particulière de l'affection par le seul ramollissement plus brusque des autres tubercules concomitants. Il n'hésite pas non plus à supposer que les granulations miliaires se sont produites depuis plus ou moins longtemps sans se manifester cliniquement, qu'il est possible qu'elles farcissent les deux poumons, ne donnant lieu qu'à de la toux, qu'il est même presque de règle que le développement de granulations grises dans les poumons soit compatible avec les apparences extérieures de la santé. Mais encore une fois, pour Laënnec qui semble surtout avoir eu devant les yeux ces formes de phtisie aiguë désignées plus tard sous le nom de phtisie galopante, l'étendue de l'infiltration tuberculeuse et la rapidité de son ramollissement sont les seules causes de cette évolution spéciale de la maladie. Dans la phtisie aiguë, ou bien dès l'abord les tubercules s'accroissent et se ramollissent très rapidement; c'est la phtisie aiguë primitive; ou bien des tubercules, développés depuis un temps plus ou moins long et demeurés à l'état cru sous des influences indéterminées, subissent tout à coup une fonte rapide; c'est la phtisie aiguë clôturant la phtisie chronique.

Tandis que Laënnec trouve la cause de la rapidité de l'évolution clinique dans l'intensité des lésions pulmonaires, Louis la cherche dans la diffusion des lésions, dans la propagation du tubercule aux autres organes : méninges, plèvre, péricarde, tube digestif, etc. Il reconnaît aussi que dans la phtisie aiguë les poumons sont souvent infiltrés de granulations miliaires semi-transparentes. Subordonner ainsi la phtisie aiguë à la généralisation du tubercule, remarquer que la granulation grise est souvent liée à la phtisie aiguë, c'étaient là des visées dont on peut aujourd'hui apprécier toute la profondeur.

Toutefois, pour Louis comme pour Laënnec, la phtisie aiguë était surtout un des modes brusques de terminaison de la phtisie chronique.

(1) Laënnec, *Traité de l'auscultation médiate des maladies des poumons et du cœur*. Edition de la Faculté de médecine de Paris, entièrement conforme à la deuxième édition publiée en 1826 par Laënnec. Paris, 1877.

Andral signala en outre une phtisie aiguë dans laquelle « les symptômes qu'elle produit ne sont pas seulement remarquables par leur rapide succession, mais encore ne sont plus ceux qui caractérisent ordinairement la présence des tubercules dans le poumon. »

La phtisie aiguë commence à se dégager de la phtisie chronique. Elle s'individualise enfin complètement dans la monographie de Waller, de Prague (*Vierteljahrschrift für die pratische Heilkunde, Prag. 2ter Jahrgang*).

C'était là un progrès inconstestable et qui cependant fut l'origine d'hésitations, d'erreurs même, où dévoya pendant longtemps l'histoire de la tuberculose. On se demanda si la phtisie aiguë n'était réellement qu'un accident pour ainsi dire de la phtisie chronique, si elle n'était pas une maladie particulière n'ayant rien de commun avec la précédente.

Fournet (1) admet que la forme anatomique de la véritable phtisie aiguë primitive est exclusivement la tuberculose miliaire, et que le dépôt tuberculeux a ceci de caractéristique qu'il se fait en une seule invasion considérable, ou, tout au plus, en deux ou trois éruptions produites, selon toute apparence, à fort peu de distance les unes des autres. Il insiste sur l'intensité des phénomènes fébriles, qu'il désigne sous le nom de fièvre hectique aiguë. Pour Fournet, cette fièvre précède le dépôt granuleux; sous son influence, il se fait une accumulation dans le tissu pulmonaire de granulations tuberculeuses en nombre considérable; le poumon, envahi dans toute son étendue, devient en peu de jours tout à fait insuffisant à la respiratiou. Aussi le malade, miné par la fièvre excessivement vive qui précède et accompagne l'infiltration tuberculeuse, miné par l'asphyxie toujours croissante, succombe-t-il avant que les corps étrangers déposés dans les poumons aient pu manifester leur existence propre et parcourir leurs périodes ordinaires. La marche aiguë est caractérisée par la prédominance des phénomènes généraux sur les phénomènes locaux, même à la première période de la maladie. C'est dans les cas de ce genre qu'on voit le plus manifestement les premiers symptômes généraux précéder les premiers symptômes locaux, tout au moins marcher de pair avec eux.

Ailleurs. cherchant à préciser la cause de la fièvre, Fournet s'exprime ainsi : « Tout porte à croire, au moins chez un certain nombre de malades, que les phénomènes généraux préexistent à l'infiltration tuberculeuse pulmonaire et sont l'expression des mouvements morbides excités dans l'organisme par la cachexie tuberculeuse. »

Les idées défendues dans ce remarquable passage se précisent et se fixent plus nettement encore dans la thèse de E. Leudet (2) sur la

(1) Fournet, *Recherches cliniques sur l'auscultation des organes respiratoires et sur la première période de la phtisie pulmonaire*, 1839.

(2) Leudet, *De la phtisie aiguë*, Th. de Paris, 1851,

phtisie aiguë. « Ce que nos observations, dit-il (p. 46), nous apprennent, c'est que, chez les malades qui ont présenté l'ensemble des phénomènes qui forment la phtisie aiguë, les tubercules existaient en nombre plus ou moins considérable dans les poumons; ces tubercules ont été le plus souvent miliaires, mais le tubercule jaune et même ramolli peuvent également exister dans la phtisie aiguë. Rien ne rend compte, par conséquent d'une manière certaine de cette apparition des phénomènes aigus de la phtisie. Nous ne pouvons que signaler des relations de coïncidence plus ou moins nombreuses; mais dire que telle forme de tubercules cause la phtisie aiguë serait une erreur.

« L'anatomie pathologique est également insuffisante pour rendre compte, dans tous les cas, de la forme et de la marche de la maladie, la dyspnée, l'oppression ne dépendant pas uniquement de l'engouement, de l'hépatisation du tissu pulmonaire, puisqu'elles existent également lorsque ces dernières lésions font défaut. La rapide multiplication des tubercules peut seule rendre compte de ces symptômes. Un seul fait domine tous ces cas de phtisie aiguë, c'est l'existence de tubercules dans les poumons; c'est donc bien une même maladie. Cette grande différence de phénomènes produits par une même cause est sans doute très difficile à expliquer; mais c'est là, en quelque sorte, un fait primitif que nous retrouvons sans cesse dans l'étude des maladies, et d'où nous déduirons un des principes les plus importants de la pathologie, sur lequel repose véritablement le diagnostic, à savoir que d'une même lésion peuvent résulter, suivant les individus, les symptômes les plus différents, toutes choses étant égales d'ailleurs; cette inconstance de rapports entre la cause et l'effet, nous ne pouvons l'expliquer qu'en invoquant la cause individuelle, l'idiosyncrasie. »

L'incertitude était la note dominante chez la plupart des auteurs qui traitaient de ce sujet.

« Lorsqu'on recherche, dit A. Payne Cotton (1), les causes de cette forme remarquable et fatale de la tuberculisation, on trouve ce sujet enveloppé d'obscurité. Il est impossible d'expliquer pourquoi la phtisie dans un cas prend une marche rapide, et dans un autre parcourt lentement ses périodes. Une diathèse scrofuleuse fortement accentuée est probablement nécessaire au développement de la forme aiguë, mais n'est pas suffisante à elle seule pour lui donner naissance, puisque beaucoup de personnes affectées de scrofule héréditaire à un haut degré présentent la forme la plus chronique de la tuberculisation. Dans quelques cas qu'il m'a été permis d'observer, je n'ai remarqué aucune particularité qui pût faire prévoir une terminaison aussi soudaine de la maladie. »

(1) Payne Cotton, *On consomption*, p. 163.

Waller (1) avait été beaucoup plus radical : la tuberculose aiguë, maladie primitivement générale, analogue à la fièvre typhoïde, serait une dyscrasie spéciale, dyscrasie albumineuse, caractérisée par un état marqué de fluidité du sang et par la tendance aux exsudations albumineuses. Cette conception du médecin de Prague n'apparaît d'ailleurs dans son mémoire que comme une simple vue de l'esprit dénuée de tout argument solide, de toute preuve scientifique.

On vient de voir que, sans aller aussi loin, Fournet et Leudet, tout en laissant la phtisie aiguë à la diathèse tuberculeuse, s'étaient appliqués à mettre en relief ses affinités avec certaines maladies générales, les pyrexies, par exemple. Stokes (2) émit même cette opinion que la phtisie aiguë est contagieuse et il rapporte une observation où la maladie frappa cinq enfants de la même famille.

La fameuse doctrine de Virchow parut résoudre définitivement la question. La tuberculose n'existait que là où se trouve la granulation grise ; la granulation était comme le principe spécifique de la tuberculose.

Tout le reste, c'est-à-dire la majeure partie de l'œuvre de Laënnec s'expliquait par la seule évolution d'inflammations banales, ulcéreuses, et n'avait rien de commun avec la tuberculose. Dès lors la phtisie aiguë représentait par excellence et presque uniquement la nouvelle maladie infectieuse, analogue à la morve et à la syphilis que le savant berlinois avait eu l'honneur de baptiser. On sait aujourd'hui combien était erronée la dissociation patronnée par Virchow. Il n'en faut pas moins reconnaître qu'il eut le mérite de bien indiquer les caractères principaux de la phtisie aiguë. Insistant sur les deux propriétés fondamentales du tubercule-granulation : son développement hétéroplasique, et sa tendance à une éruption multiple, propriétés qui témoignent d'une origine dyscrasique, il professe que la tuberculose se comporte comme une maladie maligne qui peut être épidémique et qui est sûrement infectieuse (3).

Chose curieuse, en France, un système clinique pour ainsi dire identique émanait d'un système anatomo-pathologique absolument différent.

Robin ayant déclaré que la granulation grise est un produit spécial indépendant de la phtisie qui a pour seul substratum anatomique la matière caséeuse, Trousseau (4) et Beau (5) opposèrent la phtisie granuleuse, affection non tuberculeuse, à la phtisie tuberculeuse ou phtisie

(1) Waller, *loc. cit.*
(2) Stokes, *Med. Times and Gaz.*, 1854.
(3) Virchow, *Pathol. des tumeurs*, t. III.
(4) Trousseau, *Clinique méd. de l'Hôtel-Dieu*, t. I.
(5) Beau, Leçons cliniques sur la phtisie pulmonaire (*Gaz. hôp.*, juil. 1861).

proprement dite. Empis (1) éleva une véritable doctrine sur cette séparation de la granulation grise et du tubercule jaune et appela *granulie* la maladie générale représentée anatomiquement par la granulation grise. La phtisie se dédoublait, non plus en tuberculose et en pneumonie caséeuse comme dans la théorie de Reinhart et de Virchow, mais en tuberculose et en granulie. « On doit nécessairement conclure, dit Empis, que les granulations et les tubercules sont des produits anatomo-pathologiques considérablement différents, non seulement par leurs caractères extérieurs, mais encore et surtout par les caractères histologiques. » Mais c'est surtout en nosologie qu'il est impossible, aux yeux d'Empis, de confondre la phtisie et la granulie. Voici comment il envisage les dissemblances entre les deux états morbides et quelle valeur il leur donne :

« Par l'ensemble de ses symptômes généraux, par la rapidité de sa marche, par sa durée et sa terminaison, la granulie est incontestablement une maladie aiguë; mais faut-il la placer dans la classe des phlegmasies ou dans celle des pyrexies? ou bien, encore, participe-t-elle assez des unes et des autres par l'ensemble de ses caractères, pour qu'il soit à propos de lui donner une place dans ce groupe intermédiaire de maladies aiguës qu'on appelle les fébri-phlegmasies?

« La détermination locale de l'affection est évidemment une inflammation; le trouble apporté à la vitalité de l'organe qui en est le support est essentiellement inflammatoire; l'hyperhémie, la douleur, l'exsudation pathologique qui en résultent, ont bien les caractères propres à l'inflammation. Un premier point ne saurait être contesté. à savoir que la granulie se traduit sur les organes par une inflammation spéciale.

Mais ce caractère de la nature inflammatoire des déterminations locales est-il suffisant pour entraîner cette affection parmi les phlegmasies? Si l'on prenait exclusivement pour base de classification de la granulie les symptômes particuliers à sa forme encéphalique la plus aiguë, on trouverait sans doute, dans cette circonstance, un rapport tel entre les troubles fonctionnels et l'inflammation de l'encéphale, qu'il serait difficile de se soustraire à l'idée d'une subordination directe de la maladie à la lésion inflammatoire. Mais si on considère cette forme de la maladie dans laquelle un état typhoïde fort grave coïncide avec des lésions locales peu étendues et peu nombreuses, on sera nécessairement plus enclin à subordonner les lésions locales à l'état général, ou du moins à admettre une modification générale de l'organisme simultanée, si ce n'est antérieure, aux lésions inflammatoires. On la rangerait alors assez volontiers dans ce groupe

(1) Empis, *De la granulie*, 1865.

de maladies aiguës dont les déterminations locales sont éminemment inflammatoires, mais qui relèvent d'un état morbide général primitif; elle se trouverait ainsi à côté de la diphtérie, de l'érysipèle, du rhumatisme aigu, de la fièvre puerpérale, etc., etc. » (Empis, p. 350-351).

Quoi qu'il en soit, malgré ces divergences anatomiques, la plupart des auteurs s'accordaient à reconnaître le caractère de maladie générale à la phtisie aiguë.

En 1854, Léon Colin (1) publiait à ce point de vue une étude qui donne la mesure des progrès accomplis. Il concluait que s'il est bien vrai que la tuberculose aiguë se développe surtout pendant l'hiver, influencée d'ailleurs, comme la phtisie chronique, par l'action du froid, elle a aussi une tendance à se manifester, à certaines époques, avec une fréquence qui la rapproche des petites épidémies.

Entre autres preuves de l'existence réelle d'un génie épidémique, il insiste sur la variété de la maladie aux différentes époques où elle apparaît; ainsi après une série de cas où la poussée se sera manifestée surtout vers les enveloppes du cerveau, et où les sujets seront morts de méningite granuleuse, on en verra l'année suivante une autre série dans laquelle la localisation ne s'adressera qu'à la poitrine et à l'abdomen, entraînant dès lors une modification complète des symptômes de la maladie.

Le tableau clinique porte le cachet d'une maladie générale, et, au chapitre du traitement, Colin écrit les lignes suivantes : « La plus grande fréquence de la tuberculisation aiguë dans l'armée, surtout parmi les jeunes soldats, et surtout peut-être dans la garnison de Paris, pourrait-elle conduire à la découverte d'une cause spéciale attaquable par certaines mesures hygiéniques ou administratives? C'est là une question très importante, mais plus obscure encore pour l'affection qui nous occupe que pour toutes les autres maladies mieux connues, fièvre typhoïde, fièvres éruptives, etc., qui constituent l'apanage morbide propre à l'armée, et qui sont mieux dégagées de toute prédisposition individuelle que la tuberculisation aiguë. »

Les travaux de Villemin sur l'inoculation et la contagion de la tuberculose fournirent bientôt les plus solides assises aux idées nouvelles, et, lui-même, ne manqua pas de transporter sur le terrain clinique les conclusions de ses belles recherches de laboratoire. Il insista sur l'analogie entre l'éruption des granulations tuberculeuses et celle des fièvres exanthématiques, entre l'invasion de la tuberculose aiguë et celle des fièvres éruptives, entre la symptomatologie de certaines formes de phtisie et celle de la fièvre typhoïde, entre le processus de la morve et celui de la tuberculose (2).

(1) L. Colin, *Etudes cliniques de médecine militaire*, 1864.
(2) Villemin, *loc. cit.*

Si le jour s'était fait sur le côté clinique, la question restait obscure sur les autres points. Tout d'abord, Villemin avait cru que la granulation grise était seule inoculable et le tubercule-granulation de Virchow gardait seul encore le cachet d'un produit infectieux, virulent. Mais lorsque nous eûmes reconnu (1), lorsqu'après nous Villemin lui-même et beaucoup d'autres expérimentateurs eurent reconnu que la matière caséeuse est également virulente, l'œuvre de Virchow reçut le dernier coup, et en même temps, les connexions entre la phtisie aiguë et les lésions correspondantes commencèrent à se préciser. Sous ce rapport, la démonstration de l'unité anatomique de la phtisie par l'École française, que devait confirmer plus tard la découverte du bacille tuberculeux, dissipa les dernières obscurités.

Il demeura établi que les tubercules caséeux sont tubercules comme la granulation grise, qu'ils sont comme elle inoculables, infectieux, virulents et que les phtisies à forme de maladie générale, infectieuse, peuvent coexister aussi bien avec les tubercules caséeux qu'avec la granulation grise. La généralisation elle-même ne constitua même plus un caractère différentiel, une analyse clinique plus perspicace et plus indépendante ayant prouvé que la tuberculose limitée aux poumons est susceptible de donner parfois le tableau complet des pyrexies les plus malignes.

Ceci posé, reste maintenant à savoir pourquoi la phtisie évolue tantôt suivant le mode aigu, tantôt suivant le mode chronique.

Nous avons rappelé plus haut les interprétations trop incomplètes de Laënnec, Louis, Andral, etc. Pour eux, la phtisie aigüe était une phtisie consécutive à la phtisie chronique et il est bien intéressant de relire aujourd'hui par quel lien Laënnec les rattachait l'une à l'autre.

« Il est beaucoup plus commun, dit-il, de trouver une excavation et quelques tubercules crus déjà avancés dans le sommet des poumons, et le reste de ces organes, encore crépitants et sains d'ailleurs, farcis d'une multitude innombrable de très petits tubercules miliaires demi-transparents, et dont presque aucun ne présente encore de point jaune central. « Il est évident que ces tubercules miliaires sont le produit d'une éruption secondaire et fort postérieure à celle qui avait donné lieu aux excavations. « Très souvent, on trouve dans le même poumon des preuves évidentes de deux ou trois éruptions secondaires successives, et presque toujours alors on peut remarquer que l'éruption primitive, occupant le sommet du poumon, est déjà arrivée au degré d'excavation; que la seconde située autour de la première, et un peu plus bas, est formée par des tubercules déjà

(1) Hérard et Cornil, *La phtisie pulmonaire*, 1e édit., 1867.

jaunes, au moins en grande partie, mais peu volumineux encore; que la troisième, formée de tubercules miliaires crus, avec quelques points jaunes au centre, occupe une zone plus inférieure encore, et, enfin, que la base du poumon et son bord inférieur présentent une dernière éruption de tubercules miliaires tout à fait transparents, dont on trouve en outre quelques-uns çà et là, dans les intervalles laissés par les éruptions précédentes. »

Plus tard, lors des premières recherches de physiologie pathologique exécutées sous la grande influence de l'École allemande, l'idée de Laënnec fut reprise, modifiée d'ailleurs par Bühl (1) qui définit la tuberculose miliaire comme une maladie infectieuse due à la résorption par l'organisme de matière caséeuse existant dans une partie du corps. Pour Niemeyer (2) aussi, la tuberculose aiguë était la complication la plus grave qui pût survenir au cours de toute inflammation caséeuse; la phtisie, maladie locale, en vertu de causes absolument mystérieuses d'ailleurs, aboutissait à la tuberculose infectieuse et maligne. Ce passage de lésions banales à des produits virulents qui ne saurait plus se concevoir aujourd'hui, du moins sous la forme acceptée par Bühl et Niemeyer, est encore le fond de l'opinion professée par Rühl, dans son article de l'Encyclopédie de Ziemssen :

« Jusqu'à ces derniers temps, dit-il, cette maladie (la tuberculose miliaire aiguë) était regardée comme une phtisie aiguë, mais les résultats fournis par l'inoculation ont apporté une nouvelle manière de voir que confirme de plus en plus l'anatomie pathologique, et qui nous oblige à regarder la tuberculose miliaire aiguë comme une maladie infectieuse, qui se produira chaque fois que des matières caséeuses seront introduites dans le torrent circulatoire. — Or, comme ces matières se produisent dans la phtisie pulmonaire, on s'explique ainsi pourquoi la tuberculose miliaire intervient à divers moments de la phtisie, qui se termine souvent par elle. »

Il est indiscutable que souvent les granulations grises plus ou moins généralisées émanent d'un foyer caséeux, en vertu du mécanisme déjà indiqué par Virchow, bien étudié surtout par Lépine, Cohnheim Weiger, et que nous avons exposé dans la première partie de ce livre Mais faut-il admettre qu'il en est toujours ainsi et que toute tuberculose miliaire est inséparable d'un foyer caséeux préexistant? Il va sans dire que ce foyer caséeux sera de nature tuberculeuse et que nous ne nous arrêterons pas à discuter un seul instant l'hypothèse d'une tuberculose germant au milieu d'une masse caséeuse banale comme l'admirent Vulpian, Pidoux, Wilson Fox, Sanderson, Crocq, etc

Est-il donc bien vrai que dans toute tuberculose aiguë le foye

(1) Bühl. *Zeitschrift für. rat. Med.* 1857.
(2) Niemeyer, *loc. cit.*

caséeux existe et se retrouve si on le cherche avec soin? La réponse ne saurait être un seul instant douteuse. Il est des cas de tuberculose miliaire aiguë généralisée où l'examen le plus minutieux ne permet pas de rencontrer le moindre amas caséeux dans aucun point de l'organisme, comme il est des cas où des masses caséeuses même très volumineuses n'émettent autour d'elles aucune granulation miliaire. La théorie de Bühl ne se soutient pas, et, s'il est vrai que la phtisie aiguë est parfois consécutive à la phtisie chronique par généralisation secondaire, il y a des phtisies aiguës primitives, et ces phtisies primitives sont susceptibles d'avoir pour substratum anatomique soit la granulation grise, soit le tubercule caséeux, soit aussi l'un et l'autre à la fois. Et, en vérité, rien n'est plus facile à comprendre aujourd'hui : le tubercule caséeux contient l'élément spécifique comme la granulation grise, et, si les caractères spéciaux de la phtisie aiguë tiennent à des questions d'intensité et de quantité, on conçoit sans peine que les masses caséeuses condensées dans une partie relativement restreinte d'un organe se manifesteront tout aussi activement que des granulations miliaires si nombreuses, si éparpillées qu'on les admette.

Nous ajouterons aussi que si la dissémination des granulations grises à travers les divers organes semblait autrefois rendre mieux compte de la symptomatologie observée dans beaucoup de cas où l'évolution est rigoureusement celle d'une maladie générale, cet argument est aujourd'hui sans valeur. C'est le micro-organisme qui est l'agent de l'infection et le mécanisme de celle-ci ne nous sera connu que lorsqu'on aura pénétré dans tous les détails du développement du bacille tuberculeux. Jusque-là, que la phtisie aiguë soit l'étiquette de diffusions granuliques ou d'agglomérations tuberculeuses, ou peut-être encore de la présence dans le sang du bacille ou de ses spores, le problème de l'infection rentre dans la question générale et encore incomplètement élucidée des évolutions microbiennes aiguës ou suraiguës.

Peut-on du moins, sans sortir de l'observation clinique, expliquer pourquoi la phtisie aiguë se développe chez ceux-ci, et la phtisie chronique chez ceux-là? Il est bien évident que tout dans la phtisie aiguë témoigne d'une activité plus grande, d'une pénétration plus intime du principe morbifique. Pourquoi donc?

On a raillé souvent les expressions métaphoriques de graine et de terrain dont se sont servis quelques médecins, et des plus illustres, quand ils dissertaient sur la nature des maladies infectieuses. Il n'est point aujourd'hui de mots plus exacts et plus naturels. Et il nous semble justement à ce propos que les affections microbiennes peuvent cliniquement se diviser en deux grands groupes : celles où le germe est tout, le terrain rien ou presque rien; celles où l'évolution (germe est surtout subordonnée à la nature du terrain. Il est inconte table que la tuberculose appartient à cette dernière catégorie. Qu que soit l'individu frappé, l'agent du charbon, du choléra, de rage, etc., etc., accomplira implacablement, invariablement sa mi sion. Il n'en est pas ainsi pour le micro-organisme de la tuberculos

Ce degré plus ou moins accusé de résistance de l'organisme, c'e l'idiosyncrasie des auteurs classiques. Mais ce n'est là que la con tatation et non l'explication d'un fait absolument indiscutable. Sar doute les dernières découvertes suggéreraient facilement des hyp(thèses plus ou moins ingénieuses. Ainsi on supposerait que l individus réfractaires ont été vaccinés, en quelque sorte, par une in prégnation lente, à petites doses, progressive, qu'il est aisé de représenter; par contre, les phtisies rapides frapperaient des org nismes indemnes jusque-là de la moindre parcelle du microbe spéc fique. On déclarerait aussi que les différents aspects cliniques dérive de la quantité et de la qualité de l'agent morbifique, de sa pénétratic dans le système circulatoire et des diverses particularités de cette p nétration. Rien que de très plausible dans de telles suppositions, ma il y a loin de ces vues *a priori* aux données positives qui sont seul profitables au médecin.

Toute explication à part, l'observation clinique a déterminé ass nettement un certain nombre de circonstances où la tuberculose év lue de préférence sous la forme aiguë.

Beaucoup d'auteurs ont fait jouer un rôle important à l'âge. Sar doute la phtisie aiguë, comme la plupart des grandes pyrexies, frapp surtout l'enfance et l'adolescence, mais, comme elles, elle n'épargr pas complètement la vieillesse où elle éclate même parfois avec ur extrême violence.

Dans l'enfance, surtout au-dessous de huit ans, les deux formes d la phtisie pulmonaire les plus fréquentes sont la forme granulique (la forme pneumonique caséeuse. La phtisie granulique est d'ailleur identique, cliniquement et anatomiquement, dans l'enfance et dar l'âge adulte. Quant à la phtisie pneumonique, si elle peut présent chez l'adulte la marche de la pneumonie lobaire, il n'en est jama ainsi dans la première enfance. Par contre, la phtisie pneumoniq à marche de broncho-pneumonie disséminée ou pseudo-lobaire, aigu ou subaiguë, est très commune dans la première enfance; elle lui e presque spéciale (Cadet de Gassicourt) (1).

La phtisie aiguë pneumonique est l'apanage presque exclusif d

(1) Cadet de Gassicourt, *Traité clinique des maladies de l'enfance*, t. I, 1880.

l'âge adulte; la phtisie granuleuse y est moins fréquente que chez les enfants (H. Roger) (1).

Dans la vieillesse, la phtisie aiguë est rare, mais non absolument exceptionnelle ; on en trouve des exemples très nets dans la Thèse de Moureton (2), qui relate des observations où il est question même de malades âgés de plus de quatre-vingts ans. Cet auteur fait remarquer que chez les vieillards, comme chez les enfants d'ailleurs, la phtisie aiguë ne vient presque jamais terminer une phtisie chronique antérieure.

Nous avons vu plusieurs fois à la Salpêtrière de vieilles femmes tomber subitement dans un état typhoïde qui durait plusieurs semaines et à l'autopsie desquelles on trouvait développées dans le tissu pulmonaire, ordinairement au sommet, des masses caséeuses qui allaient jusqu'au volume d'un œuf de poule; Charcot a étudié histologiquement ces pseudo-pneumonies tuberculeuses ou mieux tubéreuses, et il les a toujours vues représenter de volumineux agrégats tuberculeux.

En dehors de la grossesse, le sexe ne semble pas favoriser particulièrement telle ou telle forme clinique de la tuberculose.

S'il est généralement admis que la grossesse et la lactation favorisent volontiers le développement de la tuberculose, il ne semble pas possible d'affirmer que telle forme y est plus fréquente que telle autre ; cependant les présomptions paraissent être en faveur des évolutions rapides.

On a avancé que la phtisie héréditaire est avant tout une phtisie granuleuse et moins nécessairement, mais encore particulièrement une phtisie à marche aiguë. Nous ne croyons pas, après avoir compulsé toutes nos observations, qu'on puisse formuler une proposition aussi précise et qu'il soit permis à ce sujet d'aller au delà du probable et de l'approximatif. Aujourd'hui d'ailleurs qu'il est hors de doute que la tuberculose est une maladie infectieuse, virulente, microbienne, on ne s'étonnera pas de trouver si obscur le pouvoir provocateur attribué sous le couvert de statistiques incertaines, aux conditions physiologiques que nous venons d'énumérer.

La phtisie par contagion est surtout une phtisie aiguë et on se rappelle cette observation de L. Colin (3), que la tuberculose aiguë frappe par séries les soldats qui entrent à l'hôpital, comme s'il s'agissait, dit-il, d'une maladie épidémique, mais on se demandera si la contagion est le seul élément à considérer ici, et s'il ne convient pas d'y ajouter l'encombrement dans des casernes malsaines, la

(1) H. Roger, *Recherches cliniques sur les maladies de l'enfance*, t. II, 1872.
(2) Moureton, *loc. cit.*
(3) L. Colin, *loc. cit.*

nostalgie, la nourriture insuffisante, les fatigues souvent exagérées d'une vie nouvelle. Dans d'autres circonstances ce sont les nuits d'insomnie, les regrets, les chagrins, qui feront comprendre pourquoi une phtisie contractée par contagion atteindra vite le dénouement fatal.

Sans doute, nous le répétons, la part de l'idiosyncrasie, du terrain, comme on voudra, est plus large ici que pour les autres maladies virulentes, mais elle y reste inférieure encore à la puissance de l'agent spécifique. Dès lors, d'une façon générale, les causes occasionnelles perdent de leur signification et de leur prépondérance en ce qui concerne l'éclosion de la maladie et des modes sous lesquels elle se présentera.

Des remarques analogues sont applicables à l'influence qu'exerceraient certaines maladies sur le développement de la tuberculose aiguë. On conçoit aisément aujourd'hui que les affections qui altèrent profondément et rapidement la nutrition prédisposeront à l'infection bacillaire l'organisme qui, en pareille circonstance, ne saurait résister longtemps. Rien d'étonnant à ce que dans le cancer de l'œsophage, où l'inanition est à son summum d'intensité, que dans le diabète, dans le cours ou dans la convalescence des maladies générales, la phtisie marche vite. Mais dans cette précipitation des accidents morbides, une part revient évidemment à l'affection primitive, et en dehors de cela, rien n'explique plus particulièrement l'affinité de tel ou tel processus morbide avec les formes aiguës généralisées de la tuberculose. Il en est ainsi, par exemple, de ce rôle d'agent provocateur de la phtisie aiguë accordé par plusieurs auteurs à l'alcoolisme.

Nous avons déjà dit que pour Kraus, de Liège, Launay, les alcooliques seraient surtout atteints par la phtisie galopante, que c'est aussi l'opinion de Lancereaux : « L'abus des liqueurs spiritueuses, dit-il, contribue puissamment au développement de l'altération décrite sous la dénomination de phtisie granuleuse, si toutefois il ne l'engendre complètement dans un certain nombre de cas. » Pour cet auteur, cette tuberculose granuleuse s'accompagnerait fréquemment de poussées granuleuses sur la séreuse péritonéale; l'irritation que détermine l'alcool par l'intermédiaire de la veine porte dans tout le territoire de cette veine rendrait compte de cette coïncidence (*loc. cit.*).

La forme de cirrhose hypertrophique étudiée par. Hutinel (1) et Sabourin (2) sous le nom de cirrhose hypertrophique graisseuse et qui se développe ordinairement chez les grands alcooliques, cette cirrhose coexiste presque toujours, sinon toujours, avec une phtisie aiguë, même suraiguë. L'acool n'agit vraisemblablement ici que par l'inter-

(1) Hutinel, *loc. cit.*
(2) Sabourin, *loc. cit.*

médiaire de la lésion hépatique, et, si celle-ci se produit en dehors de l'intoxication, la tuberculose n'en existe pas moins avec les mêmes caractères. C'est donc la maladie hépatique où l'organe se détruit complètement en quelques semaines, entraînant à sa suite une déchéance aussi profonde que rapide de la nutrition, c'est donc, disons-nous, la maladie hépatique qui est avant tout la raison d'être de l'acuité et de la violence de la tuberculose consécutive. Ajoutons que le foyer morbide intra-péritonéal expliquerait tout aussi bien que l'irritation du système porte par l'alcool la tuberculose péritonéale notée dans la majorité des cas. C'est pour nous une conviction que l'expérience Schuller (voir page 33) se réalise à chaque instant dans le processus physiologo-pathologique de la tuberculose; dans l'organisme infecté, toute lésion peut devenir une cause d'appel, de fixation dans un point donné de l'élément infectieux. Et c'est probablement ainsi que les choses se passent dans la cirrhose hypertrophique graisseuse associée à la tuberculose aiguë.

Si, en restant pour le moment sur le terrain des généralités, nous cherchons à résumer en quelques mots les grandes lignes principales de ces phtisies aiguës, nous dirons :

La phtisie aiguë, comme toute maladie infectieuse, s'annonce par une période prodromique, la période de germination. Les symptômes de cette période sont un affaiblissement graduel, un certain état d'apathie, avec tristesse, inaptitude intellectuelle ; il s'y joint parfois des rêvasseries, quelques soubresauts pendant le sommeil.

L'appétit est modifié, le plus souvent diminué ; la langue devient blanche, mais reste humide ; il peut y avoir des nausées, et déjà on constate un léger état fébrile. Cette période est ordinairement assez courte, mais dure aussi jusqu'à plusieurs semaines ; puis éclate la maladie confirmée.

La période d'état se caractérise par la marche rapide des accidents, de huit jours à deux mois au plus, par l'évolution spéciale des lésions qui, granulations ou tubercules massifs, n'ont pas le temps de déterminer l'ulcération pulmonaire, et ont, par contre, la plus grande tendance à se généraliser. Elles paraissent gagner en étendue ce qu'elles perdent en profondeur. Cette période se caractérise aussi par la prédominance ordinaire des symptômes généraux sur les symptômes locaux. Ces symptômes généraux sont ceux des grandes pyrexies : hyperthermie, hémorrhagies, sudamina, état typhoïde. Et qui plus est, pour quelques auteurs, Colin entre autres, la maladie se manifeste surtout à certaines époques, avec une fréquence qui crée de véritables petites épidémies.

L'évolution est presque toujours fatale ; l'organisme tout entier est frappé dans ses œuvres vives et s'effondre de toutes parts.

Dans certains cas, on ne peut ni mécaniquement ni anatomiquement expliquer la mort, qui semble entraînée par la violence des accidents généraux, par une modification profonde imprimée aux éléments anatomiques, modification irréparable mais qui échappe encore à nos moyens d'investigation.

Une dernière question, la phtisie aiguë est-elle curable ? On sait que Empis considère la guérison comme une terminaison assez fréquente de la granulie ; il est vrai qu'il admet qu'il y a eu une granulie ancienne terminée par la guérison, lorsque à l'autopsie il trouve dans les poumons, dans la rate, sur le foie de petits noyaux crétacés, de petites cicatrices fibreuses, lorsqu'il rencontre des adhérences entre les feuillets pleuraux. Une telle démonstration n'est pas suffisante. Il n'en est pas moins établi aujourd'hui que les tubercules, sous quelque forme qu'ils se présentent, tendent naturellement à la guérison et il n'est point matériellement impossible qu'ils aboutissent à la transformation scléreuse, même dans les évolutions primitivement aiguës. On trouve déjà dans Bayle des observations qu'on ne peut guère interpréter autrement. Pour le professeur Bouchard (1), la tuberculose aiguë peut guérir ; le professeur Jaccoud (2) admet que cette guérison n'est pas absolument impossible. « Quelques cas de Lebert, de Sick, dit-il, établissent la possibilité d'une guérison complète ; mais ces faits sont tellement exceptionnels qu'on ne peut en tenir compte dans le pronostic. »

L. Colin (3) rapporte un fait où la maladie aurait été enrayée, mais il n'est point démontré que la guérison ait été définitive. Un cas analogue a été récemment publié par Lépine dans la *Semaine médicale*, 1887.

Ce qui est moins rare que la guérison complète, c'est le passage de la phtisie aiguë à la phtisie chronique ; c'est là pour ainsi dire une forme mixte que nous étudierons plus complètement quand nous entrerons dans les détails du diagnostic et du pronostic. On a vu à la page 372 comment nous divisons la phtisie aiguë au point de vue symptomatique.

(1) Bouchard, *loc. cit.*
(2) Jaccoud, *loc. cit.*
(3) Colin, *loc. cit.*

SECTION I

PHTISIE AIGUE GRANULEUSE

CHAPITRE PREMIER

Phtisie aigue granuleuse sans complications phlegmasiques pulmonaires prédominantes ; a forme de pyrexie.

§ I. — Phtisie aiguë à forme de fièvre typhoïde.

Après les considérations générales qui précèdent, nous ne nous occuperons plus dans les pages suivantes que de l'évolution clinique de la phtisie aiguë.

Dans la première des catégories que nous avons admises, ce qui caractérise particulièrement cette évolution clinique, c'est la prédominance des symptômes généraux sur les symptômes locaux ; c'est le masque de pyrexie sous lequel la phtisie granuleuse aiguë simule *la fièvre typhoïde*, plus rarement un simple *embarras gastrique*.

Il sera question d'abord de la *phtisie granuleuse aiguë à forme de fièvre typhoïde*. Depuis Waller qui la décrivit le premier, la phtisie aiguë à forme de fièvre typhoïde a été admise par la majorité des auteurs, comme un des aspects cliniques les plus ordinaires et les plus frappants de la phtisie aiguë ; Trousseau, Leudet, Empis, Brûté, Bouchard, Jaccoud l'ont placée au premier plan dans les classifications qu'ils ont proposées.

Il convient dès maintenant de faire une réserve. On ne saurait nier que parfois la phtisie aiguë, caractérisée anatomiquement par la production au sein du tissu pulmonaire de gros blocs tuberculeux produisant les signes physiques de la pneumonie, s'accompagne aussi d'un état typhoïde des plus accusés. Mais c'est ici l'exception, tandis que c'est la règle pour la phtisie granuleuse. D'autre part, dans le premier cas, c'est la pseudo-pneumonie qui attire surtout l'attention; ce sont les symptômes généraux qui dominent la scène morbide dans le second cas où les signes fournis par la percussion et l'auscultation de la poitrine sont de médiocre importance. C'est donc bien ici qu'il faut placer l'étiquette de phtisie aiguë à forme de fièvre typhoïde.

Il est encore une autre question préjudicielle à vider. Il est en effet absolument exceptionnel que les granulations grises n'aient envahi que les poumons. D'ordinaire l'éruption se généralise, se fait dans l'intimité de la plupart des organes, et la lésion pulmonaire est loin d'être la lésion exclusive. Pourquoi donc dans ces cas la désignation de phtisie aiguë? Nous nous sommes déjà expliqués plus haut à ce sujet. Nous le répétons encore : si cette phtisie granuleuse typhoïde est souvent primitive, elle est souvent aussi secondaire, éclatant alors comme l'accident terminal à n'importe quel moment de la phtisie chronique. Le phtisique a le malheur de devenir tuberculeux, comme dit Niemeyer. A ce titre, la phtisie granuleuse typhoïde se rattache étroitement à la phtisie commune, et on n'est pas en droit de l'en séparer. D'autre part, si diffuse que soit l'éruption granuleuse, le maximum de concentration se fait d'ordinaire dans le poumon lui-même, et par cette prédilection anatomique la phtisie aiguë granuleuse se relie naturellement encore à la phtisie proprement dite.

Ceci dit, nous décrirons la symptomatologie de la phtisie aiguë typhoïde considérée en elle-même, abstraction faite, autant que possible, des diverses lésions qui ont pu la précéder. Cette phtisie aiguë ne se développe pas seulement au cours de la phtisie commune; elle a parfois aussi pour point de départ, pour foyer d'infection primitif, d'autres tuberculoses locales. C'est ainsi qu'on l'a vue être l'aboutissant ultime d'une phtisie laryngée primitive, d'une tuberculose isolée du testicule, de lésions osseuses tuberculeuses, qui avaient évolué plus ou moins longtemps pour leur propre compte indépendamment de toute altération plumonaire. Walshe (1) parle d'un homme de trente-cinq ans, dont les capsules surrénales étaient détruites depuis longtemps, remplacées par un amas énorme de matière tuberculeuse, et qui fut brusquement enlevé par une phtisie aiguë.

Pour le dire en passant, on ne devra regarder une phtisie granuleuse aiguë comme réellement primitive que lorsqu'on aura recherché avec le plus grand soin, s'il n'existait pas quelque part un foyer caséeux plus ou moins latent qui aurait été l'origine de la poussée granuleuse généralisée.

Au début, la phtisie granuleuse aiguë généralisée présente deux

(1) Walshe, *Traité clinique des maladies de poitrine*, trad. Fonssagrives, 1880.

physionomies bien différentes suivant qu'elle est primitive ou consécutive. Nous avons dit que nous ferions abstraction des états morbides antécédents dont nous n'avons pas à faire ici l'histoire. D'ordinaire la maladie se développe petit à petit, assez lentement; elle s'accuse d'abord par de la courbature, par un malaise général avec lourdeur de tête ou bien une céphalalgie plus ou moins vive, soit diffuse, soit sous-orbitaire, soit temporo-frontale, par une douleur à la nuque. Il s'y ajoute assez souvent des épistaxis, une toux sèche. D'ailleurs les signes fournis par l'appareil pulmonaire varieront selon l'état antérieur de cet appareil.

Le caractère des malades se modifie; ils sont tristes, abattus, leur sommeil est difficile et agité. Jusque-là rien que de banal. Si on croit Lereboullet (1), un signe très caractéristique s'observerait assez souvent dès les premiers jours. On noterait selon lui des manifestations certaines d'une adénopathie bronchique, qui s'accompagnerait souvent aussi d'adénopathie cervicale. Nous n'avons pas eu l'occasion de confirmer cette intéressante remarque.

Cette période prodromique assez indécise, où l'évolution se fait tantôt d'un seul jet, tantôt par poussées successives, cette période prodromique a une durée variable ; elle est en moyenne d'une dizaine de jours environ, mais parfois elle se prolonge, très exceptionnellement d'ailleurs, un mois et même plus. Pendant cette germination prolongée l'état morbide se réduit à une fièvre irrégulière, à des accidents de dyspnée paroxystique plus ou moins accentués.

Enfin la période d'état succède à la période prodromique, et à partir de ce moment la similitude entre la phtisie aiguë et la fièvre typhoïde peut être aussi complète que possible. Aussi exposerons nous comparativement les symptômes correspondants des deux maladies ; le parallèle, en même temps qu'il supprimera les redites inutiles, accentuera les analogies comme les dissemblances.

Passons donc successivement en revue les différents ordres de phénomènes.

Fièvre. — Quoi qu'on en ait dit, il est impossible d'établir les règles fixes relativement à l'élévation et à la marche de la température dans la phtisie aiguë. Il est bien vrai que d'une façon générale l'évolution thermique s'y fait suivant deux types principaux. L'un représente une élévation de la température plus continue que dans la fièvre typhoïde, sans rémission matinale bien marquée. L'autre type, qui s'observe plus souvent, se compose d'accès irréguliers dans leur durée et dans leur périodicité, souvent terminés par des sueurs profuses, avec le maximum thermique dans la soirée. Lorsque les choses se

(1) Lereboullet, *Union méd.*, 1874.

passent ainsi, les tracés fournissent un élément précieux de diagnostic différentiel entre la phtisie aiguë et la fièvre typhoïde. Ce diagnostic est encore facilité par cette remarque, que dans la première de ces maladies la fréquence du pouls augmente avec la température; or on sait que cette concordance fait souvent défaut dans la fièvre typhoïde. Ajoutons que le dicrotisme du pouls est rarement aussi marqué dans la phtisie aiguë que dans la fièvre typhoïde. Mais encore une fois, les exceptions aux deux types indiqués plus haut ne sont rien moins que rares.

Ainsi la fièvre tuberculeuse peut prendre une forme nettement intermittente (Niemeyer, Jaccoud), les accès éclatant dans la journée ou le soir. D'ailleurs cette particularité ne s'observe guère qu'au début. Brunniche (de Copenhague) (1) aurait observé que, dans certains cas, la rémission, au lieu de se produire le matin, comme d'ordinaire dans les maladies fébriles, aurait lieu le soir; il désigne cette évolution modifiée sous le nom de *type inverse* (1872). Brunniche fait remarquer que le type inverse se trouve très rarement dans les autres maladies, sauf quelques exceptions; c'est ainsi qu'on pourrait le rencontrer au début de la pyohémie.

Cette variabilité des tracés explique les divergences des opinions sur ce sujet. Ainsi, suivant L. Colin (2), la température arrive d'emblée à son maximum dans la phtisie aiguë et s'y maintient pendant tout le cours de la maladie; or Jaccoud (3) n'admet pas cette proposition aussi rigoureusement formulée. Elle nous semble en effet au moins trop générale. Nous en dirons tout autant de cette remarque de Niemeyer, Wunderlich, Trousseau, qui prétendent que la température s'élève moins haut dans la phtisie aiguë que dans la fièvre typhoïde. Cette formule, aussi catégorique, s'applique sans doute à la majorité des cas, mais non à tous les cas. Ainsi la température dépasse parfois 41°, et s'il est vrai qu'elle ne s'élève pas ordinairement au-dessus de 40°, elle atteint souvent ce chiffre; en vérité, ce n'est pas là quelque chose qui diffère sensiblement de ce qui s'observe dans la fièvre typhoïde. Ce qu'on peut dire de plus général et de moins inexact, c'est que les tracés thermiques de la fièvre typhoïde frappent par leur régularité, ceux de la phtisie aiguë par leur irrégularité.

Symptômes cérébro-spinaux. — D'ordinaire la stupeur et la prostration sont moins profondes dans la phtisie aiguë typhoïde que dans la dothiénentérie. La céphalée est moins vive; le délire moins violent, moins prolongé; il se montre rarement au début et dans le cours de la maladie et n'apparaît guère que dans les deux ou trois

(1) Brunniche, *Hospital's Tidente*, 1872 (*Gaz. hebd.*, 1874).
(2) L. Colin, *loc. cit.*
(3) Jaccoud, *loc. cit.*

derniers jours. Lorsqu'il est précoce, il est surtout nocturne, se dissipant le matin pour reparaître la nuit suivante. Toutefois, on a noté, dans quelques observations, un délire continu et d'une extrême violence. Waller avait décrit une forme de tuberculose aiguë qu'il comparait au *delirium tremens;* presque toujours, en pareils cas, les granulations tuberculeuses ont envahi les méninges cérébrales.

Empis (1) a signalé une hypéresthésie cutanée toute particulière qu'il explique par le même fait anatomique. « Cette hypéresthésie, dit-il, ne se rencontre guère dans d'autres maladies fébriles accompagnées d'état typhoïde, que dans la granulie. Elle indique la poussée méningitique, et les malades la manifestent par une contraction grimaçante de la physionomie que je n'ai encore rencontrée nulle part ailleurs. » Pour Bouchut (2), cette hypéresthésie serait surtout accusée sur les parois thoraciques.

La vue est parfois troublée d'une façon notable; il n'est pas rare de constater une amblyopie plus ou moins intense ou une vive susceptibilité à la lumière. Ces modifications visuelles peuvent dépendre de la présence de granulations grises dans la choroïde, ainsi qu'en témoignera l'examen ophthalmoscopique. En pareille circonstance, cet examen devra toujours être pratiqué et fixera plus d'une fois le diagnostic.

L'adynamie est moins marquée dans la phtisie aiguë typhoïde que dans la dothiénentérie; il est possible cependant qu'elle y atteigne les dernières limites. D'ordinaire les malades se plaignent d'une sensation d'extrême faiblesse. Sans doute, ils peuvent encore se redresser sur leur séant, se lever même; mais ils recherchent avec empressement la position horizontale et le décubitus dorsal. Chez quelques-uns, c'est un véritable état adynamique qui présente la plus grande ressemblance avec celui de la fièvre typhoïde, avec les fuliginosités de la langue, des lèvres, des dents, la carphologie et les soubresauts de tendons, etc. Cette ataxo-adynamie n'est pas aussi fréquente dans la phtisie aiguë que l'admet Villemin; mais elle n'y est pas aussi exceptionnelle que le pensent certains auteurs, qui voient encore dans cette opposition un élément de diagnostic différentiel.

Symptômes fournis par l'appareil respiratoire. — Il arrive fréquemment dans la phtisie aiguë à forme typhoïde qu'on ne constate à l'auscultation qu'une respiration rude, de simples râles sibilants et ronflants, tout comme s'il s'agissait de dothiénentérie. Toutefois, dans les cas mêmes où le processus pulmonaire semble réduit au minimum, la plèvre est ordinairement intéressée sous forme de pleu-

(1) Empis, *De la granulie*, 1865.
(2) Bouchut, *Traité prat. des mal. des nouveau-nés*, 8e édit., 1885.

résie sèche déterminant des douleurs assez vives, soit spontanées, soit réveillées par la percussion; cette pleurésie sèche se produit surtout au sommet.

Parfois aussi on constate que les signes de bronchite sont plus accusés au sommet; il se pourra qu'on y note, avec de la submatité, une expiration rude et prolongée et même des râles fins. Mais ces signes sont essentiellement mobiles et passagers; ils font souvent défaut, pour cette raison que les granulations ne prédominent pas toujours au sommet, que souvent elles envahissent d'emblée tous les lobes pulmonaires, qu'on a même cité des cas où elles prédominaient dans les lobes inférieurs, expliquant alors la prédominance vers les bases des râles sibilants ou muqueux.

Généralement la phtisie aiguë s'accompagne au début d'une toux sèche et rare, qui bientôt augmente d'intensité et est suivie d'une expectoration muqueuse. Dans certains cas, la toux fait complètement défaut; elle devient coqueluchoïde, s'il y a adénopathie trachéo-bronchique précoce. L'expectoration non purulente et les bacilles peuvent y manquer. Cependant, même alors, on les y trouvera, témoins les observations de Cochez (1) et celle de Whipham (2). Cette expectoration est habituellement peu abondante, la muqueuse est parfois mêlée de sang rutilant. Cependant les hémoptysies ne sont pas très communes; inutile d'ajouter que s'il s'en produit, ce signe acquiert une très haute signification diagnostique.

La dyspnée joue ici un rôle très important; dans certains cas, elle est avec la fièvre l'unique manifestation de la phtisie aiguë. La toux, les signes stéthoscopiques peuvent manquer; la dyspnée ne fait jamais défaut. Les causes en sont multiples; mais il est permis d'admettre que, d'une façon générale, elle est en rapport avec la quantité de granulations grises qui ont envahi les poumons. Et comme souvent cette quantité n'est point décelée par des signes correspondant à l'auscultation, cette dyspnée offre encore cette particularité de ne pas être en rapport avec les symptômes fournis par l'examen de la poitrine. Elle varie d'ailleurs aussi suivant les sujets, leur susceptibilité nerveuse, l'état fébrile, l'intensité de la congestion péri-tuberculeuse. Elle présente parfois des paroxysmes qui simulent de véritables accès d'asthme, se reproduisant plus ou moins fréquemment à des intervalles irréguliers.

Assez souvent la muqueuse laryngée est envahie par les granulations tuberculeuses, mais dans beaucoup de cas cet envahissement se fait d'une façon absolument latente. Toutefois, il est possible

(1) Cochez, *De la recherche du bacille de la tuberculose dans les produits de l'expectoration*. Thèse inaug., 1884.

(2) Whipham, *Medical Society*, 20 janv. 1883.

qu'il détermine les signes de la laryngite qui d'ailleurs n'a alors qu'une médiocre importance au point de vue du diagnostic différentiel, puisque les accidents laryngés sont loin d'être rares au cours de la dothiénentérie. Il conviendra, le cas échéant, de pratiquer l'examen laryngoscopique.

Symptômes fournis par l'appareil circulatoire. — L'examen attentif du malade fera quelquefois reconnaître l'existence d'une péricardite, laquelle peut être soit tuberculeuse, soit inflammatoire simple par continuité de tissu. Il faut dire d'ailleurs que l'envahissement du péricarde par les granulations ne suscite souvent aucune manifestation clinique appréciable.

La myocardite aiguë semble être plus rare dans la phtisie aiguë typhoïde que dans la dothiénentérie; néanmoins, nous en avons observé plusieurs cas où le diagnostic avait pu être fait pendant la vie, la complication s'étant manifestée par l'affaiblissement, l'irrégularité des battements du cœur avec œdème considérable des membres inférieurs. Laveran (1) cite une observation où la percussion permit de constater une dilatation du ventricule droit. Il y a lieu de penser que cette dilatation n'était pas due seulement à la gêne mécanique, mais qu'elle avait été préparée par une altération préalable de la paroi musculaire.

Nous avons dit que le pouls était d'ordinaire moins nettement dicrote que dans la fièvre typhoïde. Ajoutons que dans la phtisie aiguë on produit facilement la raie hyperhémique. La phlegmasia alba dolens a été notée plusieurs fois.

Symptômes gastro-intestinaux. — Ici s'accuse surtout la ressemblance entre la phtisie aiguë typhoïde et la dothiénentérie. On a insisté, il est vrai, sur la conservation de l'appétit dans la tuberculose aiguë, alors même que la langue est fuligineuse; ce n'est point là l'expression exacte de la vérité, car dans bon nombre d'observations, l'anorexie fut une manifestation du début même de la maladie. On a invoqué aussi, à titre de signe différentiel précieux, les vomissements, qui sont relativement fréquents dans la phtisie aiguë où ils relèvent alors de péritonite ou de méningite tuberculeuses concomitantes; mais, en dehors de ces complications, les vomissements font le plus souvent défaut. Le ballonnement du ventre et même la douleur à la pression de la fosse iliaque peuvent s'observer dans la phtisie aiguë, mais moins constamment et d'une façon moins marquée que dans la dothiénentérie.. Cependant, s'il y a coïncidence de péritonite tuberculeuse, l'abdomen pourra, il est vrai, n'être que faiblement météorisé, mais, d'autres fois, le ventre sera très tendu,

(1) Laveran, *loc. cit.*

et, plus exceptionnellement d'ailleurs, une ascite se produira dont la signification diagnostique est facile à comprendre.

La constipation est loin d'être la règle dans la phtisie aiguë, et, si le processus tuberculeux s'étend à la muqueuse intestinale et l'ulcère, les malades souffrent d'une diarrhée abondante et rebelle. Si les ulcérations tuberculeuses siègent sur le gros intestin, les selles sont muqueuses, fréquentes, sanguinolentes, s'accompagnant de ténesme et de coliques. Ces ulcérations sont même le point de départ d'entérorrhagies (Charcot (1), Laveran).

Nous avons vu aussi un malade emporté par une hémorrhagie intestinale foudroyante. D'autres fois, les ulcérations sont le point de départ de perforation suivie naturellement de péritonite rapidement mortelle. Ajoutons de suite que cet accident est beaucoup plus rare ici que dans la dothiénentérie.

La rate est souvent augmentée de volume dans la phtisie aiguë; on a dit en outre qu'elle est souvent douloureuse, en raison d'un certain degré de splénite déterminée par l'évolution tuberculeuse. Nous avons quelquefois constaté cette particularité, mais souvent aussi on ne la rencontre point.

La tuméfaction du foie s'observe également dans les deux maladies; elle nous a semblé d'ordinaire plus accusée et plus douloureuse dans la phtisie aiguë que dans la dothiénentérie.

Symptômes rénaux. — L'albuminurie, une albuminurie persistante et d'une certaine intensité, accompagne assez souvent l'évolution de la phtisie aiguë; il s'est fait une véritable néphrite miliaire qui suffit amplement à expliquer le passage de l'albumine dans l'urine. Il est vrai que l'albuminurie se produit presque toujours au cours de la fièvre typhoïde. On a dit qu'elle y était plus fugace, plus légère; la vérité est qu'elle peut y prendre des proportions considérables, soit en vertu d'une véritable néphrite typhoïdique concomitante, soit en vertu de l'altération du sang inséparable de toute maladie infectieuse. A ce propos, nous ferons remarquer qu'il n'est pas impossible que l'albuminurie de la phtisie aiguë soit due aussi à une néphrite infectieuse, auquel cas elle se confondrait complètement avec l'albuminurie de la fièvre typhoïde.

L'hématurie a été notée plusieurs fois et elle s'explique suffisamment par ce que nous savons aujourd'hui du développement des tubercules dans les parois vasculaires.

Éruptions. — Il existe fréquemment des sudamina dans la phtisie aiguë et ils semblent en rapport avec l'abondance de la transpiration qui s'observe ordinairement au cours de la maladie. Ces sudamina sont

(1) Charcot *in* Laveran, *Contribution à l'étude de la tuberculose aiguë*, 1873.

ici un signe assez précieux parce qu'on les rencontre plus rarement dans les autres affections aiguës.

Quelques auteurs, en petit nombre il est vrai, ont noté l'existence de véritables taches rosées lenticulaires. Nous les avons cherchées avec grand soin chez tous nos malades, mais nous n'avons jamais constaté leur présence; elles n'existaient pas davantage dans les faits observés par Louis, Andral, Leudet, d'Espine, Gull, Johnston, Empis, etc. On est donc fondé à les croire excessivement rares, si tant est qu'elles n'aient pas été confondues, lorsqu'elles ont été signalées, avec des rougeurs banales de la peau. Waller dit les avoir rencontrées plusieurs fois; mais, si on lit avec attention les observations du médecin de Prague, on voit que, dans les trois cas où les taches rosées étaient évidentes, l'un était un cas de fièvre typhoïde entée sur une phtisie granuleuse, ainsi que le démontra l'autopsie; quant aux deux autres, suivies de guérisons, le nom de fièvre typhoïde paraît plutôt leur convenir que celui de phtisie aiguë. Toutefois Jaccoud rapporte deux exemples, Colin un troisième, de taches rosées dans la phtisie aiguë.

Le purpura y a été observé aussi par Waller, Charcot, Laveran.

Altérations du sang. — Dans la phtisie aiguë typhoïde comme dans la dothiénentérie, le sang subit cette modification inconnue dans son essence, qui détermine la production de thromboses. La *phlegmasia alba dolens*, comme nous l'avons déjà dit, les thromboses des sinus cérébraux, ont été signalées dans certaines observations de phtisie aiguë et de dothiénentérie; mais il serait difficile d'affirmer si elles sont plus fréquentes dans l'une ou dans l'autre maladie. L'altération du sang, aidée probablement en cela par l'altération des capillaires, se traduit encore par la tendance aux hémorrhagies. Celles-ci se produisent en effet non moins souvent dans la phtisie aiguë que dans la fièvre typhoïde; ce sont, en dehors des hémoptysies, naturellement plus fréquentes ici, des épistaxis, des hémorrhagies intestinales. Sur 244 cas de phtisie aiguë, Leudet a rencontré 9 fois des hémorrhagies se produisant par une autre voie que par le poumon, le plus souvent par l'intestin.

Rutimeyer (1), dans deux cas de tuberculose miliaire aiguë, a pris du sang de la rate au moyen d'une seringue de Pravaz et y a cherché les bacilles. Dans le premier cas, le sang ne présentait pas un bacille sur vingt préparations sèches; dans le second, il en contenait de quatre à cinq par préparation. A l'autopsie on trouva des tubercules dans la rate; et Rutimeyer pense qu'on devrait se livrer à une recherche pour faciliter le diagnostic. Stricker (2), dans deux cas de tuberculose

(1) Rutimayer, *Ueber das Vorkommen von Tuberkelbacillen im Blut-Centralb. f. klin. Med.*, 1885.

(2) Stricker, *Centralb. f. klin. Med.*, 1885.

miliaire aiguë, a trouvé des bacilles dans le sang de la pointe du doigt. Dans un cas il en a trouvé dès le début de la maladie qui revêtaient l'aspect typhoïde. Stricker blâme la ponction de la rate parce qu'on pourrait produire une tuberculose péritonéale par le passage des bacilles dans le péritoine. Ulacacci a rapporté une observation semblable à celle de Stricker et propose de faire de la constatation du bacille dans le sang ou la rate un signe diagnostic différentiel entre la tuberculose aiguë et la fièvre typhoïde (1).

Etat de la nutrition. — L'amaigrissement est généralement plus précoce et beaucoup plus marqué dans la phtisie aiguë ; parfois même les malades ont maigri sensiblement, ont commencé à perdre leurs forces plus ou moins longtemps avant le début apparent de la maladie. Autres caractères différentiels : les eschares s'observent beaucoup plus fréquemment dans la fièvre typhoïde que dans la phtisie aiguë.

MARCHE. DURÉE. TERMINAISON. — La période prodromique ne diffère pas sensiblement dans la phtisie aiguë typhoïde et dans la dothiénentérie ; toutefois, nous le répétons, dans un certain nombre d'observations de phtisie aiguë, l'amaigrissement, les accès fébriles, la dyspnée avaient précédé, pendant un temps variable, les phénomènes propres de la maladie. A la période d'état, d'une façon générale, les symptômes typhoïdes sont plus légers, plus fugaces, les symptômes pulmonaires plus accusés que dans la dothiénentérie.

La marche de la dothiénentérie est plus continue, le tracé thermique y est plus régulier. C'est l'inverse pour la phtisie aiguë.

Celle-ci est susceptible de rémissions plus ou moins prolongées et d'autres fois, elle passe pour ainsi dire à l'état chronique, en vertu de l'évolution résumée ainsi par Jaccoud (2) : « Dans quelques cas, dit-il les phénomènes d'acuité cessent après un certain temps, et le malade échappant à l'asphyxie et à l'autophagie fébrile, tombe dans un état chronique, pendant lequel les granulations subissent leur évolution complète ; la tuberculose miliaire est devenue le point de départ d'une tuberculose ulcéreuse commune. Le fait est rare, en raison de la confluence ordinaire des formations granuleuses. » Cela est absolument exact. De même qu'il existe une tuberculose aiguë secondaire développée a titre de complication, dans le cours de la phtisie chronique de même la phtisie chronique est parfois l'aboutissant d'une phtisie aiguë, suspendue dans son évolution et se transformant ainsi en phtisie vulgaire.

Quoi qu'il en soit, les rémissions, les alternatives d'amélioration allant presque jusqu'à l'apparence complète de guérison et d'aggr

(1) Ulacacci, *De la présence du bacille tuberculeux dans le sang* (*Gaz. degli os Milano*, nº 24, 1885).

(2) Jaccoud, *loc. cit.*

vation du mal, constituent une des particularités de l'affection les plus intéressantes et les plus délicates au point de vue de la symptomatologie et du diagnostic. On ne devra jamais oublier, en présence des rémissions les plus nettes, que les rechutes sont la règle.

Il est à peine besoin de faire remarquer que si la phtisie aiguë se termine presque toujours par la mort, nous avons dit plus haut dans quelle mesure il convient d'accepter ce qui a été dit touchant la curabilité de la maladie.

Les malades succombent ordinairement dans un état d'adynamie extrême ou bien par asphyxie rapidement progressive. Cette asphyxie est due à l'éruption confluente de granulations grises au sein du tissu pulmonaire, ou bien au dépôt de blocs tuberculeux plus ou moins considérables, plus ou moins nombreux, aidés dans la production de l'asphyxie par la congestion collatérale intense qui s'est faite autour d'eux, comme elle se fait aussi d'ailleurs dans les cas d'infiltration granuleuse. Nul doute qu'en pareille circonstance ces lésions secondaires n'aient au moins autant d'influence que les lésions spécifiques dans la genèse des phénomènes terminaux. La mort a quelquefois été déterminée par une hémoptysie véritablement foudroyante, due à la congestion et à cette altération des capillaires sur laquelle nous nous sommes déjà expliqués plus haut. Enfin, d'autres fois la terminaison fatale n'est véritablement plus imputable à l'état pulmonaire, mais à la prédominance des lésions tuberculeuses dans d'autres organes, par exemple, les méninges cérébrales, le péritoine, etc. Alors la phtisie aiguë s'efface en quelque sorte devant la tuberculose.

Il est certain que lorsque les granulations tuberculeuses se sont une fois développées dans un point donné et germent suivant le mode aigu, l'envahissement plus ou moins complet de l'organisme est inévitable.

Nous ne reviendrons pas sur le *diagnostic* de la phtisie aiguë typhoïde, qui ne doit être fait qu'avec la dothiénentérie; les détails dans lesquels nous sommes entrés précédemment nous semblent suffisants. Nous avons aussi indiqué les conclusions principales que comporte le *pronostic*.

Le *traitement* de cette forme de la phtisie aiguë, comme de toutes les autres formes, s'adresse surtout aux symptômes. On s'attachera d'abord à diminuer la fièvre qui épuise les malades; à cet effet, le médicament le plus actif est la digitale préconisée par L. Colin et A. Laveran. On emploiera de préférence l'infusion ou la macération de feuilles de digitale (0,75 de feuilles de digitale dans une potion de 120 grammes à prendre par cuillerées d'heure en heure). La digitale n'abaisse pas seulement la température, mais elle augmente encore l'énergie du cœur, régularise la circulation et peut s'opposer ainsi au collapsus. Le sulfate de quinine, à la dose de 0 gr. 50 à 1 gr., l'antipyrine à la dose de 1 à 4 gr. dans les vingt-quatre heures, rendront quelques services. Le vin, le quinquina sont aussi indiqués. Si les phénomènes thoraciques prédominent, on aura recours aux dérivatifs, de préférence à l'application répétée des ventouses sèches. Il faut éviter les purgatifs, dit Walshe, de crainte d'activer le processus tuberculeux de l'intestin. Il ajoute que les diaphorétiques et les sédatifs ont leur utilité et recommande, à côté de la digitale, l'acétate de plomb. Disons enfin que quelques auteurs, Lépine en particulier, ont insisté sur les avantages, dans ces formes de tuberculisation, de l'iodure de potassium, et mieux de l'iodure de sodium à haute dose.

§ II. — Phtisie aiguë à forme d'embarras gastrique ou de fièvre synoque.

Forme latente de Leudet. Forme revêtant l'aspect d'une fièvre gastrique d'Empis. — Cette forme clinique n'est qu'un diminutif, une atténuation de la forme précédente, et le plus souvent aussi ce n'est qu'une entrée en matière, un mode de début qui aboutit rapidement à une des formes cliniques les plus habituelles de la phtisie aiguë.

Le malade est pris de courbature, de brisement des membres, de pesanteur de tête, d'embarras gastrique, d'état fébrile avec exacerbation vespérale. L'auscultation est négative ou révèle, tout au plus l'existence de quelques râles sibilants ou râles sous-crépitants disséminés, parfois, ce qui est plus caractéristique, de pleurite sèche localisée au sommet. On pourra croire tout d'abord qu'il s'agit simplement d'un embarras gastrique, d'une fièvre synoque, d'une légère fièvre catarrhale. Quelquefois même les symptômes pulmonaires et la fièvre sont si peu accusés que la maladie passe complètement inaperçue, ou est prise pour une indisposition banale. Puis la scène change brusquement et le malade peut être enlevé dans un accès de suffocation (observation de Leudet), ou bien par une hémoptysie, ou bien par une syncope. Il arrive encore qu'après un temps variable, pendant lequel le médecin a cru à l'existence d'un embarras gastrique, ou d'un simple malaise, la phtisie aiguë entre définitivement dans la forme typhoïde, dans la forme pneumonique, etc.

Il faut se rappeler ici que l'injection de cultures pures de bacille dans les veines des cobayes détermine une maladie infectieuse suraiguë qui tue avant la formation de lésions *tuberculiformes* (Nocard, *Soc. de biologie*, octobre 1887).

CHAPITRF II

§ 1. — Phtisie granuleuse aiguë compliquée de bronchite capillaire.

Nous avons supposé, dans le chapitre précédent, que les granulations miliaires résumaient le processus anatomique tout entier et que les lésions banales concomitantes faisaient complètement ou presque complètement défaut. Les choses se passent souvent ainsi, mais souvent aussi il se fait autour des granulations un travail réactionnel; des phlegmasies diverses interviennent qui modifient plus ou moins profondément l'évolution mobide et le tableau symptomatique correspondant.

Ici d'ailleurs surgit une grande difficulté d'interprétation : nous nous sommes déjà expliqués plus haut à ce sujet; les inflammations péri-tuberculeuses sont-elles toujours les conséquences du développement tuberculeux ? ne sont-elles pas, dans quelques cas au moins, l'altération primitive qui provoque, facilite ou accélère la germination du micro-organisme spécifique ? enfin est-on bien certain que ces phlegmasies sont réellement des lésions banales, qu'elles ne sont pas non plus elles-mêmes des lésions spécifiques, qu'elles ne constituent pas une des formes que peut revêtir l'altération tuberculeuse ?

Il est hors de doute que jusque dans ces derniers temps la méprise a été souvent commise et que le caractère spécifique a été souvent méconnu là où, s'en tenant aux appparences, les histologistes ne voyaient que phlegmasies pures et simples. La recherche du bacille a permis de faire un détail plus exact.

Il faut dire que la réaction a quelquefois dépassé le but et qu'il est arrivé qu'on a trop restreint la part et l'influence de l'inflammation prituberculeuse.

Quoi qu'il en soit, sans sortir du domaine de la clinique, il est incontestable que la phtisie aiguë granuleuse se complique parfois soit de bronchite, soit de pneumonie ou de broncho-pneumonie, et qu'ainsi la symptomatologie que nous avons exposée dans le chapitre précédent subit des modifications qui changent plus ou moins complètement la physionomie de la maladie.

Ce sont ces changements apportés au type que nous avons d'abord eu en vue qui vont nous occuper maintenant.

Lorsque la phtisie aiguë ne se complique que de bronchite simple des grosses bronches, il n'y a guère à ajouter à la symptomatologie ordinaire de la maladie que les signes stéthoscopiques de cette bronchite qui reste à l'état d'incident banal, sans prise notable sur l'évolution morbide. Il n'en est plus de même lorsque c'est une bronchite capillaire qui s'ajoute à la poussée granuleuse. Une telle combinaison mérite une description spéciale.

Symptômes. — Le début est généralement peu brusque, rarement marqué par un frisson ou un point de côté. Le malade accuse le plus souvent une gêne derrière le sternum, avec un sentiment de constriction à la base du thorax. La toux est ordinairement le premier phénomène qui se présente ; elle est remarquable par sa fréquence et son intensité ; les crachats sont abondants, mousseux, blancs, aérés ou jaunes, verdâtres, opaques, quelquefois nummulaires, souvent striés de sang pur ; ils ne sont ni visqueux ni sanguinolents ; l'oppression est vive et continue ; la gêne de la respiration est quelquefois si prononcée que les malades ne peuvent rester dans le décubitus dorsal et qu'ils sont obligés, comme dans l'asthme, de garder la position assise, le corps incliné en avant.

Le pouls est accéléré. La peau, chaude au début, est souvent inondée de sueurs ; la face, en général plutôt pâle qu'injectée, prend vers la fin de la maladie, une teinte légèrement violacée au niveau des joues et des lèvres.

La percussion donne un son normal ; toutefois il n'est pas rare de trouver un peu de submatité dans certains points de la poitrine, le plus souvent aux sommets, submatité en rapport avec la condensation du poumon, qui résulte de la tuberculose miliaire et de la congestion plus ou moins prononcée du parenchyme, qui accompagne la bronchite ; quelquefois la sonorité paraît exagérée, comme tympanique et cette modification de son s'observe par places irrégulières qui correspondent aux soulèvements emphysémateux de la surface pulmonaire.

L'auscultation permet de constater une respiration rude et de nombreux râles ronflants, sibilants et sous-crépitants plus ou moins fins. Ces râles, dont la nature varie suivant l'étroitesse des ramifications bronchiques enflammées, peuvent être très étendus, occuper tous les points du thorax, ou bien être limités à une région, aux deux sommets, par exemple, rarement à un seul poumon ; ils présentent une grande mobilité de siège et alternent fréquemment les uns avec les autres ; le murmure vésiculaire est souvent en même temps affaibli dans une étendue variable, et ce phénomène s'explique, soit par l'emphysème concomitant, soit par l'intensité de la congestion, soit par l'obstruction de quelques ramifications bronchiques.

Les forces sont abattues, et ce symptôme est quelquefois extrêmement prononcé et caractéristique de la maladie; toutefois on n'observe pas en général à un degré aussi marqué cette prostration, cet état typhoïde que nous avons signalé dans la forme pneumonique.

Le délire est un phénomène rare et qui n'apparaît que passagèrement à la fin de la période asphyxique. Il n'y a pas de sommeil, ou un sommeil agité par des rêves pénibles.

Les symptômes digestifs sont nuls ou peu accusés. A part une anorexie persistante et l'hypertrophie de la rate constatée dans quelques cas, on n'observe aucun trouble important. Il n'y a ni vomissements, ni diarrhée, ni douleurs de ventre, ni météorisme, ni hémorrhagies. On remarque quelques sudamina sur l'abdomen, mais jamais de taches lenticulaires ni de pétéchies.

En un mot, on le voit, les symptômes que nous venons d'énumérer sont les symptômes qui appartiennent à la bronchite et souvent à cette forme grave que l'on désigne sous le nom de *bronchite capillaire*. Il n'y a de différence que dans l'intensité des phénomènes généraux, et dans l'aggravation continue de la maladie. L'observation suivante peut être considérée comme résumant les principaux traits de la phtisie granuleuse généralisée, compliquée de bronchite.

Obs. I. — Joseph G..., âgé de quarante-deux ans, marchand des quatre saisons, a toujours joui d'une excellente santé. Doué d'une constitution vigoureuse, il a eu trois enfants qui se portent bien. Son logement est salubre et sa nourriture convenable. Sa mère vit encore; il a perdu son père étant enfant et ne saurait préciser l'affection à laquelle il a succombé.

Le 1er mai 1865, Joseph commença à tousser et presque en même temps éprouva une sensation de grande faiblesse qui l'obligea à cesser immédiatement son travail et au bout de quelques jours à prendre le lit. Du reste point d'autre phénomène important au début, ni frisson ni point de côté. Fièvre modérée. Inappétence sans diarrhée, sans vomissements.

Pendant plusieurs semaines l'état resta à peu près le même. Le symptôme dominant était la toux, toux très fréquente et très pénible pour le malade, revenant par accès aussi bien la nuit que le jour, accompagnée d'une vive oppression et d'une expectoration muco-purulente assez abondante. Jamais les crachats ne furent visqueux ni sanguinolents. La faiblesse augmentait chaque jour ainsi que l'amaigrissement. La peau était chaude, couverte de sueurs qui se montraient assez régulièrement tous les matins. L'anorexie avait persisté. Le malade entra à l'hôpital Lariboisière, salle Saint-Landry, n° 3, le 26 mai 1865.

C'est un homme qui, quoique ayant, dit-il, considérablement maigri, conserve encore toutes les apparences de la force. La peau est moite, sans chaleur vive; le pouls peu développé, dépressible, bat 120 fois par minute.

L'oppression est grande (40 respirations), la toux forte, quoique un peu moins fréquente qu'au début de la maladie. L'expectoration est composée de parties opaques, jaunes verdâtres et de parties blanchâtres, aérées, non visqueuses, non sanguinolentes. On aperçoit au milieu de ces crachats quelques petites stries de sang pur. Transpirations abondantes la nuit et le matin. Inappétence absolue, langue blanchâtre, humide, sans rougeur vive des bords ni de la pointe, sans fuliginosités; pas de nausées, pas de vomissements, pas de diarrhée; pas de ballonnement du ventre ni de sensibilité dans les fosses iliaques; pas de taches lenticulaires ni de pétéchies. Céphalalgie sans agitation, sans délire, sans trouble des sens. Pas d'épistaxis. A la percussion, son normal dans toute la poitrine, des deux côtés en avant, excepté sous les clavicules, où l'on constate une légère obscurité du son. En arrière, au sommet droit, un peu de submatité; dans le reste de l'étendue des poumons, son à peu près normal, tympanique par places.

A l'auscultation, à droite et en avant, râles ronflants et sibilants pendant l'inspiration et l'expiration, mélangés à certains moments de quelques bulles de râles sous-crépitants; diminution du murmure vésiculaire. A gauche, mêmes phénomènes. Râles ronflants et sibilants un peu moins abondants; inspiration soufflante sous la clavicule; légère diminution du bruit respiratoire dans la moitié inférieure. En arrière, à droite et à gauche, râles sibilants dans toute la hauteur; râles sous-crépitants aux deux bases. Un peu d'affaiblissement du murmure respiratoire dans la moitié supérieure droite.

Rien à noter du côté des autres fonctions. L'urine ne contient ni sucre ni albumine.

Nous diagnostiquons une phtisie granuleuse généralisée compliquée de bronchite (quinquina, vin de Bordeaux, ventouses sèches en grand nombre, vésicatoires volants, julep kermétisé).

Depuis le 26 mai, jour de l'entrée, jusqu'au 11 juin, époque de la mort, les symptômes ont été constamment s'aggravant tout en conservant la même physionomie. L'affaissement a été de jour en jour plus prononcé, à ce point que le malade pouvait à peine être ausculté quelques minutes dans la position assise sans presque se trouver mal; cette sensation de faiblesse était d'autant plus remarquable que, tout en maigrissant chaque jour, il avait encore l'apparence musculaire d'un athlète. L'oppression a été également un des phénomènes dominants (40 à 60 respirations par minute), la toux toujours difficile et quinteuse, mais de moins en moins fréquente, provoquait l'expulsion des mêmes crachats; ces crachats contenaient à peu près régulièrement chaque matin une petite quantité de sang pur en caillots arrondis ou en stries effilées. Le pouls oscilla constamment entre 120 et 130° sans chaleur vive, mais avec une moiteur très prononcée de la peau, inondée à certains moments de sueurs profuses. Le visage resta toujours plutôt pâle qu'injecté. L'anorexie résista à tous les moyens mis en usage pour réveiller l'appétit. La langue conserva son humidité et son enduit blanchâtre, excepté dans la dernière semaine, où elle devint sèche, sans présenter de fuliginosités. Du reste aucun phénomène important ne put être constaté vers le tube digestif. Il n'y eut jamais de diarrhée. Sur la peau du ventre nous aperçûmes quelques sudamina, mais jamais de taches lenticulaires ni de pétéchies. L'abdomen resta souple et indolent.

Les phénomènes stéthoscopiques ont peu varié. Ils ont toujours consisté en quelques râles ronflants et sibilants dans les deux côtés de la poitrine, alternativement plus prononcés d'un côté que de l'autre. Ces râles s'entendaient généralement dans les deux temps de la respiration, ils étaient accompagnés de râles sous-crépitants, surtout marqués à la partie postérieure et inférieure des deux poumons. Le murmure vésiculaire présentait un affaiblissement notable dans certains points de la poitrine, surtout dans les régions supérieures. La percussion a constamment offert un mélange de sonorité exagérée, comme tympanique, de submatité et de son normal.

Le 7 juin, le malade a eu pour la première fois un peu de délire; il a voulu sortir de son lit et a prononcé quelques paroles incohérentes; la face était plus pâle que de coutume; la langue sèche, couverte d'un enduit assez épais; la toux et l'expectoration avaient beaucoup diminué, mais l'oppression était plus vive que jamais. Ce jour-là nous comptâmes 70 respirations par minute et 132 pulsations. Les jours suivants, l'état s'aggrave encore; persistance du délire dont on peut cependant tirer le malade; quelques soubresauts de tendons. Asphyxie commençante. L'état de la poitrine est le même, mais les râles sibilants et ronflants sont dominés par le râle trachéal. Mort le 11.

Autopsie. — Les deux poumons présentent des lésions à peu près identiques.

Le poumon droit n'a contracté aucune adhérence avec la plèvre; il est uniformément violacé en arrière; en avant, des lobules emphysémateux disséminés çà et là tranchent par leur couleur blanchâtre avec la teinte brunâtre d'autres lobules congestionnés. Sous la plèvre viscérale on distingue une multitude de granulations miliaires tuberculeuses, et sur une coupe faite à la partie postérieure, on reconnaît que le parenchyme pulmonaire, dans toute son étendue, est criblé de ces mêmes granulations dont quelques-unes un peu plus grosses ont déjà subi une légère opacité jaunâtre par transformation caséeuse. Le tissu pulmonaire qui environne ces granulations est congestionné, mais surnage lorsqu'on le plonge dans l'eau. Au sommet, cette congestion est un peu plus prononcée que dans les autres parties de l'organe, sans jamais cependant atteindre les proportions d'une pneumonie catarrhale. On ne constate non plus aucun noyau de pneumonie caséeuse. La muqueuse bronchique est injectée, épaissie, manifestement enflammée; elle contient un liquide mucoso-purulent analogue à celui qui avait été expulsé pendant la vie.

Le poumon gauche est adhérent avec la plèvre pariétale dans presque toute son étendue. Ces adhérences épaisses, résistantes et évidemment anciennes, empêchent d'apercevoir les granulations tuberculeuses qui existent sous la séreuse. Sur une coupe faite à la partie antérieure, on remarque une multitude de granulations disséminées dans toute l'étendue du parenchyme. Les granulations sont, comme à droite, différentes de volume et de couleur; quelques-unes petites comme un grain de mil, grisâtres, demi-transparentes; d'autres ayant la grosseur d'une tête d'épingle, blanc jaunâtres, commençant à subir l'état caséeux. Le tissu pulmonaire est tout autour assez fortement congestionné, et les bronches présentent la même injection et le même épaississement que du côté droit.

La rate est grosse, son volume est à peu près doublé.

Le foie est en dégénérescence graisseuse.

Les reins présentent quelques granulations à leur surface et à l'intérieur.

Le cerveau et l'intestin sont sains.

Dans l'observation qui précède, le lecteur retrouvera tous les caractères que nous avons dit appartenir à la phtisie granuleuse généralisée compliquée de bronchite. On remarquera l'intensité de certains phénomènes généraux, l'amaigrissement, les sueurs profuses, l'anorexie et en particulier cette sensation d'extrême faiblesse si peu en harmonie avec la structure athlétique du sujet. Ces symptômes ont été si prononcés et si tenaces qu'il nous ont permis de juger avec certitude que derrière la bronchite capillaire révélée par les signes stéthoscopiques propres à cette maladie (râles ronflants, sibilants, sous-crépitants disséminés), se cachait une autre lésion pulmonaire, cause et principe de l'inflammation des bronches, la granulation tuberculeuse.

Nous ne croyons pas nécessaire de reproduire toutes les observations de phtisies granuleuses compliquées de bronchite qu'il nous a été donné de recueillir; elles ne seraient guère que la répétition de celle que l'on vient de lire. Nous ferons toutefois une exception pour une d'entre elles, qui établit la possibilité de l'enrayement, au moins momentané, des phénomènes de la bronchite et de la guérison temporaire d'une phtisie granuleuse généralisée fébrile.

Obs. II. — Ce fait est relatif à un homme âgé de trente-trois ans, le nommé R..., d'une forte constitution et d'une excellente santé jusqu'à ces dernières années. Son père vit encore, sa mère est morte phtisique peu de temps après l'avoir mis au monde.

Il y a environ deux ans, pendant l'hiver, à la suite d'un refroidissement marqué, il contracta un rhume qui dura trois mois sans cependant le forcer à s'aliter; il se rétablit complètement, puis, il y a onze mois, il fut atteint d'une pleuro-pneumonie du côté droit qui se prolongea également pendant plusieurs mois. La convalescence fut très lente; longtemps il conserva un état de faiblesse tel qu'il fut obligé de résigner ses fonctions de sergent de ville, trop fatigantes pour lui. Au mois de novembre 1864, il entra à l'hôpital Saint-Louis, dans les salles de Cazenave, pour s'y faire traiter d'une névralgie sciatique fort douloureuse du côté gauche. Voici les renseignements qui nous ont été transmis sur cette phase de la maladie par le Dr Ranvier, alors interne du service.

Une quinzaine de jours après son entrée, le malade éprouvait une grande amélioration et se disposait à quitter l'hôpital, lorsque tout à coup il fut pris d'une bronchite fébrile avec embarras gastrique; la toux était fréquente, surtout la nuit; elle était accompagnée d'une expectoration abondante de crachats blancs, jaunâtres, opaques. La respiration était très accélérée; la percussion ne dénotait aucune différence de son appréciable dans les deux côtés de la poitrine. On percevait, à l'auscultation, des râles ronflants et sibilants disséminés dans les deux poumons. Malgré un vomitif et des préparations opiacées, l'état général et l'état local allèrent en s'aggravant; le malade perdit ses forces, maigrit considérablement pendant que la fièvre, la toux et l'oppression persistaient avec la même intensité. Aux râles sibilants et ronflants s'étaient joints des râles sous-crépitants. Ces râles existaient dans toute la poitrine, en avant et en arrière, puis petit à petit ils avaient fini par se concentrer vers les deux sommets, et cette circonstance, ajoutée au dépérissement si prononcé et si rapide du malade, avait fait admettre le diagnostic de phtisie aiguë et porter un pronostic excessivement grave.

Contrairement aux prévisons, une amélioration notable se produisit vers la fin de décembre; la fièvre diminua insensiblement ainsi que la toux, l'oppression et les autres signes locaux; l'appétit reparut, et de tous ces symptômes alarmants il ne resta plus qu'un peu de faiblesse, si bien que le malade put se lever et quitter l'hôpital, à peu près complètement rétabli. Il était rentré chez lui depuis quelques jours lorsque la fièvre se montra de nouveau accompagnée de céphalalgie intense, de vomissements, de délire, de difficulté de la parole. On l'amena à l'hôpital Lariboisière (salle Saint-Landry, n° 11), le 12 janvier 1865, et nous constatâmes tous les signes d'une affection grave des méninges et du cerveau (méningite granuleuse avec encéphalite). Le malade, notablement amaigri, se plaignait de douleurs de tête vives, surtout en arrière, vers la nuque, sans raideur du cou; la face était injectée, le regard fixe et inquiet, l'intelligence était conservée; quelques rares vomissements; constipation. La percussion et l'auscultation ne fournissaient aucun signe positif de tuberculisation. On ne percevait aucun râle, ni sibilant ni sous-crépitant, pas plus au sommet que dans les autres régions de la poitrine. Le malade toussait à peine et ne crachait pas.

Pendant les premiers jours qui suivirent l'entrée à l'hôpital, sous l'influence d'un traitement actif, de ventouses et de vésicatoires volants, nous notâmes une légère amélioration; le délire avait presque cessé; l'intelligence paraissait plus éveillée; le pouls s'était un peu ralenti. Cette amélioration ne fut que passagère. Le 19 janvier, dans la nuit, le malade fut pris de perte de connaissance et de délire violent. Le lendemain, à la visite, il avait complètement perdu l'usage de la parole, il comprenait nos questions sans pouvoir y répondre. Le pouls était à 110°. On constatait une paralysie incomplète du mouvement du côté droit du corps et une diminution dans la sensibilité de la jambe droite. Les jours suivants, à l'agitation succéda le coma. La mort eut lieu le 22. Pendant tout ce temps nous examinâmes à plusieurs reprises la poitrine et nous ne trouvâmes que fort peu de signes. Sous les clavicules, la respiration nous parut rude, légèrement soufflante; en arrière à gauche, elle était affaiblie, mais nulle part nous ne constatâmes ni râles sonores ni râles sous-crépitants; la toux était rare, sans expectoration. L'autopsie démontra l'existence de granulations miliaires dans la plupart des principaux viscères de l'abdomen, dans le foie et à la surface de cet organe, à l'intérieur et à l'extérieur des deux reins, sur le péritoine qui recouvre la rate, sur l'épiploon gastro-hépatique. L'intestin était sain.

Les méninges étaient couvertes de granulations semblables, surtout à gauche et le long de la scissure de Sylvius; à la base au niveau du chiasma des nerfs optiques existait une exsudation purulente et pseudo-membraneuse qui se prolongeait sur l'hémisphère gauche le long des vaisseaux jusque vers la partie convexe. Les méninges étaient très adhérentes au lobe antérieur de ce côté dans les points qui correspondent à la troisième circonvolution, et en cherchant à les détacher on entraîna une portion de pulpe cérébrale ramollie.

Le poumon gauche était adhérent à la plèvre costale dans presque toute son étendue. La séreuse était tapissée de granulations miliaires; le poumon lui-même en était comme farci; il présentait en même temps une assez forte congestion, mais pas de pneumonie lobaire ni lobulaire.

Du côté droit les adhérences étaient moins étendues. L'infiltration granuleuse dans l'intérieur du poumon était moins confluente; la congestion était également moins prononcée; seulement, tout à fait à la base, on trouvait les traces d'une pleurésie limitée avec exsudation pseudo-membraneuse de formation récente. La muqueuse bronchique offrait une coloration violette, sans épaississement marqué.

Cette observation est remarquable à plus d'un titre: elle nous montre une phtisie granuleuse généralisée d'abord à l'état de simplicité, puis plus tard compliquée de bronchite capillaire aiguë. Quelle que soit en effet l'époque précise à laquelle on fasse remonter le début de la tuberculose miliaire généralisée, que ce soit au moment du rhume contracté pendant l'hiver où à partir de la pleuro-pneumonie survenue un an plus tard, il est un fait qui paraît certain, c'est que lorsque le malade affaibli, toussant, considérablement amaigri, fut obligé de quitter sa profession, il était manifestement déjà sous le coup de la maladie. La nature des adhérences de la plèvre costale avec la plèvre pulmonaire ne peut laisser aucun doute à cet égard. C'est alors qu'une inflammation catarrhale est venue compliquer sérieusement un état déjà grave, et cependant, malgré ces déplorables conditions, la bronchite a suivi, au bout d'un certain temps, une marche décroissante et a disparu même entièrement, à ce point que le malade a pu quitter l'hôpital ne toussant plus et dans un état satisfaisant. Combien de temps aurait duré ce retour à la santé si la méningite granuleuse ne se fût déclarée? c'est un point assez difficile à déterminer, et sous ce rapport l'observation n'est pas aussi complète qu'il eût été désirable ; telle qu'elle est néanmoins, elle nous a paru intéressante et digne de figurer au nombre de ces faits rares, mais incontestables de phtisies aiguës arrêtées dans leur marche.

Diagnostic. — Il comprend plusieurs problèmes souvent difficiles à résoudre. Une question délicate qui se pose d'abord, c'est de différencier la phtisie aiguë d'une bronchite simple. En pareille circonstance, c'est moins l'état local en lui-même que l'ensemble des phénomènes généraux, l'étude de la constitution du sujet, des antécédents héréditaires, des affections antérieures, qui peuvent fournir des motifs pour se décider en faveur de l'une ou de l'autre de ces maladies. Un signe précieux, dès le début, c'est le défaut de concordance entre l'anxiété respiratoire et les symptômes locaux perçus par l'oreille, les granulations tuberculeuses pouvant exister en grand nombre sans produire de signes stéthoscopiques bien accusés. Plus tard les râles deviennent abondants, ils se généralisent; des râles sous-crépitants se joignent aux râles sonores ; à ce moment le diagnostic est plus obscur, car souvent la dyspnée qui résulte de l'envahissement général des petites bronches ne le cède en rien à celle qui est la conséquence de la phtisie granuleuse avec bronchite. C'est alors qu'il est indispensable d'étudier chacun des signes isolément et comparativement, d'interroger avec soin les crachats pour y découvrir quelques stries sanglantes et dans quelques cas le bacille caractéristique, de noter l'état de la peau fréquemment inondée de sueur, de tenir grand compte de l'anéantissement des forces et de l'amaigrissement continus qui constituent les deux caractères les plus importants de la phtisie aiguë à forme de bronchite.

Le diagnostic différentiel entre la phtisie aiguë à forme de bronchite capillaire et la bronchite capillaire est aussi des plus difficiles, souvent même impossible. Jaccoud (1) s'exprime ainsi à ce sujet : « La fièvre et la gêne respiratoire sont les mêmes; les signes stéthoscopiques sont semblables ; à mesure que les râles sibilants et sous-crépitants fins se généralisent, la dyspnée augmente ; la toux et l'expectoration sont identiques; en un mot il n'y a pas de diagnostic possible pendant les deux premières semaines. Tout au plus serait-on autorisé à formuler une présomption si le patient est de constitution débile, s'il a des antécédents de famille suspects, ou bien s'il a subi l'une des maladies qui favorisent la granulation : fièvre typhoïde, rougeole, coqueluche. La situation est un peu plus nette lorsque les accidents thoraciques sont compliqués d'une diarrhée alarmante et incoercible; ce symptôme est étranger à la bronchite capillaire commune ; d'un autre côté, il ne peut dans l'espèce être attribué à une fièvre typhoïde en raison de l'absence complète des phénomènes adynamiques ; il peut donc être rattaché avec vraisemblance à une tuberculisation des intestins ou du péritoine, et il devient ainsi un signe indirect de la lé-

(1) Jaccoud, *Traité de Patholog. int.*, t. II, p. 549.

sion pulmonaire. Après quinze à dix-huit jours, le diagnostic peut être fait, car la bronchite capillaire simple tue avant ce temps-là, ou bien elle s'amende, et les accidents de dyspnée et de fièvre diminuent aussitôt ; ici, au contraire, ils persistent et s'accroissent pendant deux ou trois semaines encore, jusqu'à ce que le patient soit tué, par l'asphyxie, sans marasme, sans dépérissement notable. » La constatation d'un maximum de râles au sommet pulmonaire, avec une submatité plus grande à ce niveau, pourra encore éclairer la situation. Les présomptions en faveur de la phtisie aiguë seront beaucoup plus grandes si à ces râles plus abondants au sommet s'ajoutent des frottements pleurétiques ; la coexistence de cette pleurésie sèche du sommet a une signification sur laquelle il n'est pas nécessaire d'insister. Ici d'ailleurs, comme plus haut, c'est surtout aux symptômes généraux qu'il faudra souvent demander la solution du problème.

L'augmentation de la rate, soit par suite du développement des granulations tuberculeuses dans sa capsule et son parenchyme, soit du fait de l'état général, est aussi un argument en faveur de la phtisie aiguë. Le développement du foie a de même son importance ; nous en dirons autant d'une certaine quantité d'albumine dans l'urine. Le tracé thermique sera aussi consulté parfois avec profit ; il est souvent très irrégulier dans cette forme de phtisie aiguë, tandis que la bronchite capillaire non tuberculeuse se caractérise d'ordinaire par un tracé appartenant au type rémittent. Nous n'avons pas besoin d'ajouter que les signes dus à la présence des granulations tuberculeuses dans d'autres organes feront cesser toute hésitation.

Nous ne répèterons pas ici ce que nous avons dit précédemment de l'utilité plus que douteuse de la recherche pendant la vie du bacille soit dans la rate, soit dans le sang des capillaires des doigts.

Le problème diagnostique se présentera d'ailleurs sous les formes les plus diverses. Un exemple : dans une observation de Rendu rapportée par Mairet (1), les symptômes, soit généraux, soit locaux, furent si peu marqués qu'on dut se demander tout d'abord si l'on n'avait pas affaire à une simple toux nerveuse.

Le diagnostic avec l'infiltration cancéreuse aiguë du poumon est facile : celle-ci est capable, il est vrai, de causer la mort en moins de quatre mois et de simuler la phtisie aiguë ; mais cette maladie est ordinairement limitée à un poumon ; elle s'accompagne plus volontiers de signes de compression exercée sur une grosse bronche, de douleurs thoraciques intenses et de rétraction du côté.

Un seul mot de la morve aiguë, qui peut, dit Walshe (2), eu égard à ses manifestations thoraciques, simuler si bien la phtisie aiguë qu'il

(1) Mairet, *loc. cit.*
(2) Walshe, *loc. cit.*

st heureux pour le diagnostic que l'état de la peau et des fosses nasales prémunisse contre l'erreur.

Traitement. — Il ne saurait être ici, comme dans toutes les formes e phtisie aiguë, qu'un traitement palliatif; il devra tendre particulièrement à modérer, dans la mesure du possible, le travail congestif de oisinage par les révulsifs, principalement les ventouses sèches appliquées sur la paroi thoracique. La méthode expectorante, avec l'ipécacuanha, les antimoniaux, à petites doses, pourront rendre aussi uelques services. Fonssagrives n'a rien obtenu du tartre stibié à oses rasoriennes. Walshe pense d'ailleurs avec raison que la dépression des forces contre-indique au moins l'emploi des antimoniaux. On recourra aux antispasmodiques, aux injections sous-cutanées de chlorhydrate de morphine qui pourront diminuer la dyspnée, t aussi à la médication tonique.

§ 2. — Phtisie aiguë suffocante.

Asphyxie tuberculeuse aiguë (*Graves*). *Forme suffocante de la phtisie aiguë* (*Jaccoud*).

Nous croyons devoir rapprocher de la forme précédente une autre volution, très voisine sans doute, mais qui s'en distingue par quelues traits assez importants pour mériter une description à part. joutons que d'ailleurs cette forme si particulière au point de vue linique n'est pas forcément toujours liée à une bronchite capillaire ntercurrente, qu'elle répond en certains cas à d'autres conditions natomiques. C'est la phtisie aiguë suffocante, dont les exemples il st vrai sont relativement rares, et qui est surtout intéressante à tudier au point de vue du diagnostic.

Bayle a donné de cette forme de phtisie aiguë de frappantes observations. Plus tard, Laënnec en traça aussi à grands traits les princiaux caractères. Louis n'oublia pas non plus, « cette forme, qui peut urprendre le malade et le médecin, être subite en quelque sorte, ou ien parcourir sa marche sans être accompagnée de la plupart des ymptômes qui lui servent de cortège habituel. » Andral donna une xcellente description de la forme asphyxique de la phtisie aiguë; raves lui donne le nom de tuberculose asphyxique; enfin Marc d'Esine, Waller (de Prague), Empis, Rilliet et Barthez, Woillez, Colin, averan, Lasègue, Jaccoud, Christy, Bayard (1), ont apporté leur ontingent à ce chapitre de la tuberculose aiguë.

L'étiologie est celle de la phtisie aiguë en général; on y a relevé

(1) Bayard, *Thèse inaug.*, 1877.

cependant quelques particularités qu'il faut souligner. La forme suffocante est assez fréquente de deux à cinq ans ; elle l'est moins dans la seconde enfance. Chez l'adulte, la maladie atteint son maximum de fréquence entre vingt et vingt-cinq ans ; elle est encore plus rare chez le vieillard, chez qui cependant, comme nous l'avons déjà dit, et ainsi que Durand-Fardel (1), Charcot (2), Vulpian (3), Moureton l'ont établi, la phtisie est loin d'être exceptionnelle. Elle ne semble pas frapper de préférence telle ou telle catégorie sociale ; la femme y est moins exposée que l'homme ; toutefois elle s'observe relativement plus souvent dans l'armée et elle a été l'objet d'excellents mémoires de Colin (4) et de Laveran (5). On l'a expliquée aussi par l'encombrement, la nourriture insuffisante, la fatigue excessive, le froid, peut-être la contagion, en un mot par l'action simultanée de nombreuses causes pouvant produire par leur combinaison cette phtisie suraiguë. Le froid surtout est incriminé dans la plupart des observations.

La constitution épidémique peut être invoquée quelquefois, lorsque la phtisie asphyxique n'est en réalité que l'exagération de la forme catarrhale. Alors la grippe, par exemple, peut entrer en ligne de compte. C'est surtout, dit Laveran (6), « sur les individus atteints de phtisie pulmonaire que la grippe a exercé une influence funeste; elle a accéléré la marche de la maladie d'une façon effrayante, et l'on voit mourir dans l'espace de quelques jours des malheureux qui, sans l'apparition de l'épidémie, eussent sans aucun doute traîné encore pendant un ou plusieurs mois leur existence. »

Elle peut survenir d'emblée, mais c'est l'exception, chez un individu qui semblait absolument sain de poitrine ou qui n'avait encore présenté que quelques symptômes presque insignifiants ou passés inaperçus.

C'est véritablement dans cette circonstance que la forme suffocante mérite une description à part.

D'autres fois, et plus souvent, elle survient dans le cours de la phtisie pulmonaire chronique, dont elle peut être un mode de terminaison plus ou moins prématurée ; ou bien encore elle éclate dans le cours d'une des autres formes de la phtisie aiguë qu'elle clot brusquement.

Le début est variable suivant qu'elle se manifeste au milieu d'une santé en apparence parfaite ou chez un individu déjà souffrant d'une tuberculose peu accentuée, ou même chez qui la tuberculose est restée latente jusque-là (forme latente de Leudet).

(1) Durand-Fardel, *Traité des maladies des vieillards.*
(2) Charcot, *Leçons sur les mal. des vieillards*, 1868.
(3) Vulpian. Th. d'agrég., 1860.
(4) Colin, *loc. cit.*
(5) Laveran, *loc. cit.*
(6) Laveran, *loc. cit.*

Nous nous placerons surtout dans la première hypothèse qui reproduit le cas clinique le plus intéressant.

Tantôt le début est brusque, sans prodromes. Sous l'influence d'une cause légère, un refroidissement, par exemple, ou sans cause appréciable, l'individu entre de suite dans une dyspnée qui arrive bientôt à l'orthopnée.

D'autres fois la fièvre ouvre la marche des accidents, et avec cette fièvre on constate un abattement plus ou moins marqué des forces. Cet état fébrile, cet état de langueur spéciale a duré dans quelques cas jusqu'à un et même deux mois; puis tout à coup sans qu'on puisse le plus souvent trouver la raison d'être de ce changement à vue, la dyspnée éclate et l'asphyxie est bientôt imminente. A partir de ce moment, la mort survient généralement avec une grande rapidité, après quelques jours, quelques heures même.

Il faut insister maintenant sur quelques-uns des symptômes de l'état confirmé.

Les symptômes thoraciques, qui ont plus d'une fois manqué complètement parmi les prodromes lorsque ces prodromes existent, peuvent rester à peine accentués pendant toute la période asphyxique, et l'on comprend ici la nécessité de séparer cette forme de la phtisie aiguë avec bronchite capillaire, qui est également suffocante, le plus souvent d'ailleurs après un temps plus ou moins long. Ordinairement il existe un peu de toux, mais cette toux peut manquer. L'expectoration fait souvent défaut; celle qu'on observe est écumeuse, aérée, blanchâtre; les hémoptysies sont exceptionnelles.

Les signes locaux sont à peu près négatifs.

La percussion donne un son normal ou même tympanique. L'auscultation ne fournit pas non plus de renseignements bien précieux. Le murmure vésiculaire est surtout diminué, quelquefois aboli; et alors qu'un peu avant la crise asphyxique on n'entendait aucun bruit normal, pendant la crise même on trouve souvent disséminés dans les deux poumons un grand nombre de râles sous-crépitants, ronflants, sibilants (bruit de tempête de Récamier).

Quand la phtisie suffocante éclate dans le cours de la phtisie chronique, on trouve dans les lobes supérieurs les signes particuliers à cette forme de phtisie, et, dans le reste des poumons, soit une respiration affaiblie, soit le mélange de râles dont il vient d'être question.

La fièvre elle-même n'a pas grande signification. Elle est très vive en certains cas, ainsi qu'il résulte des observations de Louis, Graves, L. Colin, Bayard, etc.; d'autres fois, elle est remplacée par une véritable hypothermie, résultat d'un collapsus qui se rencontre parfois ici, comme dans toutes les grandes pyrexies, et en vertu des mêmes conditions pathogéniques.

On est surtout frappé de l'intensité de la dyspnée, de la soudaineté de son invasion et de la rapidité avec laquelle elle peut conduire à l'asphyxie mortelle. Cette dyspnée affecte deux formes; tantôt elle est continue, va en augmentant de jour en jour jusqu'à l'asphyxie terminale; d'autres fois elle procède par poussées successives.

La *durée* de la maladie est celle de la phtisie aiguë en général; elle ne dépasse pas deux mois; dans la majorité des cas elle est beaucoup plus courte. Dans une observation de West (1), l'enfant mourut six jours après le début de la dyspnée. Dans un cas de L. Colin, la mort arriva le onzième jour; dans une observation de Dieulafoy (thèse de Bayard, 1877), le deuxième jour.

Inutile d'ajouter que, si la guérison est chose des plus douteuses pour toute phtisie aiguë, elle est ici absolument impossible.

Nous n'avons pas à revenir sur l'anatomie pathologique; quelques remarques seulement. Lorsque la phtisie aiguë suffocante est primitive, il est exceptionnel, comme dans toute phtisie aiguë, que les granulations grises soient limitées aux poumons seuls; d'ordinaire elles coexistent dans les autres parenchymes, l'encéphale en particulier. Ici encore s'accuse l'influence prépondérante des lésions pulmonaires; tandis que les granulations farcissent le tissu pulmonaire elles sont relativement rares dans les autres parenchymes et sont surtout accumulées sur les séreuses qui les enveloppent, apparaissant là, sur ces sacs lymphatiques, comme des lésions secondaires, de lésions de propagation.

Néanmoins il conviendrait peut-être de tenir compte ici du rôle qui peuvent jouer des granulations siégeant sur les méninges du mésocéphale ou dans le mésocéphale lui-même ; il ne serait pas impossible qu'elles intervinssent pour une part dans la production de la dyspnée.

Quoi qu'il en soit, c'est dans ces cas de phtisie aiguë suffocante primitive qu'on pourra trouver dans le poumon l'éruption granuleuse réduite à sa plus simple expression, c'est-à-dire dégagée de toute lésion concomitante ou consécutive; et cependant, nous le répétons encore, la fièvre ne fait pas toujours défaut, et atteint parfois un degré élevé; le travail phlegmasique n'est donc pas indispensable pour expliquer l'élévation de la température. C'est toujours la même remarque applicable à toutes les formes de phtisie aiguë.

Toutefois les granulations grises s'accompagnent souvent, dans des proportions variables, de congestion, de broncho-pneumonie, de bronchite, ou même de bronchite capillaire ou d'emphysème aigu généralisé. Les granulations grises développées dans le tissu pulmonaire sont très abondantes et expliquent mécaniquement la totalité

(1) West, *Leçons sur les mal. des enfants*, trad. Archambault, 1875.

ou la presque totalité des phénomènes asphyxiques. Si la phtisie aiguë est consécutive à une phtisie chronique, l'éruption granuleuse sera superposée aux lésions propres à la phthisie chronique.

Le *diagnostic* est réellement difficile quand la phtisie suffocante débute d'emblée ou après une période préparatoire restée absolument latente. Elle a été confondue avec certaines affections du cœur parvenues à la période de l'asystolie; mais les renseignements, s'il en est fourni de suffisants sur l'état antérieur du malade, l'absence des causes générales et locales d'altération cardiaque, la préseuce d'une fièvre plus ou moins accusée, l'absence du souffle morbide à la région précordiale, l'augmentation des pulsations cardiaques au lieu de leur diminution, écarteront vite cette supposition.

Quand on observe les malades dès le début, certains détails d'observation font distinguer la maladie de la bronchite capillaire; l'anxiété, la dypsnée sont surtout fort marquées avant que l'examen local fasse reconnaître les bruits anormaux de la bronchite, et alors même qu'on reconnaîtrait épars dans le poumon quelques râles sibilants et sonores, cet état local serait encore insuffisant pour rendre compte des troubles généraux de la santé.

« C'est donc, dit Leudet (1), l'étude isolée et comparée des dérangements fonctionnels qui peut mettre le médecin sur la voie du diagnostic. Quand la maladie atteint une période plus avancée, la percussion peut encore faire soupçonner la maladie. En effet, la poitrine n'est pas sonore partout, mais mate par places. Piorry reconnaît lui-même que lorsque les tubercules sont à l'état miliaire et séparés par du tissu sain, le sentiment de résistance perçu au doigt pendant la percussion est moins évident que dans les masses tuberculeuses ordinaires, et il n'y a guère que de l'obscurité dans le son. Dans la bronchite on ne remarque pas d'ailleurs les modifications indiquées dans le timbre du bruit respiratoire. »

Enfin on peut dire, avec sir James Clark (*Treatise on pulmonary consumption*), que la persistance des phénomènes morbides, malgré l'application des remèdes appropriés, puis surtout l'absence des symptômes qui caractérisent les maladies aiguës de poitrine, seront d'un grand secours pour arriver au diagnostic de cette forme de la phtisie aiguë.

On a confondu la phtisie aiguë suffocante avec une attaque d'asthme aigu. Bayard a vu un fait de ce genre. Dans les cas où la phtisie aiguë suffocante s'explique par emphysème aigu généralisé, la dyspnée aurait des caractères spéciaux qui la différencieraient de l'asthme aigu. L'emphysème aigu généralisé, dit Ed. Hirtz (2), donne une physionomie

(1) Leudet, *loc. cit.*
(2) Hirtz, *loc. cit.*

spéciale à ces formes de phtisie aiguë asphyxiante, où la confluence des tubercules n'empêche pas cependant la dilatation des alvéoles de la surface du poumon; ces alvéoles se dilatent et forment un emphysème supplémentaire qui a pour effet, dit Pidoux, de diminuer la matité et de priver le médecin de plusieurs éléments de diagnostic, ce qui ne fait qu'accentuer et prolonger le caractère latent de l'affection. Le début en impose donc pour une sorte d'asthme aigu; mais pour un observateur attentif et bien averti, cette dyspnée n'a pas la forme que revêt celle de l'asthme. Les efforts d'inspiration sont bien plus violents que dans celui-ci, et l'expiration, au lieu d'être forcément longue, convulsive et de fatiguer les puissances expiratrices, comme dans l'asthme, est, au contraire, courte, formée par un repos très bref des muscles respirateurs. Le malade fait appel à toutes ses forces inspiratrices; il paraît respirer d'autant plus vainement qu'il fait plus d'efforts pour introduire l'air dans ses poumons, mécaniquement incapables de le recevoir; la respiration n'est pas sifflante, stridente, à bruit de tempête, comme dans l'asthme, où les vésicules et les bronches capillaires sont affectées d'une contraction spasmodique plus ou moins intense. On ne perçoit qu'un bruit respiratoire court, confus, comprimé, très inégal, incomplet ici, très incomplet plus loin, ailleurs presque nul. Dans certains points, le bruit d'expansion insuffisante est remplacé par un petit râle sous-crépitant très fin et qui ressemble à un bruit d'écume pressé dans la main. La percussion indique aussi une sonorité très inégale.

On devra dans tous les cas rechercher le bacille dans les crachats; l'examen sera malheureusement souvent négatif. Dans les cas où le résultat sera positif, toute difficulté sera levée.

La face est d'un pâle grisâtre, plombé; et ce qui ne permet pas la confusion avec l'asthme, où la face est congestionnée, bouffie, la poitrine globuleuse, c'est que dans la phtisie à forme suffocante, le malade maigrit tous les jours et n'est pas moins exténué par la cachexie et le marasme que par la suffocation.

Ici plus que jamais le *traitement* est inefficace. On ne pourra guère que soulager le malade par l'administration des médicaments qui diminueront la sensation de la dyspnée : l'opium, la morphine en injections sous-cutanées, le chloral; les dérivatifs locaux, les ventouses sèches appliquées sur les parois thoraciques, pourront concourir à ce résultat.

CHAPITRE III

PHTISIE AIGUE COMPLIQUÉE DE BRONCHO-PNEUMONIE, DE PNEUMONIE.

Il n'est pas rare qu'une broncho-pneumonie ou une pneumonie éclate au cours d'une phtisie granuleuse aiguë; alors la symptomatologie primitive se transforme plus ou moins profondément et le diagnostic devient beaucoup plus complexe. Ce mélange de lésions spécifiques et de lésions phlegmasiques banales demande une étude très méticuleuse.

Nous avons été des premiers à signaler cette association anatomo-pathologique et à établir la part qui revient aux complications inflammatoires dans l'évolution de la phtisie aiguë. Plus tard on a admis que ces dernières se faisaient exceptionnellement et que souvent on avait considéré comme de véritables pneumonies des pneumonies caséeuses, autrement dit, des agglomérations tuberculeuses. Nous savons, en effet, qu'il est possible que des masses tuberculeuses agglomérées se développent rapidement, reproduisant assez fidèlement l'aspect clinique des pneumonies ordinaires; mais nous n'avons pas varié sur ce point, à savoir, que la phtisie aiguë compte la broncho-pneumonie et la pneumonie parmi ses complications. Sans doute, dans ce dernier cas, l'analogie avec la pneumonie caséeuse est des plus grandes et on s'explique que la confusion ait souvent été commise. Les observations prises à ce point de vue nous ont confirmés dans notre opinion, et nous croyons indispensable de conserver la forme de phtisie aiguë compliquée de broncho-pneumonie et de pneumonie.

Obs. III. — *Phtisie granuleuse avec pneumonie lobulaire généralisée.* — Le nommé L... (Joseph), âgé de trente-cinq ans, cocher, a toujours été bien portant. A part quelques maux d'yeux dans son enfance, il ne se rappelle aucune maladie importante. Il est grand, bien musclé; sa constitution paraît vigoureuse, il n'est pas sujet à s'enrhumer, quoique fréquemment exposé par sa profession aux vicissitudes atmosphériques. Il n'a jamais craché de sang. Sa nourriture est bonne, mais il s'adonne avec excès aux boissons alcooliques.

Vers le 15 janvier 1865, cet homme jouissant d'une parfaite santé contracta un rhume, auquel il fit d'abord assez peu d'attention; ce rhume en effet n'offrait rien d'inquiétant; il consistait en une toux modérée avec légère oppression et expectoration de crachats muqueux. Il n'y avait pas de fièvre. Cet état persista sans changement notable pendant un mois, et durant tout ce temps le malade ne garda pas le lit et put même aller plusieurs fois consulter un médecin qui lui ordonna quelques potions calmantes et un éméto-cathartique.

Le 17 février, après une longue course à pied, il éprouva un grand malaise, la toux et l'oppression augmentèrent d'intensité, il s'y joignit une fièvre vive sans frisson, de l'anorexie, une soif intense, de l'accablement. Il se décida alors à se faire transporter à l'hôpital Lariboisière le 21 février, et nous constatâmes l'état suivant :

La face est injectée, les sclérotiques légèrement jaunâtres, la peau est chaude, le pouls bat 90 fois par minute, le malade est abattu, la respiration est très accélérée, la toux fréquente et douloureuse sans point de côté proprement dit. Les crachats présentent un aspect singulier, ils sont abondants, très spumeux, d'une coloration jaunâtre orangé, striés de sang pur et paraissent formés d'une sorte de mousse visqueuse, surnageant au-dessus d'une partie liquide jaune-verdâtre.

La percussion dénote un peu d'obscurité de son en avant, à droite et à gauche par places isolées, et çà et là au contraire une exagération sensible de la sonorité.

A l'auscultation, nous percevons au sommet droit l'expansion vésiculaire incomplète, une inspiration légèrement soufflante, et plus bas quelques râles sous-crépitants disséminés. A gauche, la respiration est soufflante dans l'inspiration et l'expiration, mais on n'entend aucun râle. En arrière à droite, diminution du murmure vésiculaire dans toute la hauteur du poumon avec râles sous-crépitants à la partie inférieure; à gauche, mêmes râles à la base et faiblesse de la respiration au sommet. Comme en avant, la percussion donne un mélange de sons obscurs et de sons clairs.

La langue est rouge à la pointe et aux bords; elle est blanchâtre au centre; les lèvres sont sèches, croûteuses. Anorexie; soif vive. Il n'y a ni nausées, ni vomissements, ni diarrhée.

L'intelligence est nette; le malade répond parfaitement aux questions qu'on lui adresse; il n'a pas de céphalalgie vive, pas d'épistaxis, pas de bourdonnements d'oreille. Les urines ne contiennent pas d'albumine. Pour traitement, ventouses sèches en grand nombre à la base de la poitrine et sur les membres; julep au kermès minéral, vésicatoire en arrière à droite.

Le lendemain, 23 février, nous sommes frappés de l'apparence typhoïde que présente le malade; il est immobile dans le décubitus dorsal; les lèvres sont sèches, noirâtres; la langue est également sèche et fendillée; les ventouses ont laissé une ecchymose bleuâtre très prononcée; le pouls est à 90°; la peau toujours très chaude, sudorale; on compte 51 respirations par minute; le ventre est légèrement ballonné; on découvre sur la peau quelques sudamina, mais pas de taches lenticulaires ni de pétéchies. Il n'y a ni douleurs dans la fosse iliaque droite ni gargouillement. Le malade est constipé.

Les signes locaux sont à peu près les mêmes que la veille. A droite en avant, sous la clavicule, la respiration soufflante se rapproche beaucoup du souffle tubaire. Elle est entremêlée de râles sous-crépitants fugaces.

La percussion dans ce point donne une obscurité relative de son. La toux est toujours très fréquente et très douloureuse; les crachats sont comme hier, mousseux, abondants, de couleur jaunâtre et striés de sang (ventouses sèches, julep kermétisé, extrait de quinquina, vin, bouillon).

Nous ne ferons pas jour par jour l'énumération fastidieuse des symptômes, qui ont très peu varié. Qu'il nous suffise de dire que pendant les deux semaines qui se sont écoulées depuis son entrée à l'hôpital jusqu'à sa mort, le malade est resté dans le même état de prostration typhoïde, prostration cependant qui n'était pas telle qu'il ne pût se soulever avec assez de facilité sur son séant et que même, la veille de sa mort, il ne pût sortir de son lit pour satisfaire à un pressant besoin. Il n'y eut jamais un véritable délire; toutefois, dans les dernières nuits, on remarqua une grande agitation et du trouble dans les idées, trouble qui disparaissait le matin au moment de la visite. Jamais de céphalalgie vive, pas de soubresauts de tendons, pas d'épistaxis. La langue, les gencives et les lèvres présentèrent à un haut degré pendant tout le cours de la maladie un état fuligineux des plus prononcés, aussi prononcé que dans les fièvres adynamiques les plus graves. Ventre légèrement ballonné et constipation opiniâtre. Les sudamina se montrèrent pendant une grande partie de la maladie, mais jamais nous ne pûmes découvrir la moindre tache lenticulaire. Le pouls oscilla entre 90 et 120 pulsations sans dicrotisme. La peau se couvrit souvent de sueurs abondantes. L'oppression fut toujours le symptôme qui attira le plus l'attention. Jamais nous ne comptâmes moins de 42 respirations par minute, et souvent elles atteignirent le chiffre de 55 et même de 60. La toux resta également un des phénomènes les plus marqués et les plus fatigants pour le malade. L'expectoration varia peu et présenta constamment ce caractère singulier d'une sorte de blanc d'œuf battu, de couleur jaune orangé et strié de sang. Ce sang fut plus ou moins abondant, mais il ne manqua pas un seul jour dans l'expectoration.

La percussion ne donna jamais une matité ou submatité franche et étendue, comme on le remarque dans la pneumonie lobaire. Elle révéla en certains points, surtout sous les clavicules, de l'obscurité du son, mais cette obscurité était souvent indécise, irrégulièrement disséminée dans les deux poumons et quelquefois alternant avec l'exagération de la sonorité. A l'auscultation pendant la première semaine, nous percevions des râles sibilants et sous-crépitants disséminés, un peu de souffle tubaire irrégulier et fugace, à droite au sommet quelques râles crépitants, puis plus tard une grande faiblesse de respiration dans les mêmes points où précédemment nous avions noté le souffle et les râles.

Malgré un traitement actif qui a consisté surtout en ventouses sèches appliquées en très grand nombre sur la poitrine et les membres, en vésicatoires répétés, potions kermétisées, toniques (quinquina, eau-de-vie, vin), la maladie n'a cessé d'empirer. Dans les derniers jours, il y eut suppression presque complète de l'expectoration, difficulté de plus en plus marquée de la respiration, râle trachéal.

A l'autopsie, les deux poumons sont très volumineux, comme insufflés, rougeâtres. Sous la plèvre se remarquent des granulations miliaires et des ecchymoses par plaque et par points, surtout à la partie postérieure. Tous deux présentent de l'emphysème localisé au bord antérieur, à la circonférence de la base du lobe inférieur, et çà et là à la surface. Le parenchyme pulmonaire est criblé de granulations miliaires, grisâtres, semi-transparentes, ayant toutes à peu près le même volume et la même coloration. Elles sont un peu plus confluentes au poumon droit qu'au poumon gauche. Autour de ces granulations, le tissu du poumon est diversement altéré. Dans certains points on remarque une congestion simple, dans d'autres une congestion œdémateuse, dans d'autres enfin, surtout à droite, des noyaux nombreux et disséminés de pneumonie lobulaire. Tout à fait au sommet du poumon droit, une masse caséeuse et crétacée est logée dans une coque fibreuse ardoisée, grosse comme une noisette. En outre de ces lésions on constate quelques petits noyaux d'apoplexie pulmonaire. La plèvre pariétale du côté droit est fortement adhérente au sommet ; elle jette quelques brides cellulo-fibreuses dans différents points du reste de la surface pulmonaire. Les lobes sont également réunis par places par des filaments cellulo-fibreux. Les adhérences au sommet gauche sont beaucoup moins étendues.

Au niveau de la bifurcation de la trachée se trouvent des deux côtés de gros ganglions renfermant une multitude de granulations et de noyaux caséeux très marqués. L'épiglotte, le larynx, la trachée et les bronches présentent une injection très prononcée sans ulcérations.

Le foie est cirrhotique ; on remarque sous la séreuse de petites granulations blanchâtres qui paraissent être des granulations miliaires tuberculeuses

La rate, un peu augmentée de volume, présente à l'intérieur comme à l'extérieur un grand nombre de granulations miliaires. La partie du péritoine qui est en rapport avec cet organe est fortement injectée et couverte d'une multitude de granulations. On en trouve également sur la séreuse péritonéale qui recouvre le diaphragme à la surface et à l'intérieur des reins d'ailleurs sains. Le tissu musculaire du cœur est très mou, graisseux. — L'estomac présente des ecchymoses vers la grande courbure. — Rien à l'intestin, ni granulations ni ulcérations tuberculeuses. Plaques de Peyer saines.

L'observation qu'on vient de lire est un bel exemple de pthisie granuleuse généralisée avec pneumonie lobulaire et à forme typhoïde. L'autopsie est venue démontrer l'exactitude du diagnostic qui avait été porté pendant la vie, en même temps qu'elle nous a rendu un compte satisfaisant des principaux symptômes que nous avions observés. Ce fait nous semble devoir rentrer dans la catégorie des phtisies granuleuses primitives, quoique très probablement il existât depuis assez longtemps au sommet un certain nombre de granulations qui n'avaient signalé leur présence par aucun phénomène appréciable. Ce qui nous le fait supposer, c'est l'existence d'adhérences très anciennes dans cette région, et de cette petite masse caséeuse qui a été le dernier terme d'un noyau pneumonique développé autour des granulations.

Quoi qu'il en soit, c'est vers le 15 janvier seulement que la toux et l'oppression apparaissent. Il est vraisemblable que c'est à cette époque que les granulations commencent à se développer dans les deux poumons. La fièvre est nulle. Le malade peut se lever, sortir même; les crachats ne présentent aucun caractère particulier. La phtisie granuleuse généralisée est simple; la pneumonie n'existe pas encore. Ce n'est qu'au bout d'un mois qu'elle se déclare; alors la fièvre s'allume, les crachats deviennent visqueux et sanguinolents, l'oppression et la toux augmentent, l'état typhoïde apparaît.

Cette pneumonie était lobulaire, avons-nous dit, et les noyaux en étaient disséminés çà et là dans les deux poumons, entremêlés de soulèvements lobulaires emphysémateux. Cette particularité anatomique nous rend compte des différences curieuses observées dans la sonorité des parties voisines les unes des autres; elle nous explique la mobilité des signes, le peu de netteté des râles crépitants et du souffle tubaire. De plus, si l'on considère le nombre et la gravité des lésions pulmonaires, cette multitude de granulations miliaires qui parsemaient les deux parenchymes, cette congestion généralisée, ces noyaux disséminés de pneumonie lobulaire, ces emphysèmes partiels, on comprendra la gène extrême de la respiration qui devait en résulter et l'importance de ce signe au point de vue du diagnostic.

Obs. IV. — *Phtisie granuleuse généralisée avec broncho-pneumonie.* — S... (Joseph), âgé de cinquante ans, n'a jamais été sérieusement malade. Il n'est pas sujet à s'enrhumer; il n'a été atteint ni de scrofule ni de rhumatismes. Son père est mort d'accident, et sa mère vit encore.

Au mois de novembre 1864, sans cause appréciable, cet homme fut pris d'une toux vive et continue, fréquente surtout la nuit, avec expectoration au bout de quelques jours de crachats blanchâtres. Il n'y eut au début ni frissons, ni fièvre, ni point de côté. Cet état dura sans changement notable pendant environ un mois; puis vers le milieu de décembre le mal parut s'aggraver; les forces et l'appétit diminuèrent; l'oppression devint plus vive, l'expectoration changea d'aspect, elle fut opaque et contint du sang pur. Le malade fut alors obligé de garder le lit à cause de la faiblesse croissante, et il ne le quitta plus jusqu'à son entrée à l'hôpital Lariboisière, le 28 février 1865; il avait, pendant cette dernière période, considérablement maigri et la fièvre s'était déclarée depuis quelques jours.

Lorsque nous vîmes le malade pour la première fois, nous fûmes frappés de son air d'abattement et de l'altération profonde de ses traits. Le visage était pâle, légèrement cyanosé, et cette teinte particulière dénotait une gène notable de l'hématose. La chaleur de la peau était modérée; le pouls battait 92 fois par minute; la langue était recouverte d'un enduit blanchâtre et sur ses bords plus rouges on remarquait de petites plaques de muguet.

Les lèvres étaient légèrement violacées, non fuligineuses. Il n'y avait ni vomissements ni diarrhée, mais inappétence absolue. Le ventre n'était pas ballonné et ne présentait aucune éruption spéciale; il n'était pas douloureux, et la pression ne déterminait pas de gargouillement dans la fosse iliaque droite.

La toux était vive et fréquente; l'oppression très marquée. Les crachats étaient visqueux, abondants, blanchâtres, striés de sang pur. A la percussion, nous constations un peu d'obscurité du son en avant sous les clavicules, des deux côtés. A l'auscultation à droite en avant, râles ronflants disséminés et diminution de la respiration vers la partie moyenne; à gauche en avant, respiration soufflante et râles sous-crépitants au sommet. En arrière, son à peu près normal; respiration faible aux deux sommets, rude et soufflante à la base, surtout dans l'inspiration (julep avec extrait de quinquina, vin de quinquina, kermès minéral; application de teinture d'iode; bouillon, vin de Bordeaux).

Les jours suivants, la matité se prononce au-dessous des clavicules, surtout à droite, dans l'espace de deux à trois travers de doigt. Le murmure vésiculaire dans ces points est accompagné de sifflements et de ronflements; plus bas il est affaibli et couvert par des râles vibrants et bullaires; en arrière, le son est devenu obscur dans la moitié supérieure, clair au contraire dans la moitié inférieure. L'auscultation dénote une absence presque complète de la respiration dans une grande étendue du poumon droit, surtout au sommet. A gauche, à peu près les mêmes phénomènes; seulement moins de différence de son et moins d'affaiblissement du murmure vésiculaire qu'à droite; quelques râles ronflants disséminés; les crachats sont toujours striés de sang pur, visqueux, abondants, quelques-uns blanchâtres comme dans la bronchite, d'autres légèrement sanguinolents comme dans la pneumonie; l'oppression est de plus en plus prononcée; la langue est rouge, sèche à son centre; le muguet a envahi un plus grand nombre de points de la muqueuse buccale et linguale, inappétence toujours complète; constipation; 105 pulsations; peau sans chaleur; prostration; pas de céphalalgie, pas de délire, intelligence nette; pas d'épistaxis; pas d'hémorrhagies à la peau et aux muqueuses.

4, 5, 6 mars. L'état va toujours s'aggravant. Pouls à 120, petit; refroidissement des extrémités; teinte cyanique de la face de plus en plus marquée; décubitus dorsal, mais point d'apparence typhoïde. A l'auscultation, affaiblissement considérable du murmure vésiculaire dans une grande partie des poumons, principalement à droite, en avant; quelques râles sous-crépitants, et surtout ronflants disséminés; crachats d'un rouge brun, beaucoup moins abondants; oppression extrême. Mort le 8 mars.

A l'examen nécroscopique, les poumons sont volumineux, rougeâtres; les plèvres adhérentes dans la plus grande partie de leur étendue; les adhérences sont très épaisses, et à gauche, en avant, elles sont comme cartilagineuses. On remarque de l'emphysème, surtout à droite, à la face antérieure, au bord inférieur, et à la circonférence de la base des lobes inférieurs; les deux poumons sont farcis de granulations miliaires, grisâtres, semi-transparentes; quelques-unes au poumon gauche sont plus grosses, en même temps qu'elles sont jaunâtres, opaques; tout le tissu pulmonaire intermédiaire aux granulations est fortement congestionné; par places, il est induré et friable, ne crépite plus, s'enfonce sous l'eau, et dans ces points il est manifestement en état de pneumonie lobulaire. Ces noyaux sont plus nombreux à droite qu'à gauche; aux deux sommets, le tissu est plus dur, plus résistant, de couleur grisâtre, comme fibreux (pneumonie interstitielle); en outre, au sommet gauche, on remarque une petite cavité pouvant contenir environ un gros pois; les parois en sont encore formées par une mince couche de matière caséeuse; sous les plèvres s'aperçoivent un assez grand nombre de granulations miliaires, et à la partie postérieure du poumon droit quelques suffusions sanguines. La muqueuse des bronches est injectée, épaissie, manifestement enflammée; aux environs des bronches existent quelques ganglions très hypertrophiés et en grande partie caséeux.

Le foie, d'un volume à peu près normal, présente un commencement de cirrhose, mais pas de granulations tuberculeuses.

On trouve des granulations à la surface et dans l'intérieur des deux reins; on en rencontre également sur la rate, qui est adhérente au péritoine dans une grande partie de son étendue, et présente ses dimensions normales.

L'intestin et le cerveau sont exempts de lésions.

Nous nous bornerons à de courtes réflexions, cette observation présentant de grandes analogies avec la précédente. Ici encore nous trouvons deux phases bien tranchées dans la maladie. La première, non fébrile, est caractérisée par la toux et correspond à la présence des granulations, sans lésions prononcées du parenchyme pulmonaire; la deuxième coïncide avec le mouvement fébrile, les crachats visqueux, les râles ronflants et sous-crépitants, tous phénomènes dénotant l'existence d'une broncho-pneumonie prouvée par l'autopsie ; dans ce fait, l'opacité de certaines granulations et l'état semi-cartilagineux de quelques adhérences semblent indiquer qu'il s'était fait des dépôts successifs dans l'intérieur des poumons.

Obs. V. — *Phtisie granuleuse avec pneumonie lobaire du côté gauche.* — Un jeune homme de vingt-cinq ans, d'une bonne santé habituelle et n'étant pas sujet à s'enrhumer, fut pris de toux vers le milieu de l'année 1864, après une brusque suppression de transpirations abondantes et habituelles des pieds. Cette toux résista à tous les moyens employés et fut accompagnée au bout de deux mois d'une forte hémoptysie. Il en résulta une notable altération de la santé pendant quelque temps; le malade perdit ses forces et maigrit considérablement, puis peu à peu se rétablit; l'embonpoint reparut. La toux seule persista. Au mois de janvier 1865, six mois environ après le commencement de la toux, sans cause appréciable, il survint un nouveau crachement de sang, plus considérable encore que le premier. Au moment de l'accident, le malade perdit connaissance et tout aussitôt la fièvre se déclara. On le transporta à l'hôpital deux jours après dans l'état suivant : il avait alors un mouvement fébrile intense, le pouls battait 120 fois par minute, la peau était chaude, la face injectée. Il n'éprouvait pas de point de côté, mais se plaignait d'une gêne notable à la partie antérieure de la poitrine. La toux était vive, l'oppression très marquée. Le malade expectorait des crachats jaunes-verdâtres, opaques, mélangés de sang pur, ne présentant nullement le caractère des crachats pneumoniques.

La percussion faisait reconnaître un son obscur au-dessous de la clavicule gauche. En arrière, de ce côté, existait une submatité, très évidente dans la moitié supérieure. La voix et la toux retentissaient dans ces points. Du côté droit la respiration était rude, soufflante dans toute l'étendue du poumon en avant et en arrière, mais on ne distinguait aucun bruit anormal.

Les jours suivants, l'état du malade parut visiblement s'aggraver. Les symptômes consistaient toujours en une fièvre vive, continue, une oppression très marquée, de la toux, une expectoration peu abondante de crachats épais, jaunâtres, mélangés de sang pur; la matité était de plus en plus prononcée en arrière à gauche; les râles sous-crépitants s'étaient étendus au lobe inférieur. En outre, nous constations quelques phénomènes nouveaux: du souffle tubaire très net dans la moitié supérieure et postérieure gauche, avec bronchophonie et augmentation des vibrations thoraciques, une épistaxis et un peu de délire nocturne.

Le troisième jour de son entrée à l'hôpital, le malade mourut subitement, sans que rien annonçât une terminaison aussi brusque.

L'autopsie fit reconnaître une multitude de granulations dans les deux poumons. Seulement à droite le poumon était resté sain ou à peine congestionné autour des granulations, tandis qu'à gauche il était fortement engoué dans la moitié inférieure, et complètement hépatisé dans la moitié supérieure. Les plèvres étaient adhérentes dans une grande partie de leur étendue.

On suit parfaitement dans cette observation les deux phases de la maladie. La première, qui correspond à la tuberculose simple, commence au moment où les transpirations sont supprimées et où la toux apparaît. L'hémoptysie qui survient deux mois plus tard est la conséquence de l'appel fluxionnaire produit par les granulations. Il en résulte un trouble notable dans la santé générale; le malade maigrit, perd ses forces, puis cependant tout rentre à peu près dans l'ordre, sauf la toux qui persiste. L'économie s'habitue en quelque sorte à une lésion qui n'altère pas profondément la trame de l'organe. C'est alors que se déclare la pneumonie. La physionomie de la maladie change tout aussitôt. La fièvre se déclare; en même temps une nouvelle hémorrhagie a lieu, et bientôt on constate la plupart des signes d'une inflammation, dont la gravité s'explique par l'état antérieur des poumons. Il nous serait difficile de rencontrer une observation dans laquelle l'enchaînement des symptômes et des lésions soit plus évident.

Symptômes. — Nous ne dirons rien ici des symptômes généraux, qui ont été traités précédemment ; nous n'indiquerons que les manifestations thoraciques surajoutées.

Le début est quelquefois marqué par un point de côté ; d'autres fois la douleur manque comme le frisson.

La toux est fréquente, quinteuse, quelquefois incessante et généralement très pénible pour le malade; elle est accompagnée souvent alors d'une sensation de déchirement dans la poitrine ; dans quelques cas, cette toux est peu prononcée, ou se développe tardivement ; c'est une exception fort rare.

L'expectoration est variable; elle peut être nulle, quelquefois elle est formée de crachats complètement opaques, jaunes, verdâtres, comme dans la bronchite ou la phtisie chronique; plus souvent elle est visqueuse, légèrement sanguinolente, mais rarement cependant caractéristique comme dans la pneumonie franche ; presque toujours elle est mélangée de crachats blanchâtres aérés, mousseux ou opaques et de sang pur qui apparaît très distinctement sous forme de stries ou d'îlots. Nous appelons particulièrement l'attention sur la présence du sang pur dans l'expectoration. C'est un phénomène que nous avons constamment rencontré chez nos malades et qui a été signalé par un grand nombre d'observateurs. Nous verrons un peu plus loin, quand nous nous occuperons du diagnostic, toute l'importance que l'on doit accorder à ce signe.

Un des symptômes les plus saillants, c'est la fréquence de la respiration. Cette fréquence s'explique facilement par le trouble considérable survenu dans l'hématose. Nous avons vu précédemment que dans la phtisie granuleuse généralisée simple, quoique le parenchyme pulmonaire fût demeuré sain, l'oppression était déjà un phénomène dominant.

On comprend que dans la phtisie compliquée de congestion généralisée et de pneumonies lobulaires ou lobaires, cette oppression soit portée à un très haut degré. C'est en effet ce qui arrive presque constamment, et il n'y a pas lieu d'être surpris en pareil cas de voir les respirations monter jusqu'au chiffre de 60-70 par minute, ainsi que nous l'avons noté chez plusieurs de nos malades.

La percussion permet de reconnaître quelquefois une matité prononcée dans un des côtés de la poitrine et dans une partie plus ou moins étendue du thorax, correspondant au lobe hépatisé. Le plus ordinairement la modification du son consiste en une submatité vague et irrégulière ; il y a, à droite et à gauche, en avant et en arrière, des régions obscures donnant au doigt qui percute un certain degré de résistance, et à côté de ces parties, inégalement distribuées, en rapport de siège avec les indurations pneumoniques partielles, on constate une sonorité exagérée, comme tympanique, qui s'explique par les soulèvements emphysémateux de certains lobules. Ces différences de son que donne la percussion peuvent être perçues dans les divers points de la poitrine, mais sont en général plus accentuées aux sommets.

L'auscultation fournit des signes différents suivant la forme de pneumonie qui vient compliquer la phtisie généralisée. Lorsque la pneumonie est lobaire, on perçoit le râle crépitant ou sous-crépitant fin et le souffle tubaire; mais si l'inflammation pulmonaire revêt, comme c'est le cas le plus ordinaire, la forme catarrhale, ce sont les râles sous-crépitants ou sibilants qui dominent, et ces râles, au lieu d'être bornés à un lobe du poumon, sont en général disséminés dans toute la poitrine, comme les broncho-pneumonies qui les déterminent. Il s'y joint quelquefois du souffle tubaire, mais ce souffle est fugace, limité et se rapproche plutôt de l'expiration soufflante que d'un véritable souffle. A une période plus avancée de la lésion, l'auscultation dénote un grand affaiblissement du murmure vésiculaire, avec persistance de quelques râles vibrants et bullaires.

Ce qui constitue un des caractères les plus importants de ces signes, c'est leur variété, leur extrême mobilité. Ainsi, dans un point la respiration est faible, dans un autre elle est rude, soufflante ; plus loin c'est un véritable souffle. A côté des ronchus sibilants et sous-crépitants, on perçoit quelques bouffées de râle crépitant. Un jour ces râles existent dans une région, le lendemain ils ont disparu et ce sont d'autres phénomènes qui les remplacent.

Cette fugacité et le peu d'intensité des symptômes fournis par l'auscultation expliquent comment beaucoup d'auteurs ont méconnu la pneumonie par cela seul qu'ils recherchaient les signes classiques d'une inflammation pulmonaire franche ; or, nous avons déjà eu souvent l'occasion de le répéter, cette forme de pneumonie est rare dans la phtisie granuleuse généralisée fébrile, non seulement chez l'enfant, ce qui ne doit pas surprendre à cet âge où la pneumonie lobulaire s'observe fréquemment, mais encore chez le vieillard et chez l'adulte.

La *marche* est ordinairement très rapide et, comme on l'a vu dans nos observations; une fois la complication produite, la terminaison fatale ne se fait pas attendre.

La broncho-pneumonie et la pneumonie intercurrente rendent donc plus grave encore, si c'est possible, le pronostic déjà si grave de la phtisie granuleuse aiguë.

Le diagnostic, avons-nous dit, était autrefois des plus délicats et on s'ingéniait à tirer parti de tous les détails d'observation pour différencier une phtisie granuleuse compliquée de phlegmasie pulmonaire d'une phtisie granuleuse accompagnée à un moment donné de la production de blocs caséeux. La découverte de Koch a aplani ces difficultés. Si on a affaire à une phtisie granuleuse compliquée de broncho-pneumonie ou de pneumonie simple, les bacilles feront défaut dans les crachats. Si au contraire les lésions qui produisent des signes stéthoscopiques comparables à ceux de la pneumonie sont constituées par des amas caséeux à évolution rapide, l'expectoration bientôt purulente contiendra des bacilles en grand nombre. Toutefois, si nous en croyons une observation que nous avons faite récemment, il y aurait ici une réserve à faire. Chez un de nos malades qui a succombé à une pneumonie grise développée dans le cours d'une phtisie chronique, les crachats purulents, jus de pruneau de la pneumonie, contenaient une grande quantité de bacilles, soit que ceux-ci provinssent des lésions tuberculeuses anciennes et se fussent mélangés aux crachats pneumoniques pendant l'expectoration, soit que les bacilles des petites excavations tuberculeuses pénétrant par reflux le long des bronches jusqu'à la lésion pneumonique aient trouvé là un terrain favorable à leur pullulation.

A vrai dire, le diagnostic ne sera éclairé par l'absence des bacilles dans l'expectoration que si la phtisie aiguë granuleuse compliquée de pneumonie est indemne de tout foyer caséeux, car, si minime qu'il soit, un foyer caséeux ramolli produira des bacilles dans les crachats.

En pareil cas, on retombe dans les difficultés d'autrefois; le diagnostic différentiel revient à distinguer une pneumonie simple d'une pneumonie caséeuse, avec cette seule différence, que dans les deux cas la lésion s'est produite au cours d'une phtisie granuleuse aiguë antérieure. Nous reviendrons sur ce diagnostic à propos de la pneumonie caséeuse.

Le *traitement*, d'une façon générale, est celui de la phtisie aiguë granuleuse; on insistera seulement davantage sur la médication révulsive. Ajoutons que le traitement ici sera encore moins efficace, si c'est possible, que dans la phtisie aiguë granuleuse.

SECTION II

PHTISIE GRANULEUSE PLEURALE

CHAPITRE IV

On connaît la prédilection des granulations grises pour le tissu séreux ; elles peuvent envahir le système séreux tout entier et constituer ainsi un des types les plus saisissants de la tuberculose aiguë généralisée. Mais l'évolution granulique se concentre quelquefois sur une séreuse isolément, la pie-mère, le péritoine ; ainsi se trouvent constituées la méningite, la péritonite tuberculeuse, qui ont leur histoire distincte.

Existe-t-il aussi une pleurésie tuberculeuse évoluant à part? Nous avons déjà eu l'occasion de dire que la pleurésie est la compagne habituelle de la phtisie chronique; nous avons fait remarquer, à propos des formes déjà étudiées de la phtisie aiguë, que la pleurésie y intervenait habituellement, et que cette coexistence avait une importance diagnostique considérable. Nous ajoutons maintenant que dans certains cas l'évolution granuleuse se portera au maximum sur les plèvres, le tissu pulmonaire restant sain ou presque sain, au moins pendant une certaine période de la maladie. Il est probable, d'ailleurs, que souvent le poumon est jugé indemne par le clinicien, parce que les symptômes fournis par la pleurésie voilent et dominent ceux, déjà peu saillants par eux-mêmes, dus aux altérations pulmonaires.

Empis, le premier, a bien mis en évidence les lésions tuberculeuses de la plèvre dans la phtisie aiguë. Il a fait voir que la phtisie aiguë pouvait revêtir la forme d'une pleurésie; il a été jusqu'à déclarer, exagérant sans doute, que la forme thoracique de l'affection granulique est presque toujours pleurétique. La maladie, dit-il, peut se présenter avec les caractères d'une simple pleurésie, affectant soit les deux côtés de la poitrine simultanément, soit un seul côté seulement, et à laquelle, après un certain nombre de jours, viennent s'ajouter des symptômes généraux qui n'appartiennent pas d'ordinaire à la pleurésie simple et qui sont l'expression de la maladie générale, à laquelle se reliait déjà l'existence des premiers symptômes thoraciques.

Symptômes. — Cette pleurésie pourra se manifester en même temps que la pneumonie et la bronchite dans les cas où les granulations sont répandues à la surface et dans l'intérieur des poumons. Mais si les granulations n'existent que sur les plèvres, elle se développera seule sans complication pulmonaire, et pourra revêtir des formes différentes.

Elle sera *sèche* et consistera anatomiquement dans la présence de fausses membranes plus ou moins étendues et épaisses à la surface des poumons, fausses membranes dans lesquelles, à la longue, pourront se déposer des granulations comme celles qui se voient sur la séreuse. Cette pleurésie ne présentera pas en général l'appareil fébrile que nous avons signalé dans la phtisie granuleuse pneumonique; elle se manifestera par des douleurs plus ou moins vives dans différents points de la poitrine, par des bruits de frottements quelquefois parfaitement perceptibles à l'oreille; plus tard, si les fausses membranes acquièrent une épaisseur notable, par une matité prononcée et par la diminution du murmure respiratoire. Quelques auteurs ont prétendu que dans ces cas les granulations constatées sur la plèvre étaient consécutives à la pleurésie; nous croyons que c'est une erreur; la pleurésie est la conséquence des granulations pleurales, comme la méningite et la péritonite sont la conséquence des granulations arachnoïdiennes et péritonéales; on voit souvent en effet sur un point de la plèvre des granulations fines et récentes sans pleurésie, tandis qu'en d'autres points de la même séreuse, des granulations plus grosses et plus abondantes sont situées au milieu de produits inflammatoires. L'argument que les malades avaient été surpris en pleine santé n'a pas grande valeur. N'avons-nous pas vu ces mêmes granulations séjourner pendant un certain temps dans la trame pulmonaire sans trahir leur présence par des signes bien évidents? A plus forte raison doit-il en être de même pour les granulations situées sur la plèvre en dehors du poumon.

D'autres fois, au lieu d'être sèche, la pleurésie est accompagnée d'un *épanchement*. Cet épanchement est simple ou double. Dans ce dernier cas, le plus fréquemment observé, les plèvres peuvent être simultanément ou successivement envahies. La circonstance d'un épanchement double a, comme nous le verrons plus loin, une grande valeur diagnostique. Louis a noté en effet (1) que sur 150 malades atteints de pleurésie, il n'y avait eu de pleurésies doubles avec épanchement bien constaté que celles qui étaient compliquées de gangrène et sur-

(1) Louis, *Clinique médicale de la Pitié*, janvier 1836.

tout de tubercules. Tous les auteurs ont vérifié le fait énoncé par Louis, et s'il y a eu quelques exceptions à la règle, elles ont été infiniment rares et même souvent contestables, puisque dans ces cas l'autopsie n'a pas été pratiquée et que l'expérience démontre tous les jours la possibilité de la résorption d'un épanchement produit par des granulations de la plèvre; nous n'avons pas besoin de dire qu'il ne s'agit ici ni de ces hydrothorax doubles que l'on perçoit dans les affections du cœur ou dans les cas de cancer généralisé, ni de ces épanchements pleurétiques doubles que l'on rencontre dans quelques maladies aiguës, particulièrement dans le rhumatisme où les séreuses ont tant de tendance à être simultanément envahies. Cet épanchement est quelquefois séro-sanguinolent (1), et suivant Gombault et Chauffard (2), injecté à des cobayes il produirait la tuberculose.

Dans quelques cas, le dépôt des granulations se fera non seulement sur les plèvres, mais encore sur les autres séreuses, plus particulièrement sur la séreuse péritonéale, qui recouvre les intestins et les autres viscères abdominaux. Si dans quelques cas aucun symptôme bien tranché ne vient révéler la présence de ces granulations, il en résultera d'autres fois une maladie fébrile excessivement grave (*périsplanchnite tuberculeuse* de quelques auteurs), où le danger paraît dépendre de l'étendue des inflammations séreuses consécutives, et dont l'expression phénoménale varie suivant la prédominance des lésions dans le péritoine, aux méninges cérébrales ou vers la séreuse pulmonaire.

Autant qu'il est possible d'en donner une description générale, la maladie est ordinairement précédée de quelques prodromes; on remarque pendant un certain temps du malaise, de la courbature, de l'inappétence; puis la fièvre s'établit, la peau est chaude, le pouls fréquent sans dicrotisme; il y a de l'agitation, de l'anxiété, un peu de délire nocturne, quelquefois un délire violent accompagné de céphalalgie et de convulsions; la langue reste humide, sans rougeur vive ni enduit prononcé; on remarque des vomissements, de la constipation, rarement de la diarrhée; le ventre est ballonné, uniformément sensible à la pression. On ne trouve ni gargouillement dans la fosse iliaque droite ni taches lenticulaires rosées, mais assez fréquemment des sudamina. La percussion donne, dans les parties les plus déclives de l'abdomen, un son mat et hydro-aérique qui s'explique par la présence d'une quantité plus ou moins considérable de liquide dans la cavité péritonéale. Souvent en même temps on note, en arrière, dans un des côtés de la poitrine ou dans les deux à la fois, de la matité avec retentissement égophonique de la voix, respiration soufflante ou affai

(1) R. Montard-Martin, *loc. cit.*
(2) Gombault et Chauffard, *loc. cit.*

blie, bruits de frottement, etc., indices de la pleurésie concomitante.

A l'autopsie, on trouve des granulations tuberculeuses disséminées en plus ou moins grand nombre à la surface des plèvres et sur le péritoine. Les séreuses sont tapissées de fausses membranes granulées ou en plaques, et contiennent quelquefois une quantité variable de liquide ; dans quelques cas, les granulations sont tellement confluentes que leur véritable nature a été méconnue. Elles se présentent alors sous la forme d'un semis qui donne à la membrane péritonéale sur laquelle elles sont déposées l'aspect de chair d'oiseau.

Du côté du cerveau, on constate un peu d'épanchement dans les ventricules avec injection des méninges; d'autres fois, une véritable méningite avec granulations. Ces granulations sont souvent cachées au milieu des produits exsudés, Chez quelques malades, leur petitesse est telle qu'il faut l'aide de la loupe pour les découvrir.

Comme on en peut juger, cette forme de tuberculisation séreuse généralisée présente de grandes analogies avec la forme que nous avons étudiée dans le paragraphe précédent, et ce fait n'a rien qui doive surprendre, puisqu'en définitive les lésions anatomiques sont à peu près les mêmes. La seule différence, c'est que dans un cas les granulations tuberculeuses existent sur la plèvre, tandis que dans l'autre elles sont répandues au milieu du parenchyme. Il en résulte cette conséquence symptomatique que dans le premier cas on constate les signes d'une inflammation pleurale, et dans le second ceux d'une bronchite ou d'une pneumonie. Les symptômes abdominaux sont à peu près identiques, à l'exception toutefois de la diarrhée, qui, lorsqu'elle est persistante, se lie ordinairement à des ulcérations intestinales. Or ces ulcérations sont infiniment plus rares dans la tuberculose séreuse, où les granulations se limitent à la surface des membranes, que dans la phitisie granuleuse généralisée, qui se complique fréquemment de lésions de la muqueuse intestinale.

Diagnostic. — Le diagnostic de la tuberculisation séreuse généralisée présente souvent de grandes difficultés. Ces difficultés se rencontrent surtout dans le cas où plusieurs séreuses sont simultanément envahies, et où un mouvement fébrile existe. Alors la maladie peut être facilement confondue avec la fièvre typhoïde. Un examen attentif de la poitrine et de l'abdomen pourra, il est vrai, faire éviter l'erreur en permettant de constater la présence d'un épanchement péritonéal et pleurétique qui ne se rencontre qu'exceptionnellement dans la fièvre typhoïde; mais si l'ascite est peu considérable et dissimulée derrière le ballonnement, si surtout la tuberculisation pleurale est peu prononcée, alors l'embarras du praticien est sérieux et l'erreur facile à commettre. Toutefois, même encore dans ces cas extrêmement obscurs, l'absence des taches lenticulaires, les caractères du délire, la diffusion et la superficialité de la douleur abdominale, l'état de la langue, la physionomie du malade, etc., pourront éclairer le diagnostic et conduire à la découverte de la vérité.

Lorsque les granulations sont limitées à la plèvre (phtisie granuleuse pleurale), la pleurésie qui en est la conséquence fréquente se distingue de la pleurésie simple, inflammatoire, par certains caractères. Son début est ordinairement insidieux ; il n'y a pas de frisson ; le point de côté est nul ou peu marqué ; on remarque un certain mouvement fébrile, accompagné de céphalalgie, de courbature générale, d'inappétence ; l'épanchement se fait sourdement et, sans la percussion et l'auscultation, on croirait avoir affaire à une fièvre synoque, à un embarras gastrique, à une fièvre typhoïde. Traité convenablement dès le début, l'épanchement se résorbe assez facilement. Abandonné à lui-même, il tend à s'accroître et envahit quelquefois la plèvre dans toute son étendue avec une grande rapidité. D'ordinaire les deux côtés sont atteints, soit simultanément, soit successivement. Le liquide exsudé est le plus souvent séreux comme dans l'hydrothorax ; on n'y rencontre pas les fausses membranes abondantes et épaisses de la pleurésie franchement inflammatoire ; quelquefois il contient du sang, et ce phénomène, plus commun encore dans le cancer, est le résultat des néo-membranes vasculaires qui se développent sur la séreuse enflammée. Indépendamment de ces signes locaux, on observe, dans quelques cas, de l'amaigrissement, des sueurs, de la diarrhée, des accès de fièvre irréguliers, mais ces symptômes généraux sont peu prononcés dans la phtisie granuleuse pleurale simple ; ils annoncent presque toujours la purulence de l'épanchement ou la coexistence de granulations intra-pulmonaires et de pneumonie consécutive.

Parmi les maladies qui pourraient être confondues avec la tuberculose miliaire séreuse, il faut mentionner la *carcinose miliaire aiguë séreuse*. On sait que le cancer affecte le plus ordinairement une marche lente, chronique et que, dans ce cas il est limité à un organe ou à un petit nombre d'organes. C'est le cancer chronique, l'analogue de la tuberculisation chronique. Mais d'autres fois il prend, comme le tubercule, des allures rapides, aiguës, soit primitivement, soit consécutivement à la forme chronique. Il se présente alors sous forme de granulations tantôt d'un gris fauve, tantôt blanches, tantôt rougeâtres, quelquefois demi-transparentes. Ces granulations discrètes ou confluentes varient du volume d'un grain de mil à celui d'une noisette. Elles peuvent, comme nous l'avons vu pour la tuberculose, se montrer à la fois dans le poumon et dans un grand nombre d'organes de l'économie, intestin, foie, rate, reins, pancréas, etc. (1). Nous les

(1) On consultera sur ce sujet l'intéressante thèse de Laporte, *De la carcinose miliaire aiguë*. Paris, 1864.

ons rencontrées, fait plus rare, à la surface de la peau et représen-nt d'une manière assez frappante une variole commençante. On les it quelquefois exister sur la plèvre et sur le péritoine, et constituer carcinose miliaire aiguë séreuse; dans ce cas, les symptômes 'elles déterminent sont très analogues aux symptômes produits par tuberculose miliaire aiguë des séreuses.

La ressemblance sera d'autant plus grande que souvent il existe simul-anément quelques noyaux cancéreux dans les poumons, auquel cas n peut constater de la toux, des hémoptysies, des râles de diverse ature et des symptômes de consomption.

Obs. VI. — L'observation suivante, que l'un de nous a eu l'occasion de re-ueillir à l'Hôtel-Dieu pendant qu'il suppléait le professeur Rostan, fournit n bel exemple de carcinose miliaire surtout pleurale, en même temps qu'il ontre toutes les difficultés que présente quelquefois le diagnostic.

B..., âgé de quarante-huit ans, est entré l'Hôtel-Dieu, salle Sainte-Jeanne, ° 18, le 3 juillet 1864. D'une bonne santé habituelle, il n'a commencé, it-il, à être malade que depuis trois mois. A cette époque, il est devenu rès pâle et a maigri d'une façon notable; en même temps, il a perdu 'appétit et a toussé. Au bout de trois semaines, la toux persistant, il fit ppeler le Dr Lancereaux, alors chef de clinique, qui, après avoir exa-miné avec soin la poitrine et n'avoir rien constaté au sommet des poumons, iagnostiqua une bronchite.

Les jours suivants, le malade se plaignit d'une douleur vive au côté gau-che du thorax, la fièvre s'alluma, et par la percussion et l'auscultation Lancereaux reconnut l'existence d'une pleurésie avec épanchement et engagea le malade à entrer à l'hôpital.

Nous constatons le 4 juillet l'état suivant : physionomie altérée, figure pâle et décolorée, pouls fréquent, à 110 pulsations. Toux fréquente, dou-loureuse, expectoration muqueuse, peu abondante, non mélangée de sang. Oppression. Douleur du côté à peu près disparue. Matité absolue dans toute l'étendue du thorax en avant et en arrière. Cependant, à la partie externe et immédiatement au-dessous de l'aisselle, il existe, à la percus-sion, un son tympanique; à l'auscultation, absence du murmure vésicu-laire, avec souffle légèrement amphorique sous l'aisselle. Du côté droit, son normal et respiration rude supplémentaire. Agitation. Langue blanche, anorexie, ni vomissements ni diarrhée, urines rouges sans albumine.

Du 4 au 8, même état. La fièvre persiste ainsi que les autres symptômes. L'augmentation de la dyspnée nécessite la thoracentèse. Le 8, l'opération est pratiquée et donne issue à environ un litre de sérosité rougeâtre. Sou-mis à l'examen microscopique, le liquide présente des globules sanguins, et Lancereaux croit y découvrir des cellules et des noyaux cancéreux. Le malade éprouva, dans le premier moment, un mieux sensible; la toux diminua et la respiration fut plus libre. Mais l'amélioration ne fut que passagère; l'affaiblissement alla en augmentant; les traits s'altérèrent de plus en plus; la diarrhée se manifesta; la langue devint sèche, les lèvres et les gencives se couvrirent de fuliginosités, et le malade succomba dans un délire calme le 14 juillet.

Autopsie. — On constate dans la plèvre gauche des fausses membranes assez épaisses, d'origine récente, et unissant le poumon à la paroi thoracique. Dans le point où le son tympanique avait existé pendant la vie, on trouve une lame de poumon adhérente au thorax. Point d'épanchement pleurétique à droite. Sous les deux plèvres, on remarque une multitude de petites tumeurs du volume d'une lentille ou d'un pois, d'une coloration blanc rosé et à peu près également disséminées dans les différents points de l'organe. Ces petites tumeurs offraient tous les degrés d'évolution du cancer, depuis l'état cru jusqu'au ramollissement et à l'ulcération. Autour de ces tumeurs existait une riche vascularisation. Dans l'épaisseur du parenchyme pulmonaire, on trouve quelques-unes de ces tumeurs, mais en plus petit nombre. Dans le poumon gauche, une partie indurée et friable contenait d'abondantes granulations cancéreuses, du volume d'un grain de millet. Les sommets étaient intacts et nulle part n'existaient de productions tuberculeuses. La muqueuse des bronches était injectée.

Le cœur avait son volume ordinaire et sa consistance normale. Cependant à la base du ventricule gauche et dans l'épaisseur de la paroi nous découvrîmes une production cancéreuse assez ferme et grosse comme une cerise. Une tumeur, également cancéreuse, mais plus grosse et plus saillante, se rencontrait dans l'épaisseur de l'auricule, du même côté. Les reins d'un volume ordinaire sont en apparence sains; mais à la coupe on aperçoit deux tumeurs semblables aux tumeurs cardiaques, avec cette différence qu'elles ont de plus grandes dimensions. A l'examen microscopique on trouve dans ces tumeurs des cellules de grandeur variable avec des noyaux et des nucléoles.

Les autres organes étaient sains. La rate toutefois présentait une hypertrophie notable.

L'observation qui précède nous offre un cas bien tranché de carcinose miliaire aiguë disséminée, mais surtout développée sous les deux plèvres. Les symptômes généraux graves qui avaient accompagné l'épanchement thoracique nous avaient convaincu que la pleurésie était symptomatique, et nécessairement l'idée de la tuberculisation avait dû se présenter la première à notre esprit. Toutefois l'absence des signes au sommet des deux poumons et plus encore la nature sanguinolente du liquide épanché nous avaient en dernier lieu fait songer à la possibilité d'un cancer du poumon et de la plèvre. La présence du sang dans le liquide épanché, comme l'a indiqué Trousseau et comme nous avons pu en faire nous-mêmes plus d'une fois la remarque, est un indice précieux du développement de tumeurs cancéreuses à la plèvre; toutefois il ne faut pas exagérer la valeur de ce signe. Il peut manquer dans des cas de cancer pleural, et par contre on l'observe dans d'autres productions qui amènent une riche vascularisation et en particulier dans les granulations tuberculeuses.

La découverte des éléments constitutifs du cancer dans le liquide extrait de la poitrine en cas de thoracentèse lèverait tous les doutes.

Le *traitement* a paru parfois limiter et ralentir l'évolution granuleuse dans les cas particuliers de phtisie aiguë pleurale ; la médication révulsive devra être employée plus énergiquement, et l'on pourra, suivant les circonstances, répéter l'application de vésicatoires sur la paroi thoracique.

On aurait recours à la thoracentèse contre un épanchement abondant, en n'oubliant jamais d'ailleurs que ces épanchements sont mobiles et susceptibles de diminuer spontanément. Lorsque la maladie semble avoir quelque tendance à passer à l'état chronique, on emploiera l'iodure de potassium à la dose moyenne de 1 gramme par jour.

Les médications tonique, antipyrétique interviendront aussi suivant les indications spéciales.

SECTION III

PHTISIE PNEUMONIQUE.

CHAPITRE V

PHTISIE PNEUMONIQUE DIFFUSE LOBAIRE (PNEUMONIE CASÉEUSE).

L'histoire de la pneumonie caséeuse aiguë date de 1850, bien qu'il soit facile de trouver dans Morton, van Swieten, Graves, Cruveilhier (*Anatom. path.*, t. IV), plus d'une observation intéressante applicable à cette forme de phtisie. Mais c'est Reinhardt qui le premier plaça la pneumonie caséeuse dans un cadre isolé, la dégageant complètement de la tuberculose. « Les états, dit-il, qui ont été désignés sous le nom d'infiltration grise, demi-transparente, etc., ne sont autres que des pneumonies chroniques interstitielles dans lesquelles se trouvent ou non de véritables granulations tuberculeuses, tandis que les parties jaunâtres correspondent à la transformation caséeuse du contenu des alvéoles. » En effet, chez les individus qui ont succombé à une tuberculose aiguë ou même à une tuberculose chronique (pourvu que peu de temps avant la mort il se soit produit des dépôts), on trouve toujours le tissu pulmonaire hyperhémié sur une étendue plus ou moins grande et rempli de ces exsudats clairs et gélatineux. Dans plusieurs de ces cas, on trouve des portions assez grandes affectées de cette manière; mais le plus souvent elles sont plus petites, grosses comme un grain de millet ou de chanvre, et ces parties du parenchyme pulmonaire sont séparées les unes des autres par un tissu sain et aéré. Ordinairement on trouve, en outre, des masses tuberculeuses jaunes disséminées également à travers les poumons et entourées d'une aréole de pneumonie gélatineuse. Très souvent enfin on voit des portions assez étendues d'un lobe pulmonaire tellement altérées, que les espaces intermédiaires aux tubercules jaunes disposés les uns à côté des autres sont occupés en entier par l'infiltration gélatineuse de telle sorte que ces deux dépôts constituent une infiltration compacte. » Reinhardt ajoute plus loin : « Quand on examine au microscope le liquide jaune exsudé dans les vésicules pulmonaires, on lui trouve une grande ressemblance avec le pus. A partir de cet état, le tubercule jaune passe par tous les degrés jusqu'au foyer solide; en effet, tandis que le pus s'épaissit de plus en plus et se transforme en une masse à moitié solide, compacte et entièrement adhérente aux vésicules pulmonaires, les corpuscules de pus prennent des contours irréguliers, mais plus fermes et plus consistants. En même temps leurs caractères perdent de leur netteté et s'évanouissent à l'œil, de telle sorte que toute la cellule paraît transformée en une petite masse homogène solide, résistant à l'égard des réactifs et parfaitement semblable aux corpuscules dits tuberculeux. » (*Annalen des Charité-krankenhaussés zu Berlin*, 1850, p. 366-369.)

Le tubercule infiltré de Laënnec n'était donc point du tubercule, mais une variété de pneumonie. Reinhardt en vint même à supprimer la granulation grise et à accorder la première place, l'unique place à la phtisie par pneumonie caséeuse.

Virchow, tout en rétablissant la granulation grise qu'il considéra même comme le vrai et seul tubercule, maintint l'importance du processus pneumonique dans la phtisie. Puis il admit que la pneumonie de la phtisie ne se développait que sous l'influence de la diathèse scrofuleuse : la pneumonie caséeuse qui se manifeste par les phénomènes cliniques de la phtisie est une *pneumonie scrofuleuse*. C'était encore admettre la nature diathésique de la pneumonie caséeuse.

Niemeyer, plus radical, déclara que toute espèce de pneumonie peut se terminer par la caséification. « Pour nous, dit-il, il n'y a pas une pneumonie spéciale à laquelle on soit en droit de donner le nom de tuberculeuse ou de caséeuse. Vouloir établir une pneumonie de cette espèce, c'est ouvrir la voie à de nouvelles confusions. Nous soutenons que chaque forme de pneumonie peut, dans de certaines circonstances, se terminer par infiltration caséeuse, mais avec des différences sous le rapport de la fréquence avec laquelle le produit inflammatoire, au lieu d'être liquéfié et résorbé, s'épaissit et se transforme en une masse caséeuse. Dans la pneumonie croupale, cette terminaison est rare ; dans la pneumonie catarrhale aiguë, on l'observe assez fréquemment et dans la pneumonie catarrhale chronique, elle est presque la règle. Ces différentes formes de pneumonie peuvent donc toutes devenir caséeuses, mais aucune ne se termine uniquement et fatalement de cette manière.... Nous proposons donc de désigner le processus morbide du nom de *pneumonie catarrhale chronique*, en ajoutant que la raison pour laquelle la pneumonie catarrhale chronique est plus souvent suivie d'inflammations caséeuses du tissu pulmonaire que la pneumonie catarrhale aiguë et la pneumonie aiguë, tient à la marche lente et traînante de la maladie, qui détermine une accumulation toujours croisante de cellules dans les alvéoles et entraîne la nécrobiose par pression réciproque.... L'opinion de Laënnec et de ses élèves d'après laquelle toute phtisie est héréditaire, niant ainsi l'influence des causes occasionnelles, nous semble aussi peu motivée que dangereuse. Nous croyons, pour notre part, devoir compter au nombre des causes occasionnelles qui peuvent provoquer le développement de la phtisie pulmonaire, en cas de prédisposition, toutes les influences nuisibles entraînant à leur suite des hyperhémies fluxionnaires du poumon et des catarrhes bronchiques : refroidissement, corps étrangers (poussières), sang retenu dans les bronches ou les alvéoles à la suite d'une hémoptysie ou d'une pneumorrhagie... »

Niemeyer reconnaît d'ailleurs que la pneumonie caséeuse peut devenir l'origine d'une tuberculose. « Les processus pneumoniques sont la base anatomique de la phtisie ; la tuberculose reconnaît pour origine la résorption des produits caséeux ; le plus grand danger auquel est exposé un phtisique, c'est de devenir tuberculeux. »

La théorie de Niemeyer eut bientôt de nombreux adeptes. En France, Jaccoud (1) surtout patronna les idées de l'auteur allemand. « Il y a nécessité, dit-il, à admettre une phtisie tuberculeuse et une phtisie pneumonique ou caséeuse. Les processus pneumoniques phtisiogènes sont multiples. » Parmi ces derniers il décrit la terminaison de la pneumonie lobaire par caséification.

Dans son *Traité d'anatomie pathologique*, Lancereaux rapportait aussi plusieurs cas de pneumonie caséeuse développée en dehors de la diathèse tuberculeuse.

Toutefois la majorité des médecins français restaient fidèles à Laënnec et attribuaient une d'origine tuberculeuse à la pneumonie caséeuse. Ce fut l'opinion généralement admise lors de la discussion qui eut lieu à l'Académie de médecine en 1867.

D'ailleurs, comme nous l'avons dit, la physiologie expérimentale venait de démontrer que la matière de la pneumonie caséeuse est infectieuse comme la granulation grise et engendre cette même granulation. Il était donc bien difficile de ne pas faire découler d'une même source la granulation grise et la pneumonie caséeuse.

Nous n'hésitâmes pas à renverser en quelque sorte la proposition de Niemeyer et à admettre que la granulation précède toujours ou presque toujours la pneumonie, et que dans les cas excessivement rares, où la pneumonie n'est pas accompagnée de granulations apparentes, les granulations ont existé au début du processus morbide et plus tard se sont confondues dans la dégénérescence caséeuse ou ulcérative du tissu pulmonaire.

Lépine, dans sa thèse d'agrégation, sans se prononcer nette-

(1) Jaccoud, *Clinique méd. de Lariboisière*, 1881.

ment, incline en faveur de la nature tuberculeuse de la pneumonie caséeuse (1). « La pneumonie accompagnée de granulations tuberculeuses nées par une infection de voisinage est certainement tuberculeuse; on ne peut comprendre la genèse de ces tubercules produits par une action locale directe, qu'en admettant la nature tuberculeuse du foyer pneumonique caséeux. J'admets aussi la nature tuberculeuse du plus grand nombre des pneumonies caséeuses pures (non accompagnées de lésions tuberculeuses). Je n'admets pas qu'un foyer caséeux non spécifique puisse produire la tuberculose (théorie de Buhl, 1857); j'accepte, au contraire, la spontanéité de l'organisme dans la production de la maladie. Outre les pneumonies tuberculeuses, il existe plusieurs autres pneumonies caséeuses. Pour le plus grand nombre d'entre elles, j'admets que la caséification n'est pas le résultat d'un simple accident fortuit, mais la conséquence d'un produit spécial, celui de l'inflammation caséeuse. Recherchant en quoi il peut consister, j'arrive à admettre une altération du processus de l'inflammation franche, une modification vitale des vaisseaux produisant la nécrobiose, peut-être au moyen d'une thrombose artérielle. Me fondant sur les remarquables expériences de Chauveau, qui produit une inflammation caséeuse ganglionnaire sans augmentation de nombre ou de volume des éléments, je ne puis croire que le processus nécro-biosique dépende exclusivement de la compression des vaisseaux de l'alvéole. Indépendamment des conditions générales, qui sont de beaucoup les plus importantes, des causes locales paraissent capables de favoriser la terminaison par caséification du processus inflammatoire, par exemple le rétrécissement de l'artère pulmonaire (Lépine, p. 139-140). »

On sait que c'est Traube (2) qui a insisté surtout sur le rapport étiologique qui unit la pneumonie caséeuse à la sténose de l'artère pulmonaire. Survienne une pneumonie chez un individu atteint de ce rétrécissement, le sang arrivant au poumon en moins grande quantité, les éléments du processus inflammatoire se sèchent, se résorbent beaucoup plus difficilement et se caséifient. Par contre, la maladie mitrale déterminant, dans des proportions variables, une stase sanguine presque continue dans l'organe pulmonaire, est un obstacle à la caséification. « Le produit d'une pneumonie tuberculeuse, dit Traube, se distingue d'une pneumonie ordinaire par la faible proportion de liquide qu'il contient, et justement leur sécheresse paraît être la cause de la métamorphose caséeuse. En réalité nous trouvons chez les lapins qui, comme on le sait, peuvent vivre sans boire, les produits d'une inflammation pulmonaire chronique, toujours parfaitement caséeux, comme

(1) Lépine, *De la pneumonie caséeuse*, Th. d'agrégat., 1872.
(2) Traube, *Allgem. med. Cent. Zeitung*, 1864, n° 100.

cela arrive quand on coupe les deux nerfs laryngés inférieurs et que l'animal survit au moins une semaine après l'opération. Même dans les autres parties du corps de ces animaux, les produits de l'inflammation annoncent une grande tendance à la métamorphose caséeuse. »

Ainsi donc la pneumonie caséeuse, défendue par les plus grandes autorités, avait son anatomie pathologique, sa pathogénie spéciales. Elle avait aussi son étiologie distincte. La pneumonie lobaire ne se transformerait presque jamais en pneumonie caséeuse, celle-ci, ne succédant d'ordinaire qu'aux pneumonies lobulaires catarrhales, surtout lorsqu'elles se développent au milieu d'autres états morbides : la rougeole, l'état puerpéral, le diabète sucré, la maladie de Bright.

Les pneumonies subiraient souvent la transformation caséeuse chez les scrofuleux (Morton, Virchow), et aussi, pour quelques cliniciens chez les syphilitiques. Enfin, Niemeyer a cherché à prouver par des faits l'influence d'une hémoptysie sur le développement d'une broncho pneumonie caséeuse ; la *phtisis ab hemoptoe* de Morton se ferait par pneumonie caséeuse.

Tel était l'état de la question lorsque, en mai 1872, Grancher publiait, dans les *Archives de physiologie*, un mémoire intitulé : *Recherches sur le tubercule et la pneumonie caséeuse*, où il arrivait à cette conclusion qu'un nodule de pneumonie caséeuse a la même structure que la granulation tuberculeuse. En 1873, dans sa thèse Grancher confirmait ses premiers travaux et posait les conclusions suivantes : « La granulation décrite par Virchow n'est qu'un des états anatomiques du tubercule, l'état adulte. Avant d'être une petite tumeur avec trois zones concentriques de cellules, ce tubercule microscopique était une simple accumulation de cellules embryonnaires, tantôt ramassée en nodules, tantôt infiltrée, diffusée à travers le tissu pulmonaire. D'autre part, les nodules de pneumonie caséeuse ayant la même structure qu'une granulation tuberculeuse on doit conclure que la phtisie est représentée par un produit anatomique toujours le même, quel que soit son volume. »

Dans sa thèse (1), Thaon sans admettre l'identité de la granulation grise et de la pneumonie caséeuse, ne considéra point la pneumonie caséeuse comme une pneumonie ordinaire subissant à un moment donné une transformation spéciale, mais bien une lésion propre de la diathèse tuberculeuse. Enfin Charcot a proclamé, comme Grancher, l'identité de structure de la pneumonie caséeuse et de la granulation grise, et nous avons exposé plus haut les faits qui démontrent cette identité. La découverte de Koch et les recherches bactériologiques de Cornil et Babes, Baumgarten, Malassez e

(1) Thaon, *loc. cit.*

Vignal, Thaon, etc., ont ajouté l'appoint définitif à la démonstration.

Il n'en est pas moins vrai que ces tubercules massifs peuvent se développer rapidement dans les poumons, susciter, en regard des signes physiques de la pneumonie, une évolution clinique toute spéciale, où l'on peut reconnaître la description donnée par les auteurs de la pneumonie caséeuse aiguë.

Nous ne devons nous occuper ici que de la symptomatologie et il n'y a pas lieu de revenir sur les faits anatomo-pathologiques exposés plus haut. Nous rappellerons seulement que la lésion pulmonaire principale est constituée par des îlots de matière caséeuse en nombre et de volume variables. Ces îlots peuvent reproduire exactement la forme lobulaire des auteurs. D'autres fois les masses sont plus volumineuses et peuvent occuper la presque totalité d'un ou de plusieurs lobes; c'est la pneumonie caséeuse lobaire ou pseudo-lobaire : pseudo-lobaire parce qu'on admet avec raison que ces masses sont constituées par l'assemblage de masses plus petites, qui sont chacune un lobule infiltré de matière tuberculeuse. Dans l'intervalle des nodules, le tissu paraît par places aéré, sain ou seulement congestionné ; sur d'autres points dense, splénisé. L'emphysème aigu, la pleurésie sèche tuberculeuse viennent souvent s'ajouter aux autres lésions. Il faut faire remarquer encore que les blocs tuberculeux ne sont pas toujours arrivés, au moment de l'autopsie, à la solidification complète. Avant ce stade ultime, l'infiltration tuberculeuse présente quelquefois des aspects différents, sur la nature desquels on a beaucoup discuté. Aujourd'hui le doute n'est plus permis; il s'agit toujours d'agglomérations tuberculeuses à des stades divers d'évolution. Ainsi, les îlots apparaîtront constitués d'une matière lisse sur la coupe, tremblottante, ressemblant à de la confiture de mirabelles; cette matière prend peu à peu une consistance plus ferme, devient transparente et grisâtre; c'est l'*infiltration gélatineuse* de Laënnec, la *pneumonie colloïde* caséeuse de certains auteurs. Encore une fois, cet état est passager et bientôt la substance transparente et grisâtre devient blanc jaunâtre. Les diverses proportions relatives de matière caséeuse, de matière colloïde, d'épithélium bronchique dégénéré, la coïncidence possible de lobules de pneumonie catarrhale et même de pneumonie fibrineuse autour des îlots tuberculeux, toutes ces combinaisons expliquent les apparences multiples que revêt la lésion pulmonaire. Au fond c'est toujours la même lésion, et les dénominations de *pneumonie fibrineuse caséeuse*, *de pneumonie colloïde caséeuse*, *de pneumonie mixte caséeuse aiguë*, ne doivent pas être conservées que sous les réserves indiquées au chapitre de l'*Anatomie pathologique*.

Ce qui est particulier dans cette phtisie aiguë pneumonique que nous étudions ici, c'est que l'infiltration caséeuse affecte surtout la forme lobaire; qu'elle est diffuse, plus ou moins complètement généralisée à toute l'étendue de l'organe pulmonaire; c'est que, d'autre part, la maladie évolue avec une telle rapidité, que la formation des cavernes n'a pas le temps de s'effectuer. Le plus souvent on trouve à l'autopsie la substance des masses tuberculeuses encore sèche et résistante; d'autres fois, elle a déjà subi un degré plus ou moins avancé de ramollissement; on trouve même au sein des blocs caséeux de petites cavités, de petites géodes, mais nous le répétons l'excavation, l'ulcération pulmonaire fait souvent défaut et n'occupe jamais qu'une faible place dans le processus. La phtisie aiguë pneumonique est encore une phtisie non ulcérative.

Il est à peine utile d'ajouter que sur ces coupes, préparées selon les méthodes classiques, l'examen microscopique décèle la présence de bacilles plus ou moins nombreux.

Symptômes. — L'affection débute tantôt sans cause occasionnelle appréciable, tantôt à la suite d'un refroidissement bien évident; quelquefois elle s'annonce par une hémoptysie venant brusquement surprendre un individu qui se trouvait jusque-là dans des conditions de santé passables; souvent aussi elle survient chez des individus débiles, présentant l'habitus extérieur des prédestinés à la tuberculose, ou encore pendant l'évolution d'autres états morbides (rougeole, état puerpéral, etc.).

On note le plus ordinairement un frisson initial qui peut manquer dans les cas où les phénomènes moins aigus sont plutôt ceux de la bronchite que ceux de la pneumonie. Presque en même temps on constate un point de côté qui cède en général avec assez de facilité, une toux fréquente, quinteuse, très fatigante, suivie bientôt d'une expectoration d'abord muqueuse, aérée, blanchâtre, légèrement visqueuse, et qui devient promptement opaque, verdâtre, analogue par les caractères extérieurs à celle de la bronchite ou de la phtisie. Les crachats sont quelquefois fort abondants et rejetés comme par flots, absolument comme dans la dilatation des bronches. Ce cas ne se remarque en général qu'à une époque avancée de la maladie, lorsque les excavations se sont formées au centre des masses caséeuses ramollies. L'examen bactériologique décèle dans ces crachats de nombreux bacilles.

La dyspnée est l'un des phénomènes les plus constants et les plus caractérisés. On comprend qu'il en doive être ainsi lorsqu'on réfléchit à l'étendue des lésions qui envahissent le poumon et le rendent impropre à l'hématose. Cette dyspnée a quelque chose de caractéristique; elle est continue et présente de véritables *accès de suffocation*, qui nous paraissent pouvoir s'expliquer par une compression du nerf pneumogastrique et des rameaux qui en émergent, analogue à celle qui se produit dans les anévrysmes de l'aorte.

Les symptômes fournis par la percussion et l'auscultation sont extrêmement importants.

La percussion fait reconnaître une diminution notable de la sonorité au début, et plus tard une *matité* prononcée dans les points qui sont le siège de l'altération pulmonaire. Cette matité a pour caractère d'être *absolue*, analogue à la matité produite par la percussion de la cuisse ou par un épanchement qui remplirait la cavité thoracique. Son étendue est variable, mais toujours considérable; quelquefois elle existe dans toute la hauteur de la poitrine d'un côté, en avant et en arrière. Quand le poumon n'est pas envahi dans sa totalité, c'est à la partie inférieure que le son est modifié, comme si la lésion marchait de bas en haut. C'est du moins ce que nous avons constaté chez les quelques malades qu'il nous a été donné d'observer, mais ces faits ne sont pas assez nombreux pour pouvoir servir de règle générale.

D'après Traube, les lésions sont surtout unilatérales et siègent de préférence au sommet et en avant; mais il a remarqué aussi qu'elles occupent souvent la partie inférieure.

En même temps que la matité, on constate une résistance notable au doigt qui percute, et la main appliquée sur le côté malade perçoit nettement les *vibrations thoraciques*.

Les symptômes fournis par l'auscultation ne sont pas moins remarquables. Lorsqu'on est appelé tout à fait au début de la maladie, à l'époque où elle n'en est encore qu'à la période de pneumonie catarrhale, on entend des râles sous-crépitants plus ou moins fins et secs. Ces râles peuvent être accompagnés de quelques ronchus sonores et d'une faiblesse notable du murmure respiratoire. Cette faiblesse de la respiration s'accroît tous les jours pendant que les râles vont au contraire en diminuant. Au bout d'un temps variable, mais souvent fort court, le seul phénomène appréciable est une *absence complète du murmure vésiculaire*. Cette absence de la respiration est le seul phénomène stéthoscopique perçu pendant tout le temps que la matière caséeuse qui oblitère non seulement les vésicules pulmonaires, mais encore les dernières ramifications bronchiques, reste à l'état d'induration.

C'est ce que l'on observe chez un certain nombre de malades pendant toute la durée de l'affection. Mais lorsque cette matière se ramollit et qu'il se forme des excavations, alors apparaissent quelques autres signes fournis par l'auscultation, particulièrement des râles humides, sous-crépitants et caverneux, du souffle caverneux et quelquefois même, si la caverne est spacieuse, du souffle amphorique. Ces phénomènes se sont rencontrés plus souvent à la partie moyenne et inférieure du poumon qu'au sommet, et c'est la conséquence naturelle du siège plus fréquent de la pneumonie dans les lobes moyen et inférieur.

Dans quelques cas, les excavations sont petites; le souffle caverneux se rapproche du souffle tubaire et peut être pris pour ce dernier, de manière à donner l'idée d'une pneumonie franche ou d'un épanchement pleurétique.

Dans d'autres circonstances, on perçoit un retentissement du bruit trachéal à travers la masse indurée, qui simule le souffle caverneux, et pourrait faire supposer l'existence d'une excavation. L'absence persistante de râles humides éloignera l'idée de la caverne et indiquera qu'il s'agit de bruits simplement propagés, comme le sont les bruits du cœur que l'on constate dans certains cas même à droite avec une grande intensité.

Pendant ce temps les autres fonctions sont plus ou moins troublées. La fièvre continue, mais elle est moins intense qu'au début de la maladie ; souvent même au bout de quelques semaines elle cesse presque complètement ou ne se manifeste que le soir, accompagnée ou non d'une sueur abondante.

La température atteint le chiffre de 40° et même plus ; mais quand l'affection se prolonge, elle s'abaisse surtout le matin. Les courbes ne présentent d'ailleurs rien de caractéristique ; on y voit des oscillations irrégulières; de temps à autre, un écart, une ascension; mais on y lit aussi en regard une complication qui peut être soit une pleurésie, soit une péricardite. Souvent la fièvre s'accompagne de sueurs nocturnes abondantes.

Il y a de l'inappétence, rarement des vomissements et de la diarrhée.

Un des symptômes les plus remarquables, c'est un *amaigrissement* considérable et qui a ceci de caractéristique qu'il se manifete à une période peu avancée de la maladie, contrairement à ce qui se passe dans la plupart des affections thoraciques aiguës.

Dans les derniers jours, on note quelques autres phénomènes qui appartiennent à la période ultime des affections chroniques, le muguet par exemple, ou une enflure des extrémités inférieures, bornée à un seul membre, comme dans la *phlegmasia alba dolens*, ou étendue aux deux membres, comme dans les œdèmes cachectiques.

La maladie peut ne durer que deux ou trois semaines et ne dépasse pas ordinairement trois mois. Sans doute elle peut se prolonger davantage ; mais alors elle a servi en quelque sorte d'entrée en matière à une autre forme de phtisie : il est en effet (cette combinaison clinique est exceptionnelle) des phtisies chroniques vulgaires qui débutent par l'ensemble symptomatique de la pneumonie caséeuse aiguë ; puis la maladie a subi un temps d'arrêt dans son évolution rapide et a repris définitivement une marche lente.

Les deux observations suivantes rendent compte assez exactement des principaux traits de la maladie.

Obs. VII. — La nommée J. (Catherine), âgée de cinquante-sept ans, entrée à l'hôpital Lariboisière (salle Sainte-Mathilde, n° 9), le 8 septembre 1855, a toujours joui d'une bonne santé, quoique sujette à tousser et à expectorer. Elle a craché à diverses reprises du sang, mais en petite quantité. Sa maladie actuelle remonte à trois mois. A cette époque, elle fut prise brusquement de frisson, fièvre, point de côté à droite, toux, oppression, malaise général, inappétence. Tout aussitôt commença à se manifester un amaigrissement qui fit de rapides progrès.

Quand elle entra à l'hôpital Lariboisière, elle fut placée dans le service d'un des médecins les plus distingués de l'hôpital qui, après l'avoir examinée, porta le diagnostic de bronchite suspecte avec épanchement pleurétique à droite, et fit appliquer un vésicatoire sur le côté droit. Quelques jours plus tard, à la suite de mutations survenues dans le service de l'hôpital, l'un de nous fut chargé de la salle Sainte-Mathilde et constata chez la malade les symptômes suivants : c'est une femme pâle, très notablement amaigrie. La toux est fréquente, quinteuse ; l'expectoration abondante et composée de matières jaunes verdâtres, épaisses, rendues quelquefois en telle quantité qu'on dirait qu'elles s'échappent d'une spacieuse cavité. Il n'y a aucune trace de sang dans les crachats. L'oppression est très vive, accompagnée parfois d'un sifflement laryngien.

La percussion donne en avant et à droite une obscurité de son commençant à quelques travers de doigt au-dessous de la clavicule, et allant en augmentant de haut en bas, si bien que dans les deux tiers inférieurs elle constitue une *matité absolue*, avec résistance au doigt, tout à fait analogue à la matité qui correspond à un épanchement pleural considérable. En arrière et latéralement, mêmes renseignements fournis par la percussion, c'est-à-dire matité *femoris instar*, surtout prononcée dans les régions inférieures de la poitrine. A gauche, dans toute l'étendue du poumon, en avant et en arrière, la sonorité est conservée ; peut-être même est-elle un peu augmentée.

A l'auscultation, en avant et à droite, murmure vésiculaire à peu près normal sous la clavicule, léger affaiblissement sans râles, sans souffle, sans expiration prolongée. Dans tout le reste de la poitrine, absence complète du murmure respiratoire, sans le plus petit râle, sans le moindre souffle. Les bruits du cœur sont perçus très distinctement dans toute cette région. En arrière, les symptômes constatés par l'auscultation varient. A certains jours, on ne constate, comme en avant, qu'une faiblesse extrême de la respiration. D'autres fois, et surtout quand la malade a expulsé d'abondants crachats par les efforts de toux, indépendamment du silence du murmure vésiculaire qui persiste dans la moitié inférieure, on perçoit au niveau de la pointe de l'omoplate, et latéralement, un souffle caverneux très prononcé, avec gargouillement, respiration amphorique et parfois même tintement métallique.

La malade resta sous nos yeux pendant plus d'un mois. Chaque jour l'examen de la poitrine pratiqué avec un soin minutieux fournit les mêmes résultats. Les symptômes généraux consistaient en de l'inappétence sans diarrhée ni vomissements. Il n'y avait pas de chaleur de peau, mais une légère accélération du pouls avec quelques sueurs. Dans les derniers temps survint l'enflure des extrémités inférieures et même un peu d'œdématie générale, déterminée par le marasme dans lequel était tombée la malade. Les urines, interrogées plusieurs fois, ne contenaient pas d'albumine; le cœur était sain. Le 31 octobre, la malade mourut subitement au moment de la visite.

Autopsie. — A l'ouverture du thorax, nous constatons que la plèvre pulmonaire est épaissie et intimement adhérente à la plèvre costale. Il n'existe aucun liquide dans la cavité séreuse. Le poumon de ce côté est volumineux et très pesant. A l'exception du sommet, il est dans toute son étendue et toute son épaisseur converti en une masse jaunâtre, homogène, qui laisse à peine distinguer à la surface les cloisons de séparation des lobules et quelques fragments de matière pigmenteuse. Si l'on pratique une coupe, les parties incisées représentent une surface plane jaunâtre, dense, friable, sur laquelle se dessinent comme à l'extérieur quelques lignes plus foncées. La comparaison avec la tranche d'un fromage, particulièrement du fromage de Roquefort, en donne une idée parfaitement exacte.

En arrière, dans le tiers moyen du poumon existe une grande excavation qui aurait pu loger une pomme. Elle s'est formée au centre de ce tissu jaunâtre et présente quelques brides qui la traversent en tous sens. Les parois de cette caverne, assez anfractueuses, sont tapissées par une sorte de membrane kystique injectée, dont la rougeur est masquée en grande partie par des débris adhérents de la matière qui a envahi l'organe pulmonaire, pénétré dans les dernières ramifications bronchiques, et amené la résorption de la plupart des éléments constitutifs de ce viscère. Le sommet du poumon est sain, seulement au milieu du tissu normal, on découvre çà et là de petits îlots de substance caséeuse qui dans ces points ont beaucoup de ressemblance avec des masses tuberculeuses jaunes.

Le poumon gauche renferme quelques noyaux épars de cette même matière. On remarque en outre de l'emphysème pulmonaire avec quelques adhérences du péricarde à la plèvre gauche.

Les autres organes ne présentent rien à noter.

Réflexions. — Ainsi, en résumant les points principaux de cette observation, nous voyons une femme sujette à tousser, ayant même quelquefois craché un peu de sang, prise tout à coup d'accidents aigus d'une grande intensité, accidents aigus consistant en frisson, fièvre, point de côté, toux, oppression, matité absolue dans un côté de la poitrine en avant, en arrière et latéralement, surtout dans les parties inférieures, avec absence complète de murmure vésiculaire, et, dans les régions moyennes, souffle caverneux très prononcé, gargouillement, amphorisme, le tout accompagné d'une grande faiblesse, d'un amaigrissement progressif, et dans les derniers instants de la vie de tous les signes de cachexie, teinte pâle de la face, œdème des extrémités, etc.

Assurément, d'après ce simple exposé, le diagnostic pouvait et devait paraître embarrassant. L'idée la plus vraisemblable au début, celle qui, comme nous l'avons dit, s'était présentée à l'un des médecins de l'hôpital Lariboisière, c'est qu'il s'agissait d'un épanchement pleurétique; et en effet, le début avait bien été celui d'une pleurésie aiguë : invasion brusque, fièvre, point de côté, toux, oppression, matité et absence de la respiration dans les parties inférieures, sonorité normale et murmure vésiculaire conservé aux deux sommets. Plus tard, cette manière de voir, acceptable encore, se trouvait ébranlée par quelques symptômes peu en rapport avec l'hypothèse de la pleurésie, nous voulons parler du souffle caverneux avec timbre amphorique et du gargouillement. Si les souffles caverneux et amphorique eussent existé seuls, il eût été permis encore de ne pas rejeter la supposition d'un épanchement pleurétique, car c'est un fait qui a été mis hors de doute par Barthez, Béhier, Landouzy, etc., fait que nous avons eu plus d'une fois l'occasion de vérifier, à savoir, que les épanchements pleurétiques peuvent quelquefois présenter comme phénomènes stéthoscopiques du souffle caverneux et même du souffle amphorique, mais dans le cas actuel le souffle caverneux était accompagné d'un gros râle sous-crépitant, véritable gargouillement, qui indiquait manifestement l'existence d'une cavité dans le poumon, cavité démontrée encore par l'expectoration muco-purulente expulsée en grande abondance et comme par flots à certains moments de la journée.

L'idée d'un épanchement pleurétique devait donc être mise de côté, ou tout au moins il y avait lieu de supposer qu'une altération pulmonaire existait concurremment, et il restait toujours à déterminer la nature de cette altération. Sans doute rien ne paraissait plus naturel et plus légitime que d'admettre une phtisie pulmonaire. Mais que de difficultés dans cette hypothèse! Nous trouvions, il est vrai, en sa faveur, une disposition ancienne à tousser, quelques crachements de sang, les signes d'une excavation (souffle caverneux, gargouillement, etc.), un amaigrissement considérable et rapide, la terminaison fatale; mais contre cette manière de voir déposait le début brusque, beaucoup plus analogue à celui des maladies inflammatoires du poumon et de la plèvre qu'à celui de la phtisie pulmonaire, même des formes rapides et aiguës de cette affection. D'ailleurs l'absence du murmure vésiculaire dans les trois quarts inférieurs du poumon, surtout à la partie antérieure où ce symptôme existait seul, l'absence du murmure vésiculaire, disons-nous, n'était pas un phénomène appartenant à la phtisie, maladie dans laquelle on rencontre dans une première période la respiration rude, soufflante, et des râles sous-crépitants dans la période de ramollissement.

La matité elle-même, si absolue, n'était pas un symptôme de tuberculisation pulmonaire, excepté dans la supposition d'une induration phlegmasique du poumon aiguë ou chronique, auquel cas même elle ne se présente pas avec une intensité pareille et occupe en général des points circonscrits, les régions sus et sous-claviculaires en particulier.

Enfin, le siège de la lésion dans les parties inférieures d'un seul poumon, alors que les sommets étaient sains, plaidait fortement contre la supposition de la phtisie pulmonaire.

On a vu par le résultat de l'autopsie qu'il n'existait aucun épanchement dans la cavité thoracique, que la matité et l'absence de la respiration étaient produites par une induration du tissu pulmonaire avec densification et obstruction complète des canaux bronchiques; qu'au centre de cette lésion existait une excavation qui expliquait le gargouillement en même temps que les souffles caverneux et amphorique perçus pendant la vie. Toutefois, si l'autopsie rendait compte des principaux symptômes, elle laissait encore un point vague et indéterminé : la nature précise de l'altération pulmonaire. Pour le plus grand nombre des médecins, nous avions affaire à un tuberculeux, quoique des différences importantes séparassent cette lésion des formes ordinairement rencontrées dans la tuberculisation.

L'observation suivante que nous devons à l'obligeance de notre regretté collègue Oulmont, va nous montrer une identité presque complète de symptômes et de lésions.

Obs. VIII. — Le 15 novembre 1859, est entrée à l'hôpital Lariboisière, salle Sainte-Marie, n° 21, une femme âgée de 26 ans, blanchisseuse. Cette femme est habituellement bien portante, quoique d'une constitution chétive. Elle assure n'avoir jamais fait de maladies sérieuses, n'être pas sujette à s'enrhumer et n'avoir jamais craché le sang. La maladie qui l'amène à l'hôpital a débuté il y a deux mois par un point de côté avec fièvre, oppression, toux, expectoration. Le traitement a consisté en deux saignées générales, application de sangsues, vomitifs, purgatifs, vésicatoires. Le point de côté a disparu, mais l'oppression, la toux et la fièvre ont persisté. La malade a considérablement maigri, et elle n'a pas quitté le lit depuis le début des accidents.

État actuel. — Émaciation considérable, mais la figure reste intelligente, les yeux sont vifs, la physionomie expressive. La malade se plaint de douleurs mobiles dans le dos et à la région épigastrique. La toux est fréquente, quinteuse; les crachats sont opaques, verdâtres, nummulaires.

La poitrine, examinée avec soin par Tillot, le soir de l'entrée, fournit les résultats suivants : en avant, à droite et au sommet, sonorité exagérée, expiration soufflante (on ne mentionne pas les résultats de l'auscultation et de la percussion à la partie inférieure). A gauche, rien de notable à la percussion; expiration rude. En arrière, à droite, dans la fosse sus-épineuse, son normal, souffle tubaire. Dans les deux tiers inférieurs, diminution de la sonorité et absence de la respiration; souffle très étendu, râles bullaires résonnant avec un bruit métallique; égophonie. Du côté gauche, sonorité normale à la percussion; souffle tubaire dans la fosse sus-épineuse et respiration puérile dans le reste de l'étendue. La peau est chaude, le pouls très petit, vibrant, fréquent. Tous les soirs la malade éprouve un accès de suffocation. En présence de ces symptômes, Tillot crut avoir affaire à un épanchement pleurétique.

Le lendemain Oulmont examina la malade, et, trouvant que le souffle entendu à droite et en arrière avait plutôt le caractère caverneux que le caractère tubaire, que le retentissement de la voix était plutôt broncho-égophonique que franchement égophonique, s'appuyant aussi sur l'état général, pencha vers l'hypothèse d'une vaste caverne tuberculeuse occupant une partie du poumon droit.

La malade resta dans le même état jusqu'au 29 novembre, jour où la suffocation, qui ne survenait jusque-là que par accès, particulièrement le soir, devint continue.

Mort dans la nuit du 29 au 30.

Autopsie. — La cavité pleurale du côté gauche renferme un peu d'épanchement de sérosité. Le poumon gauche contient des masses ayant l'apparence de masses tuberculeuses à différents degrés.

Le poumon droit dans ses trois quarts inférieurs est d'une densité toute particulière, d'une coloration jaune-verdâtre, entrecoupée de marbrures noires qui lui donnent pour la compacité et pour la couleur l'aspect caséeux. Il ne crépite plus, et l'on ne reconnaît plus, au milieu de la substance qui remplit les canalicules bronchiques, la trame normale du tissu. Cette masse est creusée çà et là de petites cavernes; elle est friable et on peut la déchirer avec une très grande facilité. Le sommet de ce poumon est sain; il contient seulement quelques petits îlots de la matière qui a envahi les lobes inférieurs, matière qui dans ces points ressemble assez à la matière tuberculeuse.

Les ganglions bronchiques renferment également de cette même substance et paraissent tuberculeux. Le foie est d'un petit volume, sans altération de tissu. Les autres organes n'ont pas été examinés.

Réflexions. — Cette seconde observation est remarquable par l'analogie frappante qui existe entre elle et l'observation précédente. C'est le même début brusque au milieu de la santé; ce sont les mêmes symptômes initiaux, fièvre, point de côté, oppression, toux, expectoration, symptômes traités vigoureusement en ville par les saignées générales, sangsues, vomitifs, purgatifs, vésicatoires, comme on l'eût fait pour une inflammation très aiguë de la plèvre ou du poumon.

De même que dans la première observation, nous retrouvons cette émaciation rapide et tout à fait extraordinaire, la terminaison prompte et fatale en l'espace de quelques mois. Pendant la vie, nous constatons les mêmes doutes, les mêmes incertitudes dans l'esprit des savants médecins chargés de formuler un diagnostic précis. Le jour de l'entrée de la malade Tillot reconnaît l'existence d'un épanchement pleurétique, et il se fonde principalement sur l'absence de la respiration, la matité, le souffle tubaire. Oulmont incline plutôt vers l'hypothèse d'une excavation tuberculeuse. Mais ici encore une anomalie se présente : les signes de l'excavation sont perçus en un point du thorax où il n'est pas ordinaire de les rencontrer dans la phtisie.

A l'autopsie, les altérations sont identiques avec celles trouvées chez la première malade. C'est la même induration, la même friabilité, la même couleur jaune, la même atrophie des principaux éléments du poumon. Ce sont également les lobes moyen et inférieur qui sont exclusivement atteints par la pneumonie caséeuse. Les sommets sont sains et présentent à peine quelques îlots de substance caséeuse qui correspondent à des noyaux de pneumonie lobulaire.

Diagnostic. — C'est surtout d'avec la pneumonie et la pleurésie aiguë simple qu'il importe de différencier la phtisie aiguë pneumonique ; le problème est aujourd'hui des plus faciles, grâce à la recherche du bacille tuberculeux dans les crachats. Jusque-là, cette question était des plus délicates, et nous croyons devoir reproduire l'ensemble des observations minutieuses, encore utiles à connaître, au moyen desquelles on établissait ce diagnostic différentiel.

Nous écrivions à ce propos dans la 1re édition : le diagnostic de la phtisie aiguë pneumonique, relativement facile à une période un peu avancée de la maladie, soulève quelques difficultés au début.

Voici le genre d'erreurs le plus ordinairement commises. Le début brusque par un frisson suivi de fièvre, de point de côté, de toux, de dyspnée, appelle immédiatement l'attention sur la possibilité d'une affection thoracique aiguë, et en particulier de la pneumonie. Toutefois cette idée est en général promptement écartée. D'une part, en effet, les crachats tout en étant au début visqueux, n'offrent pas cette teinte rougeâtre, sanguinolente, qui est presque pathognomonique de la pneumomie franchement inflammatoire. En second lieu, les signes locaux ne sont pas complètement ceux que l'on est habitué à rencontrer dans la pneumonie. C'est ainsi que le râle crépitant est remplacé par le râle sous-crépitant, auquel succède très rapidement l'affaiblissement du murmure vésiculaire. Quant au souffle tubaire, il n'existe pas ou bien il est fugace et très peu intense ; il en résulte cette conséquence presque forcée qu'après avoir eu un moment la pensée d'une pneumonie, le praticien se rejette au bout de quelques jours sur l'hypothèse d'une pleurésie avec épanchement. L'absence de respiration et la matité surtout prononcées dans les régions inférieures survenant après quelques semaines d'une maladie aiguë caractérisée au début par un frisson, point de côté, toux, oppression, semblent devoir légitimer le diagnostic porté. Nous avons même vu des méde cins tellement sûrs de leur diagnostic qu'ils n'ont pas hésité à pratiquer la thoracentèse pour évacuer le prétendu liquide contenu dans la poitrine.

Un examen attentif de tous les symptômes, et surtout la conviction qu'il existe une forme particulière d'induration tuberculeuse, caractérisée par l'absence du murmure respiratoire, empêcheront à l'avenir de semblables méprises.

Les meilleurs caractères distinctifs seront fournis par les vibrations thoraciques. On sait que dans la pleurésie, si l'on applique la main sur le siège même de l'épanchement et qu'on fasse parler à haute voix le malade, on ne perçoit aucun retentissement vocal, aucune vibration. Dans l'induration du poumon que nous étudions en ce moment, les vibrations thoraciques sont conservées. Lorsqu'on les compare à celles du côté sain, elles peuvent être augmentées, rarement diminuées; mais même dans ce dernier cas les vibrations sont nettement perçues. C'est donc un phénomène de premier ordre, et Monneret a rendu un véritable service en insistant comme il l'a fait sur l'importance de ce signe. Dans le cas particulier, c'est presque le seul qui permette d'affirmer un diagnostic, rendu très difficile par la similitude des autres symptômes.

Nous rapprocherons des vibrations thoraciques un autre phénomène produit par les mêmes causes, nous voulons parler de la propagation des bruits du cœur, qui sont perçus avec une grande intensité dans le côté droit de la poitrine, si la lésion a atteint le poumon de ce côté.

Ces deux symptômes sont importants parce qu'ils ne manquent jamais; il n'en est pas de même de l'égophonie, du bruit *skodique* qui peuvent se rencontrer dans d'autres états morbides que la pleurésie, et qui, d'ailleurs, n'existent pas dans tous les épanchements pleurétiques.

La toux et l'expectoration pourront fournir de leur côté quelques caractères distinctifs. Ces deux phénomènes seront beaucoup plus prononcés dans la pneumonie caséeuse que dans la pleurésie. L'expectoration surtout est nulle ou presque nulle dans cette dernière maladie, tandis qu'elle est souvent abondante, jaunâtre, dans la pneumonie, même en l'absence de tout ramollissement de la matière caséeuse, à plus forte raison quand il existe une excavation pulmonaire.

La difficulté sera beaucoup plus grande lorsqu'on sera en présence de pneumonies qui, sans rien avoir de commun avec la tuberculose, se résolvent lentement, ou bien se compliquent d'un abcès pulmonaire; lorsqu'on sera en présence de ces pneumonies à répétition, où le processus phlegmasique s'étend autour du foyer primitif ou se porte sur un autre point. « C'est ici, dit Lépine, que les caractères de la fièvre peuvent être d'un utile secours. » Chaque pneumonie nouvelle, chaque poussée ou récidive aura son petit cycle qui ne ressemblera en rien au cycle indéterminé de la pneumonie caséeuse.

Dans cette dernière affection, on verra les râles sous-crépitants persévérer pendant longtemps avant de se convertir en un souffle, ce qui ne s'observera pas dans le cas contraire. Les sueurs nocturnes quelquefois profuses existent de préférence dans la pneumonie caséeuse, qui pourra s'accompagner d'hémoptysie ; cet incident lèvera tous les doutes, néanmoins les diverses considérations ne fourniront le plus souvent qu'un diagnostic approximatif (1).

Pronostic. — Il serait important, au point de vue du *pronostic*, de pouvoir déterminer si la phtisie aiguë pneumonique s'accompagne à un moment donné de poussées de granulations miliaires. « Si la fièvre, dit Jaccoud (2), est rémittente, il y a pneumonie caséeuse seule ; lorsqu'il y a des oscillations élevées, on doit supposer qu'il existe des tubercules ; dans ce dernier cas, la rémission du matin n'égale jamais celle de la pneumonie caséeuse. » Le développement de troubles laryngés fera présumer la généralisation granulique ; des signes de méningite, de péritonite, l'indiqueront comme certaine.

Dans les cas suraigus le *traitement* ne peut absolument rien. Lorsque l'évolution sera un peu plus lente et qu'on pourra espérer le passage à l'état subaigu, on combattra la fièvre par la digitale, le sulfate de quinine, on soutiendra le malade au moyen de la médication tonique, on tentera de réfréner les poussées tuberculeuses par des révulsifs *loco dolenti* (teinture d'iode, vésicatoires, cautères, pointes de feu, etc.), par l'usage interne de l'iodure de potassium.

(1) Lépine, *loc. cit.*
(2) Jaccoud, *loc. cit.*

CHAPITRE VI

PHTISIE PNEUMONIQUE CIRCONSCRITE.

Phtisie galopante. — Phtisie subaiguë.

La phtisie aiguë pneumonique sert, comme on l'a vu, de transition entre la phtisie aiguë granulique non ulcéreuse et les phtisies ulcéreuses. Dans la phtisie pneumonique aiguë, l'ulcère pulmonaire manque souvent; néanmoins il figure parfois dans le processus anatomique, mais toujours sur un plan lointain, effacé.

Dans les phtisies qui vont être décrites maintenant, l'ulcère pulmonaire va jouer un rôle prépondérant ; il est, dans la phtisie chronique, l'accident anatomique autour duquel gravitent toute une période, toute une série de symptômes ; dans la phtisie galopante, il est le lien entre les phtisies non ulcéreuses et la phtisie ulcéreuse par excellence ou la phtisie chronique. Si on compare le poumon d'un individu qui succombe à une phtisie chronique et le poumon d'un individu enlevé par une phtisie galopante, les lésions observées sont presque identiquement les mêmes ; la différence essentielle est dans le mode d'évolution : ici le processus fait en trois mois le chemin qui n'est fait là qu'en plusieurs années. Et c'est ainsi que se continue la chaîne non interrompue des diverses formes cliniques de la phtisie pulmonaire. L'aspect symptomatique va se modifier aussi. Jusqu'ici il a été question d'évolutions morbides suraiguës, de pyrexies, par intoxications ou infections, tuant plutôt par les réactions générales que par les accidents locaux, et qui, jusqu'à un certain point, justifiaient la tentative des auteurs qui, à l'exemple d'Empis, individualisaient ces formes de phtisie aiguë en une *dyscrasie*. Déjà, dans la phtisie aiguë pneumonique, les signes locaux prenaient une plus importante signification ; leur valeur va s'accroître de plus en plus dans la phtisie subaiguë ou galopante d'abord, puis dans la phtisie chronique, où ils atteignent véritablement la première place, au moins pendant la plus grande durée de la maladie. Ainsi donc dans la phtisie subaiguë le processus est déjà destructif par excellence et aboutit rapidement et nécessairement à la formation de cavernes.

Les sujets qui meurent, après avoir offert, pendant une durée de trois à six mois, quelquefois plus, les signes de la phtisie galopante, présentent des lésions multiples et variées, de telle façon qu'on peut décrire deux variétés anatomiques de la phtisie subaiguë. Dans l'une prédominent, avec des granulations isolées ou confluentes de différents âges, une broncho-pneumonie ulcéreuse et des cavernes en voie de formation rapide; dans l'autre, on trouve surtout de la pneumonie interstitielle ardoisée coïncidant avec les granulations fibreuses.

Dans la première variété, après avoir fendu le poumon dans toute sa hauteur, on aperçoit dans le lobe supérieur des cavernes ayant en moyenne les dimensions d'une noisette, communiquant avec les bronches, tapissées d'une couche grise puriforme ou pulpeuse au-dessous de laquelle il existe une zone rouge très vascularisée. Ces pertes de substance sont limitées par une zone d'hépatisation grise ou jaunâtre, et le tissu pulmonaire voisin est très rouge et un peu résistant. Les bronches sont rouges à leur surface et couvertes de pus ou de muco-pus. Les cavernes suivent la division des bronches; aussi sur une section, voit-on ces conduits un peu dilatés se continuer avec des cavernes anfractueuses qui occupent la place des divisions bronchiques terminales. (Voir planche coloriée I.)

Le lobe supérieur est en outre parsemé de masses formées par des tubercules confluents entourés de pneumonie caséeuse et dont la partie centrale est souvent en voie d'ulcération.

Les différents lobes sont unis par une pleurésie adhésive. Le lobe moyen, si l'on étudie le poumon droit, montre aussi quelques cavernes remplies de pus, plus petites et moins nombreuses que celles du lobe supérieur, des noyaux de tubercules confluents et de pneumonie caséeuse disséminés au milieu d'un tissu congestionné.

Le lobe inférieur offre à considérer, à sa partie supérieure, quelques îlots de broncho-pneumonie plus récente et des tubercules confluents, tandis qu'à sa base on ne trouve plus que des granulations tuberculeuses isolées au milieu du tissu pulmonaire rosé ou de coloration normale. La plèvre viscérale est presque toujours, par places ou sur toute son étendue, recouverte de fausses membranes fibrineuses et présente quelques granulations semi-transparentes. Il en est de même de la plèvre costale. La cavité de la séreuse contient une quantité variable de liquide séreux ou séro-purulent. Bien que les deux poumons soient altérés d'une façon analogue, l'un d'eux est habituellement plus malade que l'autre. Ce qui domine et donne à cette variété de la phtisie sa caractéristique anatomique, c'est la broncho-pneumonie suppurative, ulcéreuse et rapide qui désagrège et ramollit à la fois une série de nodules caséeux formés de tubercules et de pneumonie.

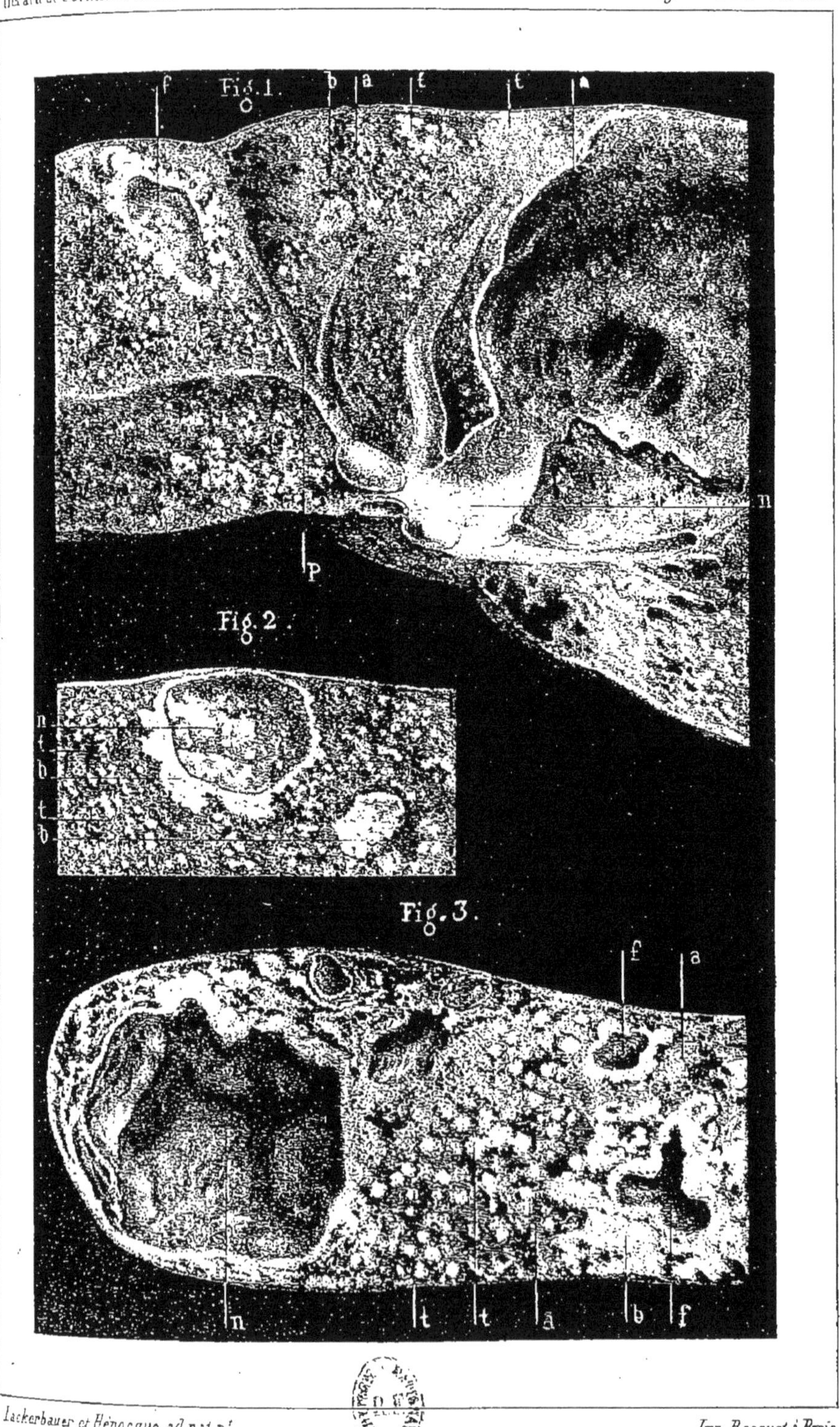

Lackerbauer et Hénocque ad nat. p.t Imp. Becquet à Paris.

Félix Alcan, Editeur.

Le tissu qui constitue les diverses masses tuberculeuses présente, sur des coupes préparées convenablement, des bacilles en nombre variable.

Dans la seconde variété, c'est surtout la pneumonie interstitielle qui accompagne les tubercules; on la rencontre tout particulièrement chez les ouvriers qui ont travaillé au milieu de poussières charbonneuses, siliceuses ou de toute autre nature. Le poumon fendu dans toute sa hauteur montre alors à son sommet une ou plusieurs cavernes de dimension variable, entourées de pneumonie interstitielle ardoisée, quelquefois aussi des nodules de pneumonie caséeuse. A la base du lobe supérieur, on observe alors des nodules durs, de la grosseur d'une noisette ou d'une petite noix, qui crient sous le scalpel et présentent à leur partie centrale un groupe de granulations plus ou moins volumineuses, rapprochées les unes des autres, semi-transparentes ou jaunâtres, pigmentées à leur circonférence et qui siègent au milieu d'un tissu dur, fibreux, également pigmenté. A la périphérie de ces îlots, la pneumonie interstitielle existe presque seule; cependant on y trouve aussi quelquefois des granulations tuberculeuses isolées, plus petites et plus récentes. La bronche qui passe au milieu d'un de ces nodules est souvent enflammée et pleine de pus; une cavernule est parfois en voie de formation à leur centre.

Le lobe moyen, soudé aux lobes supérieur et inférieur par un épaississement fibreux de la plèvre, montre quelquefois une ou plusieurs cavernules et des îlots de pneumonie interstitielle ardoisée parsemés de granulations, semblables aux précédents, mais généralement plus petits.

Dans le lobe inférieur, à sa partie supérieure, on rencontre des lobules de pneumonie interstitielle moins pigmentée, formés aussi autour d'un groupe de granulations tuberculeuses. Enfin, à la base de ce lobe inférieur, il n'existe plus que des granulations tuberculeuses isolées dans un tissu congestionné. Les granulations tuberculeuses comprises dans la pneumonie interstitielle sont le plus souvent fibreuses.

Les deux poumons sont envahis de la même façon ou bien l'un d'eux est plus altéré que son congénère. — La plèvre viscérale est généralement épaissie et fibreuse au niveau du lobe supérieur et elle adhère intimement à la plèvre pariétale et à la paroi costale. Les bronches sont fortement enflammées.

Dans ces deux variétés de la phtisie subaiguë ou galopante, les premières divisions des bronches, la trachée et le larynx sont souvent le siège de granulations développées dans la muqueuse et d'ulcérations. Les autres organes sont plus rarement atteints de granulations que dans la phtisie aiguë.

Les granulations tuberculeuses et les parois des cavernes contiennent les bacilles caractéristiques.

Pour terminer ce rapide exposé anatomo-pathologique, disons que la phtisie galopante se différencie de la phtisie pneumonique décrite dans le chapitre précédent surtout par la considération suivante : dans la première, les blocs pneumoniques sont plus circonscrits et, partant, l'évolution en est ordinairement plus longue, aboutissant ainsi au processus ulcératif.

Symptômes. — Le début de la maladie est variable, tantôt elle est la première atteinte portée par la diathèse tuberculeuse ; tantôt elle éclate dans le cours de la phtisie chronique dont elle précipite la terminaison.

Lorsqu'elle débute au milieu de la santé parfaite, l'invasion est parfois brusque, marquée par un frisson violent, comme dans la pneumonie, ou bien semblable à celle d'une bronchite simple ou d'une grippe.

Pendant un ou deux septenaires, la situation reste toujours la même. Ce qui frappe surtout pendant cette période, c'est la fièvre, fièvre vive, continue, avec exaspération vespérale caractérisée par des frissons répétés, des sueurs abondantes qui se prolongent pendant la nuit et jettent les malades dans un accablement profond. On est frappé aussi d'un amaigrissement qui s'accuse de plus en plus et progresse souvent avec une rapidité effroyable.

On constate une oppression très vive, continue, avec sensation de constriction au creux épigastrique ou à la base de la poitrine. La toux est pénible, fréquente, quinteuse, accompagnée souvent de vomissement. L'expectoration est d'abord muqueuse, aérée, blanchâtre, quelquefois un peu visqueuse ; rarement elle est sanguinolente ; un peu plus tard, elle devient jaunâtre, opaque, et le plus souvent, pendant le cours de la maladie, elle conserve ce caractère. Elle est plus ou moins abondante ; dans quelques cas elle est considérable, constituée par un liquide dans lequel nagent des matières épaisses, floconneuses, quelquefois striées de sang pur.

La percussion indique une diminution marquée de la sonorité dans une étendue plus ou moins grande d'un ou des deux poumons, surtout à la partie supérieure ; c'est rarement une matité absolue, vu l'absence de fausses membranes ou d'induration pulmonaire chronique autour des cavernes ; celles-ci ne se rencontrent guère que dans la phtisie à marche lente.

Au début, l'auscultation fait entendre des râles sibilants, crépitants ou sous-crépitants, disséminés dans une grande étendue de la poitrine, mais surtout concentrés dans les lobes supérieurs. Bientôt on n'entend plus que des râles humides, auxquels succèdent les râles cavernuleux, caverneux et le souffle caverneux. La partie inférieure du poumon est envahie à son tour et on y perçoit la même succession de bruits morbides.

Dans quelques cas, les râles caverneux apparaissent à la partie inférieure, alors qu'on n'entend encore au sommet que des râles secs. Beaucoup plus rarement, on note les symptômes de la pneumonie franche : crachats visqueux, sanguinolents, râle crépitant fin, souffle tubaire, remplacés plus tard par les râles humides et le souffle caverneux.

D'un autre côté, l'état général s'aggrave de plus en plus ; l'inappétence est complète ; la langue se sèche ; il y a de la diarrhée. Le ventre est légèrement tendu ; on trouve une augmentation du volume du foie, quelquefois de la rate. Les règles se suppriment. La phlegmasia alba dolens, le muguet peuvent assombrir encore les derniers jours de la maladie qui se termine dans le marasme le plus complet.

Si la maladie revêt l'aspect typhoïde, comme il arrive souvent pour la phtisie aiguë, la mort survient alors au milieu du délire.

La maladie dure en moyenne de deux à trois mois ; elle peut durer plus longtemps. Entre la phtisie galopante, qui dure de trois à six mois, et la phtisie chronique proprement dite se placent de nombreux cas intermédiaires.

Les observations suivantes vont nous montrer la maladie sous ses divers aspects.

Obs. IX. — *Phtisie galopante, à début brusque.* — La nommée J... (Louise), âgée de dix-neuf ans, est entrée à l'hôpital Lariboisière le 22 septembre 1865 (salle Sainte-Élisabeth, n° 27). Cette jeune fille ne connaît dans sa famille aucune personne qui ait été atteinte d'affection de poitrine. Elle-même n'était pas sujette à s'enrhumer, et avait joui jusque dans ces derniers temps d'une excellente santé.

Elle a commencé à tousser il y a deux mois. Elle attribue sa maladie à la fatigue d'un déménagement, à l'habitation dans un logement froid et humide, et à une imprudence qu'elle a commise à cette époque en buvant de l'eau très froide, le corps étant en sueur. Quoi qu'il en soit, le premier phénomène qui se manifesta fut un frisson suivi de fièvre ardente. Presque en même temps survinrent de la toux sans expectoration, de l'oppression, une douleur à la base de la poitrine, surtout marquée au creux épigastrique, de l'inappétence, une soif vive, de la courbature générale, tout le cortège, en un mot, des symptômes qui annoncent le début d'une affection thoracique aiguë grave (pneumonie ou pleurésie). Au bout de quelques jours, la malade se plaignit d'une douleur vive à la partie antérieure de la cuisse et au mollet gauche, douleur bientôt accompagnée d'œdème du membre inférieur. Il s'y joignit un peu de diarrhée.

La malade se décida alors à entrer à l'hôpital le 22 septembre. Elle était dans l'état suivant : Face pâle, amaigrie, traits altérés ; expression de tristesse et de profonde souffrance; anhélation extrême; 40 respirations par minute; position assise dans le lit; pouls fréquent, à 125; peau modérément chaude; fièvre continue, avec redoublement marqué le soir; inappétence absolue; quelques vomissements dans la toux; diarrhée, toux fréquente, pénible, accompagnée de douleurs à la base de la poitrine, des deux côtés; expectoration peu abondante de crachats composés d'une partie blanche aérée et d'une partie jaunâtre opaque, sans traces de sang.

A la percussion, en avant et en arrière du côté gauche, diminution du son dans les deux tiers supérieurs du poumon; à droite, diminution légère au sommet; son à peu près normal dans le reste de l'étendue.

A l'auscultation, en avant et à gauche, sous la clavicule, souffle caverneux un peu métallique avec léger gargouillement. Plus bas, dans toute la hauteur, râles sous-crépitants s'entendant presque exclusivement dans l'inspiration et mélangés de ronchus sonores, sibilants et ronflants, perçus, au contraire, surtout dans l'expiration. A droite, faiblesse de la respiration, quelques râles sous-crépitants, sifflements et ronflements dans toute la hauteur, principalement dans l'expiration. En arrière, à gauche, souffle caverneux et râle caverneux au sommet; plus bas, râle sous-crépitant, surtout à la base; ronchus sonores dans la plus grande partie du poumon gauche. A droite, râle sous-crépitant dans la fosse sus-épineuse, inférieurement quelques râles sous-crépitants et sibilants moins prononcés qu'à gauche.

La malade se plaint beaucoup de la douleur et du gonflement œdémateux qui, après avoir disparu à peu près complètement pendant une semaine, ont reparu avec une intensité nouvelle au membre abdominal gauche. Les veines sous-cutanées se dessinent et donnent une teinte bleuâtre à la jambe qui contraste par sa couleur et son volume avec le membre du côté opposé, pâle et émacié comme le reste du corps. Les menstrues ont été complètement supprimées depuis le début de la maladie. Les urines sont épaisses, peu abondantes, et ne contiennent ni sucre ni albumine.

Pendant son séjour à l'hôpital qui a duré un mois, la malade a présenté à peu près les mêmes symptômes du côté de la poitrine, si ce n'est que les râles cavernuleux et caverneux ont envahi une portion de plus en plus étendue du poumon gauche, et se sont manifestés au sommet du poumon droit. L'oppression a été en augmentant. La toux et l'expectoration n'ont pas varié. Jamais nous n'avons observé de crachats sanguinolents ni sanglants. Dans les dernières semaines, la malade s'est beaucoup plainte d'une douleur aiguë pleurétique au côté gauche de la poitrine. La fièvre a persisté, continue avec redoublements le soir. La langue, sèche et rouge, s'est couverte de muguet. Un léger délire s'est déclaré, et la malade a succombé le 24 octobre après trois mois de maladie.

Autopsie (voy. planche coloriée II). — La plèvre gauche est épaissie, tapissée à sa surface pariétale et viscérale par des dépôts fibrineux, sous forme de membranes ou de petites villosités saillantes. Au milieu des produits inflammatoires, on découvre quelques granulations tuberculeuses. Le poumon est induré dans toute son étendue, excepté à la partie supérieure, où l'on remarque un affaissement notable déterminé par la présence d'une excavation. Une coupe de l'organe montre en effet dans le lobe supérieur deux cavernes à parois très minces, jaunâtres. Tout autour et dans les parties situées au-dessous, le tissu est hépatisé, dense, plongeant au fond de l'eau. La couleur de la surface de section est grise, piquetée de points noirs. Sur ce fond homogène tranchent des îlots d'un gris plus opaque, légèrement saillants, au milieu desquels on aperçoit à l'œil nu de petites nodosités grisâtres que le microscope démontre être des granulations tuberculeuses. Sur une coupe du lobe inférieur on a une apparence à peu près analogue. On remarque une coloration grise uniforme sur laquelle se détachent des granulations tuberculeuses saillantes et des îlots jaunâtres un peu plus volumineux. Au centre de ce tissu existe une caverne de la grosseur d'une noisette à parois tapissées de détritus grisâtres, séparée seulement par la plèvre de la cavité séreuse. A la partie inférieure de cette caverne, le tissu pulmonaire est homogène, lisse, jaunâtre et friable (pneumonie caséeuse type). On rencontre plusieurs îlots de pneumonie analogues dans diverses parties de ce lobe inférieur.

La plèvre droite est adhérente par un tissu cellulaire lâche. On ne découvre aucune granulation. La surface du poumon est irrégulière, bosselée au sommet. Une coupe pratiquée dans le sens longitudinal montre vers le milieu du lobe supérieur de petits îlots gris, tachetés de noir, dont la surface de section est sèche, luisante, finement granuleuse. Ces îlots de pneumonie tuberculeuse ont la grosseur environ d'un petit pois; leurs bords ne sont pas très bien limités ; ils sont friables, quelques-uns sont ramollis. Dans le tiers supérieur existe une caverne qui communique largement avec une bronche assez volumineuse (2e division de la bronche), et présente à sa surface des débris grisâtres, adhérents, semblables, comme aspect, à la pneumonie tuberculeuse ci-dessus décrite. Dans le lobe inférieur, on ne constate aucune altération, si ce n'est une congestion légère.

L'examen microscopique démontre que les îlots grisâtres, un peu saillants qui tranchent sur le fond gris rosé et tacheté de noir du poumon sont formés par des granulations tuberculeuses et de la pneumonie. Il y a beaucoup de granulations tuberculeuses, de grosseurs différentes, isolées ou agglomérées, caractérisées par leurs éléments très petits, non granuleux et très nets. Autour d'eux, les alvéoles pulmonaires sont remplis plus ou moins par de grandes cellules épithéliales, des cellules sphériques à un seul noyau (corpuscules muqueux) ou des leucocytes. Les petites bronches contiennent les mêmes éléments.

Le larynx et la trachée sont sains. Le foie est volumineux, à bords épais, mousses; il est en dégénérescence graisseuse. La rate est grosse. Les reins sont congestionnés. L'intestin présente une hypérhémie générale et une hypertrophie des follicules dont plusieurs sont ulcérés à leur centre. L'utérus offre les traces d'une pelvi-péritonite ancienne ayant déterminé des adhérences.

Cette observation nous montre la phtisie galopante sous une de ses formes les plus redoutables. La maladie se développe au milieu d'une santé parfaite. Le début en est brusque, marqué par un frisson violent, comme celui de la pneumonie aiguë. Seulement cette pneumonie a des caractères particuliers. Elle est envahissante, progressive ; elle atteint les deux poumons presque simultanément, et au lieu de tendre vers la résolution, comme l'inflammation franche, elle parcourt les diverses phases de la pneumonie tuberculeuse lobaire et lobulaire, c'est-à-dire qu'elle subit la dégénération granulo-graisseuse, à laquelle succèdent promptement le ramollissement et l'ulcération des tissus.

Dans l'observation qui suit, le début est moins brusque, mais cette bénignité relative n'est que momentanée et l'œuvre de destruction s'accomplit avec une égale rapidité.

Obs. X. — *Phtisie galopante à début lent.* — Au n° 30 de la salle Saint-Landry est couché le nommé M... (Pierre), âgé de vingt ans, cuisinier, entré à l'hôpital Lariboisière le 25 avril 1865.

Ses parents vivent encore et se portent bien. Lui-même ne se rappelle aucune maladie, à l'exception de la rougeole. Il ne présente et n'a jamais présenté aucun symptôme de scrofule. Il exerce depuis cinq ans la profession de cuisinier en province et n'est venu à Paris que depuis quelques semaines.

La maladie qui l'amène à l'hôpital a commencé à la fin de février 1865, le lendemain d'un jour où il avait longtemps joué dans la neige avec ses camarades et s'était refroidi. Le premier phénomène qui parut fut la toux, presque immédiatement suivie d'un crachement de sang (environ un verre). Ce crachement de sang dura pendant deux jours. C'est alors que se sentant à peu près remis de cet accident, il vint à Paris. Il loua un petit cabinet sans air, sans lumière, et entra comme aide chez un restaurateur de la rue de Rambuteau. Au lieu de se rétablir, il continua, tout en travaillant, à tousser et à expectorer quelques crachats blanc verdâtre, aérés ; bientôt il perdit l'appétit et les forces, maigrit notablement, éprouva des sueurs nocturnes et se décida alors à entrer à l'hôpital.

La figure est extrêmement pâle, ce que nous attribuons à la maladie ; mais beaucoup aussi à sa profession. Quoique conservant encore un certain embonpoint, il prétend avoir considérablement maigri depuis deux mois ; il se plaint d'une faiblesse extrême. L'inappétence est absolue ; la langue est rouge sur les bords et à la pointe ; on ne constate ni diarrhée ni vomissements ; la peau est chaude ; le pouls est à 120, la voix légèrement enrouée. Oppression vive, toux continuelle, fatigante ; expectoration abondante de crachats jaune verdâtre opaques ; pas de point de côté, mais percussion du thorax généralement douloureuse.

En avant, sous les deux clavicules, obscurité du son très notable ; en arrière, la diminution du son est plus marquée à gauche. L'auscultation fait entendre dans les deux côtes de la poitrine, en avant et en arrière, des râles sibilants et sous-crépitants qui masquent le murmure respiratoire. Ces râles sont plus prononcés dans les parties supérieures que dans les parties inférieures, plus à gauche qu'à droite ; en certains points les râles sous-crépitants sont humides.

Les jours suivants, l'état du malade s'aggrave; la fièvre est plus vive; la peau est brûlante; 120 pulsations par minute, développées, mais dépressibles; la langue est rouge, le sentiment de prostration de plus en plus marqué; la toux est incessante; les crachats très abondants sont constitués par une partie jaune opaque nageant dans une sérosité louche. Les phénomènes stéthoscopiques sont encore plus prononcés que les jours précédents. A gauche, en avant, râles sibilants et sous-crépitants dans toute la hauteur du poumon; en bas, quelques-uns sont très humides et donnent à l'oreille la sensation du râle caverneux. En arrière les râles sibilants sont plus aigus, les râles sous-crépitants plus fins. C'est un mélange de râles crépitants et de râles sous-crépitants secs, surtout perçus dans l'inspiration. A droite, en avant, respiration soufflante, peu de râles; en arrière, râles sibilants et sous-crépitants, surtout marqués au sommet.

Il est inutile d'énumérer jour par jour des symptômes qui ont très peu varié. Nous nous bornerons à dire que l'état général a été constamment s'aggravant. La fièvre a persisté avec la même intensité; le pouls restant fréquent et la peau très chaude, sans que jamais le visage, du moins le matin, au moment de la visite, devînt rouge, injecté. La toux a été un phénomène dominant et des plus pénibles pour le malade. Les crachats n'ont jamais été visqueux ni sanguinolents; ils ont toujours présenté les caractères décrits plus haut et ont été mélangés à diverses reprises d'un peu de sang pur. Nous n'avons constaté ni délire, ni épistaxis, ni ballonnement du ventre, ni douleur dans la fosse iliaque. Jamais de diarrhée.

La percussion a fourni un son de plus en plus obscur non seulement au sommet des poumons, mais dans toute l'étendue de la poitrine, particulièrement du côté gauche.

Les signes stéthoscopiques se sont très peu modifiés. Ils ont toujours consisté en un mélange de râles crépitants, sous-crépitants, ronflants et sibilants. Dans certains points surtout en avant et à gauche, ils sont devenus de plus en plus humides et tout à fait semblables à un petit gargouillement. En arrière et à droite, nous percevons, dans les derniers jours, du souffle et du râle caverneux dans un point limité.

Malgré un traitement actif, mort le 12 mai.

Autopsie. — Les plèvres pariétale et viscérale n'ont pas contracté d'adhérences, excepté au sommet gauche où ces adhérences sont légères.

Le poumon droit présente à sa partie antérieure quelques soulèvements emphysémateux. Il est induré dans sa presque totalité; sa densité rappelle celle d'une pneumonie fibrineuse. Une coupe de l'organe donne issue à une grande quantité d'un liquide rougeâtre. Des granulations tuberculeuses existent au milieu de l'hépatisation. Au lobe supérieur, on remarque plusieurs petites excavations, dont quelques-unes contiennent encore dans leurs parois des débris de matière caséeuse. A la partie tout à fait inférieure existe simplement de la congestion avec quelques granulations.

Le poumon gauche présente à sa surface des inégalités et des colorations diverses qui proviennent tantôt de l'emphysème, tantôt des masses caséeuses qui soulèvent la plèvre. Tout le poumon est converti en un tissu induré et ramolli par places, véritable pneumonie passée dans certains points à l'état caséeux; le tissu est dans d'autres points comme œdi matié. En avant et en bas, là où nous percevions une sorte de ga gouillement, le parenchyme est mollasse, et le liquide qui s'en écoule e louche, puriforme. Des granulations existent en grand nombre dans poumon.

L'examen microscopique montre dans les masses hépatiques des alvéol pulmonaires remplis par des cellules très volumineuses, mesurant 0mm,012 à 0mm,015, possédant un ou plusieurs noyaux, souvent vésiculeu et contenant des granulations graisseuses. Plusieurs noyaux sont en voie division. Ces gros éléments sont prédominants, mais il existe aussi de v ritables leucocytes plus ou moins granuleux.

Les granulations saillantes, demi-transparentes ou jaunâtres, que l' voit à l'œil nu dans les parties hépatisées, sont exclusivement formées petits noyaux mesurant 0mm,005 à 0m ,006 et de rares fibres élastiques. sont de vraies granulations tuberculeuses. Dans le lobe inférieur droit c granulations tuberculeuses se trouvaient seules, comme nous l'avons d isolées au milieu du tissu pulmonaire normal ou simplement congestionn Ces granulations étaient assez grosses, saillantes, demi-transparentes opaques. Elles occupaient la place de plusieurs alvéoles, comme le prouv la présence de nombreuses fibres élastiques trouvées dans chaque gran lation.

Cette observation présente de grandes analogies avec l'observati qui précède, si ce n'est que le début a été moins violent, et plutôt cel d'une bronchite que d'une pneumonie; mais, au fond, les symptôm notés pendant la vie et les lésions constatées après la mort étaient l mêmes, seulement moins avancées chez le second malade. Ce n'est effet que dans les derniers jours que nous avons perçu à l'un des som mets du souffle caverneux et du gargouillement. Cette circonstance e pu rendre le diagnostic un peu difficile si le crachement de sang, q a marqué le début de la maladie, si le caractère de l'expectoration la gravité des symptômes généraux n'avaient immédiatement révé la nature tuberculeuse des broncho-pneumonies reconnues penda la vie.

Obs. XI. — *Phtisie galopante survenant dans le cours d'une phtisie ch nique.* — Le 14 mars 1865 entrait à l'hôpital Lariboisière, salle Saint-La dry, n° 31, le nommé G..., âgé de dix-huit ans, né de père et mère bien p tants. Ce jeune garçon avait habité la campagne jusqu'à l'âge de neuf a à cette époque il vint à Paris et au bout de quelques années entra en prentissage chez un bijoutier. Cet apprentissage fut pour lui extrêmem rude. Mal nourri, mal logé, il restait constamment assis, travaillant to la journée au chalumeau devant un bec de gaz.

Quoique sa santé eût été fort ébranlée par les mauvaises conditions h giéniques dans lesquelles il s'était trouvé placé, cependant il n'avait pas sérieusement malade et ne toussait pas, lorsque vers le mois de mai 18 en faisant de la gymnastique, il reçut dans le dos un coup tellement violent qu'il fut pris de tremblement général du corps et faillit se trouver mal. Dans la nuit il rendit par la bouche environ un verre de sang en plusieurs fois.

Les semaines qui suivirent cet accident se passèrent assez bien, sans symptôme particulier, puis il commença à tousser, eut un peu de fièvre et dès lors la toux ne cessa plus. Il continua à travailler jusqu'au mois de septembre, époque à laquelle l'aggravation de la fièvre et de la toux auxquelles s'étaient joints de l'amaigrissement, des sueurs nocturnes, la perte des forces et de l'appétit le forcèrent à entrer à l'hôpital de la Pitié. Il y resta environ un mois et demi et en sortit notablement amélioré, à tel point qu'il put reprendre ses occupations.

Au bout de quelques mois les accidents reparurent et il fut admis à l'hôpital Lariboisière (salle Saint-Landry, n° 31) le 14 mars 1865.

Nous constatâmes, au moment de son entrée, tous les signes d'une phtisie chronique limitée au poumon droit et à la partie supérieure de ce poumon : matité au sommet, râles sous-crépitants humides et léger gargouillement, respiration soufflante à la partie inférieure, respiration rude du côté gauche sans diminution du son, sans bruits anormaux. La toux était modérée, l'expectoration médiocrement abondante, la fièvre peu accusée ; le malade avait de l'appétit et restait levé une grande partie de la journée.

Vers le commencement d'avril, sans cause appréciable, les symptômes s'aggravèrent tout à coup; la fièvre s'alluma, elle fut vive et continue, le malade se plaignit d'une grande faiblesse, d'oppression ; la toux devint plus fréquente, plus douloureuse; l'expectoration ne changea pas de caractère, mais les crachats furent plus abondants. En même temps l'amaigrissement en quelques jours fit de rapides progrès.

L'examen de la poitrine nous démontra que les lésions s'étaient étendues du côté droit, et que le poumon gauche commençait à se prendre également. Dans les points qui jusque-là nous avaient paru indemnes ou à peu près, nous percevions des râles sous-crépitants plus ou moins secs, mélangés de râles ronflants et sibilants. Nous pûmes ainsi suivre, pour ainsi dire, jour par jour l'envahissement rapide de la majeure partie des deux poumons par la pneumonie catarrhale et caséeuse. Les lésions anciennes avaient pendant ce temps subi une accélération dans leur marche, jusque-là fort lente.

Le 21 avril, quelques jours avant la mort, trois semaines environ après le début des accidents aigus, nous constatâmes l'état suivant : amaigrissement considérable, inappétence absolue, diarrhée, léger muguet sur la muqueuse buccale, fièvre vive (125 pulsations, peau brûlante), toux incessante, expectoration très abondante de crachats jaune verdâtres, opaques, ni sanguinolents ni sanglants, oppression forte (55 respirations par minute); douleur du côté gauche au-dessous du sein.

Par la percussion en avant, matité à droite dans presque toute la hauteur, à gauche simple obscurité.

A l'auscultation, dans la moitié supérieure droite, souffle caverneux et gargouillement; dans la moitié inférieure, râles sous-crépitants humides râles cavernuleux, râles ronflants et sibilants. A gauche, respiration soufflante au sommet, râles sibilants surtout dans l'expiration ; plus bas, au niveau de la douleur, râles sous-crépitants humides.

En arrière, diminution du son dans toute la hauteur du côté droit ; à gauche, son à peu près normal.

A l'auscultation, râles sous-crépitants humides et léger gargouillement dans la plus grande étendue du poumon droit, souffle caverneux au sommet moins prononcé qu'en avant. A gauche, quelques râles ronflants et sous-crépitants humides disséminés, léger gargouillement par places.

L'*autopsie* nous montra les lésions suivantes : les plèvres costale et pulmonaire du côté droit sont très adhérentes dans toute leur étendue. Le poumon est volumineux, induré, pesant ; il présente à une coupe faite à la partie antérieure une excavation au sommet pouvant contenir une grosse noix. Un peu au-dessous dans le lobe supérieur existent un certain nombre de cavernules creusées au centre d'un tissu induré, en pneumonie catarrhale et caséeuse (ces dernières par petites masses) ; plus bas, dans la moitié inférieure, les excavations sont plus rares, mais on trouve de nombreux noyaux caséeux disséminés, quelques-uns du volume d'un pois, d'autres de la grosseur d'une forte tête d'épingle. Au milieu de ces parties hépatisées se rencontrent un grand nombre de granulations grises ou jaunâtres, qui se distinguent à l'œil nu, et mieux encore au microscope, des petites masses caséeuses précédemment décrites.

Sur une coupe postérieure se remarquent les mêmes lésions ; seulement les petites excavations creusées dans le tissu hépatisé sont moins nombreuses qu'en avant. Tout à fait à la base le parenchyme est simplement congestionné, et renferme quelques granulations.

Au poumon gauche, les adhérences sont beaucoup moins étendues que du côté droit ; elle n'existent qu'en arrière et à la partie supérieure. En avant, on observe quelques fausses membranes, molles, indices de la pleurésie récente qui s'était traduite dans les derniers jours de la vie par un point de côté fort douloureux. Le poumon est beaucoup moins volumineux, moins dur que celui du côté opposé. Une coupe faite à la partie antérieure démontre l'existence d'une petite caverne au sommet et de noyaux de pneumonie catarrhale et caséeuse disséminés dans toute la hauteur du poumon au milieu d'un tissu congestionné. A la partie postérieure, même état, seulement induration pneumonique plus étendue et plus prononcée qu'en avant. Le poumon gauche présente, comme le poumon droit, un assez grand nombre de granulations parfaitement reconnaissables.

La muqueuse bronchique est injectée et un peu épaissie. Les ganglions bronchiques et surtout les ganglions mésentériques sont augmentés de volume et offrent une partie jaunâtre caséeuse et une partie rouge enflammée. Le foie commence à subir la dégénérescence graisseuse. De nombreuses ulcérations se remarquent sur l'intestin.

Dans cette observation le passage de la forme chronique à la forme aiguë, autrement dit, le développement de la broncho-pneumonie envahissante s'est opéré en quelque sorte sous nos yeux. Quant à dire pourquoi la lésion s'est subitement étendue à une grande partie des poumons de manière à précipiter la marche jusque-là lente de la maladie, nous l'ignorons absolument, tout comme nous ignorons pourquoi la forme aiguë se montre chez certains individus de préférence à la forme chronique. Il est probable que ces différences tiennent surtout à des conditions individuelles difficiles à déterminer.

Diagnostic. — Le diagnostic aujourd'hui ne présente aucune difficulté quand on peut pratiquer l'examen convenable des crachats; même en dehors de cette constatation il est encore généralement facile. D'une part, le sang, la toux, l'expectoration, la dyspnée appellent immédiatement l'attention sur la poitrine. D'autre part, la présence de phénomènes sthéthoscopiques tout à fait caractéristiques à la partie supérieure d'un ou des deux poumons ne peut laisser le moindre doute sur l'existence d'une tuberculose. En dernier lieu, la rapidité avec laquelle se sont développés les accidents, la nature et l'étendue des signes fournis par l'auscultation, viennent indiquer l'espèce particulière de phtisie.

Cependant on pourrait, au début, penser qu'il s'agit d'une bronchite capillaire, d'une pneumonie, d'une broncho-pneumonie simples.

La concentration des râles au sommet, les caractères négatifs de l'expectoration, la présence du sang pur au milieu des crachats, les hémoptysies antérieures, les antécédents héréditaires, indiqueront l'évolution de lésions pulmonaires d'origine tuberculeuse.

Avant les manifestations du ramollissement caséeux, on pourrait prendre encore la phtisie subaiguë pour une phtisie granuleuse aiguë à forme de bronchite, de bronchite capillaire ou de broncho-pneumonie. En dehors des accidents généraux, d'ordinaire plus accentués dans la phtisie aiguë, et des signes qui indiquent la dissémination des tubercules, l'évolution des lésions pulmonaires dans la phtisie galopante sera significative. Au début, elles sont le plus souvent bornées à la partie supérieure du poumon, et ce n'est que successivement que les autres parties sont envahies. D'ailleurs, l'hésitation ne sera pas de longue durée : tandis que dans la phtisie aiguë les signes stéthoscopiques varient peu et consistent presque exclusivement en râles sibilants et sous-crépitants, dans la phtisie galopante, les râles humides succèdent rapidement aux râles secs dans divers points de la poitrine, surtout vers les sommets ; puis bientôt les râles sous-crépitants humides sont eux-mêmes remplacés par les râles cavernuleux, en même temps qu'on suit, pour ainsi dire, les mêmes symptômes dans leur envahissement progressif des lobes inférieurs des poumons.

Quand la phtisie galopante donne les signes stéthoscopiques de la pneumonie lobaire, on ne la distingue de la phtisie aiguë pneumonique que par l'intensité moindre des phénomènes généraux, la lenteur relativement plus grande de l'évolution, par l'apparition rapide des signes de l'excavation pulmonaire.

Le diagnostic est beaucoup plus difficile lorsqu'on a affaire à des vieillards; chez eux, l'examen stéthoscopique est souvent à peu près négatif, et la broncho-pneumonie s'accompagne volontiers de symptômes généraux graves et prend une allure traînante ; la difficulté est telle que Durand-Fardel cite des observations dans lesquelles l'autopsie seule a montré qu'il s'agissait de phtisie galopante.

Des noyaux cancéreux disséminés dans les poumons donnent lieu, dans quelques cas, à des symptômes généraux et locaux qui ont la plus grande analogie avec ceux de la tuberculisation galopante. Un des faits les plus remarquables en ce genre a été recueilli à l'hôpital Lariboisière dans le service d'Oulmont, qui a bien voulu nous communiquer l'observation du malade.

Obs. XII. — Cette observation est relative à un homme âgé de vingt-huit ans entré le 6 mars 1865, dans la salle Saint-Charles, n° 16, pour une névralgie sciatique du membre abdominal gauche. Cette névralgie avait cédé à l'usage des bains sulfureux et le malade se disposait à quitter l'hôpital, lorsqu'il fut pris tout à coup, sans cause appréciable, des symptômes d'une fièvre catarrhale : fièvre intense, courbature générale, coryza, toux, douleurs thoraciques vagues, gêne de la respiration, inappétence, langue blanche, diarrhée. L'auscultation fit entendre dans les premiers jours de nombreux râles ronflants et sibilants disséminés dans les deux poumons. Ces râles ne tardèrent pas à se transformer en râles sous-crépitants qui furent perçus également dans toute la hauteur de la poitrine, tant en avant qu'en arrière. Les phénomènes stéthoscopiques n'ont pas varié pendant tout le temps de la maladie, si ce n'est que les râles sous-crépitants sont devenus de plus en plus humides. Dans les derniers jours, on a constaté de la submatité dans tout le côté gauche du thorax surtout à la partie postérieure et supérieure.

Pendant près d'un mois que la maladie a duré, la fièvre a été vive, continue ; les transpirations abondantes ; l'affaiblissement s'est de plus en plus prononcé, l'amaigrissement a fait de rapides progrès, l'appétit a toujours été complètement nul, la diarrhée a été persistante, les crachats n'ont jamais été différents de ceux qui existent dans la bronchite, la face a toujours présenté une pâleur considérable et quelquefois une expression d'égarement. Au milieu de tous ces phénomènes, l'intelligence s'est conservée intacte jusqu'au dernier jour; à peine un peu de délire calme s'est-il montré quelques heures avant la mort qui est survenue le 12 juin.

A l'autopsie, on a trouvé des masses cancéreuses dures, quelques-unes en voie de ramollissement dans les deux poumons, surtout au poumon gauche. La plus volumineuse était située de ce côté, vers l'angle de l'omoplate, et plus près du bord postérieur que de la face antérieure ; les bronches étaient injectées.

Des masses cancéreuses existaient dans plusieurs autres organes, les reins et le pancréas. L'intestin était sain.

Cette observation est assurément bien remarquable. En moins d'un mois un cancer s'est développé dans les poumons et a amené la mort. En présence des symptômes ci-dessus mentionnés, quel est le médecin qui aurait pu songer à une maladie autre que la phtisie aiguë galopante? Comment supposer surtout qu'il se fût agi d'un cancer pulmonaire qui ne s'était révélé par aucun signe particulier, alors que ce cancer est si rarement observé sous la forme indiquée dans l'observation ?

Le *pronostic* de la phtisie galopante est évidemment des plus graves, relativement moins grave que celui de la phtisie aiguë, puisqu'il est possible que le processus tuberculeux subisse un temps d'arrêt, que la phtisie subaiguë se transforme en quelque sorte en phtisie chronique, et puisque cette phtisie chronique permet toujours d'espérer, sinon une guérison, du moins une rémission plus ou moins durable : en un mot, il est permis de supposer, au début d'une phtisie subaiguë, que l'évolution n'ira pas toujours du même pas, et qu'en réalité on est en présence d'une phtisie qui, débutant d'une façon aiguë, passera à l'état chronique. Aussi est-il permis de ne pas désespérer du *traitement*, de compter que, modérant le processus, suspendant l'envahissement, il fournira le bénéfice relatif de la transformation en forme chronique.

On devra insister sur les révulsifs ; les ventouses, les vésicatoires, les cautères même suffisamment répétés rendront d'utiles services. Le tartre stibié a été aussi préconisé. Fonssagrives l'a administré à dose rasorienne, 20 à 30 centigrammes dans une potion de 120 grammes qui contiendra 20 à 30 grammes de sirop diacode, destiné à en faciliter la tolérance. Cette potion sera donnée toutes les heures ou toutes les deux heures par cuillerées, pendant une quinzaine de jours environ. Pendant les quatre premiers jours, l'alimentation ne devra consister qu'en bouillons, potages d'abord, puis en œufs, poisson. A partir du cinquième jour, le malade mangera à son appétit, et on pourra voir des malades prendre chaque jour 25 centigrammes de tartre stibié en même temps qu'une alimentation copieuse sans en éprouver la plus petite nausée, le plus léger malaise. Lorsque le mouvement fébrile décroît sous l'influence de 10 à 20 potions, on réduit à moitié la quantité d'émétique, et l'on continue ainsi pendant un temps variable, assez ordinairement double de celui pendant lequel la potion du début a été prescrite. Enfin on arrive à abaisser cette dose à 0,05 par jour, et le malade peut la continuer pendant des mois entiers. Avec cette médication nous avons été assez heureux pour enrayer la marche de phtisies galopantes qui menaçaient d'être promptement funestes. Quand la tolérance a de la peine à s'établir, on emploiera la méthode de Bernardeau (de Tours), qui consiste à donner l'émétique à doses très réfractées (*Bulletin de thérapeut.*, 1846). Pour cela on mélange 5 centigrammes à 90 grammes d'eau; on ajoute chaque jour une cuillerée de cette solution à un litre d'eau ou de vin, que le malade prend dans la journée aux repas.

Le tartre stibié agirait comme contro-simulant, comme résolutif.

L'infusion de digitale à la dose de 50 centigrammes à 1 gramme de poudre de digitale pour une potion de 120 grammes nous a paru dans plus d'un cas modérer le mouvement fébrile.

La médication tonique sera employée concurremment avec les révulsifs et l'administration du tartre stibié ou de l'infusion de digitale.

II

PHTISIE CHRONIQUE

La phtisie chronique c'est la phtisie proprement dite; c'est la forme la plus commune de la tuberculose pulmonaire, celle qui répond à la description magistrale d'Arétée et aux magnifiques études de Laënnec; celle qui justifie le mieux le mot de phtisie. Il est hors de doute que l'organisme humain, d'une façon générale, résiste à l'invasion tuberculeuse, que d'ordinaire il échappe à l'imprégnation rapide et complète par le bacille spécifique, que le plus souvent celui-ci, empêché dans sa marche sur ce terrain peu propice, ne prolifère que lentement, qu'imparfaitement, limitant ainsi l'influence nuisible de son évolution.

Transplantée chez l'homme, relativement réfractaire, soit originellement, soit par inoculations successives, la tuberculose, si virulente dans d'autres espèces, s'atténue pour ainsi dire et affecte de préférence la forme locale. La phtisie pulmonaire chronique, c'est avant tout la tuberculose locale du poumon; elle est surtout locale pour la raison que nous venons de dire; elle est de toutes les tuberculoses locales la plus fréquente en vertu des conditions si favorables que le poumon offre à l'absorption du germe infectieux.

La phtisie pulmonaire, telle que nous l'entendons ici, est tellement atténuée dans sa virulence que son histoire est bien moins à faire avec ce qui est propre au bacille lui-même qu'avec les lésions qui l'accompagnent et en dépendent, avec les processus phlegmasiques et ulcératifs de voisinage.

L'agent spécifique détermine ici plutôt un traumatisme qu'une infection, et l'ulcération tuberculeuse devient la clef principale de la phénoménologie. Laënnec l'avait déjà parfaitement compris, et dans bon nombre de ses observations, ulcère du poumon est le synonyme préféré de phtisie pulmonaire (p. **384** à **394**).

Dans la tuberculose aiguë, le germe infectieux se répand, pullule abondamment partout et tue plus encore par la généralisation que par l'intensité de son action de contact. Dans la phtisie chronique il ne se développe plus à la façon des plantes qui *tracent*, mais comme les plantes qui *pivotent;* il végète dans un point donné, creuse dans la même direction, concentrant et ne manifestant que par des poussées plus ou moins lentes, plus ou moins successives, sa vie parasitaire.

La phtisie aiguë était caractérisée anatomiquement par la présence dans les poumons de granulations grises disséminées çà et là, ou d'agglomérations tuberculeuses massives, développées autour des bronchioles, toutes les lésions offrant le caractère commun de ne point entraîner l'ulcération de l'organe. La congestion pulmonaire, l'emphysème aigu, un certain degré de pneumonie catarrhale, étaient, en dehors des lésions de généralisation tuberculeuse dans les autres organes, les seules altérations de quelque valeur qu'on eût à signaler.

Dans la phtisie subaiguë ou galopante, l'évolution morbide étant moins rapide, les agglomérations tuberculeuses péribronchiques aboutissaient à l'ulcération ; mais il ne s'agissait guère ici que de cavernes acineuses, tout au plus lobulaires, dont la durée éphémère explique le rôle relativement effacé.

D'ailleurs, les masses tuberculeuses n'étaient point les seules spécifiques; le tissu intermédiaire était parsemé, dans des proportions variables, de granulations grises, écloses sous l'influence directe de la diathèse, ou émanées des agglomérations péribronchiques par une sorte d'infection secondaire.

Ici déjà l'affection se limitait plus exactement aux poumons, et la tuberculose concomitante des autres organes perdait son importance.

Dans la phtisie chronique, la tuberculose se concentre encore plus profondément dans les poumons et s'y développe, grâce à la lenteur de l'évolution, avec toutes les modalités possibles de sa complexe évolution. Toutes les altérations qui ont été étudiées à l'anatomie pathologique peuvent s'y rencontrer : c'est le tubercule miliaire de Laënnec, le nodule tuberculeux péribronchique de Rindfleisch et de Charcot qui ouvrent la marche ; les trèfles caractéristiques se dessinent autour de la terminaison des bronchioles. Puis l'agglomération tuberculeuse s'accroissant progressivement, finit par envahir le nodule tout entier et des masses voisines, s'ajoutant les unes aux autres, constituent des masses plus volumineuses encore. Pendant ce temps, la caséification, le ramollissement des blocs tuberculeux se succèdent, et les cavernes acineuses, lobulaires, lobaires, se forment suivant le mécanisme qui a été indiqué ; l'ulcération pulmonaire deviendra dès lors l'élément prédominant de la maladie et donnera à cette phase du processus une physionomie toute particulière.

Pendant que les masses tuberculeuses se caséifient et se ramollissent, une autre scène anatomique s'est déroulée parallèlement : autour des blocs caséeux, les granulations grises ont germé, attaquant pour leur part le tissu pulmonaire interposé à ces blocs ajoutant même parfois une véritable phthisie granulique aiguë secondaire à la phtisie chronique. Puis en même temps que ces phénomènes s'accomplissent, les tubercules miliaires, *la lésion la plus commune de la maladie*, comme disait Laënnec, continuent à envahir successivement de haut en bas tout le reste de l'organe et à subir, dans chaque stratification se succédant plus ou moins lentement, la même série de transformations destructives. La congestion pulmonaire, la broncho-pneumonie, la dilatation des bronches, l'emphysème, la pleurésie, l'adénopathie trachéo-bronchique, sans parler des lésions concomitantes spécifiques ou non des autres organes, figurent encore sur la liste des lésions de la phtisie chronique. Ici pourraient se placer les pages qui ont été consacrées à la description de tous ces éléments morbides.

Il est un autre aspect de la maladie. La période d'ulcération n'est pas l'aboutissant obligé de l'évolution tuberculeuse; comme on l'a vu, les granulations grises, les tubercules miliaires, les tubercules massifs peuvent, se transformant en tissu fibreux, éviter la caséification et la désagrégation finale; c'est ainsi que se constitue une autre forme de phtisie chronique, la phtisie fibreuse.

La phtisie chronique peut durer à travers les péripéties les plus variées plusieurs années, et presque indéfiniment dans quelques cas : il n'est pas exceptionnel de rencontrer des phtisiques, frappés dès la jeunesse, et qui atteignent un âge avancé, sans que d'ailleurs il y ait lieu d'admettre une terminaison par guérison. L'évolution se fait tantôt d'une façon lente et continue, tantôt par poussées irrégulièrement intermittentes, avec des quasi-guérisons plus ou moins prolongées; d'autres fois, au contraire, une phtisie aiguë ou subaiguë secondaire vient terminer brusquement la scène morbide. Si on se rappelle que des altérations de toutes sortes se produisent concurremment dans les divers organes et apportent leur appoint au tableau clinique, on se fera une idée de la multiplicité prodigieuse des détails de ce tableau. C'est dire aussi l'extrême difficulté d'une description exacte et complète de tant de variations individuelles, de tant de combinaisons capricieuses, de tant d'incidents passagers. Il faut, de toute nécessité, tracer, dans ce vaste ensemble, des subdivisions artificielles et même, dans ces cadres plus restreints, procéder par schéma.

On divise ordinairement l'évolution de la phtisie chronique en trois étapes ou périodes : *une période de début*, *une période d'état*, *de maladie confirmée*, *une période terminale*. Anatomiquement, la période du début correspond à la simple production de tubercules plus ou moins isolés, avec induration, sans ramollissement du tissu pulmonaire : c'est la *période de crudité des auteurs*. A la seconde période, les masses tuberculeuses ont déjà acquis un certain volume, et ont commencé à subir le *travail de ramollissement*. A la troisième période, le ramollissement des tubercules est complet, et la matière caséeuse s'est évacuée par les bronches, laissant à sa place une excavation, *une caverne : c'est la période d'ulcération*. Sans doute, ainsi que le fait remarquer Woillez (1), la distinction entre ces deux dernières périodes est assez arbitraire, puisque le ramollissement tuberculeux s'accompagne rapidement de la formation de petites cavernes ; mais la subdivision est utile pour la description et est légitime, s'il reste entendu que la troisième période ne commence qu'avec la production de cavernes suffisantes pour déterminer des signes caractéristiques. Nous conserverons et nous étudierons, à propos de chaque période, non seulement les différents symptômes qui la caractérisent, mais les formes principales que peut y revêtir la phtisie chronique, en vertu de la prédominance de tel ou tel symptôme.

(1) Woillez, *Traité théorique et pratique de percussion et d'auscultation*, 1879.

CHAPITRE PREMIER

A. — PÉRIODE DE DÉBUT

PÉRIODE DE CRUDITÉ DES AUTEURS

Rien n'est plus variable que l'entrée en matière de la phtisie pulmonaire ; souvent aussi rien n'est plus insidieux, rien n'est plus difficile à dépister. Il est donc indispensable d'étudier avec grand soin les premiers désordres qui se produisent dans les différents appareils, de tenir compte de tous, même des médiocres, puisque d'ordinaire la réunion synthétique d'un certain nombre d'entre eux fournira seule une indication précise.

Nous rappellerons d'abord ce qui a été dit de l'habitude extérieure des individus prédisposés à la phtisie, ces données d'esthétique n'étant pas sans valeur, sans utilité réelle. Puis les symptômes du début seront successivement étudiés dans les divers grands appareils ; ce procédé, qui a l'inconvénient de morceler et d'effacer quelque peu la physionomie clinique, a l'avantage, supérieur ici, ce nous semble, d'une exposition plus complète.

§ 1. — **Habitude extérieure.**

C'est une opinion professée dès l'antiquité, par un grand nombre de médecins, que les individus prédisposés à la phtisie présentent un aspect spécial, une allure *sui generis*, qu'on trouve chez eux, à première vue, imprimé aux divers appareils ou tissus, le cachet de la diathèse. C'est là aussi comme un article de foi accepté par le vulgaire et qu'exprime plus d'un dicton journalier. Rien ne concorde mieux avec la doctrine pathogénique actuelle ; rien de plus rationnel que de considérer comme particulièrement propices à la germination tuberculeuse les organismes primitivement débiles ou débilités. Mais il est ici une cause d'erreur qui n'a pas toujours été évitée, et il est certain qu'on a pris souvent pour une déchéance physique préparatoire ce qui était déjà la manifestation d'une tuberculose évoluant depuis plus ou moins longtemps d'une façon plus ou moins latente. C'est sous cette réserve que nous dirons quels seraient ces attributs indicateurs du prédisposé à la phtisie.

C'est surtout dans la configuration du thorax qu'on a voulu voir tout d'abord l'empreinte de la débilité congénitale. On connaît la célèbre description d'Arétée (1) où il est déjà question de la poitrine rétrécie, de la saillie des côtes, de l'enfoncement des espaces intercostaux chez les phtisiques. Galien (2) appelle φθινώδεις ceux qui présentent cette particularité et les regarde comme prédisposés à la phtisie. A l'exemple des deux vieux maîtres, Bennet (*Tabidorum theatrum*, London, 1665) dépeint ainsi le tronc des individus prédisposés : « Scapulæ acuminatæ, præcordia contracta, pectus angustum et depressum, cervis gracilior, oblonga omnium pectoralium tenor placidissimum. » Van Swieten écrit que le médecin doit tenir comme suspects l'aplatissement de la poitrine et le défaut de convexité des côtes.

Le rétrécissement du thorax dans la phtisie n'a pas échappé à Laënnec, mais l'illustre médecin l'a surtout étudié chez les tuberculeux confirmés (p. 577), s'étant peu occupé de ce qu'on note, ou de ce qu'on croit avoir noté chez les individus qui deviendront phtisiques, mais ne le sont pas encore, fidèle en cela à la rigueur de sa méthode scientifique.

De nos jours le problème a paru beaucoup plus complexe, et on a compris qu'il ne suffisait pas d'en tirer la solution des seules apparences extérieures. Plusieurs auteurs, Woillez (3), Laveran (4), Hourmann et Dechambre (5), Fournet (6), Bouvier, Hirtz (7), Briquet (8), Gintrac (9), Sibson (10), etc., ont cherché à exprimer par des chiffres la configuration du thorax normal, les modifications qu'y déterminent l'âge et le sexe, les saillies et les dépressions physiologiques, et ce n'est qu'après avoir établi le schéma mathématique du thorax normal qu'ils en ont rapproché le schéma correspondant de l'état pathologique. Mais dans ces recherches il n'est presque exclusivement question que du thorax du tuberculeux confirmé, et il ne pouvait en être autrement. Ces recherches de mensuration sont des plus délicates et sujettes à de nombreuses causes d'erreur : aussi bien les résultats ne sont-ils significatifs que lorsque les modifications éprouvées par le thorax sont déjà suffisamment accusées. Or ce n'est point le cas d'ordinaire lors de cette période indéterminée où la lésion n'existe pas encore ou est à peine à son début.

On a essayé de tourner autrement la difficulté et on a substitué

(1) Arétée, *loc. cit.*
(2) Galien, *Œuvres complètes*. Trad. Daremberg, t. II, 1856.
(3) Woillez, *Recherches sur l'insp. et la mensurat. de la poitrine*, 1838.
(4) Laveran, *Gaz. méd.*, 1845.
(5) Hourmann et Dechambre, *Archiv. gén. de méd.*, 1835.
(6) Fournet, *Recherches sur la première période de la phtisie pulm.*, 1839.
(7) Hirtz. Thèse de Strasbourg, 1836.
(8) Briquet, *loc. cit.*
(9) Gintrac, *Journal de méd. de Bordeaux.*
(10) Sibson, *London med. Gaz.*, 1848.

aux mensurations extérieures une mensuration interne, en quelque sorte, plus intime et qu'on supposait plus exacte, au moyen de la spirométrie. Des recherches ont paru démontrer que, longtemps avant l'apparition des lésions, la capacité pulmonaire, mesurée au moyen de la spirométrie, subissait une diminution notable, même chez des individus où la configuration extérieure de la poitrine avait les meilleures apparences. Certes il est facile, en général, d'obtenir avec ce procédé des évaluations exactes, mais il faut se rappeler qu'en dehors de la tuberculose, de nombreux états morbides du poumon, de nombreuses conditions personnelles, influent sur les chiffres fournis par l'appareil.

Si l'observation des anciens reste applicable à un certain nombre de cas, il est assez difficile de la formuler dans des termes très rigoureux.

D'autre part elle est passible de nombreuses exceptions. Laënnec y répugnait. « Il est certain, dit-il, que les sujets ainsi constitués ne forment que le plus petit nombre des phtisiques et que la terrible maladie emporte fréquemment les hommes les plus robustes et les mieux constitués. » Louis et Fournet partagent le même avis. C'est surtout Villemin (1) qui s'est inscrit en faux contre la tradition. « Il n'y a pas d'erreur, dit-il, plus commune en médecine que celle qui consiste à prendre l'effet pour la cause, et nulle part cette erreur ne nous paraît plus évidente que dans ce qui a été écrit sur l'habitude extérieure comme prédisposition à la phtisie. Les anciens avant l'auscultation ne pouvaient que fort difficilement reconnaître la phtisie à ses débuts. Un homme n'était phtisique pour eux que par la consomption, et cette période souvent fort longue, pendant laquelle le malade jouit d'une santé passable, avec des bronchites plus ou moins continues, n'était pas encore la phtisie, mais un état pathologique qui y conduisait. Cependant les progrès du mal marchant avec lenteur amenaient certaines modifications dans l'habitude extérieure, qui frappaient plus ou moins tôt les observateurs. Mais cet habitus ne pouvait être un effet d'une maladie qui n'avait pas encore d'existence reconnue, et comme il précédait la consomption confirmée, il en était naturellement considéré comme la cause ou au moins la prédisposition. » Il déclare qu'à ses yeux les modifications thoraciques ne sont pas un indice de prédisposition aux tubercules, mais un effet de leur présence dans l'organisme. Et, rappelant cette conclusion du mémoire de Briquet : « La poitrine se dévie donc fréquemment de sa forme normale chez les tuberculeux, et il est rationnel de supposer que cette altération est liée à la disposition aux tubercules », Villemin ajoute : « Oui, assurément, comme la claudication à la disposition aux fractures de cuisse. »

(1) Villemin, *loc. cit.*

Il est de connaissance certaine, en dehors de toute préoccupation doctrinale, que les rachitiques ne sont pas tuberculeux en plus grande proportion que les autres individus, et que d'autre part les individus de haute et forte stature sont loin d'être à l'abri de la tuberculose. Il est une classe d'individus, dit Villemin, au contraire, où la conformation du thorax a été l'objet d'un examen particulier, et dont la belle configuration est regardée comme une condition indispensable des fonctions qu'ils sont appelés à exercer, nous voulons parler des militaires. Eh bien ! malgré le choix sévère qui élimine tous les individus atteints de défectuosité dans la charpente osseuse, la phtisie se montre dans l'armée avec une fréquence qu'elle n'a nulle part ailleurs, comme nous le verrons plus loin. Il y a plus, c'est que là où ses ravages sont les plus grands, c'est parmi les hommes d'élite que leur beauté corporelle a fait ranger dans les armes spéciales. »

Il est hors de doute qu'une affection contagieuse ne doit pas rencontrer un obstacle suffisant à son développement dans la seule vigueur de constitution des individus, mais on conçoit aisément aussi que la débilité organique doive compter parmi les causes prédisposantes les plus favorables. L'intérêt des recherches dont nous venons de nous occuper a donc diminué, en face de la conception nouvelle de la tuberculose.

Tout au plus, les signes de prédestination, ceux fournis par l'inspection du thorax, comme ceux fournis par les autres tissus ou appareils et dont nous allons nous occuper, tout au plus, disons-nous, ces signes de prédestination serviraient-ils à distinguer pour leur part la phtisie héréditaire de la phtisie acquise.

A propos de la symptomatologie, nous dirons si l'évolution diffère chez le phtisique qui peut être considéré comme un prédisposé ou chez celui qui est frappé au milieu de la constitution en apparence la plus vigoureuse. On verra que là encore les considérations tirées de l'habitude extérieure soulèvent les interprétations les plus délicates et manquent, somme toute, de signification précise.

Depuis la découverte du bacille quelques auteurs sont revenus sur cette question ; pour eux, le rétrécissement des sommets du thorax, la diminution de leur circonférence, la saillie des omoplates, le relief des côtes, la brièveté excessive des trois premières côtes signalée par Freund, l'affaissement du thorax connu sous le nom de thorax paralytique, toutes ces conditions, si elles sont souvent les conséquences de la phtisie confirmée, sont aussi des conditions prédisposantes en ce sens qu'elles fixeraient en quelque sorte les bacilles dans les poumons et surtout dans certaines parties du poumon.

Il n'y a rien non plus d'absolu pour les autres empreintes, qui se retrouveraient sur les individus prédisposés à la tuberculose. On dit que ce sont ordinairement des individus à constitution débile et délicate, aux membres grêles, aux chairs molles et flasques, au maintien apathique, à la démarche lente. La peau est habituellement blanche et fine, les cheveux longs, souvent blonds et abondants. Il est vrai qu'au dire de certains auteurs, les cheveux de ces prédestinés seraient fréquemment de teinte rouge ou acajou ou blond vénitien (Landouzy, Dewevre) (1). Les doigts seraient déjà hippocratiques. Ces dégénérés qui sont sur la pente de la phtisie reproduisent souvent le type de ce que Lorain désignait sous le nom d'*infantilisme*; d'autres fois, ils ressemblent plus encore à des femmes qu'à des enfants, avec le cachet du *féminisme* décrit par le même auteur. Chez les jeunes filles la menstruation ne s'établit que tardivement ou irrégulièrement, ou même fait défaut.

Encore une fois, tout cela est vrai d'une façon générale, mais les exceptions sont nombreuses, et souvent les tuberculeux ont présenté, avant l'invasion de la maladie, des apparences diamétralement opposées.

Il va sans dire que parfois les individus atteints par la phtisie présentaient déjà les stigmates d'une autre maladie générale; c'est là une constatation toujours utile à faire pour des raisons que nous indiquerons plus loin.

Nous allons maintenant exposer les diverses modifications organiques ou professionnelles qui signalent le début de la phtisie.

Pendant longtemps, bon nombre de ces symptômes de la première heure, s'ils se produisaient en dehors des organes respiratoires, étaient rattachés au mauvais état général déterminé par la diathèse ou à des lésions concomitantes non spécifiques. Plus tard, lorsqu'on connut mieux les procédés de généralisation de la lésion tuberculeuse, ses différents modes d'apparition, ces symptômes du début indiquèrent souvent l'éclosion du tubercule dans tel ou tel organe, coïncidant avec la lésion pulmonaire ou même la précédant. Toutefois, même encore dans des cas où la lésion est limitée ou du moins semble être limitée au poumon, les divers organes et tissus entrent souvent sans retard dans le cortège symptomatique, sans qu'il soit toujours facile de comprendre le mécanisme d'un tel consensus. Il n'est peut-être pas impossible que plus d'une fois la véritable raison d'être de ces *sympathies* ne réside dans des conditions matérielles, sans qu'il soit nécessaire d'invoquer l'influence souvent assez vague et dont on a trop abusé, de la dénutrition. Rien n'empêche de supposer maintenant qu'en certains cas ces troubles fonctionnels ne soient les manifestations d'une imprégnation tuberculeuse qui aura passé inaperçue, si on n'a

(1) Dewevre, *De la prédisposition des roux à la tuberculose*. Thèse, 1883.

pas mis en œuvre tous les moyens d'investigation, dont la science dispose aujourd'hui. Quelques exemples démontreront dans un instant qu'il en est souvent ainsi.

§ 2. — Symptômes fournis au début par le système nerveux.

On rencontre déjà les diverses névralgies, myosalgies, anesthésies et hypéresthésies sur lesquelles nous aurons à revenir ultérieurement : par exemple, la névralgie sus-orbitaire (Perroud) (1), la névralgie sciatique (Peter) (2), les douleurs du cou et de la nuque déjà indiquées par Arétée. Parmi ces accidents nerveux précoces, il convient surtout de citer les névralgies intercostales très fréquentes et qui, bien des fois, facilitent le diagnostic si obscur d'ordinaire à cette période. Beau, qui les avait particulièrement étudiées, les expliquait par un véritable processus inflammatoire du cordon nerveux consécutif à l'inflammation pleuro-pulmonaire propagée jusqu'à l'espace intercostal. De fait, cette opinion n'a été ni confirmée ni infirmée depuis, que nous le sachions, par des recherches méthodiquement conduites.

D'ailleurs, les douleurs thoraciques du début de la phtisie pulmonaire ne présentent pas toujours les caractères classiques des névralgies. Souvent elles semblent devoir être rapportées plutôt à des myosalgies qui seraient la résultante de la mauvaise nutrition des muscles thoraciques et de leur fatigue fonctionnelle, sous l'influence de la toux et de la gêne respiratoire.

Les douleurs thoraciques, quelle que soit du reste leur cause, existent dans les deux tiers des cas à peu près ; elles se montrent souvent de très bonne heure ; quelquefois même, dit Bourdon(3), elles constituent le premier de tous les symptômes de la phtisie. Elles siègent surtout au sommet de la poitrine, soit en avant, soit en arrière, mais de préférence en avant, au-dessous des clavicules, au niveau des trois premières côtes et dans leurs intervalles. En arrière, on les observe entre les deux épaules, ainsi que dans les fosses sus et sous-épineuses ; elles sont très fréquentes et très prononcées dans ce dernier point. Elles présentent aussi des caractères très différents ; quelquefois spontanées, elles sont le plus souvent réveillées et exaspérées par la percussion ; dans d'autres cas, elles sont provoquées par les mouvements de la respiration ou les secousses de la toux. Tantôt elles sont fugaces, intermittentes, mal limitées ; tantôt elles suivent un trajet distinct et alors sont extrêmement opiniâtres. En général, elles sont plus in-

(1) Perroud, *De quelques phénomènes nerveux survenant dans le cours de la pntisie* (*Lyon méd.*, 1872).
(2) Peter, *Clinique méd.*, t. II, 1879.
(3) Bourdon, *Soc. méd. des Hôp.*, 1832.

tenses du côté où les lésions pulmonaires sont le plus avancées ; souvent elles ne sont réveillées que par une pression assez énergique, tandis que d'autres fois elles sont si vives que la percussion digitale la plus légère et la plus habituellement pratiquée devient presque insupportable. Aussi arrive-t-il que les malades se couchent de préférence sur le côté opposé au côté douloureux.

Ces accidents nerveux sont susceptibles parfois de s'expliquer autrement que par la dénutrition ou l'inflammation de l'organe qui est en jeu.

Ainsi un jeune homme entre à l'hôpital pour s'y faire soigner d'une névralgie sciatique très intense et qui résiste plusieurs semaines à tous les traitements. Pendant ce temps le malade se met à tousser, maigrit et présente bientôt les signes stéthoscopiques d'une tuberculose pulmonaire qui l'enlève en quelques mois. A l'autopsie, on trouve, entre autres lésions, une inflammation tuberculeuse des méninges spinales surtout accusée du côté correspondant au membre qui avait été le siège de la névralgie sciatique. Nul doute que cette infiltration ne fût contemporaine de la tuberculose pulmonaire, si même elle ne l'avait point précédée quelque peu et qu'elle expliquât la sciatique. Il est vrai que d'ordinaire la sciatique par compression est plutôt une névrite sciatique et s'accompagne partout d'atrophie musculaire qui la différencie de la sciatique purement nerveuse, mais chez notre malade on ne pouvait utiliser ce caractère différentiel, puisque l'amaigrissement général s'était produit rapidement, et qu'en ce qui concerne le membre atteint, il était bien difficile de faire la part de ce qui revenait à la cachexie ou aux troubles trophiques d'origine nerveuse. Il est permis de supposer que dans d'autres circonstances analogues, un examen complet reliera à l'intervention directe du tubercule sous telle ou telle forme le trouble fonctionnel observé. Certes la tuberculose du système nerveux périphérique est encore pour ainsi dire complètement inconnue, mais il n'est pas interdit de supposer qu'elle obéit aux lois qui régissent la propagation du germe tuberculeux.

L'intelligence elle-même se modifie à cette période ; il arrive quelquefois, comme l'ont fait observer A. Morel et Marcé (1), qu'au début de la phtisie les malades deviennent hypocondriaques, mélancoliques. Chez la femme surtout la sensibilité morale s'exalte, l'hystéricisme survient, une hystérie antérieure s'exagère.

Daremberg a fait à ce sujet une remarque très intéressante : les individus qui avaient présenté à un moment donné des troubles intellectuels sans explication appréciable sont devenus plus tard

(1) Marcé, *Traité pratique des maladies mentales*, 1862.

tuberculeux avec cette particularité que dans ces cas la phtisie s'est rapidement accompagnée de tuberculose méningo-encéphalique.

Il n'est pas besoin d'ajouter que les symptômes nerveux cérébro-spinaux les plus graves éclateront lorsqu'une généralisation tuberculeuse viendra brusquement accélérer la marche des choses. D'autres fois ce sera un tubercule cérébral qui ajoutera quelques symptômes nerveux particuliers, sans paraître d'ailleurs modifier, au moins pendant un certain temps, l'évolution des lésions pulmonaires.

Déjà les forces diminuent; au moindre effort, à la moindre fatigue, les masses musculaires, les articulations deviennent douloureuses et refusent le service.

§ 3. — Symptômes fournis par l'appareil génito-urinaire.

Chez l'homme les changements qui surviennent dans les aptitudes génitales ne sont pas très caractéristiques, et, en tout cas, sont loin d'être aussi significatifs qu'on le supposait autrefois.

On a dit que chez les phtisiques l'instinct génésique était surexcité; il est probable qu'on a pris souvent la cause pour l'effet. Il semble certain que le penchant aux plaisirs vénériens diminue parallèlement avec les forces et s'éteint insensiblement avec les autres énergies.

« Presque tous ceux auxquels j'ai demandé, dit Louis (1), si leur penchant à l'amour était plus développé qu'en bonne santé, indiquaient par leurs réponses que la question leur paraissait pour ainsi dire ridicule. » Grisolle confirma l'assertion de Louis, et à propos de l'opinion qui gratifie les phtisiques d'une exaltation génitale extraordinaire, il dit : « On ne comprend guère qu'une opinion si contraire à la vérité ait pu si longtemps prévaloir et être acceptée, même de nos jours encore, par le plus grand nombre comme une espèce d'article de foi, tant l'erreur a d'empire même sur les meilleurs esprits. » Ce qu'on a surtout l'occasion de constater, dès le début de la maladie principalement, c'est l'existence de pertes séminales lentes, chroniques, diurnes ou nocturnes. Elles sont faciles à comprendre en raison de l'adynamie des malades, adynamie qu'elles aggravent encore. Bien plus profonds, plus accentués sont les changements qui surviennent dans l'appareil reproducteur de la femme. On verra que la fonction menstruelle cesse à une époque plus ou moins avancée de la maladie ; ce n'est qu'exceptionnellement qu'elle persiste jusqu'à la fin. Dans la majorité des cas, les règles éprouvent avant leur disparition complète, et dès le début, des irrégularités plus ou moins considérables soit quant à la quantité, soit quant à la qualité. Chez les

(1) Louis, *loc. cit.*

jeunes filles, la tuberculose pulmonaire empêche d'ordinaire l'établissement de la menstruation, et la puberté s'établit péniblement. On devra aussi considérer comme suspecte, au point de vue de la phtisie, une stérilité persistante et sans cause appréciable; il faut de même s'inquiéter des avortements répétés et à termes plus ou moins longs. S'il est vrai de dire que ces avortements se produisent de préférence chez les femmes qui ont été fécondées lorsque la phtisie était déjà déclarée, ils peuvent se produire dès le commencement de la maladie. La question du rapport entre la phtisie et la grossesse demande d'autres développements qui ont été donnés précédemment.

Un seul mot à propos de la lactation : toute femme au début de la phtisie ne peut nourrir sans inconvénient; l'embonpoint et les forces se perdent rapidement; les seins s'affaissent et se rident; le lait devient plus séreux et peu abondant. Le nourrisson ne tarde pas à s'étioler. On sait d'autre part que le lait, dans ces circonstances, serait apte, selon beaucoup d'auteurs, à transmettre directement le germe de la maladie. Cependant nous rappellerons les recherches de Charrin et Karth (1) qui ont établi que d'une façon générale les sécrétions des phtisiques ne contiennent pas le bacille, et celles de Boumier qui a montré que le lait des vaches phtisiques n'est infectieux que si le pis présente des ulcérations spécifiques.

D'ordinaire, la fonction urinaire n'est pas troublée au début de la phtisie pulmonaire. Il n'est pas rare cependant qu'elle présente d'intéressantes modifications, qui s'expliquent sans peine aujourd'hui qu'on sait que la tuberculose se développe quelquefois isolément dans les reins, avant toute lésion pulmonaire, qu'elle peut *à fortiori* s'y développer en même temps qu'elle altère le poumon (Guyon) (2), (Tapret) (3). C'est surtout à cette période que les signes de la tuberculose de l'appareil urinaire doivent être recherchés avec soin; les renseignements qu'elle fournit sont réellement moins utiles quand la phtisie pulmonaire est confirmée, quand on ne peut hésiter sur la nature de la complication. Les tubercules des reins produisent l'hématurie et l'albuminurie; l'urine contient du pus; souvent aussi on note de la polyurie. La tuberculose vésicale s'accompagne d'envies d'uriner fréquentes et douloureuses, de contracture spasmodique du col, de rétention d'urine, quelquefois même d'incontinence; l'urine contient souvent alors du sang et du pus. La polyurie surtout est ici un symptôme important. Elle apparaît par intervalles irréguliers sous des influences diverses; l'urine claire, limpide, décolorée, ne contient

(1) Charrin et Karth, *Revue mensuelle*, 1885.
(2) Guyon, *loc. cit.*
(3) Tapret, *loc. cit.*

pas de matériaux de désorganisation comme dans la polyurie de la néphrite tuberculeuse (Tapret).

Dolbeau et Guyon ont signalé aussi comme un excellent signe la douleur du col vésical. La vessie tout entière elle-même est souvent endolorie et presque toujours irritable ; en état de contracture permanente, elle reste ratatinée derrière le pubis et se révolte contre toute injection. Lorsqu'elle conserve sa capacité normale, la sonde exploratrice fait reconnaître une induration limitée au bas-fond, quelquefois plus accusée d'un côté, et qui peut même donner la sensation d'un corps étranger. Le toucher rectal vient souvent corroborer ce que le cathétérisme avait annoncé. Le doigt perçoit cet épaississement, cette dureté du bas-fond et y provoque de la douleur.

L'uréthrite tuberculeuse a pour caractère une blennorrhée persistante, accompagnée d'une sensation de cuisson le long du canal.

Quant à la tuberculose de la prostate, elle s'accuse par des douleurs pendant la miction et le cathétérisme, la blennorrhée, la prostatorrhée, la rétention spasmodique de l'urine, en un mot les symptômes attribués généralement à l'uréthrite ou à la cystite tuberculeuses. A ces signes, il faut ajouter ceux que donne le toucher rectal. On conçoit aisément l'importance de ces symptômes, lorsqu'on ne peut les rattacher aux causes ordinaires des affections de l'appareil urinaire, et lorsqu'ils surviennent en même temps que d'autres accidents, si légers soient-ils, qui font suspecter l'intégrité des poumons.

Dans les cas de tuberculose génito-urinaire, les urines contiennent fréquemment des bacilles ; on aura donc toujours soin, dans les cas douteux, d'examiner méthodiquement le liquide urinaire, et plus d'une fois on résoudra ainsi les problèmes les plus délicats du diagnostic.

§ 4. — Symptômes fournis par l'appareil digestif.

Bourdon (1) a été l'un des premiers à attirer l'attention sur les symptômes gastriques du début de la phtisie, qui peuvent même précéder de longtemps les troubles des fonctions respiratoires. Cette particularité s'était manifestée 112 fois sur 157 malades qu'il avait examinés. L'observation journalière confirme la remarque de Bourdon. « Si l'on pouvait suivre les malades longtemps, écrit un médecin bien placé pour juger la question, le Dr Cornillon (2), on verrait à chaque instant que des troubles digestifs qu'on croyait indépendants de toute maladie diathésique et que l'on traitait comme tels couvraient en réalité une

(1) Bourdon, *Soc. méd. des hôp.*, 1852.
(2) Cornillon, *Progrès médical*, 1878.

phtisie pulmonaire. Ces désordres gastriques se résument ordinairement dans le syndrome désigné sous le nom de dyspepsie. »

L'étude analytique des troubles gastriques qui s'observent dans la phtisie pulmonaire a conduit Marfan (1) à les séparer en deux classes : les troubles gastriques du début (syndrome gastrique initial) et les troubles de la période des cavernes (gastrite terminale).

Ces divers troubles confondus jusqu'ici étaient uniquement rapportés dans ces dernières années à l'adénopathie trachéo-bronchique et à l'irritation consécutive du pneumo-gastrique (N. Gueneau de Mussy, Peter). D'après Marfan, le rôle de l'adénopathie trachéo-bronchique serait quelquefois très réel, mais le nombre des cas justiciables de cette interprétation serait très restreint.

Les troubles du début, les troubles de la fin sont engendrés dans les cas vulgaires par des causes auxquelles l'adénopathie trachéo-bronchique reste étrangère.

On observe fréquemment au début de la phtisie des troubles gastriques à l'ensemble desquels Marfan, avons-nous dit, donne le nom de *syndrome gastrique initial de la phtisie.*

Ces troubles gastriques précèdent quelquefois les signes qui annoncent la localisation pulmonaire (Louis, Andral, Bourdon), mais dans l'immense majorité des cas, on observe l'éclosion simultanée des troubles dyspeptiques et des symptômes pulmonaires.

(a) *Les modifications de l'appétit* constituent un des éléments les plus importants du syndrome gastrique initial. En règle générale, au début de la phtisie, l'appétit n'est jamais perdu complètement; il est affaibli, il est irrégulier; il est surtout capricieux, parfois perverti (pica). Ordinairement l'appétit est meilleur le matin que le soir.

(b) Après le repas, le phtisique éprouve *divers malaises gastriques* qui vont d'un simple sentiment de tension jusqu'à la douleur vraie, en passant par la crampe d'estomac.

(c) La digestion s'accompagne presque constamment d'*éructations* nidoreuses, fétides, acides, particularité d'autant plus importante que les éructations font défaut dans la gastrite terminale. Parfois, une régurgitation d'une minime quantité de liquide survient; ce liquide est toujours acide et peut provoquer le long de l'œsophage et du pharynx une sensation de brûlure (pyrosis).

(d) Un des principaux éléments du syndrome gastrique initial est la *toux gastrique* que Marfan définit : « la toux qui survient après l'ingestion alimentaire, la toux qui semble causée par le contact des

(1) Marfan, *Troubles et lésions gastriques de la Phtisie pulmonaire.* Thèse, 1887.

aliments avec la muqueuse gastrique » (1). Après son repas, le phtisique est pris de quintes de toux qui sont particulièrement pénibles et souvent suivies de vomissement (toux émétisante); la toux gastrique se produit plus fréquemment après le repas du soir qu'après le repas du matin.

(e) *Vomissement.* — L'horaire du vomissement de la phtisie au début va nous fournir un des caractères les plus importants de ce symptôme. Le phtisique au début ne vomit presque jamais à jeun; il vomit après le repas. Il ne vomit pas après tous les repas; c'est après le repas du soir que le vomissement survient de préférence. Parfois le vomissement disparaît pour quelques jours, puis il reparaît.

On peut d'ailleurs poser en règle qu'au début de la phtisie le vomissement succède presque toujours aux quintes de toux. C'est après les efforts de toux qui eux-mêmes sont consécutifs à l'ingestion des aliments (toux gastrique) que le vomissement se produit. Ainsi la toux matinale n'est pas vomitive, émétisante (Pidoux).

Les matières vomies sont presque toujours des aliments, et habituellement, suivant la remarque de G. Sée, des aliments non digérés.

Il est exceptionnel de rencontrer au début de la phtisie les vomissements pituiteux, glaireux, survenant soit le matin, soit à un autre moment de la journée.

Les phtisiques qui ont la toux gastrique et des vomissements présentent quelquefois un tableau lamentable. La plus faible ingestion alimentaire provoque chez eux des quintes de toux extrêmement pénibles qui ébranlent tout leur être et leur donnent une sensation de déchirement dans les parois thoraciques et abdominales. Puis l'aliment ingéré est rendu aussitôt sans avoir subi l'action du suc gastrique. Après le vomissement le patient se sent soulagé; il essaie de s'alimenter encore; mais la même série morbide va recommencer; la toux va revenir quinteuse, fatigante et sera suivie de l'expulsion des ingesta. On comprend le danger d'une pareille situation.

(f) La *langue* du phtisique au début est presque toujours nette et humide, même lorsqu'il existe de la fièvre.

(g) La dyspepsie initiale des phtisiques s'accompagne de *constipation* entrecoupée parfois de quelques évacuations diarrhéiques; cette diarrhée passagère n'a rien de spécial; elle est semblable à celle qui complique toute constipation un peu opiniâtre.

(h) *Résultat de l'exploration physique de l'estomac. Inertie et dilatation de l'estomac.* — Par l'étude des conditions chronologiques et topographiques du bruit de clapotage stomacal chez les phtisiques au début, on constate, d'après Marfan :

(1) On voit que cette définition est bien différente de celle donnée par Trousseau pour qui la toux gastrique est une toux survenant dans les affections stomacales en dehors de toute lésion pulmonaire.

1° Que tantôt ce bruit ne s'entend pas au-dessous de la ligne de Bouchard, c'est-à-dire de cette ligne qui va de l'ombilic au rebord des fausses côtes gauches, mais il s'entend aussi bien à jeun qu'après le repas; ceci prouve que l'estomac n'expulse pas son contenu à travers le pylore dans les délais voulus; il est inerte, mais non encore dilaté.

2° Que tantôt ce bruit s'entend à jeun comme après le repas au-dessous de la ligne de Bouchard; alors non seulement l'estomac est inerte, mais il est dilaté.

Ainsi, inertie avec ou sans dilatation, tel est le substratum du syndrome gastrique initial.

Évolution du syndrome gastrique initial. — Habituellement la dyspepsie initiale ne dure pas; elle s'atténue avec les progrès de la phtisie; on la voit disparaître pour faire place tantôt à un état à peu près normal des fonctions digestives, tantôt à la gastrite terminale dont les symptômes seront décrits ultérieurement.

Les opinions les plus variées ont été émises sur la nature de la dyspepsie initiale des phtisiques :

1° Les troubles gastriques du début ont été mis sur le compte de la fièvre; l'observation la plus superficielle des phtisiques suffit à prouver le contraire.

2° Le syndrome gastrique initial, a-t-on dit encore, est sous l'unique dépendance d'une irritation du pneumogastrique soit par la lésion pulmonaire, soit par les ganglions tuberculeux du médiastin (Gueneau de Mussy, Barety, Peter). Discutant cette opinion, Marfan établit que les auteurs qui se sont occupés de la question n'ont jamais pu réunir que onze autopsies à peu près probantes; ce chiffre est très faible si on le compare à celui des nombreuses autopsies faites dans le but de soutenir cette opinion.

La compression du nerf vague par des ganglions est donc une cause très rare de troubles gastriques; quand il en est ainsi, on pourra faire le diagnostic grâce aux caractères suivants : vomissements persistants du début à la fin de la maladie, pouvant ne s'accompagner d'aucun autre trouble gastrique; toux coqueluchoïde presque constante; dyspnée à paroxysmes nocturnes; arythmie cardiaque fréquente.

Ces caractères sont assez saillants pour qu'on ne confonde pas les vomissements causés par l'adénopathie trachéo-bronchique avec ceux qui font partie du syndrome gastrique initial ou qui appartiennent à la gastrite terminale.

3° On a dit aussi que le syndrome gastrique initial était l'effet et non la cause de la tuberculisation (Broussais, Beau, Bouchard, Le Gendre). Marfan ne nie pas que certaines lésions gastriques, comme l'ulcère simple, ne puissent par l'inanition qu'elles entraînent devenir une condition prédisposante à la phtisie, mais le syndrome gastrique initial lui paraît bien l'effet direct de la tuberculisation, car, dans l'immense majorité des cas, les troubles gastriques et les phénomènes indiquant la localisation pulmonaire (toux, hémoptysie) éclatent simultanément.

4° On s'est aussi demandé si la dyspepsie initiale n'avait pas pour substratum une lésion organique de l'appareil digestif ou des annexes. Il y a de longues années, Wilson Philip (1816) soutenait que la forme dyspeptique de la phtisie est sous la dépendance d'altérations hépatiques. Bourdon infirma cette manière de voir en prouvant que chez des phtisiques qui avaient présenté des symptômes gastriques au commencement et à la fin de la maladie, l'autopsie avait montré un foie normal.

Il reste donc à peu près certain qu'une légère dilatation de l'estomac est la seule modification anatomique qui puisse s'observer.

5° Marfan pense que le syndrome gastrique initial est sous la dépendance de cette anémie du début de la tuberculose sur laquelle Trousseau et G. Sée ont tant insisté; cliniquement, il a observé un parallélisme à peu près contant entre cette anémie et les troubles gastriques. Il remarque d'ailleurs que les effets généraux de l'anémie rendent très bien compte de tous les symptômes dont l'ensemble constitue le syndrome initial; cette anémie diminuant l'énergie de tout le système musculaire lisse produit l'inertie stomacale; elle amène aussi l'insuffisance de la sécrétion chlorhydro-pepsique. Or ces deux éléments : *inertie gastrique*, *insuffisance de la sécrétion chlorhydro-pepsique*, expliquent tous les symptômes : troubles de l'appétit, lenteur des digestions, fermentations putrides, production de gaz, douleur gastrique par distension du ventricule, irritabilité anormale de la muqueuse stomacale qui se traduit par la toux gastrique et le vomissement. Ces deux derniers phénomènes sont évidemment sous la dépendance directe du pneumogastrique qui a sur son trajet deux organes qui souffrent, le poumon et l'estomac; d'ailleurs toutes les anémies rendent les nerfs plus irritables; partant, dans la tuberculose avec anémie, le vague subissant des incitations anormales réfléchira ces incitations beaucoup plus énergiquement.

La diarrhée, comme on l'a dit avec raison, est presque aussi commune que la fièvre chez les phtisiques; mais c'est surtout un symptôme des périodes avancées; cependant, dans certains cas, la diarrhée débute avec la maladie elle-même, pour persister jusqu'à la fin et durer ainsi plusieurs années. C'est ce que Louis appelait la *diarrhée de long cours*. La diarrhée précoce survient presque toujours sans cause appréciable, persiste plusieurs jours et cesse pour reparaître de nouveau après un temps plus ou moins long. Les selles sont d'ordinaire peu nombreuses, et cette diarrhée intermittente s'accompagne

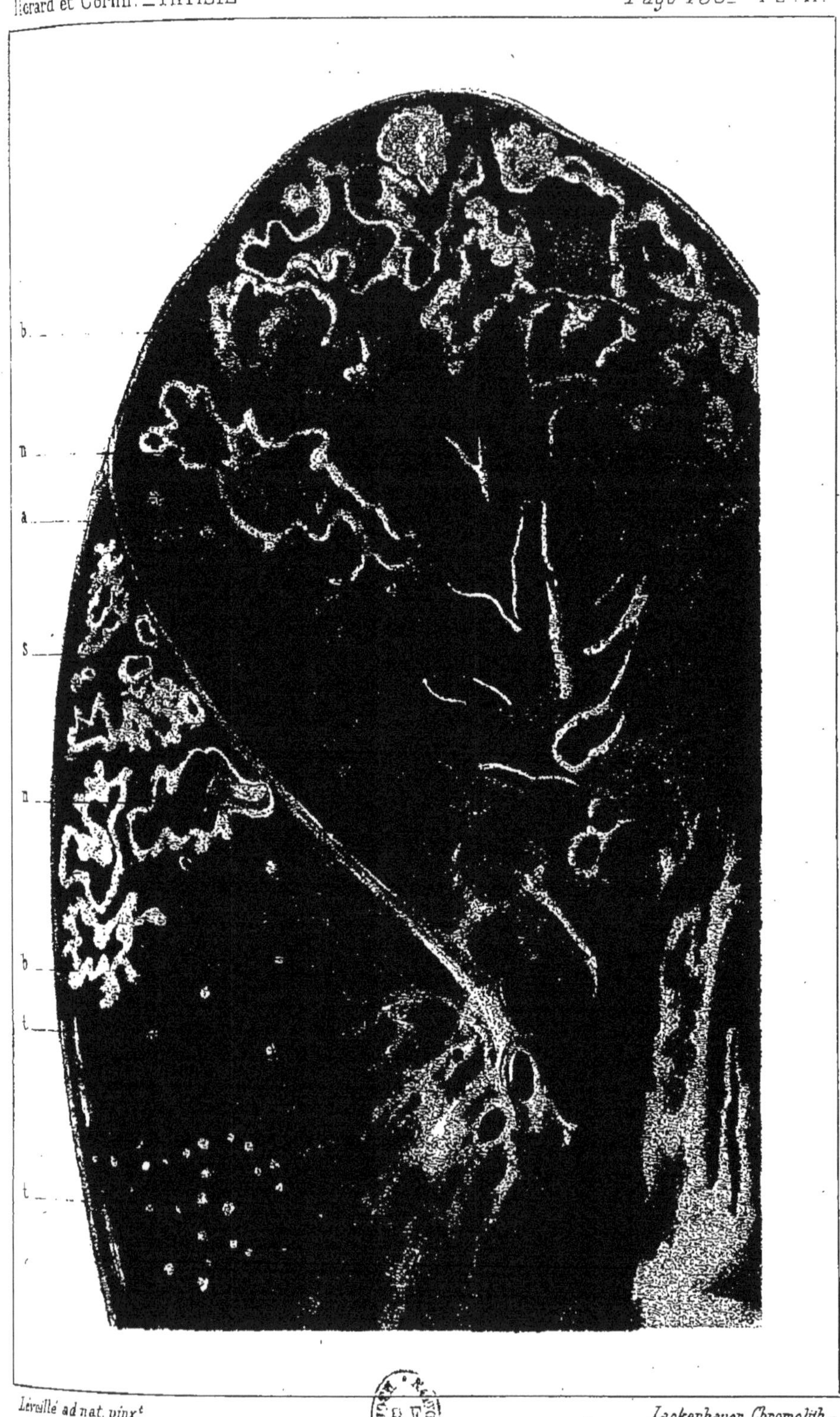

Léveillé ad nat. pinx.t Lackerbauer Chromolith.

Félix Alcan Editeur

rarement de coliques. On dirait volontiers qu'il s'agit là d'un simple trouble fonctionnel de l'intestin analogue au vomissement réflexe de la même période. D'autres fois la diarrhée est continue, accompagnée de coliques, rebelle à tout traitement, et est liée probablement alors à des altérations de la muqueuse intestinale. « L'observation démontre, dit Grisolle, qu'une diarrhée qui persiste sans interruption pendant plusieurs mois, qui résiste au régime, aux mucilagineux, aux opiacés, aux révulsifs, et qui s'accompagne d'un grand dépérissement, appartient presque exclusivement aux phtisiques. » D'après Koch, les évacuations alvines des phtisiques contiennent les bacilles caractéristiques.

Girode a parfaitement rendu le mécanisme anatomo-pathologique de la diarrhée.

La précocité et l'intensité de la diarrhée chez les phtisiques sont bien souvent hors de pair avec le peu de développement des lésions intestinales tuberculeuses, et s'accordent mieux avec l'existence de lésions diffuses. Nous avons vu déjà que les altérations inflammatoires simples tenaient une place intéressante dans l'intestin des tuberculeux. Girode (1) a insisté sur une forme de lésion qui paraît susceptible de jouer un rôle important dans la production de la diarrhée, à savoir la lésion des glandes en tubes de Lieberkühn. Sans s'arrêter à des modifications plus banales, la métamorphose caliciforme totale de l'épithélium glandulaire, l'état kystique avec ou sans multiplication et caducité des cellules de revêtement, l'envahissement de la lumière des glandes par des formations embryonnaires, etc., l'auteur s'attache surtout à étudier les néo-formations glandulaires. Il décrit et figure plusieurs degrés de ce genre d'altération. Dans le premier degré, on voit partir du fond des glandes tubuleuses des bourgeons canalisés (jusqu'à quatre et plus pour une glande), qui s'enfoncent dans les couches profondes de la muqueuse épaissie et se distinguent ordinairement par un épithélium à cellules basses et claires. A une phase plus avancée les bourgeonnements précédents, peut-être arrêtés par la *musculaire muqueuse*, se replient, se contournent; on voit alors au-dessous de la couche presque normale des glandes tubuleuses une autre couche présentant la coupe transversale ou oblique de tubes glandulaires dont le revêtement épithélial offre les mêmes caractères que ci-dessus. A la limite, ce processus aboutit à la formation d'un véritable adénôme de la paroi intestinale.

Girode en a communiqué un exemple intéressant à la Société anatomique (2). A l'examen macroscopique, on notait dans l'intestin

(1) Girode, *Contribution à l'étude de l'intestin des tuberculeux*, Mém. inédit, 1887.
(2) Girode, *Soc. anat.*, séance du 22 juillet 1887.

grêle une saillie lenticulaire blanchâtre, rappelant un gros tubercule. L'étude microscopique démontrait un adénôme sous-muqueux de l'intestin, arrondi, nettement encapsulé, multilobulé. Ici encore les tubes glandulaires élémentaires étaient tapissés par un épithélium cylindrique à cellules basses et assez claires. Cet ensemble de modifications n'indique-t-il pas une irritation glandulaire intense, capable d'entraîner une hypersécrétion des liquides intestinaux?

Le même observateur s'est demandé si les altérations de l'appareil lymphatique de l'intestin n'auraient pas, quoique par un mécanisme différent, une influence du même ordre. Après avoir insisté sur le début des lésions tuberculeuses par les follicules lymphatiques de l'intestin, qui offrent au micro-organisme spécifique une immobilité relative très favorable à ses premières haltes et aux réactions qui s'ensuivent, l'auteur s'est attaché à préciser les altérations des troncs lymphatiques. Il a observé la lymphangite tuberculeuse 9 fois sur 29 autopsies. Les vaisseaux altérés sont surtout apparents à la surface externe de l'intestin sous le péritoine, où ils décrivent des trajets plus ou moins sinueux (1); ils finissent par devenir transversaux en approchant du mésentère, et s'y prolongent quelquefois jusqu'à un ganglion dégénéré. La plupart sont moniliformes, figurant des séries de granulations tuberculeuses jaunâtres développées dans le lymphatique même; quelques-uns sont nettement cylindroïdes. L'analyse histologique montrait des lymphatiques altérés et oblitérés entre les deux couches de la musculeuse, et dans la celluleuse (indépendamment de toute formation tuberculeuse voisine). L'auteur a figuré des coupes microscopiques transversales de troncs lymphatiques, représentant plusieurs variétés d'altération. C'est ainsi qu'il a observé la formation endo-lymphatique de véritables cellules géantes dépassant 60 μ, avec constitution d'une cellule ordinaire et membrane d'enveloppe à double contour. Ailleurs il décrit, soit le développement dans un lymphatique d'un follicule tuberculeux type, soit une réticulation endo-lymphatique qui semble se rapporter à ce que l'un de nous a décrit comme un faux réticulum, dû à la coagulation de la substance intercellulaire par les réactifs. Enfin, Girode croit pouvoir conclure de ses observations, qu'à côté des lymphangites tuberculeuses vraies, il existerait dans l'intestin des oblitérations lymphatiques par simple stase; des troncs à paroi absolument saine et à pourtour intact avaient leur lu-

(1) Girode a vu la lymphangite tuberculeuse se dessiner déjà du côté interne; une ulcération longitudinale occupait une plaque de Peyer; sur son extrémité supérieure se branchait une autre ulcération transversale que continuait une traînée de lymphangite tuberculeuse coïncidant avec de la lymphangite sous-péritonéale au même niveau. L'ulcération figurait la lettre L. Ne semble-t-il pas s'en déduire que les lésions lymphatiques peuvent jouer un rôle intéressant dans la pathogénie des ulcérations transversales ou annulaires?

mière exactement oblitérée par une masse granuleuse réfringente, rappelant un thrombus blanc en désintégration (1).

En résumé, un grand nombre de voies lymphatiques sont oblitérées; l'absorption en souffre ainsi que la circulation de la lymphe des parois intestinales. Le système sanguin ne sert que de correctif incomplet à l'insuffisance des voies lymphatiques; car dans les mêmes observations il n'était pas rare de trouver des vaisseaux sanguins oblitérés par des coagulations fibrino-leucocythiques. La transsudation séreuse est donc facile et entretient la diarrhée.

A l'appui des interprétations précédentes l'auteur cite encore des faits d'œdème de la paroi intestinale. Dans quatre cas, l'infiltration était manifeste et dépassait un demi-centimètre sur la fin de l'iléon (sans anasarque concomitante).

Il est un caractère de la diarrhée des phtisiques sur lequel Girode insiste dans son travail, c'est la coloration noire des évacuations. Pendant plusieurs semaines ou plusieurs mois, les selles offraient une teinte mélanique presque invariable, ou seulement plus foncée par instants. L'examen microscopique du liquide diarrhéique donnait la raison de cette particularité et démontrait dans plusieurs cas la présence de globules sanguins déformés mais encore reconnaissables, ou de pigment hématique. C'est à cette modification spéciale que le même auteur a rattaché les faits de taches noires intestinales. Dans les cas qu'il rapporte et représente, la muqueuse de l'iléon ou du cœcum est parsemée de larges plaques noires dépassant parfois le diamètre d'une pièce de 5 francs; la périphérie très foncée est marquée par un bord net et dessine des festons irréguliers; le centre est moins coloré. Ces taches résistent au râclage, au lavage et semblent dues à l'imprégnation ou l'infiltration de la paroi par un pigment noir. S'agit-il d'une imbibition au contact des matières noires de l'intestin, ou d'une ecchymose pariétale en régression? Les coupes histologiques montrent une infiltration assez profonde de la muqueuse par des granulations pigmentaires rappelant l'aspect du pigment hématique, mais ne peuvent servir à trancher la difficulté d'une façon suffisamment précise.

Il n'en reste pas moins acquis qu'il se produit dans l'intestin des phtisiques de petites hémorrhagies récidivantes, trop tard manifestées

(1) Girode a poursuivi dans six cas l'étude de l'appareil lymphatique au-dessus des ganglions du mésentère, et cherché en particulier la tuberculisation du canal thoracique. Ces recherches ont été absolument infructueuses. Dans plusieurs faits, on trouvait un grand nombre de ganglions dégénérés aux environs de la citerne de Pecquet. Dans deux cas, on remarquait sur le trajet du canal thoracique, au-dessus du diaphragme, une saillie jaunâtre fusiforme allongée dans le sens du vaisseau; il s'agissait d'un ganglion tuberculeux intimement accolé au canal thoracique, mais parfaitement séparable. L'incision de ce canal sur un stylet cannelé et l'étude microscopique montraient son intégrité parfaite.

pour être directement reconnaissables, mais néanmoins traduites par des altérations positives et assez caractéristiques. L'influence si dépressive de la diarrhée s'éclaire par ces considérations.

Parmi les indices fournis par l'appareil digestif, un seul mot de l'angine folliculeuse qui, pour Pidoux, indiquerait la coïncidence de l'arthritisme. On sait que ce médecin établissait un antagonisme entre l'arthritisme et la tuberculose ; aussi donnait-il le conseil de ne pas plus traiter ces angines folliculeuses que les fistules anales qui surviennent parfois aussi dès la première période.

On ne connaît pour ainsi dire pas les changements éprouvés par l'organe hépatique au début de la phtisie pulmonaire ; ce qu'on en a dit s'applique surtout à la phtisie aiguë ; nous n'avons pas à y revenir. Nous avons eu l'occasion de faire l'examen histologique du foie d'un supplicié atteint de phtisie chronique limitée aux sommets pulmonaires. A première vue, le foie semblait normal ; il n'avait subi aucune modification appréciable ni dans son volume, ni dans sa coloration, ni dans sa consistance. Sur des coupes histologiques les divers éléments constitutifs de l'organe reproduisaient les caractères qu'on leur attribue à l'état sain, et cependant on trouvait sur quelques rares coupes un tubercule élémentaire caractéristique. C'est là une nouvelle preuve de cette loi si intéressante, à savoir, que le bacille tuberculeux peut séjourner un temps plus ou moins long dans l'intimité d'un organe sans y déterminer de lésions réactionnelles appréciables à nos moyens ordinaires d'investigation. Quoi qu'il en soit, ce fait démontre qu'il est possible que le foie reste indemne ou du moins paraisse indemne à l'examen clinique, surtout pendant la première période de la maladie.

§ 5. — Symptômes fournis au début par l'appareil circulatoire. Chloro-anémie.

La chloro-anémie est presque inséparable de la phtisie pulmonaire ; souvent même elle est très accusée dès le début. Nous disons chloro-anémie et non point chlorose ; nous disons chloro-anémie, parce que cet état ne se caractérise pas par les *souffles* ordinaires de la chlorose, ni par la décoloration spéciale des téguments propres à cette dernière maladie ; d'autre part, cette chloro-anémie précoce du tuberculeux s'accompagne d'une fièvre et d'une dénutrition exceptionnelles dans la chlorose vraie (1). Dans cette chloro-anémie, la

(1) G. Sée, *De la phtisie bacillaire des poumons*, p. 148, 1884. — Persillard, Thèse, 1887.

peau présente une teinte grisâtre terne, les muscles sont flasques, les forces ont rapidement diminué et diminuent de plus en plus. Les bruits cardiaques sont transmis à travers le poumon à une plus grande distance qu'à l'état normal, et se perçoivent très forts dans la partie diamétralement opposée à la région précordiale, de sorte que l'impulsion du cœur paraît augmentée; la pointe du cœur, chez quelques sujets, soulève les côtes correspondantes. Ce sont là ordinairement les indices plutôt d'une modification commençante du parenchyme pulmonaire que d'une hypertrophie cardiaque que ne prouve pas la percussion. D'autres fois aussi cette exagération des battements cardiaques semble être de nature réflexe, de même que les palpitations qui se produisent souvent concurremment. Les palpitations manquent rarement; en effet, elles existent même quelquefois en dehors des autres accidents anémiques ; elles sont probablement d'origine réflexe par irritation du nerf vague, et, à ce titre, les analogues des vomissements prémonitoires. Peter (1) appelle volontiers l'attention des élèves sur l'importance diagnostique de ce phénomène au début de la maladie pulmonaire. Tantôt les palpitations apparaissent sans cause; tantôt, au contraire, elles sont provoquées par les moindres efforts, par une marche un peu accélérée, ou par l'action de gravir une pente, même peu rapide. Dans certains cas, elles suivent immédiatement les repas; plus souvent encore elles surviennent la nuit et augmentent l'agitation et l'insomnie, déjà entretenues par les cauchemars, les sueurs, la fièvre. Si ces phtisiques éprouvent en même temps de la dyspnée, il peut arriver que le médecin, avant tout examen préalable des organes, croie avoir affaire à une affection cardiaque.

L'accélération du pouls est habituelle; subordonnée d'ordinaire à l'état fébrile, elle en serait parfois, pour certains auteurs, complètement indépendante et devrait être considérée comme un accident de nature réflexe au même titre que la palpitation. Il n'en est pas moins vrai que dans certains cas, chez les jeunes filles, le début de la phtisie est masqué par l'ensemble symptomatique d'une chlorose qu'il est bien difficile de différencier de la chlorose primitive. Entre autres explications possibles de cette coïncidence, il en est une que nous voulons indiquer ici. En analysant avec soin un certain nombre d'observations de chlorose, nous avons remarqué que ce mauvais état général s'observait souvent chez les jeunes filles issues de parents tuberculeux ou scrofuleux et qui avaient déjà présenté elles-mêmes des accidents plus ou moins accusés de scrofule. Rien donc d'étonnant si la tuberculose se développe sur un semblable terrain et, dans les cas dont il s'agit, la chlorose ne faisait qu'indiquer, préparer peut-être in-

(1) Peter, *Cliniq. méd.*, t. II.

directement la disposition favorable au développement tuberculeux. Quoi qu'il en soit, la coïncidence de la chlorose et de la phtisie commençante nous paraît ainsi très simple à concevoir.

Fièvre. — Andral et Grisolle ont enseigné que dans bon nombre de cas la fièvre débute avec les premiers signes de la phtisie, non seulement quand la première manifestation la plus appréciable de la maladie est une bronchite aiguë, mais aussi lorsque l'affection des poumons semble tout d'abord n'entraîner aucune complication phlegmasique. Il est vrai que Louis a rapporté des statistiques contradictoires à cet égard; il estime que dans les trois cinquièmes des cas la fièvre n'apparaît qu'à la seconde période; que dans un cinquième seulement, elle se manifeste au début de la maladie. Par contre, Wunderlich, Sidney-Ringer, employant des moyens plus perfectionnés d'observation déclarent que la tuberculose donne toujours lieu à des modifications de la température qui permettent d'établir le diagnostic, alors même qu'il n'existe ni signes physiques ni symptômes généraux.

« Nous avons été à même, dit Bilhaut (1), d'observer aussi chez nos malades, dès le début de leur affection, une élévation de température. Elle n'était pas très importante, et ne différait pas sensiblement de la température normale; mais soit que la maladie procède par poussées inflammatoires, que l'auscultation et encore moins la percussion ne peuvent pas indiquer d'une manière positive, soit que toute autre cause à nous inconnue produise une élévation de chaleur, il n'en est pas moins constant que le thermomètre reste au-dessus de l'état normal chez les phtisiques au début de leur maladie. »

La constatation de cette fièvre initiale, surtout lorsqu'elle s'ajoute à quelques-uns des symptômes précédemment indiqués, contribue à diminuer la difficulté parfois si grande du diagnostic de la phtisie à son début. D'après Sidney-Ringer, l'élévation de la température est continue. « Il y a, dit-il, élévation continue de température dans tous les cas où des tubercules se déposent dans l'un quelconque des organes. » L'hyperthermie est peu marquée et ne dépasse pas ordinairement la normale d'un demi-degré ou d'un degré. Elle est ordinairement plus accusée le soir et s'accompagne d'une accélération du pouls qui souvent n'est pas en rapport avec l'élévation de température et la ferait juger plus intense qu'elle n'est en réalité.

Cette fièvre initiale représente parfois assez nettement le type intermittent et a pu faire croire à la fièvre palustre.

« Quelquefois, dit Laënnec, la fièvre est accompagnée, au début, de frissons qui reparaissent sous les types tierce, double tierce ou quotidien, et il n'est même pas rare de voir la maladie se déve-

(1) Bilhaut, *Température dans la phtisie,* Thèse de Paris, 1872.

lopper à l'occasion et pendant la durée d'une fièvre intermittente. »

D'après Peter, la température locale du thorax s'élève dans tous les points où existent des tubercules et dès qu'il en existe ; il insiste sur l'importance diagnostique de ce fait dans les cas douteux où le début de la phtisie pourrait être pris pour une chlorose, une dyspepsie, etc. Il a bien soin de faire remarquer que cette élévation thermique est surtout significative lorsqu'elle est inégale dans des points homologues des sommets thoraciques.

Il va sans dire que la fièvre dont il a été question s'accompagne ordinairement de sueurs ; mais assez souvent elles sont relativement plus abondantes qu'elles ne devraient l'être par rapport à l'état fébrile, témoignant déjà de l'altération profonde de l'organisme et justifiant l'adage hippocratique : *ubi sudor, ubi malum*. Elles semblent constituer le dernier stade de l'accès fébrile vespéral : elles sont plus abondantes à la poitrine, et, selon Pidoux (1), « y font pousser des poils. »

Amaigrissement. — L'amaigrissement, qui est un des traits caractéristiques de la phtisie et a donné le nom à la maladie, précède souvent toute manifestation ; suivant Louis, il débute chez la moitié des sujets avec les premiers indices de l'affection pulmonaire. Dans certains cas, il semble pouvoir être rattaché à quelques-uns des états morbides concomitants ou antécédents dont nous venons de parler. D'ordinaire il est réellement primitif, indépendant de toute cause accessoire, uniquement subordonné à une sorte d'imprégnation de l'organisme tout entier par la diathèse dont l'influence se montre déjà partout alors qu'elle n'a pour ainsi dire pas encore créé de lésions localisées. « Dès le début, l'amaigrissement, dit Grisolle, peut être extrême, il devient comparable à celui produit par le cancer de l'estomac et doit toujours donner l'éveil au médecin. » Par contre, chez certains malades on ne le voit se produire qu'à une période avancée de la maladie.

§ 6. — Symptômes fournis par l'appareil respiratoire.

Jusqu'à présent, rien que d'assez vague et que d'assez obscur dans ces diverses entrées en matière de la tuberculose ; nous exceptons, bien entendu, les rares circonstances dont nous avons parlé et où il est déjà possible de déceler la présence du bacille spécifique. D'ailleurs, cette phase indéterminée de la maladie n'est pas de longue durée ; bientôt aux symptômes que nous avons exposés viennent s'ajouter les symptômes fournis par l'appareil respiratoire qui don-

(1) Pidoux, *loc. cit.*

nent l'orientation aux recherches cliniques et fixent les données du problème. A vrai dire, ces premiers signes coexistent d'habitude avec les autres, dès les premiers temps ; ce n'est que très exceptionnellement qu'ils sont nuls ou à peine appréciables, alors que la santé est déjà manifestement troublée; dans ces cas, l'hésitation ne commencera à se dissiper que lorsque les troubles de l'appareil respiratoire prendront leur place dans le cortège symptomatique.

Parmi ces signes, les uns sont *fonctionnels*, les autres *physiques*; ceux-ci ayant une bien plus haute valeur que ceux-là, et susceptibles aujourd'hui, grâce aux nouvelles acquisitions, de fournir à eux seuls la démonstration complète et absolue qui souvent encore autrefois, même à cette période, échappait au clinicien.

§ 7. — Symptômes fonctionnels.

Dyspnée. — Il peut se faire que la dyspnée se montre même avant les autres symptômes de la maladie et soit dès l'abord très accusée. Mais cette particularité s'observe surtout lorsqu'il s'agit de phtisie aiguë. Dans la phtisie chronique, lors des premières périodes, la dyspnée est minime et parfois elle fait complètement défaut. Toutes choses égales d'ailleurs, elle s'accuse davantage chez les individus doués d'une grande excitabilité nerveuse, les femmes, les enfants. Le plus souvent elle augmente graduellement sous l'influence de la toux, des efforts, de la réplétion de l'estomac pour disparaître au repos ou après la digestion.

Cette dyspnée est latente, susceptible de se révéler tout à coup avec la plus haute intensité à l'occasion d'une affection thoracique intercurrente qui par elle-même ne devait entraîner aucune oppression. Chez d'autres sujets, sans explication connue, cette gêne respiratoire pour ainsi dire insensible, à l'état ordinaire, éclate la nuit sous l'influence des variations de température ou du décubitus dorsal sous forme d'asthme : c'est la phtisie asthmatique de certains auteurs. Chez les enfants, où les ganglions bronchiques s'altèrent dès le début de la maladie et compriment les nerfs vagues, cette adénopathie trachéo-bronchique se manifeste par des crises violentes d'orthopnée avec toux coqueluchoïde. Si nous ajoutons que la dyspnée fait souvent défaut, non seulement à cette période, mais aussi chez les sujets dont les lésions sont cependant étendues, on voit le peu de fond qu'il faut faire sur ce symptôme. Néanmoins, chez un individu dont l'état général s'altère progressivement, sans raison connue, on devra suspecter, au point de vue de la phtisie pulmonaire, une dyspnée dont le point de départ n'est imputable à un état morbide, ni des bronches, ni du cœur, ni des gros vaisseaux.

Toux. — La toux est l'un des premiers symptômes, sinon le premier symptôme, qui manifeste la phtisie pulmonaire. Ce n'est qu'exceptionnellement qu'elle fait défaut dès le début; il est d'ailleurs des malades qui ne toussent jamais, à aucun moment de l'évolution tuberculeuse (Morgagni, Portal, Andral, Louis, Fournet, Villemin). Cette toux précoce doit être distinguée de la toux subordonnée à la bronchite ou autres affections thoraciques concomitantes. Fournet (1) en a donné une description : « Cette toux est brève, sèche, composée d'une seule saccade ou de deux tout au plus, produite sans presque aucun effort et comme naturellement, non accompagnée d'accès ni de sentiment d'étouffement; surprenant quelquefois le malade au milieu d'une phrase; hors de ce cas, elle s'échappe en quelque sorte de la poitrine par un petit mouvement convulsif, presque sans que le malade s'en aperçoive. » Le plus ordinairement cette toux revient à des intervalles éloignés et se produit surtout la nuit, pendant le premier sommeil. Comme c'est un phénomène réflexe dû à l'irritation exercée par la néoplasie commençante sur les filets terminaux des nerfs vagues, on s'explique aisément que cette toux disparaisse pendant le sommeil où l'excitabilité réflexe diminue et qu'elle s'exaspère au contraire dans la période préparatoire du sommeil où l'excitabilité nerveuse est au contraire augmentée.

Il peut se faire que déjà le point de départ de l'acte réflexe soit la sécrétion bronchique rare et muqueuse du début, et même dans ce cas, on peut admettre l'explication donnée il y a un instant des moments où la toux est à son maximum ou à son minimum. En sa qualité d'acte réflexe, la toux est accusée aussi chez les individus jeunes, excitables, chez les femmes, chez les enfants. Lorsque l'adénopathie trachéo-bronchique s'est produite dès le début de la maladie, ce n'est plus la toux sèche, hystériforme, qu'on observe, mais bien la toux quinteuse, coqueluchoïde.

Nous avons déjà dit que la toux précoce de la phtisie s'accompagne ordinairement de vomissements qui consistent en général dans le rejet d'aliments restés intacts ou même de mucus mélangé de suc gastrique. La petite toux sèche du début passe souvent inaperçue des personnes qui soignent les malades; ceux-ci de leur côté, s'arrêtant de préférence à la sensation de chatouillement ou de grattement gutturo-laryngé qui les oblige à tousser, rapportent leur toux au larynx et s'en inquiètent d'autant moins que d'ordinaire à ce moment tous les autres signes des affections laryngées font défaut.

La première période de la phtisie peut compter la bronchite parmi les complications phlegmasiques habituelles de la lésion tuberculeuse:

(1) Fournet, *loc. cit.*

la toux offre alors les caractères ordinaires de la toux de la bronchite, tout en conservant ce caractère particulier d'être *émétisante*, comme disait Pidoux, de s'accompagner de vomissements. D'autres fois, la toux est celle qui caractérise d'ordinaire les pleurésies sèches et qui est justement causée par la production de néo-membranes pleurétiques péri-tuberculeuses. La pleurésie sèche est en effet une des premières lésions du processus phtisiogène.

Altération de la voix. — L'altération de la voix compte parmi les signes fonctionnels les plus précieux du début de la phtisie. On observe souvent alors de l'aphonie, ou plutôt de la dysphonie (voix discordante, bitonale, enrouée, rauque); souvent aussi ces troubles sont fugaces et n'ont pas alors grande signification; mais si ces modifications se répètent à tout propos, si elles persistent, si on ne peut les rattacher à une autre cause que la tuberculose, elles doivent éveiller l'attention. En thèse générale, il faut se méfier des laryngites tenaces, alors même que l'examen de la poitrine est négatif; elles sont liées dans bon nombre de cas, à la tuberculose. Il ne faut pas oublier que la phtisie laryngée précède parfois la phtisie pulmonaire; que d'autre part les lésions laryngées sont un obstacle à la production des phénomènes stéthoscopiques.

Lorsque les modifications de la voix, au début, ne sont pas dues à une simple congestion, à un simple catarrhe, mais bien déjà au dépôt de tubercules dans la muqueuse laryngée, l'examen laryngoscopique pourra qualifier définitivement l'origine des troubles de la voix.

§ 8. — Symptômes physiques.

Inspection de la poitrine. — S'il n'est pas absolument établi que la conformation vicieuse du thorax précède souvent le développement des tubercules dans le tissu pulmonaire, il est hors de doute que la poitrine se déforme au cours de la phtisie. Ces modifications sont d'autant plus accusées que la maladie est à une période plus avancée de son évolution, et nous aurons l'occasion d'y revenir à plusieurs reprises. Au début, on rencontrera cet habitus dont nous avons parlé plus haut, que plusieurs auteurs regardent comme antérieur à la tuberculisation pulmonaire, que d'autres, avec plus de raison, selon nous, considèrent comme effet et non comme cause. Quoi qu'il en soit des diverses interprétations, dans la phtisie commençante, le thorax offre rarement son aspect normal.

Hirtz (1), après examen de 75 phtisiques hommes, concluait que chez

(1) Hirtz, Th. de Strasbourg, 1836.

ces malades le sommet de la poitrine subit un rétrécissement dès le début de l'affection, quelquefois même avant les premières manifestations dans la phtisie héréditaire; que le rétrécissemeut augmente en raison des progrès de la maladie; que cylindrique au début, la poitrine finit par devenir conique, mais en sens inverse de ce qu'elle est à l'état normal. Par contre, Briquet a trouvé que presque toujours la circonférence supérieure l'emporte sur l'inférieure. Sur 85 malades, 37 avaient un thorax bien conformé, 48 présentaient des déformations produites par un aplatissement latéral ou antéro-postérieur, par des dépressions ou des saillies; dans 2 cas seulement la circonférence inférieure était plus grande que la supérieure. Gintrac est arrivé également à cette conclusion que la circonférence supérieure présente, à peu d'exceptions près, à toutes les périodes de l'affection tuberculeuse, une étendue plus grande que les circonférences mammaire et inférieure. Nous avouons n'avoir jamais observé non plus la disposition signalée par Hirtz, non seulement avant le début de la tuberculisation, mais même après son développement. Nous ferons remarquer d'ailleurs qu'à l'état normal, le diamètre supérieur de la cage thoracique est moins considérable que le diamètre inférieur, et qu'en prenant le contour de la partie supérieure de la poitrine au moyen d'une ligne circulaire qui passe au-desous des aisselles, on mesure non seulement le squelette, mais encore les tissus musculo-adipeux qui le recouvrent.

Serrailler (1) a constaté que sur 60 phtisiques à tous les degrés, 28 avaient la poitrine régulièrement constituée; chez 8 d'entre eux la circonférence inférieure l'emportait sur la supérieure de 2 à 3 centimètres; les 14 autres présentaient une poitrine à peu près cylindrique, les deux circonférences étant égales. En comparant ces chiffres avec ceux donnés par les auteurs, il pose les conclusions suivantes :

1° Plus de la moitié des phtisiques ont la poitrine régulièrement conformée.

2° Dans l'autre moitié, la forme cylindrique de la poitrine est celle qui prédomine.

3° Enfin, chez un très petit nombre, la poitrine est plus rétrécie à la partie supérieure qu'à la base.

Ces conclusions nous paraissent exprimer le mieux la vérité.

En outre de la déformation générale, il faut tenir grand compte aussi des déformations *partielles*. Il importe d'établir préalablement si ces déformations partielles n'étaient point antérieures à la maladie; il faut également avoir soin de les distinguer des hétéromorphies physiologiques, selon une expression de Woillez (2), c'est-à-dire des

(1) Serrailler, *Études sur quelques manifestations extérieures de la phtisie pulm.* Th. de Paris, 1867.

(2) Woillez, *Recherches pratiques sur l'insp. et la mens. de la poitrine*, 1838.

saillies ou dépressions qu'on rencontre sur les poitrines à l'état normal. Il faut tenir compte surtout des dépressions sus et sous-claviculaires qu'on peut constater dès la première période. « Quand ce signe se montre, dit Fournet, on peut annoncer d'une manière à peu près sûre que la tuberculisation est considérable, si elle est encore à l'état cru; ou bien qu'elle est sur le point de passer de la première à la deuxième période, si déjà elle n'a effectué ce passage, ou si même elle n'est arrivée à la troisième période. »

Dans les cas où la phtisie s'accompagne d'emphysème pulmonaire, ces dépressions peuvent faire défaut au début et même plus tard. Nous reviendrons plus amplement d'ailleurs sur ces déformations partielles.

Palpation. — La palpation exercée méthodiquement permet d'apprécier les plus légères déformations; elle fait constater à cette période une mobilité moindre d'un des côtés du thorax, une diminution de tonicité et même de volume des muscles thoraciques, et la prédominance de ces modifications du côté malade si un seul côté est atteint.

Ces atrophies musculaires qui se développent souvent d'une façon précoce et concourent pour une part à la production des déformations ci-dessus signalées semblent reconnaître pour cause non seulement la diminution d'activité des muscles, le jeu thoracique diminuant, mais encore une sorte d'influence réflexe partie de la lésion interne et réagissant sur leur nutrition. Ce n'est qu'ainsi qu'on peut s'expliquer pourquoi cette atrophie frappe quelquefois des portions très limitées du système musculaire extra-thoracique dans des points correspondants aux lésions.

La palpation fera également reconnaître dès le début l'augmentation des vibrations thoraciques pendant que le malade parle.

Percussion. — Tout en reconnaissant que la percussion n'est pas, au début, d'un aussi grand secours qu'elle le deviendra plus tard, cependant nous croyons qu'appliquée méthodiquement et dans les parties du thorax exactement déterminées, ce moyen permet d'apprécier les différences de ton en rapport avec la formation des amas tuberculeux. S'il ne s'agit encore que de la congestion péri-granuleuse, la sonorité ne sera pas ou sera à peine modifiée; mais si la lésion a passé la période congestive et est parvenue à l'induration, on constatera une diminution du son d'autant plus manifeste et importante qu'elle sera le plus souvent limitée à un côté du thorax, et fera ainsi contraste avec la sonorité normale du côté opposé. Les résultats fournis par la percussion seront surtout appréciables si la lésion est assez étendue dans le principe, pour dépasser le bord inférieur de la clavicule, et se trouver en rapport avec une région de la poitrine dont les parois sont minces. Mais si, comme c'est le cas le plus fréquent, cette lésion est d'abord circonscrite à la partie tout à fait supérieure du poumon, la percussion fournira des résultats moins nets, par suite de l'épaisseur de la couche musculo-osseuse au niveau de la fosse sus-épineuse. En pareil cas, nous conseillons de suivre l'utile précepte donné par Piorry, précepte trop souvent négligé, de percuter sur la clavicule et au-dessus de la clavicule. Nous avons pu, dans bien des circonstances, obtenir par la comparaison des deux espaces sus-claviculaires une différence de son qui ne s'était traduite ni en arrière ni en avant au-dessous de la clavicule.

Dans l'appréciation de ces différences souvent peu accusées au début de la maladie, le médecin doit être prévenu de plusieurs causes d'erreur. Des pleurésies, qu'elles soient ou non sous la dépendance de la diathèse tuberculeuse, peuvent avoir existé à une époque antérieure et avoir déterminé des adhérences plus ou moins épaisses et résistantes. En pareil cas, le son est très sensiblement modifié et la pensée d'une induration pulmonaire profonde pourrait se présenter à l'esprit.

Dans d'autres circonstances où il existe de l'emphysème au sommet des poumons, cet emphysème peut être plus prononcé d'un côté que de l'autre, et il en résulte une différence de son. Si le médecin se bornait à un seul signe au lieu de les interroger tous, il serait exposé à considérer comme lésé le côté où se remarque la diminution de la sonorité, tandis que l'exagération du son constatée du côté opposé constitue le phénomène pathologique. L'état de rigidité et de contraction des muscles est une cause qui influence notablement les résultats de la percussion. Aussi est-il très important de mettre les muscles dans le plus grand relâchement possible, et les membres dans une position identique.

Enfin le médecin doit s'être assuré qu'il n'existe aucune lésion intrathoracique (hypertrophie ganglionnaire, anévrysme, tumeur du médiastin, etc.) capable de modifier profondément la sonorité normale de la poitrine.

Andral a signalé, à la première période de la phtisie pulmonaire, l'exagération du son de percussion au niveau de la lésion commençante; ce son exagéré est quelquefois tellement clair, selon Andral, que l'on serait tenté de croire à l'existence d'un pneumo-thorax; il s'expliquerait par l'existence d'un emphysème pulmonaire localisé. Pour Woillez, ce tympanisme est dû à une légère condensation du tissu pulmonaire et analogue à celui que l'on rencontre dans la pneumonie et la pleurésie, au niveau du poumon légèrement condensé.

Dans tout ce qui précède, nous n'avons eu en vue que la percussion, telle qu'elle est généralement comprise, fournissant des renseignements sur l'intensité relative de la sonorité thoracique, qui peut être augmentée ou diminuée. Mais on sait que certains auteurs, parmi lesquels nous citerons surtout Austin Flint (1), ont cherché à établir qu'indépendamment de l'intensité on doit tenir compte d'un autre phénomène, de l'acuité ou de la gravité des sons, de ce qu'on a proposé d'appeler la *tonalité*. Adoptant cette manière de voir, quelques observateurs ont prétendu que l'acuité du son pouvait être, dans certains cas, un signe précieux du début de la phtisie. « Depuis que mon attention est dirigée sur la tonalité des bruits, dit Woillez (2), j'ai rencontré des faits avec simple acuité du son, sans diminution de son intensité sous la clavicule où existaient précisément les premiers signes perçus à l'auscultation, et j'ai dû en conclure que la simple modification de la tonalité pouvait précéder la matité, et indiquait, par conséquent, une condensation pulmonaire moins considérable que cette dernière. »

Tout en rendant justice aux intéressantes recherches des deux auteurs que nous venons de citer, nous pensons que cette distinction entre le ton et le son, difficile à saisir pour beaucoup de médecins, n'a pas une utilité pratique réelle. Il nous a paru, en effet, que les deux phénomènes qu'on a opposés l'un à l'autre marchent parallèlement : avec la sonorité, ton grave ; avec le son obscur, ton aigu ; avec la matité, ton très aigu. Sans doute, avant la matité, on doit percevoir une différence dans la tonalité ; mais cette différence existe également dans le son, qui présente alors un caractère particulier désigné par les noms de *submatité*, *obscurité*. Nous n'avons, pour notre part, jamais observé ces cas dont parle Woillez de diminution d'intensité du son avec tonalité grave. Dans cette expérience qu'il cite et que nous avons souvent répétée, de l'estomac distendu par une quantité excessive d'air, nous avons toujours trouvé que le son devenait sourd, obscur, en même temps que sa tonalité devenait sensiblement aiguë. Les expressions de matité, submatité, sont tellement entrées dans notre science et si facilement comprises, que nous croyons utile de les conserver, tout en convenant volontiers qu'elles se rapportent à un changement dans la tonalité, à une acuité du ton, bien plus souvent qu'à une diminution dans l'intensité du son.

Pour bien apprécier les résultats de la percussion, il est important de connaître préalablement les modifications déterminées par certains états physiologiques. Ainsi chez les individus encore fortement musclés, le son de percussion est plus faible au niveau des muscles très développés ; par exemple c'est ce qu'on observera dans la région du grand pectoral droit, particulièrement chez l'ouvrier. Chez l'enfant, dont le thorax est plus flexible, dont les muscles sont moins vigou-

(1) A. Flint, *Physical exploration of the chest.*
(2) Woillez, *Diction. de diagnostic méd.*, 1856. Art. PHTISIE PULM.

reux, le son est bien plus accentué que chez l'adulte. Chez le vieillard, dont les masses musculaires sont atrophiées, le son est également très marqué. Il est plus faible chez la femme à cause de la couche de graisse qui entoure les masses musculaires. Il faut se rappeler également qu'une percussion forte augmente naturellement l'amplitude du son, c'est-à-dire la sonorité, et qu'une percussion faible l'annule. La percussion forte doit être employée pour déceler les lésions profondément situées, tandis qu'on aura recours à la percussion faible pour délimiter les foyers superficiellement placés.

Il faut savoir aussi que les diverses régions du thorax ne sont pas toutes également sonores à l'état physiologique. Le maximum de sonorité se trouve dans les espaces intercostaux, c'est-à-dire sur les masses musculaires de ces régions, principalement dans la zone moyenne, les espaces les plus larges ayant les muscles les plus minces. La fosse sus-claviculaire présente la même sonorité que la zone externe des deux premiers intercostaux ; la région claviculaire sonne peu ; les os retiennent le son. — Le troisième et le quatrième espace gauches, qui, en raison du cœur, ne présentent pas de point de comparaison avec le côté droit, retentissent moins que les espaces supérieurs, ce qui est dû au mamelon et à l'étroitesse des espaces intercostaux (Seitz) ; le cinquième et le sixième espaces à droite sont obscurcis par le foie ; il faut percuter légèrement et linéairement pour trouver la limite du foie et du poumon. Le corps du sternum (partie supérieure) retentit presque autant que les premiers intervalles costaux ; les régions postérieures donnent toutes moins de son que les régions antérieures ; la plus sonore est la région sous-scapulaire ; la moins apte à la production du son est la fosse sus-épineuse, à cause de l'épaisseur des muscles, qui exige naturellement une percussion forte, surtout près de l'acromion. Les régions latérales se rapprochent des parties antérieures, comme sonorité, particulièrement dans leur partie moyenne (G. Sée, *loc. cit.*).

Il faut bien le dire, quelque précaution qu'on prenne, quelque habileté qu'on ait acquise, la percussion est loin de fournir au début de la maladie des renseignements qui entraînent la conviction, et d'ordinaire, lorsque les résultats qu'elle fournit sont d'une netteté indiscutable, la lésion pulmonaire est déjà avancée.

§ 9. — Auscultation.

Affaiblissement du murmure respiratoire. — C'est un symptôme que l'on a fréquemment l'occasion d'observer dans la tuberculisation, et dont la valeur est grande, surtout lorsqu'il coïncide avec la diminution de la sonorité normale. Il peut présenter tous les degrés, depuis la simple faiblesse relative jusqu'à l'absence absolue du murmure vésiculaire. Dans ce dernier cas, l'oreille est frappée du contraste qui existe entre l'effort du thorax, qui se soulève pour l'introduction de l'air dans la poitrine et le silence qui indique la non-pénétration de cet air dans les vésicules pulmonaires. L'affaiblissement du murmure respiratoire peut porter sur les deux temps de la respiration ; il est généralement plus marqué ou du moins plus appréciable pendant l'inspiration, dont la durée relative est, dans l'état normal, beaucoup plus longue que celle de l'expiration ; quelquefois l'expansion vésiculaire commence à s'entendre, puis le murmure s'arrête brusquement ; l'inspiration est *incomplète*, *écourtée*. Enfin dans quelques cas, pendant que l'inspiration est diminuée ou même totalement absente, l'expiration acquiert une longueur et une intensité plus grandes ; elle devient, comme nous l'avons vu plus haut, prolongée, soufflante.

Quelle est la cause de cet affaiblissement de murmure respiratoire? Il est évident *a priori* qu'il faut l'attribuer à la présence des tubercules qui diminuent l'aire et la perméabilité des vésicules pulmonaires. D'ailleurs, si on se reporte à ce que nous avons dit au chapitre anatomie pathologique, on comprendra que la lésion spécifique ne détermine pas ce résultat seulement par elle-même, mais encore par les lésions concomitantes, congestion, phlegmasie, etc.

Une autre opinion émise, notamment par Jaccoud, dans ses annotations à la clinique de Graves, attribue l'affaiblissement du murmure respiratoire et le prolongement de l'expiration à l'emphysème qui entoure les tubercules. Nous ne saurions adopter cette manière de voir, pour plusieurs raisons. D'abord, à cette période de la tuberculisation, l'emphysème pulmonaire n'est ni aussi commun ni aussi marqué qu'on l'a prétendu; quelquefois, au milieu de nombreux noyaux d'induration pulmonaire, on aperçoit quelques soulèvements emphysémateux, mais la dilatation vésiculaire est ici un phénomène très secondaire et perdu pour ainsi dire au milieu d'altérations beaucoup plus importantes. Ensuite, cet affaiblissement de la respiration n'est pas un signe de l'emphysème particulier qui se rattache à la tuberculisation. Que de fois, au contraire, nous avons pu constater sur les parties des poumons échappées à la maladie, mais devenues emphysémateuses, au lieu de l'affaiblissement respiratoire, l'exagération et la rudesse du murmure ! Une preuve enfin que l'emphysème n'est pour rien dans le symptôme, c'est que la percussion devrait, si l'hypothèse était vraie, donner une exagération du son, et que, au contraire, le son est presque toujours diminué en même temps que la respiration est affaiblie.

Nous nous hâtons d'ajouter que ce phénomène peut être produit par des altérations de nature différente.

Ainsi, le sommet du poumon peut être coiffé et comme emprisonné par des fausses membranes épaisses qui ont pour résultat d'empêcher la dilatation pulmonaire et l'introduction de l'air dans les vésicules; il en résulte une diminution notable du murmure respiratoire. Toutefois, c'est généralement à une époque plus avancée de la maladie, à l'époque où des excavations se sont formées au milieu du parenchyme pulmonaire, que les fausses membranes pleurétiques ont pris une épaisseur aussi considérable et capable de gêner les mouvements d'expansion de l'organe.

Dans d'autres circonstances, ce sont des ganglions hypertrophiés qui rétrécissent le calibre des canaux bronchiques. Entre autres faits remarquables de ce genre, on peut lire dans le *Traité pratique d'auscultation* de Barth et Roger (1), l'observation d'un jeune phtisique de dix-sept ans qui présentait une matité des régions sus-claviculaires et sus-épineuses gauches, en même temps qu'une absence presque complète du murmure respiratoire.

Ce malade mourut d'une hémoptysie foudroyante, et à l'autopsie on trouva la bronche qui se distribue au sommet du poumon gauche comprimée par de gros ganglions tuberculeux. Les parois étaient froncées au point que son orifice avait à peine le diamètre d'une plume à écrire.

Respiration puérile. — Elle n'indique qu'une respiration supplémentaire et a encore moins de signification que la respiration faible. Barth et Roger disent avec raison que « si ce signe annonce qu'il y a une maladie, il ne peut par lui-même en préciser le siège ni la nature, et que, par suite, son importance diagnostique est médiocre. » (11e édit.)

La lésion étant au sommet de l'organe, c'est surtout à la partie inférieure qu'on rencontre la respiration puérile; mais si l'un des sommets était resté complètement sain, la respiration forte pourrait également s'y faire entendre. Il est important de ne pas confondre la respiration rude avec la respiration puérile. Dans le premier cas, en effet, le bruit respiratoire est non seulement plus intense, mais il donne à l'oreille une sensation de rudesse et de sécheresse; tandis que dans le second cas, au contraire, le murmure vésiculaire est plus bruyant, il est vrai, mais il a conservé le caractère doux et moelleux de la respiration naturelle. La respiration puérile se distinge de cette dernière en ce qu'elle est toujours partielle. On voit, ici encore, combien il est important de préciser si une modification perçue de la respiration se limite et se retrouve dans toute l'étendue du poumon.

Respiration saccadée. — C'est ordinairement le premier signe précis que l'auscultation permet de percevoir au début de la tuberculose pulmonaire, car la faiblesse du murmure vésiculaire est un phéno-

(1) Barth et Roger, *Traité pratique d'auscultation*, 11e édit., 1887.

mène qui passe bien souvent inaperçu et qui, du reste, n'a en général qu'une valeur restreinte. Non seulement les saccades sont souvent antérieures à tout bruit, à toute modification, mais elles ont un caractère qui attire de suite l'attention.

En quoi consiste la respiration saccadée?

C'est un mode de respiration dans lequel l'inspiration, car c'est surtout au moment de la dilatation de la poitrine que le phénomène est observé, au lieu de se faire en une seule fois, s'accomplit en plusieurs temps séparés les uns des autres par un court intervalle de repos. Dans un degré qu'on pourrait considérer comme moins prononcé, il n'y a pas, à proprement parler, d'interruptions dans le bruit inspiratoire; ce bruit est continu mais avec une sorte de renforcement plusieurs fois répété; les médecins anglais l'ont comparé à un mouvement de vagues (*wavy inspiration*) distinct pour eux de la respiration divisée, saccadée, qu'ils nomment *jerking*. D'après ces mêmes médecins, cette variété de la respiration saccadée aurait été signalée pour la première fois en Angleterre par Théophile Thompson (1), jadis attaché à l'hôpital de Londres.

Quoi qu'il en soit, la respiration saccadée est composée, comme nous le disions, de petites saccades séparées par un léger silence; ces saccades sont généralement au nombre de deux à trois, mais elles peuvent être plus nombreuses; nous en avons compté jusqu'à cinq et même six. On les entend surtout dans l'inspiration, mais on peut les observer également dans l'expiration; quelquefois elles existent dans les deux temps. Une forte respiration a généralement pour résultat de rendre le phénomène moins apparent. C'est ordinairement sous la clavicule qu'il se montre, dans le principe du moins ; plus tard, lorsque les lésions du sommet sont avancées, c'est dans un point plus inférieur qu'est perçue la respiration saccadée; alors souvent elle commence à pouvoir être distinguée au sommet opposé. Elle nous a paru moins facile à reconnaître dans la fosse sus-épineuse, mais quelquefois nous l'avons notée en arrière, à la partie moyenne et inférieure du poumon.

Les auteurs ne sont pas d'accord sur sa fréquence : tandis que Colin (2) la considère comme rare, Roger (3) comme très rare, Raciborski (4), Zehetmayer (5), Bourgade (6), Alison (7), etc.; la re-

(1) Thompson, *Clinical lectures on pulmonary consomption*, p. 129.
(2) Colin, *Bull. de la Soc. méd. des hôp.*, 1881.
(3) Roger, *ibid.*
(4) Raciborski, *Traité pratique et raisonné du diagnostic*, 1837.
(5) Zehetmayer, *Traité d'auscultation.*
(6) Bourgade, *Recherches pour servir au diagn. du 1er degré de la pht. pulm.* (Arch de méd., 1861).
(7) Alison, *The physical examination of the chest.*, p. 14.

gardent comme un signe fréquent de la première période de la phtisie. Notre observation est tout à fait d'accord avec celle de ces derniers auteurs. Depuis que nous avons recherché avec soin la respiration saccadée, nous l'avons constatée chez plus de la moitié de nos phtisiques, et il est infiniment probable que nous l'eussions rencontrée plus souvent encore si nous avions pu suivre les malades pendant toute la durée de leur affection.

Quant à l'époque à laquelle la respiration saccadée commence à apparaître, nous ne saurions admettre avec Colin que ce symptôme ne se montre qu'à une période tardive de la tuberculisation. Sans doute on peut la rencontrer à cette époque lorsque des excavations se sont formées au sein du parenchyme pulmonaire, mais ce n'est pas au niveau de ces excavations qu'il faut la chercher et qu'elle existe, c'est vers le milieu de la poitrine, à la base du thorax, ou bien au sommet du côté opposé, dans des points en un mot qui ne présentent, comme lésion, que des granulations ou quelques noyaux de pneumonie catarrhale.

Sur le siège et le mode de production du phénomène, les opinions des auteurs sont encore plus divergentes. Les uns le placent en dehors du poumon, les autres le localisent dans le poumon lui-même, mais ils diffèrent entre eux sur la cause véritable. Colin a surtout adopté la première manière de voir : « Il m'a toujours semblé, dit-il, que la respiration saccadée n'était qu'une variété très atténuée du frottement pleural, dont le caractère dominant est en somme un rythme saccadé à timbre plus ou moins rude. » Nous ne reprocherons qu'une chose à notre honorable confrère, c'est d'avoir voulu généraliser un fait que nous croyons au contraire tout à fait exceptionnel. Néanmoins nous reconnaissons que dans quelques cas aucune autre cause ne saurait être invoquée. Elle est on ne peut plus manifeste dans l'observation suivante, recueillie dans le service de Colin par le Dr Leblanc, médecin stagiaire au Val-de-Grâce.

M..., fusilier au 10e de ligne, âgé de vingt ans, d'une faible constitution, est fréquemment indisposé depuis un an, date de son arrivée à Paris. Ces indispositions consistent surtout en diarrhées et bronchites, qu'il attribue à l'insalubrité du logement qui lui est assigné.

A la suite d'un refroidissement éprouvé au commencement du mois de janvier, il ressentit vers le mamelon droit un violent point de côté avec dyspnée et recrudescence d'un rhume contracté quelques jours auparavant et qui lui causa dès lors des secousses très douloureuses. Il voulut continuer son travail, mais après plusieurs alternatives d'améliorations et de rechutes, il dut enfin entrer à l'hôpital et fut placé au Val-de-Grâce dans le service du professeur Colin.

A la visite du 2 mars, on constate un état de faiblesse générale, d'amaigrissement assez prononcé, apyrexie complète, pas de sueurs nocturnes ; l'expectoration muqueuse et peu abondante n'a jamais, au dire du malade, renfermé trace de sang; les secousses de toux sont moins douloureuses qu'au début et l'examen physique du thorax fait reconnaître une sonorité normale dans toute la partie antérieure des deux côtés. En arrière, matité complète de la base jusqu'à l'angle de l'omoplate du côté droit.

L'éloignement du bruit respiratoire à ce niveau, l'absence de vibrations thoraciques, achève de confirmer l'existence d'un épanchement pleurétique à droite; les deux sommets sont auscultés avec d'autant plus d'attention qu'il y avait lieu de soupçonner une affection organique; la respiration y est normale ; absence de tout râle, de tout caractère morbide. Mais dans la suite de l'exploration, au moment où l'oreille arrive à la quatrième côte en avant, elle y reconnaît la division bien nette en trois temps du mouvement inspiratoire, bien qu'on puisse s'assurer par la vue et le toucher que l'expansion thoracique s'accomplit extérieurement avec sa régularité et sa continuité normales; les saccades sont parfaitement dégagées de tout bruit autre que le murmure vésiculaire le plus moelleux; c'est en un mot une inspiration type comme caractère, mais exécutée, scindée en trois temps par deux pauses insonores très appréciables. L'expiration est complètement normale.

Pendant les trois jours suivants, les phénomènes acoustiques furent les mêmes. Cette respiration saccadée annonçait-elle donc le début de la tuberculisation pulmonaire, prenant ainsi une haute valeur, puisqu'elle en eût été le seul signe physique, ou bien, ne se rattachait-elle pas tout simplement à la pleurésie, pouvant alors d'un jour à l'autre revêtir la forme d'un bruit congénère, le frottement pleurétique?

Cette seconde hypothèse parut la plus probable dès la première exploration du malade.

Le 6 mars le phénomène est moins net, l'inspiration semble presque continue, surtout dans l'exagération des mouvements respiratoires.

Le 7, les saccades ont reparu; elles offrent pour la première fois un caractère de sécheresse qui les rapproche déjà du frottement pleurétique.

Les jours suivants, exagération de cette transformation du bruit anormal; finalement, le 12, c'était un frottement pleurétique très net qui occupait toute la région antéro-latérale droite, et l'expiration elle-même était envahie par ce bruit morbide.

Le 12, un vésicatoire est appliqué en ce point; à cette époque l'état général s'était amélioré et l'on constatait, en arrière l'abaissement du niveau du liquide.

Le 15, tout bruit anormal avait disparu; la persistance de cette disposition put être constatée pendant une dizaine de jours que le malade passa encore à l'hôpital.

Dans cette observation si précise, quoique la preuve anatomique n'ait pas été fournie, il nous paraît difficile de ne pas accepter que la respiration saccadée se soit manifestée comme premier degré de frottement pleurétique. L'étroite connexité de ces deux phénomènes semble bien démontrée par les trois considérations suivantes, qui ont frappé avec raison nos honorables confrères :

1° C'est dans le cours de la pleurésie que l'on a perçu la respiration saccadée;

2° Ce symptôme s'est transformé sur place en frottement pleurétique;

3° L'application d'un vésicatoire a fait disparaître sans retour l'un et l'autre phénomène.

Maintenant toute la question est de savoir si le cas rencontré par Colin constitue la règle. Colin et Roger, penchent vers l'affirmative, tandis que serions disposés à le ranger dans l'exception, et en cela nous nous basons sur nos propres recherches et sur celles d'un certain nombre d'auteurs. Nous avons eu l'occasion de pratiquer cinq à six fois l'autopsie de malades qui avaient présenté la respiration saccadée, très nettement accusée pendant la vie, et chez lesquels n'existait aucune trace de pleurésie récente. Bourgade a cité des faits analogues.

D'ailleurs nous ferons remarquer que si dans l'observation de Colin la respiration s'est insensiblement transformée, sous l'oreille, en frottement rude parfaitement reconnaissable, chez nos malades rien de semblable ne s'est produit. La respiration saccadée a conservé son caractère de douceur pendant des mois entiers sans se modifier, et la comparaison que nous pouvions établir entre les deux phénomènes chez ces mêmes malades ou chez d'autres, nous montrait toute la différence qui sépare stéthoscopiquement la respiration saccadée du frottement pleurétique.

Mais si nous n'avons pas, dans les autopsies que nous avons faites, constaté les fausses membranes d'une pleurésie récente, nous avons trouvé souvent quelques brides cellulo-fibreuses anciennes et organisées, d'une minceur extrême, unissant les deux plèvres dans les points mêmes où nous percevions les saccades. Nous nous sommes demandé si ces brides, en empêchant l'expansion ou le retrait des poumons, ne seraient pas la cause de l'arrêt brusque qui se produit dans la respiration. Il est vrai que dans ces mêmes points existaient des granulationt miliaires, et nous croyons qu'on est en droit de rapporter le phénomène à leur présence, d'autant plus que dans deux ou trois cas nous avons rencontré ces granulations seules ou des noyaux de pneumonie lobulaire, sans le moindre vestige de fausses membranes récentes, ou de brides cellulo-fibreuses anciennes.

Bourgade (1) cite, de son côté, l'observation d'une jeune fille phtisique de dix-neuf ans, chez laquelle on avait perçu la respiration saccadée, bornée à la région sous-claviculaire droite et à la fosse sus-épineuse. Au-dessous et au niveau du mamelon, la respiration était assez normale. Cette jeune fille succomba aux progrès de la maladie, et à l'autopsie on constata que le tiers supérieur du poumon droit contenait un très grand nombre de tubercules crus ; le parenchyme crépitait encore sous le doigt, et quand on le coupait, on expulsait par la pression sous l'eau une grande quantité de bulles d'air. Dans la partie moyenne de l'organe, on trouvait aussi des tubercules crus, mais en petit nombre et disséminés. La partie inférieure était saine. Du reste, *aucune trace d'adhérences* vers le sommet de la partie correspondante à la région sous-claviculaire, ni à la partie moyenne. Il en existait quelques-unes à la partie inférieure ; elles paraissaient anciennes et offraient une grande résistance.

Les fausses membranes et les brides cellulo-fibreuses étant écartées, ou du moins réduites à leur juste valeur, c'est très probablement dans les conditions nouvelles des poumons qu'il faut chercher la cause de la respiration saccadée ; mais quelle est exactement cette cause? Nous ne saurions nous ranger à l'opinion de Raciborski, qui attribue cette altération de rythme de la respiration à un spasme passager des extrémités bronchiques, spasme consécutif à l'irritation des filets nerveux par des tubercules. Nous ne pouvons pas davantage adopter l'hypothèse d'Alison, qui rapporte la résistance que semble éprouver la colonne d'air inspirée à l'épaississement inflammatoire de la muqueuse des ramifications bronchiques et à l'adhésion de leurs parois. S'il en était ainsi, ne devrait-on pas entendre dans ces points de nombreux râles sibilants et sous-crépitants, et la respiration saccadée ne devrait-elle pas être notée dans les différentes espèces de bronchite?

Nous croyons, avec Andry (2), Bourgade et quelques autres auteurs, que par suite des modifications apportées dans sa texture, le poumon a perdu de sa souplesse ordinaire, et que dans certains points la dilatation éprouve une gêne, un retard. Il y a défaut de synchronisme dans l'expansion vésiculaire des différentes parties du poumon, comme il y a défaut de synchronisme dans les contractions du cœur et dédoublement des bruits, lorsqu'un obstacle s'oppose au jeu régu-

(1) Bourgade, *Mémoire cit.*, *Archiv. gén. de méd.*, p. 546, 1861.
(2) Andry, *Manuel de percussion et d'auscultation*, 1844.

lier des valvules. Si ce n'est pas la cause unique de la respiration saccadée, c'est au moins, nous le pensons, la cause la plus commune, et dès lors on s'explique la fréquence du signe que nous étudions. On ne confondra pas la respiration saccadée avec la respiration irrégulière, entrecoupée de certaines femmes nerveuses ou d'individus qui ne savent pas respirer. Il suffira d'un peu d'attention pour reconnaître l'origine d'un phénomène, qui d'ailleurs, dans ce cas, sera général, au lieu d'être localisé à une région du thorax.

Souffle tubaire. — Au début de la phtisie, le véritable souffle bronchique n'existe pas d'ordinaire, la condensation pulmonaire n'étant pas encore suffisante pour le produire.

Expiration soufflante, expiration prolongée. — On sait qu'à l'état normal, le bruit inspiratoire a une durée beaucoup plus longue que le bruit expiratoire, la différence est évaluée d'une manière approximative par le rapport de 5 à 1. Or, petit à petit, dans la tuberculose, on voit l'expiration se rapprocher de l'inspiration, l'égaler, la surpasser même, et le phénomène est d'autant plus apparent, qu'en même temps l'inspiration devient de moins en moins appréciable, et finit même par n'être plus perçue à l'auscultation. A mesure que l'expiration se prolonge ainsi, elle acquiert une intensité plus grande, elle prend un caractère soufflant, bronchique, souvent très prononcé.

Tous les médecins accordent une grande importance à la constatation de ce signe découvert par le médécin américain Jackson (1), et si bien étudié par Andral, Louis, Barth et Roger, Fournet, etc. Mais il leur était difficile avec les idées régnantes sur le tubercule, de se rendre un compte exact de ce phénomène; aussi les interprétations qu'ils en donnent sont-elles divergentes.

Dans l'état naturel, dit Jackson, quand le tissu pulmonaire conserve sa souplesse et sa perméabilité normales, le bruit respiratoire se compose à la fois de celui qui est causé par le passage de l'air dans les bronches et par son entrée dans les vésicules pulmonaires, et comme ce dernier prédomine, il est seul entendu. Mais du moment où l'infiltration tuberculeuse commence, les vésicules deviennent chaque jour plus rares, l'expansion vésiculaire diminue, et le bruit de l'air qui traverse les bronches restant le même, il domine tous les jours davantage et finit par être seul perçu.

Barth et Roger proposent une autre explication : « Dans l'état physiologique, disent-ils, l'air sort du poumon pendant l'expiration, facilement, sans obstacles, et il ne produit, en conséquence, qu'un bruit court et faible; mais quand les productions morbides telles que des tubercules, sont infiltrées dans le parenchyme pulmonaire, ces

(1) Jackson, *Mém. de la Soc. méd. d'observation*, 1835, t. I, p. 15.

corps forment des saillies à l'intérieur des dernières ramifications bronchiques, et l'air rencontre en sortant des obstacles qui augmentent le frottement, d'où résulte une augmentation dans la force et dans la durée du bruit expiratoire. » Mais, dans cette hypothèse, on ne comprendrait pas pourquoi l'air inspiré ne produirait pas le même bruit, puisqu'il rencontre les mêmes obstacles, et nous avons vu que souvent, au contraire, l'inspiration est diminuée, annulée même. D'ailleurs nous sommes obligés de répéter que ces productions morbides, qui sont censées former des saillies à l'intérieur des dernières ramifications bronchiques, sont tout simplement des cellules infiltrées de granulations graisseuses dans les vésicules enflammées, et que ces prétendus tubercules n'existent pas encore à une époque où déjà l'expiration prolongée s'est manifestée.

Avec Monneret, nous pensons que l'expiration prolongée est le signe de toutes les altérations qui rendent le tissu pulmonaire meilleur conducteur du son. Dans le cas particulier, cette expiration prolongée reconnaît les mêmes causes que le souffle tubaire de la pneumonie. On sait que ce souffle commence le plus ordinairement pendant l'expiration et reste quelquefois borné à ce temps de la respiration, surtout dans certaines formes de pneumonie, la pneumonie lobulaire par exemple, ainsi que cela se rencontre si fréquemment chez les enfants.

Or les lésions de la phtisie pulmonaire au début, en même temps qu'elles comblent plus ou moins les alvéoles, indurent le tissu et le rendent meilleur conducteur du son. On se rend également bien compte ainsi de la faiblesse et même de l'absence de l'inspiration qui accompagne souvent l'expiration prolongée.

Il est bon de ne pas oublier qu'à l'état normal, l'expiration peut être prolongée au sommet du poumon droit chez certains individus et surtout chez les femmes. C'est un fait parfaitement établi par les recherches de Louis et vérifié par tous les observateurs. Le souffle expiratoire aura donc une valeur plus grande quand on le rencontrera au sommet gauche.

D'après Thompson, lorsque l'expiration s'entend dans une grande étendue, la phtisie aura une marche rapide ; si, au contraire, elle est limitée, la durée sera plus longue. Il dit aussi que dans le cas où l'expiration prolongée reste le symptôme dominant de la phtisie, les chances de guérison sont plus grandes. Ces aphorismes méritent confirmation.

Respiration rude. — L'expiration, en même temps qu'elle se prolonge, prend d'ordinaire un caractère très accusé de sécheresse et de rudesse. La prolongation et la rudesse sont ordinairement liées l'une à l'autre, la prolongation précédant toujours. C'est lorsque l'expiration est à l'inspiration comme 3 est à 1 qu'elle devient généralement rude (Jackson). La rudesse peut envahir l'inspiration, mais y est toujours moins prononcée qu'à l'expiration.

Cette rudesse respiratoire s'entend encore dans les points maximum où se perçoivent les autres signes stéthoscopiques, plus fréquemment sous la clavicule droite, surtout dans les points les plus rapprochés du sternum, et, en arrière, à la partie interne de la fosse sous-épineuse; on sait d'ailleurs que, même à l'état normal, elle existe dans ces points à un certain degré.

Cela tient à ce que la bronche droite plus courte que la gauche est plus voisine de la trachée, qu'elle a un volume plus considérable et est située sur un plan plus antérieur. La respiration rude est donc surtout significative quand elle existe à gauche. Elle indique simplement une induration et peut se retrouver même au sommet dans la cirrhose pulmonaire, la dilatation des bronches, etc. Elle n'est donc pas plus pathognomonique que les autres symptômes déjà indiqués.

Quoi qu'il en soit, la respiration rude n'a de valeur réelle au point de vue du diagnostic du début de la phtisie que si elle est limitée à un seul côté, puisqu'on pourra en affirmer l'existence par comparaison avec le côté opposé. Si la respiration est rude aux deux sommets, il faudra s'en référer par le souvenir et l'habitude au timbre normal de la respiration.

Pour ce qui est de l'inspiration rude, Grancher (1) a établi qu'elle a un ton plus grave et plus bas, que la tonalité s'abaisse jusqu'à donner la même note que le bruit respiratoire normal.

« Toutes les respirations anormales (respiration saccadée, faible, rude) peuvent être l'indice d'une tuberculisation commençante). Mais dans notre opinion, la rudesse avec abaissement de tonalité du murmure *inspiratoire* est le plus précoce et le meilleur des signes physiques au début de la tuberculisation pulmonaire.

« Cette anomalie respiratoire est, à notre avis, suffisante quand elle est *nette, localisée, fixe* à un sommet du poumon, et quand le terrain est suspect (chloro-anémie rebelle, scrofulisme, hérédité), pour poser un diagnostic de probabilité.

« Cette altération du murmure sous-claviculaire se fait entendre au début plus souvent à gauche qu'à droite, ce qui confirme l'opinion de ceux qui pensent que, dans la règle, la tuberculisation à marche lente commence du côté gauche; ce qui, au contraire, tend à diminuer la valeur de ce symptôme pour ceux qui pensent que le murmure vésiculaire est normalement plus fort sous la clavicule gauche que sous la clavicule droite.

(1) Grancher, *Bul. de la Soc. méd. des hôp.*, 1882.

« Nous ne croyons pas qu'il existe une différence physiologique, c'est-à-dire constante, du murmure respiratoire en faveur du côté gauche. Les observateurs les plus attentifs relèvent des différences en plus du murmure vésiculaire tantôt à gauche, tantôt à droite, quand ils ne trouvent pas une égalité parfaite entre les deux murmures. Dans notre sentiment, cette égalité parfaite répond à l'état normal, mais il est vrai qu'une influence mobile ou légère, une congestion fugitive à l'époque des règles par exemple, suffit à altérer le murmure vésiculaire sous l'une ou l'autre clavicule. »

Par contre Hirtz avait signalé une rudesse très claire et se rapprochant de la respiration puérile. Fournet a indiqué que certaines respirations rudes méritaient le nom de *bruit râpeux,* de *froissement pulmonaire,* de *cuir neuf;* Woillez a appelé l'attention sur le caractère *granuleux* de certaines respirations rudes, qui donne à penser que l'air passe dans des conduits à parois inégales.

Somme toute, le caractère le plus important de la respiration rude au point de vue qui nous occupe, consiste en sa tonalité inférieure.

Le professeur Grancher (1) a insisté sur la valeur des *respirations anormales* pour le diagnostic au début de la tuberculose pulmonaire commune. Il fait remarquer que quand elles sont *localisées* au sommet, surtout au sommet gauche, et *permanentes,* ces respirations anormales ne permettent pas seulement de faire le diagnostic, elles l'imposent à elles seules et sans aucune modification du son, ni des vibrations vocales, sans aucun signe adventif, craquements, etc.

Ces respirations sont par ordre d'importance, l'*inspiration rude et basse*, la *respiration saccadée* et la *respiration affaiblie. L'inspiration rude et basse est celle qui a la plus grande valeur parce qu'elle est la plus précoce et la plus fréquente.*

Bronchophonie. — On sait qu'elle résulte du retentisssement exagéré, mais non articulé de la voix, ce qui la distingue de la pectoriloquie ; on la trouve déjà coïncidant souvent avec la respiration rude et le souffle bronchique. Avec elle, on note le retentissement de la toux, surtout au niveau de l'origine des bronches. La bronchophonie s'entend au-dessus et au-dessous des clavicules, dans les fosses sus et sous-épineuses, et dans les aisselles; quand on la trouve aux environs de l'angle interne de l'omoplate, elle a moins de valeur, puisqu'elle existe là à un certain degré en dehors de toute lésion.

Quoi qu'il en soit, ce phénomène est en général peu prononcé à la période de la maladie que nous supposons en ce moment. D'une part, en effet, le poumon n'a pas encore la densité qu'il acquerra plus tard, lorsque tout le sommet sera converti en un bloc tubercu-

(1) Grancher, *Bull. de la Soc. méd. des hôp.*, 1882.

leux; d'autre part, les altérations ne dépassent guère en avant la clavicule, et la bronchophonie est plus difficilement perçue en arrière au niveau de la fosse sus-épineuse, à cause de l'épaisseur des couches musculo-osseuses. C'est donc un signe qui n'aura surtout de valeur que lorsque la maladie sera plus avancée et les lésions plus étendues.

Il sera d'ailleurs nécessaire de se rappeler que le retentissement de la voix est sujet à de nombreuses variations dans l'état physiologique, variations en rapport avec le ton naturel de la voix, l'état de maigreur ou d'embonpoint des parois thoraciques, le point de la poitrine examiné, etc. Ainsi, la voix est beaucoup plus retentissante au niveau du sternum et entre les deux épaules, que dans les autres régions moins voisines de la trachée et des bronches; elle est plus forte dans les parties supérieures que dans les parties inférieures, en avant qu'en arrrière, à droite qu'à gauche. Dans l'appréciation du phénomène, surtout à une époque où il n'est pas très prononcé, toutes ces circonstances doivent être prises en sérieuse considération.

Murmure sous-claviculaire. Souffle artériel. — Nous ne ferons que mentionner un bruit de souffle vasculaire auquel plusieurs médecins anglais attachent une importance qui nous paraît avoir été exagérée. Ce bruit, désigné sous le nom de souffle artériel, a été considéré par Latham (1), Kirkes (2), Hope (3), Alison, Cotton, etc., comme un résultat de la compression exercée par les dépôts tuberculeux sur les vaisseaux artériels, et dès lors comme un signe de début de la phtisie pulmonaire.

D'après ces observateurs distingués, le souffle artériel existerait à la partie supérieure du thorax, à gauche et à droite sous les clavicules, plus souvent à gauche qu'à droite. Son siège serait l'artère sous-clavière gauche, le tronc innominé à droite, et l'artère pulmonaire. D'après Alison, c'est au niveau de cette dernière artère qu'on l'entendrait le plus souvent. Il serait systolique, variable en intensité, quelquefois doux et à peine sensible, disparaissant pendant quelques heures, quelques jours; d'autres fois son timbre serait éclatant, râpeux, si prononcé même, qu'il aurait, dit-on, simulé un anévrysme. Une inspiration forte et retenue quelques secondes augmenterait singulièrement ce souffle qui, dans des cas plus rares, ne se montrerait qu'à l'expiration. Selon Palmer (4), le souffle artériel serait un bruit d'ordre physiologique, complètement étranger à la tuberculisation; recherchant ce phénomène sur 129 ouvriers de toute profession, il

(1) Latham, *Clin. lect. on diseases of the heart.*, t. I, p. 66.
(2) Kirkes, *On arterial murmur in incipient phtisis* (Med. Times and Gaz, 1862).
(3) Hope, *Diseases of the heart.*
(4) Palmer, *Lancet*, 1864, p. 379.

est arrivé à ce résultat que 17 fois le souffle existait à gauche, 7 fois à droite et 13 fois des deux côtés.

D'après Palmer, il ne faudrait pas chercher l'origine de ce souffle ailleurs que dans la compression de l'artère, soit par le muscle sous-claviculaire, soit par la première côte dans l'élévation des bras. S'il s'entend plus souvent à gauche qu'à droite, c'est une conséquence de la disposition anatomique spéciale de l'artère sous-clavière du côté gauche. Chez un petit nombre de phtisiques, nous avons perçu à la fin de l'inspiration ou au commencement de l'expiration, un souffle vasculaire qui nous a paru pouvoir se rapporter au murmure sous-claviculaire précédemment décrit; ce souffle était-il dû à une compression momentanée des gros vaisseaux de la poitrine par le poumon induré, ou dépendait-il d'une autre cause? Nous l'ignorons. En tout cas, si ce phénomène doit être rattaché à la tuberculisation, il constitue un signe infidèle et qui ne nous semble pas avoir l'importance que lui ont accordée beaucoup d'auteurs anglais.

Propagation des bruits du cœur. — La propagation des bruits du cœur à des parties de la poitrine distantes de cet organe est un corollaire des faits qui précèdent. Dans l'état physiologique, ces bruits sont à peine distincts sous la clavicule gauche, et ils ne sont nullement perçus sous la clavicule droite. Si une cause quelconque vient augmenter la densité du poumon, les bruits pourront être transmis à l'oreille dans ce point, en vertu de la conductibilité plus grande du son à travers un corps solide qu'à travers un corps gazeux. C'est ce qui arrive fréquemment dans la phtisie. La perception des battements du cœur sous la clavicule gauche et surtout sous la clavicule droite constitue un signe qui, par lui-même, ne peut pas avoir une signification bien grande, mais qui doit fortement éveiller les soupçons lorsque s'y joignent quelques autres symptômes, tels que la toux, l'amaigrissement, les sueurs nocturnes, etc. Ce phénomène, pour se produire, n'a pas besoin que l'induration pulmonaire soit très forte et très étendue, et même, d'après quelques auteurs, Alison en particulier, un poids trop considérable du poumon peut être une circonstance défavorable en arrêtant les vibrations sonores du cœur, surtout si cet organe est flasque et si ses contractions sont peu énergiques. Une condensation modérée présente les conditions les plus avantageuses. La connaissance de ce fait qui repose sur des expériences nombreuses à l'aide de rondelles de bois placées sur une boîte à musique, expliquerait, d'après l'auteur anglais, les différences des résultats obtenus par les observateurs.

On tiendra compte, dans la recherche de ce symptôme, de l'état antérieur du cœur, et il n'aura évidemment de valeur que s'il est constaté qu'il n'existe aucune cause de battements énergiques (hypertrophie du cœur, palpitations nerveuses) capable de transmettre ces battements aux différents points de la poitrine.

Râle crépitant. — Ce râle appartient à la période congestive et inflammatoire qui commence la série des altérations pulmonaires consécutives aux granulations tuberculeuses. On l'observe rarement, surtout si on le compare avec le râle sous-crépitant. Nous le croyons, toutefois, moins exceptionnel que ne le pensent la plupart des auteurs; mais pour le découvrir, il faut le chercher avec soin et ausculter régulièrement chaque jour les malades; il se présente, en effet, avec des caractères particuliers. On ne l'entend généralement que dans une petite étendue du thorax; il est limité. Il est très mobile, très fugace, surtout au début, paraissant dans un point avant de s'y fixer définitivement. Ce caractère a été reconnu et signalé par quelques auteurs, Stokes (1), Guéneau de Mussy (2), etc. Nous l'avons observé chez plusieurs de nos malades, particulièrement chez un phtisique couché au nº 6 de la salle Saint-Landry (hôpital Lariboisière), et chez lequel nous avons pu surprendre les altérations pulmonaires à leur début du côté resté longtemps sain et en suivre le développment progressif. A un certain moment, sous la clavicule gauche, nous entendîmes une petite bouffée de râle crépitant dans l'étendue d'une pièce de 2 francs. Ce râle était manifestement un râle crépitant; il en avait la finesse, la sécheresse; il n'était perçu qu'à l'inspiration. Le jour suivant, il n'existait plus, et si nous ne l'avions pas entendu très distinctement, nous aurions pu croire nous être trompés. Mais le surlendemain, il parut au même point avec les caractères précédemment indiqués. Pendant deux mois nous pûmes ainsi étudier ce râle; nous notâmes son envahissement graduel des parties sous-jacentes et circonvoisines, ses transformations ultérieures en râles humides dans les points primitivement atteints. A l'autopsie, nous trouvâmes le sommet de ce même poumon induré par des amas tuberculeux dont plusieurs noyaux peu avancés correspondaient à la partie du thorax où nous percevions encore le râle crépitant au moment même de la mort.

Cornil et Grancher (3) ont bien établi le mécanisme de ce râle et ont montré que c'est un bruit de déplissement vésiculaire exagéré des alvéoles voisins des lésions.

Râle sous-crépitant. — Si le râle crépitant est rare dans la tuberculisation chronique, il n'en est pas de même du râle sous-crépitant. Celui-ci est généralement circonscrit, au début, à la partie tout à fait supérieure du poumon, puis il s'étend insensiblement aux régions sous-

(1) Stokes, *Diseases of the chest*, 1837, p. 354.
(2) Guéneau de Mussy, *Leçons cliniques sur les causes et le traitement de la tuberculisation pulmonaire*, p. 44.
(3) Cornil et Grancher. *Soc. de Biol.*, 1872.

jacentes, et devient perceptible plus ou moins rapidement au-dessous de la clavicule. Il a souvent, dans le principe, un caractère de sécheresse très prononcé. Fréquemment alors, il ne s'entend que dans l'inspiration et se rapproche du râle crépitant ; mais, dans ce dernier, les bulles sont plus fines, éclatent en plus grand nombre à la fois. A mesure que la maladie progresse, le râle sous-crépitant tend de plus en plus à empiéter sur l'expiration, et il arrive un moment où il s'entend à peu près également dans les deux temps de la respiration. En même temps les bulles deviennent plus abondantes et plus humides.

La signification de ce bruit morbide est importante à bien connaître. Il nous paraît avoir été mal interprété par la plupart des auteurs qui le considèrent comme l'indice du ramollissement tuberculeux. Or c'est là, il faut bien le dire, une des plus graves erreurs qui puissent se commettre, une des plus préjudiciables au malade que l'on suppose parvenu à une période de la tuberculisation beaucoup plus avancée qu'elle ne l'est en réalité. Ce signe caractérise la congestion et d'autres états anatomiques du poumon susceptibles d'être avantageusement modifiés et même guéris. Plus d'une fois, en effet, nous avons noté le râle sous-crépitant au moment de l'entrée des malades à l'hôpital, et au bout de quelque temps, sous l'influence du repos et d'un traitement approprié, il n'existait plus.

Dans d'autres circonstances plus probantes encore, nous avons pu constater à l'autopsie l'existence d'une induration pneumonique sans ramollissement caséeux, dans des points où nous avions perçu pendant la vie un râle sous-crépitant.

C'est un fait incontestable, que le râle sous-crépitant est très souvent l'indice d'un état congestionnel et inflammatoire du poumon et des petites bronches ; plus il est sec, plus il annonce avec certitude cette lésion. Lorsqu'il devient humide, il peut encore avoir la même signification et indiquer l'existence d'une bronchite avec sécrétion de mucosités, mais ces cas sont plus difficiles à distinguer du ramollissement tuberculeux.

Nous avons dit que généralement ce bruit morbide était considéré comme un signe d'une période déjà avancée de la tuberculisation, de la période de ramollissement. Nous devons faire une exception pour quelques auteurs qui l'ont rapporté, soit à la bronchite, soit à la congestion qui se développe autour du tubercule. Ainsi, Fournet a longuement insisté sur un râle bulleux humide vésiculaire qui serait le signe, en quelque sorte pathognomonique, de la congestion active des poumons. Il serait un peu plus gros que le râle primitif de la pneumonie et moins gros que le râle muqueux ordinaire ; il aurait pour caractère essentiel de s'entendre exclusivement à la fin de l'inspiration. Woillez, de son côté, a parfaitement reconnu que des râles humides peuvent exister à la première période de la phtisie pulmonaire, et dépendent de la congestion pulmonaire provoquée par la présence des tubercules. Notre observation concorde parfaitement, comme on le voit, avec celle de ces deux cliniciens, à la condition de remplacer le mot tubercule par le mot granulation.

Nous croyons, en outre, que la lésion pulmonaire qui produit le râle sous-crépitant est un peu plus avancée que ne le pensent Fournet et Woillez, et que si la congestion simple peut quelquefois être invoquée seule pour sa production, le plus ordinairement la lésion a dépassé la période congestive et est parvenue à l'état de pneumonie catarrhale.

Au râle sous-crépitant, nous croyons devoir rapporter un râle particulier auquel un grand nombre de médecins semblent accorder une valeur considérable, qu'ils regardent presque comme le signe pathognomonique de la tuberculose, nous voulons parler du râle de *craquement sec*.

Qu'est-ce que ce râle de craquement sec ? Nous ne pouvons pas en donner une meilleure idée qu'en citant textuellement l'opinion d'un des auteurs qui l'ont étudié avec le plus de soin. « Le râle de craquement sec, dit Fournet, se présente sous deux formes bien distinctes dont chacune marque une période de sa durée. Dans le moment où il apparaît, et pendant un certain temps, il donne à l'oreille la sensation du sec, et il mérite alors le nom de craquement sec, puis au bout d'un temps plus ou moins long, il passe insensiblement à l'humide. Ce râle n'est pas composé d'un bruit homogène et unique. Il est formé par une série de petits bruits; chacun de ces petits bruits est un craquement, et c'est la somme de ces bruits pendant les deux mouvements de la respiration qui constitue le râle de craquement. Ces petits bruits successifs ne dépassent pas le nombre de deux ou trois. Ces caractères s'appliquent essentiellement au râle de craquement sec. Quant au craquement humide, il est aussi composé de plusieurs bruits successifs en même nombre à peu près. Mais ces bruits prennent un peu plus chaque jour la forme des bulles, et dès lors, ils rentrent dans la description des râles bulleux. Le râle de craquement, considéré en général, est un râle constant de sa nature ; toutefois, sa constance et sa régularité augmentent avec la durée de son existence. Un fait à peu près invariable est le suivant : le râle de craquement correspond d'autant plus exclusivement à l'inspiration qu'il se rapproche davantage de son moment d'origine et de sa période du sec, et il tend d'autant plus à envahir aussi l'expiration, tout en restant plus prononcé à l'inspiration, qu'il s'éloigne davantage de son moment d'origine pour entrer dans la période d'humide. Cette transformation du râle sec en râle humide s'opère dans un temps variable entre huit et vingt jours pour la phtisie aiguë ; entre vingt jours et deux mois et demi ou trois mois pour la phtisie chronique. Le râle de craquement sec correspond à cette phase de la première période de la phtisie pulmonaire qui est représentée par une simple infiltration de tubercules crus dans le parenchyme pulmonaire. Le degré de perméabilité de la portion du parenchyme pulmonaire intermédiaire à l'infiltration tuberculeuse est une des conditions de la production du râle de craquement sec ou de ses diverses transformations. En effet, sans pouvoir préjuger le mécanisme de formation de ces râles, on conçoit que le degré de force avec lequel une colonne d'air ou une multitude de petites colonnes d'air sont poussées dans le voisinage des corps étrangers que renferme le tissu pulmonaire doit influer beaucoup sur le degré d'intensité du râle de craquement et de ses diverses transformations. »

Les idées de Fournet, relativement au râle de craquement sec, ont été adoptées par un grand nombre d'auteurs, avec quelques variantes toutefois.

C'est ainsi que Barth et Roger, dans leur *Traité d'auscultation*, considèrent le craquement sec comme le signe le plus positif et le plus constant de la présence des tubercules arrivés à leur période de ramollissement. « Il est à croire qu'ils éclatent au moment ou les tubercules pulmonaires, arrivés à leur maturité, commencent à perforer les radicules des bronches voisines et leur transformation en craquements humides paraît dépendre de la fonte des tubercules dont la matière puriforme, se mêlant aux sécrétions morbides de la membrane muqueuse des bronches enflammées, donne lieu graduellement à la production de bulles visqueuses. »

L'opinion de Payne Cotton (1), se rapproche beaucoup de celle de Fournet. Voici comment il s'exprime à ce sujet dans son dernier ouvrage : « Le plus important de tous les râles perçus dans la première période de la phtisie pulmonaire, c'est le râle de craquement sec. C'est un bruit sec, court, aigu, entendu surtout, mais non exclusivement dans l'inspiration. Son mécanisme n'est pas facile à expliquer, mais le craquement sec a été observé si généralement et si exclusivement en même temps que les tubercules, qu'on ne peut douter qu'il existe entre eux un rapport de cause à cet effet. Le nombre de ces craquements varie Quelquefois, il n'y en a qu'un à chaque inspiration. D'autres fois, ils sont deux, trois, ou même quatre. Une fois développés, ils sont persistants ; on les entend à chaque examen ulté-

(1) Payne Cotton, *Phthisis and the stethoscope*, p. 42.

rieur, sinon dans une respiration calme, du moins dans une respiration forte et exagérée, jusqu'à ce qu'insensiblement ils passent au craquement humide. La durée de ce râle est variable ; chez quelques malades, il se transforme très rapidement; chez d'autres, il reste stationnaire pendant quelque temps, rarement au delà de quelques semaines. Plus il persiste, plus il est intense et mieux il est perçu pendant l'expiration. C'est dans quelques circonstances un signe défavorable qui annonce le passage du tubercule de l'état latent à une période d'activité plus ou moins grande ; le craquement sec diffère si essentiellement des autres râles, qu'il suffit de l'entendre une fois pour le reconnaître à l'avenir. Le râle sous-crépitant est le seul avec lequel on puisse le confondre; la distinction en est cependant aisée : l'un est petit, sec, clair, craquant; l'autre est plus gros, plus humide et donne la sensation de nombreuses bulles (*Bubbling*). »

Il est un premier fait qui nous paraît ressortir des citations qui précèdent, c'est la difficulté où se sont trouvés les auteurs pour donner une explication satisfaisante du râle de craquement sec dans les idées généralement reçues sur le tubercule. Aussi bien les explications ont-elles notablement varié. Payne Cotton confesse que son mode de production est difficile à concevoir, et il se borne à admettre que ce râle indique le passage de l'état latent à une période d'activité, ce qui n'avance guère la question. D'un autre côté, Fournet pense qu'il est le signe expressif des tubercules crus, quoiqu'on cherche vainement ce qui, dans cette circonstance, pourrait donner lieu à la crépitation particulière qui constitue le craquement; Barth et Roger estiment au contraire, qu'il dénote le ramollissement des tubercules, bien que la présence d'un râle fin et sec ne soit guère admissible dans l'hypothèse d'un ramollissement. Toutes les difficultés s'aplanissent, si l'on veut bien admettre qu'à l'époque où apparaît ce râle de craquement sec, il n'existe au sommet des poumons que quelques noyaux de pneumonie catarrhale. Ce râle, perçu surtout pendant l'inspiration, n'est rien autre chose que le râle sous-crépitant, fin, sec, que nous avons dit exister au début pendant l'inspiration. Plus tard, il se transforme en bulles humides comme le fait le râle sous-crépitant, ce qui dépend, soit de la bronchite concomitante, soit du ramollissement de la pneumonie caséeuse. Les auteurs reconnaissent eux-mêmes que ce râle a les plus grandes analogies avec le râle sous-crépitant.

S'ils trouvent quelques caractères différentiels, c'est qu'ils comparent le craquement sec avec le râle sous-crépitant humide. En étudiant parallèlement le craquement sec, et le sous-crépitant sec, le craquement humide, et le sous-crépitant humide, on reste convaincu de la parfaite identité de ces râles.

Il n'y a donc aucune nécessité de conserver le mot de râle de craquement qui ne tend qu'à jeter la confusion dans un sujet déjà si obscur. L'expression de râle sous-crépitant avec ses subdivisions, en râle sous-crépitant fin et sec, gros et humide, suffit amplement aux besoins de la science pour représenter la pneumonie catarrhale à ses diverses périodes.

Dans les considérations qui précèdent, nous avons supposé qu'il s'agissait d'un râle intra-pulmonaire ; mais il est infiniment probable que plus d'une fois, on a rangé dans cette catégorie des bruits extérieurs qui appartenaient à la grande classe des frottements, si fréquemment observés dans la phtisie pulmonaire à la suite de pleurésies circonscrites d'abord au sommet des poumons. C'est un point qu'a parfaitement fait ressortir Jules Arnould, dans un intéressant mémoire publié dans les *Bulletins de la Société médicale d'observation* pour 1864.

Comme lui, nous croyons que le bruit de *froissement* pulmonaire décrit par Fournet est un frottement pleural ; comme lui, nous pensons que souvent le craquement appartient également à la catégorie des bruits extra-pulmonaires ; mais nous ne saurions le suivre plus loin, et admettre que tous les craquements sont des frottements. Cela peut être vrai pour certains craquements qui restent secs pendant toute la durée de la maladie ; mais, lorsque notant jour par jour les phénomènes stéthoscopiques, nous constatons que le râle, de sec qu'il était, devient un peu humide, puis plus humide, et enfin cavernuleux, il nous est impossible de ne pas supposer que ce râle est intra-pulmonaire et primitivement bullaire. D'ailleurs, cette supposition est devenue pour nous une certitude dans plusieurs cas, où nous avons pu vérifier à l'autopsie l'absence complète de fausses membranes pleurétiques.

Depuis que nous avons écrit ce passage, notre opinion n'a pas varié sur la signification pronostique du craquement sec ; nous sommes restés persuadés que c'est surtout un signe de la phtisie commençante et qu'il n'indique nullement le travail de ramollissement de la lésion. Mais nos idées ont changé sur son mécanisme physiologo-pathologique, depuis que les recherches expérimentales de Cornil et Grancher ont bien mis en lumière le mode de production du râle crépitant. Aujourd'hui, nous rattachons plus volontiers le craquement sec au râle crépitant qu'au râle sous-crépitant ; ces craquements secs ne sont très probablement pas autre chose que des râles crépitants disséminés.

Les alvéoles pulmonaires, comprimés par les noyaux indurés voisins, sont aplatis dans l'expiration, tandis que par leur distension brusque ils font entendre, dans l'inspiration, des bruits de crépitation vésiculaire qui sont transmis directement à l'oreille, lorsque les lésions sont rapprochées de la paroi costale, ou par l'intermédiaire de tissus indurés.

Les craquements entendus dans la tuberculose au début sont donc des bruits vésiculaires de même ordre que les râles crépitants de la pneumonie, et que les bruits analogues de la pleurésie. Ils sont seulement isolés au lieu d'être confluents, ce qui est dû au volume plus petit des noyaux et à la moins grande abondance des alvéoles alternativement comprimés par les tumeurs et dilatés ensuite par l'inspiration.

Râles sonores. — Les râles sonores sont beaucoup moins communs, au début de la phtisie, que les râles sous-crépitants précédemment décrits, et cela se conçoit quand on réfléchit que l'inflammation qui dérive de la granulation, atteint plutôt les lobules pulmonaires que les bronches elles-mêmes.

Toutefois, dans un certain nombre de cas, cette inflammation ne reste pas bornée au seul lobule ; elle envahit également les ramifications bronchiques et particulièrement les ramifications les plus ténues et les plus rapprochées du lobule auquel elles font suite. C'est pour cela qu'on observe plus fréquemment en pareil cas le râle sibilant que le râle ronflant, le timbre aigu du premier étant en rapport avec l'étroitesse plus grande des tubes enflammés.

Le râle sibilant est surtout perçu au sommet dans la région sus-épineuse et sus-claviculaire. Il n'a même de valeur diagnostique que lorsqu'il est circonscrit à cette région et qu'il ne s'étend pas aux autres parties du poumon. Il peut exister dans les deux temps de la respiration ; quelquefois on ne l'entend qu'à la fin d'une inspiration forcée ou dans l'effort de la toux. Il a rarement l'intensité et la continuité du râle sibilant des bronchites ordinaires ; il se montre pendant quelques respirations, puis cesse, pour reparaître peu d'heures après, quelquefois même au bout de plusieurs jours. Il existe seul, ou bien il est mélangé avec d'autres râles et particulièrement avec le râle sous-crépitant ; toutefois, cette association n'est pas très commune ; elle l'est surtout beaucoup moins que dans la phtisie granuleuse généralisée fébrile, et dans la phtisie galopante, qui présentent ordinairement un mélange de râles sibilants et sous-crépitants dans une grande étendue de la poitrine.

§ 10. — Spirométrie.

La spirométrie est entrée dans le domaine pratique, non seulement à cause de la facilité de l'emploi des instruments, mais aussi pour l'exactitude des résultats obtenus. Il n'en est malheureusement pas toujours ainsi des moyens physiques, grâce auxquels cependant, comme dit Lasègue, « le malade, au lieu d'être représenté dans un portrait toujours infidèle, se résout en une série de formules rigoureuses comme des chiffres. » Il faut ajouter que la spirométrie, permet l'étude de l'organe à l'état dynamique, lequel est, selon l'expression de Bonnet, non pas un réactif anatomique, mais un réactif de la fonction. Personne ne reproduirait aujourd'hui le reproche si injuste de Broussais ; mais tandis que l'auscultation et la percussion ne fournissent d'utiles ressources que lorsque les lésions ont déjà atteint un certain degré, la spirométrie donne de fructueuses indications tout à fait au début, dans la période préparatoire, alors qu'on peut encore recourir, et peut-être avec efficacité, aux mesures préventives.

Nous n'avons pas ici à décrire les spiromètres de J. Hutchinson, Wintrich, Schneff, Boudin, Bonnet (de Lyon), les pneumographes de Marey, de Rodet, de Bergeon et Kastus. Nous voulons simplement donner quelques-uns des résultats qui ont été obtenus par les divers expérimentateurs.

On sait que J. Hutchinson a posé cette loi généralement confirmée, que la capacité respiratoire vitale croît avec la taille, quelle que soit du reste la participation du tronc à cet accroissement. Or, cette capacité vitale varie aussi dans toutes les affections de poitrine, emphysème, phtisie, etc. ; il n'y a pas de dissidences à cet égard.

Hutchinson avait déjà signalé les modifications produites par la phtisie pulmonaire dans les capacités vitales respiratoires. Lasègue (1) a rapporté, dans sa revue critique sur la spirométrie (1856), les résultats obtenus par les auteurs anglais.

« Le premier malade sur lequel Hutchinson a fixé son attention réunissait les conditions les plus favorables à un semblable examen, C'était un Américain colossal venu à Londres pour disputer le prix d'une lutte ; il était d'une taille de près de sept pieds, et dans toute la puissance de la santé ; sa capacité respiratoire était de 434 pouces cubes.

« Après avoir remporté le prix, il mena une vie dissolue, et deux ans plus tard (vers 1844), sa capacité vitale n'était plus que de 390 pouces cubes ; on ne constatait d'ailleurs aucun signe de lésion thoracique, et l'autorité d'Hutchinson en pareille matière est au-dessus de toute contestation. A la fin de décembre 1844, elle était descendue à 320 ; cet homme succomba en 1845, à la suite d'une phtisie pulmonaire aiguë. Un fait d'une autre nature, mais non moins caractéristique, témoignait de l'utilité de l'appareil et de son application à la pathologie. Un homme est examiné, il jouit d'une santé irréprochable, mais la mesure de sa capacité vitale est de 47 pouces cubes au-dessous du

(1) Lasègue, *Arch. gén. de méd.*, 1856.

chiffre normal. L'auscultation ne révèle pas le plus léger trouble des fonctions respiratoires. Trois jours après, cet homme succomba accidentellement, et on trouva au sommet du poumon gauche, un dépôt de tubercules miliaires qui avait l'étendue de plus d'un pouce carré. »

Fabius, Simon Wintrich (1), Hecht, Schutzenberger, Bonnet de Lyon, etc., ont tous signalé la diminution de la capacité respiratoire comme une des conséquences de la phtisie pulmonaire, et ils insistent sur l'utilité de l'examen spirométrique pour le diagnostic.

Wintrich aurait trouvé que les enfants nés de parents phtisiques mais sains encore offrent déjà une diminution de la capacité pulmonaire.

Hecht (2) a formulé les conclusions suivantes : 1° la capacité pulmonaire vitale ne varie pas sensiblement chez les personnes qui se trouvent dans les conditions identiques de taille, d'âge, de sexe ; 2° toute personne qui ne jouit pas de la capacité pulmonaire vitale que comporte sa taille, et chez laquelle cette diminution n'est pas expliquée par l'âge, le sexe ou une obésité trop considérable, doit être considérée comme infiniment prédisposée à la phtisie ; 3° dans la phtisie pulmonaire, la spirométrie donne des indications précieuses, à une époque où les autres modes d'investigation n'apprennent rien ; 4° tout en appréciant à leur juste valeur la percussion, l'auscultation, etc., nous croyons que la spirométrie adoptée dans le diagnostic des maladies de poitrine y rendra de grands services.

En 1864, Faivre (de Lyon) (3) et Bergeon (4), alors son interne, ont fait de nombreuses observations sur des phtisiques ; chez tous leurs malades, la diminution de la capacité respiratoire était très évidente.

C'est surtout pour reconnaître la phtisie à son début que la spirométrie offrirait une utilité incontestable. « Où la spirométrie trouve sa véritable application, dit le professeur Lasègue, c'est quand il s'agit de redresser un diagnostic menaçant, mais qui repose sur une crainte erronée. Là elle constitue peut-être le plus sûr contrôle, et les cas dans lesquels il faut s'estimer heureux d'y recourir ne sont rien moins que rares. »

Schneevogt (5) souhaite de voir l'emploi du spiromètre se répandre dans tous les hôpitaux, dans les conseils de révision, les compagnies d'assurance sur la vie, etc. « Le spiromètre, dit-il, permet de reconnaître la phtisie tout à fait au début, avant l'apparition d'aucun autre signe ;

(1) Wintrich, *Krank. der Resp. org. Virch. Hand. der Pathol.*
(2) Hecht, *Thèse de Stras.*, 1855.
(3) Faivre, *Soc. méd. de Lyon*, 1864.
(4) Bergeon, *ibid.*
(5) Schneevogt, *Uber den praktischen Werth des spirometers.* Henle's Zeitschrift, 1854.

il permet de constater la maladie une fois qu'elle s'est déclarée, d'en suivre les progrès, etc. » Tout cela montre bien l'importance que peut avoir la spirométrie quand elle est employée pour le diagnostic de la phtisie à son début.

Toutefois, il faut se rappeler que la diminution dans les capacités vitales respiratoires a lieu dans d'autres affections thoraciques, surtout l'emphysème. Bergeon fait remarquer que les capacités vitales diminuent dans ces deux maladies, mais par un mécanisme différent. Le poumon emphysémateux ne produit pas le retrait qui s'opère normalement après la dilatation; loin de là, les vésicules dilatées, où l'air est emprisonné, se présentent aux parois thoraciques comme un obstacle sur lequel elles viennent se mouler. Au contraire, le poumon du phtisique, devenu moins souple par suite de l'inflammation chronique dont il est le siège, ou du processus néoplasique qui l'envahit lorsqu'il est tuberculeux, ne peut plus s'étendre. Les parois thoraciques approprient leur course à la souplesse de l'élément élastique, et si la muqueuse s'ulcère, *par égard pour elle*, d'après l'expression de Bergeon, le thorax restreindra ses mouvements d'une façon instinctive. Des hémoptysies peuvent être provoquées par les mouvements trop brusques du thorax que la muqueuse pulmonaire doit suivre au prix d'une déchirure de ses vaisseaux. Peu à peu la muqueuse pulmonaire revient sur elle-même, entraînée par le tissu cicatriciel ou épaissie par l'inflammation.

Le thorax, dont les mouvements sont proportionnés au jeu de l'élément élastique, suit ce retour; son volume diminue dans tous les sens, sauf à la partie inférieure, où les dernières côtes sont maintenues écartées par le foie dont le développement anormal s'oppose en ce point au retrait thoracique.

Tandis que chez l'emphysémateux la diminution de la capacité respiratoire vitale coïncide avec l'accroissement de la capacité absolue et de la capacité thoracique, chez les phtisiques, au contraire, tout diminue. Ainsi, voilà le même fait, diminution de la capacité respiratoire vitale qui s'accompagne de phénomènes diamétralement opposés.

Quoi qu'il en soit, un point est à retenir ici : la diminution de la capacité vitale respiratoire se produit dans l'emphysème comme au début de la phtisie, et si on se rappelle que les signes stéthoscopiques de l'emphysème sont quelquefois peu accusés, on comprendra que les indications spirométriques pourraient devenir une cause d'erreur si on les consultait seules.

Waldenburg (1) s'est occupé aussi de cette question; les résultats

(1) Waldenburg, *in* Thèse de Kuss, Nancy, 1878.

qu'il a obtenus sont relatés dans le travail de Kuss (Nancy, 1878) :

1° La force de la pression inspiratoire diminue la première dans la phtisie, la pneumonie, les affections pleurales, les rétrécissements de la trachée et du larynx;

2° La force de la pression expiratoire diminue la première dans l'emphysème pulmonaire et dans les maladies qui le provoquent (asthme, bronchite);

3° Quelle que soit la force respiratoire qui diminue la première, son affaiblissement amène fatalement celui de sa congénère, mais le *changement de rapport* entre les deux se manifeste toujours.

Hirtz et Brouardel (1) ont fait quelques expériences dans la même direction, d'où il résulte que l'état des puissances respiratoires est sensiblement le même chez les individus emphysémateux et chez les emphysémateux qui sont en puissance de tubercules latents ou stationnaires; l'inspiration se montre en effet plus puissante que l'expiration dans les deux cas. Cependant, ces auteurs font remarquer que le rapport entre les pressions inspiratoire et expiratoire n'est plus le même. Dans l'emphysème tuberculeux, si la force de pression inspiratoire est supérieure, elle ne l'est que de 10 millièmes, à la force de pression expiratoire, dans l'emphysème constitutionnel, la différence est de 20, 30 et 40 millièmes de mercure.

Doit-on attacher une grande importance à cet écart léger dans le rapport de pression pour ce qui concerne l'emphysème tuberculeux? Brouardel et Hirtz déclarent qu'il serait prématuré de l'affirmer et ils se contentent d'enregistrer le fait. Dans une de leurs observations, ils signalent un malade franchement emphysémateux qui avait été considéré depuis longtemps comme simple asthmatique. Il revint dans le service à deux ans d'intervalle; le dynamomètre pulmonaire indiquait la phtisie, la force de pression inspiratoire étant inférieure à l'expiration de 5 millièmes. Et en effet la phtisie était déjà en évolution; l'auscultation révélait des craquements secs et le malade maigrissait.

Il y avait donc ici confirmation des lois posées par Waldenburg, et il est permis de croire que ces méthodes employées avec soin permettraient de reconnaître non seulement la phtisie au début, mais encore de distinguer la phtisie de l'emphysème.

La méthode graphique a enfin donné à Hirtz et Brouardel quelques résultats intéressants. Avec le pneumographe de Marey ils ont obtenu des tracés qu'on peut traduire par les tableaux suivants :

(1) Hirtz et Brouardel, *in* Thèse de Hirtz, *De l'emphys. pulm. chez les tuberc.*, 1878.

PHTISIE.

Fréquence des mouvements respiratoires.	Manifestement augmentée.
Amplitude..............................	Diminuée.
Rythme................................	Inégal ; mouvements respiratoires tantôt superficiels, tantôt profonds. Inspiration courte, expiration plus longue.

EMPHYSÈME SIMPLE.

Fréquence des mouvements respiratoires.	Diminuée.
Amplitude..............................	Augmentée.
Rythme................................	Égal; ligne de descente de l'inspiration assez rapide. Ascension de l'expiration à forme parabolique rappelant le tracé de Marey qui signale un obstacle à l'expiration.

Expectoration. — Nous étudierons un peu plus tard, d'une façon approfondie, l'expectoration des phtisiques. Disons seulement maintenant, qu'au début, l'expectoration fait souvent défaut ou qu'elle n'est constituée que de crachats rares, formés de salive mousseuse et d'un peu de mucus visqueux. D'autres fois, l'expectoration est opaque et assez adhérente au fond du vase qui la reçoit. En vérité, il n'y a rien là de caractéristique.

Si cette expectoration sans caractères particuliers à l'œil nu contenait toujours des bacilles, la symptomatologie au début de la phtisie pourrait se résumer en quelques mots et le diagnostic serait des plus faciles. Sans nier que l'examen des crachats permet souvent dès le début de la maladie, d'en reconnaître l'origine (1), il est certain que les exceptions sont nombreuses et que d'ordinaire les bacilles n'apparaissent que dans l'expectoration déjà purulente à un degré quelconque.

D'une façon générale on peut dire que les crachats ne contiennent des bacilles que quand il y a ramollissement et ulcération des tubercules mettant ainsi le parasite en liberté (2).

Hémoptysie. — L'hémoptysie qui s'observe à toutes les phases de la maladie est surtout fréquente à la première période. Chez un certain nombre de malades, ces deux phénomènes, toux et hémoptysie, se manifestent simultanément ou à un léger intervalle de distance; dans d'autres circonstances, le crachement de sang précède tous les autres symptômes et apparaît au milieu de la santé la plus parfaite. C'est dans des cas pareils que l'on a pu croire qu'il avait été la cause de la

(1) Balmer et Fräentzel, *Berliner klin. Wochensch.* nº 45, 1882.

(2) G. Sée, *Diagnostic des phtisies tuberculeuses par les crachats* (Acad. de méd., 1883).

tuberculisation; erreur grave, que Morton a contribué plus qu'aucun auteur à accréditer par son chapitre si souvent cité de *phtisis ab hemoptoe*. Une interprétation plus rigoureuse des phénomènes démontre qu'à part un petit nombre de cas, et nous en rapporterons nous-mêmes quelques exemples remarquables, dans lesquels une congestion pulmonaire suivie ou non d'hémoptysie a été la cause déterminante de la tuberculose, cette hémoptysie et cette congestion sont sous la dépendance immédiate de l'épine tuberculeuse implantée dans le parenchyme du poumon. Un long intervalle peut s'écouler entre les crachements de sang et les signes de la phtisie, sans que pour cela les rapports et la subordination de ces deux phénomènes soient en aucune façon modifiés. Cela ne prouve qu'une chose, c'est que les lésions pulmonaires sont restées longtemps bornées à la période purement congestive; et ce fait n'a rien de surprenant quand nous savons qu'il est des individus chez lesquels la maladie demeure pour ainsi dire stationnaire, quoique la vie se prolonge jusqu'à un âge très avancé. Tous les auteurs en citent des exemples; l'un des plus remarquables a été consigné par Andral, dans ses annotations à l'ouvrage de Laënnec. Dans cette observation, il s'agit d'un vieillard qui, après avoir eu, depuis l'âge de vingt ans jusqu'à celui de quatre-vingts des hémoptysies se répétant sans cesse, succomba à une maladie étrangère à l'appareil respiratoire; il avait toujours eu ce qu'on appelle dans le monde une santé délicate; peu d'hivers s'étaient passés depuis bien des années sans qu'il contractât un rhume; sa respiration avait toujours été un peu courte, et cependant il avait pu ainsi remplir une longue carrière, ne suspendant pas même souvent ses occupations habituelles, lorsqu'il venait à être repris d'un nouveau crachement de sang. Ce vieillard avait eu plusieurs enfants qui étaient tous morts de la poitrine à un âge peu avancé, ayant tous aussi des hémoptysies. On trouva à l'ouverture de son corps un assez grand nombre de tubercules crétacés qu'entouraient des portions de tissu pulmonaire noires et indurées. Il n'y avait nulle part de traces de cavernes, ni anciennes, ni récentes.

Il nous faudra revenir sur les questions délicates que soulève le diagnostic de cette hémoptysie. Disons seulement pour l'instant que tantôt elle se présente sous forme d'expectoration sanguinolente mêlée plus ou moins intimement à des crachats salivaires ou muqueux, que tantôt elle offre les apparences de l'hémoptysie proprement dite, débutant en général brusquement, sans cause ou à la suite d'une fatigue ou d'un refroidissement, etc., constituée par le rejet de 50, 100 jusqu'à 1000 grammes d'un sang rouge clair, ordinairement mousseux et liquide. Généralement cette hémoptysie est simplement précédée d'une petite toux, d'une titillation du larynx; d'autres fois, le malade éprouve du malaise, de la courbature, des frissons, de la fièvre, de la dyspnée, et, après plusieurs heures ou plusieurs jours de cet état, il rejette, en toussant, une certaine quantité de sang. L'hémoptysie terminée, l'expectoration reste sanguinolente encore pendant quelques jours; puis, une ou plusieurs hémoptysies se reproduisent à des intervalles variables comme nous l'avons déjà dit. Gerhard, Brehmer se fondant surtout sur l'action favorable du sulfate de quinine admettent l'existence d'hémoptysies intermittentes. La répétition des hémoptysies est la règle; toutefois les cas ne sont pas rares, où le crachement de sang ne s'est produit qu'une seule fois. Il est absolument exceptionnel que le phtisique succombe à l'hémoptysie de la première période; souvent cet incident ne semble pas avoir une influence très marquée sur la marche de la maladie. Selon même quelques auteurs, elle constituerait parfois une crise salutaire de l'hyperhémie périphymique.

Nous aurons l'occasion de dire qu'il s'en faut de beaucoup que l'hémoptysie soit un indice certain de phtisie pulmonaire. Andral faisait déjà remarquer ce qu'il y aurait d'exagéré à donner une telle signification à ce symptôme; des autopsies lui avaient démontré que certains individus morts à un âge avancé, ayant eu des hémoptysies abondantes dans leur jeunesse, avaient cependant conservé des poumons parfaitement sains.

Il n'en est pas moins vrai que l'hémoptysie se rencontre chez les deux tiers des poitrinaires. Ajoutons d'ailleurs que sa fréquence varie suivant l'âge et le sexe des individus. Ainsi, elle est presque inconnue jusqu'à sept ans, et rare jusqu'à quinze ans; à partir de la puberté, elle est à peu près aussi commune à toutes les phases de l'existence. Elle est plus fréquente chez la femme que chez l'homme, dans la proportion de 2 à 1; mais il ne faudrait pas croire que cette différence tienne à la suppression du flux menstruel et à sa dérivation vers les poumons. Louis a fait, à cet égard, des recherches très instructives; il a constaté que, chez la femme, l'hémoptysie est beaucoup plus fréquente de quarante à soixante-cinq ans que de dix-neuf à quarante, preuve, dit-il, qu'elle ne doit pas être considérée, dans la plupart des cas, comme un supplément à la diminution ou à la suppression des règles. Chez l'homme, en effet, le crachement de sang est à peu près aussi commun au-dessous et au-dessus de quarante ans. Quoi qu'il en soit, qu'on accepte le chiffre de 24 p. 100 donné par Condie, ou celui de 70 p. 100 fourni par Williams, l'hémoptysie n'en reste pas moins un accident commun de la première période de la phtisie et doit toujours inspirer de sérieuses inquiétudes.

Jusque dans ces derniers temps, cette hémoptysie précoce était attribuée à l'hyperhémie bronchique ou pulmonaire péri-tuberculeuse;

il fallait y joindre de toute nécessité une friabilité plus grande des parois vasculaires. A dire le vrai, ces conditions pathogéniques étaient quelque peu acceptées pour les besoins de la cause, et ne résistaient pas à une analyse méticuleuse. Aujourd'hui les choses s'expliquent plus facilement, plus clairement aussi. On a vu au chapitre de l'anatomie pathologique que les artérioles et les capillaires pulmonaires entrent en jeu dans la formation du tubercule; dans cette endovascularite et cette péri-vascularite tuberculeuses, les parois du vaisseau sont infiltrées de jeunes cellules, dans une étendue plus ou moins longue en deçà et en delà de l'amas tuberculeux; de là la friabilité anormale des vaisseaux. D'autre part, si on se rappelle que les dernières branches de l'artère pulmonaire sont des *artères terminales*, on conçoit qu'au point où la lumière d'une de ces branches est obstruée en partie par la végétation spécifique, la pression sanguine s'exagère et détermine une rupture. Il est plus commun d'ailleurs que les mêmes conditions qui peuvent produire la rupture du vaisseau, y déterminent la formation d'une thrombose; souvent même celle-ci se forme encore rapidement après le début de l'hémorrhagie qu'elle circonscrit et qu'elle arrête.

D'après G. Sée (1), Hugueny (2), Cochez (3), le sang de ces hémoptysies précoces contiendrait souvent le bacille caractéristique.

Comme on a pu en juger, la plupart des signes généraux et locaux qui s'observent à la première période de la phtisie pulmonaire n'ont rien de pathognomonique. Cependant il est aujourd'hui une réserve à faire. Nous avons dit que si, dans bon nombre de cas, le micro-organisme se rencontre dans les crachats rares, épais, muqueux, que les phtisiques expectorent dès les premiers temps de la maladie, que si souvent aussi il se rencontre déjà dans les hémoptysies précoces, non pas d'ailleurs dans le sang de l'hémoptysie elle-même, mais dans les crachats muco-sanguinolents qui la suivent, malheureusement les examens négatifs ne sont pas rares et que le clinicien se retrouve devant les mêmes difficultés qu'autrefois, réduit aux seuls indices fonctionnels ou physiques dont nous avons parlé.

Nous avons vu qu'un certain nombre de ces signes physiques ont déjà une valeur suffisante; par contre, il arrive qu'ils se dérobent à l'examen pendant un temps plus ou moins long, une fois la lésion parfaitement établie. Ainsi, quand les altérations siègent à la partie centrale des poumons, quand elles sont très petites ou disséminées, les signes stéthoscopiques font défaut ou sont à peine perceptibles, même pour l'observateur le plus exercé; souvent aussi, ils échap-

(1) G. Sée, *loc. cit.*
(2) Hugueny, *Du bacille de la tuberculose*. Thèse de Nancy, 1883.
(3) Cochez, *De la recherche du bacille de la tuberculose*. Thèse, 1884.

pent parce qu'ils sont très limités. On ne saurait donc les rechercher avec trop de soin, dans les points où ils commencent à paraître et où ils sont toujours au maximum : dans les régions sus et sous-claviculaires, dans la fosse sus-épineuse, dans le sillon pectoro-deltoïdien. Pour explorer facilement la fosse sus-épineuse on fera bien de se servir du stéthoscope.

Rappelons encore que, d'une façon générale, les ressources de la percussion sont moindres que celles de l'auscultation.

Il est tout un groupe de faits où les signes physiques fournis par l'auscultation et la percussion étant nuls ou restant presque obscurs, certains troubles fonctionnels, soit du système respiratoire soit d'autres systèmes deviennent prédominants et attirent toute l'attention du médecin.

Ces *phtisies latentes ou larvées* constituent de véritables formes cliniques des plus intéressantes: on peut en établir plusieurs suivant la prédominance de tel ou tel symptôme.

§ 11. — Forme bronchitique et emphysémateuse.

Un certain nombre de phtisiques semblent n'être atteints tout d'abord que de bronchite, aiguë ou chronique. Les uns viennent trouver le médecin disant être *sujets à s'enrhumer* et d'ailleurs se bien porter dans l'intervalle de ces rhumes plus ou moins répétés. Tout au plus a-t-on remarqué que ces rhumes étaient plus tenaces que d'ordinaire et récidivaient hors de propos. Chez d'autres la bronchite est récente et n'a jamais été précédée d'autres accidents de même ordre. L'auscultation fait reconnaître les signes d'une bronchite généralisée s'accompagnant parfois, dans les cas de bronchite chronique, d'un emphysème plus ou moins considérable. Il est possible que ces malades aient gardé un état général de santé relativement satisfaisant: appétit intact, conservation des forces, de l'embonpoint, coloration normale du visage. Et, comme d'autre part les signes stéthoscopiques fournis par la bronchite et l'emphysème, voilent les signes physiques du début de la phtisie, on conçoit que cette dernière passera facilement inaperçue.

Il est vrai que maintenant, dans beaucoup de cas, la recherche du bacille dans l'expectoration lèvera tous les doutes.

Nous n'avons pas à rechercher si ces bronchites sont déjà péri-tuberculeuses ou seulement prétuberculeuses; nous rappellerons pour le moment que toute bronchite traînante, à répétition, devra donner l'éveil et qu'on ne se prononcera jamais sur son compte avant d'avoir fait l'examen méthodique des crachats.

§ 12. — Forme chloro-anémique.

Chez la femme surtout, la chloro-anémie est souvent le masque de la phtisie au début; cette forme larvée est plus rare chez l'homme. Les femmes phtisiques sont pâles, décolorées, abattues, incapables de tout travail. Palpitations souvent intenses soit après le repas, soit après des efforts, soit pendant le décubitus dorsal; bruit de souffle anémique au cœur et aux vaisseaux du cou, dyspnée, troubles de la menstruation constants, céphalalgie, névralgies intercostales ou thoraciques, hystérie, rien ne manque au tableau; seule, une petite toux sèche donne l'éveil, et encore la prend-on souvent pour une toux nerveuse ou hystérique. D'autresfois les malades accusent des troubles dyspeptiques qu'on regarde comme la cause de l'anémie. Ce masque chloro-anémique peut persister jusqu'à la fin; mais d'ordinaire il s'efface après un temps variable, la maladie prenant dès lors son aspect habituel.

§ 13. — Forme dyspeptique ou gastro-intestinale.

Cette forme paraît moins fréquente que les autres. Sur 157 malades, Hipp. Bourdon (1) a constaté 112 fois des accidents gastriques; ceux-ci ne prédominèrent que dans un bien plus petit nombre d'observations. Ce qu'il y a de remarquable, c'est que les accidents dyspeptiques sont relativement plus communs au début de la phtisie. Sur 112 malades au premier degré Hipp. Bourdon a constaté que 79, c'est-à-dire plus des deux tiers, avaient présenté des troubles gastriques, tandis que sur 53 sujets affectés de la maladie au deuxième et troisième degré, 33 seulement, moins des deux tiers, ont présenté ces accidents.

Dans le cas que nous considérons les troubles gastriques apparaissent avant que la maladie ne se démasque; anorexie opiniâtre, digestions lentes, difficiles, flatulences, accès gastralgiques violents, tout attire l'attention du médecin vers l'estomac. Quelques malades accusent ces douleurs hépatiques, si bien décrites par Bourdon, qui peuvent se limiter à la base du thorax ou même s'irradier jusqu'à l'épaule. Souvent on constate déjà des vomissements, surtout pendant la toux, et une diarrhée persistante où pour le dire en passant, Ihoch et d'autres auteurs, ont constaté la présence du bacille tuberculeux. Si les malades toussent, cette toux est considérée comme une toux gastrique. D'ordinaire les signes indiscutables de la maladie ne tardent pas à se produire.

(1) Bourdon, *loc. cit.*

§ 14. — Forme pleurétique.

Il arrivera qu'un individu, qui a ou n'a pas d'antécédents héréditaires, soit pris au milieu de la santé, souvent sans causes appréciables, de douleurs de côté plus ou moins vives, de toux sèche, d'un léger mouvement fébrile. Tout indique l'invasion d'une pleurésie, et de fait l'auscultation décèle bientôt l'existences de frottements pleurétiques. Si ces frottements sont localisés au sommet, on concevra, et à juste titre, les plus vives appréhensions. Si ces frottements sont généralisés ou à peu près généralisés, si on les perçoit ailleurs qu'au sommet, on supposera qu'on assiste au début d'une pleurésie ordinaire. Cependant il ne se fait pas d'épanchement ou il ne se fait qu'un épanchement très médiocre ; les douleurs s'atténuent pour reparaître dans d'autres points; le léger état fébrile persiste. Pendant ce temps le malade perd l'appétit, les forces, et maigrit insensiblement. Il est possible que l'état s'améliore après quelques semaines, puis qu'une ou plusieurs autres poussées se produisent ainsi avant l'apparition des signes positifs de la phtisie. Les signes stéthoscopiques caractéristiques seront perçus au sommet bientôt après le début de la pleurésie sèche ; quelquefois, au contraire, un espace de plusieurs mois, de un et même de deux ans, s'écoule avant que la pleurésie puisse être rattachée sans aucune hésitation à sa véritable cause. Lorsque pendant ce temps, malgré l'absence de signes stéthoscopiques positifs, l'état général est bien celui de la phtisie en évolution, on a affaire à une véritable *phtisie pleurale chronique.*

Plus rarement cette pleurésie initiale s'accompagne d'un épanchement assez abondant, qui peut être séreux, quelquefois séro-sanguinolent. Puis la phtisie se démasque, soit pendant la période d'état, soit alors que l'épanchement commence à se résorber, quand la pleurésie paraît guérie. D'autres fois l'épanchement persiste, passe à l'état chronique, devient purulent, et les symptômes de la phtisie se confondent avec ceux de la pleurésie purulente, sans qu'on puisse préciser exactement quand la phtisie a commencé, quel rapport précis existe entre la phtisie et la pleurésie.

Les recherches les plus récentes, principalement celles de Gombault et Chauffard (1) ont montré qu'il n'était pas possible de déceler, par l'examen histologique, la présence du bacille tuberculeux dans le liquide séreux de ces pleurésies précoces de la phtisie pulmonaire. Ce n'est pas par là qu'on résoudra le problème de la nature réelle de ces épanchements. Il est vrai qu'il résulte des expériences de ces deux

(1) Gombault et Chauffard, *loc. cit.*

auteurs que dans le cas où la pleurésie est tuberculeuse ou recouvre des lésions tuberculeuses du poumon, le liquide injecté à des cobayes y détermine après un temps plus ou moins long une tuberculose indiscutable. A vrai dire, ces résultats, si intéressants qu'ils soient, n'ont qu'une utilité relative en clinique, puisqu'il arrivera souvent que la tuberculose pulmonaire se sera manifestée définitivement avant que la maladie expérimentale du cobaye n'ait été révélée. Ajoutons que parfois on rencontrera le bacille dans l'expectoration muqueuse ou pituiteuse de ces malades atteints de pleurésie de nature incertaine.

Dans les cas de pleurésie, Grancher (1) a établi que le tympanisme sous-claviculaire coïncidant avec une augmentation de vibrations vocales et une augmentation de respiration, indique que le lobe supérieur est sain, tandis que le tympanisme sous-claviculaire accompagné encore d'une augmentation des vibrations vocales mais avec respiration anormale (ordinairement respiration faible) indique un état congestif du sommet souvent, sinon constamment, d'origine tuberculeuse (2).

Il serait permis d'admettre encore une *forme fébri-cachectique*, lorsque pendant un temps, au début, la phtisie ne se manifeste guère que par de l'amaigrissement et un léger mouvement fébrile vespéral, une *forme laryngée*, une *forme génito-urinaire*, lorsque les signes de la tuberculose du larynx ou des organes génito-urinaires viennent à se manifester alors que l'examen du poumon est encore négatif, lorsque d'autre part on est conduit à penser qu'il s'agit de laryngite chronique simple, de troubles urinaires de cause indéterminée.

Nous n'avons fait qu'indiquer ici l'existence de ces formes latentes ou larvées ; nous traiterons plus loin en détail les questions si délicates de diagnostic qu'elles soulèvent.

Il est possible d'ailleurs que ces mêmes groupements symptomatiques se rencontrent chez des individus qui ne sont pas phtisiques et ne le deviendront pas ; il faut bien prendre garde de ne point tomber dans le piège de ces fausses phtisies, car l'erreur de diagnostic conduirait à une thérapeutique préjudiciable aux malades.

(1) Grancher, *Mém. de la Soc. méd. des hôp.*, 1882.

(2) Netter, *Diagnostic précoce d'une forme de tuberculisation pulmonaire à début pleurétique*. Thèse, 1883.

CHAPITRE II

B. — DEUXIÈME PÉRIODE

PÉRIODE DE RAMOLLISSEMENT

Le passage de l'induration caséeuse au ramollissement s'opère d'une manière insensible, et au bout d'un temps dont on ne saurait déterminer exactement la durée.

Ce que l'on peut dire, c'est qu'en général, une fois le tubercule arrivé à l'état caséeux, le ramollissement s'en empare tôt ou tard. Ce n'est que bien rarement qu'un travail de résorption s'exerce sur les principaux éléments de la matière caséeuse qui ne retient plus que les substances salines et subit alors la transformation crétacée.

Cette période de la maladie n'est annoncée par aucune modification appréciable dans les symptômes généraux. Sans doute, ces symptômes vont chaque jour s'aggravant, mais l'envahissement progressif des parties du poumon restées saines jusque-là, y contribue tout autant et même, nous le croyons, beaucoup plus que le ramollissement et la destruction des parties primitivement atteintes; en tout cas, le moment précis où commence la fonte caséeuse n'est marqué par aucun phénomène nettement accusé. Les petits frissons irréguliers que l'on constate si fréquemment dans la phtisie sont-ils liés étroitement, comme certains auteurs l'ont prétendu, à cette période de ramollissement? Rien ne prouve que ce symptôme soit plus spécialement en rapport avec cette phase de la tuberculisation; nous avons déjà vu qu'elle se montre au début de la maladie à un moment où la matière caséeuse n'existe pas encore, et il est infiniment probable que la cause des frissons reste la même à toutes les époques où on les observe. Si donc la fièvre et les frissons continuent à cette période de la maladie, ce n'est pas tant parce que la matière caséeuse qui infiltre les alvéoles pulmonaires se ramollit, que parce que d'autres lobules, jusque-là épargnés, sont atteints à leur tour des lésions précédemment décrites.

Cette marche envahissante et progressive des granulations et des amas tuberculeux est un des points les plus remarquables et les mieux démontrés de l'histoire anatomique de la tuberculisation. Pendant que l'on constate les signes locaux qui annoncent le ramollissement des masses caséeuses du sommet primitivement atteint, les parties moyennes du poumon subissent les lésions correspondantes à ce que l'on est convenu d'appeler le premier degré, révélées par les signes physiques que nous avons mentionnés plus haut. La partie inférieure du poumon est saine, ou n'en est encore qu'à la période de congestion, avec ou sans granulations miliaires. Quant au poumon opposé, il est le plus ordinairement respecté, ou si des altérations tuberculeuses se sont déjà montrées, elles sont beaucoup moins avancées qu'au sommet qui a été le premier atteint, et consistent uniquement en granulations avec ou sans amas tuberculeux disséminés. C'est là la règle la plus ordinaire, l'évolution la plus habituelle des lésions. Maintenant il faut savoir que cette règle comporte d'assez nombreuses exceptions. Ainsi les deux sommets peuvent être envahis en même temps et les altérations marcher pour ainsi dire parallèlement; quelquefois les deux lobes supérieurs sont affectés simultanément, mais les désordres sont plus rapides dans l'un que dans l'autre; d'autres fois, dans un même poumon, toutes les parties, sommet, région moyenne, base, sont frappées à la fois et au même degré; ce cas est rare, mais ce qui est plus rare encore, quoique les auteurs en citent quelques exemples, c'est que la partie moyenne et la base soient parvenues à la période de ramollissement quand le sommet n'a pas encore dépassé l'induration du premier degré. Ces cas sont tellement exceptionnels, que, lorsqu'ils se présentent par hasard, ils apportent une grande obscurité dans le diagnostic qui, au contraire, emprunte une si lumineuse clarté à cette loi générale formulée par Louis : Les altérations tuberculeuses se développent dans les poumons du sommet à la base.

Y a-t-il quelques signes qui révèlent l'existence du ramollissement? Nous n'en connaissons qu'un, appartenant aux signes locaux, c'est un râle humide sous-crépitant, craquement humide, râle cavernuleux qui, sans être pathognomonique, comme quelques auteurs l'ont prétendu, permet cependant le plus souvent de reconnaître le moment où le tubercule passe à la période de ramollissement. Tous les autres signes généraux et locaux n'ont qu'une importance secondaire pour ce diagnostic de la lésion locale; ils autorisent seulement des suppositions basées plutôt sur la durée de la maladie que sur les symptômes en eux-mêmes.

§ 1. — Symptômes locaux.

La voix continue à être altérée dans son timbre et dans son volume. L'enrouement est plus prononcé. Toutefois, ainsi que nous le dirons en parlant du traitement, la thérapeutique a prise contre les lésions laryngées, si souvent indépendantes des granulations tuberculeuses, et l'on voit un certain nombre de malades recouvrer en tout ou en partie la voix qui avait subi une modification plus ou moins profonde.

Chez d'autres malades, la voix qui, jusque-là, était restée pure, commence à éprouver les changements que nous avons décrits précédemment. Enfin, dans un assez grand nombre de cas, on ne remarque aucune altération appréciable de l'organe phonateur.

La toux, presque toujours fréquente, mais variable dans sa forme et son intensité, a perdu le caractère de sécheresse que nous avons signalé au début de la maladie. Les crachats d'abord blancs, aérés, muqueux, présentent bientôt des stries jaunâtres plus ou moins nombreuses, constituées par du muco-pus. Ces stries augmentent chaque jour, et tendent de plus en plus à se substituer aux parties blanchâtres de l'expectoration ; il arrive un moment où les crachats sont d'un jaune verdâtre, opaques, dépourvus d'air, homogènes, à forme arrondie ou lacérés au pourtour, réunis entre eux, nageant dans une sérosité plus ou moins claire. Ces divers caractères de l'expectoration se remarquent surtout à des périodes avancées de la phtisie. Nous y reviendrons un peu plus loin et nous compléterons cette étude par l'examen microscopique. Dès à présent nous pouvons dire que ces crachats, quelles que soient leur forme et leur couleur, n'ont par eux-mêmes aucune signification ; qu'ils peuvent se rencontrer identiquement les mêmes dans les bronchites aiguës et chroniques, ce qui ne doit pas surprendre, puisqu'en définitive, ils sont le résultat d'une sécrétion exagérée de la muqueuse des grosses et des petites ramifications bronchiques.

Nous passerons rapidement sur les autres signes locaux constatés à cette période du ramollissement tuberculeux. Ce sont les mêmes que ceux que nous avons déjà décrits, seulement un peu plus accusés. Nous retrouvons, comme précédemment, la matité plus prononcée et plus étendue dans les régions sus et sous-claviculaires, sus et sous-épineuses, la dépression sous-claviculaire et la moindre mobilité du thorax à la partie supérieure de la poitrine, le retentissement de la voix et de la toux, en même temps que l'augmentation croissante des vibrations thoraciques.

Nous ne nous arrêterons que sur un phénomène en quelque sorte caractéristique de cette période de la maladie. Nous voulons parler du *râle sous-crépitant humide*.

Râle sous-crépitant humide. — Le râle qui annonce le ramollissement caséeux est un râle sous-crépitant, par conséquent un râle bullaire à timbre éclatant, quelquefois un peu métallique et, caractère plus important, humide. En le percevant, l'oreille a la sensation d'un liquide que traverse l'air en formant des bulles. Sous ce rapport, le mécanisme de production de ce râle est le même, que le liquide soit constitué par des mucosités, du sang, du pus, de la bouillie caséeuse. Seulement, on peut comprendre que le plus ou moins de densité et de viscosité des liquides puisse et doive amener quelques différences appréciables à une oreille exercée.

Nous avons peine à croire toutefois que dans la tuberculisation, ce râle ait des caractères assez tranchés pour permettre, en l'absence de tout autre signe, d'affirmer, comme quelques auteurs le prétendent, la nature de la maladie.

Nous croyons que Cotton a deviné juste lorsque, percevant chez un malade le râle sous-crépitant humide à la base du poumon, il annonçait le développement prochain de la tuberculisation au sommet; mais nous croyons aussi que ce diagnostic ne reposait sur aucune donnée certaine, et que le râle sous-crépitant n'a de valeur séméiologique que par son siège dans les parties supérieures de la poitrine et surtout par les symptômes qui l'accompagnent.

Lorsqu'il se lie au ramollissement tuberculeux, le râle sous-crépitant humide commence généralement dans un point circonscrit, presque toujours le sommet; l'oreille ne perçoit d'abord qu'un petit nombre de bulles à la fois, inégales, irrégulières; elles éclatent dans l'inspiration et l'expiration. Après quelques semaines, quelques mois, les bulles deviennent plus grosses, plus humides, le râle prend alors le nom de *râle cavernuleux*, et il se produit dans les petites excavations qui succèdent à la fonte de la matière caséeuse par points isolés.

D'après Hirtz (1), à qui l'on doit de très intéressantes recherches sur la phtisie, le râle cavernuleux serait le signe par excellence du ramollissement tuberculeux. Analogue dans le principe au râle de la pneumonie, il serait caractérisé à cette époque par une crépitation particulière, à timbre clair, éclatant, comme métallique, et donnerait une sensation comparable à celle produite par du sel qui décrépite au fond d'un verre ou d'un vase métallique.

A mesure que la fonte tuberculeuse avance, le râle devient plus gros, plus bruyant, jusqu'à ce qu'enfin il forme le gargouillement.

D'accord avec notre savant confrère sur la succession et le caractère des râles que renferme sa description, nous regrettons de ne pouvoir accepter l'interprétation qu'il leur donne.

Nous croyons que Hirtz a confondu sous le nom de râle cavernuleux des râles fort différents, et qui traduisent des états morbides du poumon également très distincts. Ce râle crépitant sec qui précède le râle humide, c'est le râle crépitant, sous-crépitant de la pneumonie catarrhale. A cette époque, la caséification n'existe pas encore et, à

(1) Hirtz, Thèse inaug. de Strasbourg, 1836.

plus forte raison, il n'y a rien qui ressemble à du ramollissement.

Comment concilier, d'ailleurs, cette sécheresse du râle avec l'idée de matière ramollie? Évidemment il y a désaccord entre le symptôme et la lésion, et c'est en cela que l'opinion que nous soutenons sur la nature du prétendu tubercule nous paraît séduisante; car dans cette manière de voir, tout s'explique naturellement, tout se tient, tout s'enchaîne. Que de fois nous avons pu suivre cette filiation des phénomènes stéthoscopiques chez les malades atteints des formes aiguës de la tuberculisation! Que de fois nous avons eu aussi par l'autopsie la démonstration que là où s'entendaient les râles crépitants secs, la lésion n'en était encore qu'à la période inflammatoire du début, et que les râles gros et humides correspondaient à des parties tuberculeuses en voie de ramollissement et de formation de cavernules. Ainsi donc le râle cavernuleux doit avoir un sens précis et invariable. C'est un râle nécessairement humide, à bulles un peu grosses, produit dans de très petites excavations isolées les unes des autres, et passant insensiblement par la réunion de ces excavations au râle dit *caverneux*.

Woillez s'est élevé aussi contre le caractère quasi pathognomonique du râle sous-crépitant, à la seconde période de la phtisie. « Tout au début de cette période, dit-il, on a cherché les signes qui pourraient se rapporter au ramollissement des tubercules. Nous avons déjà rappelé que ces signes ne pouvaient s'expliquer que par la formation de petites cavernes ou cavernules, dans lesquelles la matière tuberculeuse liquéfiée par la transformation graisseuse, explique la production du râle humide, dit cavernuleux par Hirtz, ainsi que des craquements humides, qui éclatent au moment où l'air pénètre dans la petite cavité ou traverse le liquide qui s'y trouve.

« Cet air s'y insinue, dans l'inspiration, par un passage plus ou moins déchiqueté ou inégal, traversant un corps ramolli ou un liquide plus ou moins épais; on conçoit dès lors qu'on puisse constater, comme signes localisés, des craquements secs ou humides, un râle crépitant léger, de la bronchophonie plus ou moins accentuée. Malheureusement les choses ne se passent pas toujours ainsi, et ces signes font souvent défaut. D'ailleurs ces signes considérés comme révélant le ramollissement des tubercules, ont une signification multiple, qui empêche absolument de les considérer comme des éléments diagnostiques ayant une pareille précision. Voyons dans quelles circonstances on les rencontre.

« Nous avons vu qu'il pourrait exister des râles humides à petites bulles et des craquements pleuraux sans ramollissement des tubercules, et que l'on pourrait prendre pour des signes de ce ramollissement. C'est là une cause d'erreur de diagnostic assez facile à commettre. Les craquements secs et humides peuvent, par contre, se produire avec des cavernes déjà développées, dont les parois sont olées et se séparent brusquement au moment de chaque inspira-ı. Il en est de même dans les cavernes accidentelles anfractueuses, ıt les parois peuvent être également accolées en quelques points, où produisent, par l'écartement inspiratoire de ces parois, des craque-nts analogues. Enfin des mucosités visqueuses, en éclatant à l'ori-ı d'une bronche débouchant dans une grande caverne, peuvent ısi produire un craquement humide, de même que, dans certains ı d'hémoptysie, ce phénomène se rencontre lorsque le sang est tra-sé par l'air dans les conduits aériens.

« On voit qu'on ne saurait attribuer aucun signe, et les craquements mides en particulier, au ramollissement initial des tubercules, ce i doit empêcher de faire deux divisions et du ramollissement des ıercules et de la formation des cavernes tuberculeuses au point de e des signes physiques. On en sera mieux convaincu si l'on songe e de toutes petites cavernes, superficiellement placées dans le pou-ın et bien béantes, ont fourni des signes semblables à ceux d'une ıte excavation. Ce n'est que dans l'évolution graduelle des tuber-les que l'on pourra trouver les signes de leur passage de l'état crudité à celui de ramollissement, et d'ulcérations caverneuses. » 'oillez.)

En même temps que les râles sous-crépitants, l'auscultation fait re-nnaître d'ordinaire une diminution très notable de la pénétration l'air dans les vésicules pulmonaires et un souffle expirateur plus moins accusé. Dans le reste du poumon, on constate les signes soit l'emphysème, soit d'une congestion, soit d'une bronchite concomi-ıte; cette détermination de l'état exact de la portion non envahie du umon fournit les plus utiles renseignements.

Il peut se faire aussi que les lésions tuberculeuses soient surtout dé-loppées dans la profondeur de l'organe et que l'auscultation ne re-oduise pas bien exactement leur étendue; par contre, si l'évolution ı tubercule est surtout corticale, les signes stéthoscopiques pourraient ire croire à des foyers plus considérables qu'ils ne le sont en réa-é. Il arrive souvent, comme on l'a vu, qu'un sommet pulmonaire molli par les tubercules soit enveloppé d'une couche épaisse de usses membranes, qui modifient profondément les données de l'aus-ıltation et rendent très difficile l'analyse de l'état anatomique, chez ıelques malades ; on ne constatera plus qu'une diminution presque ımplète de la respiration, sans souffle ni modification de la voix. ıns d'autres cas les fausses membranes molles d'une pleurésie ré-nte simuleront des râles abondants, ou bien encore l'adénopathie ·onchique donnera le change, en dénonçant à tort une induration lus profonde et plus étendue. D'ailleurs il faudra revenir sur ces par-cularités.

§ 2. — Symptômes généraux.

Ces symptômes sont les mêmes que ceux que nous avons préc demment étudiés; seulement ils ont acquis une intensité croissan avec des alternatives d'amélioration et d'aggravation en rapport av le traitement institué, les complications survenues, etc. L'amaigriss ment et la perte des forces sont plus prononcés, les sueurs plus abo dantes. Au lieu d'être bornées à une partie du corps, elles sont gén rales, et quelquefois tellement profuses, que les draps du lit en so littéralement inondés. C'est une des causes qui contribuent le pl puissamment à l'affaiblissement et à l'émaciation du malade.

La diarrhée commence à se manifester avec un peu plus de fr quence et sa durée est plus longue. Lorsqu'elle résiste aux médic tions que l'on emploie avec succès contre la diarrhée simple, el annonce, en général, une lésion matérielle de l'intestin, la présen de quelque ulcération.

Un certain nombre de malades conservent leur appétit et cont nuent à manger alors qu'ils sont tourmentés par un dévoiement abo dant.

Mais, le plus souvent, on remarque l'anorexie, et ce symptôn persiste, à moins que quelques conditions favorables, un chang ment d'air par exemple, ne viennent stimuler toutes les fonctions o ganiques et ramener momentanément l'appétit.

A cette époque, les menstrues, après avoir subi de nombreuses irr gularités, se suppriment tout à fait; cette suppression est une cau de très grande préoccupation pour les malades, qui n'entrevoient guérison possible qu'avec le rétablissement de la fonction.

En dehors des phénomènes dus à la généralisation des tubercul et des complications proprement dites, tous les troubles que l'o constatait au début dans les divers appareils, se continuent, les u stationnaires, les autres aggravés, et dans des combinaisons po ainsi dire infinies, qui font de tout phtisique une individualité cliniq dans l'histoire de la tuberculose pulmonaire.

Sans répéter ce qui a été écrit plus haut, nous reviendrons cepe dant sur les troubles nerveux qui sont d'ordinaire ici à leur summu et qui n'ont été qu'indiqués.

Au premier plan sont les névralgies : la névralgie trifaciale qu pour Perroud (1), serait la plus fréquente; la névralgie intercostal les névralgies des nerfs du membre supérieur, les névralgies d nerfs des membres inférieurs, surtout la névralgie sciatique (Peter

(1) Perroud, *loc. cit.*

s névralgies règnent ordinairement du même côté que le poumon sé lorsque les lésions sont unilatérales.

La névralgie trifaciale est rarement opiniâtre et céderait toujours l'administration du sulfate de quinine (Perroud).

Nous avons déjà insisté antérieurement sur les douleurs thoraciés et en particulier sur les névralgies intercostales, sur les douirs du cou et de la nuque. En face de la sciatique que nous avons idiée aussi, il faut placer les névralgies des nerfs des membres surieurs qui expliquent les douleurs dans le moignon de l'épaule, les ncements vifs dans les doigts, le sentiment de compression pénible poignet et de l'avant-bras, dont se plaignent souvent les phtisiques. outons que dans toutes ces diverses névralgies, le zona peut se velopper le long des nerfs correspondants à la névralgie.

Les hypéresthésies ne sont pas moins fréquentes que les névralgies. les occupent des départements très différents de la surface cutanée, ais elles se manifestent de préférence en certains points.

Il existe des points spinaux qui siègent ordinairement à la région rsale du rachis, et le plus souvent sur l'apophyse épineuse de la oisième et de la quatrième dorsale. Exactement limités sans aucune radiation, ils ne se développent chez la plupart des sujets que sous nfluence de la pression (Leudet (1), Perroud). Dans certains cas, la uleur est assez vive pour gêner considérablement la marche ou ndre impossible le décubitus dorsal. Goyard (2) a décrit un point ernal siégeant au-dessus de l'appendice xiphoïde, environ à la réuon des quatre cinquièmes supérieurs du sternum avec le cinquième férieur; il est très limité; la douleur qui s'y développe est parfois roce, comparable à celle de l'angine de poitrine. La pression exercée ce point détermine parfois, outre la douleur, de la toux et des voissements et même de la tendance à la syncope.

L'hypéresthésie se rencontre aussi aux mollets, aux cuisses, au cuir levelu.

Au thorax, l'hypéresthésie cutanée se montre par plaques plus ou oins étendues sans aucun rapport avec le trajet des nerfs, et rend exploration de la poitrine difficile ou même impossible. La zone de hypéresthésie est plus ou moins étendue ; en certains cas très limitée, le occupe parfois une ou plusieurs régions, un segment de membre u tout un membre.

L'anesthésie et l'analgésie s'observent beaucoup plus rarement; lles se manifestent surtout sous la forme du *doigt mort ;* les phénoènes du *doigt mort* peuvent d'ailleurs se produire au dos de la main, u nez, etc.

(1) Leudet, *loc. cit.*
(2) Goyard, *in* Thèse d'Altemaire, 1878.

Les hypéresthésies musculaires sont ordinairement associées à l'hy péresthésie tégumentaire, quelquefois à l'anesthésie. Elles se dévelop pent principalement à l'occasion des mouvements et siègent le pl souvent aux membres inférieurs, particulièrement aux mollets. Ell ont, en général, le caractère des douleurs produites par la fatigu quelquefois elles sont tellement vives qu'elles obligent le malade garder le lit. L'hypéresthésie des muscles thoraciques se développe su tout dans les grandes inspirations et dans les efforts de toux. Quan elle occupe les muscles de la paroi abdominale, elle peut simuler l colique.

Ce n'est pas seulement l'hypéresthésie des muscles qu'on observ mais aussi leur surexcitabilité. Si on percute le muscle pectoral, p exemple, il se contracte brusquement et reste rigide pendant quelqu secondes.

Si on le percute même légèrement, il se produit au point percu une saillie locale à partir de laquelle le muscle continue à se co tracter en se soulevant lentement jusqu'aux attaches du musc (Auerbach). D'ailleurs ce phénomène s'observe dans toutes les affe tions quelles qu'elles soient où la nutrition du muscle s'altère profo dément.

Un mot ici de ce que Beau (1) a appelé *mélalgie :*

« Examinez, dit-il, un phtisique arrivé à la troisième période, dans u état de consomption avancé, dévoré par la fièvre ; il est bien rare q par la pression vous ne déterminiez pas au-dessus du genou une do leur excessivement vive. La pression exercée le long de la cuisse, e partant de l'aine, sera d'abord bien supportée ; mais aussitôt que vo passerez au-dessus du genou, le malade ne pourra retenir un geste o un cri de douleur. »

Beau crut d'abord qu'il s'agissait là d'arthralgie ; mais il reconn bientôt que la douleur peut siéger dans toute l'étendue des membre qu'il est impossible de la localiser dans aucun tissu, et lui donna nom vague de mélalgie.

L'intensité de cette douleur est variable, et quelquefois telle qu'el empêche le malade de dormir, parfois même de marcher; cette do leur est continue, mais elle présente des exacerbations, et, d'apr Beau, surtout la nuit.

Ces désordres nerveux ont une évolution très variable. Souvent o ne les rencontre que par hasard et il est assez difficile d'établir exa tement le moment où ils ont commencé. On les voit disparaître rap dement, se succéder les uns aux autres dans des séries diverses; d'au tres fois ils persistent dans les régions où ils se sont primitivemen

(1) Beau, *loc. cit.*

développés ; ainsi la mélalgie est d'ordinaire permanente et dure jusqu'à la mort.

En général ces troubles ne se produisent que lorsque les lésions pulmonaires sont déjà avancées ; cependant, comme on l'a vu, quelques-uns sont contemporains des premières manifestations thoraciques de la maladie. Ils n'aggravent pas d'ordinaire la situation. La mélalgie, cependant, est un accident sérieux, et par l'inaction à laquelle elle réduit le malade et par sa ténacité. Beau en fait un signe qui indique que le malade est condamné à une « consomption fatalement et rapidement progressive. »

La pathologie de ces troubles nerveux est loin d'être complètement élucidée.

On a déjà vu que Beau expliquait les névralgies intercostales par une névrite due à la propagation de l'inflammation pleurale jusqu'aux nerfs correspondants ; la névrite a été, en effet, trouvée quelquefois, mais souvent elle fait défaut ; l'explication ne s'applique donc pas à tous les cas.

E. Leudet substitue à la névrite de simples troubles vaso-moteurs. « Je pense, dit-il, que les faits cliniques et les déductions données plus haut me permettent d'admettre que les congestions sanguines des vaisseaux intrathoraciques, soit dans le canal vertébral lui-même, soit dans les sinus rachidiens, à la suite de la gêne de la petite circulation, jouent un rôle manifeste dans la production des accidents nerveux périphériques. Par quel intermédiaire agissent ces congestions centrales sur les nerfs vaso-moteurs ? c'est ce que je ne saurais dire. » Il faut bien reconnaître que cette séduisante théorie explique difficilement la limitation parfois si nette des troubles nerveux. Puis, comme Perroud (1) l'a fait remarquer, ce n'est pas chez les phtisiques les plus cyanosés que ces troubles sont les plus marqués (Altemaire) (2).

« Nous remarquerons, dit Perroud, que ces phénomènes nerveux ont une mobilité qui exclut l'idée d'une lésion organique grossière dans leur pathogénie. Qu'on se reporte à l'exposé rapide des quelques observations que nous avons esquissées, et l'on verra que de pareils accidents éveillent l'idée de phénomènes purement fonctionnels, c'est-à-dire sans lésion anatomique appréciable, plutôt que de lésions grossières des centres ou des filets nerveux. Nous pouvons aller plus loin et avancer qu'une grande partie de ces phénomènes sont de nature réflexe. Il s'agit donc ici, suivant nous, d'actions réflexes à incitation partie des poumons, et réfléchies par la moelle d'une manière d'autant plus facile que celle-ci, par le fait de la composition du sang ou de l'état général pathologique du sujet, se trouve dans un état d'excita-

(1) Perroud, *loc. cit.*
(2) Altemaire. Thèse de Paris, 1878.

bilité exagérée. » Il y aurait là quelque chose d'analogue à ces hémiplégies que Lépine a vues se produire dans le cours des pneumonies.

Guéneau de Mussy (1) partage l'opinion de Perroud. « Il faut admettre, dit-il, des phénomènes de sensibilité réflexe, comme on admet une contraction réflexe du système locomoteur. Pour ma part, depuis longtemps déjà, je me suis occupé de sensibilité réflexe et j'ai recommandé ce sujet à l'observation de mes élèves. Les incitations anormales des nerfs ganglionnaires peuvent provoquer une impression douloureuse dans les nerfs cérébro-spinaux. »

Altemaire, s'appuyant sur les recherches de Vulpian, pense que les impressions parties des poumons ou de la plèvre se rendent aux centres nerveux soit par le pneumogastrique, soit par les nerfs intercostaux, soit par les anastomoses du plexus pulmonaire avec les nerfs rachidiens. Arrivées là, elles excitent les cellules auxquelles elles aboutissent et en même temps d'autres cellules soit du même foyer, soit d'un autre amas de substance grise. Ces dernières cellules sont alors modifiées comme si elles avaient été excitées par les fibres nerveuses qui y aboutissent. Que les lésions pulmonaires ou pleurales augmentent ou qu'il s'en produise de nouvelles, les sensations associées varieront dans leur étendue et dans leur siège.

De même, la cessation spontanée du phénomène s'expliquera par l'altération ou la destruction de la fibre conductrice de l'impression initiale.

Pour ce qui est de l'anesthésie, comme elle coïncide habituellement avec des troubles vasculaires locaux, il est probable que l'excitation, au lieu de se propager à des cellules sensibles, se propage à des centres vaso-moteurs; de là des troubles circulatoires dans la région tributaire du centre excité, troubles qui vont jusqu'à émousser et même détruire la sensibilité.

La mélalgie a été comparée par Beau (2) et Leudet (3) aux douleurs qui se rencontrent dans le scorbut et s'expliquerait par l'état du sang et la consomption de l'organisme. Peter envisage ainsi ce symptôme : « La mélalgie, dit-il, n'est pas un pur symptôme, mais l'expression clinique de lésions médullaires. Il importe donc, alors qu'un phtisique se plaint de souffrir des membres inférieurs, de rechercher avec soin s'il n'existe pas en même temps de la douleur aux apophyses épineuses des vertèbres. Les malades préoccupés uniquement de la première douleur, n'accusent pas la seconde. Or la souffrance qu'éveille alors ou qu'exaspère la pression des apophyses épineuses est analogue à celle de la myélite proprement dite, et tient

(1) Guéneau de Mussy, *loc. cit.*
(2) Beau, *loc. cit.*
(3) Leudet, *loc. cit.*

en effet, chez les phtisiques, à un processus morbide localisé aux cordons postérieurs de la moelle, processus au moins conjonctif, sinon inflammatoire ou tuberculeux. »

Il est certain que cette mélalgie due habituellement à des myosalgies marastiques, est souvent aussi subordonnée à l'existence de granulations grises, de tubercules dans les méninges spinales (H. Liouville, Hayem, Magnan). D'autres fois elle s'explique d'une facon générale, comme tous les autres troubles dont il a été question, par la déchéance où le système nerveux, comme tous les autres systèmes, arrive plus ou moins rapidement. Il s'y fait certainement, en dehors des lésions grossières, des modifications organiques qui échappent à nos moyens d'investigation et qui se traduisent par les symptômes qui viennent d'être passés en revue.

D'ailleurs cette altération de nutrition de l'axe cérébro-spinal se décèle assez souvent à première vue. Il n'est pas rare de trouver l'encéphale et la moelle des phtisiques moins fermes, moins pesants qu'à l'ordinaire; on est surtout frappé de la diminution de coloration de la substance grise. Nous avons constaté plus d'une fois, par exemple, chez des phtisiques âgés de vingt à quarante ans, qu'il est très difficile de distinguer la substance grise des circonvolutions de la substance blanche voisine; assez souvent aussi l'épaisseur de cette substance grise semblait avoir notablement diminué.

On pourrait se demander aujourd'hui si bon nombre de ces manifestations nerveuses ne reconnaîtraient pas une autre origine, si elles ne résulteraient pas, dans certaines circonstances, de la présence du bacille au milieu de la substance nerveuse elle-même. Ce n'est là d'ailleurs encore qu'une pure et simple hypothèse que ne défend aucune observation concluante.

A cette période, comme d'ailleurs aux deux autres, la fièvre reste un des éléments morbides les plus importants. Elle ne fait jamais défaut et est toujours facilement appréciable. Il est bien vrai que dans les formes très lentes, dans les phtisies fibreuses, elle se réduit au minimum, s'accusant à peine par une élévation vespérale de quelques dixièmes de degré, à ce point qu'on a pu dire que ces phtisies étaient apyrétiques. Ces cas sont exceptionnels.

A cette seconde période, on ne rencontre plus seulement la fébricule qui caractérise le premier degré et qui est constituée par une élévation thermique ne se produisant que le soir et ne dépassant guère 38°,5. Ici, d'une façon générale, la fièvre est plus élevée, et ce n'est qu'à titre d'exception que le tracé thermique ne dépasse pas 38° et reste même quelquefois au-dessous, pour des raisons que nous ferons savoir.

Ce tracé, si on l'observe dans son ensemble, est particulièrement irrégulier, et bon nombre de ces irrégularités s'expliquent aisément par les complications intercurrentes. Si on a sous les yeux un tracé d'une certaine étendue, on remarque souvent qu'il s'élève par étages successifs représentant chacun une durée plus ou moins longue du processus morbide ; c'est là une sorte de tracé en escalier allant par trois marches de même élévation de 38° et au delà à 40° et au delà.

D'ailleurs, chacune de ces sections où la température ne varie pas d'un degré d'un jour à l'autre peut représenter des mois entiers de la maladie. D'une façon générale, dans le tracé que nous considérons ici, la température est notablement plus élevée le soir que le matin, où elle se rapproche plus ou moins de la normale. C'est donc une fièvre à type rémittent, comme toutes les fièvres hectiques.

Rarement, la courbe représente un type continu, plus rarement encore le type interverti, lesquels, comme on l'a vu, figurent ordinairement dans la phtisie aiguë.

Sur ce même tracé, on reconnaîtra parfois de véritables intermissions, imputables dans certains cas à l'action thérapeutique ; souvent aussi complètement inexplicables. Quelquefois des températures de collapsus tranchent çà et là brusquement avec de hauts chiffres thermiques ; une hémorrhagie abondante, des altérations rénales avec urémie consécutive, l'asphyxie par catarrhe suffocant, congestion généralisée soudaine, par poussée granuleuse secondaire rapidement envahissante, etc., etc., rendent compte ordinairement de ces abaissements de température. Nous avons dit que la température est d'autant plus élevée que la maladie est plus avancée, les lésions plus étendues ; cependant il n'est pas rare que les malades succombent avec une température qui ne dépasse pas 35° lorsqu'ils sont emportés par une des complications qui viennent d'être signalées. Nous verrons qu'il en est de même si la maladie évolue jusqu'à la troisième période ; il semble que dans les derniers jours l'organisme n'ait plus la force de faire les frais du processus morbide ; le phtisique meurt en algidité, comme certains vieillards succombant à la pneumonie.

Le pouls est toujours accéléré, et on trouve même des malades qui, avec une augmentation relativement légère de température, ont un pouls qui bat de 96 à 120°. Il bat même souvent au delà de 120°, alors qu'il n'y a pas lieu de supposer une terminaison rapidement fatale.

CHAPITRE III

C. — TROISIÈME PÉRIODE

PÉRIODE D'EXCAVATION

Nous n'avons point à revenir ici sur le mécanisme de production des cavernes pulmonaires d'origine tuberculeuse ; on a vu comment les cavernes acineuses se fondant constituaient ces cavernes lobulaires qui produisent à leur tour, par leur association, les cavernes les plus considérables, les cavernes lobaires. Le travail de ramollissement détermine d'ordinaire assez tôt la formation de petites cavernes, et nous avons déjà fait remarquer combien était subtile, à un certain point de vue, la ligne de démarcation entre la seconde et la troisième période. Il n'en est pas moins vrai que, dans la majorité des cas, la présence des cavernes d'un certain volume au sein du tissu pulmonaire imprime à la maladie une symptomatologie toute spéciale, et modifie, pour sa part et dans une large mesure, les accidents généraux; d'où la nécessité de décrire à part cette phase de l'évolution de la phtisie pulmonaire.

L'époque à laquelle les excavations se constituent est très variable, et on sait que c'est là un élément fondamental pour les subdivisions à établir dans la description de la phtisie. La rapidité plus ou moins grande avec laquelle le ramollissement de la matière caséeuse aboutit à l'excavation confirmée joue un rôle de premier ordre dans l'évolution de la maladie. Nous dirons seulement ici que ces signes du ramollissement peuvent se manifester longtemps avant l'apparition des signes caractéristiques de l'ulcère tuberculeux, sans qu'on puisse expliquer d'une façon satisfaisante cette résistance particulière. Et puis l'évolution de l'ulcère lui-même est loin d'obéir à une même loi : tantôt les cavernes s'accroissent progressivement et, s'unissant les unes aux autres, arrivent à former d'immenses cavernes, tantôt, une fois formées, elles restent dans le *statu quo*, se bornant à sécréter du pus; tantôt enfin elles subissent un travail de réparation qui peut aller jusqu'à la cicatrisation complète. On a voulu attribuer ces divers modes de progression de la lésion pulmonaire à des influences diverses : à l'action contradictoire d'une autre diathèse, d'une idiosyncrasie réfractaire, à des dissemblances dans le processus anatomique, etc. On verra plus tard ce qu'il faut penser de ces interprétations.

Autre remarque d'une certaine importance : la température va croissant à mesure que la maladie se rapproche de la phase terminale, et cependant, à ce moment, l'activité de la néoplasie n'est pas plus grande qu'à une période moins avancée. Alors, sans doute, les cavernes sont ordinairement plus nombreuses et plus étendues ; mais bon nombre d'entre elles sont de génération antérieure, déjà éteintes en quelque sorte, et, dans un laps de temps donné de cette période terminale, la quantité du travail morbide, si on peut s'exprimer ainsi, ne dépasse pas la quantité correspondante à une durée égale dans une période moins avancée. Donc, ici encore, la fièvre n'est pas étroitement liée au travail anatomique ; elle reconnaît, au moins pour une large part, une autre origine, très probablement la résorption putride qui, elle, est justement en rapport exact avec l'étendue des surfaces à la fois sécrétantes et absorbantes des cavernes. La résorption putride rend compte également des particularités du tracé thermique, où l'on constate des différences de plusieurs degrés d'un jour à l'autre, rend compte aussi de certains détails cliniques qui rappellent exactement l'infection putride.

Quoi qu'il en soit, les cavernes peuvent être plus ou moins considérables, plus ou moins nombreuses, plus ou moins superficielles ; le tissu pulmonaire interposé plus ou moins infiltré de granulations grises, de tubercules miliaires ; les lésions de la plèvre, des ganglions bronchiques, plus ou moins profondes, plus ou moins étendues, et ce sont encore là des raisons d'être de la complexité des symptômes de cette période. Nous passerons successivement en revue les symptômes locaux et généraux.

Il n'y a pas de ligne de démarcation bien tranchée entre la période de ramollissement de la pneumonie caséeuse et le moment où les excavations se forment. Ces deux périodes de la maladie se succèdent insensiblement ; seulement, ici encore, les phénomènes locaux priment les phénomènes généraux dans la détermination exacte de la lésion pulmonaire. C'est par eux que nous commencerons.

§ 1. — Symptômes locaux.

Il est bien rare qu'à cette époque avancée de la maladie la percussion ne fournisse pas dans une assez large étendue, en arrière et en avant sous la clavicule, un son mat d'une grande intensité. L'épaisseur de la fausse membrane qui coiffe généralement le sommet du poumon, et qui est, en quelque sorte, en rapport avec l'ancienneté de la maladie, et aussi l'induration noirâtre (pneumonie chronique interstitielle) qui très souvent se montre autour de l'excavation, constituent les deux grandes causes de la profonde modification du son, avec résistance au doigt, que l'on constate en pareil cas, matité que les médecins anglais ont comparée au son fourni par la percussion d'un morceau de bois (*wooden percussion-sound*). Cette matité paraît d'autant plus prononcée qu'elle contraste avec d'autres régions, la base du poumon, le côté opposé, par exemple, rendus souvent plus sonores par l'emphysème qui atteint un grand nombre de lobules sains.

Il peut se faire que, par suite des dimensions de l'excavation et du peu d'épaisseur des parois, le son soit à peine modifié.

Dans un cas même où ces parois n'avaient pas plus de quelques millimètres d'épaisseur et où la cavité était spacieuse, nous perçûmes un son tympanique, qui pouvait d'autant plus faire croire à un hydro-pneumo-thorax qu'à l'auscultation on entendait le tintement métallique et la respiration amphorique. L'autopsie nous démontra qu'il s'agissait là uniquement d'une grande cavité creusée dans le lobe supérieur du poumon, avec minces adhérences, sans perforation. Toutefois, ces cas sont très-rares, comme les conditions exceptionnelles qui les font naître; presque toujours la matité est prononcée, et elle frappe les oreilles les moins exercées.

Il arrive assez fréquemment, lorsque le son se rapproche du timbre clair, que la percussion de la région sous-claviculaire détermine un bruit semblable à celui que rendrait sous le choc du doigt un vase vide et fêlé; c'est ce que Laënnec a désigné du nom de *bruit de pot fêlé*. On peut en donner une idée assez exacte en frappant sur le genou les deux mains concaves et rapprochées (Reymond et Piorry). Pour que ce bruit se manifeste, plusieurs conditions sont nécessaires; il faut que la cavité soit grande, qu'elle soit vide et assez sèche, que ses parois soient indurées, enfin qu'elle communique librement avec les bronches. Le phénomène est surtout prononcé lorsque la bouche du malade est largement ouverte pendant la percussion, et que son visage est tourné du côté de l'observateur. Lorsque plusieurs de ces conditions font défaut, le phénomène manque ou est peu marqué; c'est ce qui arrive, par exemple, lorsque la cavité a été vidée d'une partie de l'air qu'elle contient, et que la tension de cet air a notablement diminué; ou bien encore, lorsque les orifices des bronches sont momentanément obstrués par une cause quelconque. Il n'est pas rare, en effet, d'observer des intermittences dans la production de ce bruit, qui reparaît, soit naturellement, soit après une forte inspiration, dont l'effet est de rétablir la communication entre la caverne et l'air extérieur. Le lieu où l'on perçoit le bruit de pot fêlé est la région sous-claviculaire, plus particulièrement le premier et le second espace intercostal. Quelquefois, on ne l'entend que dans un point très circonscrit. Il est rare que les deux côtés de la poitrine le présentent, parce qu'il est rare que les lésions soient également avancées dans les deux poumons et qu'elles remplissent exactement toutes les conditions voulues. Suivant Alison, le bruit de pot fêlé s'observerait plus souvent à gauche qu'à droite.

On comprend, d'après ce qui précède, toute l'importance de ce bruit, puisqu'il annonce d'une manière à peu près certaine l'existence d'une cavité ; nous disons d'une manière à peu près certaine, parce que quelques auteurs prétendent l'avoir rencontré chez les enfants dont la poitrine était saine ou qui étaient atteints de bronchite simple et d'emphysème. Mais, chez les adultes, il conserve toute sa signification diagnostique et pronostique. Sous ce dernier rapport, nous croyons que c'est un phénomène grave, en ce sens qu'il se lie à la présence d'une excavation ; mais nous ne croyons nullement, ainsi que Cotton est disposé à l'admettre qu'il annonce une fin prochaine, qu'il sonne le glas funèbre (*death knell*), pour nous servir de l'expression du savant médecin de Brompton. Tout dépend, en effet, de l'état des autres parties des poumons, et si ces parties ne sont pas ou sont faiblement envahies par la tuberculisation, le malade peut vivre des mois et des années, tout en conservant une caverne dans l'un des sommets.

Le *son métallique* ou *amphorique* étudié surtout par Wintrich n'est en réalité qu'une variété du bruit de pot fêlé et a la même signification diagnostique. Il rappelle le bruit qu'on obtient lorsqu'on percute un vase vide ou rempli incomplètement, qu'il soit ouvert ou fermé des deux côtés. Se fondant sur ce que le son métallique cesse de se produire lorsque le diamètre de la cavité n'atteint pas 6 centimètres, Skoda (1) admet que le phénomène ne se produit en clinique, que lorsque les cavernes ont au moins ce diamètre. Toutefois Kolestro et Wintrich l'auraient perçu chez des malades où les excavations avaient de 3 à 5 centimètres.

Wintrieh a observé aussi que le son métallique est beaucoup plus net lorsqu'il peut se propager au dehors ; il faut donc ici encore que le malade respire la bouche ouverte, de même qu'on ait bien soin d'appliquer exactement l'oreille sur le thorax

Respiration caverneuse. Souffle caverneux. Souffle amphorique. — La respiration caverneuse, lorsqu'elle est bien prononcée, indique la présence d'une excavation creusée dans le parenchyme pulmonaire. La circonstance du siège et les autres phénomènes qu'il ne faut jamais séparer des signes fournis par l'auscultation éclairent ensuite sur la nature de l'excavation. Cette respiration est généralement très facile

(1) Skoda, *Traité d'auscult. et de percus.*, trad. Aran, 1854.

à reconnaître. On l'imite parfaitement en soufflant avec force dans les deux mains réunies en cavité. Toutefois, il est des cas dans lesquels l'oreille reste indécise entre une respiration très soufflante et le souffle caverneux. C'est particulièrement à droite et en arrière, vers la racine des bronches, que cette difficulté se présente ; la transmission dans ce point de la respiration bronchique naturelle, quelquefois un peu creuse, à travers la partie indurée du poumon avoisinant, est souvent la cause de l'hésitation ou de l'erreur commise. D'autres fois, la respiration caverneuse se rapproche davantage de la respiration tubaire ; il est bien des circonstances dans lesquelles l'observateur ne peut pas se prononcer complètement et est obligé d'accepter provisoirement l'expression de respiration *tubo-caverneuse*. C'est surtout lorsque la caverne est vide que le doute peut exister, car dès qu'apparaît le râle caverneux, la difficulté s'évanouit. Dans les cas obscurs, il sera bon de faire respirer fortement le malade, de l'engager à tousser, seul moyen quelquefois d'exagérer le timbre creux et un peu métallique qui est le caractère essentiel de la respiration caverneuse. La percussion fournira de son côté un utile renseignement en dénotant dans plus d'un cas l'existence du bruit de pot fêlé.

Au surplus, nous avons bien souvent remarqué que les lésions sont presque toujours plus avancées que l'oreille ne le suppose. Par conséquent, l'observateur sera moins exposé à se tromper en supposant, dans les cas douteux, l'existence d'un souffle caverneux plutôt que d'un souffle tubaire. Dans quelques circonstances le phénomène disparaît momentanément ; c'est le plus ordinairement à la suite de l'obstruction par des mucosités épaisses des bronches qui s'ouvrent dans la cavité. Une forte respiration ou un violent effort de toux suffiront généralement pour faire réapparaître le souffle caverneux primitif.

Lorsque la caverne a des dimensions considérables, et que les parois, d'anfractueuses qu'elles étaient d'abord, sont devenues unies et lisses, le souffle caverneux prend un timbre amphorique, quelquefois extrêmement prononcé, et qui, n'étaient le siège et les résultats fournis par la percussion et la succussion, pourrait faire supposer une perforation pulmonaire. Le souffle amphorique n'a rien qui doive étonner en pareille circonstance, puisque les conditions de production de ce timbre se trouvent réunies.

Râle caverneux. Gargouillement. Râle amphorique. — Le râle caverneux, ou gargouillement, accompagne très souvent la respiration caverneuse. C'est un râle humide, à grosses bulles plus ou moins nombreuses et inégales, à timbre légèrement métallique, s'entendant dans les deux temps, surtout dans l'inspiration. Son intensité est variable et telle, quelquefois, qu'il a pu être perçu à distance par le médecin ou le malade lui-même. Les principales circonstances d'où dépendent ces variations sont l'étendue de l'excavation, la grosseur des tuyaux bronchiques qui aboutissent à la cavité, la nature du liquide agité par l'air, la réplétion plus ou moins grande de la cavité, etc. Si l'excavation est étroite et les tubes bronchiques fins, les bulles qui éclatent à la surface du liquide seront petites et ne dépasseront guère le volume d'un grain de chènevis; tandis qu'elles pourront acquérir les dimensions d'un pois, si la cavité est spacieuse et si les ouvertures bronchiques sont larges. D'un autre côté le plus ou moins de densité du liquide à travers lequel passe l'air change le caractère du bruit qui en résulte en même temps que l'égalité et le nombre des bulles qui éclatent à chaque inspiration. Si la cavité est presque complètement remplie par le liquide muco-purulent que sécrètent ses parois, l'explosion bullaire sera moins éclatante que si elle est à moitié vide; dans ce dernier cas, le souffle caverneux sera également beaucoup plus prononcé, et cette association des deux phénomènes qui indique que des tuyaux bronchiques existent au-dessus et au-dessous du liquide, est tout à fait caractéristique. Nous devons encore signaler une circonstance qui a été notée par plusieurs auteurs comme pouvant modifier le râle caverneux. Nous voulons parler d'une forte impulsion du cœur; dans ce cas, ainsi que nous avons pu nous-même le vérifier souvent, le râle acquiert à chaque contraction une sorte de redoublement d'intensité qui est marqué lorsque la cavité siège à gauche et qu'elle est peu distante du cœur.

Dans quelques cas rares, en même temps qu'existe le souffle amphorique, on perçoit un tintement argentin métallique, dont le mécanisme est le même que celui du tintement métallique produit par la perforation pulmonaire. C'est un râle dont les bulles éclatent dans une bronche à l'entrée de l'excavation, et y empruntent ce timbre particulier que l'on désigne sous le nom de *timbre amphorique*. Plus la cavité sera spacieuse et lisse à l'intérieur, autrement dit, plus elle se rapprochera des conditions anatomiques de la plèvre, plus le tintement métallique aura de chances de se produire. On conçoit que ces cas constituent l'exception, et en effet, le tintement métallique, nié à tort par quelques auteurs, est un symptôme très rare de l'excavation tuberculeuse. Nous avons dit que la bulle qui éclate et produit le tintement se trouve située à l'extrémité du tuyau bronchique qui s'ouvre dans la cavité; mais on conçoit que des bulles qui se formeraient dans l'intérieur de l'excavation elle-même pourraient déterminer également le phénomène, si cette excavation présentait la disposition ci-dessus mentionnée.

Indépendamment des râles caverneux et amphorique que nous venons d'étudier, on perçoit encore un grand nombre de bruits variés qui n'ont pas reçu de noms particuliers, mais qui s'expliquent très naturellement par l'état de la caverne pulmonaire et des parties environnantes. Tantôt c'est une sorte de craquement sec ou humide; tantôt un bruit donnant la sensation d'une soupape qui s'ouvre et se ferme alternativement; ailleurs c'est comme un cri sibilant, quelquefois un son musical qui résulte de la vibration d'une partie solide et mobile (tuyau bronchique, vaisseau, morceau de fibrine, partie indurée du poumon sous forme de corde d'instrument, comme dans un cas remarquable rapporté par Alison, etc.); dans d'autres circonstances enfin, c'est un bruit trachéal que l'on peut percevoir à distance, et qui, par sa persistance, devient très fatigant pour le malade.

Il est inutile d'ajouter que pendant que ces phénomènes variés sont perçus au niveau de la caverne ou des cavernes pulmonaires, les autres parties du poumon présentent de leur côté des signes stéthoscopiques que nous avons dit se rapporter aux périodes moins avancées de la tuberculisation. De tous ces signes, le plus communément observé est le râle sous-crépitant; mais il n'est pas rare de constater, soit simultanément, soit séparément, les râles crépitant, sibilant, la faiblesse ou l'absence du murmure respiratoire, l'expiration soufflante, le souffle tubaire. Ces phénomènes peuvent être limités à une partie des lobes moyen et inférieur. Dans quelques cas, ils occupent un ou plusieurs lobes, et sont en rapport avec des altérations plus ou moins étendues du poumon ou des bronches (broncho-pneumonies). La pleurésie qui accompagne si fréquemment cette période de la maladie, peut donner également lieu à des bruits de frottement qui simulent souvent à s'y méprendre les bruits bullaires, crépitants et sous-crépitants; d'autres fois elle laisse à sa suite un affaiblissement plus ou moins prononcé du murmure respiratoire dans un côté de la poitrine.

Voix caverneuse. Pectoriloquie. Toux caverneuse. — Lorsque l'on applique l'oreille sur la poitrine d'un malade au niveau d'une excavation et que l'on engage ce malade à parler ou à tousser, on perçoit généralement un retentissement notable qui s'explique par une sorte de répercussion des ondes sonores dans la cavité à parois vibrantes. Ce phénomène vocal, auquel on donne le nom de *voix caverneuse*, est analogue au phénomène décrit précédemment sous le nom de bronchophonie, et très souvent, en effet, l'observateur éprouve de la difficulté à distinguer le renforcement produit par la caverne de la transmission exagérée du son à travers une masse indurée; en pareil cas, pour établir ce diagnostic, il est nécessaire de faire intervenir d'autres signes tirés du siège des phénomènes, de la présence ou de l'absence du souffle et des râles caverneux, des symptômes généraux, etc., etc.

Dans d'autres circonstances, la voix en résonnant dans l'excavation prend un caractère spécial. Il semble que le malade parle directement et distinctement à l'oreille de l'observateur. C'est un phénomène que

Laënnec a désigné du nom de *pectoriloquie*. Plusieurs auteurs ont, dans ces dernières années, contesté l'importance de ce signe, prétendant avec Hirtz que, dans un grand nombre de cavernes, la pectoriloquie n'a pas lieu et que d'un autre côté elle peut se rencontrer dans d'autres états morbides du poumon. Nous ne saurions accepter complètement cette manière de voir. Pour nous, la pectoriloquie, nous ne parlons que de la pectoriloquie parfaite, est un signe très important, presque pathognomonique, de la présence des cavernes. Sans doute il est quelques cas exceptionnels dans lesquels le phénomène a paru se produire en dehors de toute excavation pulmonaire; mais n'en est-il pas de même pour d'autres signes stéthoscopiques, dont on ne récuse pas la valeur séméiologique, le souffle caverneux par exemple?

Pour que la pectoriloquie se manifeste, certaines conditions sont nécessaires. Il faut que la cavité soit de capacité moyenne et que ses parois soient lisses, unies, denses. Il faut que la cavité soit vide, et que l'air puisse y pénétrer librement et en grande quantité. Enfin il est important que les parois thoraciques soient peu épaisses, et que l'excavation soit superficiellement placée. Les conditions inverses empêchent la production du phénomène, ou du moins lui enlèvent ce caractère de netteté qui lui donne toute sa valeur.

La pectoriloquie peut s'entendre non seulement quand le malade parle à haute voix, mais même quand il chuchotte à voix basse, et c'est là une particularité remarquable de cette forme de la voix caverneuse. On s'étonnera moins qu'il en soit ainsi, si l'on réfléchit que le larynx, la trachée, les bronches et la caverne, représentent un long tube qui peut être, jusqu'à un certain point, comparé à ces tuyaux acoustiques, lesquels conduisent, comme on le sait, à une grande distance et d'une manière très distincte les mots prononcés à voix basse. On comprend par la même raison que la pectoriloquie pourra encore être perçue chez un phtisique qui présentera une aphonie déterminée par une ulcération de la muqueuse laryngée ou par toute autre cause. Seulement, dans ce cas, la voix sera plus faiblement transmise à l'oreille de l'observateur, et c'est cette nuance de la pectoriloquie qui a été désignée par les expressions de *pectoriloquie avec aphonie* (Laënnec), *voix basse*, *mystérieuse* (Fournet), *voix caverneuse*, *éteinte* (Barth et Roger), *chuchottement* (Skoda), *voix soufflée* (Woillez).

Les cavernes pulmonaires ne se manifestent pas toujours par des signes aussi clairs que ceux que nous venons de mentionner; quelquefois même les signes les plus habituels, les plus décisifs manquent complètement. Il est inutile d'indiquer par quelles conditions, par quel mécanisme s'explique cette insuffisance des signes stéthoscopiques.

Dans certains cas, l'auscultation ne décèle qu'une respiration complètement silencieuse. Ce silence est dû soit à l'obstruction des conduits aériens par l'accumulation de mucosités épaisses dans les bronches (Laënnec), soit, dans d'autres cas, au rétrécissement du larynx et de la trachée-artère (Barth). D'autres conditions, signalées par Woillez, rendent compte de l'absence de tout signe d'excavation au niveau d'une caverne. Parfois on n'entend, en face de cavernes plus ou moins vastes, qu'une respiration simplement affaiblie, avec expiration prolongée. A l'autopsie, on trouve une augmentation de volume du poumon qui remplit totalement la cavité thoracique ; cet excès de volume, dû à une infiltration tuberculeuse considérable, était parfois véritablement monstrueux (Woillez). L'accumulation des tubercules en dehors des cavernes a rapproché les parois et aboli finalement l'excavation. Cet accolement se produit même au niveau de cavernes qui auraient pu loger une pomme. Dès lors, on comprend aisément la disparition des phénomènes cavitaires.

La même absence de signes caractéristiques des cavernes tuberculeuses résulte d'autres fois de la situation centrale d'une caverne peu considérable, de l'encapuchonnement du sommet pulmonaire par des fausses membranes pleurétiques très épaisses, du retrait du poumon sous l'épanchement gazeux d'un pneumothorax.

Déformation de la poitrine. Dépression sous-claviculaire. Immobilité de la partie supérieure du thorax. — On peut rencontrer à toutes les époques de la phtisie un grand nombre de déformations de la poitrine situées au niveau des différentes parties osseuses ou cartilagineuses de la cage thoracique, sternum, cartilages costaux, côtes, colonne vertébrale. Ces déformations ne sont pas particulières à la période de de la maladie que nous étudions en ce moment. Il n'en est pas de même de cette altération dans la conformation normale à laquelle on donne le nom de *dépression sous-claviculaire*. C'est un signe important, presque pathognomonique, qui permet le plus souvent à distance et sans autre renseignement fourni par l'auscultation, d'affirmer qu'au niveau de l'enfoncement de la paroi costale existe une altération pulmonaire. Cette déformation est le résultat de l'aplatissement du sommet du poumon, qui succède lui-même à l'évacuation des masses caséeuses ramollies. Par suite du rapprochement des parois de l'excavation, un espace vide tend à s'établir dans la plèvre, à l'endroit même de l'excavation ; l'aplatissement du thorax, en ce point, est la conséquence de la pression exercée par l'atmosphère sur les parties osseuses et cartilagineuses, de la même façon que nous voyons se produire le rétrécissement de la poitrine à la suite de ces pleurésies chroniques dans lesquelles le poumon, refoulé vers la colonne vertébrale, a perdu son expansibilité normale. La dépression sous-claviculaire sera d'autant plus prononcée que l'excavation sera recouverte de fausses membranes plus épaisses et plus anciennes. Alors, en effet, à l'influence de l'excavation dont les parois se mettent en contact par défaut de résistance ou par une sorte de contraction, se joint l action directe de ces fausses membranes rétractiles qui attirent p ou moins fortement à elles les parties solides du thorax vers l'ex vation. C'est pour cela que le phénomène que nous étudions est surt prononcé dans les phtisies qui marchent lentement; dans ces cas, double action que nous signalons peut s'exercer complètement; m on conçoit que si une excavation s'est développée rapidement et que maladie s'avance à pas précipités vers le terme fatal, la dépressi sous-claviculaire n'aura pas pu se produire ou ne se sera produ qu'imparfaitement. Toute excavation n'est donc pas accompagnée l'enfoncement sous-claviculaire, mais toute dépression est le signe peu près certain d'une excavation. Nous disons à peu près certa parce que l'on comprend la possibilité d'une cause morbide amen l'affaissement de la partie supérieure d'un poumon, une pleurésie c conscrite à cette région, par exemple, ce qui est rare, ou une tum qui, comprimant les bronches du lobe supérieur, déterminerait rétraction de ce lobe et consécutivement l'affaissement de la par thoracique correspondante. Alison a rencontré trois cas semblab dans lesquels un cancer de la racine du poumon avait amené la co pression d'une bronche et l'aplatissement de la partie supérieure la poitrine d'un côté.

En même temps que la dépression sous-claviculaire, on remarq généralement une diminution notable dans les mouvements du thor pendant l'acte respiratoire. La première, la seconde et la troisiè côte, ainsi que les espaces intercostaux, sont à peine soulevés moment de l'inspiration. L'immobilité plus ou moins marquée de ce région contraste souvent avec l'étendue et la fréquence des mou ments qui s'observent, au contraire, dans d'autres parties du thor principalement à la base de la poitrine. L'intensité de la dyspnée q se remarque à cette époque avancée de la phtisie ne dépend pas e clusivement de l'excavation pulmonaire. Cette excavation y partici dans une certaine mesure, puisqu'elle est le résultat de la destructi d'une portion de l'organe chargée de l'hématose; mais à elle seu même dans la supposition d'un assez grand volume, elle ne produir qu'une accélération modérée dans les mouvements thoraciques, n'existait pas le plus souvent en même temps des lésions plus ou mo étendues (granulations, congestions, pneumonies, pleurésies, empl sème, etc.) dans le reste des poumons. Quelquefois l'intensité de dyspnée est le résultat de la sensation douloureuse que provoque l troduction de l'air dans les vésicules pulmonaires. On voit, dans cas, les malades oser à peine dilater leur poitrine et compenser l'a plitude par la fréquence excessive des respirations. Nous avons compter ainsi jusqu'à 100 et 120 respirations par minute, en même temps que l'oreille appliquée sur le thorax percevait un double bruit de souffle, uniquement produit par le mouvement alternatif et très rapide d'inspiration et d'expiration.

Vibrations thoraciques. — Comme dans la période d'induration pneumonique, les vibrations thoraciques sont manifestement augmentées au niveau de l'excavation. Ce phénomène est surtout marqué lorsque, autour d'une excavation de moyenne grandeur, le tissu pulmonaire est fortement densifié (pneumonie interstitielle), et que des adhérences épaisses et résistantes unissent le poumon aux parois thoraciques. Nous avons, au contraire, fait la remarque que si les dimensions de la cavité sont considérables, ce qui suppose généralement des parois minces, le frémissement communiqué à la main, non seulement n'est pas augmenté relativement au côté sain, mais même quelquefois est très manifestement diminué. Nous avons observé des malades qui présentaient ce fait d'une manière non douteuse.

Symptômes fonctionnels. Dyspnée. — La dyspnée est ordinairement intense et ne dépend pas exclusivement de l'excavation pulmonaire. Sans doute cette excavation entre pour une part dans la production de la dyspnée, puisqu'elle supprime une portion de l'organe respiratoire ; mais il faut faire entrer en ligne de compte, pour expliquer l'intensité du symptôme, les diverses autres lésions (tubercules, congestion, broncho-pneumonie, pleurésie, emphysème, etc.) développées dans les deux poumons.

Aphonie. Dysphagie. — Ces symptômes étant dus à des lésions intercurrentes, nous y reviendrons au chapitre des complications.

Toux. Expectoration. — La toux augmente de fréquence et ne laisse aucun repos aux malheureux malades. Elle n'est pas toujours proportionnée à l'étendue et à la gravité des lésions pulmonaires. Dans quelques cas exceptionnels, elle manque presque complètement alors cependant que le parenchyme est creusé de nombreuses et profondes excavations.

La quantité des crachats rendus est variable ; elle s'accroît généralement à mesure que les lésions s'étendent, qu'un plus grand nombre de bronches sont enflammées, que les cavernes elles-mêmes sont plus spacieuses et sécrètent plus abondamment. Il est ordinaire de voir l'expectoration diminuer considérablement, se supprimer même dans les jours qui précèdent la mort, comme aussi pendant une maladie aiguë accidentellement développée.

Le plus souvent, à cette époque de la maladie, les crachats sont opaques, jaunes, verdâtres, arrondis, représentant une masse homogène ou légèrement striée de lignes jaunâtres excessivement fines, qui ne sont autre chose que le muco-pus ayant conservé la forme des dernières ramifications bronchiques. Quelquefois ces crachats nagent dans un liquide clair sans jamais s'agglomérer. On leur a donné le nom de *nummulaires*. D'autres fois, au lieu d'être arrondis à leur circonférence, ils sont déchiquetés, étoilés. Ces derniers crachats ont été à tort considérés comme caractéristiques de la tuberculose. On ne saurait trop le répéter; il n'y a pas de crachats particuliers à la phtisie pulmonaire. Toutes les variétés de forme et de couleur que nous venons de décrire peuvent se rencontrer dans l'inflammation aiguë ou chronique des bronches. Nous ne faisons pas d'exception pour les crachats nummulaires, arrondis ou déchiquetés, comme le voudrait Niemeyer. Ces crachats ne doivent cet aspect particulier qu'à la présence du liquide expectoré ou vomi au milieu duquel nagent, sans se confondre, les grumeaux de matière muco-purulente. Nous avons fait souvent une expérience concluante : après avoir constaté que les crachats étaient opaques et réunis en une masse homogène, nous récommandions aux malades d'expectorer dans un vase de même forme, seulement à moitié rempli d'eau. Le lendemain les crachats avaient complètement changé d'aspect; ils étaient isolés, nummulaires, plus ou moins déchiquetés, suivant le temps pendant lequel ils avaient séjourné dans le liquide. Nous avons répété cette expérience avec les crachats de la bronchite; le résultat a été le même. Il y a longtemps, du reste, que Chomel avait fait la remarque que l'expectoration de la rougeole ressemble souvent à celle de la phtisie. Or cette ressemblance n'a lieu que dans le cas où la sécrétion bronchique est formée d'une partie solide et d'une partie liquide.

§ 2. — Caractères des crachats dans la phtisie pulmonaire.

Caractères chimiques. — Ce sont surtout les crachats muco-purulents et purulents de la deuxième et de la troisième périodes qui ont été étudiés chimiquement. Les crachats muco-purulents contiennent en dehors du pus une notable proportion d'albumine. Féréol et Leprince (1), qui ont analysé à trois reprises différentes des crachats nummulaires, ont trouvé les chiffres de 2,50, 3, 3,50 0/0 d'albumine.

La plus ou moins grande quantité de pus contenue dans les crachats n'est pas indifférente au point de vue du pronostic. En effet, le pus contient, en plus de l'albumine, une quantité considérable d'autres matières azotées : de la paraglobuline, de l'hydropisine, de la sérine, de la pyine, de la caséine et aussi de la myosine. Il est évident que lorsque ces substances sont expulsées en grande quantité par les phtisiques, c'est là pour eux une nouvelle source de dénutrition. Ce

(1) Féréol et Leprince, *in* Thèse de Daremberg, 1876.

n'est pas le seul inconvénient de cette abondante sécrétion de pus : lorsque ce liquide séjourne dans les bronches en quantité notable, il produit une véritable asphyxie lente, en dehors de toute action physique, par le procédé chimique suivant. Mathieu et Urbain (1) ont démontré que le pus, exposé à l'air, absorbe de l'oxygène et le transforme en acide carbonique qui se dégage. Ce double phénomène est d'autant plus intense que le pus est plus séreux, et il est justement dans cet état spécial lorsqu'il entre dans la constitution des crachats. Les crachats purulents vicient donc profondément l'atmosphère respirée.

Caventou (2), en 1843, fit le premier travail sérieux sur la composition chimique des crachats. « J'avais étudié, dit-il, les poisons les plus épouvantables du règne végétal ; mais cette espèce de courage n'est rien auprès de celui qu'il m'a fallu déployer pour surmonter le dégoût extrême excité par l'examen du pus et des crachats des phtisiques. » Il constata la présence de l'albumine et dosa les éléments minéraux. Voici une analyse de ces éléments ; pour 1,000 parties de crachats on trouve :

Eau	850
Chlorure de sodium	10
Soude	2
Matières animales et phosphates	137

Après avoir donné cette analyse, Caventou ajoute : « Cette énorme quantité de matières animales, de phosphate de chaux, de chlorure de sodium soustraite à l'assimilation, n'expliquerait-elle pas l'état de maigreur et de consomption dans lequel tombent les phtisiques ? » En 1861 Bamberger (3), insistait sur l'élimination des phosphates par l'expectoration dans la phtisie pulmonaire. En 1871 Marcet (4) (de Londres), dans un mémoire sur la nutrition des poumons dans la phtisie, montrait que pendant la nutrition normale du tissu pulmonaire, la potasse est entraînée au dehors de l'organisme par l'acide carbonique, sous forme de carbonate, tandis que chez les tuberculeux, la potasse n'est plus éliminée par l'acide carbonique, mais par l'acide phosphorique, comme cela a lieu dans le tissu musculaire. On retrouve en effet dans le poumon tuberculeux ces substances en voie d'élimination dans les proportions approximatives du phosphate de potasse.

D'ailleurs les phtisiques ne perdent pas seulement les phosphates

(1) Mathieu et Urbain, *Archiv. de physiol.*, 1872.
(2) Caventou, *Bulletin Acad. de méd.*, 1843.
(3) Bamberger, *Wurzbourg med. Zeits.*, 1861.
(4) Marcet, *Ann. de chimie et de phys.*, 1872.

par les crachats, mais aussi par les urines qui contiennent un excès de phosphate de chaux provenant de la destruction des matériaux constitutifs de l'organisme.

L'observation clinique montre qu'il existe un rapport direct entre la quantité du phosphate de chaux contenue dans l'urine et l'amaigrissement des malades, de telle sorte qu'à la diminution générale du poids correspond une augmentation dans l'excrétion du phosphate de chaux par l'urine; d'où la nécessité d'ingérer du phosphate de chaux. Cette remarque a bien son importance, comme le dit Daremberg (1); si on se rappelle en effet, que d'après les expériences de E. Bischoff, les phosphates diminuent dans l'urine après l'ingestion des matières grasses et de substances hydrocarbonées, on peut interpréter, au moins pour une part, les effets de l'huile de foie de morue dans la phtisie.

J. Teissier fils (2) a obtenu des résultats analogues au sujet de l'élimination des phosphates chez les phtisiques : les malades qu'il a observés rejetaient de 3 à 4 grammes de phosphates par litre. Pour lui cette augmentation ne se produit qu'au début de la phtisie; la quantité des phosphates excrétés diminue plus tard. Renk, sous la direction du professeur Lindwurm, a étudié la dénutrition des phtisiques par l'expectoration. Il s'agissait de phtisie pulmonaire avec cavernes volumineuses. D'un assez grand nombre d'analyses, il conclut que l'expectoration dans la phtisie, quelque variable qu'elle puisse être d'un jour à l'autre, renferme toujours plus de matières solides, plus de mucine et plus de matières extractives, que l'expectoration de la bronchite; enfin, qu'elle contient de l'albumine et de la graisse. L'expectoration des phtisiques se distingue de celle des pneumoniques, qui contient infiniment plus de matières extractives et d'albumine : l'expectoration des pneumoniques pourrait être caractérisée par l'abondance de l'exsudation albumineuse qu'elle contient; les crachats de la phtisie, par le mélange des cellules en voie de dégénérescence graisseuse.

L'auteur insiste sur l'intérêt que présente la faible proportion des matières extractives dans les produits expectorés par les phtisiques, comparée à l'abondance de ces mêmes principes dans l'expectoration des pneumoniques. La bronchite chronique et la phtisie pulmonaire se caractérisent, la bronchite, par la faible proportion des matières solides que contient l'expectoration et surtout par l'absence d'albumine et de graisse; la phtisie pulmonaire, par l'abondance des matières organiques.

Renk a vu aussi qu'un homme atteint de bronchite chronique perd

(1) Daremberg, *De l'expect. dans la phtisie pulm.*, thèse, 1876.
(2) Teissier fils, *Association française pour l'avancement des sciences*, 1875.

par l'expectoration environ 2 p. 100 de matières azotées, dont il a besoin pour sa vie, tandis qu'un homme phtisique en perd à peu près trois fois plus. Voici d'ailleurs les résultats obtenus par Renk dans des recherches qui portaient spécialement sur des phtisiques arrivés à la période d'état et qui rendaient en moyenne 124 grammes de crachats par jour. Il a trouvé 94 à 95 parties d'eau, 5 à 6 parties solides, qui se décomposent ainsi : 4,13 à 5,36 d'éléments organiques, à savoir 1,80 à 2,84 de mucine, 1,26 à 2 de matières extractives, 0,11 à 0,49 d'albumine et 0,30 à 0,52 de graisse. Parmi les matières inorganiques, dont le total est de 0,76 à 0,90, on note le chlorure de sodium et les phosphates, dont la quantité peut, dans ces circonstances, s'élever à elle seule jusqu'à 2 grammes.

MOYENNE.

Eau................................	94
Parties solides 6, dont................	2 mucine. 2 matières extractives. 1 albumine et graisse. 1 de matières inorganiques.

Dans le service de Germain Sée, Daremberg a constaté, dans des analyses suivies, que les crachats des phtisiques peuvent contenir presqu'autant de phosphates et de chlorures que les urines, et que l'expectoration est, chez eux, une des voies par lesquelles sont expulsés les produits de la désassimilation; mais elle est aussi un agent actif de dénutrition.

On peut observer accidentellement chez les phtisiques l'*expectoration albumineuse* après la thoracentèse (Dujardin-Beaumetz, Drivon, de Lyon), l'expectoration caractéristique de l'apoplexie pulmonaire, de la bronchite pseudo-membraneuse (Jaccoud), de la bronchectasie.

On peut y trouver des calculs (phtisie calculeuse de Morton, Bayle, Forget), composés surtout de phosphate, de carbonate de chaux, de graisse, de cholestérine, d'albumine et de mucus.

Caractères histologiques. — L'examen microscopique d'un crachat tuberculeux y décèle l'existence d'éléments anatomiques divers. C'est ainsi qu'on y voit des cellules épithéliales provenant de la langue, de la bouche, de l'arrière-bouche, des surfaces inférieure et supérieure de l'épiglotte ; elles peuvent venir aussi de la muqueuse, des glandes, de la trachée et des alvéoles pulmonaires. On rencontre en outre des cellules globulaires et cylindriques à cils vibratiles qui permettent d'affirmer que les crachats viennent du larynx, du poumon et qui servent à les différencier des leucocytes. Ce sont les cellules épithéliales de ces régions altérées dégénérées en graisse ou en myéline.

Les leucocytes ne font jamais défaut ; ils sont plus ou moins abondants, n'ayant d'ailleurs rien de caractéristique puisqu'on les trouve non seulement dans la phtisie, mais encore dans les bronchites aiguës ou chroniques et dans la pneumonie au deuxième et au troisième degré.

On rencontre quelquefois dans les crachats des phtisiques de petits grumeaux qu'on considérait habituellement comme des débris de matière tuberculeuse. C'était l'avis d'Andral, de Kuhn ; par contre, Louis déclarait qu'il n'avait jamais observé de débris tuberculeux dans les crachats. Remak a démontré, en effet, que ces grumeaux étaient formés par des amas de cellules épithéliales.

C'est l'examen microscopique qui fera reconnaître dans les crachats la présence des fibres élastiques, signalée d'abord par Simon, Vogel, Buhlmann et Lebert, Schrœder van der Kolk, etc. Ces fibres élastiques sont les seuls éléments du poumon qui résistent à la fonte caséeuse ; ce sont des débris des vaisseaux oblitérés, des fragments de tissu nerveux, et surtout une grande abondance de corpuscules granuleux, les uns ayant la forme et les caractères de globules de pus, d'autres plus petits, déformés, granuleux, quelques-uns infiltrés de granulations noirâtres, d'autres enfin, globulaires, renfermant quelquefois des cristaux. Ces fibres sont, en général, petites, minces, isolées et bien disséquées, reconnaissables à leur double contour parfaitement net, à leur direction sinueuse ou en vrille, et surtout à leur résistance à l'action de l'acide acétique. Lorsqu'elles sont réunies en faisceaux affectant la forme alvéolaire qu'elles présentent dans le poumon, il est encore plus facile de les reconnaître. Lorsqu'il y en a peu, un bon moyen pour les mettre en évidence est de traiter les crachats par l'acide acétique qui dissout le pus et ne les altère en rien.

Fenvick chauffe les crachats avec une solution formée d'un gramme de soude pure, et de 30 grammes d'eau distillée, laisse déposer, et examine le dépôt au microscope. Mathias Duval et Lereboullet (1), après avoir traité les crachats par la soude caustique pour éclaircir le mucus, les colore par le rose d'aniline ou de fuschine ; cette réaction est fort remarquable. Si on lave ensuite avec de l'eau acidulée par l'acide acétique, les fibres élastiques restent seules colorées.

Du reste, le plus souvent, les fibres élastiques étant très abondantes, on n'a besoin d'aucune manipulation préalable pour les découvrir au microscope.

La recherche des fibres élastiques a une véritable valeur au point de vue du diagnostic ; car le nombre des maladies autres que la tuberculose où elles se rencontrent, sont la gangrène et plus rarement l'infarctus hémoptoïque, en sorte qu'on pourra, après l'élimi-

(1) Mathias Duval et Lereboullet, *Manuel de microscopie*, 1873.

ration préalable de ces deux affections, annoncer par le seul examen des crachats qu'il y a formation récente d'excavations tuberculeuses.

On a prétendu que les fibres élastiques indiquent la présence certaine des cavernes. Cela n'est pas exact ; elles apparaissent dans les crachats aussitôt qu'un point du poumon se ramollit, de telle façon qu'il est permis de reconnaître dès son apparition le ramollissement tuberculeux. De même, si, chez un individu, on a trouvé des fibres élastiques que l'on ne retrouve plus au bout d'un certain temps, puis qu'à une époque ultérieure on les constate à nouveau, on peut affirmer qu'un autre point du poumon vient de s'ulcérer.

Dans les phtisies professionnelles, les crachats contiennent diverses poussières métalliques ou végétales. Enfin, dans la phtisie chronique indépendante des causes professionnelles, on peut rencontrer des crachats noirâtres contenant des leucocytes et des cellules vésiculeuses distendues, présentant à leur surface et dans leur intérieur des granulations de pigment noir en grande abondance. Quand on constate ces éléments, on peut penser qu'il y a dans le poumon des parties plus ou moins étendues en état de pneumonie interstitielle mélanique. Mais avant de se prononcer, il faut être bien sûr que ces particules grises ou ardoisées des crachats ne sont pas du noir de fumée fixé dans le pharynx ou les fosses nasales. Ajoutons aussi que la présence des crachats noirâtres ou d'un brun verdâtre, présentant une grande quantité de pigment noir, devra faire supposer qu'il s'agit d'un cas d'anthracosis. Les crachats contiennent presque toujours des micro-organismes : des sarcines du groupe des algues isocarpées (Friedreich), des champignons de moisissure, des schizomycètes. Buhl pensait que ces parasites jouent un rôle important dans la transformation caséeuse. Lorsque la pneumonie parasitaire appelée pneumomycose s'ajoute au processus tuberculeux, on trouvera des actinis dans les crachats.

De la présence du bacille tuberculeux dans l'expectoration. — S'il est permis de disserter encore aujourd'hui sur l'origine du bacille et sur la part exacte qui lui revient dans le processus tuberculeux, il est indiscutable que la présence du parasite dans l'expectoration des phtisiques constitue un signe des plus précieux, susceptible de faciliter la solution des problèmes les plus complexes du diagnostic. C'est à Balmer et Fraentzel (1) que revient le mérite d'avoir appliqué la découverte de Koch au diagnostic de la phtisie. Ils recherchèrent le parasite dans l'expectoration de 120 phtisiques et le retrouvèrent dans tous les cas ; ils firent l'expérience inverse, exami-

(1) Balmer et Fraentzel, *loc. cit.*

nant les crachats dans un grand nombre d'autres affections pulmonaires; cette fois, les résultats furent constamment négatifs. Ils allèrent même plus loin et déclarèrent que le pronostic varie suivant le nombre et le degré de développement des bacilles. Lorsqu'il s'agit de phtisie à marche lente, les bacilles sont petits, sans spores, peu abondants; dans les phtisies rapides, ils sont nombreux, volumineux et contiennent des spores dans leur intérieur.

Dans un travail plus récent, Fraentzel (1) aurait même constaté la présence des bacilles dans les crachats avant l'apparition des signes physiques.

Les résultats obtenus par Balmer et Fraentzel ont été confirmés dans leurs conclusions principales par la plupart des auteurs qui après eux, se sont occupés de la question.

Guttmann (2), n'ayant trouvé que 25 fois le bacille sur 120 préparations, fait cette remarque intéressante qu'on ne doit conclure qu'après examen d'une série de préparations des crachats de chaque malade.

F. Ziehl (3) a trouvé les bacilles 72 fois sur 73 malades, Dettweiller et Meissen (4) 85 fois sur 87. Immermann (5), Leyden et Merkel (6) l'ont aussi rencontré presque sans exception. Lichtheim (7) subordonne la présence du bacille à certaines conditions déterminées et pose les conclusions suivantes : 1° on rencontre toujours des bacilles dans les cas d'expectoration purulente des phtisiques; 2° la présence de ces bacilles est liée à l'existence d'un foyer tuberculeux du poumon, communiquant avec les bronches. Ces micro-organismes font défaut, malgré l'existence de la tuberculose, lorsque la dernière de ces conditions n'est pas remplie.

Il contredit l'opinion de Balmer et Fraentzel à propos des inductions pronostiques que ces auteurs avaient tirées de l'examen des crachats; il aurait trouvé des bacilles nombreux dans les phtisies lentes, des bacilles beaucoup moins nombreux dans des phtisies rapides.

Demme (de Berne) (8) après examen de 43 cas de tuberculose aiguë ou chronique observée chez des enfants de 1 à 4 ans, a obtenu les mêmes résultats que ceux annoncés par Lichtheim; Frankel a aussi trouvé le bacille dans la sécrétion de la muqueuse laryngée dans les cas de phtisie laryngée.

(1) Fraentzel, *Deutsche milit. Zeitsch*, 1883, heft. 3.
(2) Guttmann, *Berliner klin. Wochensh.*, 1882, n° 52.
(3) Ziehl, *Deuts. med. Wochens.*, 1883, n° 5.
(4) Dettweiller et Meissen, *Berl. klin. Wochens.*, 1883, nos 7 et 8.
(5) Immermann, *Centralb. für klin. med.*, nos 8 et 12, 1883.
(6) Leyden et Merkel, *id.*
(7) Lichtheim, *Fortschritte der med.*, 1883, n° 1.
(8) Demme, *Berliner, klin. Wochens.*, 9 avril 1883.

Aux auteurs que nous venons de citer, il faut ajouter encore Kredel (1), Wobly (2), d'Espine (3) (de Genève), Héron (4), Dreschfeld (5), Williams (6), Wilphan (7), West (8), Prudden et Purser (9).

En France, Cochez (10), dans le service du Dr Straus, Sauvage (11) sous l'inspiration de Debove, Hugueny (12) dans le laboratoire du professeur Coze de Nancy Cornil et Babès (13), ont apporté leur appoint à cet important chapitre de l'histoire de la phtisie. Résumant tous ces travaux au point de vue clinique, Sée en montrait tout l'intérêt pratique à l'Académie de médecine dans la séance du 4 décembre 1883.

Nous avons déjà indiqué plus haut la technique à suivre pour la recherche du bacille dans les crachats ; nous n'avons donc pas à y revenir. Nous avons montré les difficultés de diagnostic que soulève la phtisie aiguë ; on conçoit de quel secours pourrait être dans plus d'un cas la constatation du bacille dans les crachats. Malheureusement, il arrive souvent que les malades n'expectorent pas ou n'expectorent que quelques crachats muqueux sécrétés dans la bouche, le pharynx et les premières voies respiratoires.

Cependant il faudra toujours, en présence d'un malade soupçonné de phtisie aiguë, examiner avec soin les crachats, chaque fois qu'on le pourra. Dans 8 cas où le diagnostic n'était pas sans difficulté, nous avons trouvé le bacille dans quelques crachats muco-purulents contenus dans le crachoir et l'événement confirma le diagnostic ainsi complété. Cochez, Gilbert ont observé des cas analogues. Le mémoire de Whipham contient à ce sujet une observation très intéressante. On avait trouvé des bacilles dans l'expectoration d'une malade albuminurique et cependant l'auscultation et la percussion ne décelaient aucun signe physique ; l'autopsie démontra qu'il s'agissait d'une phtisie miliaire aiguë.

C'est surtout à la première période de la phtisie, alors qu'il est si souvent difficile d'affirmer le diagnostic en se servant des moyens ordinaires d'exploration, qu'il importe de rechercher méticuleusement le bacille dans l'expectoration. Les résultats obtenus ici ont

(1) Kredel, *Klin. Erfahrung uber Tuberkelbacillen*, *Deutsch. med. Zeit.*, 1883.
(2) Wohly, *Deutsche med. Zeitung*, 26 avril 1883.
(3) D'Espine, *Revue méd. de la Suisse Romande*, 1882, 15 déc.
(4) Héron, *The Lancet*, 3 fév. 1883.
(5) Dreschfeld, *British med. Journal*, fév. 1883.
(6) Williams, *The Lancet*, fév. 1883.
(7) Wilphan, *Med. Society*, 20 janv. 1883.
(8) West, *The Lancet*, 21 avril 1883.
(9) Purser, *Acad. de méd. irlandaise*, 2 fév. 1883.
(10) Cochez, Thèse de Paris, 1884.
(11) Sauvage, Thèse de Paris, 1883.
(12) Hugueny, Thèse de Nancy, 1883.
(13) Cornil et Babès, *Acad. de méd.* (séance du 24 avril 1883).

soulevé quelques divergences d'opinion; toutefois, disons de suite que la majorité des auteurs s'accorde à reconnaître que dans cette période indécise de la phtisie, la constatation du bacille dans les crachats rend les plus signalés services.

Nous avons déjà dit que Fraentzel aurait constaté la présence des bacilles avant l'apparition de signes physiques susceptibles de faire soupçonner le début d'une phtisie pulmonaire. Lichtheim trouva également le micro-organisme dans l'expectoration d'un jeune homme qui depuis quinze jours seulement toussait et avait de la fièvre, et chez lequel l'auscultation et la percussion ne fournissaient aucune donnée positive.

La même recherche sera de la plus haute utilité dans les cas où la coexistence d'une phtisie laryngée atténuera en les rendant douteux les signes stéthoscopiques; elle ne sera pas moins utile pour résoudre le problème si souvent délicat de la tuberculose laryngée primitive. On sait en effet, depuis Kramer, que les crachats recueillis au moyen d'un pinceau sur la muqueuse laryngée contiennent des bacilles. Cette recherche sera encore très précieuse dans ces phtisies initiales à forme pleurétique où les signes physiques correspondant à la lésion pulmonaire sont masqués par les fausses membranes ou l'épanchement pleurétique. Sans doute, dans ces cas, l'expectoration est ordinairement peu abondante, mais sera suffisante encore pour permettre efficacement la recherche du bacille. On résoudra de là même façon la question de l'origine de certains épanchements hémorrhagiques qui peuvent faire hésiter entre le cancer et la tuberculose.

Ces mêmes remarques s'appliquent aux phtisies larvées à forme bronchitique et emphysémateuse. D'après Hiller, les bacilles se rencontreraient dans l'expectoration des malades atteints d'hémoptysie tuberculeuse, même lorsqu'il s'agit d'hémoptysie précoce, alors que rien autre ne révèle l'altération du parenchyme pulmonaire.

Dans un premier cas, il ne trouva pas de bacilles, et attribua, en grande partie, ce résultat négatif à la nature presque exclusivement sanglante de l'expectoration. Chez un second malade, l'hémoptysie une fois arrêtée, il examina les crachats semi-purulents, semi-sanguinolents et trouva des bacilles d'ailleurs en petit nombre. Même résultat dans un troisième cas d'hémoptysie précoce. Des observations semblables ont été publiées par Sée, Cochez, Hugueny. Nous reviendrons plus tard sur le diagnostic de l'hémoptysie tuberculeuse et sur le rôle que joue la constatation du bacille dans les crachats.

En thèse générale, les bacilles sont d'autant plus abondants que l'expectoration est plus purulente et ils sont au maximum dans les crachats nummulaires de la période d'excavation. Il est juste de faire remarquer que c'est précisément à cette période que le diagnostic de la maladie offre le moins de difficulté. Déjerine (1) a encore trouvé quelques bacilles dans les parois fibreuses des vieilles cavernes en voie de cicatrisation, et dans les tubercules crétacés ; ces masses sont réduites en poudre, imbibées d'eau et préparées ensuite comme les crachats.

Il est hors de doute que le bacille fait défaut dans l'expectoration provenant de toute autre affection pulmonaire. Nous avons indiqué plus haut quelques-unes des recherches qui confirment cette conclusion. Dans trois cas de Fraentzel qui simulaient la phtisie et où l'absence des bacilles fut constatée par des examens répétés, l'autopsie démontra qu'il ne s'agissait pas de tubercules pulmonaires. Dreschfeld a cherché le bacille dans un certain nombre d'affections pulmonaires non tuberculeuses : 6 cas de bronchite chronique avec emphysème, 1 cas de dilatation bronchique, 2 cas de phtisie pleurogène ou fibroïde, 1 cas de pneumokoniose, et 2 cas de syphilis pulmonaire ; dans aucun de ces cas, les crachats ne renfermaient le bacille caractéristique. Dans 21 cas d'affections pulmonaires diverses, asthme, bronchite avec emphysème, pleurésie, Williams n'a jamais trouvé de bacilles. Des résultats analogues sont consignés dans les thèses de Cochez et d'Hugueny et dans le travail de G. Sée.

Nous le répétons, les conclusions du mémoire fondamental de Balmer et Fraentzel ont été généralement confirmées. Seule la question de l'importance du nombre des bacilles au point de vue du pronostic reste encore fort controversée. D'ailleurs Fraentzel est revenu lui-même sur son assertion première. Dettweiller et Meissen, comme on l'a vu, après examen de 87 cas de phtisie, concluent que le nombre des bacilles dans les crachats n'a aucune signification pronostique.

Dans ces derniers temps, quelques auteurs des plus autorisés ont fait des réserves à propos de l'utilité considérable de la constatation des bacilles dans les crachats comme signe précoce de la tuberculose. Grancher entre autres est d'avis qu'en ce qui concerne la tuberculose pulmonaire commune particulièrement une auscultation attentive est suffisante pour faire le diagnostic avant l'apparition du bacille. Sans méconnaître tout ce que les signes physiques ont d'incertain et de discutable, il rappelle que la recherche des bacilles n'est pas à l'abri d'un certain nombre de causes d'erreurs.

Autant il est facile de trouver et de reconnaître les bacilles quand on a l'habitude de cette recherche, autant il est facile de les méconnaître ou de les confondre avec d'autres microbes quand on ignore les petites difficultés et les écueils de la technique. Les matières colo-

(1) Déjerine, *loc. cit.*

rantes, fuschine ou violet de gentiane, qu'on emploie selon la méthode d'Ehrlich, doivent être préparées, séance tenante, pour chaque examen. Elles doivent être de bonne qualité ainsi que l'alcool employé.

La solution d'aniline doit être parfaitement limpide. Les lamelles une fois préparées et colorées, sont, comme on le sait, décolorées par une solution d'acide nitrique. A ce moment deux fautes peuvent être commises : le bain peut être trop court ou trop long. S'il est trop court il n'aura pas eu le temps de décolorer les microbes vulgaires que l'observateur pourra prendre pour des bacilles. S'il est trop long, il aura décoloré les bacilles tuberculeux qu'on ne pourra plus retrouver. Or, la durée du bain à l'acide nitrique doit varier de quatre à vingt secondes, selon l'épaisseur des crachats étalés sur la lamelle et l'intensité de la coloration ; il y a là un tour de main assez délicat qui exige un petit apprentissage pour aboutir au résultat cherché, à savoir la décoloration de tous les microbes, sauf le bacille tuberculeux.

Qu'on suppose l'opération bien faite, il faut encore monter la préparation et l'examiner. Cet examen n'exige pas de très forts grossissements; cependant il est plus sûr avec les objectifs à immersion homogène et le condensateur Abbé ; il doit être très attentif et très prolongé si les bacilles sont peu nombreux.

En effet, le bacille de Koch est très petit (0,5 à 1 μ de diamètre et 3 à 5 μ de longueur), et le meilleur observateur n'est jamais sûr de ne pas en laisser un ou deux dans la préparation.

Qu'on ajoute à cela que chaque examen demande, quand on est habile et que l'on emploie la méthode des préparations rapides (toujours moins sûre que la méthode des colorations lentes), un travail d'une heure à une heure et demie ; il faut, en effet, ce temps pour préparer la couleur, étaler le crachat sur les lamelles, faire la coloration et la décoloration, monter les préparations et les examiner.

Grancher (1) pose donc les conclusions suivantes :

1° Les signes précoces de la tuberculose pulmonaire commune (altération de la respiration, particulièrement de l'inspiration) précèdent quelquefois la toux et l'expectoration, la submatité, la bronchophonie, etc., pendant un long espace de temps.

Ces signes appartiennent à la période de germination de la tuberculose pulmonaire, ce que Bayle appelait phtisie occulte.

2° La présence bien constatée des bacilles tuberculeux dans les crachats est un signe certain de tuberculose, mais ce n'est pas un signe *précoce*. Le plus souvent, les signes physiques et rationnels sont antérieurs à l'apparition des bacilles dans les crachats et le médecin ne

(1) Grancher, *Soc. méd. des hôp.*, 1884.

doit pas attendre la présence des bacilles pour instituer un diagnostic et une thérapeutique.

3° Si le diagnostic par les signes physiques et rationnels offre des incertitudes et des écueils, la recherche des bacilles n'est pas exempte des causes d'erreur qui sont inhérentes à la méthode, aux réactifs, à l'observateur.

§ 3. — État de l'urine et du sang.

Dans la première période, lorsque les lésions ne font que commencer, lorsqu'il n'y a pas de fièvre, l'urine reste normale, ou à peu près normale. Bientôt la dénutrition s'accuse par la phosphaturie. La quantité de phosphate perdue par le phtisique s'élève à 3 ou 4 grammes par litre au début de la maladie; à la période de cachexie la phosphaturie s'arrête (Teissier) (1). La dénutrition s'accuse encore par une augmentation des chlorures.

Quand la fièvre s'est produite, les urines prennent le caractère des urines dites fébriles. Elles se concentrent à cause de l'exagération de la sueur, et l'acide urique, qui n'est plus dissous, trouble le liquide et se dépose en couches rougeâtres. C'est alors aussi que la quantité d'urée augmente proportionnellement à l'élévation de température. Toutefois, arrive un moment où la dénutrition est telle, surtout celle du tissu musculaire, que l'azote absorbé, même quand les malades mangent encore une certaine quantité d'aliments azotés, n'est plus suffisante pour faire les frais de l'usure organique; alors, l'urée tombe au-dessous de la normale.

L'urine contient quelquefois de la glycose en petite quantité, soit par modification du tissu hépatique, soit par gène de la respiration, soit peut-être aussi sous l'influence de troubles nerveux.

L'albumine s'y rencontre plus souvent et en proportions variables, produite, soit par une néphrite interstitielle ou par une néphrite parenchymateuse, soit par dégénérescence amyloïde du rein ou par tuberculose rénale.

L'urine contient encore du pus lorsque la phtisie s'accompagne d'une pyélite tuberculeuse.

Les urines normales rendues par les tuberculeux ne contiennent point de bacilles; il n'en est plus de même pour les urines altérées par une tuberculose urinaire.

Dans la tuberculose urinaire, la recherche a été faite dans 3 cas par Babès; les bacilles existaient dans l'urine de ces malades chez deux desquels l'autopsie montra une néphrite caséeuse, avec ulcération

(1) Teissier fils, *loc. cit.*

des bassinets. Rosenstein a trouvé aussi le bacille dans l'urine d'un sujet atteint d'une épididymite tuberculeuse et dont les poumons étaient sains. Singleton Smith a noté également le bacille dans les urines purulentes d'un phtisique atteint très probablement de cystite tuberculeuse. Le micro-organisme existe également dans les écoulements uréthraux et vaginaux qu'on peut rencontrer chez les phtisiques (Cornil et Babès, G. Sée, Héron, Ménétrier).

A mesure que la maladie s'avance, le sang devient plus fibrineux (Walshe). Tout à fait à la fin, la fibrine, et d'une manière générale, les matériaux solides du sang subissent une diminution notable. En même temps, le nombre des globules rouges tombe à 2,500,000 chez l'homme et 930,000 chez la femme (Malassez); les leucocytes augmentent au contraire. Le phosphate de chaux, élément de dénutrition, s'élève de 0,35, 0,40 pour 1000 jusqu'à 0,47, pour 1000 (Becquerel et Rodier).

Le fait de la présence dans le sang des phtisiques de polystoma sanguicola, indiqué par quelques auteurs, doit être considéré comme exceptionnel.

Nous avons déjà dit que la question de la présence dans le sang des phtisiques du bacille de Koch, est restée obscure malgré les travaux de Weigert, Ponfick, Weichselbaum, Cornil et Babes, Ulacacci, Strecker, Rutimeyer (*locis citatis*).

§ 4. — Symptômes généraux.

Les symptômes généraux vont chaque jour s'aggravant.

La fièvre s'accuse et s'élève de plus en plus; l'organisme tout entier brûle et se consume; il est en pleine phtisie. D'ordinaire, les rémissions et les exacerbations sont fortement accusées; les moyennes quotidiennes, c'est-à-dire la différence entre les minima journaliers offre quelquefois des écarts considérables; quelquefois aussi, les moyennes quotidiennes tendent à se rapprocher. La marche de la température continue à être ascendante dans son ensemble, excepté dans les derniers jours où elle décroît régulièrement. Dans les jours qui précèdent l'agonie, l'élévation thermique est suivie d'un abaissement notable; l'agonie se caractérise par des perturbations considérables et l'augmentation de la différence quotidienne. La première rémission agonistique est suivie de près par une exacerbation nouvelle. Alors le thermomètre arrivé au summun accuse de jour en jour des degrés de moins en moins élevés jusqu'à la mort. Tantôt la descente se fait régulièrement et une température prise au hasard dans le tracé est moins élevée que la précédente et plus élevée que la suivante; tantôt la diminution dans la hauteur du tracé n'empêche pas l'exaspération vespérale de se produire.

Il est certain que pour expliquer cette évolution thermique, il faut faire intervenir, non seulement l'action pyrogène de l'agent tuberculeux et le travail de dénutrition, mais encore la résorption putride qui va croissant jusqu'à la fin avec ses irrégularités ordinaires, lesquelles expliquent en partie les oscillations considérables du tracé.

Quant au collapsus terminal, on peut l'expliquer par l'inanition, l'asphyxie lente, l'insuffisance cardiaque, les troubles nerveux, etc., sans qu'il soit possible de faire la part exacte de chacun de ces divers facteurs.

Les troubles nutritifs sont les plus prononcés. L'amaigrissement prend des proportions véritablement effrayantes, le nez s'effile, les pommettes devienent saillantes, les yeux s'excavent, la face est pâle, anémiée ou légèrement livide, quelquefois comme bouffie; elle présente souvent des taches pigmentaires que Noël Guéneau de Mussy rattache aux complications intestinales, que d'autres subordonnent aux altérations de la rate et des ganglions lymphatiques. Ce *chloasma phtisicorum* peut aller jusqu'à la coloration bronzée. Les autres parties du corps subissent des altérations correspondantes ; le cou paraît s'allonger, les muscles cervicaux et thoraciques s'atrophient; la cage osseuse s'aplatit; les omoplates soulèvent la peau à la manière des ailes d'oiseau; aux membres, les muscles disparaissent; les articulations deviennent saillantes; les doigts de la main sont amaigris, renflés au niveau des jointures, la pulpe de la dernière phalange s'élargit et les ongles se recourbent (*doigts hippocratiques*). Disons en passant que cette particularité se retrouve dans d'autres états morbides et n'a point de valeur pathognomonique.

L'anorexie persiste, mais avec des intermittences fréquentes et quelquefois inespérées de retour d'appétit. La langue reste humide sans rougeur, sans enduit prononcé; rarement elle est sèche, excepté dans les derniers jours de la vie, où elle présente parfois une coloration rouge et un aspect comme vernissé, avant-coureur du *muguet*.

Nous croyons qu'il ne faut accorder aucune importance à ce *liséré des gencives* signalé par Théophile Thompson, étudié par Dutcher et quelques autres pathologistes anglais et français. Ce liséré, tantôt rouge, tantôt bleuâtre, manque très fréquemment dans la phtisie et s'observe dans d'autres maladies cachectiques.

A la période du ramollissement et de la formation des cavernes, on peut noter les symptômes de la *gastrite terminale*, dont nous avons donné plus haut les caractères anatomiques.

Le symptôme le plus constant est l'anorexie absolue : on constate alors ce dégoût profond pour toute espèce d'alimentation caractéristique de la phtisie à son déclin. Cette anorexie est quelquefois marquée par un phénomène irrégulier, signalé par Andral : le malade dit qu'au commencement du repas il a envie de manger : « mais à peine a-t-il mis la moindre parcelle d'aliments dans sa bouche que le dégoût survient et le patient replace sur la table son mets à peine entamé. Cette *fausse sensation de faim* ne persiste pas longtemps, et bientôt la répulsion pour les aliments devient complète » (Marfan) (1).

Les renvois et les régurgitations acides, si communs au début de la phtisie, feraient défaut dans la gastrite terminale (Marfan).

Le vomissement alimentaire, glaireux, bilieux, survient aussi soit isolé, soit à la suite de la toux gastrique ; assez souvent le vomissement se produit la nuit. La pression réveille à l'épigastre une douleur qui a son maximum sous le rebord des fauses côtes gauches.

La recherche des conditions chronologiques et topographiques du *bruit du clapotage* montrera que l'estomac est toujours dilaté.

La gastrite terminale n'a pas une évolution progressive et régulière, elle subit assez exactement le sort des cavernes pulmonaires : voici ce qu'en dit Marfan : « Un type que nous avons rencontré assez souvent est celui-ci : un malade présente une caverne avec de gros bruits humides ; l'expectoration est très abondante ; la fièvre hectique s'est établie ; la diarrhée et l'anorexie absolue surviennent et persistent quelque temps. Puis un jour le malade déclare que spontanément la diarrhée a cessé, l'appétit est revenu ; si on ausculte avec soin, on constatera que la caverne est beaucoup moins remplie de liquides, que les bruits adventices sont moins nombreux, moins gros, moins humides ; l'expectoration est un peu moins abondante. On se félicite de cette amélioration et on alimente le malade ; mais ordinairement, cette rémision n'est pas de longue durée, bientôt la fièvre reprend, l'expectoration devient aussi abondante que par le passé ; les râles se multiplient ; la diarrhée, l'anorexie, les vomissements reparaissent, et c'est après une série de rémissions et d'exacerbations de ce genre que le phtisique succombe. »

Quelquefois la série morbide que nous venons d'esquisser s'étend sur un assez long espace de temps.

La faiblesse va chaque jour en augmentant, mais néanmoins la phtisie n'amène pas cette prostration qui s'observe dans certains états morbides aigus ou chroniques. Quelques malades, même à la veille de leur mort, se lèvent, se promènent, éprouvant une sensation de bien-être inaccoutumé. Il n'est pas rare de voir, à cette période avancée de la maladie, le phtisique se faire encore illusion sur la nature et la gravité de son mal. Si au début des accidents il était porté à s'inquiéter, maintenant il paraît rassuré et caresse des projets d'avenir.

(1) Marfan, *loc. cit.*

CHAPITRE IV

COMPLICATIONS.

L'anatomie pathologique, en montrant les graves lésions qui peuvent se produire dans les différents organes au cours de la phtisie pulmonaire laissait déjà pressentir que l'évolution de la maladie doit être pleine d'incidents. Bon nombre de ces incidents, se développant avec une intensité moyenne et dans la majorité des cas, font en quelque sorte partie intégrante du processus morbide ; ce sont encore des symptômes, non de véritables complications. Mais quelquefois, ces éléments acquièrent une gravité qui leur fait primer l'altération fondamentale jusqu'à servir de clôture prématurée à l'évolution morbide. Ce sont là les véritables complications, qui ne sont le plus souvent, on le voit, que des symptômes exagérés. D'autres fois, cependant, la complication est représentée par un accident qui ne figure pas d'habitude dans le cortège symptomatique.

Plusieurs de ces incidents ont naturellement déjà été indiqués au chapitre de la symptomatologie. Nous allons les passer en revue dans leur ensemble, en insistant sur les détails dont il n'a pas encore été question.

§ 1. — **Système respiratoire.**

Congestion pulmonaire. Hémoptysie. — On a vu que la congestion partielle et collatérale fait partie du processus tuberculeux ; nous n'en parlerons pas ici, pas plus que de la congestion agonique. Mais il n'est pas rare que, même avec des lésions tuberculeuses peu avancées, le poumon soit subitement envahi par des poussées congestives considérables sous l'influence de causes plus ou moins bien déterminées. Un simple refroidissement paraît suffire à les provoquer. Ce mouvement fluxionnaire est parfois superficiel et passager. D'autres fois, il est assez intense pour déterminer les phénomènes asphyxiques les plus graves qui enlèveront le malade en quelques heures. Ces poussées congestives limitées au poumon ou étendues aux bronches, comme il arrive souvent, s'accompagnent parfois d'hémoptysie. Si ces hémoptysies sont très abondantes, se répètent fréquemment dans un court espace de temps, elles jettent le malade dans une anémie profonde, mettent ses jours en danger, et quelquefois le tuent à elles seules, même à la première période de la maladie. Il est vrai que, d'après Walshe (1), cette occurrence ne se serait présentée que deux fois sur 131 cas. Quoi qu'il en soit, il est loin d'être démontré, comme le veut Pidoux, qu'une première hémoptysie juge, quelquefois dans la jeunesse une tuberculose à l'état naissant, et épuise la disposition morbide; il n'est pas plus certain que l'hémoptysie ait une sorte d'utilité thérapeutique. En vérité, ces phtisies congestives hémoptoïques sont quelquefois, sinon toujours, des plus graves. Selon Pidoux et Walshe, ces complications seraient mieux supportées par les femmes, de même qu'elles sont plus fréquentes et plus abondantes chez les phtisiques jeunes que chez les vieux. A la période d'excavation, une des complications les plus sévères est encore l'hémoptysie, l'hémoptysie par rupture d'anévrisme péri-caverneux ; d'ordinaire, ces hémorrhagies tuent les malades, pour ainsi dire sur-le-champ.

Ces anévrysmes qui se développent dans ces cavernes, sur les rameaux de l'artère pulmonaire ont été bien étudiés par Fearn (2), Peacock (3), Rokitansky (4), Conh (5), Quain (6), Powell (7), Rassmussen (8), Damaschino (9), Chardin (10), Jaccoud (11).

Pneumonie. — Nous ne reviendrons pas sur la part qui incombe à la phlegmasie du tissu pulmonaire dans l'évolution des lésions spécifiques de la phtisie. Il est seulement question ici de la pneumonie survenant accidentellement dans le cours de la maladie. Louis avait déjà remarqué que cette pneumonie comporte rarement un pronostic très sérieux, qu'elle offre souvent moins de gravité que la pneumonie primitive. Walshe pense, avec Louis, que la pneumonie chez les tuberculeux a une durée moyenne moindre ; c'est chez les phtisiques qu'il a observé les cas les plus remarquables de résolution rapide de la pneumonie.

Il n'en est plus de même si la pneumonie survient à une période plus avancée de la phtisie ; d'après Louis, elle est alors presque nécessairement mortelle. Toutefois, il ne s'ensuit pas que les tuberculeux aient une tendance spéciale à mourir de pneumonie.

D'ailleurs les observations de Grisolle, de Louis, de Walshe, si

(1) Walshe, *loc. cit.*
(2) Fearn, *The Lancet*, 1841, p. 679.
(3) Peacock, *Brit. med. Journ.*, 1843, n° 133.
(4) Rokitansky, *Lehrb. der patholog. anat.*, 3e Aufl. Bd. 11, 1861.
(5) Cotton, *Med. Times*, 1866.
(6) Quain, *Transact. of the patholog. Soc.*, t. XVII, 1866.
(7) Powell, *id.*, t. XXII, 1841.
(8) Rassmussen, *Nord. med., Ark.* IV, 1872.
(9) Damaschino, *Bull. Soc. méd. hôp.*, 1879, 1881.
(10) Chardin, Thèse de Paris, 1874.
(11) Jaccoud, *Clin. méd. de l'hôpital Larib.*, 1881.

précises qu'elles soient, laissent encore quelque doute dans l'esprit. On se demande si ces pneumonies qui ont guéri étaient bien des pneumonies. Pourrait-on affirmer qu'il ne s'agissait pas, au moins dans quelques-uns de ces cas, d'une poussée tuberculeuse aiguë? Ces poussées simulent parfaitement la pneumonie franche; puis les symptômes généraux semblent disparaître complètement. D'autre part, si la congestion collatérale des premiers jours diminue notablement, les signes stéthoscopiques vont s'atténuant à ce point qu'on croit à une résolution qui se fait régulièrement. On croit l'incident vidé, et cependant il persiste une lésion tuberculeuse qui se manifestera nettement après un temps plus ou moins long.

D'autre part, il n'est point douteux pour nous que la pneumonie intercurrente ne soit souvent un lieu de culture favorable au bacille, qu'elle aboutisse donc rapidement à un foyer tuberculeux, et que souvent en pareille circonstance elle passe inaperçue, se confondant avec la lésion permanente.

Broncho-pneumonie. Bronchite capillaire, catarrhe suffocant. — On sait que la broncho-pneumonie est souvent le résultat de la cachexie, des processus fébriles élevés, de la résorption putride (qu'on admette ou non, dans ce dernier cas, le mécanisme de production par embolie septique). Il ne faut donc pas s'étonner si, à l'autopsie des phtisiques, on rencontre souvent quelques noyaux disséminés de broncho-pneumonie. A vrai dire, on n'y peut voir une véritable complication. Il n'en est plus de même pour la bronchite capillaire. Il n'est pas rare de rencontrer des malades pris subitement, au milieu de l'évolution d'une pthisie à lésions pulmonaires encore assez limitées, de tous les désordres de la bronchite capillaire, du catarrhe suffocant. Les poumons sont pleins de râles sonores et de râles muqueux de toutes dimensions; la face est violacée, la dyspnée extrême, et la mort peut survenir en quelques jours, en quelques heures. Dans certains cas, on trouve alors à l'autopsie, avec les lésions de la pthisie chronique, une dissémination de granulations grises dans toute l'étendue des poumons. D'autres fois on rencontre les lésions caractéristiques de la bronchite capillaire, du catarrhe suffocant : congestion pulmonaire et bronchique, emphysème aigu, grains jaunes, vacuoles purulentes, tuyaux bronchiques remplis de mucosités et de liquide écumeux.

Ces poussées d'asphyxie aiguë par bronchite capillaire ne sont pas fatalement mortelles; des malades qui ont présenté l'appareil symptomatique ordinaire de cette complication échappent encore à l'asphyxie complète. L'accident peut se répéter plusieurs fois dans le cours de la maladie; les poussées se succèdent parfois à des intervalles peu éloignés, et le malade succombe pendant une de ces crises; il semblerait qu'en pareil cas il n'y ait eu qu'une seule bronchite capillaire à marche subaiguë, avec rémissions plus ou moins accusées.

Bronchite. Trachéite. — Il nous suffira de dire que dans la phtisie chronique la bronchite éclate souvent, augmentant alors la toux, la fièvre, le malaise général et que lorsqu'elle se transforme en bronchite capillaire, elle est le point de départ d'une des complications les plus graves de la maladie. Il est certain, d'autre part, qu'on rencontre aussi des phtisiques chez qui la bronchite aiguë simple n'influence pas sensiblement l'allure des lésions antérieures et s'éteint même avec une certaine rapidité.

Les bronchites répétées avec expectoration abondante seraient, dit-on, plus fréquentes, chez les sujets qui sont en même temps scrofuleux ou arthritiques.

Walshe signale parmi les complications la trachéite ulcéreuse qui se caractériserait ainsi cliniquement : douleur derrière l'échancrure sternale ; sensation de brûlure dans ce point par le passage de l'air ; petites hémoptysies ; état normal de la voix.

Emphysème. — L'emphysème, qui figure à titre d'élément ordinaire dans l'ensemble anatomo-pathologique de la phtisie, devient parfois une véritable complication. Il peut se faire qu'un emphysème aigu, généralisé, vienne se greffer, en quelque sorte, sur l'emphysème chronique limité. Cette complication se produit soit sous l'influence d'un obstacle apporté à la respiration (œdème de la glotte), d'une compression de la trachée, des bronches, du nerf pneumo-gastrique, par des ganglions dégénérés. Si l'influence déterminante, quelle qu'elle soit, quel que soit son mécanisme, se prolonge, l'emphysème vésiculaire arrive rapidement à ses dernières limites. Les alvéoles distendues se rompent, l'air s'infiltre dans le tissu cellulaire, sous la plèvre, fait irruption dans la cavité pleurale, dans le médiastin, et de là dans le tissu cellulaire sous-cutané. Cette pneumatose généralisée entraîne fatalement l'asphyxie.

Emphysème sous-cutané généralisé. — Cet emphysème se produit quelquefois chez les phtisiques et est de la plus haute gravité. Il entraîne ordinairement la mort dans un bref délai. Il résulte soit de la rupture d'une vésicule pulmonaire, soit de l'incurvation d'une bronche ou de la trachée par un ganglion malade, soit, plus rarement, de la rupture d'une caverne dans la cavité pleurale (1).

Pleurésie. — Si la pleurésie sèche constitue une des lésions habituelles et presque nécessaires de la tuberculose, au point de faire partie intégrante du processus anatomique de la maladie, il n'en est pas de même de la pleurésie avec épanchement, qui doit être regardée plutôt comme une véritable complication.

(1) Herrenschmidt, *Emphysème sous-cutané chez les phtisiques.* Th. 1862.

Celle-ci peut survenir à toutes les périodes de la maladie, et elle revêt des caractères bien différents, suivant le moment où elle se développe.

Dans certaines circonstances, elle accompagne le début même de l'éruption tuberculeuse du poumon, ou elle constitue tout au moins un des premiers actes appréciables de l'évolution morbide.

La pleurésie se montre encore dans ce qu'on peut appeler la période d'état de la tuberculose. Elle s'y développe sous la forme aiguë, ou bien, au contraire, elle revêt d'emblée les caractères de la pleurésie chronique; c'est dans cette période que l'on observe d'habitude ces pleurésies latentes qui donnent naissance à des épanchements considérables, sans que rien en puisse faire soupçonner l'existence, hormis la recherche des signes stéthoscopiques. Enfin nous ne rappellerons que pour mémoire les pleurésies qui se développent dans les derniers jours de l'existence, et que l'on pourrait observer, d'après Louis, dans le dixième des cas.

Trousseau avait cru remarquer que la pleurésie tuberculeuse était beaucoup plus fréquente du côté droit que du côté gauche. C'était aussi l'avis de Béhier. Or, sur 22 faits recueillis par Leudet, il y avait 11 pleurésies droites et 11 pleurésies gauches. Mais un fait sur lequel la plupart des observateurs tombent d'accord, c'est la fréquence des pleurésies doubles dans la tuberculose. Maintenon (1) a insisté sur le danger de ces pleurésies doubles. L'épanchement n'est jamais égal des deux côtés; « la première pleurésie est en voie de résorption ou disparue lorsque l'autre se montre » (Maintenon). On ne peut rien dire de précis sur l'abondance plus ou moins considérable de l'épanchement dans la pleurésie tuberculeuse, sur la rapidité plus ou moins grande avec laquelle cet épanchement se forme, sur la durée plus ou moins longue de la pleurésie; sous ce rapport, toutes les éventualités sont possibles, et nous ne pouvons pas, dans un travail de ce genre, entrer dans le détail des faits.

Pour Laënnec tant que l'épanchement existe, la diathèse reste stationnaire, mais si l'épanchement disparaît rapidement, l'affection primitive reprend sa marche. Nous avons dit aussi dans notre première édition que l'épanchement pleurétique nous paraît de nature à enrayer la maladie par suite de la compression à laquelle est soumis le poumon, et de la non-vascularité de l'organe qui en est la conséquence. Pidoux pense de même, et il semble à Leudet que pendant la durée de la pleurésie abondante, l'affection primitive reprend sa marche.

Il est un point plus intéressant et qui mérite que nous nous y arrê-

(1) Maintenon, *Pleurésies doubles*. Thèse, 1875.

tions un instant, c'est celui qui est relatif à la nature de l'épanchement. Quelle que soit la période de la maladie à laquelle se déclare la pleurésie, le liquide peut être séro-fibrineux et présenter tous les caractères extérieurs du liquide des pleurésies franches. Mais il n'est pas rare que l'analyse chimique y fasse découvrir quelques indices qui peuvent faire soupçonner la nature tuberculeuse de la maladie. « L'absence de la fibrine dans les liquides pleurétiques non purulents, dit Méhu, est presque toujours l'indice d'un état général grave déterminé par la présence de tubercules ou de quelque autre produit hétérologue. » Suivant le même auteur, le poids des matières fixes dans le liquide des pleurésies tuberculeuses est toujours supérieur à celui que l'on trouve dans la pleurésie franche.

Il n'est peut-être pas une question qui ait été plus discutée et plus diversement résolue que celle qui a trait aux rapports de la tuberculose et de la pleurésie. Depuis Laënnec, qui écrivait que « la pleurésie chronique (empyème de pus des chirurgiens) n'attaque guère que des sujets devenus cachectiques par une cause quelconque, et particulièrement par suite de l'affection tuberculeuse des poumons. » Jusqu'aux classiques actuels, les médecins se sont, pour ainsi dire, partagés en deux camps, les uns considérant la tuberculose comme la cause principale de la pleurésie purulente, les autres ne lui faisant jouer qu'un rôle très effacé dans la production de cette affection. Une statistique récente d'Attimont, basée sur un nombre assez considérable d'observations, montre que dans le tiers des cas seulement la pleurésie purulente coexiste avec des lésions tuberculeuses des poumons. Cette statistique, pour le dire en passant, ne juge qu'un des côtés de la question ; comme aucune des observations citées par Attimont ne mentionne l'état histologique de la plèvre et des fausses membranes, on est en droit de se demander si, dans les cas où les poumons étaient indemnes, il ne s'agissait pas d'une tuberculose pleurale primitive. Dieulafoy admet également que chez les tuberculeux l'épanchement pleurétique est exceptionnellement purulent.

Ces pleurésies peuvent se terminer par la mort, mais on peut dire, au moins pour les pleurésies séro-fibrineuses, que leur guérison est la règle, et que l'épanchement se résorbe au bout d'un certain temps. Il en résulte l'établissement d'une symphyse. Cette symphyse présente, d'après Grancher (*loc. cit.*), des caractères qui permettent de la distinguer de celle qui succède à la pleurésie adhésive : la néoformation conjonctive y serait beaucoup plus active et donnerait lieu, non plus à une simple soudure des deux feuillets séreux, mais à une transformation fibreuse avec épaississement considérable de la plèvre.

Les symptômes subjectifs de ces pleurésies tuberculeuses varient suivant l'acuité plus ou moins grande du processus qui lui a donné naissance. Nous avons déjà fait allusion aux pleurésies dites latentes, qui peuvent évoluer pendant plusieurs jours ou plusieurs semaines sans que rien en fasse soupçonner l'existence; nous avons dit aussi que, dans d'autres circonstances, la pleurésie s'accompagnait de tous les phénomènes qui marquent le début de la pleurésie franche; entre ces deux types extrêmes qui sont loin de constituer la règle, se place toute une série de types intermédiaires correspondant à la pleurésie subaiguë et qui sont, si l'on peut ainsi dire, la monnaie courante de la pleurésie tuberculeuse. Les signes physiques de cette pleurésie ne diffèrent pas de ceux de toutes les collections liquides de la plèvre.

On sait aussi qu'on trouve, à l'autopsie des phtisiques, la cavité pleurale plus ou moins remplie de liquide sanguinolent ou sanglant. La pleurésie hémorrhagique a, comme les autres épanchements des tuberculeux, un début insidieux. La dyspnée, la toux, l'expectoration, la fièvre n'ont rien de particulier; le point de côté est souvent à peine marqué; d'ordinaire, le liquide est peu abondant. Si le phtisique était dans un état général relativement satisfaisant, la pleurésie hémorrhagique coïncidera avec une anorexie persistante, un amaigrissement rapide, quelquefois une teinte cachectique qui se produit vite. Cette pleurésie hémorrhagique est d'un très mauvais présage; elle amène la mort à bref délai (R. Moutard-Martin).

Pneumothorax. — C'est une complication fréquente de la phtisie pulmonaire; sur 147 cas de pneumothorax, 41 se rapporteraient à des phtisiques (Saussier); sur 100 cas, 90 fois l'origine serait tuberculeuse (Walshe). Sur 87 cas, 55 siégeaient à gauche (Walshe). Sur 19, 14 siégeaient à gauche (Lebert). La plèvre se perfore habituellement à la partie postéro-latérale, dans un espace compris entre la troisième et la sixième côte.

La perforation se produit à toutes les périodes de la maladie; mais, contrairement à l'opinion de Walshe, elle est plus fréquente à la première et à la seconde période qu'à la période d'excavation.

Elle est au début le résultat de la fonte d'un tubercule placé superficiellement ou de la rupture d'une vésicule pulmonaire emphysémateuse; plus tard, elle est déterminée par l'amincissement progressif et la rupture de la paroi d'une caverne. Quelquefois elle est consécutive à une pleurésie purulente qui se fait jour dans le parenchyme ou dans les bronches. D'ordinaire, le pneumothorax s'accompagne d'un épanchement pleurétique considérable séreux ou séro-purulent. L'épanchement peut être purulent, s'enkyster et s'ouvrir plus tard au dehors à travers un espace intercostal.

Dans quelques rares observations, l'épanchement d'air dans la plèvre est promptement mortel; dans le pneumothorax double, la mort est véritablement foudroyante. Plus souvent l'intervention du pneumothorax ne semble pas modifier notablement la marche de la maladie. On dirait même, dans certains cas, qu'après la disparition des premiers troubles produits par le pneumothorax il s'est fait un ralentissement marqué dans l'évolution morbide. Il n'est pas rare d'ailleurs que les fausses membranes produites par l'inflammation suraiguë qui succède à la déchirure de la plèvre, oblitèrent hermétiquement l'orifice de la fistule et en amènent la cicatrisation.

Dans quelques cas exceptionnels, l'hydropneumothorax exerce une influence favorable sur la marche de la tuberculose, en arrête les progrès et devient pour les malades un moyen de salut véritablement inespéré. Des faits de ce genre ont été observés par Toussaint (1), Hérard (2), Blondeau (3), Bianchi (4), etc.

Gangrène pulmonaire. — La gangrène pulmonaire est exceptionnelle au cours de la phtisie. Laennec a signalé cette complication, et Liandier (5) a rapporté dans sa Thèse les cas très rares de Ramhdor et de Bansk (6), où la plus grande partie des poumons étant sphacélée.

Adénopathie trachéo-bronchique. — L'adénopathie bronchique a été l'objet de nombreux mémoires. Mais c'est surtout N. Guéneau de Mussy qui a étudié cliniquement l'adénopathie trachéo-bronchique en tant que complication de la phtisie pulmonaire.

Quand les ganglions tuberculeux ne sont pas assez volumineux pour déterminer une compression notable des bronches ou de la trachée, lorsqu'ils n'ont pas intéressé les nerfs pneumo-gastriques et récurrents, ils n'ajoutent rien à la symptomatologie spéciale de la phtisie. Quand ils sont plus volumineux, leur présence occasionne des symptômes propres, mais qui souvent se mélangent, se confondent avec ceux des lésions pulmonaires et il n'est pas toujours facile de les en distinguer ; cependant il peut se faire que même alors certains signes soient significatifs. Si les ganglions sont très volumineux, il est d'ordinaire possible, même lorsqu'ils ne sont pas reconnaissables à l'extérieur, de les diagnostiquer à coup sûr. Ce qu'il convient de faire ressortir ici, c'est que l'adénopathie trachéo-bronchique, pour des raisons qu'il n'est pas l'heure de discuter, peut être déjà reconnaissable cliniquement, alors que les altérations des sommets pulmonaires sont peu manifestes. La symptomatologie de l'adénopathie est alors en quelque sorte isolée et se détache plus nettement;

(1) Toussaint, Thèse, 1880.

(2) Hérard, *De l'influence favorable de l'hydro-pneumothorax sur la marche de la phtisie.* Congrès d'Alger, 1881.

(3) Blondeau, *Communication orale*, in thèse Moussous, 1886.

(4) Bianchi, *Un caso de tisi pulmonate migliorata notivolmente dopo l'insorgenza di uno pneumotorace* (*Boll. di clini.* Napoli, 1884).

(5) Liandier, *De la gangrène pulm.*, Thèse 1880.

(6) Bansk, *Dublin quart. Jour.*, février 1864.

considérée ainsi en elle-même, l'adénopathie a ses signes spéciaux.

Elle produit d'abord une toux sèche, quinteuse, *coqueluchoïde*, précédée quelquefois d'une inspiration sibilante qui persiste dans l'intervalle des quintes. La voix peut être voilée, irritée, rauque par intervalles ou d'une façon continue. Le malade éprouve de la dyspnée et accuse des sensations douloureuses, spontanées ou réveillées par la pression au niveau des ganglions malades, soit dans l'espace interscapulaire, soit sous la clavicule. Quelquefois on trouve déjà un engorgement des ganglions sus-claviculaire et cervicaux. Lorsque la compression des tuyaux bronchiques a atteint un certain degré, une dépression profonde se creuse, à chaque inspiration, au-dessus de la fourchette sternale; c'est le *tirage sus-sternal.*

La percussion indique sur les côtés des premières apophyses épineuses dorsales une zone de matité qui s'étend quelquefois au-dessus de la quatrième dorsale et jusqu'à la septième cervicale. En avant, la matité existe au niveau de la première pièce du sternum, des deux premières articulations chondro-sternales, des articulations sterno-claviculaires, de la partie interne des deux premiers espaces intercostaux. Dans les mêmes points, il y a augmentation des vibrations thoraciques.

C'est dans les mêmes points aussi que l'auscultation permet de reconnaître les modifications subies par la respiration, modifications qui varient selon les rapports des tumeurs ganglionnaires avec les bronches, suivant que ces bronches sont plus ou moins comprimées. En arrière, dans une des régions scapulo-rachidiennes, la respiration est plus rude, soufflante ; la toux et la voix y sont plus retentissantes. L'expiration surtout est sèche, prolongée, plus longue que l'inspiration. On entend aussi des râles sibilants ou de gros râles bulleux, dont le siège constant et la persistance constituent, comme l'ont remarqué Rilliet et Barthez, un signe important.

Quand la compression est considérable, l'inspiration diminue, au point de disparaître complètement, dans le poumon correspondant à la bronche comprimée. Quand la compression est plus considérable encore, les troubles fonctionnels sont plus graves et plus continus.

La dyspnée, due en partie à la compression des pneumo-gastriques, éclate parfois en paroxysmes qui font craindre l'asphyxie. La voix est altérée même jusqu'à l'aphonie; l'inspiration se fait avec un sifflement qui rappelle l'œdème de la glotte. La face est cyanosée, bouffie, le tronc et les membres supérieurs sont quelquefois eux-mêmes infiltrés. Il est arrivé que les vaisseaux intra-thoraciques se sont ulcérés donnant lieu à des hémorrhagies mortelles. Les malades peuvent succomber encore, soit à une asphyxie aiguë, dans une crise d'orthopnée, soit à une asphyxie progressive.

On conçoit aisément jusqu'à quel point l'adénopathie modifie, accentue les signes stéthoscopiques de la phtisie pulmonaire, combien elle en complique encore certains troubles fonctionnels.

§ 2. — Phtisie laryngée.

La laryngite tuberculeuse est une complication très fréquente de la phtisie pulmonaire. Les auteurs qui ont pris la peine de rechercher les lésions laryngées dans les autopsies de phtisiques, ont tous constaté cette vérité.

D'après Lebert, 25 p. 100 des phtisiques ont des tubercules laryngés ; Morell-Mackenzie dit 33 p. 100; Niemeyer, dans son *Traité de pathologie*, a écrit que dans la moitié des cas de tuberculose avancée du poumon, il existe des ulcères dans le larynx, et Isambert enseignait qu'on en pouvait trouver dans la moitié, peut-être même dans les deux tiers des cas.

Il est aujourd'hui hors de doute que la tuberculose laryngée peut précéder la tuberculose pulmonaire. Si rien n'autorise à admettre, comme l'a fait Gouguenheim, l'existence d'une tuberculose laryngée restant *localisée* au larynx pendant toute la durée de son évolution, l'observation a du moins montré que, dans un certain nombre de cas, les lésions laryngées peuvent précéder celles du poumon, et des autopsies ont permis de voir la tuberculose avancée du larynx coïncider avec des lésions pulmonaires encore à peine appréciables. Bien plus, la tuberculose de l'appareil respiratoire peut débuter par les fosses nasales pour n'envahir que plus tard le larynx, puis les poumons (1).

Mais il est hors de doute que la tuberculose primitive du larynx est infiniment plus rare que celle qui se développe soit parallèlement, soit surtout secondairement à celle du poumon. La phtisie laryngée peut apparaître en effet à tous les degrés de la tuberculose pulmonaire; mais, en règle générale, on peut dire qu'elle est d'autant plus fréquente que la maladie est plus avancée. Toutefois il ne faudrait pas prendre cette règle à la lettre, car il existe un certain nombre de causes accidentelles dont l'intervention peut provoquer l'apparition des lésions tuberculeuses du larynx.

Parmi ces causes occasionnelles, il convient surtout de citer la laryngite catarrhale aiguë, qui peut évidemment atteindre un phtisique tout comme un homme en bonne santé. Il est clair que Doléris a soutenu une opinion exagérée en affirmant qu'il n'existe pas « chez les tuberculeux de laryngite indépendante de la diathèse »; mais ce qu'on peut affirmer, c'est qu'une laryngite aiguë comporte, chez un tuberculeux,

(1) Ruault (Communication orale d'un cas observé avec le professeur Verneuil).

un pronostic plus grave que chez un homme bien portant, parce que si elle peut guérir, elle peut aussi provoquer l'apparition de lésions tuberculeuses du larynx. De même un homme atteint de laryngite chronique simple peut devenir tuberculeux pulmonaire et garder plus ou moins longtemps sa laryngite simple ; mais si une laryngite aiguë survient et amène une érosion de la muqueuse laryngée, il y a grande chance pour que l'auto-inoculation transforme sa laryngite simple en une laryngite tuberculeuse.

Forme aiguë. — Cette forme s'observe surtout chez les adultes de dix-huit à trente ans. D'ordinaire, elle coïncide avec la tuberculose pulmonaire à marche aiguë, mais elle peut aussi évoluer rapidement à la période ultime d'une phtisie vulgaire.

Au début, les troubles fonctionnels sont variables. On peut observer l'enrouement, mais le plus souvent la voix n'est que voilée. La toux peut faire défaut, et est subordonnée surtout aux lésions pulmonaires. La douleur manque ou est réduite à une sensation d'ardeur de la gorge. Aucun de ces troubles n'est caractéristique, et il est nécessaire de recourir à l'examen laryngoscopique pour se rendre un compte exact de l'état du larynx. Encore cet examen ne permet-il que des présomptions et non pas la certitude. D'ordinaire on observe une congestion du larynx d'autant plus apparente que le pharynx et le voile du palais sont presque toujours, manifestement anémiés. Cette congestion débute par la région postérieure du larynx et gagne rapidement la partie postérieure des cordes vocales, les replis ary-épiglottiques et la région inférieure de la face laryngienne de l'épiglotte. Elle ressemble à s'y méprendre à la congestion simple, et les seuls caractères qui permettent de soupçonner sa nature sont le gonflement des glandes de l'espace interaryténoïdien (aspect velvétique), et la dissémination de l'hyperémie en îlots mal circonscrits.

A la seconde période de l'affection, les troubles de la voix s'accentuent : d'enrouée, elle devient rauque, et bientôt elle s'éteint entièrement. Le plus souvent l'aphonie a pour causes les lésions existantes, mais elle peut dépendre aussi de troubles nerveux paralytiques. La toux, plus pénible pendant la nuit et dans la matinée, et surtout liée aux lésions pulmonaires, est accompagnée de l'expectoration caractéristique. La présence du sang dans les crachats indique une hémoptysie, car la laryngorrhagie est exceptionnelle dans la laryngite tuberculeuse, si tant est qu'elle existe. La salivation est un symptôme très fréquent de cette période ; elle est quelquefois extrêmement abondante. En même temps apparaît la dysphagie, peu accentuée chez certains sujets, et chez d'autres assez intense pour empêcher l'alimentation et constituer une complication des plus redoutables. Elle coïncide avec le deuxième temps de la déglutition, est moins marquée lorsque les malades avalent des aliments réduits en purée que lorsque ceux-ci sont solides, et est souvent très marquée lors de la déglutition des liquides et de la salive. Elle est d'ordinaire accompagnée d'otalgie, mais celle-ci peut se montrer en dehors de l'action d'avaler sous forme d'élancements très pénibles ; il s'agit d'une douleur réflexe transmise par l'intermédiaire du ganglion otique. Les causes de la dysphagie sont multiples : elle peut être due au passage des aliments sur les surfaces ulcérées, ou encore à des lésions des articulations crico-aryténoïdiennes. Les douleurs sont plus marquées du côté le plus atteint. On peut voir survenir, à cette période, des troubles respiratoires capables à eux seuls de menacer la vie. La sténose glottique, due soit au gonflement des parties, soit à la paralysie des muscles crico-aryténoïdiens postérieurs, soit surtout au spasme glottique qui vient si souvent se surajouter au premier comme à la seconde, peuvent causer de violents accès de suffocation, entre lesquels la respiration reste pénible et insuffisante. Toutefois la sténose résultant de la paralysie des dilatateurs de la glotte est rare dans la forme aiguë. Dès le début de cette période, l'examen laryngoscopique permet de constater des lésions caractéristiques : la région aryténoïdienne, rarement d'un seul côté, presque toujours des deux, est infiltrée de tubercules, et devient le siège d'un gonflement d'aspect œdémateux(1), et ce gonflement gagne rapidement les replis ary-épiglottiques qui prennent la figure de deux bourrelets fusiformes ; en même temps apparaissent des érosions, puis des ulcérations, d'abord à la région aryténoïdienne et interaryténoïdienne, puis sur les bandes ventriculaires, et enfin aux cordes vocales elles-mêmes et à la partie inférieure de la face laryngienne de l'épiglotte. Celle-ci se gonfle et prend souvent l'aspect d'un gros bourrelet saillant et arrondi, cachant en partie le larynx. Les ulcérations gagnent bientôt en étendue et en profondeur, détruisent en partie les cordes vocales et déforment profondément la glotte. Ces ulcérations sont anfractueuses, formées par la réunion d'ulcérations voisines plus petites. Leur fond est recouvert d'un pus grisâtre à la partie sous-glottique du larynx et jusque sur la trachée.

Si le malade ne succombe pas aux progrès de l'infection ou de la cachexie, ou encore dans un accès de suffocation, et que la tuberculose laryngée arrive à sa période ultime, les symptômes redoublent d'intensité à cette époque de la maladie. La toux est devenue éructante,

(1) Quelques auteurs, Doléris et Gouguenheim entre autres, ont nié qu'il n'y eût jamais d'œdème vrai. Le fait qu'on trouve souvent, à l'autopsie, une notable diminution de volume des régions tuméfiées, et que, pendant la vie, on voit l'œdème subir des alternatives d'augmentation et de diminution, montre que cette assertion est exagérée.

l'aphonie complète, la dysphagie, l'otalgie, la salivation, ont augmenté considérablement. Les parties profondes se désorganisent, et le larynx, suivant l'expression d'Isambert, subit une véritable fonte purulente.

Les cartilages se nécrosent et s'éliminent, le larynx s'affaisse, et à l'examen laryngoscopique, la glotte apparaît réduite à une ouverture anfractueuse. Quelquefois les derniers jours du malade sont marqués par une rémission plus ou moins accentuée des symptômes.

Forme miliaire aiguë. — Cette forme, décrite pour la première fois par Isambert, et bien étudiée depuis par H. Barth et par Fränkel, est beaucoup plus rare que la précédente; elle évolue aussi plus rapidement encore, et dure rarement plus de quatre ou cinq mois.

Elle est d'ordinaire consécutive à la tuberculose du pharynx, mais peut exister sans lésions pharyngées.

Les symptômes diffèrent peu de ceux qu'on observe dans la forme aiguë ordinaire; mais les lésions constatées au laryngoscope offrent des caractères spéciaux. Au début, on voit, en certains points du larynx, des granulations grisâtres, cohérentes, du volume d'un grain de mil environ; peu à peu ces granulations s'ulcèrent, deviennent confluentes et amènent des pertes de substance plus ou moins profondes. Cette forme est constamment accompagnée de lésions pulmonaires, à marche rapide, et tantôt le malade succombe à ses lésions pulmonaires tantôt à des complications laryngées. Les lésions du larynx arrivent bientôt, à la fin de la maladie, à ne pas différer de celles de la forme aiguë commune.

Forme subaiguë. — La caractéristique de cette forme, qui établit la transition entre la précédente et la forme chronique, est « de procéder par poussées successives, coïncidant ou non avec les poussées pulmonaires, et le plus souvent aggravées par elles. » (Ducau) (1). Malgré les rémissions, sa marche est progressive, et sa terminaison fatale. Sa durée est en moyenne de dix mois à un an, mais dans quelques cas relativement heureux, elle peut passer à l'état chronique, et durer alors beaucoup plus longtemps. Sa symptomatologie ne diffère guère de celle de la forme aiguë que par des alternatives d'exacerbation et de répit. Les premières lésions visibles au laryngoscope, affectant presque toujours de préférence la région aryténoïdienne, peuvent rester assez longtemps stationnaires; mais à un moment donné, elles arrivent à ne pas différer sensiblement de celles que nous avons déjà décrites. A mesure que la maladie fait des progrès, les poussées d'aggravation se rapprochent de plus en plus, et la règle est qu'à la fin l'affection prenne une marche se rapprochant beaucoup de celle de la forme aiguë.

(1) Ducau, *Des formes cliniques de la tub. laryngée.* Thèse, Bordeaux, 1883.

Forme chronique. — La forme chronique de la tuberculose laryngée est caractérisée « par la tendance constante de ses lésions à rester longuement discrètes et localisées en des points déterminés, et par la lenteur de leur processus. » (Ducau). Elles peuvent être longtemps bornées aux cordes vocales inférieures et principalement à leur partie postérieure; mais, dans la plupart des cas, elles occupent à la fois la région aryténoïdienne et la partie postérieure des cordes vocales. Quelquefois les replis aryténo-épiglottiques et les cordes vocales supérieures sont atteints, ainsi que la face laryngienne de l'épiglotte. Lorsqu'elle a duré quelque temps, elle donne souvent lieu à des productions tuberculeuses hyperplasiques qui rétrécissent plus ou moins l'orifice glottique. Cette forme atteint les gens d'âge moyen, et, d'après Moure et Bertier, le plus grand nombre des malades ont de trente-cinq à quarante-cinq ans; mais on l'observe également chez des gens plus jeunes, et enfin chez des gens plus âgés. Elle dure généralement plusieurs années, quelquefois elle se prolonge indéfiniment. Dans quelquelques cas rares, on peut la voir rétrograder et même guérir.

Pendant la première période de la maladie, les troubles fonctionnels sont très peu marqués. Si le poumon est indemne, le malade ne tousse pas et rend à peine quelques crachats muqueux. Il n'y a pas de salivation, mais au contraire, dans la plupart des cas, de la sécheresse de la gorge et quelquefois une sensation de gêne au niveau du larynx, sans douleur proprement dite. Non seulement il n'y a pas de dysphagie, mais la sensation de gêne disparaît souvent au moment des repas (Ruault). Le début, est en somme, insidieux, et se révèle surtout par des troubles vocaux consistant en un enrouement persistant. A l'examen laryngoscopique, on reconnaît que le larynx, comme le pharynx et le voile du palais, est plus ou moins notablement anémié, sauf à la région aryténoïdienne, qui fait contraste par une légère rougeur, quelquefois un peu de gonflement, avec la pâleur des parties voisines. Cette rougeur s'étend à la partie postérieure des cordes vocales qui sont plus ou moins dépolies et prennent l'aspect catarrhal. Les glandes de l'espace intéraryténoïdien sont ordinairement tuméfiées, et cette région, hérissée de petites saillies, offre l'aspect dit « velvétique ». Cette période a une durée indéterminée, souvent très longue.

Mais à un moment donné, la plupart du temps sous l'influence d'une cause occasionnelle, qui provoque une congestion laryngée, par exemple d'un coup de froid, d'une exposition aux poussières ou d'une fatigue de la voix, la maladie progresse et passe à la période d'évolution. Les troubles fonctionnels sont alors subordonnés à l'étendue et surtout au siège des lésions. Si celles-ci n'occupent ni la région interaryténoïdienne ni les cordes vocales inférieures, la voix peut être peu altérée; mais comme les régions ci-dessus mentionnées sont atteintes plus ordinairement, les troubles vocaux sont la règle : la voix est rauque, et peut s'éteindre complètement. Lorsque les aryténoïdes et l'épiglotte sont atteints, la dysphagie apparaît, et souvent aussi l'otalgie ; mais le ptyalisme s'observe beaucoup moins rarement que dans les formes aiguës et subaiguës. La toux, qui est modifiée dans le même sens que la voix, et l'expectoration, sont plutôt sous la dépendance des lésions ganglionnaires et pulmonaires. L'examen laryngoscopique montre un gonflement d'ordinaire limité aux parties postérieures du larynx et envahissant plus rarement l'épiglotte; mais ce gonflement n'est jamais très marqué, et n'offre pas l'aspect œdémateux décrit dans les formes précédentes.

Les ulcérations qui se forment sur les mêmes points offrent les caractères précédemment décrits, mais d'ordinaire elles restent longtemps discrètes. Souvent leurs bords donnent naissance à des productions tuberculeuses végétantes, polypiformes, de couleur gris-rosé, ressemblant à de petites crêtes de coq. Les ulcérations sont d'ordinaire limitées à l'espace interaryténoïdien et au tiers postérieur des cordes vocales ; elles peuvent n'exister que d'un seul côté. Lorsqu'elles ont envahi les deux cordes vocales inférieures, les bords libres de celles-ci prennent un aspect déchiqueté, en dents de scie, qu'on a appelé « aspect serratique ». Souvent l'épiglotte offre l'aspect dit « chassieux », dû aux lésions des glandes qui occupent son bord libre.

Les troubles de la motilité du larynx sont dus soit à des paralysies, soit à des spasmes, plus souvent encore à des lésions des articulations crico-aryténoïdiennes, qui peuvent amener l'immobilité plus ou moins complète d'une ou des deux cordes vocales. Brissaud et Ruault (communication orale) ont observé dernièrement un cas d'arthrite crico-aryténoïdienne double, tuberculeuse, qui avait simulé pendant la vie une paralysie des dilatateurs de la glotte. Il y avait une tuméfaction œdémateuse très marquée des aryténoïdes et des replis aryépiglottiques; mais on pouvait, à l'examen laryngoscopique, voir les cordes vocales immobiles et très près de la ligne médiane. L'auscultation du poumon ne donnait pas de renseignements. Le malade succomba dans un accès de suffocation au moment où on avait déjà commencé la trachéotomie. A l'autopsie, on ne trouva que quelques granulations tuberculeuses aux sommets des poumons. L'examen du larynx, fait par Ruault en présence du professeur Cornil, montra que l'organe, qui ne présentait aucune ulcération, était entièrement infiltré de tubercules. Les cordes vocales étaient immobiles sur la ligne médiane, au lieu de présenter la position cadavérique ordinaire. Les deux articulations crico-aryténoïdiennes étaient altérées et remplies de pus. L'examen histologique, pratiqué par Marfan, montra qu'il s'agissait bien d'arthrites tuberculeuses. Cette observation présente un double intérêt, car elle montre en même temps qu'on a eu affaire, très vraisemblablement, à une laryngite tuberculeuse primitive. Il importe de remarquer que dans les sténoses glottiques progressives, qu'elles soient dues à des paralysies, à des lésions articulaires ou a des productions hyperplasiques, les accès de suffocation sont le fait des spasmes surajoutés des adducteurs des cordes vocales. Ces accidents respiratoires sont rares avant la fin de la période d'évolution ou le commencement de la période de terminaison.

D'ailleurs le début de celle-ci est marqué par une exacerbation des symptômes, et l'examen laryngoscopique en rend aisément compte. Les lésions ont fini par se généraliser, l'épiglotte a été envahie, le larynx n'est plus qu'une vaste plaie suppurante. Mais la plupart du temps le malade n'a pu arriver à cette période, il a succombé dans le cours de la seconde aux progrès de la cachexie et des lésions pulmonaires. Sinon, il n'est pas rare de voir l'affection laryngée marcher rapidement, à la fin, et prendre la forme aiguë.

La tuberculose laryngée est d'une extrême gravité, et la présence de cette complication assombrit de beaucoup le pronostic de la phtisie pulmonaire. La laryngite tuberculeuse aiguë, miliaire ou vulgaire, est toujours et sans exception rapidement mortelle. La forme subaiguë ne pardonne guère davantage, et la seule espérance qu'on puisse avoir est de voir parfois l'affection passer à la forme chronique. Quant à celle-ci, elle finit par tuer dans la grande majorité des cas; mais il est incontestable qu'elle peut aussi guérir, comme l'affection pulmonaire elle-même. L'opinion de Mandl, Isambert, Krishaber et Peter, Morell-Mackeuzie, Masséi, qui soutiennent que l'affection est toujours et nécessairement mortelle, est évidemment passible d'exagération. Noël Guéneau de Mussy admettait, à titre exceptionnel, la possibilité de la guérison, le professeur Jaccoud et E. et J. Bœckel partagent cette manière de voir avec la plupart des laryngologistes contemporains : Schrötter, Schnitzler, Störk, Fränkel, Schmidt, Bosworth, Porter, Héring, Ruault, Gouguenheim, Moure, etc. A la fin de sa vie, Krishaber était moins affirmatif que dans l'article écrit en collaboration avec le professeur Peter. Déjà, au congrès de Milan, il admettait la possibilité de la guérison de l'ulcération tuberculeuse, mais, ajoutait-il, « c'est le malade qui ne guérit pas ». Dans une note manuscrite remise, peu de temps avant sa mort, à M. Hanot, Krishaber s'exprime de la façon suivante : « J'attribue, dit-il, à une interprétation erronée les nombreux cas de guérison de tuberculose du larynx cités dans les auteurs. La laryngite est fréquente dans la tuberculose pulmonaire; tant qu'elle n'est pas ulcéreuse, elle peut guérir, alors même qu'elle atteint les aryténoïdes ou l'épiglotte; mais lorsque sur un individu atteint de tuberculose pulmonaire on constate des ulcérations dans les parties qui viennent d'être mentionnées, la cicatrisation ne se fait pas... La variété de laryngite tuberculeuse la plus grave est celle qui atteint la partie de l'organe contiguë au pharynx et à l'œsophage, c'est-à-dire l'épiglotte et les aryténoïdes; la tuberculose limitée aux cordes vocales proprement dites affecte une marche beaucoup plus lente et retentit moins sur l'état géneral. » Krishaber ajoute qu'il a observé trois cas de guérison apparente de phtisie laryngée; les trois malades avaient des ulcérations des cordes vocales et des lésions pulmonaires évidentes. Ils ont guéri sans traitement local d'aucune sorte. Ce sont les seuls cas de guérison qu'ait observés Krishaber sur 500 observations de phtisie laryngée. « Je n'ai pas vu guérir, ajoute-t-il, un seul malade atteint d'ulcérations de l'épiglotte et des aryténoïdes... Il arrive assez fréquemment que des individus atteints pendant plusieurs années de laryngite non ulcéreuse deviennent tuberculeux. Je ne puis affirmer d'une façon péremptoire que ces individus n'aient pas eu des tubercules dans le larynx dès le début, mais ce qui me permet d'admettre que l'inflammation a précédé le tubercule, c'est que le tubercule du larynx affecte presque invariablement une marche rapide, tandis que l'inflammation dont il vient d'être question reste stationnaire pendant de longues années, et ne se termine par des ulcérations qui ont le véritable caractère tuberculeux que lorsque le poumon est affecté à son tour. » Ce que nous savons aujourd'hui de la nature de l'immense majorité des laryngites des tuberculeux, démontrée par les recherches de Doléris, suffit pour répondre à cette note de Krishaber, qui exagère également de beaucoup en affirmant que le tubercule du larynx affecte presque invariablement une marche rapide. Pour nous, nous croyons à la possibilité de la guérison de certaines formes de la tuberculose laryngée. Assez souvent en effet, aux autopsies, on trouve des ulcérations cicatrisées, et comme d'ailleurs certaines phtisies laryngées chroniques ne se décèlent que par une ou deux ulcérations, il semble incontestable que la cicatrisation de ces ulcérations constituera une guérison. Mais il n'en est pas moins vrai que le pronostic de l'affection est presque toujours fatal. Les guérisons ne sont la plupart du temps qu'apparentes, ou du moins temporaires; les guérisons complètes et definitives sont exceptionnelles.

§ 3. — Appareil digestif.

Les phtisiques présentent souvent des granulations sur la muqueuse buccale; si elles sont peu nombreuses, elles passent plus ou moins inaperçues. Mais chez quelques malades le développement des lésions tuberculeuses dans la bouche est tel qu'il y a véritablement phtisi buccale. Par la douleur, la gêne de déglutition, les phénomènes d résorption putride qu'elles entraînent, ces altérations tuberculeuses d la bouche ont parfois la plus fâcheuse influence.

Dans d'autres circonstances, la germination des tubercules sur l muqueuse de la bouche et du pharynx se fait avec une telle violenc et une telle rapidité qu'elle constitue une sorte de phtisie buccal ou pharyngée dans laquelle la difficulté de la mastication et de l déglutition devient telle que, comme dans l'ulcère épiglottique étendu la mort arrive par inanition.

La dyspepsie est une complication fréquente; quand elle se prolong c'est une complication véritablement grave. La phtisie dyspeptique es une phtisie à courte échéance. Il est des malades chez qui l'anorexie es absolue, chez qui l'ingestion de la moindre quantité d'aliments s'ac compagne de véritable gastralgie avec vomissements. En outre de vomissements réflexes dont nous avons parlé plus haut, il en est d'autre liés aux altérations de la muqueuse de l'estomac que nous n'avon pas à décrire ici, vomissements douloureux, opiniâtres, composés de aliments mêlés d'un mucus acide ou d'un liquide muqueux ou bilieu avec peu de débris alimentaires.

Mais la complication la plus grave est évidemment l'ulcère simpl et les perforations auxquelles il peut donner lieu. Simple coïncidenc ou cause de phtisie par inanition, l'ulcère rond serait 22 fois su 100 accompagné de tuberculose (Dietrich, Cazit, Steiner, Volkmann)

Dans un cas de Besnier (Soc. anat., 1875), un abcès tuberculeu d'un ganglion abdominal s'ouvrit dans l'estomac et détermina un perforation.

La diarrhée permanente colliquative est un des éléments morbide les plus graves de la maladie, qu'elle soit liée à la dégénérescenc amyloïde des vaisseaux et aux ulcères ronds intestinaux correspon dants, aux ulcères tuberculeux de l'intestin, aux altérations des glande intestinales, ou encore qu'elle ne réponde à aucune lésion bien ca ractérisée, comme on l'a vu dans des cas où elle était profuse, con tinue et douloureuse.

Lorsque le gros intestin présente la variété de lésion décrite pa Lebert sous le nom de colite diphtéritique et qui a la plus grand analogie avec la dysentérie, plus les altérations s'étendent vers l rectum, plus on observe le ténesme, les selles peu copieuses, mai souvent répétées, le brûlement à l'extrémité terminale de l'intestin La typhlite concomitante ne détermine souvent que des symptôme peu nets et peu tranchés. Dans quelques cas cependant, on observ les signes ordinaires de la typhlite, de la pérityphlite, même avec sup puration de la fosse iliaque.

Les hémorrhagies intestinales se font assez rarement au niveau des ulcérations tuberculeuses; toutefois, elles sont susceptibles de s'y produire et même avec une abondance extrême. Nous avons eu l'occasion de voir deux phtisiques succomber à des hémorrhagies intestinales véritablement foudroyantes. On trouva à l'autopsie sur une plaque de Peyer ulcérée, une petite tache noire circulaire indiquant la coupe transversale d'un vaisseau qui s'était ouvert au milieu de l'ulcération.

Reimer a rapporté une observation d'une hémorrhagie intestinale considérable chez un enfant, à la suite d'un ulcère tuberculeux du rectum.

Girode rapporte une observation d'entérite tuberculeuse primitive, dont les premiers débuts furent remarqués par des hémorrhagies intestinales très graves et répétées, qui amenaient la malade à un état d'anémie profonde et imprimaient à la phtisie une marche plus rapide.

Les ulcérations donnent lieu a des perforations intestinales neuf fois sur cent d'après Lebert, plus souvent encore pour Haberson et Albers. La perforation intestinale se fait souvent d'une manière tout à fait latente, délimitée qu'elle est par les adhérences péritonéales; d'ordinaire, la communication se fait avec une anse intestinale voisine. Dans un cas de Rindfleisch, la communication existait en cinq endroits différents du même intestin. Même dans ces circonstances relativement favorables, l'absorption intestinale est profondément troublée, surtout lorsqu'un point élevé de l'intestin s'abouche avec un point inférieur.

D'autres fois, la perforation détermine une péritonite diffuse avec douleurs vives, ballonnement rapide, nausées, vomissements, constipation qui devient mortelle en vingt-quatre ou quarante-huit heures Lebert a observé une perforation d'intestin dans la vessie avec émission de matières fécales mélangées aux urines. Assez souvent aussi, les perforations communiquent avec une poche intra-péritonéale, limitée par des fausses membranes et qui s'ouvrent bientôt à l'extérieur au niveau de l'ombilic. Il n'est pas besoin d'insister sur la gravité de ces fistules, de la perturbation qu'elles apportent à la circulation des matières intestinales, des phénomènes de putridité qui se produisent dans la poche intermédiaire et de l'infection consécutive.

La péritonite tuberculeuse coexiste d'ordinaire avec les lésions de l'intestin sous forme d'une péritonite limitée au niveau des ulcérations; quelquefois l'inflammation se généralise à toute la séreuse, donnant lieu à tout l'ensemble clinique de la péritonite tuberculeuse que nous n'avons pas à détailler ici. Lorsque la péritonite chronique tuberculeuse coexiste avec la phtisie pulmonaire elle aggrave encore le désordre des fonctions digestives et précipite la terminaison fatale. Les altérations des ganglions mésentériques qui se constatent chez le tiers ou chez le cinquième des phtisiques jouent, sans aucun doute, un rôle important dans la production des troubles nutritifs; les ganglions hypertrophiés compriment souvent les chylifères et diminuent ainsi mécaniquement l'action de l'absorption intestinale déjà entravée par les lésions de la muqueuse elle-même.

Girode, qui rapporte deux cas de perforation, n'a constaté dans ces faits que des lésions de péritonite circonscrite. Au contraire, il cite un cas de péritonite terminale étendue à une grande largeur du péritoine intestinal seul; le revêtement pseudo-membraneux récent extrêmement développé, la congestion intense de l'intestin, les hémorrhagies interstitielles indiquaient un raptus congestif inflammatoire des plus aigus vers toute l'épaisseur de la paroi intestinale.

Sous l'influence du développement des granulations ou des tubercules dans le foie, il se produit une sorte d'hépatite interstitielle qui entrave la circulation sanguine et des altérations diverses du parenchyme (dégénérescence graisseuse, amyloïde), véritable cirrhose tuberculeuse, qui prennent sans doute une large part dans la dénutrition du malade. Les tubercules des voies biliaires s'accompagnent d'angiocholite catarrhale ulcéreuse ou non, et il est possible, qu'à cause de leur siège, les granulations produisent une angiocholite capillaire qui a été invoquée comme l'explication de phénomènes d'ictère grave observés chez quelques phtisiques.

La fistule à l'anus est assez fréquente chez les tuberculeux, et on admet généralement qu'elle est due à des ulcérations tuberculeuses de la muqueuse du rectum. Il en résulte quelquefois de grands décollements de la peau avec ouverture du côté de l'intestin et du côté du tégument externe. D'ordinaire la peau au niveau de l'ulcération est livide, décolorée, déchiquetée et l'orifice donne issue à un pus peu abondant, de mauvaise nature, et qui contient dans quelques cas des grumeaux qui ont tous les caractères physiques et microscopiques de la matière caséeuse.

§ 4. — Appareil circulatoire.

A l'état ordinaire, il est bien remarquable que le cœur reste complètement ou presque complètement indépendant des lésions pulmonaires. L'altération cardiaque est toujours au cours de la phtisie une véritable complication.

Le myocarde s'altère surtout dans la phtisie aiguë sous forme de dégénérescence graisseuse qu'on rencontrera encore dans les poussées aiguës survenant au cours de la phtisie chronique. Dans la phtisie chronique ordinaire on note plutôt l'atrophie cardiaque avec dégénérescence scléreuse que la myocardite graisseuse ou granuleuse aiguë. Quoi qu'il en soit, cette myocardite se traduit ici par l'appareil symptomatique ordinaire : diminution de l'impulsion cardiaque, affaiblissement du bruit systolique, bruit de souffle léger au premier temps par tension insuffisante des valvules ; quelquefois arythmie. Elle produit par elle-même de la dyspnée et s'ajoute ainsi aux autres causes de dyspnée ; jointe à l'atrophie de l'organe, elle concourt, sans doute, pour une large part à la production des syncopes mortelles signalées dans certaines observations.

A l'opposite de cette myocardite, il faut placer l'insuffisance tricuspide qui se rencontre surtout dans la phtisie chronique avec sclérose pulmonaire. Cette insuffisance est justement le danger le plus grand de cette forme relativement bénigne de la phtisie. Cette lésion s'accompagne, en effet, d'ordinaire, de stase veineuse généralisée avec œdème pulmonaire, congestion hépatique, rénale, œdème des membres inférieurs, toutes lésions qui entravent encore l'hématose et la nutrition des organes. Pour le professeur Jaccoud, qui a étudié tout particulièrement cette question, la dilatation du cœur droit aurait cependant une influence heureuse ; elle compenserait l'accroissement de pression dans l'artère pulmonaire, et préviendrait en quelque sorte les hémorrhagies.

Parmi les complications de cet ordre, il faut en troisième lieu placer la péricardite tuberculeuse ou non tuberculeuse.

La tuberculose du péricarde ne peut se manifester que par les signes d'une péricardite, et la nature de celle-ci ne se diagnostique que par l'état général du sujet. C'est ainsi qu'on put faire le diagnostic dans l'observation suivante rapportée par Thaon : « Pendant mon internat dans le service de Barthez à l'hôpital des Enfants, j'ai été témoin d'un cas qui a soulevé toutes ces questions. Une péricardite s'était déclarée brusquement chez un enfant de neuf ans, non rhumatisant, de constitution faible ; pendant longtemps on ne trouvait qu'une fièvre rémittente, de la matité précordiale, alternant avec du frottement, puis tardivement survinrent des phénomènes thoraciques : râles généralisés, submatité et respiration bronchique sous une clavicule. L'enfant allait mourir lorsqu'il fut repris par ses parents. Barthez, assisté par Bergeron, n'a pas hésité, en s'aidant des commémoratifs, en procédant par élimination, à songer à la péricardite tuberculeuse, et lorsque les signes thoraciques apparurent, il les revendiqua en faveur de son hypothèse.

Contrairement à ce qu'énonce Reilhard (1) dans sa thèse, la péri-

(1) Reilhard, Th. 1875.

cardite tuberculeuse ne serait pas avant tout une péricardite avec épanchement et surtout avec épanchement abondant. Rousseau (1) a trouvé que, sur 35 cas, dix fois la péricardite était sèche. Quant à cet épanchement, il est d'ordinaire peu abondant et presque toujours séreux ou souvent légèrement sanguinolent.

La péricardite indépendante de la granulation n'est pas rare. Exceptionnellement la pathogénie en est toute particulière. Un ganglion bronchique suppuré contracte des adhérences avec le péricarde et finit par s'ouvrir dans celui-ci. Il survient alors presque subitement une péricardite suraiguë, mortelle en quelques heures; Lebert en a observé plusieurs exemples. Cette péricardite est habituellement sèche, d'autres fois accompagnée d'épanchement, soit séreux, soit hémorrhagique, soit purulent. « Chez plusieurs de mes malades, dit Lebert, les signes de la péricardite chronique, trouvée plus tard non tuberculeuse, ont existé pendant des mois avant les premiers signes de la maladie pulmonaire, ce qui permet de supposer qu'une péricardite suppurative prolongée peut tout aussi bien provoquer secondairement la tuberculose pulmonaire que la pleurésie chronique. » Il ajoute que la péricardite peut guérir chez les tuberculeux, tout comme chez ceux qui ne le sont pas et qu'on constate alors, à l'autopsie, l'oblitération complète du péricarde. Il en est de même d'ailleurs pour certaines pleurésies intercurrentes de phtisiques. Quant à la fréquence de la péricardite chez les tuberculeux, « je vois, dit le professeur Jaccoud, dans les relevés de Bamberger, que sur 57 cas de péricardite, 6 (c'est-à-dire 5 pour 100 environ) ont été la suite de la pleurésie et de la pneumonie et que 8 (c'est-à-dire 14 pour 100, ont pris naissance dans le cours de la tuberculose pulmonaire. Cette péricardite apporte quelquefois son appoint dans le complexus morbide, en ajoutant la cachexie cardiaque à la cachexie tuberculeuse. »

D'autres complications relèvent encore du système circulatoire. Citons d'abord le rétrécissement de l'artère pulmonaire qui prédispose à la phtisie ou en accélère la marche et la thrombose du même vaisseau qui est dans quelques cas un des agents de production de l'asphyxie terminale et rapide (2). Les coagulations cachectiques du cœur droit sont parfois le départ de petites embolies pulmonaires avec leur suite habituelle. C'est aussi le lieu de rappeler ces embolies cérébrales qui proviennent de coagulations, probablement inopexiques, développées sur les valvules et autour des cordages tendineux du cœur gauche.

La tuberculose pulmonaire, comme toutes les maladies cachectiques, compte au nombre de ses complications la phlegmatia alba

(1) Rousseau, Th. 1882.

(2) Hanot, Soc. anat., 1873. — Puguet, Thèse 1878. — Barety, *De la mort chez les phtisiques par thrombose ou embolie de l'artère pulm.* (*Nice, méd.*, 1877).

dolens. Tandis que la phlegmatia se produit assez souvent au début du cancer, elle n'apparaît guère qu'à la période terminale de la phtisie. Elle envahit d'abord la jambe gauche, exceptionnellement la droite; on l'a vue apparaître tout d'abord au bras (Trousseau); elle augmente progressivement avec sa symptomatologie habituelle, ne disparaît jamais complètement. Elle annonce d'ordinaire une fin prochaine et peut tuer brusquement par embolie. Louis en cite un exemple et Tersec un autre (1). D'ailleurs, la phlegmatia ne devra pas être confondue avec l'œdème cachectique, moins douloureux, moins persistant, d'une signification relativement moins grave, ni avec l'œdème des membres inférieurs qui s'explique soit par l'insuffisance tricuspide, soit par la pneumonie chronique péri-tuberculeuse (Charcot, Jaccoud).

Purpura hémorrhagique. — Cette complication, surtout fréquente dans la phtisie aiguë, a été signalée par Forget (2), Leudet (3), Charcot (4), Vernière (5), Hanot (6).

§ 5. — Appareil génito-urinaire.

La tuberculose génito-urinaire éclate parfois au cours de la phtisie chronique avec sa symptomatologie spéciale. D'autres altérations non tuberculeuses des organes génito-urinaires paraissent cependant subordonnées à l'évolution de la maladie pulmonaire.

Bernheim et Dickinson ont fait remarquer que la néphrite parenchymateuse complique la phtisie comme elle complique toutes les maladies chroniques; les observations de néphrite interstitielle imputable à la tuberculose chronique sont peu nombreuses et peu nettes. D'ailleurs il faut toujours vider la question préjudicielle de savoir si la néphrite n'a pas précédé la tuberculose. Dans le rein, l'altération amyloïde est constamment liée à une néphrite parenchymateuse ou albumineuse ordinairement à son stade de dégénération graisseuse. Ce degré de la maladie de Bright se rencontre plus souvent isolé dans les autopsies de tuberculose chronique, sans l'altération amyloïde des vaisseaux. Selon Traube, la dégénérescence amyloïde se rencontrerait surtout dans la phtisie chronique avec excavation.

Quoi qu'il en soit, la tuberculose rénale, les diverses dégénérescences non spécifiques de l'organe s'accompagnent d'albuminurie. « L'albumine que l'on trouve dans l'urine des phtisiques, dit Jaccoud,

(1) Tersec, Th. Paris, 1875.
(2) Forget, *Gaz. méd.*, 1853.
(3) Leudet, Soc. biol., 1859.
(4) Charcot, Soc. biol., 1857.
(5) Vernière, Th. 1853.
(6) Hanot, *Arch. gén. de méd.*, 1883.

est-elle la conséquence de la diminution matérielle du champ de l'hématose pulmonaire, qui a pour but d'entraver les transformations des albuminoïdes, ou bien résulte-t-elle de la dyspnée qui agit en modifiant mécaniquement la circulation et en amenant des congestions passives dans les principaux viscères?

« Les lésions qui se produisent chez les phtisiques, graduellement et lentement, n'apportent souvent aucune entrave à l'exercice régulier du mécanisme respiratoire; il n'y a donc pas chez eux de la dyspnée, mais seulement une diminution proportionnelle dans l'activité des combustions organiques; ce trouble persistant de l'assimilation, qui est d'ailleurs un des symptômes les plus caractéristiques de la phtisie pulmonaire, me paraît la condition principale de l'altération de la sécrétion urinaire. »

L'albuminurie se rencontrerait 24, 7 pour 100 selon Singer et seulement 3, 6 pour 100 selon Parkes. Cette albuminurie aboutit parfois aux accidents urémiques soit à l'encéphalopathie, soit à la dyspnée urémique; cette dernière combinée chez certains malades aux bronchites ou broncho-pneumonies magistralement décrites par le professeur Lasègue.

La glycosurie qui se rencontre au cours de la phtisie pulmonaire ne paraît pas jouer le rôle de complication.

Dans quelques cas, la peau des malades devient bronzée, comme dans la maladie d'Addison, et d'ordinaire, on trouve à l'autopsie, une tuberculisation des capsules surrénales. Il ne paraît pas d'ailleurs qu'à la coloration bronzée s'ajoutent les autres symptômes de la maladie. Aussi n'est-ce pas là une véritable complication.

Les inflammations chroniques des organes génitaux sont beaucoup plus communes chez les femmes phtisiques (Brouardel); on trouve, dans une statistique de Carl Henning, que sur 56 cas d'affections chroniques de l'utérus, métrites chroniques, pelvi-péritonites non tuberculeuses, vingt-deux fois la maladie s'était développée chez des phtisiques.

§ 6. — **Système nerveux.**

Nous n'avons pas à revenir sur la longue énumération qui a été faite des altérations variées tuberculeuses ou non tuberculeuses qui se produisent dans l'axe cérébro-spinal au cours de la phtisie pulmonaire : méningite, méningite cérébro-spinale tuberculeuses diffuses; méningite tuberculeuse en plaques; tubercules du cerveau et de la moelle; pachyméningite, méningite aiguë ou chronique non tuberculeuse; anémie, congestion cérébrale, hydrocéphalie; hémorrhagie; ramollissement par thrombose cachectique des sinus, etc.

Il faut donc s'attendre à voir éclater à chaque instant de l'évolution de la maladie, des accidents nerveux de tout ordre. Dans quelques cas, c'est la méningite tuberculeuse ou la méningite aiguë avec le cortège des symptômes classiques qui viennent enlever le malade. Ces symptômes ne diffèrent pas de ceux que Lebert rattache à l'épendymite et à l'hydrocéphalie aiguë. Plus rarement, la méningite en plaques se manifeste par des convulsions, des contractures ou des paralysies limitées à un seul côté du corps ou même à un seul membre, ou par des attaques avec délire et coma (Chantemesse).

Le délire, les hallucinations, les attaques avec coma, avec ou sans paralysie et contracture, qui éclatent dans les derniers jours de la vie ont encore été rattachés soit à l'anémie, soit à la congestion cérébrale. Plus exceptionnellement on aura devant les yeux le tableau symptomatique de l'hémorrhagie, du ramollissement cérébral, de la tumeur encéphalique tuberculeuse, de la méningite chronique.

En dehors du délire lié aux lésions organiques, on observe encore le délire fébrile, le délire par inanition, délires tantôt calmes, tantôt furieux.

Quelquefois encore le malade est tourmenté, surtout à la période terminale, par une véritable folie qui peut durer plusieurs mois, n'a rien de spécial et revêt les types les plus divers : lypémanie, délire des persécutions, délire des grandeurs, délire érotique, etc. Dans certains cas l'aliénation prend la forme d'une véritable manie aiguë. Quand l'examen nécroscopique ne décèle point les diverses lésions bien caractérisées indiquées plus haut, on en est réduit aux hypothèses, et on invoque tour à tour l'anémie, l'hyperhémie cérébrale, l'inanition ; etc.

Les lésions médullaires dont nous avons parlé déterminent une paraplégie ordinairement incomplète.

Otite. — Selon de la Bellière, elle existerait 20 fois sur 81 phtisiques hommes, 2 fois chez 35 phtisiques femmes. Or, sur 40 cas de suppuration otorrhéique, Nathan a trouvé 12 fois le bacille spécifique. Cependant pour La Bellière (1), Guerder, Trœltsch, Urbanschitsch, Duplay, Robin (2), il s'agirait là d'une carie simple devenant facilement ulcéreuse et chronique à cause du terrain.

Quoi qu'il en soit, cette otite peut tuer par méningite, abcès du cerveau et du cervelet, par thrombose et phlébite des tissus (3).

(1) De la Bellière, thèse 1874.
(2) A. Robin, Th. d'agrég., 1883.
(3) Brouardel, *Soc. anat.*, 1867.

CHAPITRE V

MARCHE. DURÉE. TERMINAISONS

Rien n'est plus variable que l'évolution de la phtisie chronique. Laënnec divisait la phtisie au point de vue de sa marche en cinq groupes : phtisie aiguë, phtisie chronique, phtisie régulière manifeste, phtisie irrégulière manifeste, phtisie latente. La phtisie chronique est régulière manifeste quand elle s'accuse dès l'abord par des signes thoraciques évidents ; elle est irrégulière manifeste, lorsque l'attention du médecin est détournée du siège principal du mal par la coïncidence d'autres états morbides d'abord plus saillants : anémie, dyspepsie, bronchite, emphysème, accidents intestinaux, laryngés, génito-urinaires, etc. Nous nous sommes suffisamment étendu sur ces phtisies larvées.

Enfin la phtisie est parfois latente, du moins quant à sa cause, c'est-à-dire que des tubercules existent dans le poumon et exercent leur influence ordinaire sur l'état général en l'absence de tout symptôme thoracique expressif, c'est-à-dire sans toux, sans expectoration, sans douleur de poitrine, sans dyspnée. La phtisie est susceptible de ne produire alors qu'un peu de fièvre et surtout de l'amaigrissement; ce serait la phtisie par excellence, celle qui est toute dans la consomption. D'ailleurs la phtisie, dit Laënnec, est rarement latente pendant toute la durée de son cours. Et il ajoute que l'on peut dire que le plus grand nombre des phtisies sont véritablement latentes, au moins dans le principe, car rien n'est plus commun que de nombreux tubercules miliaires siégeant au milieu d'un tissu pulmonaire tout à fait sain, chez des sujets qui d'ailleurs n'avaient encore donné aucun signe de phtisie. Dans une observation rapportée par l'illustre médecin, la phtisie serait restée latente pendant dix ans; il s'agissait très probablement ici de phtisie primitivement guérie par granulations fibreuses, et récidivée plus tard.

La phtisie une fois confirmée parcourra dans certains cas toutes les phases classiques pour finir au dernier degré de la consomption. Mais cette route directe n'a pas toujours la même longueur. Sur 193 phtisiques, 52 ont succombé du troisième au sixième mois; 62 du septième au douzième ; 41 du treizième au vingt-quatrième;

23 du commencement au milieu de la huitième année (Louis). La durée moyenne serait de un à trois ans. Toutefois, on a pu dire : la phtisie sans fièvre peut durer cinquante ans.

En général, lorsque la phtisie s'avance ainsi petit à petit jusqu'à la terminaison fatale, sa progression est continue, mais quelquefois aussi intermittente. Il y a là de ces trêves que N. Guéneau de Mussy conseille d'utiliser au point de vue thérapeutique. Ces rémissions sont quelquefois d'assez longue durée pour faire croire à une véritable guérison. Nous dirons plus tard comment on a tenté de les expliquer. Nous ne reviendrons pas sur l'ensemble symptomatique qui caractérise les trois périodes de la maladie; la premiére, où les signes locaux pulmonaires prédominent; la seconde, où les symptômes généraux ou locaux marchent presque parallèlement; enfin, la période terminale où l'état général, la cachexie, résume en quelque sorte toute la maladie. Nous rappellerons seulement qu'à chaque période, les complications de tout ordre sont suspendues sur la tête du phtisique : œdème de la glotte, pneumothorax, hémoptysie foudroyante, congestion pulmonaire généralisée, catarrhe suffocant, syncope, perforation intestinale, maladie de Bright, accidents cérébraux qui enlèvent parfois brusquement le malade.

Assez souvent la phtisie chronique se complique tout à coup de généralisation qui clôt la scène morbide; d'autres fois le processus limité va diminuant, s'éteint ou paraît s'éteindre complètement pour reparaître, et évoluer avec une rapidité variable; de plus il peut se faire que ce retour, cette réapparition de la lésion tuberculeuse se fasse sur un autre point que celui qui avait été primitivement frappé.

Dans quelques cas, la transformation de la phtisie chronique en phtisie aiguë semble provoquée par une maladie intercurrente : rougeole, scarlatine, syphilis; par la grossesse, par des peines morales ou des fatigues exagérées.

Bon nombre de cliniciens auraient fait aussi cette remarque, que lorsqu'au cours d'une tuberculose chronique une évolution tuberculeuse se fait dans une autre région, le foyer primitif s'amoindrirait, comme par une sorte de révulsion; il n'est pas besoin d'ajouter que de telles constatations comparatives ne sont pas susceptibles de grande précision, et qu'il est facile, en ces circonstances, de prendre les apparences pour des réalités, des coïncidences pour des rapports de cause à effet.

Phtisie suivant les âges.

Dans l'enfance, surtout au-dessous de huit ans, les deux formes de la phtisie pulmonaire les plus fréquentes sont la forme granulique et la forme pneumonique caséeuse. La phtisie granulique est identique, cliniquement et anatomiquement, dans l'enfance et dans l'âge adulte. Quant à la phtisie pneumonique, si elle peut présenter chez l'adulte la marche de la pneumonie lobaire, il n'en est jamais ainsi dans la première enfance. Par contre, la phtisie pneumonique à marche de broncho-pneumonie disséminée ou pseudo-lobaire, aiguë ou subaiguë, est très commune dans la première enfance; elle lui est presque spéciale (Cadet de Gassicourt). Quant à la forme chronique de la tuberculose pulmonaire, elle est à peu près identique à celle de l'adulte.

Toutefois, chez les enfants, les formes fibreuses sont plus rares que chez l'adulte. Non seulement elles sont plus rares, mais elles ne s'accompagnent pas habituellement d'emphysème (Perroud, Bard) : c'est que l'enfant résiste moins que l'adulte à la phtisie; c'est que, encore une fois, chez lui la tuberculose aiguë généralisée, la phtisie aiguë, sont plus fréquentes que chez l'adulte.

Dans la phtisie chronique des enfants, on a aussi noté quelques caractères cliniques distinctifs : l'absence de l'hémoptysie à toutes les périodes, la rareté de l'expectoration, le peu d'importance de la toux et des sueurs. L'amaigrissement progresse plus rapidement que les signes physiques de l'affection pulmonaire, et la diarrhée, moins abondante, ne paraît pas contribuer autant à la perte des forces.

Enfin, la phtisie des enfants se complique très fréquemment de phtisie bronchique, de tuberculose osseuse et méningée avec leur évolution spéciale. Par contre, la tuberculose génitale y est plus rare que chez l'adolescent et l'adulte.

La phtisie chronique est la phtisie de l'âge adulte ; l'individu résiste davantage, et la lésion tuberculeuse a le temps d'aboutir aux grandes agglomérations qui se caséifient et s'ulcèrent.

De même que, chez le vieillard, la tuberculose est plus rare que chez l'adulte et l'enfant, de même elle y affecte de préférence la forme fibreuse, du moins en ce qui concerne les poumons.

« La plupart de nos malades sont compris entre quarante et cinquante-cinq ans ; la phtisie des vieillards est souvent fibreuse; toujours elle a une tendance aux productions crétacées, et il semble que les causes pathologiques aussi bien que les phénomènes physiologiques ont moins d'activité dans l'âge avancé. La fréquence plus grande de la phtisie fibreuse chez l'adulte et le vieillard peut encore s'expliquer par ce fait que l'hérédité a déjà moissonné les individus doués d'une moindre résistance et que plus tard les formes acquises sont peu nombreuses. Quoi qu'il en soit, l'évolution fibreuse peut exister, nous l'avons déjà dit, même chez les enfants, et nous tenons de

Perroud que chez eux elle appartient de préférence encore aux formes acquises » (Bard).

Moureton a montré que la phtisie aiguë se développe même aux âges avancés et que dans la phtisie chronique, la tendance de la lésion à se généraliser, à envahir plusieurs organes, reste très marquée chez les vieillards; cependant il demeure acquis que la phtisie est ordinairement lente dans la vieillesse.

Pour le dire en passant, en présence des recherches nouvelles, il est permis de se demander si ces différences d'évolution ne s'expliqueraient pas en partie par des questions de quantité, d'activité, d'atténuation du virus tuberculeux. Rien de plus rationnel sans doute, mais de ce côté, l'histoire de la tuberculose ne va pas encore au delà des présomptions.

CHAPITRE VI

PRONOSTIC

Dire que le pronostic de la phtisie chronique est des plus graves est presque une banalité. Mais il y a des degrés dans cette gravité et il y a grand intérêt à déterminer où en est la maladie, quelles sont les probabilités pour qu'elle évolue de telle ou telle manière, qu'elle se prolonge plus ou moins longtemps, qu'elle guérisse même.

Dans la grande majorité des cas, la détermination exacte de l'état local permet de spécifier la période qu'a atteinte la maladie et fournit sur sa durée probable des renseignements assez significatifs. Cependant il ne faut pas oublier que les troubles de l'hématose ne résultent pas seulement de l'étendue, mais encore de la profondeur des lésions, et qu'ils sont liés aussi à l'état des portions de tissu pulmonaire non envahi par la néoplasie. La situation est en effet, absolument différente si ces portions sont restées saines, ou à peu près saines, ou si leur perméabilité a déjà été plus ou moins modifiée par des altérations qui, pour ne pas être tuberculeuses, n'en ont pas moins une réelle importance : emphysème, congestion, broncho-pneumonie chronique, pleurésie, etc. D'autre part, l'auscultation ne fournit pas toujours une idée exacte des lésions dont elle signale beaucoup moins facilement la profondeur que l'étendue ; puis il arrive aussi que la pleurésie, la laryngite concomitantes, la compression des bronches par l'adénopathie bronchique, atténuent ou accusent outre mesure les signes fournis par l'auscultation.

C'est ainsi qu'il est possible d'expliquer, au moins dans certains cas, les divergences constatées entre l'état local et l'état général.

Il est certain aussi que l'état général ne donne pas toujours non plus la mesure exacte de la gravité des altérations pulmonaires. Tel phtisique dont le sommet est troué de vastes cavernes offre un meilleur aspect que tel autre à l'auscultation duquel on ne constate que les signes d'une phtisie commençante. L'hygiène, le traitement rendent souvent compte de ces anomalies ; dans certains cas, on a fait intervenir des dispositions individuelles en vertu desquelles les sujets, à conditions extérieures égales, résistent plus ou moins à l'influence diathésique, et impriment aux manifestations cliniques une direction particulière.

Ainsi certains auteurs ont proposé une distinction de la phtisie en phtisie *éréthique* et phtisie *torpide* (*florid and languid phtisis*); nous ne croyons pas devoir nous y arrêter longtemps. Lorsque l'on examine en effet les principaux caractères assignés à ces deux formes de la phtisie, on ne tarde pas à reconnaître que les divers symptômes sont en rapport avec des différences réelles dans les lésions pulmonaires. Sans doute il est permis de croire, et c'est notre conviction, que le tempérament et la constitution des individus favorisent le développement d'une forme plutôt que d'une autre, et que les lésions ont plus de tendance à marcher rapidement chez les individus nerveoso-sanguins, qui présentent un vif éréthisme du système vasculaire, que chez les sujets à chairs molles, à constitution torpide et flegmatique; mais ce que nous tenons à bien établir, c'est que cette vivacité des symptômes dans un cas, cette lenteur dans l'autre, trouvent le plus souvent leur explication naturelle dans un état anatomique du poumon plus ou moins appréciable.

On a aussi rattaché des différences d'évolution à la coexistence d'autres états morbides (scrofule, arthritisme, emphysème, etc.). On a dit que la phtisie combinée à la scrofule et à l'arthritisme marchait moins vite que la phtisie dégagée de ces diathèses, que la phtisie scrofuleuse était la plus lente, que la phtisie arthritique était surtout une phtisie à lésions limitées avec longs intervalles entre deux poussées successives, où le ramollissement présente cependant une évolution assez rapide. D'autres ont dit que chez les arthritiques, le tubercule s'entoure de préférence d'inflammation interstitielle chronique, fibreuse, de telle sorte que, chez eux, la phtisie pulmonaire serait surtout une phtisie fibreuse. Chez les scrofuleux, au contraire, l'inflammation perituberculeuse serait principalement caséeuse; dans les poumons, on observerait d'une façon prédominante l'infiltration grise, l'infiltration gélatiniforme, la pneumonie caséeuse.

Nous avons déjà parlé de l'influence du sexe, et si la phtisie semble souvent plus rapide chez la femme, cette particularité tient évidemment à l'appoint fourni par la grossesse et la lactation.

Il paraît démontré que la phtisie héréditaire marche plus rapidement que la phtisie acquise. Nous ne parlerons pas de la distinction que l'on a voulu établir suivant que les lésions siègent au poumon droit ou au poumon gauche. Nous n'avons, quant à nous, jamais observé que la maladie présentât des symptômes particuliers et fût moins grave du *côté gauche* que du côté droit. C'est là, nous le croyons, une pure vue de l'esprit, mais nullement le résultat d'une rigoureuse observation.

Quoi qu'il en soit, en thèse générale, la gravité de la situation est en raison directe de la profondeur et de l'étendue des lésions pulmonaires, de l'importance, d'une part, des complications, et, d'autre part, des symptômes généraux, surtout de l'amaigrissement et de la fièvre. Et par fièvre nous entendons le tracé thermique considéré dans son ensemble.

D'ailleurs, en pareille matière, il faut se garder d'appréciations formulées par axiomes ; le seul pronostic valable est celui qui résulte de l'analyse et de la pondération méthodique de tous les éléments de la maladie.

Curabilité de la pthisie. — L'anatomie pathologique a montré que le tubercule sous toutes ses formes, à toutes les périodes de son évolution, est susceptible de se guérir. Les cavernes elles-mêmes peuvent se cicatriser par la fusion de leurs parois en une gangue de tissu fibreux.

On sait qu'on rencontre souvent ces cicatrices à l'autopsie d'individus qui ont succombé à des maladies diverses et à un âge plus ou moins avancé ; la phtisie guérit donc souvent, sans qu'il soit permis de fournir les chiffres qui expriment les proportions de cette curabilité. Laënnec ne doutait pas que la guérison de la phtisie fût possible : « Un assez grand nombre de faits m'ont prouvé, dit-il, que dans quelques cas, un malade peut guérir après avoir eu dans les poumons des tubercules qui se sont ramollis et ont formé une cavité ulcéreuse ». Tous les observateurs ont partagé l'opinion du maître ; tous sont d'avis que non seulement la pthisie est curable, mais encore qu'elle est curable à toutes les périodes.

Tantôt cette guérison est absolue et définitive ; tantôt elle n'est que temporaire ; des tubercules se développant plus tard dans le tissu fibreux de guérison, ou autour de ce tissu, ou bien la diathèse suscitant une nouvelle évolution morbide dans des parties du poumon dans d'autres organes jusque-là restés indemnes.

Quand le phtisique guérit, la toux diminue insensiblement, puis disparaît ; les sueurs et la fièvre cessent ; le malade récupère les forces et l'embonpoint. Les signes physiques disparaissent quelquefois complètement ; mais il est plus fréquent de constater au sommet du poumon les manifestations de la cirrhose pulmonaire avec dilatation des bronches, auquel cas le malade accuse les symptômes propres à cet état morbide. Souvent aussi on note dans cette *phtisie régressive* (Walshe) une dépression notable des régions sous-épineuses, sus et sous-claviculaires, une respiration affaiblie et rude avec une matité plus ou moins complète, de l'augmentation des vibrations thoraciques et de la résonnance de la voix. D'autres fois on constate avec les mêmes signes des craquements secs ou frottements pleuraux se percevant dans les inspirations profondes. Enfin, il est un signe particulier de la guérison de la phtisie à la période cavitaire. *Le retrait d'une large averne à gauche peut faire remonter le cœur d'une façon extraordinaire* Walshe). Parfois alors les battements du cœur sont perceptibles dans e premier espace intercostal et sont sentis positivement quoique faiblement au niveau de la première côte.

D'ailleurs, dans la grande majorité des cas de phtisie guérie, tous es signes physiques ont disparu, tout au plus reste-t-il un peu de udesse respiratoire.

Ainsi donc, la résistance de l'organisme peut l'emporter sur l'activité du principe morbifique. L'infection tuberculeuse, dit Cohnheim, peut être vaincue par l'organisme humain; elle peut guérir. Et il ajoute que, quant à savoir comment les choses se passent en pareil cas, nous sommes trop ignorants des propriétés et de la biologie du virus tuberculeux pour être actuellement renseignés sur ce point. D'ailleurs, l'histoire de la syphilis montre des exemples non moins frappants d'antagonisme et qui sont aujourd'hui classiques.

Il n'est pas rare, en effet, que chez des sujets syphilitiques traités ou non traités, un exanthème cutané, une affection caractéristique de la gorge, ne soient suivis d'aucune autre manifestation spécifique, etc. Ce qui se passe en matière de tuberculose n'est certes pas plus étrange.

CHAPITRE VII

DIAGNOSTIC

La découverte de Koch a enrichi le diagnostic de la phtisie d'un signe pathognomonique dont il est impossible de méconnaître l'immense valeur. Toutefois, comme il ne peut être mis en œuvre que lorsqu'il y a expectoration, comme d'autre part, cette expectoration fait souvent défaut au début de la maladie, là justement où le problème diagnostique est, et a toujours été des plus délicats, il y a lieu encore de traiter avec tout le soin possible, avec autant de minutie qu'autrefois, ce chapitre de l'histoire de la phtisie pulmonaire. Néanmoins, nous poserons ici en principe et une fois pour toutes, que chaque fois qu'on le pourra, on devra examiner méthodiquement les crachats d'un malade suspecté ou convaincu de phtisie, soit pour faciliter un diagnostic hésitant, soit pour confirmer un diagnostic déjà fait par les moyens ordinaires. Nous ne reviendrons donc plus sur cette recherche indispensable que nous avons exposée dans tous ses détails à propos de l'expectoration des phtisiques.

Tout ce qui va suivre sera surtout applicable aux cas où pour diverses raisons la recherche du bacille n'aura pas été faite. D'autre part, l'étude selon l'ancienne manière du diagnostic ne corrobore pas seulement le résultat microscopique; elle fournit encore des détails et des nuances cliniques qui sont loin d'être sans importance pour une conception plus approfondie et une thérapeutique mieux raisonnée de chaque cas en particulier.

Le diagnostic de la phtisie chronique doit être envisagé aux trois périodes de la maladie.

§ 1. — Diagnostic à la période de début.

C'est à la première période que le diagnostic soulève les plus grandes difficultés, quelque moyen qu'on emploie. Il faut d'ailleurs considérer deux cas : ou bien la phtisie ne détermine d'abord que des troubles généraux et fonctionnels sans signes physiques appréciables de lésions pulmonaires; ou bien les manifestations thoraciques se produisent les premières, ou tout au moins en même temps que les autres symptômes.

Dans la première catégorie, le diagnostic est particulièrement délicat. Nous avons dit que la phtisie est susceptible de revêtir au début le masque de la chlorose, non pas de la *chlorose* classique, mais plutôt de ce qu'on appelle la chloro-anémie. La chlorose qui simule la phtisie se déclare chez des jeunes filles ou des jeunes femmes naturellement pâles et délicates, déjà sujettes à la chlorose, ou encore chez des personnes bien portantes, mais qui ont éprouvé de longs chagrins ou de vives émotions morales.

Les premiers symptômes sont ceux de la chlorose ordinaire : insomnie, rêvasseries, palpitations, essoufflement, décoloration du teint, dysménorrhée ou aménorrhée, etc. Ils persistent pendant plusieurs semaines, puis on ne tarde pas à observer une série de phénomènes qui semblent donner à la maladie une signification toute différente. Le pouls s'accélère, la peau devient chaude, et ce qu'il y a de plus inquiétant, c'est que cette fièvre est accompagnée de sueurs profuses. En même temps se montre un amaigrissement rapide; les forces diminuent, les malades restent au lit une partie de la journée, puis finissent par ne plus le quitter. C'est alors, après un ou deux mois de maladie, rarement auparavant, que survient une toux qui apparaît brusquement, et va très rapidement en augmentant de fréquence. La congestion pulmonaire ou bronchique sous l'influence de laquelle se produit la toux peut être assez énergique pour se terminer par des hémoptysies, mais le plus souvent ce symptôme manque. Quoi qu'il en soit, la fièvre, les sueurs, l'amaigrissement et la toux sont assez prononcés et assez inquiétants pour faire redouter une tuberculisation pulmonaire ; mais l'auscultation et la percussion ne fournissent que des renseignements négatifs. D'un autre côté, l'exploration du cœur et des gros vaisseaux révèle les bruits de souffle particuliers à la chlorose. Ajoutons que les règles manquent, et qu'au moment où elles devaient avoir lieu, il y a le plus souvent un redoublement fébrile et des malaises. Malgré cet état alarmant de marasme avancé, on voit sous l'influence du traitement, et surtout du changement d'air, les symptômes perdre graduellement et successivement de leur acuité, et la convalescence s'établir.

D'après ce qui précède, on voit combien, à un certain moment, il serait facile de confondre cette sorte de chlorose avec une phtisie. Néanmoins des signes différencient l'une de l'autre ces deux affections. D'abord les symptômes chlorotiques bien accusés précèdent la toux, tandis que dans la grande majorité des cas, chez l'adulte phtisique, la toux apparaît la première et n'est suivie que plus tard des symptômes généraux. La toux des chlorotiques a souvent dans son timbre et dans ses retours quelque chose qui rappelle la toux gastrique; d'autres fois elle est remarquable par la rapidité avec laquelle elle s'accroit et elle contraste, par son intensité, avec l'absence complète de tout phénomène stéthoscopique.

La fièvre de la chlorose est vive, quelquefois tout autant que celle de la phtisie, mais elle en diffère par cette circonstance qu'elle ne revêt pas, en général, la forme hectique du soir et que les redoublements sont plus souvent diurnes que vespérins; les sueurs sont aussi copieuses que dans la phtisie, mais elles ne se produisent pas avec la régularité que l'on observe dans cette maladie. Elles succèdent d'ordinaire aux secousses de la toux et ont lieu aussi souvent de jour que de nuit. La suppression des règles, dans la chlorose, est accompagnée de troubles qui ne se remarquent pas dans la phtisie. Dans ce dernier cas, la suppression passe inaperçue. Malgré l'état fébrile très apparent de la chlorose, les malades recherchent les aliments de haut goût, qui sont, au contraire, évités par les phtisiques. Enfin, un des caractères différentiels les plus importants doit être tiré de la marche de la maladie et de l'influence des moyens thérapeutiques. La phtisie se montre trop souvent rebelle à tout traitement; on a prise sur la chlorose avec la médication et l'hygiène. Il faut, dans ce dernier cas, donner le fer sans se préocuper de la toux, de la fièvre, des sueurs et de l'amaigrissement; mais le fer seul ne suffit pas; il faut y joindre le changement d'air, une excellente hygiène et l'éloignement de toutes les causes qui ont provoqué et entretiennent l'état morbide. Ces causes paraissent être surtout des émotions morales qui ont ébranlé le système nerveux et amené la toux en troublant profondément l'innervation pulmonaire.

Quant à la phtisie à forme dyspeptique, on la différenciera de la *dyspepsie* simple si on se rappelle que cette dernière n'est pas aussi durable, que l'anorexie n'y est pas complète, l'amaigrissement aussi grave. Seules les vieilles dyspepsies s'accompagnent de troubles de la santé générale comparables à ceux qui se produisent rapidement au début de la phtisie, et si une tuberculose pulmonaire s'était cachée derrière les accidents dyspeptiques, elle n'aurait pas tardé à se manifester par des signes physiques caractéristiques.

Au début de la phtisie pulmonaire, dit Marfan (*loc. cit.*), deux cas peuvent se présenter :

1° Le diagnostic de la tuberculose n'est pas douteux : dans ce cas une difficulté peut surgir : c'est lorsque le vomissement se présente isolé, non accompagné des troubles gastriques qui constituent la dyspepsie initiale; dans ces conditions on doit redouter une péritonite tuberculeuse, une méningite tuberculeuse, une phtisie pharyngo-laryngée, une compression des vagues par des ganglions tuberculeux du médiastin.

2° D'autres fois les signes de la localisation pulmonaire sont insaisissables, mais la dyspepsie initiale est très accusée. Alors le diagnostic est susceptible de s'égarer longtemps; rien n'est plus trompeur que les formes cliniques visées par les dénominations de *phtisie gastrique, phtisie dyspeptique.* S'il s'agit d'une femme, on fera inévitablement le diagnostic de chlorose avec troubles gastriques; s'il s'agit d'un homme, on pourra songer à une dyspepsie alcoolique. Pour éviter une pareille erreur, le mieux est d'avoir toujours présente à l'esprit l'idée qu'on peut la commettre.

Rappelons encore qu'il faudra se méfier des troubles survenant sans raison appréciable dans les fonctions génito-urinaires, et surtout s'ils s'accompagnent rapidement d'un état général sérieux; la polyurie, la présence du muco-pus, de sang dans l'urine, des douleurs pendant la miction, la suppression des règles, sont alors suspectes. En même temps qu'on examinera attentivement les poumons, on aura bien soin de rechercher méticuleusement le bacille dans le liquide urinaire.

Dans les cas où des hémoptysies nombreuses et répétées se produisent au début de la phtisie, l'embarras est souvent extrême, recherche du bacille à part, et l'erreur consiste ordinairement à faire découler l'hémoptysie de la tuberculose, même quand l'auscultation et la percussion restent négatives. Bien souvent, en effet, le crachement de sang se rattache à des conditions morbides variées et fort différentes de la tuberculisation pulmonaire.

Il y a d'abord toute une grande classe d'*hémoptysies* que l'on a fréquemment l'occasion d'observer à la suite de la suppression d'une évacuation sanguine habituelle : hémorroïdes, épistaxis, menstrues, etc..., c'est l'hémoptysie dite *supplémentaire*, si commune, en particulier, chez les femmes, dont la fonction cataméniale a été supprimée par une émotion morale vive, un refroidissement, la grossesse, la lactation, etc., hémoptysie qui ne peut, en aucune façon, être considérée comme symptomatique de la présence des tubercules dans les poumons.

A côté de cette catégorie de faits nombreux, nous placerons les cas d'hémoptysie que l'on voit se produire pendant la période menstruelle, disparaître avec elle pour se manifester de nouveau à d'autres époques de règles, comme si l'effort congestif dirigé vers les organes génitaux s'étendait également au poumon. Sans doute, dans ce cas, il est permis de craindre que la fluxion sanguine ne soit appelée spécialement vers le poumon par une cause locale, l'épine tuberculeuse, et c'est sans doute des faits de ce genre qu'Andral avait en vue, lorsque dans ses annotations à l'ouvrage de Laënnec il énonçait cette proposition : « Presque toutes les fois que j'ai vu des femmes cracher du sang à chaque époque menstruelle, je me suis assuré qu'elles avaient des tubercules pulmonaires. » Les faits qu'il nous a été donné d'observer nous autorisent à porter un jugement moins défavorable. Dans un certain nombre de ces cas, nous avons eu la preuve qu'aucun accident de tuberculisation n'était survenu, et la coexistence d'autres hémorrhagies, d'épistaxis, par exemple, nous a paru démontrer que l'hémoptysie était sous la dépendance du *molimen hemorrhagicum* et ne se rattachait, en aucune façon, à une lésion préexistante du poumon. Nous n'en reconnaissons pas moins que des congestions pulmonaires aussi répétées constituent un danger sérieux pour l'avenir chez des personnes prédisposées à la tuberculose, et peuvent devenir le point de départ du développement de cette maladie, ainsi, du reste, que cela se rencontre quelquefois à la suite d'hémoptysie par suppression des règles.

Dans d'autres circonstances, la congestion qui prépare l'hémoptysie reconnaît des causes accidentelles, telles que l'exposition brusque à un air très chaud, la raréfaction subite de l'air atmosphérique, l'ascension sur une haute montagne, etc. Nous l'avons observée à la suite de grandes fatigues, de veilles prolongées, d'excès de travail et de boissons stimulantes (thé, café noir). Nous l'avons, dans ces conditions, rencontrée chez de jeunes médecins au milieu des luttes émouvantes du concours. Plus d'une fois, en pareille circonstance, le mot de phtisie a été prononcé et le séjour dans le Midi conseillé, alors qu'il ne s'agissait, l'événement le démontrait, que d'une surexcitation générale et d'une congestion pulmonaire consécutive.

Au lieu d'être active, comme dans les cas qui précèdent, la congestion peut être en quelque sorte passive et entretenue par une cause persistante, une affection du cœur, par exemple, et spécialement un rétrécissement avec insuffisance de l'orifice mitral. On sait que de la difficulté qu'éprouve le sang à pénétrer dans le cœur gauche par les veines pulmonaires résulte la stase circulatoire dans les poumons, et ultérieurement la broncho-hémorrhagie. Or cette cause fréquente d'hémoptysie peut donner d'autant plus facilement l'idée de la tuberculisation que le plus ordinairement, en même temps que les crachements de sang, on note de la toux, de l'oppression, des râles dans la poitrine.

Dans quelques cas plus rares, en vertu d'une diathèse particulière, souvent héréditairement transmise, on voit des hémorrhagies s'effectuer par diverses voies, fosses nasales, gencives, poumons, vessie, cerveau, etc. Quand l'action morbide se porte sur le poumon, l'hémoptysie peut en être la conséquence. Nous avons eu l'occasion d'observer plusieurs faits analogues dont quelques-uns avaient été rapportés à une phtisie commençante.

Dans ces derniers temps Huchard a rattaché à l'arthritisme un certain nombre d'hémoptysies bénignes qui disparaissent complètement sans laisser aucune trace dans le tissu pulmonaire.

Il y a encore l'hémoptysie dite nerveuse, mise en lumière surtout par les expérimentateurs (Brown-Sequard, Nothnagel), qui a son point de départ dans une lésion du système nerveux et qui se réalise souvent en clinique dans l'hystérie. Woillez a appelé l'attention sur ces hystériques sujettes à des hyperhémies pulmonaires ; il rapporte qu'il a donné des soins à une jeune dame hystérique très anémique, très amaigrie, en proie à une dyspnée vive et toussant d'une toux sèche. Elle présentait sous la clavicule droite et au niveau de la fosse sus-épineuse du même côté une submatité manifeste avec respiration forte, soufflante, de l'expiration prolongée. Or cette toux et ces signes disparurent complètement avec l'amélioration survenue dans l'état général. « Il y avait eu là certainement, dit Woillez, une hyperhémie du poumon, qui s'était dissipée avec la guérison de l'anémie et l'amélioration des symptômes nerveux. » Ces hyperhémies d'origine nerveuse vont souvent jusqu'à l'hémoptysie, et dernièrement encore Debove en a rapporté quelques exemples (1).

Ainsi donc les hystériques si sujettes à la dyspnée et à l'aphonie nerveuses présentent encore des hémoptysies de même ordre. Mais l'exagération de la dyspnée, dont l'examen de la poitrine ne rend pas compte, les signes pathognomoniques de l'hystérie (hémi-anesthésie, etc,), engageront à se mettre en garde et à ne pas faire découler le diagnostic du seul fait de l'existence de ces hémoptysies.

Le sang peut provenir en outre des parties supérieures du conduit alimentaire, bouche, pharynx, estomac, et telle est l'importance attachée au rejet du sang par la bouche, comme signe de tuberculisation, que même dans ces cas des erreurs graves ont été commises. Nous avons été fréquemment consultés par des individus que la vue du sang ainsi rendu avait vivement impressionnés. Ce sang était mélangé à un liquide filant. En examinant ce liquide, nous découvrions facilement tous les caractères de la salive, dont la teinte sanguinolente s'expliquait par une congestion momentanée ou une ulcération des gencives.

Nous avons vu l'angine glanduleuse être accompagnée d'un léger crachement de sang, et l'affection simuler d'autant mieux un commencement de phtisie qu'il existait une toux continue, pénible, et quelques symptômes généraux (inappétence, amaigrissement) plutôt occasionnés, il est vrai, par l'appréhension d'une maladie grave des poumons que par l'angine glanduleuse elle-même. L'examen du pharynx permet souvent, en pareil cas, de constater le point d'où suinte le

(1) Debove, *Bull. de la Soc. méd. des hôp.*, 1885.

sang, en même temps qu'il démontre quelquefois une sorte de congestion généralisée du pharynx et même la dilatation variqueuse de quelques veines superficielles.

Si le sang vient de l'estomac, il sera facile d'en reconnaître la source à sa couleur noirâtre, tandis que le sang de l'hémoptysie est rouge, écumeux, à la présence de quelques matières alimentaires rejetées en même temps, à la teinte noirâtre des garde-robes, à l'existence antérieure des signes d'une affection de l'estomac, à l'absence de râles sous-crépitants perçus dans l'hémoptysie, etc. Malgré tout, on rencontre quelquefois, il faut en convenir, des cas embarrassants. Le sang, dans l'hémoptysie, peut être noir et non écumeux, si, versé abondamment et rapidement dans les bronches, il n'a pu être brassé avec l'air, ou si, rendu en plus petite quantité, il a séjourné quelque temps dans les tuyaux bronchiques; d'un autre côté, un ulcère de l'estomac peut être le point de départ d'une hémorrhagie abondante survenue sans symptômes gastriques préalables. Le mélæna peut faire défaut dans l'hématémèse et s'observer dans l'hémoptysie par suite du passage du sang des bronches dans l'estomac; en outre la coloration noire des garde-robes peut dépendre de médicaments, tels que le perchlorure de fer, administrés pour arrêter l'hémorrhagie. Dans quelques cas, les râles sous-crépitants ont disparu de la poitrine au moment où l'on examine le malade, et le médecin se trouve privé d'un renseignement précieux lorsque des doutes existent sur la source de l'hémorrhagie.

D'après ce qui précède, on voit que l'hémoptysie, pour ne parler que des cas où le sang vient des bronches, est un symptôme qui se rencontre dans plusieurs états morbides fort différents de la tuberculisation, à tel point que le professeur Trousseau a pu émettre sans paradoxe la proposition suivante : « Si l'on veut supputer tous les cas d'hémorrhagies pulmonaires que nous rencontrons, je ne dis pas seulement dans la pratique des hôpitaux, mais même dans celle de la ville, on verra que ces accidents se rattachent aussi souvent à des affections étrangères à la tuberculisation qu'à la tuberculisation elle-même. » Il en résulte cette conséquence, au point de vue du diagnostic, que l'hémoptysie n'a pas par elle-même de valeur absolue, et qu'elle ne peut être rapportée à sa vraie cause qu'après une étude sévère et minutieuse de toutes les circonstances concomitantes, âge, sexe, maladies antérieures, conditions étiologiques, etc., et surtout après un examen approfondi de l'état des organes.

Comme l'hémoptysie, *la toux* dans la phtisie se manifeste en général à une époque où il n'existe encore aucun signe local capable d'en déterminer la valeur précise. Les difficultés du diagnostic sont d'autant plus sérieuses que quelquefois la toux peut se montrer avec les mêmes caractères de persistance et les mêmes phénomènes généraux, non seulement dans des affections pulmonaires qui n'ont rien de commun avec la tuberculose, mais encore dans des maladies étrangères aux organes de la respiration.

L'un de nous a eu occasion de donner des soins à un jeune homme de vingt-un ans, atteint depuis près de six mois d'une toux opiniâtre à laquelle s'était jointe, depuis quelque temps, une maigreur véritablement squelettique. Le malade avait déjà consulté plusieurs médecins qui n'avaient pas, en présence de ces deux symptômes, hésité à admettre la phtisie et avaient conseillé des moyens propres à combattre cette maladie, tels que huile de foie de morue, vésicatoires, etc. L'examen de la poitrine, fait avec le plus grand soin, ne dénotait cependant aucun symptôme particulier; la respiration s'entendait avec une grande pureté sous les clavicules et dans toutes les régions de la cage thoracique. Évidemment, s'il se fût agi de phtisie, une toux aussi ancienne, une maigreur aussi prononcée, n'auraient pu s'expliquer que par des lésions avancées et reconnaissables par les moyens physiques d'exploration.

En recherchant si quelque autre cause n'aurait pu déterminer les accidents observés chez ce jeune homme, on apprit qu'il avait rendu à plusieurs reprises par l'anus des fragments de ver solitaire. Un vermifuge fut administré qui provoqua l'expulsion incomplète d'un tænia. Nous perdîmes le malade de vue, mais nul doute que la toux ne fût causée par ce tænia. C'était un exemple frappant de ces actions réflexes par excitation de l'intestin. On connaît bien les effets produits par les entozoaires sur l'encéphale et en particulier les accidents convulsifs signalés par Legendre (1). On connaît moins l'effet réflexe sur le poumon, et à ce titre le fait qui précède nous paraît digne d'intérêt.

Une observation analogue a été rapportée par Graves, dans ses leçons cliniques. Une jeune dame, qui demeurait près de Dorset-Street, présentait tous les signes d'une bronchite grave. Les accès de toux duraient pendant quatre heures avec une violence extraordinaire; la toux était sèche, sonore, creuse; elle revenait toutes les cinq ou six secondes, le jour aussi bien que la nuit, pendant le sommeil comme pendant la veille. Cette toux était si violente, qu'elle menaçait à chaque instant, selon l'expression vulgaire, de déchirer la poitrine de la malade; ses amis étaient étonnés qu'elle pût supporter des secousses aussi prolongées et aussi terribles. Il est de fait que cette dame ne perdait pas de son embonpoint; elle n'avait pas de fièvre, et l'auscultation ne faisait entendre que les râles ordinaires de la bronchite sèche. Cette

(1) Legendre, *Archiv. gén. de méd.*, 1850.

jeune lady fut saignée ; on lui mit des sangsues, des vésicatoires ; on lui fit prendre la solution stibiée, mais on ne put lui procurer le moindre soulagement. Renonçant alors aux antiphlogistiques, nous nous sommes adressés aux antispasmodiques et nous les avons prescrits sous toutes les formes que notre imagination pouvait nous suggérer ; même insuccès. Nous avons épuisé la liste des narcotiques, et nous avons successivement essayé de la ciguë, de la jusquiame, de l'opium, de l'acide prussique ; nous n'avons rien obtenu.

Désarmé, nous avons jugé le cas au-dessus des ressources de l'art, et nous avons cessé nos visites. Quelque temps après, je rencontrai le Dr Shekleton et je m'informai de notre malade ; je ne fus pas peu surpris d'apprendre qu'elle était en parfaite santé. Elle avait été guérie du premier coup par une vieille femme. Ce praticien d'un nouveau genre, qui était depuis longtemps attaché à la famille, avait conseillé de faire prendre à la malade un mélange d'huile de Castor, pour la délivrer d'une colique dont elle avait été atteinte subitement ; deux ou ou trois heures après, la jeune dame rendit une masse considérable de tænia ; de ce moment tous les symptômes d'irritation pulmonaire avaient disparu.

Signalons encore la *toux gastrique* simulant la phtisie, sur laquelle les médecins anglais ont surtout appelé l'attention. Nous ne pouvons en donner une meilleure idée qu'en reproduisant ici la description suivante, empruntée à la clinique médicale de Trousseau.

« L'état cachectique dans lequel tombent quelquefois les individus depuis longtemps affectés de dyspepsie, en impose fréquemment et fait croire à l'existence d'une diathèse de mauvaise nature. L'idée d'une phtisie tuberculeuse se présente à l'esprit, et cette idée prend naissance à d'autant plus juste titre que la toux est un phénomène qui accompagne souvent les troubles gastriques, toux sèche, se produisant par secousses isolées ou par quintes pressées avec sentiment très pénible de strangulation et d'angoisse, arrivant encore par paroxysmes périodiques, à certaines heures de la journée, principalement le soir. Cette toux gastrique donne des inquiétudes sérieuses sur l'état de la poitrine, que ne parvient pas toujours à dissiper complètement l'assurance que l'on a pu acquérir par des examens répétés qu'il n'y a pas de signes de tuberculisation. Cette préoccupation est d'autant plus légitime en apparence que la toux, l'amaigrissement, l'état de faiblesse qui l'accompagne, coïncident fréquemment avec des douleurs névralgiques occupant les parois thoraciques, spécialement le dos, d'où elles irradient sur les côtes. Bien que l'absence de diathèse tuberculeuse enlève, dans ces cas, à la gravité du pronostic, il faut être prévenu que cette dyspepsie arrivée à ce dernier degré (*phtisie dyspeptique*) comporte, pour sa part, un danger sérieux. »

Dans d'autres circonstances, la toux est sous la dépendance de l'*hystérie*, et cette toux peut acquérir une intensité telle, qu'elle finit par inspirer de vives inquiétudes aux parents et au médecin lui-même, quoique l'examen de la poitrine ne révèle aucun sysptôme appréciable ni à l'auscultation ni à la percussion. Nous avons eu occasion de rencontrer quelques-uns de ces cas chez des jeunes filles douées d'une constitution nerveuse, ou ayant présenté antérieurement des accès d'hystérie ; l'un des faits les plus remarquables en ce genre qu'il nous a été donné d'observer est relatif à une jeune personne qui nous avait été adressée par l'un des médecins les plus distingués de Chartres, le Dr Rocque. Depuis trois mois Mlle X... était atteinte d'une toux qui avait résisté à tous les moyens employés. Cette toux était sèche, sonore, éclatante de timbre; c'était une véritable convulsion laryngée qui se répétait de vingt en vingt secondes, se suspendant pendant quelque temps chaque fois que l'attention de la malade était fortement fixée, et cessant complètement pendant le sommeil. L'examen du thorax permettait de constater l'intégrité parfaite du murmure vésiculaire. La santé générale était, du reste, bonne; la menstruation continuait à se faire régulièrement. Nous pensâmes, comme Rocque, que cette toux était purement nerveuse, et nous ordonnâmes l'hydrothérapie, les préparations ferrugineuses et surtout le changement d'air... L'événement prouva que telle était bien la nature de cette toux, malgré l'opinion de plusieurs médecins qui inclinaient vers l'idée d'une phtisie commençante.

Au mois d'avril 1860, dix mois environ après le début des accidents, sous l'influence d'une vive émotion, survint une attaque d'hystérie franche, suivie, au bout de cinq semaines, d'une seconde crise parfaitement caractérisée et observée par Rocque lui-même. La toux disparut le lendemain de la seconde attaque et ne se manifesta plus depuis lors, mais elle fut remplacée par d'autres phénomènes nerveux passagers, hémiplégie, névralgie intercostale, asphyxie locale des doigts, etc. A partir de ce moment, la santé s'est complètement rétablie et n'a plus été troublée. Jamais Rocque n'a constaté le moindre phénomène morbide du côté de la poitrine.

Voilà, certes, un cas de toux hystérique bien caractérisé, dans lequel la toux a précédé les autres phénomènes nerveux. Si cette circonstance a pu rendre le diagnostic un peu plus difficile au début, en revanche la nature même de la toux, qui était sèche, sonore, incessante, sa disparition complète pendant le sommeil, la conservation de la santé générale, l'intégrité absolue et persistante du murmure respiratoire ont permis d'affirmer qu'il ne s'agissait pas d'une affection tuberculeuse.

Les difficultés sont plus grandes lorsqu'à la toux se joignent des symptômes généraux graves, tels que fièvre, vomissements, inappétence, amaigrissement, etc. En pareil cas, les appréhensions sont légitimes, et le diagnostic n'est souvent éclairé que par l'influence heureuse et immédiate du traitement par excellence de la toux hystérique, le déplacement.

Dans un mémoire fort intéressant présenté à la Société des hôpitaux par Lasègue (De la toux hystérique, *Bullet. de la Soc.* 1855), on lit l'observation suivante : Mlle C..., âgée de dix-sept ans, d'une bonne santé habituelle, quoique d'une apparence délicate, est fille d'une mère sujette à des tics convulsifs de la face ; elle est bien réglée, n'a jamais eu d'attaque d'hystérie proprement dite, mais présente tous les attributs de la prédisposition hystérique. Au mois de mai 1852, elle commence à tousser ; la toux, jugée insignifiante pendant les premiers jours, devient d'une telle fréquence qu'elle inquiète la famille ; la malade tousse à peu près sans interruption tout le jour ; la nuit, le sommeil procure un calme absolu ; la toux est sèche, vive, stridente, aiguë, elle s'entend à d'assez grandes distances, et se répète avec un rythme presque invariable. Les médications les plus variées, les bains, les affusions froides, les antispasmodiques, sont conseillés, employés avec persistance, sans modifier ni la nature ni la fréquence de la toux. D'ailleurs la respiration s'exécute de manière à ne laisser aucun doute sur l'intégrité des fonctions pulmonaires ; la gorge n'est pas rouge ou douloureuse, la voix n'est pas changée. Les choses durent ainsi tout pendant mai et juin ; dans les premiers jours de juillet il survient de la fièvre ; la digestion était déjà laborieuse, l'appétit presque nul ; des vomissements se déclarent, et les aliments sont rejetés une heure environ après le dîner ; il n'en est pas de même après le premier repas. La santé générale paraît compromise assez gravement pour que Trousseau exige le départ immédiat de la malade pour le midi ; son conseil est suivi. Arrivée à Orléans, après trois heures de voyage, la malade, fatiguée, y passe la nuit dans un hôtel. Le jour même, les vomissements cessent, la nuit est bonne, sans fièvre ; le lendemain, la toux a disparu. La guérison était complète et depuis lors s'est maintenue. L'absence a d'ailleurs été prolongée plusieurs mois.

Nous venons de montrer combien la toux hystérique diffère, en général, de la toux tuberculeuse, et combien son pronostic offre peu de gravité. Nous devons faire, cependant, quelques réserves. Nous avons vu un certain nombre de jeunes filles qui, après avoir présenté, pendant plusieurs années, une toux manifestement hystérique, ont fini par devenir phtisiques. Nous nous rappelons, entre autres, une jeune malade qui présentait, comme symptômes hystériques, une toux opiniâtre alternant avec un éternuement incessant (1000 à 1200 fois dans l'espace d'une demi-heure) et chez laquelle nous vîmes plus tard se développer la tuberculisation pulmonaire. Sans doute, dans ce cas et dans les cas analogues, il est permis de penser que la phtisie a été une complication sans lien nécessaire avec l'hystérie; mais n'est-on pas aussi en droit de se demander jusqu'à quel point un trouble prolongé de l'innervation du poumon n'a pas pu conduire au trouble matériel de l'organe. Ce n'est pas seulement chez les femmes que l'on peut rencontrer des toux qui simulent la tuberculisation commençante; on voit les mêmes phénomènes se produire chez les hommes à la suite d'émotions morales persistantes. Les médecins militaires ont journellement l'occasion de constater les toux nerveuses chez des jeunes soldats déprimés par la nostalgie, et l'appréhension d'une maladie organique des poumons est d'autant plus légitime que la toux est souvent accompagnée d'inappétence, d'amaigrissement et d'un grand affaiblissement, jusqu'au jour où, sous l'influence d'une bonne parole, la joie faisant place à la tristesse, les forces et l'appétit renaissent, en même temps que la toux cesse comme par enchantement.

L'*aphonie* est si souvent un symptôme de la phtisie pulmonaire, que, lorsqu'elle se manifeste chez un individu qui présente en même temps de la toux et un amaigrissement marqué, l'idée de la tuberculisation s'impose immédiatement à l'esprit, alors même qu'on ne constate que des phénomènes nuls ou insignifiants du côté de la poitrine.

Nous avons eu l'occasion de voir un malade dont la figure pâle et le corps amaigri dénotaient une profonde souffrance de l'économie; la voix était complètement éteinte; il y avait de la dypsnée accompagnée d'un peu de toux sans expectoration. Aux sommets des poumons, la respiration était rude et légèrement soufflante. Plusieurs des médecins qui avaient donné des soins à ce malade étaient persuadés qu'il était phtisique, tout en constatant une sorte de désaccord entre les symptômes thoraciques, d'une part, les symptômes vocaux et généraux, d'autre part. Le malade mourut, et à l'autopsie on constata l'absence de tuberculisation. Les poumons étaient seulement congestionnés, mais il existait une petite tumeur cancéreuse en arrière du larynx, du côté gauche, tumeur qui avait sans doute comprimé le récurrent de ce côté ou plutôt repoussé le larynx de manière à rapprocher les deux lames du cartilage thyroïde et à empêcher les vibrations des cordes vocales. Celles-ci étaient pâles, parfaitement saines.

Dans d'autres circonstances, moins rares, l'aphonie est le résultat d'une compression sur le nerf récurrent par une tumeur située, non plus au voisinage du larynx, mais dans l'intérieur de la poitrine, un anévrysme de l'aorte, par exemple. En pareil cas, la toux qui existe fréquemment, l'expectoration souvent abondante et muco-purulente, l'oppression continue, les accès de suffocation qui se montrent de temps en temps, tous ces symptômes sont bien propres à induire le praticien en erreur et à lui suggérer l'idée d'une phtisie laryngée avec œdème de la glotte survenue dans le cours d'une tuberculisation chronique. Plus d'une fois la méprise a été commise même par des médecins expérimentés, et l'on cite des malades chez lesquels l'opération de la trachéotomie a été pratiquée pour remédier aux accidents graves de suffocation que l'on croyait dus à un gonflement des replis aryténo-épiglottiques. Un examen attentif de la poitrine préviendra le plus ordinairement l'erreur que nous signalons. Cet examen permettra souvent de constater les signes d'une tumeur intrathoracique, en même temps que l'absence des phénomènes de la tuberculisation. Le laryngoscope viendra d'ailleurs puissamment en aide au diagnostic, en démontrant l'intégrité des cordes vocales et des replis aryténo-épiglottiques.

C'est ici le lieu d'insister sur le diagnostic de la *phtisie laryngée.*

Le diagnostic de la tuberculose du larynx à son début est souvent d'une extrême difficulté. Il est absolument impossible à établir sans examen laryngoscopique ; et même avec le secours du miroir, les médecins les plus familiarisés avec l'usage du laryngoscope ne peuvent pas toujours parvenir à l'établir d'une façon certaine. Le début de la tuberculose laryngée à forme aiguë ou subaiguë ressemble en effet beaucoup, tant par les symptômes que par les signes objectifs, à une laryngite simple. L'anémie pharyngienne, le siège de la congestion laryngée à sa partie postérieure, le gonflement des glandes de la région inter-aryténoïdienne sont les signes sur lesquels on s'appuiera pour étayer la diagnose. On devra toujours penser à l'érythème syphilitique, qui siège sur la partie antérieure des cordes, ou sur leur bord libre, quelquefois sur toute leur étendue, et est d'une couleur rouge sombre. Il faudra se garder de le confondre avec la tuberculose. Si l'on trouve une paralysie bilatérale des adducteurs des cordes vocales, il faudra d'abord éliminer l'hystérie avant de l'attribuer à la tuberculose. Les paralysies syphilitiques secondaires, presque toujours unilatérales, seront assez faciles à reconnaître ; et d'ailleurs elles sont relativement rares.

Les laryngites du début de la tuberculose laryngée à forme chronique sont encore plus difficiles à distinguer de la laryngite chronique simple. Lorsque la tuméfaction de la région aryténoïdienne n'existe pas, que la rougeur des cordes vocales n'est pas limitée à leur partie postérieure, le diagnostic est souvent impossible à établir d'après l'aspect des lésions. L'auscultation attentive du malade, et l'étude de la marche de la laryngite, permettent seules de conclure à la spécificité.

Lorsque l'affection, quelle que soit sa forme, est parvenue à sa période d'évolution, le diagnostic laryngoscopique devient moins difficile, et l'étude attentive des symptômes, qui doit toujours précéder cet examen, permet déjà, dans beaucoup de cas, de soupçonner la nature de la maladie. C'est surtout avec la laryngite syphilitique qu'il importe d'établir le diagnostic, car celle-ci est essentiellement curable et guérit d'autant mieux que le traitement spécifique est institué plus près du début. D'un autre côté, il faudrait se garder d'instituer ce traitement, toujours fatigant pour un tuberculeux, s'il était avéré que la laryngite est bien de nature bacillaire. Ce diagnostic différentiel, bien étudié, par Moure dans sa thèse inaugurale, s'appuie à la fois sur l'examen des troubles fonctionnels et l'aspect laryngoscopique des lésions. La voie, enrouée d'abord, puis éteinte dans la phtisie laryngée, est presque toujours conservée, plus ou moins rauque, dans la laryngite syphilitique.

Le syphilitique du larynx ne tousse pas d'ordinaire, sinon lors des accidents tardifs. Encore la toux est-elle peu fréquente, et l'expectoration, quand elle existe, c'est-à-dire dans les cas d'accidents tardifs, est peu abondante, purulente et quelquefois striée de sang. La douleur est nulle dans le cas de syphilis récente ; elle est vive à la vérité dans les cas de syphilis ancienne avec des lésions ulcéreuses profondes, mais alors elle est surtout accusée à la pression et plus marquée pendant la nuit, ce qui n'arrive pas dans la tuberculose laryngée. De plus les syphilitiques out très rarement de la dysphagie. Au contraire ils ont d'ordinaire les ganglions cervicaux engorgés et indolents, ce qui est rare chez les phtisiques. Enfin, la sténose laryngée est de règle dans les laryngites syphilitiques tertiaires abandonnées à elles-même, tandis qu'elle manque dans un grand nombre de cas de tuberculose laryngée à forme chronique. On voit qu'il existe, dans ces troubles fonctionnels. des différences assez marquées ; mais ce sont les signes objectifs qui donnent les meilleurs renseignements. L'examen du pharynx ne doit pas être négligé ; alors que le pharynx et le voile sont normaux ou plus rouges que la normale dans la plupart des cas de laryngites syphilitiques, ces régions sont au contraire manifestement anémiées chez les tuberculeux. Les syphilides érosives (plaques muqueuses) du larynx sont entourées d'un liseré inflammatoire rouge vif ; elles font saillie à la surface de la muqueusé, avec une dépression centrale ; tandis que les érosions tuberculeuses récentes, si elles ont l'aspect grisâtre des plaques muqueuses, ne font pas de saillie, ont des bords confus et mal délimités et coïncident d'ordinaire avec une rougeur diffuse des parties voisines. Plus tard, lorsque les ulcérations sont constituées, elles sont d'ordinaire en certain nombre, « de forme ovalaire ou presque ronde, à bords déchiquetés, ramollis, souvent recouvertes de bourgeons charnus et de végétations polypiformes. Le fond est grisâtre, sale, recouvert de pus de mauvais aspect, mal lié. » (Moure). Le pus recouvre quelquefois toute la surface ulcérée au point de lui donner l'aspect d'un crachat qui se serait arrêté au larynx. Les ulcérations syphilitiques tertiaires sont au contraire uniques, ou très peu nombreuses; leur forme est irrégulière et elles sont serpigineuses. Les bords, indurés, taillés à pic, sont entourés d'un liseré inflammatoire, tandis que le fond, grisâtre, plus ou moins sanieux, est recouvert de pus assez lié. Elles siègent plus souvent à l'épiglotte et à ses replis, et ne s'étendent que plus tard aux autres régions, tandis que les ulcérations tuberculeuses siègent surtout à la région aryténoïdienne et à la partie postérieure des cordes vocales inférieures. On ne confondra pas les tubercules du larynx, petites tumeurs grisâtres, d'aspect opalin, transparent, avec les gommes syphilitiques, tumeurs volumineuses, jaunâtres, faisant saillie sous la muqueuse. On se rappellera que le gonflement inflammatoire lié à la syphilis est de couleur sombre, rougeâtre, souvent circonscrit aux cordes supérieures ou à l'épiglotte; tandis que l'infiltration tuberculeuse, œdémateuse ou pseudo-œdémateuse, est d'ordinaire pâle et souvent d'aspect gélatineux. De même, les végétations syphilitiques sont d'une couleur rouge-vif et non pas pâles ou simplement rosées comme les végétations tuberculeuses. Malgré le nombre et l'importance des signes différentiels, le diagnostic est dans quelques cas extrêmement difficile et peut même être impossible. Il ne faut pas oublier en effet que la syphilis et la tuberculose peuvent coexister sur le même sujet, sur le même larynx. Schnitzler a recemment attiré l'attention sur ce point, et, rappelant que la syphilis a une prédilection particulière pour les larynx déjà malades, a cité des cas où les ulcérations syphilitiques ont pu changer entièrement de caractères, et subir de véritables transformations en ulcérations tuberculeuses. La possibilité d'une simple coïncidence doit toujours nous mettre en garde sur la nature possible d'une ulcération cicatrisée, les cicatrices par ulcérations syphilitiques ou tuberculeuses ayant a peu près le même aspect.

Nous ne nous arrêterons pas sur le diagnostic différentiel de la tuberculose avec le cancer intrinsèque du larynx, affection rare, presque toujours unilatérale, donnant lieu à des signes qui n'en rendent le diagnostic difficile qu'au début; mais même alors il n'y a pas de confusion possible avec la phtisie laryngée. Quant aux papillômes, leur siège ordinaire à la partie antérieure du larynx, leur marche, la conservation du bon état général, sont des signes qui ne permettent pas de les prendre pour des végétations tuberculeuses. Nous ne parlerons également de la morve et de la lèpre que pour mémoire.

Nous ne pouvons passer sous silence les faits de *compression des* bronches par des tumeurs ganglionnaires de nature différente (adénite caséeuse ou phtisie bronchique, hypertrophie généralisée simple ou adénie, hypertrophie mélanique, engorgement cancéreux, etc.). Les symptômes qui résultent de cette compression offrent une grande analogie avec ceux de la tuberculisation pulmonaire, mais néanmoins les deux maladies peuvent être distinguées aux caractères suivants : dans le cas de compression, dyspnée croissante avec accès de suffocation, toux habituellement sèche ou suivie d'une expectoration spumeuse, hoquets, vomissements, respiration suspirieuse, douleur plus ou moins vive au niveau du sternum, douleur souvent augmentée par l'ingestion des aliments, qui accroît également la gêne respiratoire, ainsi que l'a noté le Roy de Méricourt (1), dans une intéressante observation, exagération de la sonorité thoracique à la percussion, faiblesse du murmure vésiculaire dans l'un des côtés de la poitrine, quelquefois dans les deux, gros râle vibrant, rude, comme métallique, parfaitement décrit par Barthez et Rilliet (2), et observé également par Fonssagrives (3), Bonfils (4), Woillez, Le Roy de Méricourt, etc., qui tous lui accordent une valeur presque pathognomonique.

Jusqu'ici, nous venons de passer en revue des états morbides qui, à l'exception de la phtisie laryngée, ne déterminent aucun symptôme appréciable du côté des poumons et qui peuvent, par conséquent, être confondus avec la tuberculisation commençante dans laquelle l'auscultation ne fournit également que fort peu de renseignements. Nous allons maintenant chercher à différencier la phtisie pulmonaire chronique d'autres affections qui ont pour siège les organes respirateurs et se traduisent par des signes stéthoscopiques plus nettement accusés.

Si les signes physiques sont limités à un ou aux deux sommets pulmonaires, le seul fait de cette limitation a souvent à lui seul une valeur capitale qui met à néant toutes les hésitations. Et encore n'y a-t-il là rien d'absolument décisif. La phtisie ne produit souvent au début qu'une faiblesse de l'inspiration avec expiration rude et prolongée. Or on sait que la respiration n'est pas égale à droite et à gauche, que chez certains sujets la différence est assez accusée. D'autre part, comme l'enseignait le professeur Lasègue, les caractères normaux de la respiration aux sommets pulmonaires sont parfois modifiés par la coexistence de lésions de la base : ainsi des fausses membranes pleurétiques anciennes, comprimant plus ou moins une certaine étendue de la partie inférieure du poumon produiront une

(1) Le Roy de Méricourt, *Bull. de la Soc. méd. des hôp.*, 1860.
(2) Rilliet et Barthez, *Traité des mal. des enfants*, t. III, p. 627, 2e édit.
(3) Fonssagrives, *Arch. gén. de méd.*, 1861.
(4) Bonfils, *Bull. de la Soc. méd. d'obst.*, 1857-1858.

respiration compensatrice à la partie supérieure de l'organe, respiration dont la rudesse et la prolongation anormales éveilleront des inquiétudes à l'endroit de la phtisie, et avec d'autant plus d'apparence de raison que nul n'ignore les relations intimes de la pleurésie avec la phtisie pulmonaire. Ici l'auscultation des sommets ne saurait juger en dernier ressort, elle devra être corroborée par tous les autres moyens dont dispose le médecin.

Parmi les maladies pulmonaires à signes stéthoscopiques nettement accusés, qu'on pourrait confondre avec la phtisie pulmonaire, en première ligne se trouve la bronchite aiguë.

La bronchite *aiguë* commence bien souvent comme la tuberculisation, et cela doit être, quand on réfléchit que d'ordinaire c'est un refroidissement qui a occasionné la laryngo-bronchite à laquelle succèdent les symptômes de la phtisie pulmonaire. Il pourra donc être très difficile, pendant un certain temps, de savoir s'il s'agit d'une bronchite simple, passagère, ou bien d'une bronchite tuberculeuse durable. Plus tard la persistance de la toux sera une circonstance qui pourra faire supposer que la bronchite est entretenue par une cause particulière. L'apparition de vomissements après la toux constituera un autre signe de présomption très important. Le siège et la nature des râles perçus fourniront de leur côté de précieux renseignements. On sait que, le plus ordinairement, c'est des deux côtés de la poitrine, particulièrement en arrière et à la base, que l'on constate les ronchus divers de la bronchite aiguë, surtout les râles sonores et les râles sous-crépitants. Dans la bronchite tuberculeuse, ces râles se fixent, se concentrent sur les régions supérieures du thorax, et le plus souvent sur un seul côté. Toutes les fois donc qu'un individu tousse depuis un certain temps, que sa toux est suivie de vomissements et qu'à l'auscultation on perçoit quelques râles vibrants ou bullaires exclusivement aux sommets, la bronchite que révèlent ces râles doit être tenue pour suspecte. Le soupçon se change presque en certitude, si ces phénomènes locaux sont accompagnés de symptômes généraux tels qu'amaigrissement, perte des forces, sueurs nocturnes, inappétence, etc., si quelques antécédents héréditaires peuvent faire craindre le développement de la tuberculisation, si des hémoptysies se sont manifestées à une époque antérieure.

Le cancer du poumon, qui occupe ordinairement la base ou la partie moyenne du poumon, siège parfois au sommet et, alors, tant qu'il n'est pas ramolli, il sera confondu avec l'infiltration tuberculeuse commençante. Mais dans le cancer la matité est plus considérable, la dyspnée et les douleurs sous-claviculaires plus vives; il y a souvent concurremment des signes de compression centripète, tels que la suppression graduelle de la respiration du côté malade; l'expectoration est rare, fait même complètement défaut et, lorsqu'elle existe, ou bien elle est sans caractères ou bien elle se compose de sang pur ou bien encore elle est constituée par des crachats rosés, tremblotants, comparés à de la gelée de groseille. Exceptionnellement, on note l'existence d'un ganglion sus-claviculaire dont l'importance diagnostique a été surtout mise en lumière par Béhier; dans la phtisie, les ganglions tuméfiés les plus voisins du sommet pulmonaire qu'on puisse rencontrer sont des ganglions sous-maxillaires. D'après Sidney Ringer et Walter Rickardt, il n'y aurait pas d'élévation anormale de la température. Cependant Darolles rapporte un certain nombre d'observations de cancer pulmonaire où la température dépassa la normale pendant toute la durée de la maladie. Quoi qu'il en soit, il faut toujours se rappeler que dans la phtisie, même au début, le tracé thermique dénote habituellement une certaine élévation vespérale et, dans tous les cas douteux qui ont été signalés plus haut, l'emploi du thermomètre ne devra jamais être négligé et fournira souvent un utile appui. Comme le cancer pulmonaire détermine souvent la production de souffle tubaire et de râles humides, nous reviendrons encore plus tard sur ce point de diagnostic.

La phtisie commençante se cache aussi sous la forme d'une pleurésie. Si la pleurésie est sèche, limitée au sommet, le fait seul de cette limitation donne la quasi-certitude qu'il s'agit en réalité de phtisie, bien que la pleurésie sèche limitée au sommet ne soit pas tuberculeuse de toute nécessité; si la pleurésie est généralisée, sèche ou avec épanchement, le problème se complique, mais n'est pas insoluble.

Le plus souvent, la pleurésie du début de la phtisie ne s'accompagne pas d'épanchement ou ne produit qu'un épanchement médiocre. D'autre part, dans la pleurésie tuberculeuse, la fièvre prend l'allure de la fièvre hectique; l'amaigrissement est rapide; la toux détermine souvent le vomissement; l'expectoration est quelquefois teintée de sang. L'examen du sommet pulmonaire du même côté que la pleurésie n'est pas d'un grand secours, car, ainsi que nous l'avons déjà dit, la seule présence du liquide et de fausses membranes comprimant le poumon modifie la respiration du sommet. Au contraire, l'examen du sommet opposé fournira une lumière décisive, s'il fait reconnaître l'existence d'une infiltration tuberculeuse.

Un épanchement pleurétique double est le plus souvent symptomatique d'une maladie générale; il ne reste plus, l'épanchement étant constaté, qu'à établir quelle est cette maladie générale, ce qui se pourra faire au moyen des commémoratifs, de l'examen des autres organes, de l'aspect général du malade. La nature du liquide ne fournit pas grande indication, puisqu'il est souvent séreux, au moins pendant les premiers temps. Quelquefois il est sanguinolent (R. Moutard-Martin), il est certain alors qu'il est secondaire.

D'autres manifestations de la tuberculose permettront le plus souvent de ne pas confondre cet épanchement sanglant du cancer de la plèvre ou du cancer pleuro-pulmonaire.

Nous rappellerons ici que jusqu'à présent on n'a pas décelé microscopiquement le bacille dans le liquide des pleurésies tuberculeuses, lorsque ce liquide est séreux, qu'on ne le rencontre que dans le liquide purulent.

Nous rappellerons aussi que Gombault et Chauffard, en inoculant le liquide séreux de ces pleurésies à des cobayes, y ont produit une infection tuberculeuse. Le diagnostic dans certaines circonstances utilisera cette donnée de médecine expérimentale.

D'ailleurs chaque fois que le diagnostic se présente complexe et indécis, les éléments de jugement seront recherchés dans tous les sens et on n'omettra point de fouiller minutieusement les commémoratifs, les antécédents héréditaires ou personnels du malade. La conformation spéciale de la poitrine des individus prédisposés à la phtisie, les doigts hippocratiques qui s'observent souvent dès le début, précédant d'assez longtemps les lésions pulmonaires manifestes, en un mot, l'habitus extérieur fournira à l'enquête de précieux renseignements.

La spirométrie donnerait, au dire de certains auteurs, d'excellents indices. La diminution de la capacité respiratoire est une des premières conséquences de la phtisie pulmonaire; or, d'après Hutchinson, cette diminution serait appréciable au spiromètre avant l'apparition de tout signe physique. Toutefois il faut savoir que des causes multiples faussent les indications; il suffit du moindre obstacle au jeu des muscles inspirateurs, du moindre trouble nerveux, pour changer notablement les chiffres obtenus dans une même condition morbide.

Grancher (1) et son élève Netter (2) ont étudié particulièrement le diagnostic différenciel entre la pleurésie simple et la pleurésie associée à la tuberculose du sommet pulmonaire.

Lorsque le tympanisme sous-claviculaire s'accompagne d'une augmentation des vibrations vocales et qu'il existe en même temps une respiration anormale et surtout la *respiration faible*, cette combinaison des signes physiques peut être appelée *schème* ou *tympanisme de congestion;* cette congestion étant le plus souvent, mais non constamment d'origine tuberculeuse (Grancher).

(1) Grancher, *Rapport du tymp. sous-clavicul. avec les signes physiques au point de vue du pronos. des épanch. pleur.* (*Soc. méd. hôp.* 1882).

(2) Netter, Thèse, 1884.

§ 2. — Diagnostic à la seconde période.

La seconde période de la phtisie pulmonaire se caractérise à l'auscultation par l'existence des râles humides sous-crépitants et du souffle tubaire ; elle se caractérise aussi par l'accroissement des phénomènes généraux, et en premier lieu la fièvre et l'amaigrissement. Alors la phtisie sera confondue surtout avec des maladies qui produisent au sommet pulmonaire les râles sous-crépitants et le souffle et s'accompagnent aussi d'un état cachectique analogue à celui de la phtisie confirmée.

Au nombre de ces états morbides, il faut placer la congestion pulmonaire, non pas cette congestion symptomatique qui est elle-même le résultat d'une autre affection, d'une maladie du cœur, par exemple, et qui, étant caractérisée par une vive oppression, de la toux, des crachements de sang, des râles sous-crépitants, peut être prise, ainsi que nous en avons été souvent témoins, pour une phtisie pulmonaire ; mais une congestion en quelque sorte primitive et fixée dans les lobes supérieurs du poumon. Briau (1) a rapporté dans les *Annales d'hydrologie médicale* plusieurs faits de diagnostic difficile qu'il avait observés aux Eaux-Bonnes et qu'il fait rentrer dans la classe des congestions chroniques du poumon.

On doit établir tout d'abord que la présence des râles humides au sommet d'un poumon tuberculeux n'annonce pas forcément que la maladie en est déjà à la phase du ramollissement. Woillez a insisté sur cette distinction importante ; lorsqu'il s'agit de préciser le degré de l'évolution anatomique, n'oublier jamais que les râles humides peuvent apparaître à la première période ; ils sont dus alors à une congestion pulmonaire provoquée par la présence des tubercules. Woillez a vu assez souvent des tuberculeux présenter, lors de leur admission à l'hôpital, ces râles dont il ne restait plus trace peu après ; il croit que Briau aurait pu être beaucoup plus affirmatif qu'il ne l'a été à propos de la congestion pulmonaire, considérée comme cause d'erreur diagnostique. Cette congestion joue, comme on le sait, un rôle très important dans l'évolution de la phtisie, soit comme accident initial soit comme véritable complication à toutes les périodes. On vient de voir qu'elle donne à une phtisie commençante l'allure d'une maladie plus avancée et fait conclure à une marche rapide, lorsqu'en réalité l'évolution sera absolument chronique. Toutefois, on évitera d'ordinaire cette fausse interprétation : les râles humides de la congestion sont plus mobiles, moins durables ; ceux du ramol-

(1) Briau, *Annales d'hydrol.*, t. V, p. 316.

lissement tuberculeux plus stables et graduellement croissants. Cette congestion gêne souvent aussi l'appréciation exacte et si importante de la topographie des lésions pendant cette seconde période. Il se fait par instants, sans cause appréciable ou à la suite d'un refroidissement, etc., des bouffées congestives qui parsèment les poumons de râles sous-crépitants et s'accompagnent d'une dyspnée plus vive, avec ou sans point de côté (Woillez), et d'une exagération de l'état fébrile. On pense que ce changement, survenu dans la situation, est dû à une généralisation granuleuse et on porte le pronostic le plus grave, alors que quelques jours plus tard la maladie aura repris sa physionomie habituelle. Souvent aussi on admet qu'une broncho-pneumonie est venue compléter la phtisie et c'est ainsi, probablement, qu'il faut s'expliquer, pour une part, le rôle si important attribué par beaucoup d'auteurs à la phlegmasie pulmonaire dans l'évolution de la phtisie. La vérité est qu'il s'agit de simples bouffées congestives qu'il n'est pas toujours facile de distinguer des bouffées congestives de la poussée granuleuse. Souvent, dans ce dernier cas, les râles sont plus fins, plus secs, plus confluents, la dyspnée plus intense, la fièvre plus vive; mais souvent aussi l'évolution seule permettra de résoudre le problème.

Ces congestions ne s'observent pas seulement dans l'arthritisme, dans la névropathie; Woillez les a constatées aussi après les fièvres éruptives et spécialement après la rougeole. Il est possible que dans la convalescence d'une pleurésie, on note au sommet pulmonaire de la submatité, une respiration faible et quelques frottements pleurétiques pouvant être pris pour des râles. Si l'évolution de la pleurésie est bien connue, si cette évolution a été correcte, si, en l'absence de renseignements précis, on constate des frottements et de la faiblesse du bruit respiratoire sur toute l'étendue du poumon, on sera autorisé à croire que les indices perçus au sommet sont de simples restes d'une pleurésie franche. Dans le cas absolument exceptionnel de pleurésie sèche non spécifique limitée au sommet, on ne saurait repousser la tuberculose que sur l'absence complète de toute autre manifestation tuberculeuse, et sur la distinction bien nettement établie du frottement et du râle sous-crépitant.

D'ailleurs la pleurésie sèche du sommet, comme la congestion, rendra souvent difficile l'analyse exacte des lésions parenchymateuses. Souvent elle fait croire à trop ou à trop peu, en voilant en totalité ou en partie les signes des lésions profondes, ou en superposant à de faibles modifications de la respiration des signes qui semblent indiquer au premier abord un ramollissement ou une induration beaucoup plus étendus qu'ils ne le sont en réalité.

La pneumonie aiguë du sommet pourrait être aussi une cause d'erreur (Woillez). Ici l'hésitation ne sera pas de longue durée et cessera dès qu'apparaîtra la résolution complète qui ne saurait manquer, si lente qu'on la suppose.

Il est dans la science des observations de *corps étrangers* introduits dans les voies aériennes, observations dans lesquelles les symptômes, après avoir présenté plus ou moins d'acuité au début, sont devenus chroniques, simulant une phtisie lente; la toux, en effet, était accompagnée des principaux phénomènes de la tuberculisation. « Il y a trois mois, écrit N. Guéneau de Mussy, on me présentait un garçon de douze ans, pâle, maigre, d'aspect cachectique, ayant une toux fréquente par quintes longues et pénibles et expectorant des crachats puriformes sanguinolents. Déjà plusieurs hémoptysies légères ont eu lieu. Il y a douleur dans le côté gauche de la poitrine et, par moments, de l'oppression. Quoique je n'aie pas noté par écrit les phénomènes d'auscultation, voici ceux que je me rappelle : le murmure respiratoire était notablement diminué et il s'y mêlait quelques bulles comme de craquements humides. Je crus devoir diagnostiquer des tubercules pulmonaires. Je portai dès lors un pronostic fâcheux et je conseillai d'envoyer l'enfant dans le Midi. J'avais d'autant plus foi dans ce diagnostic qu'il y avait dans la famille un oncle tuberculeux. Or, il y a dix jours, l'enfant dans une quinte de toux, a senti quelque chose qui le piquait à la gorge et a rejeté un fragment de noyau de pruneau, que je montre à la Société (c'est un fragment de noyau anguleux, cassé par un bout). L'enfant s'est alors souvenu qu'au début de la maladie, il avait avalé, en jouant, ce noyau de pruneau; c'est depuis lors qu'avaient débuté les symptômes de la toux avec hémoptysie et étouffement, surtout après l'exercice ou une émotion. Comme il n'y avait pas eu de suffocation au moment de l'accident, on avait méconnu la relation de cause à effet. Et voilà comment, consulté au bout de trois mois de l'accident, j'ai pu me laisser induire à l'idée d'une phtisie. Aujourd'hui l'enfant est tout à fait rétabli et il n'y a plus le moindre phénomène morbide à l'auscultation. La toux a duré six mois environ. »

Si la phtisie, à cette deuxième période, détermine des phénomènes thoraciques assez étendues, elle sera alors confondue avec la bronchite chronique, la bronchite chronique avec emphysème, la pneumonie chronique.

La *bronchite chronique* peut en imposer pour une phtisie, puisque les deux principaux phénomènes, la toux et l'expectoration, ont une durée fort longue dans la première comme dans la seconde affection. Toutefois la bronchite simple catarrhale doit être à peu près écartée, par cette raison qu'on l'observe le plus souvent dans la vieillesse, autrement dit, à un âge où la tuberculisation est relativement très rare. C'est donc presque uniquement lorsque la bronchite chronique se manifeste dans la jeunesse ou dans la période moyenne de la vie, soit en vertu d'une susceptibilité spéciale, soit en vertu de la constitution scrofuleuse, que la question du diagnostic peut se poser et, ajoutons-le, être résolue en général avec assez de facilité.

En effet, dans la bronchite chronique il n'y a pas d'hémoptysie, d'hémoptysie un peu abondante du moins, car les quelques stries de sang que l'on rencontre quelquefois dans les crachats chez les personnes atteintes de toux violente n'ont aucune valeur. Les quintes de toux ne sont pas accompagnées d'envies de vomir et de vomissements. Il n'y a pas de consomption, ou si quelquefois on remarque un peu d'affaiblissement ou d'amaigrissement (*phtisie catarrhale* de quelques auteurs), ces phénomènes sont peu prononcés, quoique la bronchite existe depuis longtemps, et ne peuvent pas être comparés avec le dépérissement si marqué qu'on observe dans la phtisie. La percussion n'indique aucun changement dans la sonorité de la poitrine. Les râles sibilants et sous-crépitants, quand ils existent, sont surtout perçus à la base et non au sommet comme dans la phtisie. Enfin la durée de la maladie vient chaque jour éloigner les probabilités d'une affection tuberculeuse, relativement rapide dans sa marche.

Il est une variété de bronchite chronique qui est beaucoup plus souvent confondue avec la phtisie chronique ; nous voulons parler de la *bronchite chronique avec emphysème*.

Entre ces deux affections il existe, en effet, un assez grand nombre de symptômes communs : toux fréquente, quinteuse, pénible ; expectoration de crachats jaunâtres, purulents, homogènes, nageant dans une sérosité, déchiquetés sur les bords, etc., dyspnée, râles sibilants et sous-crépitants, affaiblissement du murmure respiratoire, expiration prolongée, différence de sonorité relative des deux côtés de la poitrine, etc. Un examen attentif de l'état local et général du malade suffit cependant le plus souvent à établir le diagnostic.

Au point de vue des systèmes généraux, la bronchite emphysémateuse est très rarement accompagnée de troubles nutritifs prononcés, non plus que de cette petite fièvre avec ou sans frissons, si caractéristique de la phtisie.

On apprendra que la toux et l'oppression remontent à une époque souvent très éloignée, quelquefois à l'enfance, et que la maladie éprouve une recrudence marquée dans les saisons froides et humides. Cette longue durée de l'affection sera une première circonstance très favorable à l'idée de la bronchite emphysémateuse, mais fort peu à l'hypothèse de la tuberculisation, qui marche rarement avec une pareille lenteur dans l'adolescence et l'âge moyen de la vie. La dyspnée présente cette forme particulière d'accès se manifestant spontanément la nuit ou sous l'influence de causes souvent très appréciables. Rien de semblable ne s'observe dans la phtisie chronique, exempte de complication.

L'hémoptysie ne se rencontre qu'exceptionnellement dans la bronchite emphysémateuse, et dans ces cas elle semble devoir être rattachée, si elle est un peu abondante, à une lésion cardiaque qui complique fréquemment l'emphysème pulmonaire arrivé à un haut degré.

L'expectoration opaque, jaunâtre comme dans la phtisie, change souvent à certains moments de caractère et devient mousseuse, blanchâtre. Ce changement coïncide en général avec l'apparition d'un de ces accès de bronchite aiguë qui sont si communs dans l'emphysème pulmonaire.

Les signes fournis par la percussion et l'auscultation sont décisifs. Il y a souvent une différence de son entre les deux sommets des poumons, comme dans la phtisie. Mais il est facile de reconnaître que la percussion indique moins une diminution du son dans un côté que l'exagération de le sonorité dans le poumon opposé. En effet, les creux sus et sous-claviculaires sont bombés dans ces mêmes points. D'une autre part, l'auscultation y démontre la faiblesse de la respiration et l'expiration prolongée. Or ces deux phénomènes, qui se rencontrent également dans la phtisie chronique, appartiennent, au contraire, dans cette dernière maladie, au côté de la poitrine qui offre par la percussion de la matité.

Ajoutons que les râles sous-crépitants secs ou humides sont assez rares dans la bronchite emphysémateuse, surtout circonscrits aux sommets des poumons, et que les râles sibilants, si communs dans cette maladie, le sont beaucoup moins dans la phtisie chronique.

Il est d'ailleurs un signe stéthoscopique propre à l'emphysème, qui nous a toujours rendu de grands services dans les cas de diagnostic difficile, c'est un souffle rude que nous appelons *souffle aspiratif*, parce qu'il semble résulter d'une forte aspiration de l'air dans des cellules pulmonaires plus ou moins détruites. Ce souffle ne se produit que dans l'inspiration, d'où le nom d'*inspiration soufflante*, *humée*, sous lequel nous désignons encore cette variété très remarquable du murmure respiratoire.

Ce souffle n'est pas décrit par les auteurs, et cependant il nous paraît mériter une mention spéciale. Constamment nous le voyons confondu, même par des médecins instruits, avec le souffle tubaire et rapporté à une pneumonie ou à une pleurésie. Il en diffère cependant complètement en ce sens qu'il ne s'entend que dans l'inspiration. Si ce souffle existe au sommet, on se gardera de le rapporter à une induration tuberculeuse, en se rappelant que dans la phtisie c'est l'expiration et non l'inspiration qui devient soufflante, comme dans la respiration bronchique.

Les seuls cas vraiment embarrassants sont ceux dans lesquels il y a association de la tuberculisation et de l'emphysème. Cette association est, comme on le sait, assez fréquente, et ce qui rend les difficultés plus grandes encore, c'est que, les lésions tuberculeuses étant souvent circonscrites, la phtisie marche assez lentement, en même temps que les symptômes généraux sont moins graves, moins prononcés. En pareil cas, il faudra interroger avec soin chacun de ses symptômes, noter en particulier s'il existe de la fièvre, des hémoptysies, tenir compte des antécédents héréditaires, mais surtout prendre en grande considération les phénomènes locaux, la matité, les râles humides persistants au sommet, le râle et le souffle caverneux qui permettront le plus souvent d'établir un diagnostic que les signes généraux n'autoriseraient pas suffisamment.

N. Guéneau de Mussy (1), qui a particulièrement étudié l'association de l'emphysème et de la bronchite, s'exprime ainsi à ce sujet : « La complication d'emphysème, en rendant le diagnostic plus obscur, me paraît augmenter l'opportunité du signe que j'étudie. J'ai trouvé dans mon service pendant les mois de janvier et de février 1876, quatre malades qui, avec les signes caractéristiques de l'emphysème, présentaient ou avaient présenté des symptômes de tuberculisation pulmonaire. Les deux premiers étaient des hommes d'une quarantaine d'années franchement asthmatiques et emphysémateux; tous deux, avant le développement de l'emphysème, avaient eu des hémoptysies abondantes accompagnées chez l'un, de toux, de fièvre, de sueurs nocturnes; ces derniers phénomènes avaient disparu, mais la toux ne cessait pas dans l'intervalle des accès d'asthme.

« La poitrine était sonore des deux côtés. Mais *la tonalité était notablement plus aiguë* au sommet droit; on constatait en même temps de la *submatité et de l'élévation de tonalité* dans la région ganglionnaire droite, en avant et en arrière, avec *diminution de l'élasticité*.

« Le sibilus rude, qui remplaçait le murmure vésiculaire absent, était plus aigu à droite qu'à gauche. Quand je percutais légèrement le sternum au niveau de son échancrure supérieure, l'oreille appuyée sur la région sus-épineuse gauche percevait, dans toute l'étendue de cette région, un frémissement métallique très net et très distinct; à droite, on l'entendait également, excepté sur une étendue de 2 à 3 centimètres, où il était nul chez l'un, très affaibli chez l'autre et remplacé par un son de tonalité aiguë. Cette interruption limitée de la transson-

(1) Guéneau de Mussy, *loc. cit.*

nance d'un seul côté ne me paraît guère explicable que par une induration centrale du sommet droit. Mais, pour constater cette transsonnance, il fallait percuter, soit sur le point du sternum que j'a indiqué, soit sur le bord antérieur de la clavicule, de manière que l'onde sonore traversât le noyau induré. Si je percutais la partie moyenne du sternum, la vibration métallique reparaissait ; l'onde sonore, suivant une direction oblique de bas en haut, passait très probablement derrière le noyau. »

Cette auscultation plessimétrique, en l'absence d'autres signes physiques bien manifestes, sera parfois un précieux moyen de diagnostic. Guéneau de Mussy a fait remarquer également que dans l'emphysème de même que dans la pleurésie la région sus-claviculaire était soulevée pendant la toux par les sommets du poumon dont la tension est augmentée. Les adhérences pleurales si fréquentes chez les tuberculeux peuvent empêcher le soulèvement d'un côté ou de l'autre.

Enfin, dans les cas où les recherches par les appareils physiques seraient possibles, la pneumatométrie et la pneumographie concourraient encore à la solution du problème.

On se rappelle que Waldenburg a posé les lois suivantes :

1° La force de pression iuspiratoire diminue la première dans la phtisie, la pneumonie, les affections pleurales, les rétrécissements de la trachée et du larynx ;

2° La force de la pression expiratoire diminue la première dans l'emphysème pulmonaire et dans les maladies qui le provoquent (asthme, bronchite) ;

3° Quelle que soit la force respiratoire qui diminue la première, son affaiblissement amène fatalement celui de sa congénère, mais le changement de rapports entre les deux se maintient toujours.

Nous avons signalé aussi les recherches faites sur ce sujet par le professeur Brouardel et E. Hirtz. Ils ont vu que l'état des puissances respiratoires est sensiblement le même chez les emphysémateux simples et chez ceux qui sont en puissance de tuberculose latente ou stationnaire ; l'inspiration se montre plus puissante que l'expiration. Cependant ils ont vu aussi que le rapport entre les pressions inspiratoire et expiratoire diffère dans les deux cas. Si la force de pression inspiratoire est supérieure, elle ne l'est que de 10 millimètres, lorsque la phtisie intervient. Dans l'emphysème constitutionnel, la différence est de 20, 30, 40 millimètres de mercure ; c'est un écart bien léger, mais qu'il est bon d'enregistrer.

Nous avons indiqué aussi plus haut les tracés obtenus par Brouardel et Hirtz avec le pneumographe, dans des cas de phtisie, d'emphysème simple, de phtisie avec emphysème. On a vu que là encore il était possible de trouver d'utiles éléments pour le diagnostic différentiel.

La *pneumonie chronique* est certainement la maladie qui présente le plus de ressemblance avec la tuberculisation pulmonaire. Les analogies sont telles que beaucoup de médecins les confondent et n'en font qu'une seule et même affection. Quand nous parlons de pneumonie chronique, nous n'avons nullement en vue la phlegmasie chronique du poumon qui succède à l'inflammation aiguë développée le plus ordinairement sous l'influence d'un refroidissement. Cette pneumonie-là, de l'avis de tous les médecins, est excessivement rare. Il n'en est pas de même de la pneumonie primitivement chronique qui survient à la suite de l'inspiration plus ou moins longtemps prolongée de poussières irritantes. Ces poussières sont très nombreuses. Celles dont l'action funeste est le mieux démontrée, sont constituées par des molécules insolubles et dures. Ainsi il existe une maladie dite *maladie des aiguiseurs* qui est produite par l'inspiration continue dans les voies respiratoires de particules de grès rejetées par les meules dans l'aiguisage. Les tailleurs de pierre qui vivent dans une poussière minérale sont exposés à une maladie semblable, la *phtisie des tailleurs de pierre*, qui n'est encore rien autre chose qu'une pneumonie chronique. Pareille lésion se remarque chez les *mouleurs en cuivre*. Dans ce cas, ainsi qu'il résulte des recherches si intéressantes de Tardieu, ce sont les molécules de charbon qui jouent le rôle de corps étranger. C'est la même substance qui chez les houilleurs, chez les mineurs, détermine les accidents qui ont été décrits sous le nom de *phtisie des mineurs*.

Les lésions que l'on constate en pareil cas rentrent dans le groupe des altérations que nous avons étudiées sous le nom de *pneumonie interstitielle*.

Ainsi que nous l'avons vu, ces lésions consistent en un épaississement du tissu conjonctif des cloisons pulmonaires avec dépôt de pigment noir, épaississement qui peut aller jusqu'à l'oblitération complète des alvéoles souvent remplis de cellules également pigmentées. Ces lésions sont les mêmes que celles qui se rencontrent localisées au sommet des poumons chez les vieillards, autour des cavernes tuberculeuses cicatrisées, des tumeurs, etc.

Ce qu'il importe surtout de bien faire remarquer, c'est qu'elles sont complètement indépendantes de la tuberculisation. Sans doute elles peuvent se compliquer de lésions tuberculeuses; plusieurs observations publiées par Kuborn (1) et Villaret (2) en font foi; mais le

(1) Kuborn, *Presse médicale*, 1862, n° 27.
(2) Villaret, thèse de Paris, 1862.

plus souvent on ne découvre ni granulations ni pneumonies caséeuses. Pour quelques auteurs même, il y aurait une sorte d'incompatibilité entre le tubercule et les affections produites par l'inspiration de poussières irritantes. Cette opinion a été surtout exprimée à propos de la phtisie charbonneuse par plusieurs médecins, en particulier par François (1), Riembault (2), Demarquette (3), etc.

Les symptômes auxquels donne lieu la pneumonie chronique dont il est question ici ont été parfaitement décrits par Tardieu dans son remarquable travail sur la maladie des mouleurs en cuivre. Au début, ils consistent en une fatigue excessive qui n'est pas en rapport avec la dépense très modérée de force qu'exigent les opérations du moulage ; plus tard le malade éprouve une sensation pénible d'étouffement. A cette fatigue quotidienne et à ces étouffements passagers succèdent bientôt une gêne habituelle de la respiration et une toux qui revient par quintes fréquentes, accompagnant des attaques subites de dyspnée. Il n'y a pas, à cette époque, de crachement de sang. La poitrine conserve sa conformation normale ou présente une légère voussure. A l'auscultation, on perçoit une diminution du murmure respiratoire qui peut aller jusqu'à l'absence presque complète de l'expansion pulmonaire.

Bientôt on constate l'altération des traits ; la figure est pâle et prend un air de souffrance marquée ; l'oppression et l'essoufflement continuent ; la percussion donne une sonorité exagérée dans certains points de la poitrine, dans d'autres une matité presque absolue avec sensation de résistance au doigt tout à fait remarquable. On reconnaît à l'auscultation que l'air ne pénètre dans le poumon que d'une manière incomplète ; on perçoit, en outre, des râles sibilants et sous-crépitants secs ou humides, des palpitations fréquentes avec ou sans enflure des jambes, de l'anasarque, de l'ascite même causées par la difficulté de l'hématose. L'appétit est complètement aboli. Le malade a des envies de vomir et des vomissements fréquents, quelquefois continuels. Ces vomissements sont souvent provoqués par la toux, mais souvent aussi ils se produisent spontanément. Les matières expectorées sont noirâtres. Cette coloration particulière des crachats ne se manifeste pas constamment. Elle n'a lieu que de loin en loin, surtout le matin, après des quintes de toux répétées.

Dans un troisième degré (période de consomption ou d'ulcération), la gêne de la respiration est de plus en plus marquée, la face est livide et les lèvres bleuâtres. L'amaigrissement est considérable, la toux incessante. On observe à cette époque des crachements de sang.

(1) François, *Bulletin de l'Acad. belge*, t. XVI.
(2) Riembault, *Hygiène des ouvriers mineurs*.
(3) Demarquette, *Essai sur les maladies des ouvriers des mines*, etc.

La percussion donne un son complètement mat dans certains points de la poitrine, dans d'autres une exagération de la sonorité. A l'auscultation, on perçoit la faiblesse de la respiration, le souffle bronchique. Dans le cas où la pneumonie est devenue ulcéreuse et où il s'est formé des excavations l'oreille constate du souffle caverneux et du gargouillement.

D'après ce qui précède, on comprend combien il doit être difficile de différencier la phtisie pulmonaire de la pneumonie chronique, surtout ulcéreuse. Toutes deux présentent à peu près les mêmes symptômes généraux, fièvre hectique, amaigrissement, inappétence, vomissements, sueurs nocturnes, diarrhée. D'un autre côté, les phénomènes locaux ont entre eux la plus grande ressemblance. Ce sont : une dyspnée intense, une toux fréquente, quelquefois des hémoptysies, des douleurs thoraciques, la matité à la percussion, l'exagération des vibrations thoraciques, à l'auscultation la faiblesse de la respiration ou bien une respiration soufflante, quelquefois tubaire ; plus tard des râles humides et du souffle caverneux.

Les caractères distinctifs seront tirés de la profession des malades. Quoique un aiguiseur, un tailleur de pierres, un mineur, etc., puissent être atteints de tuberculisation, cependant le fait même d'être exposés constamment à une poussière irritante devra éveiller l'attention du médecin et nécessiter un examen plus minutieux des symptômes. Le siège des lésions fournira souvent un moyen de diagnostic. La pneumonie chronique occupera fréquemment les lobes inférieurs de préférence aux lobes supérieurs. Dans la pthisie le même fait peut assurément se rencontrer, mais on sait combien il est exceptionnel dans cette dernière maladie. Si la pneumonie chronique affecte les lobes supérieurs, la difficulté est beaucoup plus sérieuse. En pareil cas, la couleur noirâtre des crachats constituera un caractère distinctif de la plus haute importance, presque pathognomonique. Il faudra ne pas oublier que l'expectoration ne présente pas constamment ce signe et qu'il y a quelquefois des intervalles de plusieurs jours pendant lesquels elle est jaunâtre, puriforme comme dans la pthisie ; mais, et c'est ici un excellent caractère, lorsque des cavernes se sont formées au milieu du tissu noir induré du poumon, le pus qu'elles sécrètent continue à être noirâtre, quelle que soit la durée de l'affection, et bien que le malade soit soustrait depuis longtemps à sa cause productrice.

L'hémoptysie dans la pneumonie chronique est plutôt un symptôme de la dernière période, de la période ulcéreuse, qu'un symptôme de début ; c'est l'inverse qui se remarque dans la phtisie pulmonaire. La diarrhée et les sueurs sont moins prononcées dans la première maladie que dans la seconde. Les lésions laryngées ne se rencontrent jamais.

Quant aux signes fournis par l'auscultation, ils consistent plutôt dans la faiblesse de la respiration et la respiration soufflante que dans les râles crépitants et sous-crépitants de la tuberculisation, et quand le souffle caverneux se manifeste, il est généralement moins étendu et moins prononcé que cela ne se rencontre dans la tuberculisation.

§ 3. — Diagnostic à la troisième période, ou période d'excavation.

Au premier rang des maladies qui sont fréquemment confondues avec la phtisie pulmonaire à la période d'excavation, nous devons placer la *dilatation des bronches*. Quelques signes cependant permettront de distinguer ces deux affections l'une de l'autre.

Un des caractères différentiels les plus importants sera fourni par le siège de l'excavation. Quoique la science possède des exemples de cavernes tuberculeuses exclusivement situées à la base des poumons, on ne saurait méconnaître que ces cas sont tout à fait exceptionnels. La dilatation des bronches, au contraire, existe plus souvent à la base ou à la partie moyenne du poumon qu'au sommet. Toutefois il ne faudrait pas croire que la dilatation bronchique soit aussi rare au sommet que la caverne tuberculeuse l'est à la base. Si l'on consulte, en effet, la statistique donnée par l'auteur d'un des meilleurs travaux qui aient paru sur ce sujet, le Dr Barth, on voit que, sur 17 cas, la lésion occupait cinq fois le lobe supérieur, et que, dans 5 cas, elle était étendue aux divers lobes, tout en étant plus prononcée dans le lobe inférieur.

Un autre signe distinctif également tiré du siège anatomique est le suivant : Dans la phtisie, lorsque la maladie a duré un temps assez long, on voit généralement les deux poumons être envahis par les lésions tuberculeuses. Sans doute ces lésions ne sont pas aussi avancées dans le côté qui a été atteint le dernier, mais néanmoins elles sont aisément reconnaissables, surtout à la partie supérieure. Quelquefois même des cavernes existent aux deux sommets. Il n'en est plus de même dans la dilatation des bronches. La bronchectasie ne se rencontre ordinairement que d'un seul côté, et on peut s'expliquer le fait lorsque l'on réfléchit que bien souvent cette dilatation est consécutive à des affections des poumons qui généralement n'ont atteint qu'un côté, la pneumonie par exemple, et surtout la pleurésie.

Un caractère de premier ordre est fourni par la nature des matières expectorées et leur mode d'expulsion. Le malade atteint de dilatation rend à chaque fois, et sans violents efforts de toux, un flot de liquide puriforme, homogène, d'une odeur fade et quelquefois très fétide. Ce mode d'expulsion est la conséquence de l'abondance et de la fluidité des matières expectorées, qui proviennent presque uniquement de l'excavation, et y contractent cette odeur toute spéciale que quelques auteurs expliquent par une gangrène superficielle des parois de l'excavation. Dans la phtisie, les crachats, moins liquides, sont rejetés un à un et restent le plus souvent isolés dans le vase qui les reçoit; ils sont verdâtres, opaques, pelotonnés, quelquefois nageant au milieu d'une sérosité plus ou moins claire, et n'ont généralement aucune odeur rappelant la gangrène; leurs caractères physiques et leur mode d'expulsion indiquent qu'ils viennent en grande partie des bronches enflammées. L'hémoptysie est un phénomène aussi fréquent dans la phtisie pulmonaire, qu'il est rare dans la dilatation des bronches, et même, quand on l'observe dans cette dernière maladie, il est permis de supposer qu'il se rattache à quelque complication, une affection cardiaque, par exemple, ou encore la tuberculose, qui s'accompagne assez fréquemment de bronchectasie, ainsi que nous l'avons indiqué à propos de l'anatomie pathologique.

Un autre symptôme qui se rencontre souvent dans la phtisie et qui manque absolument dans la dilatation bronchique, c'est l'aphonie ou même simplement la raucité persistante de la voix. On a dans ce fait la preuve que les altérations laryngées de la tuberculose ne sont pas la conséquence de l'irritation déterminée par les matières expectorées, comme l'ont prétendu quelques auteurs, mais bien qu'elles constituent une expression anatomique de la diathèse tuberculeuse, au même titre que les ulcérations intestinales.

L'étude comparée des symptômes généraux fournit des signes distinctifs non moins importants. Quoiqu'il ne soit pas rare de rencontrer des phtisies parcourant leurs périodes lentement et avec des intermittences quelquefois fort longues, il faut reconnaître que cette maladie, surtout quand elle est héréditaire, suit une marche le plus souvent continue, plus ou moins rapide, et qu'elle se termine généralement par la mort dans le terme moyen de un à deux ans. La dilatation bronchique est une lésion purement locale, sans retentissement marqué sur l'économie, lésion qui reste fréquemment stationnaire ou s'accroît très lentement, et qui peut durer ainsi toute la vie si aucune complication ne vient à se manifester. La santé générale paraît peu troublée. On ne remarque pas cet air de souffrance et d'abattement, cette altération profonde des traits, cet amaigrissement prononcé qui dénotent l'existence d'une lésion profonde de l'organisme. Les vomissements, la diarrhée, les sueurs sont loin d'être aussi fréquents que dans la phtisie pulmonaire. La fièvre fait le plus ordinairement défaut, tandis qu'il est rare de ne pas l'observer pendant toute la durée ou à certaines époques de la tuberculisation.

Quand la plupart des signes qui précèdent sont nettement accusés, la dilatation des bronches est aisée à reconnaître. Mais il est des malades chez lesquels se manifestent des hémoptysies plus ou moins abondantes, d'autres qui présentent des symptômes généraux prononcés; dans ces cas, le diagnostic peut offrir des difficultés sérieuses. Nous avons récemment observé un fait de ce genre. C'était chez un malade qui présentait toutes les apparences d'un phtisique. La matité, les râles et le souffle caverneux, et surtout les symptômes généraux (fièvre continue, sueurs nocturnes, amaigrissement, inappétence, diarrhée, etc.) étaient assurément bien propres à induire en erreur sur la véritable cause de l'affection. Nous avons cru néanmoins pouvoir rejeter l'idée de la tuberculose pour nous arrêter à celle de la dilatation des bronches en tenant compte des pneumonies antérieures, de l'emphysème concomitant, du siège principal des lésions (à la partie moyenne du poumon gauche), et par-dessus tout de l'aspect puriforme, de l'odeur fétide et du mode d'expulsion des crachats, phénomènes qui nous paraissent constituer des signes presque pathognomoniques de la bronchectasie.

La dilatation bronchique n'est pas la seule maladie dans laquelle se forment des excavations au sein du parenchyme pulmonaire avec production de râles et de souffle caverneux.

On voit quelquefois les *acéphalocystes* et la *syphilis* donner lieu à des accidents qui peuvent être facilement confondus avec ceux que détermine la tuberculisation.

En ce qui concerne les *acéphalocystes*, on constate de la toux avec ou sans expectoration muco-purulente, de la dyspnée, des douleurs thoraciques, des hémoptysies, de la fièvre, de l'amaigrissement et comme phénomène local un souffle caverneux, avec matité plus ou moins prononcée. Si la cavité anormale existe au lobe supérieur du poumon, l'erreur est presque inévitable.

Le seul signe qui puisse véritablement faire reconnaître la maladie, c'est la présence au mileu des matières expectorées de débris d'hydatides. Ce signe est pathognomonique. Nous avons été à même d'observer à l'hôpital Lariboisière deux malades qui présentaient depuis plusieurs mois de la toux, de l'oppression, quelques crachements de sang, du souffle caverneux au sommet du poumon droit, un peu d'amaigrissement et chez lesquels l'expulsion des membranes acéphalocystiques dissipa immédiatement les graves appréhensions qu'avaient fait naître des symptômes si semblables à ceux de la tuberculisation. La guérison ne tarda pas à se manifester et s'est maintenue, au moins pour un des malades, que nous avons pu revoir quelques années plus tard.

On trouve dans les auteurs des faits analogues qui ont été soigneusement rassemblés par Davaine, dans son important traité des *Entozoaires*.

En janvier 1866 se trouvait dans le service de l'un de nous une malade qui nous a présenté un fort bel exemple d'hydatide du poumon. Nous croyons devoir rapporter ici cette observation intéressante à plus d'un titre.

C.... (Jeanne), trente-sept ans, d'une bonne santé antérieure quoique sujette à s'enrhumer les hivers, née de parents bien portants, est entrée à l'hôpital Lariboisière (salle Sainte-Mathilde, n° 28).

L'affection qui l'amène dans nos salles remonte maintenant à plus d'un an. Étant enceinte de quatre mois, elle a pour la première fois éprouvé de vives douleurs dans le côté droit de la poitrine avec dyspnée, fièvre, frissons irréguliers, etc. On lui appliqua huit sangsues au point douloureux; très faible, oppressée, toussant le soir surtout, elle garda le lit trois semaines; elle commençait à se lever lorsque, brusquement réveillée une nuit par un violent accès de toux, elle expectora du sang pur dont elle évalue la quantité au contenu d'un grand verre. Quelques jours après, elle éprouva un mieux sensible, et depuis lors put vaquer à ses occupations.

Mais chaque mois, à l'époque des règles, qui n'avaient pas reparu, elle était reprise d'accès d'oppression, de toux et de crachements de sang peu abondants. survenant ordinairement la nuit au milieu d'une quinte de toux.

Après une notable amélioration pendant l'été, elle éprouva de nouveaux accidents, surtout depuis six semaines; la toux augmenta, accompagnée d'expectoration abondante, de crachats muqueux verdâtres, souvent sanguinolents. La faiblesse était très prononcée; la malade ressentait des douleurs dans le côté droit, maigrissait, perdait l'appétit. Incapable de travailler, elle gardait le lit une grande partie de la journée. Il y a trois jours, dans une quinte de toux, elle rejeta une grande quantité de matières liquides, de mauvaise odeur, sanguinolentes, avec détritus et flocons blanchâtres, enfin une fausse membrane qu'elle apporte à la consultation. L'examen de la malade fournit les résultats suivants : poitrine amaigrie sans dépression sous-claviculaire notable. En avant, à la percussion, sonorité normale des deux côtés, excepté à la partie inférieure droite, où le son est légèrement obscur et se confond insensiblement avec la matité hépatique. A l'auscultation, à gauche et en avant, inspiration un peu incomplète au sommet avec expiration légèrement soufflante, plus bas respiration à peu près normale. A droite, tout à fait au sommet, respiration affaiblie, plus bas un peu soufflante, très affaiblie à la partie inférieure où existent quelques râles sous-crépitants. Les battements du cœur sont perçus dans tout ce côté. En arrière, à la percussion, obscurité du son à droite au sommet, comparativement au côté gauche, mais surtout prononcée à la partie inférieure. A l'auscultation, au sommet droit, faiblesse de la respiration; au niveau de l'omoplate, respiration soufflante légèrement creuse avec retentissement léger à la voix. Latéralement à droite, dans l'aisselle, respiration soufflante, dans la moitié inférieure, avec quelques râles sous-crépitants. A gauche en arrière, respiration un peu faible au sommet.

L'examen du foie ne présente rien d'anormal; pas d'augmentation de volume, pas de douleurs vives.

Appétit très diminué, amaigrissement, faiblesse générale, frissons le soir, toux fréquente, expectoration abondante d'un liquide dans lequel nagent des crachats arrondis, les uns muco-purulents verdâtres, d'autres blanchâtres, rosés, couleur chair, quelques-uns striés de sang, d'une odeur presque gangréneuse.

La fausse membrane rendue a tous les caractères d'une vésicule hydatique. Elle a la largeur de 4 à 5 centimètres carrés, elle est enroulée sur elle-même, molle, un peu élastique, blanchâtre ou translucide suivant les points, gélatiniforme, ou rappelant l'albumine cuite et se décomposant en plusieurs feuillets.

Dans les jours qui suivent son entrée à l'hôpital, les symptômes ressentis par la malade s'exaspèrent; les douleurs dans le côté droit sont plus vives, l'oppression augmente, l'expectoration est très abondante, l'appétit nul, la fièvre se prononce surtout le soir, les nuits sont très agitées, il y a de la diarrhée. Enfin le 19 janvier dans la soirée, la malade éprouve un violent accès de toux suivi d'un vomissement de liquide séro-purulent, mélangé de débris floconneux, et au milieu duquel se trouvent plusieurs lambeaux de pseudo-membrane blanchâtre, enroulés sur eux-mêmes, qui présentent des caractères entièrement semblables à ceux qui viennent d'être décrits...

Une amélioration rapide suit cet accès; l'expectoration perd son odeur gangreneuse, devient moins abondante, et dès les premiers jours de février est presque nulle. La toux a pour ainsi dire cessé vers cette époque. La fièvre se calme; la malade reprend des forces et se lève.

Le 3 février, on constate à l'examen de la poitrine les changements suivants: la submatité qui existait à droite a été remplacée par une sonorité normale; toutefois, à la partie inférieure, la respiration reste légèrement affaiblie, et l'on perçoit à ce niveau quelques râles sous-crépitants, surtout après des efforts de toux.

La malade sort de l'hôpital, le 6 février, se considérant comme guérie.

Le rejet des membranes acéphalocystiques nous a permis de ne pas hésiter sur la nature de l'affection. Sans cette circonstance, nous aurions probablement, comme beaucoup de médecins qui avaient vu la malade, conclu à la phtisie pulmonaire. Le siège principal des lésions à la partie moyenne et inférieure du poumon aurait pu seul nous inspirer quelques doutes sur l'existence d'une tuberculose, mais n'aurait pas suffi, en présence des autres symptômes, pour éloigner complètement cette pensée de notre esprit. On comprend, d'après ce qui précède, toutes les difficultés du diagnostic lorsque les malades n'attirent pas l'attention du médecin sur les caractères spéciaux des membranes rejetées, ou bien lorsque l'hydatide n'a pas encore été expulsée du kyste qui la contient et l'isole du poumon. En pareil cas, un diagnostic précis est véritablement impossible.

Il est un fait aujourd'hui reconnu, c'est que la syphilis peut porter son action délétère sur la plupart des organes de l'économie. Lorsque le poumon est atteint, on voit survenir des accidents plus ou moins graves, qui présentent souvent une grande analogie avec ceux que détermine la tuberculisation. On trouve dans la thèse de Lagneau fils (1) et dans l'ouvrage d'Yvaren (2) un recueil fort instructif d'observations de phtisies vénériennes, *à lue venerea*, et on peut se convaincre que la syphilis pulmonaire donne lieu plus souvent qu'on ne le pense à des erreurs regrettables, qu'il s'agisse de l'inflammation spécifique de la muqueuse bronchique (*bronchite syphilitique*, Graves), du tissu pulmonaire lui-même (*pneumonie chronique*, Virchow), ou de *gommes* ramollies et suivies d'ulcération.

Cette dernière lésion est la plus commune ; c'est elle qui détermine la plupart des symptômes que l'on observe dans la tuberculisation avancée, tels que toux, expectoration, hémoptysie, dyspnée, fièvre, amaigrissement, sueurs nocturnes, diarrhée, souffle caverneux, gargouillement, etc. Déjà en 1844, l'auteur d'une thèse *Sur le diagnostic et l'enchaînement des symptômes syphilitiques*, le Dr Mac-Carthy, s'exprimait ainsi : « Que ces tumeurs du tissu cellulaire siègent dans le poumon comme j'en ai vu un exemple fatal, le ramollissement et l'élimination du tubercule syphilitique donneront lieu aux signes stéthoscopiques de la phtisie pulmonaire, et les symptômes fonctionnels seront ceux que produit la respiration insuffisante. Or, les admirables résultats de l'iodure de potassium dans le traitement du tubercule du tissu cellulaire sous-cutané portent à penser que cette forme de *phtisie syphilitique*, s'il est permis de lui donner ce nom, serait également curable. »

Ricord a souvent insisté dans ses leçons sur cet intéressant sujet. « Un des endroits de l'économie, dit l'éminent syphiliographe, où les tumeurs gommeuses se développent plus fréquemment que l'on ne

(1) Lagneau, *Des maladies pulmonaires causées ou influencées par la syphilis*, 1851.

(2) Yvaren, *Des métamorphoses de la syphilis*, 1854.

pense, et dont la connaissance est extrêmement importante, c'est le tissu pulmonaire. Depuis plusieurs années, nous avons eu un nombre d'autopsies assez considérable pour nous croire fondés à admettre qu'il y a des lésions pulmonaires qu'il faut de toute nécessité rattacher au tubercule syphilitique. Dans le parenchyme de cet organe, le tubercule suit la même marche que dans toute autre partie du corps. C'est la même forme, la même évolution, la même terminaison fatale par fonte purulente. Les malades crachent du pus comme dans la période la plus avancée des tubercules pulmonaires. Les sujets maigrissent, s'affaiblissent et bientôt arrive la mort, suite des troubles survenus dans les fonctions respiratoires. »

Le diagnostic, en pareil cas, doit reposer essentiellement sur l'appréciation rigoureuse des antécédents morbides, et sur un examen sérieux des fonctions et des organes. Si l'on apprend que le malade a été atteint à une époque antérieure d'un chancre induré suivi ou non d'accidents secondaires, si l'on constate les traces d'anciennes ulcérations, des cicatrices sur les amygdales ou sur le tégument externe, la destruction de la luette, des pertes de substance dans les os et de la voûte palatine, etc., si surtout les phénomènes observés du côté de la poitrine sont associés à d'autres accidents dont la nature syphilitique est incontestable, tels que exostoses, périostites, ulcérations de la peau, etc., on est en droit de conclure que l'affection du poumon est, comme les autres manifestations, sous la dépendance de la diathèse syphilitique. Nous ajouterons qu'alors même que le médecin conserverait quelques doutes sur l'origine des lésions anciennes ou concomitantes, il doit se comporter comme si les affections étaient manifestement syphilitiques et administrer les médicaments spécifiques, en particulier l'iodure de potassium, qui n'a aucun inconvénient dans l'hypothèse d'une erreur, et qui dans le cas contraire fait disparaître, comme par enchantement, des accidents de la plus haute gravité.

Depuis notre première édition cette question a été étudiée par plusieurs auteurs et nous rappellerons ce que nous avons déjà dit à ce sujet page 349 (1).

Dans la phtisie syphilitique les lésions siègeraient surtout dans le poumon droit (97 fois sur 105, selon Pankritius). D'autre part, c'est le lobe moyen qui est le siège de prédilection des altérations syphilitiques et en particulier des gommes diffuses ou circonscrites. Il semble, comme l'ont admis Pankritius et Brissaud, qu'alors le processus a pour

(1) Fournier, *Bull. Acad. de méd.*, 1878. — Brissaud, *Gaz. hebdom.* — Goodhart, *On syphilitic phtisis. Path. Soc. of London*, 1877. — Schnitzler, *Die Lungensyphilis*, Vienne, 1880. — Carlier, *Étude sur la syphilis pulmonaire. Th.* 1882. — Hiller, *Charite-Annalen*, t. IX, 1884. — Pankritius, *Ueber Lungen syphilis*. Berlin, 1881.

point de départ une médiastinite ou mieux une adénopathie syphilitique péribronchite rendant compte de la marche que suit l'évolution morbide depuis le hile jusqu'aux régions profondes du parenchyme pulmonaire. C'est aussi par ces particularités anatomiques qu'on se rendrait compte des manifestations cliniques les plus caractéristiques, surtout de la disproportion entre les phénomènes généraux et les signes d'auscultation et l'intensité de la dyspnée. L'adénopathie trachéo-bronchique expliquerait pourquoi les signes stéthoscopiques s'observent surtout au niveau du hile, pourquoi la dyspnée va souvent jusqu'à l'orthopnée, alors que l'auscultation et la percussion ne signalent que des lésions restreintes, pourquoi la toux est ordinairement quinteuse et paroxystique. Si on en croit Cube (*Virchow's Arch.*, 1881), l'expectoration serait parfois formée de matières jaunes ou brunâtres, de détritus pulmonaires provenant vraisemblablement de massses gommeuses ramollies Malheureusement on n'a point recherché dans ces crachats le bacille de Koch.

Pour plusieurs auteurs, dans la phtisie syphilitique, l'état général serait atteint au minimum; les malades conserveraient les forces, l'appétit, n'auraient point de fièvre ni de diarrhée. D'autres, uu contraire, n'admettent aucune différence entre l'état cachectique de ces syphilitiques et des tuberculeux proprement dits. Il est vrai qu'on peut se demander si le trouble des fonctions nutritives dans la phtisie syphilitique n'est pas au moins autant subordonné aux diverses altérations spécifiques des autres organes qu'aux lésions pulmonaires elles-mêmes.

D'après Schnitzler le diagnostic serait encore facilité par la coexistence dans le cas de phtisie syphilitique d'ulcérations, de cicatrices, de rétrécissements particuliers du larynx et de la trachée; il serait surtout facilité, comme dans l'observation remarquable du professeur Fournier, par l'action efficace du traitement spécifique. Hâtons-nous d'ajouter que même dans les cas les plus avérés de phtisie syphilitique, ce traitement est resté inutile. D'après Pankritius, on ne devrait rien attendre de la médication lorsque l'albuminurie est venue se joindre aux phénomènes cachectiques.

Stokes a rapporté un exemple de *cancer pulmonaire ramolli* et ayant produit des symptômes cavitaires. En pareille circonstance le diagnostic exige une analyse délicate des autres symptômes physiques, et surtout de la marche de la maladie.

Les rares *abcès* qui surviennent dans le cours de la pneumonie, si ces abcès occupent les régions sous-claviculaires, sont susceptibles d'être pris pour des cavernes pulmonaires. L'erreur serait d'autant plus facile, que les pneumoniques chez qui ces abcès se forment sont ordinairement dans un état général peu satisfaisant, voisin du marasme tuberculeux (Woillez). La marche de la maladie suffit à résoudre le problème.

La *gangrène pulmonaire* est parfois suivie d'excavation ; si celle-ci siégeait au sommet, ce qui d'ailleurs est exceptionnel, on ne la confondrait pas avec une caverne tuberculeuse, l'odeur infecte particulière des crachats étant caractéristique de l'excavation gangreneuse. Il n'est pas rare que le produit de l'excavation tuberculeuse prenne, en y séjournant, une odeur gangreneuse, mais ce n'est que passagèrement, et, d'autre part, l'évolution morbide, si différente dans les deux cas, éclaire suffisamment le médecin.

L'excavation pulmonaire est encore simulée par une *pleurésie enkystée* de peu d'étendue, occupant l'espace sous-claviculaire et communiquant avec une bronche où le pus s'est fait jour. Mais alors on ne constate ni gargouillement ni pectoriloquie, et la méprise n'est pas de longue durée ; d'ailleurs, l'expectoration purulente, dans le cas de vomique pleurale, se montre tout à coup avant l'apparition des signes d'excavation. (Woillez.) Nous venons d'indiquer les signes à l'aide desquels on peut généralement différentier la phtisie à la troisième période des maladies qui ont déterminé une excavation au sein du parenchyme pulmonaire. Nous devons ajouter qu'aujourd'hui, depuis la découverte de Koch, le diagnostic n'offre plus de difficultés. Ainsi que nous l'avons vu, le bacille caractéristique se rencontre dans les crachats des phtisiques, tandis qu'il fait défaut dans les maladies étudiées plus haut ainsi que dans ces pneumonies chroniques ulcéreuses avec sclérose sur lesquelles Bucquoy, Debove, Ducastel ont appelé l'attention (*Soc. méd.*, 1885).

Nous ne terminerons pas ce qui a rapport au diagnostic de la phtisie chronique sans faire remarquer que dans quelques circonstances on perçoit tous les signes stéthoscopiques d'une caverne pulmonaire, et en particulier le souffle et le râle caverneux sans que cependant il existe la moindre excavation. C'est un fait qui s'observe dans les cas où une tumeur solide en contact avec la trachée ou les grosses bronches transmet à l'oreille des bruits qui se passent dans les conduits. Barthez a raconté l'histoire d'un enfant chez lequel on avait constaté pendant plusieurs mois une respiration caverneuse parfaitement caractérisée au sommet des deux côtés de la poitrine, en avant et en arrière, et qui cependant n'avait présenté aucune lésion pulmonaire, sauf quelques tubercules miliaires rares. Le bas de la trachée et les grosses bronches jusque dans l'intérieur du poumon étaient entourés de masses tuberculeuses solides et dures siégeant dans les ganglions, se portant en avant et un peu à droite, de manière à être à peu près en contact avec le sternum en même temps que la trachée était légèrement repoussée à gauche. Ces grosses masses dures pouvaient former le volume de trois œufs de poule comprimant les bronches principales de manière à leur donner la forme d'un cylindre aplati.

Le phénomène acoustique paraît se produire avec plus de facilité si un épanchement pleurétique existe en même temps que la tumeur solide. Woillez et Barthez ont rapporté chacun une observation dans laquelle on avait perçu un souffle caverneux très net qui reconnaissait pour cause, ainsi que l'autopsie le démontra, une pleurésie compliquant un anévrysme de l'aorte (dans le cas de Barthez), une tumeur fibro-plastique (dans le fait de Woillez).

Le corps conducteur peut même être exclusivement liquide. Chomel avait déjà, dans la deuxième édition de son *Traité de pathologie générale*, appelé l'attention sur la transmission à la base de la poitrine, à travers un épanchement de bruits anormaux produits au sommet. Aujourd'hui, grâce aux intéressantes recherches de Lebert (1), Barthez et Rilliet (2), Béhier (3), Riant (4), Frémont (5), etc., on sait que la respiration caverneuse, la respiration amphorique, le gargouillement même peuvent être perçus dans la pleurésie simple en l'absence de toute excavation pulmonaire, et que ces phénomènes ne sont que le retentissement exagéré de ceux qui se passent normalement dans la trachée et les grosses bronches.

Ajoutons enfin que les fausses membranes de la pleurésie produisent dans quelques cas très rares une sorte de gargouillement qui pourrait faire croire à l'existence d'une ou de plusieurs vastes cavernes du poumon. On en trouve un remarquable exemple emprunté au service du professeur N. Guillot et consigné dans une thèse de Riant. On sait aujourd'hui que ce pseudo-gargouillement n'est qu'une forme de frottement humide, déterminé par les fausses membranes molles, renforcé et modifié par le bruit respiratoire.

(1) Lebert, *Bull. de la Soc. anat.* 1840, p. 524.
(2) Rilliet et Barthez, *Bull. de la Soc. méd. des hôp.* Mém. cité.
(3) Béhier, *Id.*, 1855.
(4) Riant, *Thèse inaug.* 1866.
(5) Frémont, *Thèse inaug.* 1886.

CINQUIÈME PARTIE

TRAITEMENT

La phtisie pulmonaire, à toutes les époques de son histoire, a subi dans son traitement l'influence des doctrines régnantes sur la nature et la constitution anatomique du tubercule. Il était dès lors facile de prévoir que les grandes découvertes de Villemin et de Koch qui modifiaient si profondément les idées généralement reçues imprimeraient aux recherches thérapeutiques une impulsion et une direction nouvelles. Du moment en effet où l'existence d'un parasite était considérée comme le fait primordial d'où découle en quelque sorte toute la pathologie de l'affection tuberculeuse des poumons, la première pensée qui devait se présenter à l'esprit, c'était d'attaquer ce parasite et de chercher à détruire le mal en détruisant la cause qui l'avait engendré. De tous côtés, en France et à l'étranger, on se mit résolument à l'œuvre, et de l'ensemble de ces travaux, naquit une thérapeutique spéciale, bactériologique, *bactériothérapie.*

Les médecins étaient d'ailleurs puissamment encouragés dans cette voie par les résultats véritablement merveilleux que la chirurgie et l'obstétrique contemporaines obtiennent chaque jour par l'emploi des agents antiseptiques. Sans doute, il faut bien le reconnaître, les conditions de l'expérimentation ne sont pas tout à fait les mêmes dans les deux cas. L'antisepsie chirurgicale s'adresse le plus ordinairement à un individu qui peut être considéré comme sain, à un blessé dont la plaie sert de porte d'entrée aux germes nuisibles répandus dans l'atmosphère. Le rôle du chirurgien consiste à s'opposer à la pénétration de ces germes, et on sait quel est en pareil cas l'efficacité des pansements dits antiseptiques, pansement de Guérin, pansement de Lister. Alors même qu'il s'agit d'une lésion tuberculeuse définie, abcès froid, tumeur blanche, etc., le parasite est localisé dans un point du corps ; il y occupe une position superficielle qui permet au chirurgien de l'atteindre par des moyens appropriés, l'éther iodoformé par exemple. Mais pour le médecin le problème est plus compliqué. Il se trouve en présence d'un malade chez lequel le plus souvent l'économie tout entière est déjà infectée, ou si les lésions sont circonscrites aux poumons, le parasite, enveloppé dans le mucus qui le protège, enfoui dans les profondeurs de la trame pulmonaire, est peu accessible à nos agents thérapeutiques.

On comprend d'après cela les difficultés auxquelles se heurte l'antisepsie médicale, et l'insuccès de la plupart des tentatives expérimentales. Est-ce une raison pour renoncer à ce genre de recherches, et devons-nous désespérer de l'avenir? Loin de nous cette pensée. N'oublions pas que bien peu d'années nous séparent de l'époque de la découverte du bacille de la tuberculose et que déjà la science s'est enrichie de nombreux travaux bactériologiques dont quelques-uns d'une haute importance pratique. Comment ne pas espérer que dans cet élan général, dans cette croisade généreuse entreprise contre le plus grand fléau de l'humanité, les efforts convergents des travailleurs de tous les pays n'aboutissent à des résultats décisifs, lorsque le parasite sera mieux connu dans toutes les particularités de sa vie propre et de son évolution, lorsque les recherches thérapeutiques seront conçues dans un esprit vraiment médical visant moins le bacille à attaquer, à détruire, que l'organisme à fortifier, à soutenir dans sa lutte, autrement dit, le terrain de culture à rendre stérile et infertilisable? L'efficacité du sulfate de quinine dans la fièvre intermittente, du mercure et de l'iodure de potassium dans la syphilis, nous démontre que le problème n'est pas insoluble et que, dans ces deux maladies considérées aujourd'hui comme parasitaires, on peut arriver à tuer un agent infectieux ou à en empêcher la pullulation sans nuire au malade.

Cela posé, nous étudierons successivement :

Le traitement basé sur les notions bactériologiques;

Le traitement hygiénique;

Le traitement médicinal;

Le traitement des symptômes prédominants.

CHAPITRE PREMIER

BACTÉRIOTHÉRAPIE

Dans ce chapitre nous examinerons :

§ 1. — Les essais de vaccination anti-tuberculeuse.

§ 2. — Les essais d'atténuation ou de destruction du bacille pulmonaire par l'action antagoniste d'une autre bactérie.

§ 3. — Les recherches expérimentales faites dans le but d'établir la puissance anti-virulente de substances diverses mises en présence du virus tuberculeux.

§ 4. — Les applications de ces recherches à la tuberculose humaine et spécialement l'influence des inhalations, des injections dans la trame pulpulmonaire, des injections sous-cutanées des substances dites anti-parasitaires.

§ 1. — Vaccination anti-tuberculeuse.

Les remarquables résultats obtenus par Pasteur dans ses recherches sur l'atténuation des virus ont ouvert un horizon tout nouveau à la thérapeutique préventive des maladies infectieuses. Mais ce serait assurément aller trop loin que de supposer sans preuves effectives qu'on arrivera à trouver le vaccin de toutes ces maladies. Il n'est pas probable qu'un vaccin puisse jamais être un meilleur préservatif que la maladie elle-même. Or, dans un certain nombre d'affections de ce genre, une première atteinte, au lieu de préserver le malade d'une attaque ultérieure semble créer chez lui un terrain favorable pour les récidives. C'est ce qu'on observe notamment dans l'érysipèle (1), la pneumonie, la blennorrhagie, etc. La tuberculose

(1) Cependant, dans quelques-unes de ces maladies, dans l'érysipèle, par exemple, il semble que les attaques successives de la maladie chez le même individu confèrent une sorte d'immunité. Le professeur Jaccoud (*Leçons de clinique médicale*, 1885-1886) appelle cette immunité *immunité symptomatique* et fait remarquer que souvent dans l'érysipèle les premières attaques sont fortes et complètes, puis, à mesure qu'elles se répètent, vont s'affaiblissant graduellement comme par une atténuation progressive, de sorte que chaque attaque joue pour les suivantes le rôle d'une inoculation partiellement préventive. Cette atténuation est la con-

paraît devoir être rangée dans cette catégorie. Cette maladie atteint plusieurs fois de suite le même individu. Une première attaque de tuberculose locale, de lupus, d'arthrite tuberculeuse, d'adénite scrofuleuse, loin de protéger le malade, le met dans les meilleures conditions pour être atteint ultérieurement, parfois au bout de dix ou vingt ans, de tuberculose pulmonaire ou généralisée. Ces faits que tous les médecins ont été à même d'observer, ont été contredits récemment par Marfan, dans un travail publié dans les *Archives générales de médecine* (1886). L'auteur, après avoir commencé par établir le caractère tuberculeux du lupus et des écrouelles (adénopathies strumeuses), étudie les rapports de ces deux affections avec la phtisie pulmonaire, et de cette étude très consciencieuse se croit autorisé à conclure : 1° que la guérison d'une tuberculose locale (lupus ou écrouelles) donne l'immunité pour la phtisie; 2° que les tuberculoses locales sont en général des tuberculoses atténuées.

Nous croyons que les faits relatés par le jeune observateur que nous venons de nommer n'ont pas la signification qu'il leur attribue. Nous accorderions volontiers qu'il existe souvent une sorte de balancement déjà entrevu par Guersant (*Dict. en 40 vol.*, article SCROFULE) entre les lésions viscérales et les lésions externes (lupus, adénites, etc.) de la tuberculose; mais nous ne pensons pas qu'on soit en droit de soutenir que ces dernières empêcheront le développement des premières. Tout au plus pourrait-on admettre que la présence de lupus guéris ou d'écrouelles bien cicatrisées constitue en faveur du sujet une plus ou moins grande probabilité de lenteur, de torpeur dans l'évolution de la maladie.

Sur cette question des vaccinations préventives, voyons ce que dit l'expérimentation.

Au commencement de l'année 1883, Cornil et Babes (1) ont inoculé une dizaine de lapins avec des fragments de lupus et de fongosités articulaires ou d'abcès tuberculeux. Ces lapins, de même qu'un animal qui avait été inoculé un an auparavant avec du pus d'abcès tuberculeux, ont reçu dans l'œil, dans le péritoine et sous la peau des masses tuberculeuses fraîches. Les expériences ont été répétées en même temps sur des animaux tout à fait sains. Le premier lapin, qui mourut un mois après l'inoculation, fut un de ceux qui avaient été inoculés avec des fongosités; puis peu de temps après un animal de contrôle, et successivement tous les autres qui avaient été ino-

séquence des modifications produites dans l'organisme par les attaques antérieures. Ce n'est plus l'atténuation de l'agent infectant selon le procédé de Pasteur, c'est l'atténuation de la réceptivité. Ce fait, ajoute le professeur Jaccoud, est la preuve la plus directe et la plus positive de l'influence qu'exerce l'état préalable de l'organisme sur la génération et l'évolution des maladies infectieuses.

(1) Cornil et Babes, *Société de biologie* et *Progrès médical*, 1883.

culés avec la tuberculose locale succombèrent, de même que les animaux de contrôle, avec de la tuberculose généralisée. Cornil et Babes en concluent que l'inoculation des produits de tuberculose locale ne préserve nullement l'organisme de la tuberculose généralisée.

Falk (1) est arrivé aux mêmes conclusions. Ses expériences consistaient à introduire dans la cavité abdominale des cobayes des fragments de poumons tuberculeux ayant subi un commencement de putréfaction et par cela même possédant une virulence atténuée. Le résultat constant de ces expériences a été le développement d'une tuberculose localisée, les organes internes demeurant indemnes. Quand les animaux furent complètement rétablis, Falk leur fit une nouvelle inoculation avec des matières tuberculeuses fraîches. Or, loin de conférer l'immunité, l'inoculation préalable du virus tuberculeux atténué a paru créer un terrain plus favorable à l'évolution de la tuberculose. En effet, tous les animaux qui avaient subi la deuxième innoculation ont présenté des lésions beaucoup plus accusées que ceux qui, sans avoir été l'objet d'une inoculation préventive, avaient été rendus tuberculeux immédiatement avec des produits frais. Falk croit pouvoir conclure de ses expériences qu'il y a peu d'espoir de trouver la prophylaxie de la tuberculose dans l'inoculation d'un virus atténué.

Les essais tentés par le Dr Gosselin, professeur suppléant à l'école de médecine de Caen (2), ont beaucoup d'analogie avec les expériences précédentes. Un lapin est inoculé au niveau de l'articulation du genou avec un petit fragment de végétation tuberculeuse recueillie sur une jeune femme atteinte d'arthrite tuberculeuse de l'articulation tibio-tarsienne gauche et dont un examen préalable avait permis de constater sûrement la nature. Au bout de vingt jours, on notait le développement d'une tuberculose locale ; le trentième jour la cuisse était amputée; l'animal, après un mois et demi d'une convalescence difficile, était complètement rétabli et devenait alors un sujet ayant été tuberculeux. On l'inocule de nouveau au bout d'un mois, mais dans le péritoine. Il meurt le vingt-neuvième jour avec toutes les lésions anatomiques de la tuberculose.

La même expérience a été répétée plusieurs fois en variant le mode d'inoculatiou; le résultat a été le même. Le développement des bacilles sur un terrain ainsi préparé a été absolument normal. Aucun animal n'a échappé à la mort. Souvent même la tuberculose s'est faite très rapidement.

(1) Falk, *Beiträge zur eimpf. Tuberculose. Berl. klin. Wochenchr* 1883.

(2) Gosselin, *Sur l'atténuation du virus de la tuberculose*; *Études expérimentales et cliniques sur la tuberculose*, 1er fasc., 1887.

Dans le même but expérimental, mais dans un autre ordre d'idées, s'appuyant sur ce fait que les bacilles tuberculeux ne rencontrent pas chez tous les animaux les mêmes facilités de développement, qu'en particulier la plupart des carnivores sont moins aisément inoculables que les rongeurs, le savant professeur s'est demandé si les tubercules développés dans de mauvaises conditions avaient leur puissance nocive amoindrie et si, transportés sur des animaux spéciaux, ils seraient suivis d'une tuberculose atténuée ou serviraient de vaccin.

A cet effet, à deux chiens âgés l'un de six ans, l'autre de cinq mois, on inocula un fragment de granulation tuberculeuse, recueillie avec soin à l'autopsie d'un malade de l'hôpital; l'injection fut faite dans le péritoine. Au soixante-douzième jour le plus jeune des deux chiens succombait dans un état de cachexie très prononcée, présentant les lésions manifestes d'une tuberculose à la fois péritonéale et pulmonaire. Avec les granulations on inocula trois lapins et deux cobayes, les cobayes par la voie péritonéale, les lapins dans la chambre antérieure de l'œil. Les deux cobayes moururent l'un le trente-cinquième jour, l'autre le quarante-unième jour avec les altérations anatomiques de la tuberculose. Les lapins succombèrent du quarantième au cinquantième jour. Chez le second chien, le plus âgé, l'inoculation répétée deux fois n'a amené aucun résultat; l'auteur fait remarquer qu'il en est généralement ainsi chez les vieux chiens.

L'inoculation tentée sur un chat et sur deux corneilles a réussi chez le chat et sur une des deux corneilles seulement. Des granulations prises sur ces animaux et inòculées à des lapins et à des cobayes ont déterminé la mort dans un espace de temps qui a varié entre trente et cinquante jours. La conclusion à tirer de ces derniers faits, c'est que les bacilles, en passant par l'organisme d'animaux regardés jusqu'à un certain point comme réfractaires à la tuberculose, ne perdent rien de leur puissance.

Rapprochons des faits qui précèdent les observations de Charrin et celles d'Arloing, quoique dans leurs expériences il ne s'agisse pas de tuberculoses atténuées. Voici ces expériences (1). Après avoir rendu des cobayes tuberculeux par l'inoculation de produits manifestement tuberculeux, après avoir constaté l'infection générale par l'amaigrissement, la fièvre, le dépérissement etc., Charrin faisait une nouvelle inoculation soit avec de la matière caséeuse recueillie sur l'animal lui-même (auto-inoculation), soit avec des produits pris sur des malades tuberculeux (ré-inoculation). Or, dans presque toutes les

(1) Charrin, *Tuberculose et morve, auto-inoculation et réinoculation* (*Revue de médecine*, 1885).

expériences, les animaux ont pu être de nouveau inoculés avec succès. On s'était assuré auparavant par des expériences de contrôle, que l'apparition des bacilles dans les points secondairement inoculés n'était pas due à ce que des micro-organismes circulant dans le sang de l'animal infecté venaient à se produire en ces points (1).

Arloing (2) est arrivé aux mêmes conclusions que Charrin en se servant de procédés plus rigoureux encore. Il inocule des cobayes à la face interne de la cuisse; la généralisation s'effectue de proche en proche par les voies lymphatiques. Au bout d'un mois, lorsque l'induration tuberculeuse des ganglions inguinaux est bien constatée et que le processus est sur le point d'atteindre les organes sus-diaphragmatiques, Arloing fait la deuxième inoculation à la base de l'oreille; grâce au gonflement des ganglions pré-auriculaires et pré-scapulaires, on ne tarde par à s'assurer que l'organisme est en proie à une deuxième infection qui marche en quelque sorte à la rencontre de la première.

Pour compléter cette étude, disons quelques mots des tentatives faites Daremberg (3) en vue de rechercher si l'inoculation préventive des moelles d'animaux tuberculeux d'ancienneté décroissante selon la méthode pastorienne pour la rage, empêcherait l'évolution du virus tuberculeux frais. Il inocula huit cobayes avec des moelles vieilles de douze à un jour (après le quatrième jour elles cessent d'être virulentes), en dix jours, et ces animaux moururent tuberculeux dans le même mois que six témoins inoculés le même jour. Peut-être, ajoute notre distingué confrère, pourrait-on essayer d'inoculer deux ou trois fois par jour les moelles des quatrième, troisième, deuxième, premier jour, pour tenter de donner à l'organisme une accoutumance plus profonde ; mais il avoue que ses essais de vaccination par cette méthode ne semblent pas être encourageants.

Le seul expérimentateur qui paraisse, dans les tentatives de ce genre, avoir obtenu quelques résultats satisfaisants est un médecin de Venise, Vittorio Cavagnis, si l'on en juge par la note qu'il a adressée à l'Académie des sciences de Paris (séance du 29 novembre

(1) Dans une note récemment présentée à l'Académie des sciences (octobre 1887) Charrin a communiqué un fait expérimental intéressant qui nous paraît trouver sa place ici dans la question des immunités vaccinales. Étudiant le microbe de la pyocyanine (pus bleu) dont la fonction chromogène a été bien établie par Gessard, Charrin a constaté qu'il est possible d'augmenter la résistance du lapin à un microbe déterminé, de rendre cette résistance plus ou moins complète et durable, soit en inoculant préalablement le microbe par une autre voie que la voie intra-veineuse (inoculations sous-cutanées , soit en injectant préalablement les produits solubles sécrétés par le microbe dont il s'agit.

(2) Arloing, *Académie des sciences*, 1885, et *Revue de médecine*, 1887.

(3) Daremberg, *Note sur la tuberculose expérimentale, études expérimentales et cliniques sur la tuberculose*, 1er fascicule, 1887.

1886). J'ai constaté, dit-il, que l'acide phénique en solution aqueuse à 2 p. 100 détruit la virulence des matières tuberculeuses, et qu'une solution plus faible à 1,25 p. 100 l'atténue. J'ai voulu voir si, en imitant la méthode de Pasteur, qui consiste dans des inoculations d'abord faibles et enfin graduellement de plus en plus virulentes, je ne pourrais pas rendre les animaux inoculés réfractaires à l'action du virus tuberculeux. Pour cela j'ai soumis deux cobayes et trois lapins sains et robustes qui m'avaient été apportés peu de jours auparavant de la campagne à des inoculations hypodermiques (régions de l'abdomen et du dos) de crachats tuberculeux traités par une solution phéniquée d'abord faible, puis de plus en plus forte, pour finir par l'inoculation de crachats tuberculeux non traités par cet acide. Le résultat des expériences a été le suivant : l'inoculation d'une matière tuberculeuse d'abord dépouillée de toute virulence, puis douée d'une virulence spécifique faible et enfin complètement active, n'a pas déterminé le développement de la tuberculose chez un cobaye et trois lapins, et semble les avoir rendus réfractaires à une inoculation ultérieure de matière tuberculeuse non traitée par l'acide phénique. Sur un des deux cobayes ainsi traités, l'inoculation faite avec la même matière tuberculeuse non modifiée s'est montrée beaucoup moins infectieuse que dans des conditions ordinaires. L'auteur de la note considère qu'il serait assurément téméraire de se croire autorisé par ces expériences à formuler des conclusions formelles ; il fait remarquer seulement que parmi plusieurs douzaines de cobayes et de lapins inoculés avec des crachats tuberculeux naturels, c'est-à-dire non modifiés par un agent chimique, les cobayes et les trois lapins qui ont été les sujets de l'expérience de vaccination ont été les seuls qui aient été exempts de tuberculose.

Ces faits assurément sont très intéressants, mais ils auraient besoin d'être vérifiés par d'autres expérimentateurs. D'ailleurs ils ne semblent guère pouvoir être appliqués à la prophylaxie de la tuberculose humaine. Quel est en effet le médecin qui oserait inoculer à un individu sain une tuberculose même atténuée pour le préserver d'une tuberculose ultérieure plus forte, mais nullement nécessaire et fatale? Ce qui serait plus utile, ce serait de déterminer si la vaccination pastorienne est applicable à la tuberculose dans un but non plus préventif, mais curatif. Cavagnis annonce qu'il se livre à des expériences en vue d'élucider cette grave question, et en même temps d'examiner si la vaccination ne pourrait pas être obtenue par d'autres moyens que les moyens chimiques.

Nous attendrons les résultats de ces recherches, mais nous ne saurions dissimuler que nous avons peu d'espoir de les voir aboutir à des résultats serieux et pratiques.

§ 2. — Essais d'atténuation ou de destruction du bacille tuberculeux par l'action antagoniste d'autres bactéries.

Les essais que nous allons relater reposent sur la connaissance de la concurrence vitale si bien étudiée par Babes (1), qui s'établit entre des bactéries de diverses sortes existant dans des milieux nutritifs On connait les curieuses expériences de Raulin (2) et Duclaux (3) sur l'*Aspergillus niger*. On sait que si l'on sème cette mucédinée sur deux liquides nourriciers dont l'un contient de l'acide tartrique et l'autre n'en contient pas, on voit dans le premier cas la plante se développer et le liquide rester limpide, tandis que dans l'autre cas le déveleloppement est nul ou insignifiant en même temps que le liquide se trouble et se peuple d'espèces vivantes appartenant au monde des bactéries; l'acide tartrique n'a pas agi comme aliment, puisqu'on le retrouve à la fin de l'opération, mais il protégeait efficacement l'*Aspergillus* contre un grand nombre de bactéries qui lui eussent disputé le terrain.

Des phénomènes analogues s'observent entre les bactéries d'espèces différentes; le résultat de la lutte pour la vie qui s'établit entre elles dépend de nombreuses conditions tenant au terrain ou à l'espèce de bactéries sur lesquelles porte l'expérience. On comprend que la connaissance de cette action réciproque des bactéries les unes vis à vis des autres ait pu donner l'idée d'en faire une application à la thérapeu tique.

C'est surtout en Italie que les médecins se sont livrés à ce genre particulier de recherches. La première tentative a été faite par le prof. Cantani (4). Après avoir expérimenté le *Bacterium termo* sur les animaux au moyen d'inoculations, d'injections sous-cutanées, d'inhalations, d'ingestion stomacale et rectale, après avoir constaté la parfaite innocuité de ces microphytes sur des espèces animales différentes, Cantani eut l'idée d'en faire l'application à la tuberculose humaine. Il rapporte l'observation d'une femme de quarante-deux ans, fille de père mort phtisique, présentant tous les signes physiques d'une vaste caverne au lobe supérieur du poumon gauche, avec fièvre vespérale, toux, expectoration purulente, fibres élastiques et nombreux bacilles dans les crachats, lesquels, inoculés aux animaux, déterminèrent la tuberculose, avec dépérissement progressif et très pro-

(1) Babes, *Journal des connaissances médicales*, 1885.

(2) Raulin, *Recherches sur le développement d'une mucédinée dans un milieu artificiel* (*Annales des sciences naturelles*, 1870).

(3) Duclaux, *Ferments et maladies*.

(4) Cantani, *Un tentativo di Bacterioterapie* (*Giornale internazionale delle science mediche*, et *Riforma medica*, 1885).

noncé, etc. On fit avec un inhalateur ordinaire des inhalations quotidiennes de gélatine liquéfiée additionnée d'un bouillon de viande contenant une très riche culture de Bacterium termo. — Bientôt l'expectoration diminua, puis cessa complètement dans les derniers jours de l'expérience. — En même temps l'état général de la malade s'améliora notablement. Les bacilles de Koch disparurent des crachats, tandis qu'on y constata la présence du *Bacterium termo* en grande quantité; l'inoculation de ces crachats ne rendit plus les animaux tuberculeux.

Encouragé par les résultats qu'avait obtenus le professeur Cantani, le Dr Salama, de Pise, employa le même mode de traitement chez une malade dont on trouvera l'histoire dans le journal, la *Riforma medica* et dans le *Giornale internazional de delle scienze mediche* (1). L'observation est relative à une femme d'une santé délicate, toussant depuis environ deux mois et qui à la suite d'un refroidissement fut prise d'une broncho-pneumonie gauche, passée rapidedement malgré un traitement actif à l'état de pneumonie caséeuse. On constatait alors les signes suivants: matité étendue, râles souscrépitants fins, souffle tubaire dans une grande partie du poumon gauche; faiblesse du murmure respiratoire au sommet et vers la racine de l'omoplate, souffle et râle caverneux dénotant l'existence d'une petite excavation, crachats d'abord sanguinolents, puis muco-purulents et contenant de nombreux bacilles. En même temps, fièvre vive avec double exacerbation, s'étant élevée graduellement au chiffre de 40°,5 malgré l'administration du sulfate de quinine, de l'antipyrine, de l'acide salicylique; amaigrssement considérable, perte des forces, sueurs abondantes, diarrhée colliquative, etc.

Ayant reconnu l'inutilité de tous les moyens employés créosote, iodoforme, terpinol, élatine etc. le Dr Salama, après avoir pris l'avis du professeur Maffucci qui considéra le cas comme excessivement grave, se décida à recourir au traitement de Cantani. Les crachats examinés contenaient une très grande quantité de bacilles. La culture du Bacterium termo préparée avec un soin minutieux fut mélangée à un bouillon de viande maigre de bœuf et le 17 juillet 1885, environ six semaines après le début de l'affection, on commença les inhalations pratiquées plusieurs fois par jour avec le pulvérisateur de Ziegle. — On ne remarqua aucun changement dans les premiers jours de ce traitement; le cinquième jour on nota que la fièvre ne présentait plus qu'un accès au lieu de deux, qu'elle ne dépassait plus 39°,5 et tombait dans la nuit et la matinée à 37,8. L'expectoration était moins abondante, moins purulente; le microscope révélait la présence

(1) Salama, *Applicazione di un tentativo di batterioterapia nella cura della tubercolosa polmonare* (*Riforma medica*, n° 147). — *Giornale intern. delle science mediche*, fasc. 8, 1885.

de nombreux *Bacterium termo*, en même temps qu'il accusait une notable diminution des bacilles de Koch. — Le 27 juillet l'amélioration s'accentuait manifestement. Il y avait apyrexie dans la nuit, et la températuure descendait souvent au-dessous de la normale, à 36°,6. — L'examen miscroscopique répété tous les jours démontrait la décroissance progressive du nombre des bacilles réduits à deux ou trois dans chaque préparation. Le 2 août ils avaient complètement disparu des crachats; l'appétit, le sommeil étaient revenus; les forces avaient repris au point que la malade pouvait rester levée deux ou trois heures par jour; les signes physiques s'étaient sensiblement améliorés: le souffle était plus doux, le murmure respiratoire était perçu dans les points où pritivement on ne l'entendait plus. Le Dr Salama se croit autorisé à tirer de ce fait la conclusion que par les inhalations de *Bacterium termo* il a arrêté la marche aiguë de l'affection et converti en une forme chronique une phtisie qui se précipitait vers un dénouement fatal.

Les divers essais postérieurs aux communications de Cantani et de Salama n'ont pas donné des résultats identiques.

Le professeur Sormani (1), après avoir critiqué le principe qui avait servi de base à l'expérimentation, a rapporté trois cas dans lesquels la méthode avait été rigoureusement suivie et même plus longtemps que ne le recommande Cantani. Or le résultat de ces trois cas a été négatif. Sormani en conclut que les inhalations de bouillon de culture chargé de *Bacterium termo* ne constituent pas un mode rationnel et pratique de la tuberculose. — Il serait disposé à croire que les inhalations de bouillon simple concentré, pulvérisé, peuvent avoir une action palliative contre la dyspnée, la toux, l'expectoration difficile et d'autres symptômes, mais que l'addition du *Bacterium termo* est plus nuisible qu'utile.

Ballagi (2) est arrivé aux mêmes conclusions. Chez aucun des huit malades qu'il a soumis au traitement de Cantani, il n'a vu diminuer la fièvre, ni la la toux, ni le nombre des bacilles. Il ne constata non plus aucune amélioration dans les symptomes physiques. Bien plus, chez un malade il y eut de la diarhée qui disparut dès qu'on cessa les inhalations; les phtisiques se refusèrent pour la plupart à continuer le traitement en raison de l'odeur fade et nauséeuse de la solution, qui leur faisait perdre l'appétit.

Mentionnons encore l'insuccès des tentatives faites par Stacklewicz (3) et Filipovitch (4).

(1) Sormani, *Sulla bacterioterapia* (*Annali universali di med.* Avril 1886).
(2) Ballagi, *Centralblatt für d. Ges. Therapie*, mai 1886.
(3) Stacklewicz, *Wradomosci Lekastria*, octobre 1886 et *Gaz. hebd.*, 1887.
(4) Filipovitch, *British med. Journal*, octobre 1886.

Pour son expérimentation, Stacklewicz employa les cultures pures de *Bacterium termo* diluées dans l'eau tiède. Il prescrivit deux inhalations quotidiennes, de six minutes de durée, à trois malades présentant des signes indéniables d'infiltration tuberculeuse des poumons et dont les crachats contenaient des bacilles de Koch. Après six jours on dut suspendre le traitement de l'un à cause des accidents gastriques qu'il éprouvait. Il succomba. Les deux autres furent soumis aux inhalations pendant vingt-trois et trente-trois jours. Stacklewicz déclare que chez ces malades la méthode n'a procuré ni l'atténuation de la fièvre ni la diminution des bacilles dans les crachats. Elle n'a pu arrêter l'amaigrissement, et de plus a provoqué dans tous les cas des troubles gastriques : nausées, vomissements, inappétence, état saburral des premières voies. Ces phénomènes avaient pour origine la pullulation du microbe dans l'estomac.

Dans une réunion de la Société médicale d'Odessa, le Dr Filipovitch, médecin de l'hôpital d'Odessa, fit une intéressante communication sur six cas de phtisie pulmonaire avancée, qu'il avait traités par la bactériothérapie. Ayant obtenu de pures cultures de Bacterium termo dans du bouillon gras, Filipovitch dilua 5 centimètres cubes de ce liquide bactérien dans 10 centimètres cubes d'eau bouillante, et après avoir aromatisé le mélange avec une à deux gouttes de teinture de menthe poivrée pour en déguiser l'odeur désagréable, il fit inhaler le tout au malade à l'aide de l'appareil Richardson. Les inhalations furent répétées deux fois par jour. Pour l'un des malades on abandonna l'expérience au bout de huit jours, son état s'étant considérablement aggravé dès le début; trois autres phtisiques succombèrent pendant qu'ils étaient en traitement, l'un après quinze jours d'inhalation, un autre après dix-sept jours et le troisième après vingt-cinq jours. Les autres malades ont quitté l'hôpital après un traitement qui varie entre dix-sept et quarante-deux jours. Dans les cas qui ne furent pas suivis de mort, on ne remarqua pas la plus petite diminution du bacille tuberculeux dans l'expectoration. Dans aucun de ces cas le traitement n'exerca d'influence ni sur la température, ni sur les transpirations, ni sur le poids du malade. Filipovitch conclut de ses observations qu'on ne peut décidément attendre aucun bien du traitement de la tuberculose par l'inoculation du *Bacterium termo*, et que même certains de ces cas semblaient prouver que cette inoculation n'était pas sans danger pour l'économie animale.

Deux mois plus tard, dans le même journal, en réponse à l'article défavorable de Filipovith, Le Dr Primrose Wells (1) publiait la

(1) Primrose Wells, *British medical advertiser*, 1886.

relation de cinq cas de phtisie traités par la méthode de Cantani qu'il jugeait de la façon suivante : « Les conclusions que je tire de l'essai de ce traitement sont que les respirations profondes des bouillons de culture du *Bacterium termo* pulvérisés sont très profitables aux malades atteints de phtisie pulmonaire à certains degrés; qu'elles arrêtent la diarrhée si elle existe, augmentent l'appétit presque immanquablement; que ce traitement a de la tendance à diminuer l'expectoration, et qu'il produit de bons résultats quand la maladie n'est pas trop avancée ni trop rapide dans sa marche.

Signalons, pour terminer, l'opinion favorable de deux médecins italiens, les Drs Alberico Testi et Giovanni Marzi (1), qui à l'hôpital civil de Fermo, ont soumis plusieurs malades atteints des signes stéthoscopiques non douteux de tuberculose avancée avec bacilles dans le sang et dans les crachats aux inhalations de *Bacterium termo* fréquemment répétées chaque jour. Ces malades, au dire de ces médecins, auraient éprouvé une amélioration des plus appréciables dans leur position. Le nombre des bacilles diminuait de plus en plus au fur et à mesure de la durée du traitement. Tous ces malades ont présenté en même temps une amélioration dans l'état général.

En présence des résultats contradictoires auxquels sont arrivés les divers expérimentateurs que nous venons de nommer, il semble difficile de se former une opinion précise sur ce mode de traitement de la phtisie. A la réunion de la Société médico-chirurgicale de Pavie (mars 1886), dans laquelle Sormani avait fait connaître ses essais bactériologiques, le professeur Riva fit remarquer que le principe sur lequel s'appuyait Cantani n'était pas juste; que le *Bacterium termo*, microbe de la putréfaction, lorsqu'il était introduit par inhalation dans les voies pulmonaires, ne prenait sa nourriture que dans les parties mortifiées, et qu'il n'attaquait pas les tissus dans lesquels proliférait le bacille tuberculeux; qu'en conséquence il n'y avait pas lutte pour l'existence entre ces deux bactéries.

Les expériences récentes de Flora et du professeur Maffucci (2) nous paraissent trancher définitivement la question. Ces expériences consistaient à inoculer à des lapins et à des cabiais, dans le tissu cellulaire et dans les articulations, des produits tuberculeux cadavériques ou provenant des crachats de malades phtisiques. Dès que l'on commençait à trouver des bacilles dans les parties inoculées, on injectait dans ces mêmes parties le *Bacterium termo*, cultivé dans du bouillon, en ayant soin de choisir l'espèce particulière dont

(1) Alberico Testi et giovanni Marzi, *Cura della tuberculosa colla inalazione del bacterium termo* (*Gazz. d'osp.* Milano, 1886).

(2) Flora et Maffucci, *Dell' azione del Batterio termo sugli animali tubercolotici* (*Rivista internazionale di medicina e chirurgia*, octobre 1886).

s'était servi Cantani pour ses recherches cliniques. — Pour chaque animal on injectait avec une seringue stérilisée 3 centimètres cubes à la fois de la culture soit tous les jours, soit à plus longs intervalles. On gardait comme témoins un certain nombre de lapins et de cabiais auxquels la tuberculose seule avait été inoculée. Or, des quatre séries d'expériences habilement conduites, les auteurs concluent que le *Bacterium termo* n'a jamais empêché ni le développement général ni le développement local de la tuberculose, de même qu'il n'a jamais fait disparaître les bacilles des exsudats sécrétés par les arthrites tuberculeuses.

Réussira-t-on mieux avec d'autres micro-organismes? Nous l'ignorons. Babes a fait à ce sujet des recherches fort intéressantes qui laissent entrevoir ce que l'on peut espérer de semblables expériences. Plus récemment au dernier congrès des médecins et des naturalistes allemands à Berlin, Emmerich (1) de Munich, rapporta qu'ayant trouvé par hasard que chez les cobayes auxquels il avait injecté des microcoques de l'érysipèle, aucune autre forme de bactéries ne se développait plus, il eut l'idée des trois expériences suivantes sur les lapins : 1° injections des microcoques de l'érysipèle, puis de bactéries charbonneuses; 2° injections simultanées des deux microbes; 3° injections de virus charbonneux, puis injections sous-cutanées ou intra-veineuses des microcoques de l'érysipèle. Sur neuf lapins qui reçurent d'abord l'inoculation érysipélateuse, puis le virus charbonneux, deux moururent d'érysipèle, mais les sept autres résistèrent non seulement au charbon, mais aussi à l'inflammation érysipélateuse qui se développa sur eux tous. Des lapins témoins, autant que possible du même poids, ayant reçu la même quantité de virus charbonneux, succombèrent sans exception. Les résultats furent moins satisfaisants lorsque l'on chercha à combattre l'infection charbonneuse déjà déclarée par les injections de microcoques de l'érysipèle; l'injection intra-veineuse ne sauva que six lapins sur dix. Ici encore tous les animaux témoins succombèrent.

Quelle que soit l'explication à donner de ces faits, que l'on invoque avec Emmerich une excitation des cellules de l'organisme les rendant susceptibles de résistance, ou bien qu'il s'agisse de la destruction d'un micro-organisme par un autre, ces expériences n'en sont pas moins très dignes d'intérêt et doivent être prises en sérieuse considération dans l'appréciation de la méthode de traitement basée sur l'action antagoniste des bactéries.

(1) Emmerich, *Guérison des maladies infectieuses. — Destruction de la bactéridie du charbon et des autres micro-organismes*, 59e Congrès. — Analyse dans la *Revue de médecine*, 1887.

§ 3. — Recherches expérimentales faites dans le but d'établir la puissance antivirulente de substances diverses mises en présence du virus tuberculeux.

Nous laisserons de côté beaucoup de ces expériences qui s'appliquent aux micro-organismes en général ou à des micro-organismes autres que celui de la tuberculose (expériences de Buchholtz (1), d'Haberkorn (2), de Gosselin et Bergeron (3), de Jalan de la Croix (4), de Koch (5), de Marcus et Pinet (6), de Miquel (7), de Sternberg (8), de Warrikoff (9), de Ratimoff (10). de Bouchard (11), etc. On sait en effet que les microbes infectieux n'opposent pas une même résistance, égale pour tous, au même agent antiseptique; autrement dit, une même dose mortelle pour une variété de microbes ne s'oppose nullement à la pullulation de tel ou tel autre micro-organisme iufectieux ou septique. Arloing, Cornevin et Thomas (12), dans leurs recherches sur la résistance du virus charbonneux aux agents antiseptiques, avaient déjà fait cette remarque. Les recherches de Parrot et Hipp. Martin (13) confirment absolument cette donnée expérimentale. Ainsi les auteurs que nous venons de nommer ont prouvé que l'acide salicylique au 1/1000, que le sublimé au 5/1000 seulement détruisent après quarante-huit heures d'action la virulence du charbon symptomatique; or les mêmes réactifs aux mêmes proportions sont au contraire absolument sans action sur le virus tuberculeux. On comprend d'après cela que pour arriver à quelques conclusions pratiques et applicables au sujet qui nous intéresse particulièrement nous ne devons tenir compte que des expériences concernant le bacille de la

(1) Buchholtz, *Antiseptica und bakterien* (*Arch. fur. experim. Path.*, 1875).

(2) Haberkorn, *Das denerhalten von Harnbakteriv gegen einige Antiseptica* (*Inaug. diss.* Dorpat, 1879).

(3) Gosselin et Bergeron, *Comptes rendus de l'Académie des sciences* (1877) et *Arch. gén. de méd.*, 1881.

(4) Jalan de la Croix, *Das Verhalten der Bakterien des fleischstassers gegen einige Antiseptica* (*Arch. für experim. Path.*, 1881).

(5) Koch, *Ueber Desinfection,* 1881.

(6) Marcus et Pinet, *Comptes rendus de la Soc. de biologie*, 1882.

(7) Miquel, *Organismes vivants de l'atmosphère*, 1883.

(8) Sternberg, *The american Journal of The medical sciences*, 1883.

(9) Warrikoff, *Wirkungen von Harnbakterien gegen einige Antiseptica auf das Milzbrand. Contagium.* Dorpat, 1883.

(10) Ratimoff, *Sur les antiseptiques* (*Arch. de biologie*, 1884).

(11) Bouchard, *Sur le naphtol comme médicament antiseptique* (*Académie des sciences*, 17 octobre 1887).

(12) *Société de biologie*, 1882.

(13) Parrot et Hipp. Martin, *Recherches expérimentales ayant pour but de transformer le tubercule vrai ou infectieux en corps étranger inerte sous l'influence des réactifs divers* (*Revue de médecine*, octobre 1883).

tuberculose, de celles surtout qui sont faites dans des conditions autant que possible identiques.

Pour juger de la valeur antiparasitaire de ces substances, on a suivi les deux méthodes qui sont généralement employées dans l'étude des désinfectants ; l'une a pour base les fermentations ou les cultures, l'autre l'expérimentation sur les animaux.

La première méthode a été rarement mise en usage pour la tuberculose. Sans doute et cela a été fait par quelques expérimentateurs, le Dr Pilatte (1) notamment, on peut dans un tube récemment ensemencé ou contenant déjà des bacilles en plein développement, on peut, disons-nous, introduire un antiseptique et rechercher comment il se comporte vis-à-vis du bacille, s'il empêche la prolifération, s'il détruit sa virulence, ou bien s'il est sans influence sur lui. Dans beaucoup de cas, il est possible, au seul aspect de la culture, de juger de la puissance de l'antiseptique et de prévoir le résultat de l'inoculation aux animaux. Mais cette appréciation *de visu* peut quelquefois tromper. Une moisissure tardive peut être prise pour un début de pullulation du bacille et une culture où l'on ne voit presque rien peut être virulente au plus haut degré. Aussi le seul, le véritable critérium dans l'espèce, c'est l'inoculation et l'examen des organes après la mort, autrement dit, l'expérimentation sur les animaux.

EXPÉRIMENTATION SUR LES ANIMAUX.

Cette méthode, qui consiste à neutraliser le virus par un agent chimique, puis à l'inoculer aux animaux, a été surtout employée par les médecins vétérinaires. C'est Renault, d'Alfort, qui a fait les premières tentatives de ce genre, et il a été suivi dans cette voie par Colin, Bouley, Chauveau, Toussaint, et par un grand nombre d'expérimentateurs.

Hipp. Martin (2) est un de ceux qui ont étudié avec le plus de soin la puissance antivirulente de certains médicaments contre le bacille de la tuberculose. Les réactifs qu'il a successivement expérimentés étaient l'acide salicylique, en solutions diverses, le sulfate de quinine, le sublimé, l'acide phénique, la créosote, l'eau bromée, l'eau oxygénée. L'auteur commençait par écraser à la presse les principaux viscères d'un cobaye atteint de tuberculose généralisée.

(1) Pilatte, *recherches expérimentales sur le bacille de la tuberculose. Thèse de Montpellier*, 1885.

(2) Hipp. Martin, *Sur la transformation du tubercule vrai ou infectieux en corps étranger inerte sous l'influence de hautes températures et de réactifs divers* (*Archives de physiologie*, 1881, et *Revue de médecine*, 1882).

Une petite quantité de la pulpe viscérale qui en suintait était mise dans du liquide amniotique frais de brebis et additionnée d'une quantité donnée du médicament à expérimenter. Le mélange était injecté à l'aide de la seringue Ranvier dans le péritoine d'un cobaye adulte. L'autopsie de l'animal était pratiquée et révélait des lésions généralisées que les réinoculations en série démontraient être de nature tuberculeuse.

Or, les résultats des expériences ont été nuls pour l'acide salicylique, le sulfate de quinine, l'eau bromée, l'eau oxygénée.

Pour apprécier avec exactitude l'action de l'acide phénique sur le virus tuberculeux, Hipp. Martin a d'abord fait usage de solutions très étendues au 1 p. 1000. Ainsi qu'il fallait s'y attendre, elles n'ont en rien amoindri l'activité de l'agent tuberculeux. Sans s'attarder à l'emploi de solutions intermédiaires dont l'impuissance eût été certaine, l'auteur a eu recours d'emblée à des solutions beaucoup plus concentrées, les unes à 3, les autres à 6 p. 100. Dans deux expériences sur les cobayes, la virulence du produit tuberculeux a été détruite. Les deux cobayes ont vécu. Chose remarquable, avec une solution à 6 p. 100, c'est-à-dire deux fois plus forte, les animaux sont morts. L'auteur suppose que ce résultat en apparence contradictoire, s'explique par ce fait que dans le premier cas le réactif phéniqué a maintenu son action destructive pendant quarante-huit heures, tandis que dans le second cas on ne l'a laissé agir que pendant vingt-quatre heures.

La créosote est peu soluble et se prête mal aux expériences. En solution aqueuse à peu près saturée, la créosote n'agit que faiblement ou pas du tout sur les agents tuberculeux, différant beaucoup en cela de l'acide phénique, dont la plus grande solubilité permet d'exécuter des expériences beaucoup plus démonstratives.

Avec le sublimé, on n'a obtenu aucun résultat par une solution au 5 p. 1000 et deux autres au 1 p. 1000. Il est regrettable que l'auteur n'ait pas recherché l'action de solutions plus concentrées.

Les résultats auxquels sont arrivés Coze et Simon (1), diffèrent peu de ceux d'Hipp. Martin. Dans une première série d'expériences, ces auteurs ont cherché à enlever aux bacilles leurs propriétés virulentes. Pour cela, ils mélangeaient 40 centigrammes environ de crachats de phtisiques dans lesquels on avait préalablement constaté la présence de bacilles avec différentes substances antiseptiques, telles que bichromate de potasse, sublimé, hydrogène sulfuré, créosote, eucalyptol ; puis après un contact de quarante-huit heures, ils les injectaient à un certain nombre de cobayes au niveau de la

(1) Coze et Simon, *Recherches de pathologie et de thérapeutique expérimentales sur la tuberculose* (*Bull. de thérap.*, 1884).

région de l'aine ; les animaux étaient sacrifiés en moyenne au bout de vingt-deux jours. Dans cette première série d'expériences, seuls le sublimé et la créosote ont paru entraver l'évolution tuberculeuse générale chez les animaux en expérience.

Dans une seconde série d'expériences, les auteurs ont recherché si l'on pourrait obtenir quelques résultats en injectant tous les jours aux animaux, immédiatement après l'inoculation, des médicaments antiseptiques dissous, de manière à réduire le plus possible l'irritation locale. Les médicaments employés ont été : l'hélénine, le sublimé, l'eucalyptol, le benzoate de soude, le styrone, l'arséniate de soude, la créosote, le sulfure de sodium, le thymol, l'hydrogène sulfuré ; ces médicaments n'ont donné que des résultats négatifs. Une légère réserve doit être faite en faveur de la créosote, qui a paru retarder les processus tuberculeux et diminuer la profondeur et l'intensité de la lésion.

Dans une troisième série d'expériences, la tuberculose étant en pleine évolution, Coze et Simon ont, à différentes reprises, essayé d'enrayer le développement de la maladie par des agents divers, à savoir, le permanganate de potasse, le sulfure de sodium, le thymol. Cette troisième série a échoué comme la précédente.

Les auteurs concluent que jusqu'à présent, au point de vue expérimental, les médicaments dits antiseptiques n'ont pas donné de résultats précis. Cependant, toutes réserves faites, la créosote leur paraît justifiée dans le traitement de la phtisie.

En regard de ces faits négatifs, nous croyons devoir rapporter les résultats favorables obtenus par d'autres expérimentateurs.

Vallin (1), recherchant dans quelle mesure l'inoculabilité du suc tuberculeux est modifiée par l'exposition de ce suc à l'action d'un grand nombre de substances réputées désinfectantes, a quelque peu modifié le procédé opératoire. Des fragments de tissu pulmonaire infiltré de tubercules recueillis sur le cadavre d'un homme phtisique ont été écrasés avec un peu d'eau distillée ; 50 centigrammes du liquide filtré, injectés dans la cavité péritonéale d'un cobaye, ne déterminèrent aucune inflammation locale. Au bout de quelques semaines, l'animal commença à dépérir, et vers la fin du troisième mois, il fut trouvé mort. Le foie, la rate, les poumons, étaient farcis de granulations et de masses grisâtres constamment transmissibles par inoculation. C'est cette matière tuberculeuse obtenue par reproduction artificielle et de seconde main qui a servi dans toutes les expériences.

(1) Vallin, *Note sur les neutralisants du suc tuberculeux* (*Académie de médecine* et *Revue d'hygiène*, 1883).

Des fragments caséeux des organes précédents ont été écrasés dans l'eau distillée. Le suc obtenu servit à imbiber une feuille de papier à filtre qui fut abandonnée suspendue pendant vingt-quatre heures sous un abri largement ventilé. Le lendemain ce papier imprégné de suc tuberculeux desséché fut coupé en bandes de dimensions égales. Les unes, destinées aux expériences de contrôle, furent humectées d'une petite quantité d'eau pure, et le liquide obtenu par expression fut injecté à la dose de 50 centigrammes dans la cavité péritonéale de deux cobayes bien portants. L'un d'eux fut trouvé mort soixante dix-sept jours après l'opération dans un grand état de maigreur; l'autre fut sacrifié au bout de cent un jours; chez tous deux le foie et la rate étaient décuplés de volume et très friables; les poumons étaient farcis de masses tuberculeuses confluentes, au milieu desquelles le parenchyme de l'organe avait presque disparu. Les autres bandes de ce papier virulent furent soumises, avant de servir aux inoculations, à l'action de divers désinfectants, tels que eau bouillante, nitrosyle, sublimé en solution, soufre. Or, tous ces désinfectants, lorsque leur action est assez énergique, rendent le tubercule inoffensif et stérile.

L'acide sulfureux obtenu par la combustion du soufre serait, d'après Vallin, le moyen pratique et vraiment efficace de neutraliser le principe tuberculeux. Ces dernières expériences ont été faites dans une chambre cubant 50 mètres. Les bandelettes de papier étaient suspendues librement à 2 mètres du sol; la quantité de soufre à brûler était répartie en quatre foyers; l'occlusion de la chambre était complète; l'exposition aux vapeurs désinfectantes durait vingt-quatre heures. Voici les résultats : à la dose de 40 grammes de soufre par mètre cube, les animaux restaient bien portants; à la dose de 30 grammes, il en était de même; à 20 grammes, l'inoculation faite à deux cobayes entraînait la mort de l'un d'eux et était sans action sur l'autre. A 15 grammes et à 10 grammes les deux cobayes inoculés succombaient. En résumé, le tubercule desséché cesse d'être inoculable par l'exposition pendant vingt-quatre heures au produit de la combustion de 30 grammes de soufre par mètre cube. Au-dessous, la désinfection est nulle ou incomplète.

Pour le sublimé une bandelette est plongée pendant cinq minutes dans un tube rempli de liqueur de Van-Swieten pure (par conséquent dans une solution de 1/1000). Quand le papier est bien humecté, on le suspend dans une salle ventilée. Le lendemain on le lave et on l'exprime dans quelques gouttes d'eau pure qui sont ensuite injectées dans le péritoine d'un cobaye. L'animal est sacrifié le cent cinquième jour; tous les organes sont sains; à 1/2000, le sublimé est inefficace.

Les recherches du Dr Pilatte (1) entreprises au laboratoire de la faculté de médecine de Montpellier, avec le concours des professeurs Mairet et Cavalier, méritent une mention spéciale pour le soin et l'habileté avec lesquels les expériences ont été conduites. Ces expériences ont été divisées en deux séries : dans la première l'auteur a étudié les moyens d'empêcher le développement du bacille tuberculeux; dans la seconde, les moyens de détruire la virulence du milieu où le bacille était en pleine prolifération. Les antiseptiques employés ont été l'acide phénique, la créosote, l'acide borique, le sublimé, l'iodure mercurique, le thymol cristallisé, l'iode, l'hydrogène sulfuré, l'hélémine. Voici un court résumé de ces expériences.

Acide phénique. — Les solutions employées ont varié du 100e, au 600e; cette dernière solution seule s'est montrée impuissante à neutraliser le virus. C'est donc au delà d'une solution au 1/600 qu'est la limite de l'action de l'acide phénique sur le développement du bacille, et c'est entre une solution au 1/500 et une solution au 1/600 que se produit l'action neutralisante de cet agent sur le bacille développé.

Créosote. — Quatre cultures ont été mises en expérience et ont reçu des solutions au 1/100, 1/200, 1/300 et 1/400. Elles ont été injectées à quatre animaux après vingt-quatre jours de séjour à l'étuve. Un seul sujet est resté indemne : celui qui avait reçu la culture mise en contact avec la solulion au 100e. On peut conclure de cette expérience qu'une solution de créosote au 100e suffit pour empêcher le développement du bacille, tandis qu'une solution au 1/200 ne suffit pas.

Acide borique. — La limite de l'action toxique d'une solution d'acide borique à l'endroit du bacille est comprise entre la solution au 1/50 et la solution au 1/100.

Sublimé. — La solution au 9000e peut suffire à empêcher le développement du bacille; la solution au 1/8000 suffit certainement; la solution ou 1/10000 ne suffit pas. Pour détruire la virulence, la concentration doit atteindre le 1/6000; au 1/8000 elle est insuffisante.

Iodure mercurique. — C'est un des plus puissants antiseptiques. Au 1/41 000 il empêche le développement du bacille, tandis qu'au 1/43 000 il ne l'empêche certainement pas. Au 1/35 000 l'iode mercurique détruit la virulence, au 1/39 000 il ne la détruit pas.

Thymol cristallisé. — Les expériences en petit nombre ont porté seulement sur l'action destructive de la virulence. Les sujets inoculés avec les liquides de culture mis en contact pendant quarante-huit heures avec les solutions aqueuses de thymol saturées et demi-satu-

(1) Pilatte, *loc. cit.*

rées ne sont pas devenus tuberculeux et ont été reconnus sains au soixante-dixième jour après l'inoculation.

Iode. — Deux expériences ont été instituées à l'effet d'élucider son action sur le bacille de la tuberculose. La première expérience portant sur six cultures et autant de solutions variant du 1/1 000 au 1/17 000 a montré que l'iode entrave le développement du bacille à des doses très diluées. En effet aucune des six cultures en expérience n'est devenue virulente. Les animaux inoculés ont été sacrifiés au trente-unième jour et reconnus sains. L'action toxique de l'iode sur le bacille est beaucoup moins énergique. Le même nombre de tubes et d'animaux ont été employés. Le sujet ayant reçu la culture traitée par l'iode au 5 000 est mort tuberculeux au trente-septième jour. Les autres sujets tués au trente-huitième jour ont tous été reconnus tuberculeux, sauf celui qui avait reçu le contenu d'un tube traité par l'iode au 1/1000 (solution la plus concentrée).

Hydrogène sulfuré. — Des crachats contenant de très nombreux bacilles ont servi à faire une émulsion répartie dans cinq flacons. Un a été mis à l'abri de tout contact avec l'hydrogène sulfuré. Le deuxième a été exposé pendant cinq minutes à l'atmosphère d'une pièce où l'on préparait les gaz. Les troisième, quatrième, cinquième ont été traversés pendant une minute, un quart d'heure, et une heure par un courant d'hydrogène sulfuré. Après chaque opération le contenu d'une seringue de Pravaz a été injecté dans la trachée d'un lapin (procédé généralement employé par Pilatte). Le sujet qui avait reçu l'émulsion franche de tout contact avec l'hydrogène sulfuré est mort tuberculeux au cinquante-troisième jour. Le sujet qui avait été inoculé avec l'émulsion exposée à l'atmosphère de la pièce est mort au vingtième jour. Mais il existait des lésions inflammatoires très nettes, tandis que les lésions d'apparence tuberculeuse étaient loin d'être démontrées telles. D'autre part la bête était pleine. Les trois autres lapins tués au soixante-neuvième jour ont été reconnus sains. Conclusion : l'hydrogène sulfuré possède une action toxique des plus énergiques à l'égard du bacille tuberculeux.

Hélénine. — Ainsi que le fait avait été déjà signalé par le Dr de Korab (1), Pilatte a remarqué que des quantités minimes (3 milligrammes) d'hélénine, principe actif de l'aunée, *Inula helenium*, suffisaient à empêcher le développement du bacille. Sur huit sujets, deux inoculés avec le contenu de tubes qui n'avaient reçu que 1 et 2 milligrammes sont devenus tuberculeux et sont morts au vingt-neuvième et au trentième jour. Deux témoins avaient succombé au vingt-troisième jour. Les six survivants ayant reçu de

(1) De Korab, Académie des sciences, 1882.

1 à 4 milligrammes, sacrifiés au cinquante-sixième jour, ont été reconnus parfaitement sains. Pour apprécier l'action de l'hélénine sur le bacille développé, cinq tubes ont été mis en expérience après culture. Ils ont reçu des solutions d'hélénine dont le titre variait du 1/1 000 au 4/1 000. Cette fois il y a eu disparition complète de la virulence. Au trente-troisième jour aucun sujet n'était mort. Sacrifiés, ils ont été trouvés sains. Conclusion : l'hélénine a une action puissante pour empêcher le développement des bacilles. Son action toxique à l'égard du bacille est très énergique.

En résumé, dit l'auteur, les agents chimiques qui empêchent le développement du bacille tuberculeux doivent être rangés dans l'ordre suivant :

L'hydrogène sulfuré,
L'iodure mercurique,
L'iode,
Le sublimé,
L'hélénine,
L'acide phénique,
La créosote,
L'acide borique.

Les agens qui ont paru avoir le plus de puissance pour détruire le bacille sont :

L'hydrogène sulfuré,
L'iodure mercurique,
Le sublimé,
L'hélénine,
Le thymol,
L'iode,
L'acide phénique,
L'acide borique.

Ces expériences établissent d'une manière non douteuse que l'hydrogène sulfuré possède la plus haute puissance toxique à l'égard du bacille tant au point de vue de l'entrave qu'il apporte à son développement qu'au point de vue de la suppression de la virulence.

Ce fait expérimental dont l'importance ne saurait être méconnue, avait été du reste signalé par le Dr Niepce, antérieurement aux recherches du Dr Pilatte. Voici une série d'expériences instituées par l'ancien inspecteur des eaux d'Allevard. Il laissa séjourner pendant vingt minutes dans l'atmosphère de la salle d'inhalation des parties de crachats qu'il inocula ensuite à des lapins et à des cobayes. La tuberculose ne se développa pas. Par contre, l'inoculation à deux lapins de ces mêmes crachats qui n'avaient pas été soumis à l'action du gaz hydrogène sulfuré et qui contenaient les bacilles caractéristiques fut suivie de tuberculose au bout d'un mois. Prenant, à l'instar de Froschauer, quatre souris, il leur injectait sous la peau des parties de crachats renfermant des bacilles. Deux de ces souris étaient placées en cage dans une des salles d'inhalation, où elles séjournaient pendant un mois, respirant l'air de ces salles, tandis que les deux autres souris étaient restées à l'air libre. Après six semaines, les deux souris qui avaient été exposées à l'action du gaz sulfhydrique de la salle furent tuées, et l'autopsie permit de constater qu'elles ne présentaient aucune trace de tubercules, alors que les viscères des deux autres en étaient farcis.

Dans une autre série d'expériences on inocula à deux lapins et à deux cobayes avec une lancette préalablement flambée à la lampe à esprit-de-vin des fragments de crachats provenant d'un phtisique et contenant un grand nombre de bacilles. Dès le vingtième jour les deux cobayes restés à l'air libre tombaient malades, et l'autopsie démontrait qu'ils étaient complètement tuberculeux. Les deux lapins qui depuis l'inoculation avaient été pendant trois semaines soumis trois fois par jour pendant une demi-heure à l'inhalation du gaz sulfhydrique pur sont demeurés bien portants. L'autopsie a permis de constater l'intégrité des organes.

En résumé, des faits qui précèdent et de quelques autres relatés pas Lajoue (1), Albrecht (2), Sormani et Brugnatelli (3), Schill et Fischer (4), Hollænder (5), Rosenberg (6), etc., nous nous croyons autorisés à admettre l'action antibacillaire d'un certain nombre de substances médicamenteuses, au premier rang desquelles nous citerons l'hydrogène sulfuré, l'acide sulfureux, l'acide phénique, le sublimé, l'hélénine, la créosote, l'iode, etc. Sans doute les conclusions des auteurs s'appuient souvent sur un nombre de faits trop restreint; sans doute aussi ces conclusions ne sont pas toujours entièrement concordantes. Mais n'est-il pas probable que, si elles diffèrent sur certains points, c'est que les expérimentateurs ne se sont pas placés dans des conditions identiques; ne sait-on pas qu'un grand nombre de facteurs interviennent dans ces expériences si délicates, et que la moindre modification dans le procédé opératoire peut en faire varier les résultats? C'est là, nous le pensons, la cause des divergences que avons signalées plus haut.

(1) Lajoue, Thèse de Nancy, 1883.

(2) Albrecht, *Deutsche med. Wochenschr*, 1883.

(3) Sormani et Brugnatelli, *Neutràlisants du virus tuberculeux* (*Arch. clin. ital. Roma*, 1885).

(4) Schill und Fischer, *Ueber die Desinfection des Auswurfs phtisiker*, *Mitth. a. d. k. Gesundamte*, 1884.

(5) Hollaender, *Deutsche med. Wochenschr.*, 1884.

(6) Rosenberg, *Berliner klinische Wochenschrift*, 1887.

§ 4. — Applications des données expérimentales à la tuberculose humaine. Influence des inhalations antibacillaires, des injections dans la trame pulmonaire, des injections sous-cutanées.

a. *Inhalations.* — C'est surtout sous la forme de vapeurs ou de gaz que ces inhalations doivent être pratiquées. Il est bien démontré aujourd'hui que les liquides pulvérisés ne parviennent que très exceptionnellement aux dernières ramifications des bronches. Cependant le Dr Miquel (1) prétend avoir obtenu de bons résultats chez les tuberculeux des pulvérisations du mélange suivant :

Biiodure de mercure.....................	0gr,50
Laudanum de Sydenham,.........	10
Eau distillée.........................	1000

Les inhalations anti-bacillaires ont été étudiées avec beaucoup de soin par Fräentzel (2) et Hiller (3). Telles qu'elles ont été pratiquées par ces deux savants observateurs, il faut reconnaître qu'elles ont donné des résultats peu satisfaisants. Fräentzel a expérimenté le menthol, le camphre, la naphtaline, la créosote, l'acide phénique, l'aniline. Cette dernière seule a paru exercer une influence réelle sur les bacilles. Kremiansky, de Karkoff (4) affirmerait même qu'il suffit de faire faire aux phtisiques cinq inhalations d'aniline au cours de deux jours, pour détruire entièrement les bacilles. Mais cette substance détermine des accidents d'empoisonnement et des phénomènes très frappants d'anémie qui doivent rendre le médecin très réservé sur son emploi.

Hiller, qui a fait les expériences les plus nombreuses, est arrivé à cette conclusion qu'aucune des substances essayées par lui, alcool, brome, hydrogène sulfuré, iodoforme, acide borique, n'a diminué le nombre des bacilles dans les crachats, ni arrêté le processus morbide dans les poumons.

Ces résultats, conformes à ceux d'un grand nombre de médecins qui ont répété les expériences, en les variant, ne nous surprennent pas. Nous ne devons pas oublier, en effet, qu'il s'agit ici de l'expérimentation sur l'homme malade. Or, d'une part, on sait que si l'on s'adresse à un parasiticide énergique, on risque, en détruisant le bacille, de détruire le tissu qui le supporte ou de produire une intoxication

(1) Miquel, *Des Antisepsies* (*Annuaire de l'observatoire de Montsouris*, 1884).

(2) Fräentzel, *Welchen Gewin haben wir aus dem Entdeckung der Tuberkelbacillen bisher für die Behandlung der Tuberkulose erzielt?* (*Wien. med. Presse*, 1883.)

(3) Hiller, *Einfluss der Entdeckung des Tuberkel Bacillen auf die Therapie der Tuberkulose* (*Med. chir. Centralblatt*, Wien, 1885).

(4) Kremiansky, *Congrès des médecins russes de Moscou*, 1887.

dangereuse, et d'une autre part si le parasiticide possède une action curative réelle et non nocive, comment espérer que de courtes inhalations puissent modifier ce parasite qui a pénétré dans la profondeur de la trame pulmonaire et dont la résistance, déjà si grande, nous l'avons vu, à nos agents thérapeutiques, est encore augmentée par une couche plus ou moins épaisse de mucus qui l'enveloppe et le protège?

En Angleterre et en Amérique, où ces inhalations sont très en honneur, on a compris qu'il fallait changer de système et prolonger le plus possible le contact de la substance anti-parasitaire avec les bacilles en enfermant les malades pendant plusieurs heures de la journée dans des chambres bien closes où se dégageaient les vapeurs antiseptiques. Nous croyons que c'est là une condition indispensable de succès, et nous verrons un peu plus loin en étudiant les divers médicaments préconisés dans le traitement de la phtisie, que les inhalations d'acide sulfureux notamment, celles d'acide fluorhydrique et d'autres substances pratiquées de la façon que nous venons d'indiquer ont souvent réussi à faire disparaître les bacilles des crachats, en même temps quelles ont modifié très favorablement le processus tuberculeux et amené la guérison.

Au surplus, dans la recherche expérimentale des antiseptiques administrés sous forme d'inhalation il faut distinguer l'action directe sur le bacille et l'action sur la cavité sécrétante. Alors même que l'action antibacillaire serait nulle ou peu prononcée, il faut reconnaître que les inhalations peuvent avoir et ont certainement une influence salutaire sur la plaie suppurante du poumon, qui a pour conséquence non seulement la diminution de la suppuration et des phénomènes septicémiques, mais encore une action indirecte sur le bacille par suite des modifications apportées au terrain dans lequel il pullule et puise son activité fonctionnelle.

b. *Injections intra-parenchymateuses*. — En présence des résultats peu satisfaisants obtenus par les inhalations simples, quelques médecins français et étrangers pensèrent agir plus efficacement en portant directement dans la trame pulmonaire les agents antiseptiques.

Hiller (1), un des premiers, au congrès de pathologie interne tenu à Berlin, en avril 1883, fit part de ses tentatives, qui ne furent pas couronnées de succès. Pour ces injections il se servit du sublimé et de l'acool.

Le sublimé à 1/1000, employé chez trois malades à la dose de 2 cenmètres cubes par jour, irrita considérablement les tissus pulmonaires et provoqua des paroxysmes de toux qui dans un cas déterminèrent

(1) *Loc. cit.*, 1885.

une forte hémorrhagie. Le traitement dut être interrompu chez ces trois malades au bout de quelques jours.

Les injections parenchymateuses d'alcool furent bien mieux supportées par les malades. Hiller avait donné la préférence à cette substance dans le but de provoquer des poussées inflammatoires du tissu conjonctif et de produire ainsi des cicatrices dans le lobe affecté. Il se fondait sur l'action bien connue de l'abus de l'alcool dans la cirrhose du foie et sur des expériences démontrant l'influence cicatricielle des injections d'alcool dans les cas de strumes, de hernies, etc. Les propriétés antiparasitaires de l'alcool étaient encore aux yeux de Hiller un motif déterminant dans le choix de l'agent destiné à combattre localement la tuberculose. Les résultats thérapeutiques ne réalisèrent pas les espérances conçues.

Après divers essais sur les animaux dans le but de perfectionner sa méthode, Hiller avait injecté à cinq malades, 2 centimètres cubes d'alcool au moyen de longues canules d'argent dans le lobe supérieur lésé. Soixante-cinq injections furent faites dans le courant de dix semaines au poumon droit à un de ces malades, qui put supporter le traitement le plus longtemps. Il eut une hémoptysie assez forte et quelques accès de toux. Au commencement, on constata une amélioration considérable ; la température qui jusque-là était très élevée s'abaissa ; la fièvre disparut complètement ; l'appétit s'améliora ainsi que l'état général du malade. Il y eut augmentation de poids de quelques livres. Le processus local cependant ne fut nullement modifié ; l'expectoration ne diminua pas, et à la sortie de l'hôpital on notait beaucoup de fibres élastiques dans les crachats. Aucune recherche ne fut faite sur les bacilles encore peu étudiés à cette époque. Le malade mourut cinq mois plus tard de la tuberculose. Parmi les quatre autres malades un seul est resté en vie ; les trois autres succombèrent soit dans le courant du traitement, soit après. Dans u cas les injections parurent accélérer la mort et déterminer des accè épileptiformes.

Des faits d'Hiller rapprochons ceux de Wittaker (1), qui n'obtin aucune amélioration chez cinq malades auxquels il avait pratiqu des injections intra-pulmonaires de sublimé.

En France, le professeur Lépine et son élève Truc (2), ont renouvelé les expériences de Hiller. Voici comment ils ont procédé : i employaient de l'alcool à 90°, contenant une proportion variable d créosote, de 2 à 4 pour 100. Ils usaient pour pratiquer ces injection

(1) Wittaker, *On attempt at the radical treatment of tuberculosis* (*Journal the american medical Association*, juin 1885).

(2) Lepine et Truc, *Des injections intra-parenchymateuses dans la tuberculo* (*Lyon médical*, 1885).

de la seringue Pravaz munie de l'aiguille n° 1 de l'aspirateur Dieulafoy. Sur quinze malades ils ont pratiqué vingt-cinq injections et ont ainsi introduit dans le parenchyme pulmonaire depuis quelques gouttes jusqu'à 15 et 20 centimètres cubes de ces solutions. Leurs conclusions sont les suivantes :

Les injections intra-parenchymateuses faites à travers les deux premiers espaces intercostaux n'ont eu d'autre résultat fâcheux qu'une douleur non constante et parfois une légère élévation de température; dans aucun cas l'inflammation provoquée par l'injection n'a paru déterminer de caséification, ou exercer une action défavorable sur la marche de la tuberculose, alors même qu'on avait agi sur des lésions avancées.

L'absence de résultats satisfaisants dans ces dernières conditions porte à rejeter les injections dans les poumons dont les lésions sont étendues.

Les injections créosotées, chez quelques sujets atteints de lésions peu avancées, ont été suivies d'une certaine amélioration subjective et objective.

Au lieu d'alcool et de créosote, Gouguenheim (1) a fait usage d'une solution de bichlorure de mercure à trois doses différentes : au 1/2000 au 1/1000 au 1/500. Il a employé la dose la plus forte chez les individus atteints d'excavations considérables. Il injectait dans le premier et le deuxième espace intercostal le contenu d'une seringue de Pravaz pleine, soit des doses de sublimé variant de un demi-milligramme à deux et trois milligrammes. La douleur de la ponction était nulle, la toux rare. Le plus souvent même, quand l'état général ne s'améliorait pas, on constatait un amendement notable des signes fournis par l'auscultation. Sur trente-deux cas, vingt et un ont donné des résultats favorables.

Dieulafoy (2) a été moins heureux. Il a pratiqué une vingtaine de fois des injections de glycérine phéniquée sans succès, et toujours il a provoqué des quintes de toux très douloureuses.

La méthode des injections intra-parenchymateuses a été préconisée à l'étranger par Pepper (3), Fräentzel (4), Solokowski (5) Beverley-Robinson (6) et particulièrement par John Blake White, médecin de

(1) Gouguenheim, *Traitement de la tuberculose pulmonaire par les injections intra-parenchymateuses de bichlorure de mercure* (*Bull. de la Société médicale des hôpitaux*, 1886).

(2) Dieulafoy, *Bull. de la Soc. méd. des hôpitaux*, 1886.

(3) Pepper, *American Journal of the medical sciences*, octobre 1876.

(4) Fräentzel, *loc. cit.*

(5) Solokowski, *Beiträg zur localen Behandlung der lungen Cavernen* (*Deutsche med. Woch.*, 1882).

(6) Beverley Robinson, *The medical record*, 1885.

l'hôpital de la Charité à New-York. Dans un premier mémoire (1), White a donné la relation de onze cas dans lesquels l'injection de quelques minimes d'iode phéniqué dans l'intérieur des cavernes pulmonaires plus ou moins volumineuses a amené dans presque tous les cas la diminution de l'expectoration, de la toux et des sueurs en même temps qu'une amélioration très prononcée dans l'état général. Il recommande de chauffer toujours la solution à la température du corps, de fortifier le malade par les stimulants avant de procéder à l'opération et quelquefois de la faire précéder par une injection sous-cutanée de morphine (1/2 centigr.) et d'atropine (environ 1/2 milligr.).

Dans une seconde communication, White (2) rapporte l'observation très détaillée et assurément remarquable d'une malade âgée de quarante-cinq ans, qui, atteinte de tuberculose, présentait une grande excavation à la partie supérieure du poumon gauche. Les symptômes consistaient en une toux incessante, une expectoration muco-purulente, abondante et fétide (500 grammes en vingt-quatre heures), des sueurs profuses, un amaigrissement considérable, de la malité à la percussion, des souffles caverneux et du gargouillement à l'anscultation.

De mai à juillet 1886, on pratiqua 7 injections intra-pulmonaires. Aucune de ces injections ne fut suivie de douleurs ni de toux, fait particulièrement observé, d'après l'auteur, dans les injections pratiquées au côté gauche de la poitrine. L'amélioration se prononça dès la première injection, et alla s'accentuant de jour en jour.

Au mois d'août, on constatait la cessation de la toux, de l'expectoration et des sueurs. Les râles humides avaient diparu. Le souffle caverneux avait été remplacé graduellement par un souffle tubaire, et plus tard par une respiration soufflante ; White en conclut que pour lui, la cavité était entièrement cicatrisée et resserrée. En même temps la santé générale était devenue excellente. Le 14 septembre, la malade examinée de nouveau, continuait à se porter tout à fait bien.

Ce fait et quelques autres analogues sont certainement de nature à encourager les praticiens dans cette voie thérapeutique; toutefois nous croyons nécessaire de faire à cet égard une distinction importante. Autant nous comprenons le but et l'utilité de ces tentatives hardies dans le cas de cavernes volumineuses, limitées à une partie du poumon, le plus ordinairement au sommet, autant nous ne saurions les approuver lorsqu'elles visent le bacille disséminé dans une

(1) White, *Eleven cases of phtisis treated by intra-pulmonary injections of carbolized iodine* (*Med. record*, N. Y., 1886).

(2) White, *The treatment of consumption by intra-pulmonary injections; report of a case of recovery* (*Med. record*. N. Y., 1886).

grande étendue du parenchyme pulmonaire, ou déjà répandu dans toute l'économie. La communication récente du Dr Singleton Smith (1) au congrès de Washington, ne nous fait pas changer d'opinion. Que peuvent en pareil cas les injections d'une substance antiseptique qui n'ont d'action, quand elles en ont, que sur le point même où elles ont été pratiquées? Comment espérer que ces injections ainsi localisées auront le pouvoir d'empêcher la pullulation du parasite, dans tous les points où il existe, et où il trouve un milieu propice à son développement et à sa propagation. Ce qu'il faudrait, ce serait trouver une méthode thérapeutique qui modifierait l'organisme tout entier, et mettrait cet organisme en état de résistance contre le microbe envahisseur.

c. *Injections sous-cutanées.* — C'est là l'idée fondamentale des injections sous-cutanées. Ces injections préconisées par Scarenzio, Martineau, Smirnoff, Balzer, etc. expérimentées dans la tuberculose par Hiller (*loc. cit*), par Ley (2), Filleau et Léon Petit (3), Dujardin-Beaumetz (4) et beaucoup d'autres, sont aujourd'hui entrées dans la pratique médicale, et elles semblent donner de bons résultats. Depuis surtout que le Dr Albin Meunier (5) de Lyon, a montré qu'en dissolvant les agents thérapeutiques, même les plus irritants, dans un produit nouveau, *huile de vaseline*, *vaseline liquide médicinale*, on obtient l'absorption immédiate de ces agents sans douleur, sans réaction inflammatoire, cette méthode thérapeutique a pris une grande extension. Le passage dans le torrent circulatoire, la diffusion du liquide des injections sont si rapides, que le patient perçoit le goût spécifique du médicament quelques minutes après l'injection.

Les substances employées sont principalement l'acide phénique, l'eucalyptol, l'iodoforme; mais Meunier a montré que l'on peut injecter de cette façon l'iode, le brome, le phosphore, le sulfure de carbone, le thymol, le menthol, l'hélénine, le chloroforme. Il a établi par l'expérimentation les titres des substances à base de vase-

(1) Singleton Smith, *Traitement de la phtisie par la méthode des injections intra-pulmonaires iodoformées*, septembre 1887.

(2) Ley, *Des injections hydopermiques antiseptiques à base d'huile minérale et végétale dans le traitement des affections pulmon* (*Bull. de thérap.*, 1887).

(3) Filleau et Léon Petit, *Traitement aseptique de la phtisie pulmonaire*, 1887.

(4) Dujardin-Beaumetz, *Soc. de thérap.* et *Bull. de thérap.*, 1887.

(5) Albin Meunier, *Bull. de thérap.*, janvier 1887, et *Acad. de méd.*, mars 1887. Nous croyons devoir rappeler que dès 1882 Pierre Vigier préparait des solutions de pilocarpine dans la vaseline liquide et que, quelques jours avant Meunier, Balzer annonçait à la Société de biologie (20 novembre 1886) qu'il était parvenu à faire des injections sous-cutanées de sels de mercure en suspension dans une huile minérale qu'il appela huile de vaseline; mais ces injections amenaient quelquefois des abcès qui ne s'observent plus avec les huiles de vaseline purifiées du Dr Albin Meunier.

line qui doivent servir à ces injections, et la quantité qui doit être injectée à chaque fois (1).

Plus loin, à propos de chacune des médications que comporte le traitement de la phtisie, nous étudierons les résultats obtenus de ces injections. D'une manière générale nous pouvons dire que cette méthode thérapeutique constitue une sorte d'antisepsie médicale, qu'elle est rationnelle et qu'elle semble efficace; seulement nous nous hâtons d'ajouter qu'elle serait tout à fait insuffisante, si elle ne se combinait pas avec le traitement dit hygiénique, seul capable de donner à l'organisme affaibli la force de résistance nécessaire pour la lutte. Il est facile de comprendre que plus l'organisme sera fort et résistant, moins le bacille trouvera de facilités pour se développer dans un terrain devenu infertilisable. On connaît l'expérience de Wargunin (2), faisant inhaler à des chiens des crachats tuberculeux, et remarquant que ceux qui étaient bien nourris et placés dans de bonnes conditions hygiéniques guérissaient, tandis que ceux qui étaient mal nourris et débilités succombaient. N'avons-nous pas tous les jours la preuve que, quand l'organisme est affaibli par une cause quelconque, physique ou morale, il est bien plus apte à recevoir l'impression morbide des agents infectieux. Il n'est pas de médecin qui n'en puisse citer des exemples tirés de sa propre pra-

(1) Voici quelques-unes des solutions les plus employées :

Titres des solutions	Quantité injectable.
Solution d'eucalyptol à 20 p. 100	5 grammes
— d'iodoforme à 1 —	10 —
— d'hélénine à 1 —	10 —
— d'iode à 1 —	10 —
— de thymol à 1 p. 200................	10 —
— de sulfure de carbone à 5 p. 100........	2 —
— de phénol à 5 p. 100................	10 —

La solution de phénol ne peut se faire qu'à 1 p. 100 à la température de 15° et à 1,5 vers 25°. Pour avoir une solution plus forte, il faut préalablement dissoudre le phénol dans l'eucalyptol et ajouter la vaseline. C'est ainsi qu'on peut obtenir une solution qui est supportée sans douleur par tous les malades ; à cette solution on peut ajouter 1 p. 100 d'iodoforme et ainsi sont établies les deux formules suivantes très fréquemment utilisées (Meunier) :

Solution de phénol..........	Phénol..............	5 grammes.
	Eucalyptol...........	5 —
	Vaseline.............	90 —
Solution de phénol iodoformé	Phénol..............	5 grammes.
	Eucalyptol...........	5 —
	Iodoformé...........	1 —
	Vaseline.............	89 —

(2) Wargunin, *Ueber die bei Hunden durch inhalation der sputa phtisischer individuen und anderer organische Substanzen erzeugten lungener Krankungen* (*Arch. f. path. Anat.* Berlin, 1884).

tique. Celui que rapporte Hallopeau (1) est sous ce rapport bien démonstratif :

Un externe fait en 1870 son service à l'hôpital Lariboisière, dans les salles des varioleux. Il est revacciné plusieurs fois sans succès, il ne semble donc pas susceptible de contracter la variole. Or il se trouve qu'au bout de plusieurs mois, il est atteint d'un rhumatisme articulaire, qui le retient pendant six semaines hors de l'hôpital. Quand il retourne dans son service, anémié et débilité par cette maladie, il contracte dès la première visite une varioloïde, dont les symptômes se développent douze jours après. N'est-il pas évident, dit avec raison notre savant collègue, que dans ces cas les conditions de réceptivité pour le contage variolique ont été modifiées par la maladie accidentelle. Les mêmes faits s'observent à propos de la tuberculose. Pour la prévenir, aussi bien que pour ralentir sa marche et la guérir, le traitement hygiénique occupe encore le premier rang ; mais si les moyens hygiéniques sont de beaucoup les plus efficaces, il ne s'ensuit pas que les moyens médicamenteux ne puissent revendiquer dans la cure une place importante. Ils viennent puissamment en aide à l'hygiène, en s'attaquant non seulement aux complications locales si nombreuses, que l'on voit surgir dans le cours de la phtisie, mais aux causes mêmes, diathésiques ou bactériennes, qui président au développement de la maladie, et sous ce rapport, n'est-il pas bien intéressant de constater que les médicaments qui jouissent d'une réputation séculaire dans le traitement de la tuberculose pulmonaire, tels que le soufre, l'iode, l'arsenic, etc., sont précisément ceux que les recherches modernes nous montrent comme doués de propriétés antiseptiques, antiparasitaires. On peut dire qu'ici, comme pour la fièvre intermittente et la syphilis, l'empirisme a devancé la science.

(1) Hallopeau, *Traité élémentaire de pathologie générale*, 2e édit., 1887.

CHAPITRE II

TRAITEMENT HYGIÉNIQUE

PROPHYLACTIQUE ET CURATIF

Les pratiques hygiéniques et les précautions propres à prévenir la phtisie pulmonaire sont aussi celles, à quelques nuances près, qui réussissent le mieux à enrayer dans son cours la maladie une fois déclarée. Nous réunirons donc dans une même description l'hygiène préventive et l'hygiène curative.

La prophylaxie doit commencer dès la naissance pour les enfants issus de parents tuberculeux et portant le germe morbide qui n'attend qu'une occasion favorable pour se développer. L'allaitement maternel, si l'hérédité vient de la mère, et l'allaitement artificiel doivent être interdits. Ce qu'il faut à l'enfant, c'est une nourrice et de plus une nourrice saine et vigoureuse. Le régime alimentaire avant et après le sevrage sera surveillé avec la plus vive sollicitude. Le lait provenant d'une bonne vache devra longtemps constituer la base de l'alimentation; plus tard on lui associera le bouillon, les potages gras et maigres, les œufs, les légumes frais, les viandes molles, tendres, peu cuites, mais on évitera avec soin une nourriture trop exclusivement animale, surtout les aliments gras et de difficile digestion, les pâtisseries, sucreries, crudités, ragoûts, etc.

Le point capital, c'est de dispenser largement à l'enfant l'air et le soleil. Nous ne connaissons pas de prescription plus importante et qui découle plus directement de l'étude étiologique à laquelle nous nous sommes livrés. A cet égard, l'habitation dans une grande ville, la séquestration pendant de longues heures dans des chambres étroites et insuffisamment éclairées sont éminemment préjudiciables aux jeunes enfants, qui languissent et s'étiolent comme les plantes privées d'air et de lumière. A ces natures frêles et délicates, il faut la stimulation d'une atmosphère pure et vivifiante; il faut le séjour prolongé, *continu*, à la campagne. Souvent même ce moyen n'est pas suffisant, si la prédisposition est prononcée et si la constitution est empreinte de lymphatisme. Dans ce cas, à la condition qu'aucun symptôme de tuberculisation ne se soit encore manifesté, l'enfant devra habiter le bord de la mer, soumis, ainsi que le recommande avec tant de raison Brochard (1), du matin au soir et pendant des mois entiers à l'influence bienfaisante de l'air marin. Comme il importe non moins d'éviter les brusques variations atmosphériques, la plage sera choisie autant que possible l'hiver sur un littoral où la température se maintient douce et uniforme.

Cette médication marine pourra d'ailleurs être avantageusement combinée avec un traitement par des eaux minérales appropriées, en particulier par les eaux chlorurées sodiques ou iodo-bromurées sodiques, si utiles, comme on le sait, pour combattre le lymphatisme et la scrofule.

Quelquefois enfin un changement radical de pays et de climat devient indispensable et peut seul préserver l'enfant des suites fatales d'une forte prédisposition héréditaire. On a vu, dit Louis, le dix-septième enfant d'une famille, dont seize avaient succombé de bonne heure et à la même époque de la vie, on a vu ce dix-septième enfant, envoyé très jeune loin de sa patrie, échapper à la phtisie dont ses aînés avaient été la victime.

L'éducation devra être donnée à l'enfant sous les yeux des parents, qui seront plus à même de surveiller le régime alimentaire, de régler et surtout de modérer les travaux de l'esprit. Les grands établissements d'instruction, sous ce rapport, sont assujettis à une règle trop fixe, les exercices intellectuels y sont trop continus, la vie y est trop sédentaire, la part faite au développement physique trop minime pour convenir à des enfants faibles et dont le cerveau est déjà prédisposé aux plus graves manifestations tuberculeuses. Sur ce dernier point, le médecin rencontrera souvent de vives résistances de la part de beaucoup de parents, flattés dans leur amour-propre par l'intelligence précoce de leurs enfants et par cela même peu disposés à faire le sacrifice d'une coupable vanité. Que le médecin fasse entendre un langage sévère et qu'il insiste énergiquement sur les dangers d'une trop grande surexcitation cérébrale, en même temps que sur l'indispensable nécessité de fortifier le corps par les promenades au grand air, les exercices gymnastiques sagement dirigés, les frictions, le massage, etc., tous moyens si en honneur dans l'antiquité, trop négligés encore dans notre civilisation moderne.

La sollicitude ne doit pas être moins vive lorsqu'arrive l'âge de l'adolescence. La puberté est, en effet, une phase redoutable pour les enfants qui ont apporté en naissant le germe de la tuberculose. C'est pour les jeunes garçons le moment où s'éveille le sens génésique avec sa fougue et quelquefois ses excès; c'est pour les jeunes filles l'époque où s'établit une fonction nouvelle et où des congestions

(1) Brochard, *Des bains de mer chez les enfants*, 1864.

viscérales remplacent souvent le travail difficile des premières manifestations menstruelles.

Les moyens hygiéniques qui conviennent lorsque la maladie est déclarée ne diffèrent pas sensiblement, nous l'avons dit, de ceux qui réussissent à en prévenir le développement. Ces moyens sont relatifs à l'alimentation et à l'aération. N'oublions pas qu'en définitive ce sont les causes débilitantes de toutes sortes, et les irritations bronchiques qui sont les deux grandes occasions du développement de l'affection tuberculeuse des poumons. Tout l'effort du médecin doit donc tendre vers ce double but : rétablir la nutrition dans le meilleur état possible et prévenir ou combattre tout ce qui est susceptible d'exciter la muqueuse des voies aériennes.

Alimentation.

La première indication sera remplie par une alimentation convenable. Sans vouloir en faire la base exclusive de la thérapeutique de la phtisie, ainsi que l'ont proposé quelques auteurs de la fin du siècle dernier, May en Angleterre (1), Salvadori en Italie (2), il est certain que le régime a dans cette maladie une réelle importance. Le régime doit être avant tout fortifiant. Il est essentiellement basé sur l'emploi des analeptiques fibrineux, c'est-à-dire des aliments qui, sous un petit volume, contiennent une grande somme de matériaux assimilables et qui sont, par suite, doués d'une puissance restauratrice énergique. Toutefois, il ne faudra pas exclure de l'alimentation des phtisiques les viandes blanches ainsi que la chair de poisson, qui ont aussi leur utilité en venant rompre la monotonie d'une nourriture dont l'estomac finirait par se fatiguer.

Cette question de l'alimentation a pris dans ces dernières années une importance capitale. Il n'est pas de médecin qui n'ait été frappé des dangers auxquels est exposé le phtisique qui cesse de manger. On peut poser en principe que tant qu'il s'alimente, il y a possibilité de guérison, mais que du jour où il ne se nourrit plus il y a peu de chose à attendre de la thérapeutique. Aussi faut-il, par tous les moyens à notre disposition (amers sous toutes les formes, toniques, nourriture variée et adaptée au goût, aux caprices même du malade, etc.), chercher à réveiller l'appétit et combattre les effets funestes de l'inanition, conséquence de la diète prolongée. La viande crue introduite dans la thérapeutique par Weiss, de Saint-Pétersbourg, a rendu et rend encore de très grands services. Plus récemment un savant professeur de la Faculté de Montpellier, Fuster, a

(1) May, *Essay on pulmonary consumption*, *London*, 1792.
(2) Salvadori, *Del morbo tisico*, Trente, 1787.

appelé l'attention des médecins sur les avantages considérables qu'il avait retirés dans la phtisie de l'emploi de la viande crue, à la dose de 100 à 300 grammes par jour, combinée avec une potion contenant 100 grammes d'alcool pour 300 grammes de véhicule et administrée par cuillerées à bouche dans les vingt-quatre heures. L'utilité de la viande crue a été généralement reconnue ; mais souvent, il faut bien le reconnaître, elle est prise avec répugnance aux doses élevées indiquées par Fuster. Elle a, de plus, l'inconvénient, si elle provient de la chair de bœuf, d'occasionner assez fréquemment le tænia. On la remplacera avantageusement dans beaucoup de cas par la poudre de viande.

Cette poudre, dont nous devons la première indication à Debove, se présente dans un état moléculaire qui facilite la peptonisation. C'est un fait bien mis en évidence par notre savant collègue, à savoir que la digestibilité des aliments est en rapport direct avec leur cohésion, et en outre, ainsi que le remarque Dujardin-Beaumetz (1), il semble qu'en favorisant le pouvoir digestif de l'estomac, on redonne à l'organe une activité nouvelle qui se traduit par une sécrétion plus abondante du suc gastrique et par le réveil de l'appétit. En effet, un grand nombre de malades voient la sensation de la faim reparaître à un très haut degré après l'administration, pendant quelques jours, de cette poudre impalpable.

La poudre de viande, que l'on peut facilement préparer chez soi, se prend dans le bouillon, le potage, le lait, le chocolat, les œufs, les purées de légumes, etc. Une agréable préparation est la suivante :

Deux grandes cuillerées de poudre de viande mélangées à trois grandes cuillerées de sirop de punch additionnées d'une quantité de lait suffisante pour donner au mélange une consistance très liquide. C'est une sorte de grog à la poudre de viande.

Chez un certain nombre de phtisiques l'anorexie résiste à tous les moyens employés. Les malheureux malades voient chaque jour leurs forces s'épuiser ; les vomissements et la diarrhée surviennent, les sueurs augmentent. La mort apparaît à brève échéance. Frappé des dangers redoutables de cette inanition prolongée, Debove a eu l'ingénieuse idée de nourrir artificiellement ces malades. L'appétit et le pouvoir digestif de l'estomac, observe-t-il avec raison, qui marchent parallèlement à l'état physiologique, peuvent très bien être dissociés à l'état pathologique ; autrement dit, un malade qui n'a aucun appétit peut parfaitement avoir un estomac qui digère bien. Partant de ce principe, il commença ses expériences à Bicêtre

(1) Dujardin-Beaumetz, *Bull. de thérapeutique*, 1882.

sur un sujet profondément cachectique qui ne mangeait plus et était menacé d'une fin prochaine. Il se servait d'un tube rigide muni d'un mandrin qu'il introduisait dans l'estomac par la bouche et l'œsophage et par ce tube surmonté d'un entonnoir il faisait prendre chaque jour au malade une sorte de bouillie renfermant une quantité d'œufs variant de quatre à dix, 200 grammes de viande crue, hachée menu et 2 litres de lait environ. L'amélioration suivit de près l'expérimentation; après un mois de ce traitement, on constatait une augmentation de poids du corps qui se chiffrait par plusieurs kilogrammes, et simultanément la diminution des sueurs, le retour du sommeil et des forces, l'augmentation de l'urée dans les urines. Chez d'autres malades, également tuberculeux et cachectiques, les résultats furent identiques.

Le même mois, Dujardin-Beaumetz (1), expérimentant avec le tube Faucher, arrivait aux conclusions suivantes : l'alimentation artificielle sera indiquée toutes les fois qu'un phtisique, à quelque période de la maladie qu'il soit arrivé, aura perdu l'appétit et que de ce fait la nutrition générale sera gravement compromise. — l'intolérance gastrique, les vomissements alimentaires ou muqueux, qui suivent les quintes de toux, ont complètement disparu dans tous les cas que nous avons eus sous les yeux. — Dans la grande majorité des cas, l'alimentation artificielle enraye les sueurs nocturnes et la diarrhée qui épuisent les malades; elle ne modifie pas les lésions pulmonaires, mais elle élève le taux de la nutrition et permet ainsi aux tuberculeux, peu avancés, de réparer leurs lésions et d'empêcher l'évolution funeste des granulations néoplasiques.

Depuis que Debove et Dujardin-Beaumetz ont appelé l'attention sur les avantages de la sur-alimentation dans le traitement de la tuberculose pulmonaire, de nombreux travaux ont paru dans les divers recueils, tant en France qu'à l'étranger, Nous signalerons surtout les recherches très complètes et très consciencieuses de Broca et de Wims (2).

En Allemagne, Peiper (3) a montré qu'en administrant à des phtisiques des doses de poudre de viande variant de 200 à 500 grammes par jour, il avait pu observer une augmentation de poids allant de 5 à 22 livres chez douze phtisiques sur quatorze soumis à ce traitement. Chez l'un d'eux, les bacilles avaient disparu et les lésions locales s'étaient notablement amendées. Cet homme, en trente-quatre jours, avait augmenté de 17 livres.

(1) Dujardin-Beaumetz et Pennel, *Bull. de thérapeutique*, 1881 et 1882.
(2) Broca et Wims, *Bulletin de thérapeutique*, 1883.
(3) Peiper, *Dei uberernährung bei der lungenschwindsucht*, (*Deutsches arch. f. klin. med.*, Leipz., 1885).

Les aliments féculents, et surtout les corps gras, seront avantageusement associés aux analeptiques fibrineux. Nous avons déjà dit quel rôle important Bouchardat (1) faisait jouer à l'insuffisance des aliments calorificateurs dans l'étiologie de la phtisie. Tout en considérant que l'éminent hygiéniste avait par trop simplifié le problème étiologique de la maladie en le ramenant à une simple formule, nous n'en sommes pas moins les premiers à reconaître que les principes hydrocarbonés peuvent concourir efficicacement à la combustion pulmonaire et interstitielle, en même temps que l'introduction des corps gras dans l'économie animale diminue l'amaigrissement et ralentit le mouvement de désassimilation organique qui, d'après les belles recherches de Chossat, ne peut sans danger dépasser certaines limites. Les récentes recherches physiologiques ont établi que le travail musculaire aussi bien que la chaleur engendrée par les animaux et par l'homme résultent surtout de la combustion des substances ternaires. On comprend, dès lors, l'utilité, chez les tuberculeux, des analeptiques gras, lait, beurres, huiles, glycérine, huile de foie de morue, etc.

Lait. — Le régime lacté a été longtemps en honneur dans le traitement de la phtisie. Il avait presque aux yeux des médecins de l'antiquité les vertus d'un spécifique. Aujourd'hui, on le considère surtout comme un aliment susceptible, à raison de son assimilation facile et de sa richesse en substances nutritives, de réparer les pertes incessantes que fait l'organisme. On peut dire que le lait est le type des aliments complets; on y trouve, en effet, des principes azotés (caséine), des substances hydrocarbonées (sucre de lait), et surtout des matières grasses (beurre). Le lait de vache, le lait d'ânesse et le lait de chèvre sont le plus généralement employés et donnent à peu près les mêmes résultats. Toutefois, l'analyse chimique ayant démontré, dans le lait de chèvre et dans celui de vache, une proportion beaucoup plus considérable de beurre et de caséine que dans le lait d'ânesse, qui renferme au contraire plus de sucre, on comprend que ce dernier lait réponde à certaines indications. Il est laxatif, moins nourrissant, plus tempérant que les deux premiers. Dans le cas de tendance à la diarrhée, il faut préférer le lait de chèvre et on peut, dans ce cas, l'additionner d'une petite quantité d'eau de chaux ou d'eau de Vichy. Quelle que soit l'espèce de lait dont on fera usage, il devra, autant que possible, être pris au moment de la traite. Il est alors, en effet, plus vivant et sa température se rapproche de celle de notre corps. Dans le cas où l'on pourrait concevoir quelques craintes au sujet d'un lait provenant d'une vache atteinte de pom-

(1) Bouchardat, *De l'étiologie et de la prophylaxie de la tuberculisation pulmonaire* (*Annuaire de thérapeutique*, 1861).

melière, il serait indiqué, pour se mettre à l'abri de tout danger de contamination, de ne faire usage que de lait bouilli. Quelquefois, il est nécessaire de relever le goût un peu fade du lait soit au moyen d'une petite quantité de rhum ou d'eau-de-vie, de sucre, ou de sel. Nous verrons plus loin, en parlant du chlorure de sodium, que la meilleure manière d'obtenir un lait sapide et véritablement médicamenteux, c'est d'administrer au malade le lait d'une chèvre à laquelle on a fait prendre chaque jour des doses plus ou moins considérables de sel marin mélangé aux aliments.

Laits fermentés. — Nous dirons ici quelques mots de certains laits fermentés, ainsi que du petit lait qui nous paraissent devoir rentrer plutôt encore dans les moyens de l'hygiène que dans les agents thérapeutiques.

Koumyss. — Le koumyss est une boisson légèrement aigrelette et spiritueuse, d'un goût agréable, que l'on prépare en Russie, dans les steppes des Kirghizes, avec du lait de jument dont on détermine la fermentation alcoolique au moyen d'une petite quantité de lait aigre conservé pour cet usage. On distingue un koumyss jeune et un koumyss vieux, suivant la durée de la fermentation, le premier contenant 1 p. 100 d'alcool, le second en contenant 2 et même 3 p. 100. Si l'on jette un coup d'œil sur les modifications que subit le lait de jument dans cette fermentation, on voit que plus de la moitié de la lactose s'est transformée en acide carbonique, en acide lactique et en alcool. En outre, la fermentation a fait subir un travail de peptonisation à plus de la moitié de la caséine contenue dans le koumyss de deux jours. En France et dans la plupart des pays, même en Russie, pour ces divers essais de fermentation on a remplacé le lait de jument insuffisant par le lait de vache, quelquefois par un mélange de lait de vache et d'ânesse, ou encore par le petit lait.

Galazyme. — Sous le nom de galazyme, Schnepp décrivit un produit qu'il préparait en introduisant dans un litre de lait du sucre de canne et de la lactose dans la proportion de 3 parties de sucre de canne et 5 parties de lactose. Il employait comme ferment de la levûre de bière. Au lieu de levûre de bière, Dujardin-Beaumetz, sur les indications d'un jeune chimiste de ses élèves, Deschiens, se sert de ces ferments perfectionnés que l'on utilise aujourd'hui pour la fabrication des alcools de bon goût et qu'on décrit sous le nom de *levûre haute de grains*. Pour préparer 1 litre de lait fermenté on dissout 4 grammes de cette levûre et 10 grammes de sucre en poudre dans une quantité d'eau suffisante (10 grammes) en agitant avec une baguette. Quelques minutes suffisent pour obtenir un liquide homogène que l'on verse dans une bouteille, aussitôt remplie de lait de vache (il est prudent de laisser un espace vide). On bouche hermétíquement, on assujettit le bouchon avec de la ficelle; on agite la bouteille, puis on la couche dans un local à 15°. Au bout de quarante-huit heures on a obtenu une préparation homogène, de saveur douce, fraîche, pétillante et moussant comme le champagne (Saillet) (1).

Kéfir. — Le kéfyr est pour les montagnards du Caucase ce qu'est le koumyss pour les nomades de l'Asie centrale. On le prépare en ajoutant au lait de vache une substance spéciale, sorte de microbe (*dispora Caucasica*), ainsi nommé par Kern, de Moscou, parce qu'il a une spore à chacune de ses extrémités. Cette substance qui se présente sous forme de petits grains irréguliers d'une grosseur de 5 millimètres à 6 centimètres a la propriété de transformer la lactose du lait en alcool et en acide carbonique.

On prépare le kéfyr en plaçant dans le lait ces graines préalablement gonflées dans l'eau si elles sont sèches (environ une cuillerée à bouche de graines pour un demi-litre de lait). On ferme avec soin la bouteille, on maintient le liquide en l'agitant toutes les heures à une température constante de 15 à 16 degrés (Dujardin-Beaumetz) de 18 à 19 (Lépine) (2). On obtient ainsi du lait fermenté très analogue au koumyss qui en diffère par une proportion un peu moindre d'alcool mais plus grande de matières albuminoïdes. Cette proportion peut être augmentée si on laisse le kéfyr en bouteille deux ou trois jours au lieu d'un ; bien préparé le kéfyr se présente sous la forme d'un liquide de couleur laiteuse, mousseuse, d'un goût aigrelet, agréable.

Les propriétés de ces laits fermentés sont absolument les mêmes, qu'il s'agisse de galazyme, de kéfyr et de koumyss naturels ou artificiels ; la seule différence est que dans le koumyss et le kéfyr naturels, c'est la lactose du lait qui est transformée en alcool et en acide carbonique, tandis que dans le koumyss et le kéfyr artificiels et dans la galazyme, c'est le sucre introduit et non la lactose qui subit la transformation. A la dose moyenne de deux à trois verres par jour, ces *laits de champagne*, pour nous servir de l'heureuse expression de Maximin Legrand, excitent l'appétit, régularisent les selles, provoquent la diurèse et ont surtout une influence marquée sur l'augmentation du poids du corps et le relèvement des forces. A dose plus élevée, ils déterminent une sorte d'exhilaration qui est probablement le résultat de l'action combinée de l'alcool et de l'acide carbonique.

Un grand nombre de médecins ont reconnu l'utilité du koumyss dans la phtisie à ses diverses périodes, aussi bien dans les périodes

(1) Saillet, *Des laits fermentés et de leur usage thérapeutique*, *thèse de Paris*, 1886.
(2) Lépine, *Semaine médicale*, 1886.

initiales et les formes torpides qui réclament une médication reconstituante que dans les périodes plus avancées de la maladie, dans lesquelles des phénomènes dyspeptiques se joignent à la fièvre du ramollissement tuberculeux. Même dans ces cas, on constate l'influence favorable exercée par le koumyss sur la nutrition et les principaux symptômes; la fièvre se modère, la toux diminue, les crachats changent de nature, le sommeil reparaît, l'appétit surtout est plus vif, les digestions sont meilleures, et l'embonpoint renaît. — Nous avons eu plus d'une fois l'occasion d'observer chez des phtisiques ces heureux changements manifestement dus à l'emploi des laits fermentés.

Petit-lait. — Le petit-lait (*serum lactis*) forme une des parties constituantes du lait. On l'obtient en coagulant le lait au moyen du lait caillé, de liqueurs acidifiées par l'acide tartrique ou l'acide acétique, le plus souvent à l'aide de la présure tirée de l'estomac des jeunes veaux. — Le produit qui en résulte est du lait moins la caséine et le beurre, c'est-à-dire un mélange d'eau, de sucre et de divers sels, phosphate de chaux, chlorure sodique, sulfate de soude, carbonate de chaux, plus un peu de soufre et de fer. Les médecins allemands attribuent les qualités de cette liqueur aux sels qu'elle contient et qui se rapprochent de ceux qu'on utilise dans la phtisie; c'est pour eux une sorte d'eau minérale et une eau minérale bien supérieure en activité à celles qui sourdent à la surface du sol, parce qu'elle est d'origine organique, plus en rapport avec l'être vivant, plus assimilable en un mot. D'après ces mêmes médecins, le choix du petit-lait n'est pas indifférent dans le traitement de la tuberculose. Pour eux le meilleur, le plus efficace est le lait de brebis, probablement parce que c'est celui qui contient le plus de composés salins.

Le petit-lait passe facilement à l'acescence; aussi est-il indispensable qu'il soit fraîchement préparé. Les établissements considérés comme les mieux pourvus renouvellent jusqu'à trois fois par jour leur provision afin de n'en livrer que de récente. — Au commencement de la cure, on ne va pas au delà de deux verres; si rien ne s'y oppose, on porte la dose journalière jusqu'à quatre ou cinq verres; toutefois ceci ne s'applique qu'au petit-lait de vache, car pour celui de chèvre ou de brebis, l'un et l'autre moins digestibles, il importe de procéder avec plus de modération. Les phtisiques ne doivent jamais prendre plus de trois verres en les séparant par des intervalles longs d'une demi-heure au moins. Il suffit de deux verres le matin avant le premier repas, l'autre doit être pris vers le milieu du jour. La cure est favorisée par un régime spécial, peu animalisé, composé surtout de végétaux herbacés, de compotes de fruits, de quelques viandes grasses et par des promenades bien réglées. Quelquefois le petit-lait est mélangé à des eaux minérales; les plus usitées sont les eaux de Giesshubel près Carlsbad, de Marienbad, de Johannisbrunnen (en Styrie), de Tatsmansdorff (en Hongrie).

Nous n'avons pas une expérience suffisante de cette médication dans le traitement de la phtisie pour pouvoir l'apprécier convenablement. Nous avons vu quelques malades qui s'étaient bien trouvés de la cure qu'ils avaient faites à Gaïs, Heiden, Ischl, Méran, Interlaken; d'autres qui, au contraire, en avaient éprouvé dans leur état une notable aggravation. Nous croyons que ce traitement ne convient pas à toutes les formes de la phtisie et qu'il a ses indications et ses contre-indications comme tous les agents de l'hygiène et de la thérapeutique. Autant la médicatlon séro-lactée, tempérante et antiphlogistique nous paraît avantageuse dans les cas subaigus, chez les individus nerveux, à fibre irritable, hémoptoïques, autant elle peut avoir d'inconvénients graves lorsque la tuberculose présente une forme torpide et qu'elle s'observe chez des malades à constitution molle et lymphatique, qui ont avant tout besoin d'un régime substantiel et réparateur. Les purgations que provoque souvent le petit-lait ne peuvent avoir en pareille circonstances qu'un effet fâcheux en débilitant outre mesure l'organisme déjà si affaibli.

C'est à bien déterminer les cas où la médication peut être utile de ceux dans lesquels elle est nuisible que devraient s'appliquer les médecins allemands, plutôt que de disserter avec complaisance sur l'action intime de ces eaux minerales organiques, sur le rôle de l'azote en excès dans le sang, sur la rénovation, qui en est la conséquence, des liquides et des solides de l'économie, etc. Les théories nous touchent peu; mais quand nous voyons les cures de petit-lait être l'objet en Allemagne et en Suisse d'une faveur qui, loin de se ralentir, va toujours croissant, quand nous voyons de tous côtés en Bavière, dans la Styrie, le Tyrol, les Carpathes, le canton d'Appenzell, l'Oberland se créer des établissements où les malades se rendent en foule, et y obtiennent des guérisons qui d'après un des partisans les plus convaincus, le professeur Mojsisovicz, de l'université de Vienne (1), sont véritablement miraculeuses, nous ne pouvons croire que cette vogue ne repose pas sur quelque chose de réel, et nous exprimons le regret que dans notre pays si riche en excellents pâturages, la médication séro-lactée soit si complètement délaissée.

Cure de raisin. — Les cures de raisin (*traubenkur*), jouissent au-delà des Alpes et du Rhin de la même faveur que les cures de petit-lait (*Molkenkur*). Les auteurs qui préconisent ce mode de traitement dans la phtisie font valoir les grandes analogies de composition qui

(1) Mojsisovicz, *Ueber die bereitung der Kuh und Shafmolke.*

existent entre les sucs de raisin et le petit-lait. Le docteur Hefft (1), qui a particulièrement étudié ces deux produits, classe l'un et l'autre dans la catégorie des eaux minérales, toutefois il reconnait que si le raisin a une grande influence dans quelques maladies pectorales, il ne peut être mis sur la même ligne que le petit-lait dans la véritable phtisie; mais ces deux cures se complètent.

La cure de raisin consiste à faire plusieurs fois par jour des repas uniquement composés de raisin. On commence par une livre et on augmente progressivement jusqu'à deux ou trois livres et même six où huit, limite à laquelle on s'arrête le plus ordinairement Le premier repas est le plus abondant; il se fait de bonne heure dans la vigne, alors que la rosée couvre encore les grappes. Nous n'avons pas besoin de dire que le phtisique ne doit pas se conformer à cette prescription, l'humidité matinale pouvant lui être funeste.

Le régime alimentaire est frugal el peu copieux, si bien que pour Herpin, de Genève (2), la cure de raisin pourrait être considérée comme un succédané du *cura famis*, ou cure par l'abstinence, genre de médication autrefois employé pour amener la résorption des produits animaux de l'économie dans les engorgements et les hypertrophies.

Tout en accordant une certaine valeur à ce mode de traitement, nous croyons, ainsi que nons l'avons dit pour la cure du petit-lait, qu'un traitement dans lequel on exclut l'alimentation fortifiante ne convient qu'à certaines formes de la maladie et à moins de le modifier dans un sens plus réparateur, il nous paraît bien difficile que les phtisiques puissent le suivre dans toute sa rigueur et en bénéficier.

Lersch, Schulze se montrent plus explicites et accordent au raisin des propriétés curatives non douteuses, surtout si le traitement est institué dès les premiers symptômes de la maladie. C'est également l'opinion de Curchod (de Vevey) (3), qui dans un mémoire consciencieux considère les cures de raisin comme très utiles dans la période de prédisposition tuberculeuse et offrant des avantages réels dans la période de ramollissement en calmant la circulation, diminuant les congestions et régularisant l'innervation. Carrière (4) insiste en outre sur l'augmentation de poids qui résulte de ce traitement. Il fait remarquer que l'action du raisin sur la restauration de l'embonpoint est bien connue dans les pays à vignobles; que les oiseaux, les grives, par exemple, qui élisent domicile dans une vigne, en sortent

(1) Hefft, *Handbuch der balnotherapie.*

(2) Herpin, *Du raisin et de ses applications thérapeutiques*, 1865.

(3) Curchod, *Essai théorique et pratique sur la cure de raisin étudiée plus spécialement à Vervey*, 1860.

(4) Carrière, *Les cures de petit-lait et de raisin dans le traitement des maladies chroniques*, 1860.

chargées de graisse, et que les gardiens des vignobles contractent sous la même influence les apparences les plus florissantes. Or, on le sait, l'augmentation du poids est l'indice le plus certain d'une réelle amélioration.

Huile de poisson, huile de foie de morue. — Il est un certain nombre d'huiles de poisson, l'huile de squale, l'huile de raie, et surtout l'huile de foie de morue, qui sont d'un emploi journalier dans le traitement de la phtisie. Quoique leur composition soit à peu près identique et que probablement leur action thérapeutique soit très analogue, l'expérience clinique beaucoup plus complète pour l'huile de foie de morue doit engager le praticien à la préférer aux autres huiles de poisson. Sous l'influence de l'administration un peu prolongée et bien supportée de cette huile, on voit souvent la force et la nutrition des phtisiques se relever avec une énergie merveilleuse, et le poids du corps augmenter. Pourquoi et comment cet effet se produit-il? Est-ce par les quantités minimes d'iode qu'elle renferme? On ne l'admet plus aujourd'hui et tous les médecins s'accordent à reconnaître que c'est comme corps gras qu'agit l'huile; seulement c'est un corps gras très composé, très complexe, très riche, comme le parenchyme hépatique qui le fournit, en ferments, et en principes facilement absorbables et assimilables. Ce qui le prouve c'est que les graisses comestibles, le beurre par exemple, agissent beaucoup moins énergiquement et il faut les ingérer en quantités bien plus considérables pour obtenir l'engraissement que procurent deux ou trois cuillerées d'huile de foie de morue absorbées chaque jour. — On distingue plusieurs variétés d'huile. En général l'activité et la richesse en principes utiles est proportionnée à l'intensité de la coloration. Seulement l'huile brune, noire, a un goût nauséeux, intolérable, et pour les estomacs délicats l'huile blonde doit être préférée.

On a cherché par toutes sortes de moyens à en masquer l'odeur et le goût sans y réussir complètement. On a imaginé de la solidifier, de l'envelopper dans des capsules gélatineuses, dans du pain azyme. On a inventé une cuiller disposée de telle façon que l'huile est versée à la base de la langue et immédiatement déglutie. Un des meilleurs moyens est de faire au préalable gargariser le malade avec de l'eau de menthe ou de l'eau-de-vie presque pure, de manière à engourdir momentanément les papilles gustatives de la langue. Nous nous trouvons bien en général de mélanger l'huile avec le vin de quinquina, ou mieux encore, de la faire suivre immédiatement du vin de quinquina qui corrige par son amertume la saveur fade et nauséabonde du corps gras, en même temps qu'il en facilite la digestion et en prévient les renvois. C'est dans ce but qu'on a conseillé d'administrer l'huile de foie de morue dans un sirop amer, le sirop de gentiane par exemple, dans le café noir, la bière, etc. Fonssagrives a remarqué qu'additionnée d'iodoforme et d'essence d'anis, elle perd une grande partie de son odeur rebutante. La formule qu'il emploie est la suivante :

Huile de foie de morue	100 gr.
Iodoforme	0 25
Huile essentielle d'anis	10 gouttes.

Enfin dans ces derniers temps on a préconisé un extrait spécial désigné sous le nom de *morrhuol* et qui serait, paraît-il, bien toléré par l'estomac. Nous doutons que cet extrait puisse jamais remplacer l'huile.

Au point de vue de la digestibilité de l'huile, le moment de l'administration n'est pas indifférent. En général l'huile de foie de morue, comme toutes les substances grasses, est mal digérée lorsqu'elle est prise à jeun. Aussi doit-on la prescrire après ou mieux immédiatement avant le repas. Un exercice actif, surtout en plein air, est un adjuvant très utile. Nous avons soin d'en faire suspendre de temps en temps l'usage surtout pendant les grandes chaleurs de l'été, durant lesquelles, on le sait, la digestion des corps gras s'opère avec difficulté.

Les doses sont variables suivant une foule de circonstances dont il faut tenir compte : l'intensité et la forme de la phtisie, la répugnance du malade, la tolérance de l'estomac, la saison de l'année, etc. On commencera par une ou deux grandes cuillerées chaque jour et on portera la dose à 3 ou 4. Est-il utile d'arriver aux doses de 6 à 8 grandes cuillerées par jour comme le propose Jaccoud? Nous croyons qu'il est rarement nécessaire et qu'il peut être souvent nuisible, au point de vue de la bonne digestibilité d'une substance, qui doit être continuée longtemps, de dépasser les quantités que nous venons d'indiquer. Des expériences faites en Angleterre ont démontré que l'huile de foie de morue produit rapidement l'engraissement des animaux de boucherie, à la condition de ne pas excéder une certaine dose de corps gras. Or, nous l'avons dit, c'est surtout par son pouvoir nutritif prouvé par l'augmentation de l'embonpoint qu'agit l'huile de foie de morue. Cotton (1) étudiant l'action de ce médicament sur 100 malades a remarqué que quoique le degré d'efficacité n'ait pas toujours été proportionnel à l'augmentation de poids du corps cependant il n'y avait jamais eu une grande amélioration sans un notable engraissement. N. Gueneau de Mussy a fait les mêmes observations; il a vu des malades gagner 15 ou 20 livres dans l'espace de quel-

(1) Cotton, *On consumption.*

ques mois, et en même temps que la nutrition s'améliorait ainsi, il notait le plus souvent une diminution des phénomènes thoraciques.

Quelles sont les formes de phtisie auxquelles convient l'huile de foie de morue? C'est là une question qui n'est pas également résolue par tous les observateurs. Nous estimons qu'elle est surtout avantageuse dans les premières périodes de la maladie alors qu'il n'existe pas de diarrhée et que la fièvre est nulle ou peu accusée. Dans ces conditions elle procure des résultats que l'on n'obtient généralement pas dans les formes fébriles. Ces formes, en effet, sont le plus souvent accompagnés d'une anorexie persistante. En pareil cas l'ingestion d'un corps gras répugnant et mal toléré par l'estomac peut devenir plus nuisible qu'utile.

Différents essais ont été faits pour remplacer les huiles de poisson par d'autres substances grasses, telles que le beurre, la crème de lait, le cacao, le chocolat, le blanc de baleine, l'huile d'olives, l'huile d'amandes douces, l'huile de chènevis, la glycérine.

Glycérine. — C'est un médecin de la Nouvelle-Orléans, le Dr Grawcourt, qui a signalé le premier l'utilité de la glycérine en tant que succédané de l'huile de foie de morue. Comme Jaccoud, Ferrand et Tisné, Semmola et beaucoup d'autres, nous avons fait fréquemment usage de cette substance et nous croyons qu'elle est appelée à rendre de grands services dans le traitement de la phtisie. On s'est demandé si la glycérine agissait en stimulant les fonctions digestives et à titre de bon dissolvant de la pepsine, ou bien en exerçant une influence directe sur le processus nutritif, ou encore comme médicament d'épargne en diminuant les mutations organiques ainsi que le prouve l'abaissement du chiffre de l'urée ; ce qu'il y a de certain, ce que tous les expérimentateurs ont constaté, c'est que sous son influence l'amaigrissement s'arrête, le poids du corps augmente, en même temps qu'on observe une amélioration notable dans l'état des fonctions de l'estomac et de l'intestin.

La glycérine de bonne qualité, neutre aux réactifs, s'administre à la dose de deux ou trois grandes cuillerées par jour au moment des repas ou dans l'intervalle des repas soit pure, soit, mieux, comme le conseille Jaccoud, additionnée d'une ou deux cuillerées à café de rhum ou d'eau-de-vie et d'une goutte d'essence de menthe. Nous la prescrivons ordinairement dans un demi-verre d'eau sucrée, à laquelle nous ajoutons une petite quantité d'eau-de-vie. La glycérine est généralement acceptée avec plaisir et facilement supportée par les malades même dans la saison chaude de l'année, pendant laquelle, nous l'avons dit plus haut, l'huile de foie de morue est ordinairement prise avec répugnance et mal digérée. C'est là une condition avantageuse qui permet de continuer ne les variant l'usage des substances grasses si utiles dans le traitement de la phtisie.

Pour n'avoir plus à revenir sur la question du régime, nous dirons quelques mots des boissons qui conviennent le mieux aux phtisiques. Les boissons médicamenteuses ou tisanes, surtout les tisanes émollientes ne sont indiquées que dans le cas d'irritation bronchique fébrile, et encore ne devront-elles être administrées que par petites gorgées à la fois. Prises à haute dose, comme cela se pratique encore trop souvent, elles ont le grave inconvénient de débiliter l'estomac, qui, au contraire, a le plus grand besoin de toniques et de fortifiants. Les boissons qui trouvent le plus souvent leur indication quand il s'agit de réveiller l'appétit et de stimuler la fonction digestive sont la macération froide de quinquina, de quassia, les infusions des innombrables plantes qui contiennent des principes amers et aromatiques, auxquelles on peut associer les extraits, les sucs de ces mêmes substances, en particulier le suc de cresson, si populaire dans le traitement de la phtisie. La bière et le vin, surtout le vin de Bordeaux, sont les meilleures boissons alimentaires. Quelquefois cependant le vin est mal supporté; il amène des aigreurs et est rejeté par le vomissement. Dans ce cas on se trouve bien de l'employer en lavement à la dose de 100 à 200 grammes coupé avec de l'eau ou du bouillon. Aran (1) insistait d'une manière toute spéciale sur l'efficacité quelquefois surprenante des lavements vineux pour stimuler l'organisme et arrêter la diarrhée non seulement dans la phtisie, mais encore dans la plupart des affections chroniques. On pourra d'ailleurs remplacer les vins rouges pris par la bouche par les vins de Zucco, Xérès ou par une petite quantité d'alcool étendu d'eau sous forme de grogs au rhum ou à l'eau-de-vie. L'emploi de l'alcool *à dose modérée* a une valeur inappréciable dans le traitement de la phtisie. C'est un puissant moyen d'épargne (Sée) qui retarde l'usure de nos tissus et abaisse la température du corps. Quelques médecins attribuent en outre à l'usage quotidien de l'alcool, à la dose de 30 à 40 grammes par jour, des propriétés spéciales, celle, par exemple, de favoriser les formations scléreuses des lésions tuberculeuses (Jaccoud).

Aération.

Nous avons insisté, en parlant des causes de la tuberculose pulmonaire, sur les inconvénients, les dangers d'une aération insuffisante,

(1) Aran, *De l'emploi des lavements de vin, en particulier dans le traitement de la chlorose, de la dyspepsie, de la phtisie pulmonaire et de la convalescence des maladies graves* (*Bull. de thérap.*, 1855).

de l'*inanition respiratoire*, pour nous servir de l'heureuse expression de Peter. La conséquence qui résulte de ces données étiologiques, c'est qu'il faut au phtisique l'air, la lumière, le soleil, une habitation bien exposée au midi, des chambres suffisamment spacieuses, des promenades fréquentes. Malheureusement pendant l'hiver surtout, dans les grandes villes où règne, en permanence, ce que l'on a appelé *malaria urbana*, *cachexie urbaine*, les conditions d'une bonne hygiène sont trop souvent irréalisables, et c'est à rechercher un climat meilleur que doivent tendre tous les efforts du médecin.

Or le meilleur climat pour le phtisique sera celui qui lui permettra davantage la vie au dehors et qui fournira plus abondamment à ses poumons l'air respirable, le *pabulum vitæ*. Le climat, on l'a dit, n'est pas seulement le chaud et le froid, c'est un être collectif qui se compose de température, lumière, électricité, sécheresse, humidité, mouvements de l'air, nature des lieux, productions du sol, situation de terrain et de culture ; c'est d'une manière plus concise l'ensemble des influences exercées par l'air, le sol et l'eau d'une contrée sur la vie des êtres organisés (1).

Cette question du déplacement des malades et des refuges climatériques pendant la saison d'hiver est certes une des plus importantes que les médecins aient journellement à résoudre. Partisans convaincus de l'utilité de ce puissant moyen dans la prophylaxie et la curation de la tuberculose pulmonaire, nous avons de la peine à comprendre l'opposition qu'il a rencontrée et qu'il rencontre encore de la part de quelques praticiens recommandables. Sans doute ce n'est pas un spécifique ; sans doute aussi le moyen ne doit pas être conseillé, comme cela se fait trop souvent, aux phtisiques arrivés aux dernières périodes de la maladie ou affectés de formes aiguës ; mais au début et dans les phases apyrétiques, nous ne connaissons pas un agent de l'hygiène ou de la matière médicale qui soit plus efficace, d'une part en permettant un exercice régulier au grand air, exercice qui entretient l'appétit et favorise le travail nutritif, d'autre part en soustrayant les malades au froid humide de nos contrées et aux brusques variations de température. C'est un bien mauvais argument que celui qui consiste à dire que la phtisie étant observée dans tous climats, il n'y a pas davantage à en choisir un plutôt que l'autre. Ainsi que nous l'avons vu, les causes de la phtisie sont nombreuses et variées. Or, sous quelque latitude que vive l'homme, si son alimentation est mauvaise et insuffisante, son habitation humide et mal aérée, si son travail est pénible et exige la continuité de la position sédentaire, si aux fatigues physiques viennent s'ajouter quel-

(1) Herman Weber, *Climatothérapie*, traduit de l'allemand par les Drs Doyon et Spillmann, 1886.

ques peines morales, celui-là assurément peut devenir phtisique, et il n'y a pas de conditions atmosphériques qui aient le pouvoir de l'en préserver absolument sur quelque point du globe qu'il aille se fixer.

Ce n'est pas assez de recommander aux malades le séjour dans le Midi pendant la mauvaise saison de nos climats; il y a sous ce rapport un choix à faire entre les diverses localités, comme il y a un choix à faire entre les eaux minérales. Il y a telles villes du Midi de la France et de l'Italie qui au point de vue de la température conviendraient parfaitement à un phtisique, mais dont le séjour serait défavorable à cause des vents qui y règnent et des vicissitudes atmosphériques qu'on y subit. Naples nous paraît de ce nombre. C'est pour la même raison qu'on ne conseillera pas l'émigration vers les pays intertropicaux soumis comme on sait à de fortes variations de température, d'autant plus que l'extrême chaleur a déjà ce résultat fâcheux d'amener l'inappétence et d'augmenter les transpirations, double cause d'affaiblissement pour les malheureux phtisiques.

Ce qu'il faut en définitive rechercher dans le choix d'une station d'hiver, c'est une température égale et douce, dans un pays autant que possible à l'abri des brusques changements atmosphériques, des brouillards, de l'humidité, de la pluie, de la poussière, surtout des vents froids, qui permette au malade de pouvoir renouveler constamment l'air de l'habitation et de vivre au dehors pendant plusieurs heures de la journée. Ces conditions avantageuses se rencontrent dans beaucoup de contrées. La France sous ce rapport est véritablement privilégiée.

Elle possède dans sa partie méridionale, surtout le long du littoral méditerranéen, un assez grand nombre de stations où les phtisiques peuvent trouver pendant l'hiver un refuge aussi agréable qu'utile. Parmi les principales nous citerons Menton Cannes, Nice, Hyères, Amélie-les-Bains, le Vernet, Pau, Dax, Arcachon, Alger, Ajaccio, etc. Dans les stations étrangères nous mentionnerons San-Remo, Bordighiera, Pise, Rome, Venise, Palerme, Malaga, Palma, Corfou, Pallanza, Meran, Montreux, le Caire, Madère, etc.

Il serait, on le comprend, difficile de classer ces diverses localités par ordre de mérite. Elles se recommandent toutes par les mêmes qualités générales et aussi par quelques qualités spéciales qui peuvent être utilisées par le médecin dans le cas particulier pour lequel il est consulté. Sans admettre les divisions beaucoup trop nombreuses proposées par quelques auteurs, nous croyons qu'il est des stations où l'atmosphère est plus calme, l'air plus doux, plus mou, et dont les propriétés sédatives conviennent de préférence aux individus qui présentent une grande susceptibilité nerveuse et chez lesquels la phtisie est accompagnée d'un certain degré de fièvre. A ces malades Pau, Arcachon, Pise, Venise, Madère, devront être conseillés; tandis que Menton, Cannes, Nice, Hyères, seront plus favorables aux tempéraments lymphatiques et aux formes apyrétiques qui supportent mieux et réclament un air tonique, stimulant.

Ce n'est pas seulement la station hivernale que doit désigner le médecin; il doit encore autant que possible indiquer le quartier qui convient plus spécialement au malade qu'il dirige vers le Midi. Il existe en effet, surtout au point de vue de la protection contre les vents froids et de l'excitation causée par le voisinage de la mer, des inégalités quelquefois très marquées qui font d'une même station comme autant de stations différentes et expliquent jusqu'à un certain point les jugements contradictoires portés par les auteurs sur une même localité. Nice en fournit un exemple remarquable. Qui pourrait comparer les quartiers de Carabacel, de Cimiès, de Brancolar, de Gairaut avec les quartiers qui sont situés sur le bord ou à proximité de la mer, les Ponchettes, la promenade des Anglais, la croix de Marbre ou encore ceux qui longent les rives du Paillon? Autant les premiers sont bien abrités contre les vents et reçoivent un air calme et doux, autant dans les second l'air est vif, excitant, agité par les vents plus ou moins violents qui viennent du nord-ouest, de l'est, du sud-ouest et par ceux plus froids qui descendent du sommet des Alpes dans la coulée du torrent. C'est cette circonstance qui fait que Nice, malgré l'éclat de son soleil, malgré l'excellence des parties de la ville adossées aux montagnes, ne devra pas être conseillé aux malades indociles et avides de plaisirs qui se résignent difficilement à ne pas sortir de la circonscription qui leur aura été assignée.

Menton et Cannes avec les mêmes avantages ne présentent pas tout à fait les mêmes inconvénients, ou du moins ils les présentent à un plus faible degré. La température y est plus uniforme, plus chaude, surtout à Menton, mieux protégé contre les vents froids par trois chaînes de montagnes superposées et rapprochées; le mistral s'y fait sentir plus rarement. La brise de mer y souffle quelquefois, il est vrai, avec assez de force, mais il est toujours possible de trouver un calme relatif de l'atmosphère à quelques pas de la plage, à Menton dans les charmantes vallées de Carrei, de Borrigo, de Borgio; à Cannes, dans les Vallergues du côté ouest et surtout à l'est dans les quartiers de la Californie plus chauds et mieux abrités.

Le Cannet, à 3 kilomètres de la mer, offre un refuge plus sûr encore aux phtisiques qui sont sujets aux hémoptysies et qui redoutent l'action excitante de la mer en même que temps que le bruit continu des vagues.

Si l'on veut s'éloigner encore un peu plus, on rencontre à cinq lieues du rivage la petite ville de Grasse, excellente station d'avenir, exempte d'humidité et bien garantie contre les vents du Nord, mais présentant une température un peu moins chaude que celle de Cannes, à cause de la proximité des hautes montagnes, souvent neigeuses.

A ces mêmes malades auxquels ne convient pas l'excitation de l'air marin, on conseillera Hyères, dans un site magnifique, la station d'hiver la plus méridionale de la Provence. La température y est un peu plus élevée qu'à Nice, Cannes et Menton. La végétation y est remarquablement belle et les palmiers y atteignent une grande hauteur. Le seul inconvénient, c'est le mistral qui y souffle avec violence, surtout à partir de février et principalement dans les quartiers insuffisamment protégés au nord-ouest et à l'ouest. Il est vrai que sur le versant sud des collines opposées à Hyères on trouve des vallons admirablement situés et bien défendus contre le mistral, en particulier le vallon de Costebelle et de Saint-Pierre des Horts, mais ces vallons perdent une partie des bénéfices de la position d'Hyères, étant plus rapprochés de la mer.

Amélie-les-Bains et le Vernet sont encore deux stations d'hiver qui, quoique un peu délaissées aujourd'hui, à tort selon nous, méritent une mention spéciale non seulement à cause de la douceur de leur climat, mais encore à cause des sources thermales qui y sont abondantes et permettent de combiner, avantage exceptionnel, un traitement hygiénique et un traitement sulfureux. Amélie-les-Bains nous paraît devoir être préféré au Vernet; la température y est plus égale, plus chaude, ce qu'explique la différence de l'altitude (280 mètres au lieu de 620 au-dessus du niveau de la mer). A Amélie-les-Bains le soleil se montre plus longtemps; l'atmosphère est exempte d'humidité même après la pluie, l'air y est sec et la promenade possible. La vallée est très étroite et n'est ouverte qu'au nord-est et au sud-ouest. Par la première de ces ouvertures pénètre le vent de mer, légèrement humide; par la seconde, le vent d'Espagne chaud, énervant. Le mont Canigou et ses contreforts protègent Amélie-les-Bains contre les vents septentrionaux ; la saison d'hiver est généralement très belle, mais le printemps est souvent troublé par des vents violents et des pluies abondantes. Le climat d'Amélie n'en reste pas moins un très bon climat, tonique sans être excitant comme celui des côtes de Provence et qui forme en quelque sorte un séjour de transition pour arriver aux climats de montagne. Ce climat convient non seulement aux phtisiques, mais encore aux rhumatisants et aux natures nerveuses et débilitées qui ont besoin d'être fortifiées mais que l'air marin surexciterait trop.

Pau. — Ce qui distingue le climat de Pau, de l'aveu de tous les observateurs, c'est la remarquable tranquillité de son atmosphère qui compense jusqu'à un certain point l'infériorité relative de sa température. Le thermomètre s'abaisse assez souvent au-dessous des chiffres de 9 à 10 degrés, qui représentent la température hivernale moyenne (des 24 heures, non de la journée médicale) des stations que nous avons précédemment étudiées. Mais si l'on réfléchit combien un abaissement de température est facilement supporté quand il ne s'accompagne pas de l'impression pénible du vent, on comprendra que cette ville, devant laquelle se déroule un magnifique panorama et qui possède des ressources intellectuelles variées, soit recherchée par les malades, surtout par les malades nerveux et fébricitants auxquels convient particulièrement l'air mou et sédatif de cette station.

Dax. — Bien des malades atteints des formes éréthiques de la tuberculose pulmonaire ont décrit le bonheur qu'ils éprouvent à respirer l'air de Pau lorsqu'ils arrivent des stations méditerranéennes. Cette sensation de bien-être et d'apaisement est encore beaucoup plus prononcée à Dax (1). Dans cette station, très anciennement connue, l'air est chaud et complètement saturé d'humidité. La température moyenne est de 8° à 9°. Quant à la journée médicale, c'est-à-dire de 11 heures à 3 heures, elle est rarement au-dessous de 12°. Cette moyenne thermométrique qui ne s'observe que pour la ville même de Dax et pour la campagne, dans un rayon de quelques kilomètres, est due à l'échauffement du sol et de l'atmosphère par l'énorme nappe d'eau chaude qui vient se faire jour à cet endroit.

On comprend que la respiration constante de cet air chaud et humide, sorte de cataplasme interne incessamment renouvelé, ait une action calmante sur les inflammations du larynx et du tissu pulmonaire et que certaines formes de la tuberculose pulmonaire en soient favorablement influencées comme elles le sont dans les vaporarium et les salles d'inhalation de certaines stations minérales. Ajoutons que Dax possède un grand nombre de sources dont quelques-unes sulfureuses (sources de Gamarde, de Préchacq), et que l'on peut, comme à Amélie-les-Bains, combiner un traitement sulfureux avec le traitement hygiénique.

Arcachon. — Situé une baie presque fermée, Arcachon n'est découvert qu'au nord. La station d'hiver qui nous intéresse particulièrement se trouve au milieu d'une forêt de pins maritimes qui y acquièrent un grand développement et dont les émanations résineuses sont très favorables aux malades atteints de tuberculose. Le

(1) *Journal humouristique d'un médecin phtisique*, par le D^r X.

sol est sablonneux; sa perméabilité ne permet pas à l'eau de séjourner à la surface. Une heure après la pluie tous les sentiers sont praticables et les promenades faciles. Les villas sont en général bien abritées. Le docteur Hameau, qui a fait une étude remarquable du climat d'Arcachon (1), a parfaitement établi que ce climat est sédatif du système nerveux, et que, contraire aux tempéraments lymphatiques, torpides, il convient aux tuberculeux chez lesquels prédomine l'éréthisme nerveux. Les seuls reproches que l'on pourrait adresser à cette station c'est de ne pas avoir pendant l'hiver une température suffisamment élevée; c'est aussi que pour des malades déjà si disposés à la tristesse l'horizon est trop uniforme, trop monotone et que le soleil ne pénètre pas assez jusque dans l'intérieur des habitations, dont l'installation laisse quelquefois à désirer. Nous croyons qu'Arcachon est un excellent refuge pour le printemps et pour l'automne. Nous croyons, avec le docteur Hameau, que les malades qui terminent une saison thermale, principalement une saison d'eau sulfureuse ou bien un hivernage des bords de la Méditerranée, éprouveront à Arcachon une sensation de bien-être et de détente nerveuse, mais que pour l'hiver cette station ne peut entrer en parallèle avec Pau, Amélie-les-Bains et les villes du littoral méditerranéen, au soleil éclatant, à la végétation si riche et si variée.

Alger. — Pour terminer ce court aperçu des stations françaises les plus renommées et les plus fréquentées, il nous reste à mentionner Alger, où les phtisiques commencent à se rendre et qui, malgré d'assez vives critiques, nous paraît appelé à un brillant avenir. Toutefois la distance qui sépare notre belle colonie africaine de la mère patrie et la nécessité d'une traversée souvent pénible quoique courte, pendant l'hiver, seront toujours deux causes qui limiteront forcément le nombre des malades émigrants. Les auteurs ne sont pas d'accord sur la caractéristique du climat d'Alger; les uns, et c'est le plus grand nombre, le considèrent comme sec et tonique; quelques autres comme mou et débilitant; d'autres enfin en font un climat mixte qu'ils placent à côté de celui de Menton. Nous nous rangerions volontiers à cette dernière opinion.

Le climat d'Alger est chaud et un peu plus humide que celui de Menton. Les pluies y sont assez abondantes. Le vent nord-ouest est le vent dominant; le sirocco s'y fait aussi sentir, mais il est tempéré par les collines du sud. Du reste à Alger, comme dans beaucoup de stations, il existe de grandes inégalités dans les différents quartiers de la ville. Autant le quartier Saint-Eugène est mal exposé, mal protégé contre les vents, autant Mustapha inférieur et surtout Musta-

(1) *Le climat d'Arcachon et le sanatorium* (ville d'hiver), 1887.

pha supérieur, dans une situation admirable, sont parfaitement garantis. Ce n'est guère qu'à cette zone suburbaine que doivent s'adresser les éloges mérités de presque tous les auteurs qui ont écrit sur le climat d'Alger.

Ajaccio. — A côté d'Alger signalons Ajaccio, dont la température annuelle moyenne est de 17°, celle de l'hiver de 11° à 12°. Presque entièrement abrité contre les vents froids, exposé surtout aux vents tièdes et dominants du sud-ouest, Ajaccio, de l'avis de tous ceux qui l'ont visité pendant l'hiver, est appelé à un avenir certain quand l'installation des habitations sera plus confortable et les communications avec Marseille encore plus faciles.

Nous ne dirons que quelques mots des principales stations hivernales situées en dehors de la France. Pour de plus amples détails nous renvoyons au traité de Fonssagrives et surtout à l'ouvrage si complet d'Herman Weber.

Madère, la plus célèbre de toutes, jouit dans le traitement de la phtisie d'une réputation séculaire, aujourd'hui contestée. La température moyenne de l'hiver est de près de 17°. La plus basse de la nuit est de 9°. — L'humidité atmosphérique y est toujours considérable; les vents n'y sont pas rares et sont souvent très violents. Le climat est sédatif, mais, pour bien des malades trop débilitant. La toux fatigante et quinteuse s'apaise d'une manière frappante, surtout chez les sujets à constitution éréthique. — Quand souffle le *leste*, véritable sirocco venant de la côte ouest d'Afrique, les malades sont accablés et on constate alors fréquemment l'inappétence et la diarrhée.

Après Madère, nous citerons *Pise*, également très favorable par le calme et la douceur de l'atmosphère aux tempéraments nerveux et irritables, quoique moins abritée et moins garantie des vents qu'on ne le croit généralement.

Venise, dont le séjour est éminemment sédatif, mais par cela même amène à la longue une sorte d'enervement et prédispose à l'anémie. Cette ville occupait autrefois un des premiers rangs parmi les stations climatériques pour les affections de poitrine; aujourd'hui elle a beaucoup perdu à ce point de vue de son importance.

Rome, recherchée par sa température moyenne hibernale qui est de 9° à 10°, et par la pureté de son ciel. On y observe d'assez grandes oscillations thermométriques; le vent du nord-ouest (*tramontane*) est parfois très violent et très froid. Le climat de Rome tient en quelque sorte le milieu entre les climats sédatifs et les climats stimulants de la Riviera, Cannes, Nice, Menton, San Remo.

San Remo offre beaucoup d'analogie avec Menton et est devenu, comme cette dernière, une station d'hiver de premier ordre. Ouvert au sud, il est protégé à l'est et à l'ouest par des chaînes de montagnes qui s'avancent loin dans la mer et au nord par une triple rangée de pics d'une hauteur de 150 et 200 mètres, jusqu'à 2500 mètres (Herman Weber). Toutefois, la protection dans la baie est de Menton est encore plus complète. La température moyenne des cinq mois les plus froids (de novembre à mars) est de 11°,3; pour le mois de janvier elle est de 9°,48. — Comme à Cannes et à Menton, les vents y soufflent assez fréquemment et leur direction varie suivant les époques et les mois d'hiver.

Palerme est un des séjours les plus agréables pendant l'hiver par son site admirable, sa splendide végétation, l'absence de brouillards, la température élevée. Mais les abris ne sont pas suffisants, pour les véritables malades, contre les vents violents et presque froids. On lui préférera *Aci-Reale*, à la fois station climatérique et ville d'eau dans une situation délicieuse entre Catane et Messine, un des climats les plus favorisés de la Sicile.

Malaga est considéré par beaucoup de médecins comme le lieu le plus doux de l'Europe et l'endroit le plus favorable de l'Espagne. La ville est située sur un terrain sablonneux gagné sur la mer et protégé par un demi-cercle de hautes montagnes contre les vents du nord et du nord-ouest; la moyenne de la température d'hiver est de 13°. Les variations journalières sont très peu accusées; les pluies sont rares et l'air est sec.

Le Caire et ses environs représentent le type général des climats secs et chauds. Si ces climats ont le grand avantage de permettre aux malades de séjourner presque continuellement à l'air libre, ils ont par contre le grave inconvénient d'être trop excitants pour beaucoup de phtisiques nerveux et irritables, surtout pour ceux qui présentent la forme éréthique de la tuberculose. — Les voyages sur le Nil, souvent recommandés, nous paraissent plus nuisibles qu'utiles, tant à cause de la nourriture mauvaise et insuffisante qu'à cause des refroidissements bien difficiles à éviter sur le bateau par suite de l'abaissement de la température pendant la nuit.

Quelle que soit la station choisie, et nous avons surtout en vue les stations françaises, il est un certain nombre de précautions qui doivent être observées avec la plus scrupuleuse attention. A ces conditions seules le malade pourra retirer un bénéfice réel d'un changement de climat. Ce qu'il importe, c'est d'éviter les variations brusques de température, les refroidissements, les fatigues, tout en utilisant le plus possible les occasions favorables de promenades, qui doivent être graduées et réglées suivant l'état des forces. Pour cela il est nécessaire d'être toujours rentré avant le coucher du soleil, à cause de l'abaissement subit de température qui se produit à ce moment de la journée, et de ne pas quitter la chambre avant 10 ou 11 heures du matin. Toutefois, sur le littoral méditerranéen, les sorties peuvent avoir lieu un peu plus tôt, même sur la plage, à l'heure où s'établit l'équilibre entre l'air de la mer et celui de la côte.

Dans les jours froids, on choisira de préférence le milieu de la journée, de midi à 3 heures, qui présente la température maximum. Les promenades du soir doivent être sévèrement interdites, c'est dire qu'il est prudent de s'abstenir de toute réunion, de tout plaisir qui nécessite les sorties en dehors des heures précédemment indiquées. A ce point de vue, les séductions souvent irrésistibles de la ville de Nice ont leur danger, et la vie calme, quoique un peu monotone, de Menton, Cannes, Hyères, doit être préférée pour les véritables malades.

Le moment du départ et l'époque du retour sont deux points très importants à fixer. En général, les phtisiques partent trop tard et reviennent trop tôt. Ils doivent quitter notre pays dans les derniers jours du mois d'octobre et ne rentrer qu'à la fin de mai. Il est vrai que les mois de mars et d'avril sont beaucoup moins sûrs que les mois d'hiver proprement dits. C'est l'époque des pluies, du vent et des brusques variations de température, mais néanmoins aucune comparaison ne saurait être établie entre le printemps de ces stations et celui de nos contrées. L'œil est charmé par une splendide et riche végétation, et si la promenade à certains jours est impossible, la lumière et le soleil pénètrent dans l'intérieur des habitations apportant la chaleur et un peu de gaieté aux pauvres phtisiques don le moral est profondément déprimé.

Dans l'étude qui précède, nous nous sommes surtout occupés des stations hivernales qui doivent une légitime célébrité à des conditions topographiques véritablement exceptionnelles; mais malheuseusement un déplacement aussi lointain et aussi dispendieux n'est guère permis qu'aux classes aisées. La plus grande partie des phtisiques est dans l'impossibilité absolue de recourir à ce mode de traitement. Ce qu'il faudrait donc, ce serait de chercher dans chaque pays un certain nombre de refuges où résideraient pendant l'hiver les malades qui ne peuvent entreprendre un long et onéreux voyage. La France possède, nous n'en doutons pas, une multitude de petites localités bien défendues contre les vents froids et où la température, sans égaler celle du Midi, n'éprouve pas un abaissement comparable à celui des localités voisines, moins bien protégées. La Touraine et l'Anjou sont remarquables sous ce rapport. Mais chaque département renferme sans doute quelques-uns de ces abris. Fonssagrives signale auprès de Cherbourg, où l'hiver est rigoureux, une petite vallée, la vallée de Quincampoix, qui est protégée contre les vents et dont la température moyenne présente une élévation de plusieurs degrés. La côte nord-ouest de la France, et principalement les départements du Finistère, possèdent quelques localités influencées favorablement, comme la côte sud-ouest de l'Angleterre, par l'océan Atlantique et le Gulf-Stream. On sait que beaucoup de localités de la côte occidentale de la Grande-Bretagne, tels que Torquay, Bournemouth, Hastings, Saint-Léonard-sur-Mer, Ventnor dans l'île de Wight, etc., jouissent d'un climat très tempéré et sont, avec raison, recherchées par les Anglais. Dans plusieurs d'entre elles, on a créé des sanatoria pour le traitement des maladies de poitrine, et il est à désirer que cet exemple soit suivi en France.

Dans les circonstances où tout déplacement serait jugé impossible, on a proposé de soumettre les phtisiques à une température douce et uniforme, en les confinant pendant les mois d'hiver dans un appartement convenablement et également chauffé. Mais, à côté de l'avantage d'être efficacement protégés contre les brusques variations de l'atmosphère, il y a pour les malades ce grave inconvénient de s'étioler comme la fleur dans la serre, par le manque d'air vif et pur, par l'oxygénation insuffisante du sang. Quoique Trousseau ait cité des cas où cette réclusion, observée avec une grande rigueur, avait été très efficace, nous croyons que les promenades au grand air et au soleil vivifiant, dans les jours favorables, doivent encore être préférées dans l'intérêt du maintien de l'appétit et d'une bonne nutrition.

Deux questions importantes nous restent à examiner : l'*influence de l'atmosphère marine* et l'*influence de l'altitude*.

La première question est loin d'être résolue dans le même sens par tous les observateurs. On sait que Laënnec après Pline, Arétée, Celse, Boerhave, Gilchrist, etc., avaient une confiance absolue dans l'air de mer comme moyen de guérir la phtisie ou d'en ralentir la marche, et d'un autre côté on n'ignore pas que J. Rochard, dans un mémoire couronné par l'Académie de médecine (1), s'est prononcé contre la navigation dans le traitement de la maladie. Il y a, sous ce rapport, une distinction à faire, distinction de la plus haute importance et qui est, du reste, implicitement contenue dans le mémoire de notre savant confrère : c'est la distinction entre le tuberculeux qui exerce la profession de marin sur un navire de l'État et le passager qui peut se procurer tout le bien-être nécessaire sur un bâtiment confortablement disposé. Dans le premier cas, comme l'a parfaitement signalé l'auteur si compétent de l'*Hygiène navale*, Fonssagrives, « les veilles commandées par les quarts de nuit, l'exi-

(1) J. Rochard, *Mémoires de l'Académie de médecine*, 1856, t. XX.

guïté des chambres dans lesquelles les marins passent une partie de leur vie, les changements incessants de température qu'ils subissent dans les transitions de l'intérieur du navire, à l'atmosphère libre du pont, sont autant de dangers qui passent au crible les poumons suspects ». Il ne saurait y avoir de doute sur ce point. La navigation dans ces conditions place le tuberculeux dans une situation des plus défavorables que ne sauraient compenser la pureté et jusqu'à un certain point l'égalité, loin des côtes, de l'atmosphère marine. Il n'en est plus de même quand il s'agit d'un passager qui n'a d'autre souci à bord que le soin de sa santé. Les conditions sont tout autres. Ici encore cependant une distinction importante doit être établie, suivant que le navire traverse rapidement des latitudes très différentes ou bien qu'il séjourne dans des parages où la chaleur est tempérée et où l'atmosphère n'est pas exposée à subir, comme dans le premier cas, de grandes et brusques variations. Maintenant que la vapeur rapproche les distances, un bâtiment peut en quelques jours passer, au grand détriment des poitrines délicates, d'une chaleur de 25 à 30 degrés à un froid de plusieurs degrés au-dessous de zéro.

Les seules conditions donc véritablement avantageuses sont celles dans lesquelles la température se maintient douce et uniforme. En pareil cas, l'air marin nous paraît avoir une utilité incontestable. L'un de nous a donné des soins à un jeune officier de marine atteint d'une tuberculose pulmonaire manifeste et déjà avancée (hémoptysies fréquentes et abondantes, toux continuelle, dépérissement, fièvre hectique, matité, râles sous-crépitants humides, indices de ramollissement dans la moitié supérieure du poumon gauche, etc.). A plusieurs reprises ce jeune homme, doué d'une énergie peu commune, avait été obligé de quitter sa rude profession pour passer l'hiver à Menton et se rendre l'été aux Eaux-Bonnes, et chaque fois, par ce double traitement continué avec persévérance, il avait obtenu une amélioration qui l'avait mis à même de reprendre pour quelque temps son service à bord. Mais l'amélioration, nous affirmait-il, n'était devenue guérison définitive et ne s'était maintenue telle qu'à partir du moment où il avait été chargé du commandement d'un petit bâtiment qui avait pour unique mission de croiser dans le golfe de Nice pendant les belles heures de la journée.

Nous venons de voir dans quelles conditions spéciales une atmosphère marine pouvait être utile aux phtisiques. Hâtons-nous d'ajouter qu'en Angleterre les médecins accordent une importance beaucoup plus grande à la navigation en pleine mer envisagée comme agent thérapeutique. Presque tous affirment que la tuberculose pulmonaire est très rare chez les marins de leur pays, et pour eux un voyage sur mer pendant plusieurs mois consécutifs, suivant une route déterminée, ordinairement de l'Angleterre en Australie par le cap de Bonne-Espérauce, présente des avantages réels dans le traitement de cette maladie. — On trouvera sur ce point des détails très circonstanciés dans l'ouvrage du Dr Wilson (1), dans une série d'articles du Dr Faber, publiés dans le *Practitionner* (2), et dans une notice très intéressante de notre distingué et regretté confrère Thaon (3), qui en donne un résumé, en même temps que ses impressions personnelles recueillies pendant une visite récente en Australie.

Le voyage que conseillent les médecins anglais s'accomplit par voilier en moins de trois mois. Le départ a lieu à la fin de septembre. Une fois le cap Finistère et l'île de Madère perdus de vue, il est rare que les passagers découvrent la terre avant que l'on aperçoive le cap Otway, à 60 milles de Melbourne. Arrivés en Australie, les malades trouvent une série de stations très saines, douées d'une température moyenne peu élevée, d'une atmosphère relativement sèche et pourvues de ressources de toutes sortes, toutes conditions propres à relever le moral des voyageurs un peu abattu par une longue navigation. La ligne des steamers de la Nouvelle-Zélande accomplit la traversée dans un temps plus court que les voiliers. Le voyage par ces navires ne dépasse guère quarante à quarante-cinq jours. — Après un mois ou six semaines de repos, le valétudinaire reprend sa route vers l'Europe. S'il retourne par voilier, il atteindra l'Angleterre après un trajet de quatre mois, et il entrera dans la Tamise vers le 15 juin au moment où le climat de son pays n'offre plus pour lui de dangers. S'il revient par steamer, il pourra prolonger son séjour de deux mois en Australie pour n'atteindre l'Angleterre qu'au retour de la belle saison. Malgré le grand confort et la vitesse de ces steamers, Thaon pense que les voiliers doivent leur être préférés, à cause de l'absence du bruit de la machine à vapeur et de l'hélice, de l'absence de fumée et de ces odeurs grasses et nauséabondes si pénibles pour des malades, à cause surtout de la marche plus lente du bateau, qui prépare le corps à tous les changements de climat qui se suivent sur un long trajet, lenteur qui a, par contre, le désavantage de maintenir le navire trop longtemps dans les régions dangereuses de la zone torride. Cet inconvénient pourrait être atténué si, comme le réclament tous les médecins qui ont fait le trajet avec des malades vers l'Australie, le voilier était armé d'une machine à vapeur de force moyenne qui l'aiderait à sortir en quelques jours de ce milieu énervant.

(1) William Wilson, *The Ocean as a health ressort.*

(2) Faber, *On the influence of sea-voyages on the human body, and their value in the treatment of consumption* (*The practitionner*, 1876).

(3) Thaon, *Les voyages en mer et les poitrinaires*, 1884.

Les principaux éléments de l'atmosphère marine consistent dans l'humidité et la pureté. L'air est saturé d'humidité, mais cette humidité, qui serait funeste sur la côte, qui provoquerait des bronchites et des myalgies, ne paraît exercer sur mer aucun effet malfaisant et tendrait plutôt à fortifier l'organisme.

L'air marin est d'une pureté remarquable. Avant les travaux bactériologiques, tous les auteurs rapportaient à cette condition de l'air les effets avantageux de la navigation. Les recherches de Moreau, capitaine à bord du steamer *la Gironde*, en route de Bordeaux à Rio-Janeiro, recherches entreprises par un savant qui s'était exercé à ce genre d'analyses dans le laboratoire de Miquel, ont montré qu'à 100 ou 200 kilomètres de la côte, la proportion des germes n'est plus que de 530, tandis qu'elle atteint 1,400 dans le laboratoire de Montsouris.

Si maintenant nous étudions les résultats thérapeutiques obtenus chez les phtisiques par les voyages en mer, nous trouvons une première statistique du Dr Théodore Williams portant sur 18 cas soumis au traitement maritime. De ce nombre, 16 ont été améliorés, 1 est resté stationnaire et 1 s'est aggravé. Le Dr Wilson a eu l'occasion de traiter 38 phtisiques pendant ses voyages; les malades n'avaient pas été choisis ; quelques-uns s'étaient embarqués sans l'avis des médecins, et néanmoins les résultats ont été des plus satisfaisants. Sur ces 38 malades, l'amélioration a été manifeste 28 fois, l'état stationnaire a été constaté sur 4, l'aggravation sur 3, et un d'eux est mort.

Thaon a pu noter lui-même chez un malade parti de Londres avec de la fièvre et avec un ramollissement étendu au tiers du poumon gauche une augmentation de poids de 15 livres à l'arrivée du malade à Malbourne. — Cette augmentation de poids est le signe le plus sensible de l'amélioration des malades. On cite des exemples de phtisiques qui ont ainsi gagné 5, 10, 15 et même 22 livres au bout d'une traversée. Comme faits intéressants, nous signalerons la rareté des hémoptysies, la rareté ou le peu d'intensité du mal de mer.

Nous venons de présenter le côté avantageux des voyages en mer et les modifications favorables qui en résultent dans la santé des phtisiques; mais, comme le fait remarquer avec raison Thaon, un grand nombre de malades s'accommodent mal des conditions d'un pareil voyage et supportent difficilement l'ennui d'une longue trversée, les fatigues causées par les mauvais temps, la chaleur des tropiques, la nourriture peu variée, surtout s'ils sont dyspeptiques ou atteints de diarrhée tuberculeuse.

Les voyages en mer seront contraires aux malades fébricitants, à ceux qui présentent des lésions étendues, qui sont affectés de phtisie laryngée. D'après Thaon, les deux résultats les plus précis de cette cure semblent être l'action prophylactique chez les gens prédisposés, et l'action reconstituante chez les phtisiques guéris localement, mais qui sont restés faibles et anémiques.

La question de l'influence de l'air des *altitudes* dans le traitement de la phtisie a été surtout soulevée dans ces dernières années; cependant on peut voir dans un remarquable mémoire de Schnepp (1) que déjà depuis longtemps les voyageurs et les médecins avaient remarqué la rareté de cette maladie dans des localités situées à une très grande hauteur au-dessus du niveau de la mer. On sait, par les relations de de Humboldt (2) et de Boussaingault (3), que la population de Quito, à 2918 mètres d'attitude, et de Santa-Fé de Bogota, à 2641 mètres, est vigoureusement constituée et qu'elle jouit de la meilleure santé. D'après un autre voyageur, Hotton (4), les hôpitaux de Bogota ne contiennent pas un seul poitrinaire. Le docteur Smith (5), qui a passé neuf années au Perou, rapporte que la population péruvienne est tellement persuadée de l'immunité des régions élevées contre la tuberculose qu'elle établit ses malades dans des localités situées dans la sierra proprement dite à des altitudes comprises entre 1500 et 3000 mètres. Le docteur allemand Tschudi (6), qui exerçait à la même époque la médecine au Pérou, reconnaît aussi que la phtisie, commune dans les parties basses et le long de la côte, devient très rare à mesurer qu'on s'élève sur les hauteurs, et qu'à 4000 mètres d'altitude dans la région de la Puna au Cerro-Pasco, elle est peut-être complètement absente.

Les médecins qui ont visité les hautes régions du Mexique ne sont pas moins unanimes sur la rareté de la phtisie dans ce pays à de certaines altitudes; c'est l'avis de R. Newton (7), qui déclare que la phtisie est rare à Mexico, située à 2300 mètres; c'est surtout l'opinion convaincue d'un médecin français ayant longtemps exercé au Mexique et qui constate que sur le haut plateau de l'Anahuac existe une remarquable immunité, et que la phtisie acquise dans les terres basses s'améliore sur les hauteurs. Schnepp, de son côté, fait observer que la direction des colonies anglaises des Indes-Orientales, reconnaissant les immenses avantages des habitations élevées, principale-

(1) Schnepp, *Arch. génér. de médecine,* juin et juillet 1865.
(2) De Humboldt, *Kleinere Schriften*, 1853.
(3) Boussaingault, *Économie rurale et météorologique*, t. II.
(4) Hotton, *New Grenada twent months in the Ands*, New-York, 1857.
(5) Smith, *Voyage au Chili et au Pérou.*
(6) Tschudi, *Ueber die geographische Verbreitg. der Krankheit in Peru* (*Œsterr. Medic. Wochschft*, 1846).
(7) Newton, *Med. topography in the city of Mexico*, New-York, 1848.

ment au point de vue du traitement des maladies de poitrine et des maladies du foie, n'a pas hésité à fonder des établissements sanitaires sur les plateaux de l'Himalaya et de Ceylan à des hauteurs qui varient entre 2 et 3000 mètres. Il montre que les mêmes observations ont été faites en Allemagne et en Suisse et que dans ce dernier pays différents médecins ont établi que le séjour au milieu des Alpes à une altitude de 1500 mètres guérit la phtisie parvenue à son premier degré et enraye les dispositions à cette maladie.

Aucun médecin n'a mieux étudié cette importante question des altitudes que Lombard de Genève (1). Des chiffres statistiques recueillis par cet éminent praticien pour la Suisse, il résulte que les grandes altitudes sont presque à l'abri de la phtisie, tandis que les régions moins élevées en comptent une plus forte proportion. Il montre que la diminution de la phtisie avec l'altitude n'est pas complètement régulière, et qu'elle varie selon les conditions sociales des habitants, suivant qu'ils sont agriculteurs ou industriels, c'est-à-dire selon qu'ils vivent en plein air ou qu'ils sont confinés dans des habitations plus ou moins insalubres, soumis à de pénibles travaux.

Il est certain, comme le fait remarquer judicieusement Lombard, que l'immunité vis-à-vis de la phtisie des habitants des hautes altitudes ne peut pas à priori être invoquée comme un argument absolu en faveur de l'action préventive, ni surtout curative du séjour des hautes régions pour les tuberculeux venus d'ailleurs. Hirtz (2), partisan tout aussi déterminé des attitudes, émet les mêmes sages réserves; pour lui aussi il ne faut pas, pour admettre l'action curative de ce séjour dans la phtisie, invoquer l'immunité des indigènes : « car cette immunité résulte chez les montagnards de l'effet séculaire de leur climat qui peu à peu a constitué une hérédité et une race qui porte l'immunité en elle. Le nouveau venu ne saurait en profiter immédiatement, surtout s'il apporte avec lui non seulement la diathèse, mais la localisation en pleine évolution. » Mais ce que l'expérience de ces derniers temps a mis hors de doute, ce sont les heureux effets de ce séjour pour certaines formes et certaines périodes de la phtisie, les périodes initiales surtout et les formes torpides et apyrétiques.

Les conditions que crée le séjour des régions élevées consistent dans la respiration d'un air plus raréfié, moins riche en oxygène, dans l'augmentation de l'ozone, dans la rapidité de l'évaporation cutanée et pulmonaire, la facilité de l'exosmose, dans l'abaissement

(1) Lombard (de Genève), *Le climat des montagnes considéré au point de vue médical*, 1873, 3e édit.; *Traité de climatologie médicale*, Paris 1877-1880.

(2) Hirtz, *Quelques considérations de climatologie, à propos de la phtisie pulmonaire* (*Journal de thérapeutique*, juin 1874).

de la température, dans la pureté et la transparence plus grande de l'air. Dans ces conditions, malgré la diminution de la quantité d'oxygène introduite à chaque inspiration, les échanges gazeux sont plus rapides, les respirations plus profondes, d'où l'élargissement de la poitrine et l'augmentation de la capacité pulmonaire.

On ne s'est pas contenté de préconiser les hautes altitudes pour soustraire les malades à l'action déprimante des chaleurs d'été, un grand nombre de médecins américains, anglais, russes et allemands conseillent le séjour dans les climats de montagne, non seulement pendant la période estivale, mais même comme station d'hiver. Un médecin pratiquant à Göbersdorf, dans les montagnes de la Silésie autrichienne, Brehmer, a surtout appelé l'attention sur le séjour des altitudes, hiver comme été, dans le traitement de la phtisie pulmonaire; il y joignit les diverses pratiques de l'hydrothérapie, la gymnastique, une nourriture succulente, etc. Presque simultanément il s'est établi dans les hautes vallées des Alpes ce que Lombard appelle de véritables *sanatoria*, où les malades séjournent non seulement pendant l'été, mais encore pendant l'hiver, à l'altitude de 1500 à 2000 mètres. « Ainsi donc, fait remarquer Lombard, ce qui aurait paru le comble de la folie il y a cinquante ans se pratique actuellement dans les vallées de Davos et de l'Engadine, en imitation d'une méthode employée dès longtemps. »

Parmi les médecins qui ont le plus insisté sur les avantages que l'on peut retirer du séjour dans les stations pendant l'hiver, nous citerons, en Suisse, Spengler et Ungern, les ardents promoteurs de la réforme introduite dans l'hygiène respiratoire des tuberculeux; en Angleterre, Clifford Albutt, Hassall, Williams Théodore; en France Hirtz et surtout le professeur Jaccoud. « Il ne s'agit plus, dit Hirtz (*loc. cit.*), d'envoyer les phtisiques hiverner aux confins des tropiques, on ne se borne même plus à les soustraire aux chaleurs de l'été, mais on les traite en hiver par le froid sur les plateaux les plus élevés des Alpes. » La raréfaction de l'air, dit à son tour Jaccoud, qui se traduit à Davos par une moyenne barométrique de 626 millimètres et dans l'Engadine par une pression de 616 millimètres, n'est pas le seul effet de l'altitude dans ces régions : l'association de la hauteur avec une latitude relativement méridionale a pour conséquence une sécheresse particulière de l'air qui devient une circonstance éminemment favorable, parce qu'elle coïncide avec une faible élévation de la température; le froid est infiniment mieux supporté et l'action tonique qu'il exerce sur l'organisme est à son maximum de puissance, parce qu'elle n'est point affaiblie par l'influence contraire de l'humidité. Ces conditions maintiennent en outre dans l'atmosphère une pureté sans égale; et même sans examen direct il est bien permis d'affirmer l'absence des vibrions et de tous les organismes inférieurs, puisque la simple exposition à l'air est le procédé mis en usage pour la dessiccation de la viande, qui peut ensuite être conservée quasi indéfiniment sans aucune altération. L'éclat incomparable de la lumière, la vivacité de l'azur du ciel, l'absence complète de brouillards même pendant l'hiver, l'intensité de la radiation solaire, la fréquence remarquable des jours sereins, voilà encore d'autres effets non moins intéressants de cette heureuse combinaison de l'altitude et de la latitude. Les bienfaits de cette association sont accrus par la topographie des localités; dans l'une et l'autre région, l'abri contre les vents du nord est complet, les établissements sont exposés au midi, et la configuration des montagnes qui leur font face donne une durée vraiment imprévue à l'action solaire quotidienne. Dans les jours les plus courts de l'année, à la fin de décembre, la vallée de Davos est tout entière baignée par le soleil depuis 9 beures et demie jusqu'à 3 heures et demie. Dans le printemps, l'été et l'automne, ces deux contrées sont soumises à des vents régionaux dont l'heure et la direction ont une régularité à peu près constante ; mais durant la période hivernale elles possèdent en commun un inestimable avantage, c'est l'absence de vent ; cette circonstance unie à la sécheresse de l'air, diminue dans une proportion vraiment incroyable l'impression produite par le froid.

Tous les médecins qui ont visité Davos (Vacher (1), Guillermet (2), Richardière (3), Hermann Weber, etc.) portent le même jugement sur son climat. Pour eux les traits caractéristiques de ce climat sont : l'extrême sécheresse et la pureté de l'air, l'éclat du soleil exceptionnellement obscurci par les nuages, l'intensité de la radiation solaire, s'expliquant par la proportion relativement très faible de vapeur disséminée dans l'atmosphère, ainsi qu'il résulte des belles expériences de Tyndale (4), la température très élevée au soleil contrastant avec une température très basse à l'ombre. A cause de ces différences les malades avant le lever du soleil restent enfermés dans leurs chambres où, grâce au système des doubles portes et des doubles fenêtres, les appareils de chauffage maintiennent nuit et jour une chaleur uniforme de 15 à 20 degrés. Mais dès que le soleil a commencé à éclairer la vallée, on les voit sortir de leur apparte-

(1) Vacher, *Gazette médicale*, 1875.

(2) Guillermet, *Comparaison du climat de Davos avec celui des stations du littoral méditerranéen* (*Journal de médecine de Paris*, 1882).

(3) Richardière, *Semaine médicale*, 1886.

(4) Tyndale, *Om the relative importance of elevation, deyness, and equality of temperature in the climatic treatment of pulmonary consumption* (*Arch. med. N. Y.*, 1883).

ment et circuler sur la neige, parfois avec des habits très légers. La radiation solaire est si puissante que les malades sont dans la nécessité de se garantir la figure et ce n'est pas, dit Vacher, un des détails les moins curieux du spectacle que présente cette vallée que de voir sur cette nappe de neige de 2 mètres d'épaisseur et quand le thermomètre marque à l'ombre 15 à 20 degrés au-dessous de glace, les dames se promener au soleil avec des ombrelles, et les hommes circuler à pied ou en traîneaux, la tête couverte d'amples panamas pour échapper aux insolations si dangereuses à ces altitudes. Dès que le soleil commence à disparaître sous l'horizon, les malades s'empressent de rentrer dans les hôtels, car le changement de température se fait sans transition, et on voit le thermomètre baisser en quelques minutes de 20 à 30 degrés.

Quant à la manière de vivre des tuberculeux à Davos, voici quelques détails que nous empruntons à la notice intéressante de notre jeune et distingué confrère Richardière : une prescription médicale règle l'emploi du temps et n'autorise les sorties des malades en plein air que les jours où le soleil brille dans tout son éclat et réchauffe la vallée dans toute son étendue. Les uns se promènent au soleil ; les plus résistants montent lentement les pentes inclinées des forêts de sapins, s'arrêtant à intervalles réglés, s'asseyant, repartant et cela jusqu'à ce qu'ils sentent leurs forces décliner. Tous doivent respirer largement, profondément. Tous doivent faire de grands efforts d'inspiration, s'astreindre à une sorte de gymnastique pulmonaire qui permette à leurs vésicules aériennes de se dilater plus complètement. Les basses pressions de l'atmosphère facilitent ces efforts d'inspiration et d'expiration nécessaires au traitement. Les malades, grâce à cet entraînement, arrivent à gravir sans efforts, sans essoufflement, de longues pentes sur les montagnes, et cela sous l'influence de cette seule gymnastique sagement et méthodiquement réglée. Les tuberculeux plus avancés ne peuvent se livrer à ces ascensions. Certains phtisiques sont même incapables de se promener lentement sur le terre-plein des Curhaus. Ils ne sont pas pour cela privés de l'heureuse influence de l'air pur librement respiré au dehors. On les transporte sur des terrasses et on les expose à l'air et au soleil chaudement enveloppés de couvertures. L'aérothérapie est le premier principe de la cure de Davos; l'hydrothérapie, le lait en grande quantité, sont aussi largement mis à contribution, mais ne constituent en réalité que des adjuvants. Respirer largement et librement de l'air pur, telle est l'obligation imposée aux malades, le reste est accessoire.

Avant de faire connaître les résultats thérapeutiques obtenus à Davos, examinons quelques-unes des principales objections adressées à ce mode de traitement de la phtisie pulmonaire. On a signalé la courte durée de la journée médicale et les inconvénients de l'agglomération de nombreux malades dans le même établissement. Ces deux objections ne nous paraissent pas fondées. Le temps pendant lequel les promenades sont possibles est sensiblement le même à Davos que sur les plages méditerranéennes (de 10 heures à 3 heures) et les grands hôtels de Cannes, Nice, Menton et Hyères donnent asile également à une forte proportion de tuberculeux. On pourrait même faire remarquer qu'à Davos presque tous les malades sont tuberculeux, tandis que dans les hôtels des stations mentionnées plus haut, à côté des phtisiques vivent en grand nombre des gens bien portants susceptibles de contracter la maladie par contagion. Nous ajouterons que dans l'air pur, aseptique, de ces régions élevées il y a certainement moins de danger de contamination que dans les pays de plaine. On sait que dans la petite ville de Davos l'état sanitaire est satisfaisant; que la mortalité y est faible à tous les âges, même chez les jeunes enfants, et surtout qu'on a constaté l'absence de phtisie chez les indigènes après comme avant la création des établissements sanitaires.

La principale objection a été le danger de l'air froid et de la neige, qui exposent les malades aux bronchites et aux pleurésies. Le danger est réel et il faut en tenir compte dans l'appréciation du climat de Davos; toutefois il est moindre qu'on pourrait le supposer, par le fait de l'extrême sécheresse de l'air et de l'égalité de température pendant l'hiver. Quand il tombe de la neige, et généralement elle tombe dès le mois de novembre, couvrant toute la vallée pendant six mois, de lourds traîneaux produisent le tassement de cette neige, et la promenade est possible sans humidité. Au surplus il est à remarquer que les malades qui passent l'hiver à Davos supportent en général très bien les froids secs et vifs qui caractérisent la première période de la cure, celle qui s'écoule de novembre à février, et que c'est dans le courant de mars et le commencement d'avril que surviennent les accidents et les complications, pendant la période de la fonte des neiges. A ce moment le temps est très variable, très humide, les changements de température sont fréquents et accompagnés souvent de vents violents. La neige fondue tombe des toits et encombre tous les chemins. Il n'est pas douteux que pendant cette période les malades ne soient exposés à contracter des refroidissements avec coryza, angine, bronchite. Aussi doivent-ils être très prudents et sont-ils contraints de garder tristement la chambre. Un grand nombre d'entre eux quittent Davos à ce moment.

D'après ce qui précède, il est évident que tous les malades ne peuvent pas se trouver également bien d'un séjour à Davos. Il est surtout indiqué pour les individus prédisposés à la phtisie, qui ont perdu l'appétit et dont les digestions sont difficiles, plus particulièrement pour les sujets atteints de rétrécissement des diamètres thoraciques, mais possédant encore une certaine force de résistance. Il est indiqué au début de l'affection déclarée, quand les lésions sont peu étendues et surtout quand il y a absence de fièvre. — Il est contre-indiqué dans la tuberculose généralisée et la tuberculose intestinale; dans les formes fébriles et les périodes avancées de la phtisie commune, surtout de la phtisie héréditaire. — La phtisie laryngée, suivant la remarque de Spengler, s'accommode très mal de l'air sec qu'on respire à Davos; par contre les hémoptysies sont favorablement influencées. Les médecins de la localité assurent avoir vu cesser dès l'arrivée dans la vallée des crachements de sang contre lesquels avaient échoué tous les traitements antérieurs.

Quant aux résultats obtenus, mentionnons d'abord ce fait observé par Spengler, à savoir, que les indigènes qui émigrent et qui contractent parfois la phtisie dans les régions moins élevées de la Suisse, rentrés à Davos, se rétablissent presque toujours quand la maladie n'est pas arrivée à sa dernière période.

Une observation intéressante est celle de Unger. Ce médecin était phtisique; des hémoptysies répétées et d'autres symptômes alarmants le contraignirent d'abandonner la pratique médicale. Il alla s'établir à Göbersdorff, où le Dr Spengler avait fondé à l'altitude de 500 mètres un établissement aérothérapique pour le traitement de la phtisie. Son état ne s'améliorant pas, Unger se décida à aller à Davos, où le Dr Spengler traitait déjà la phtisie. Dans ce nouveau milieu les symptômes inquiétants ne tardèrent pas à s'amender, puis à disparaître tout à fait.

Depuis lors une grande quantité d'observations ont pu être faites à Davos, et il serait très important que les médecins voulussent bien communiquer la statistique exacte de leurs succès et aussi de leurs revers. Un premier pas a été fait dans cette voie par le Dr Ruedi en collaboration avec le Dr Clifford Albutt (*Lancet*, 1878 et 1879). Sur 55 malades atteints de phtisie pulmonaire à toutes les périodes, et dont il donne une courte analyse, Clifford Albutt signale 37 améliorations; dans quelques cas la guérison fut complète. Théodore Williams ne publie pas la statistique de tous les cas qu'il a recueillis, mais il rapporte un certain nombre d'observations (1) très détaillées qu'il donne comme exemple de l'influence le plus souvent favorable du climat des montagnes et en particulier du climat de Davos sur la phtisie. La première observation est remarquable en ce sens que le

(1) Théodore Williams, *Lancet*, 1879.

malade, âgé de vingt ans, avait eu plusieurs graves hémoptysies à Hastings en Angleterre, et qu'à Davos pendant les cinq mois qu'il y résida elles ne se renouvelèrent pas. En quittant Davos ce malade se rendit à Veytaux, près Lausanne, et là il fut repris de crachement de sang. A son retour en Angleterre Williams constata une amélioration considérable dans son état comparé à celui qui existait au moment du départ. Chez beaucoup de ces malades Williams a noté fréquemment une accélération marquée de la circulation, des palpitations, et il estime avec les Drs Spengler et Ruedi, que Davos est contre-indiqué toutes les fois qu'existent des complications cardiaques.

Rapprochons des faits qui précèdent les observations d'Herman Weber. Elles concernent 75 malades qui ont passé 5 mois et plus dans des stations élevées. De ces 75 malades, 18 furent guéris pour un temps ou pour toujours; 28 furent sensiblement améliorés; chez 14 le résultat fut douteux et chez 15 la maladie fit de véritables progrès. Sur les 75 malades, 50 étaient au premier degré de la phtisie, avec lésions chroniques des sommets, des reliquats de pneumonie ou de broncho-pneumonie très étendus, et avaient eu une ou plusieurs hémorrhagies pulmonaires. Ces cas donnèrent 17 guérisons, 21 améliorations évidentes ; 11 cas furent douteux avec aggravation ultérieure et mort, 1 cas marcha rapidement vers une terminaison fatale.

Sur 18 malades à la seconde période avec ramollissement et formation de cavernes au début, 1 fut guéri, 5 furent améliorés, 3 douteux, et il y eut 9 résultats défavorables. Sur 7 cas à la troisième période avec une ou plusieurs cavernes, il y eut 3 améliorations véritables, 1 résultat douteux et 3 aggravations. Ces chiffres ont besoin de commentaires. Par le terme de guérison, Hermann Weber désigne les cas dans lesquels les phénomènes constitutionnels, la toux etc. disparaissent pendant une ou plusieurs années et chez lesquels il ne reste, en fait de phénomènes locaux, que les signes de la cicatrisation. Sur les 18 cas précédemment cités, 7 malades succombèrent à de nouvelles poussées de la maladie par suite des conditions défavorables de leur genre de vie ; un d'entre eux succomba après douze années de retour à la santé, sous l'influence de conditions morales dépressives et d'un travail continuel dans des espaces étroits et mal aérés avec exercice insuffisant ; un second a succombé récemment après 18 années de santé, à la suite d'un empyème survenu dans le cours d'une fièvre typhoïde. Dans les deux cas on trouva des foyers de calcification dans les lobes supérieurs du poumon, des adhérences et des rétractions anciennes considérables. Un huitième malade eut par suite d'un genre de vie défavorable et après plusieurs années de santé, des hémoptysies graves, mais depuis deux ans il n'a plus de crachements de sang; 3 malades n'ont pas donné de leurs nouvelles pendant ces dernières années; par contre 7 malades parmi lesquels plusieurs avaient été signalés par Herman Weber à la Medico-chirurgical Sociéty de Londres en 1869, étaient encore dernièrement indemnes de toute maladie pulmonaire.

Sur les 28 cas désignés comme sensiblement améliorés 5 ont été pour ainsi dire complètement guéris plus tard; 15 sont obligés de continuer à vivre dans des stations climatériques avec des résultats variables; 8 sont morts soit dans leur pays soit dans d'autres localités, après avoir présenté une amélioration dans les phénomènes locaux et dans l'état général.

Sur les 14 malades douteux, on n'a constaté aucune amélioration sensible.

Sur les 15 malades dont l'état est indiqué comme aggravé, 2 seulement ont passé à l'état de phtisiques stationnaires et apyrétiques avec cavernes, tandis que 13 sont morts plus tard.

Nous avons cru devoir entrer dans d'assez grands développements sur l'influence des climats de montagne pendant l'hiver. Ce sujet est à l'ordre du jour et appelle la sérieuse attention des praticiens. Nous avons vu qu'à côté de réels avantages dans certains cas bien déterminés de phtisie il existe dans d'autres cas de graves inconvénients résultant du séjour dans les hautes altitudes. Le climat de montagne, celui de Davos en particulier, nous paraît convenir surtout aux individus jeunes, déjà aguerris contre le froid, possédant un certain degré de résistance, plus spécialement aux hommes du Nord. Les Russes, les Allemands, les Américains, les Anglais affluent à Davos, et on comprend qu'il en soit ainsi, quand on connaît les habitudes cosmopolites de ces peuples et la rigueur de leurs climats. Nous doutons que ce mode de traitement jouisse jamais d'une grande faveur dans notre pays. Bien des malades hésiteront à s'expatrier, à être séparés de leurs familles pendant de longs mois d'hiver, tristement monotones, au milieu d'étrangers ne parlant par leur langue, alors surtout qu'ils peuvent trouver en France dans beaucoup de localités du Midi une température douce, un soleil d'un éclat incomparable, une végétation splendide, et un air qui par sa pureté, par ses qualités aseptiques dues aux vents qui régulièrement soufflent de la mer, ne le cède en rien à celui des climats de montagne.

Ces remarques paraîtront d'autant plus fondées que dans ces dernières années la question a été envisagée sous un nouvel aspect. Aujourd'hui l'influence de l'altitude comme moyen curatif est contestée, en tout cas singulièrement amoindrie, et l'on en arrive à établir que le véritable traitement de la phtisie consiste dans la cure d'air, que cet air soit un air de montagne, de plaine ou de mer, pourvu qu'il soit pur et qu'il soit respiré en quelque sorte d'une manière permanente; mais en même temps les tendances actuelles sont que, pour que cette cure d'air produise tous ses effets, il est indispensable que le malade soit dirigé, surveillé à toute heure par des médecins compétents, autrement dit, qu'il soit traité dans un *établissement fermé*. C'est la conclusion à laquelle est arrivé un de nos jeunes et distingués confrères, le Dr Frémy, après une comparaison attentive *de visu* des principaux établissements consacrés aux phtisiques. Nous empruntons la plupart des renseignements qui suivent à un important ouvrage sur la *phtisiothérapie moderne*, qui va paraître prochainement et qui est le résumé de longues et consciencieuses études de l'auteur.

Le Dr Frémy divise les établissements pour la cure de la phtisie en Europe en trois groupes principaux :

1° Établissements fermés, c'est-à-dire dirigés dans un but spécial et par un médecin compétent, pour phtisiques seuls.

	Altitude.
Göbersdorff	516 mètres.
Falkenstein (en Allemagne)	435 —

2° Établissements mixtes, c'est-à-dire pour phtisiques et autres malades.

	Altitude.
Reiboldsgrün (en Saxe)	688 mètres.
Neu-Schmecks (en Hongrie)	1,005 —
Saint-Blazien (dans la forêt Noire)	772 —

3° Les endroits de cure ouverts, c'est-à-dire des endroits reconnus favorables par leur situation, leur climat, le confort des hôtels. Ils restent ouverts été et hiver comme les premiers. Il y a des médecins dans le pays. Ce sont :

	Altitude.
Davos (Grisons)	1,856 mètres.
Saint Moritz Kulm (Haute-Engadine)	1,856 —
Saint Moritz bad —	1,770 —
Lezziu (Valais)	1,264 —
Samaden —	1,728 —
La Maloia —	1,811 —
Andermatt (Saint-Gothard)	1,448 —
Aubure (Vosges)	800 —

De l'examen comparatif de ces divers établissements qu'il a successivement visités et dans lesquels il a vécu de la vie des pensionnaires résulte pour le Dr Frémy la conviction que le traitement des phtisiques par la cure d'air ne peut être véritablement efficace que dans les établissements fermés. Quelle doit être la situation de ces établissements? Existe-t-il des zones d'immunité phtisique? Pour

Brehmer cette question est résolue, sinon au point de vue d'une immunité absolue, au moins par rapport à l'immunité relative. A Göbersdorff de 1780 à 1854 trente individus sont morts de phtisie, de 1854 à 1880, laps de temps pendant lequel quatre mille personnes ont passé par l'établissement et ont fréquenté les indigènes, il n'y a parmi ces derniers que cinq morts par phtisie en tout, et la population a augmenté de 50 0/0. La limite la plus inférieure de cette zone d'immunité serait, selon Brehmer, à partir de 500 mètres pour l'Allemagne centrale et pour la Suisse de 1,500 à 1,666.

Mais Detweiller, directeur de l'établissement fermé de Falkenstein, situé sur le versant méridional du Taunus à une altitude de 435 mètres, montre le peu de cas qu'il fait de la théorie des endroits d'immunité, ainsi que des autres prétendues vertus curatives de l'air sec, ozonisé et raréfié. En effet, par sa faible altitude, Falkenstein jouit d'un climat alpin et non alpestre; l'air n'y est donc pas raréfié, et on n'y vient pas pour faire une cure d'altitude; l'établissement est entouré de forêts, et comme les forêts sont principalement composées de chênes et de hêtres, l'air n'y est pas particulièrement ozonisé comme dans les forêts de pins et de sapins. Le climat est celui de l'Allemagne à cette latitude. Il fait chaud en été dans le Taunus, la température tombe fréquemment à 12° Celsius. Il y a du vent, du brouillard, de la pluie, de la neige, mais ordinairement en petite quantité; on ne vient donc pas à Falkenstein pour le climat, mais pour la méthode de la cure, qui ne diffère pas du reste sensiblement de celle suivie à Göbersdorff.

En quoi consiste cette méthode? Du moment où il est admis que l'air n'a pas d'attribut spécifique, qu'il n'agit qu'en tant qu'air pur, renouvelé, qu'il est le grand agent thérapeutique, que ce soit l'air des grandes ou des faibles altitudes, l'air des plaines ou l'air marin, il ne peut plus être ordonné et absorbé indifféremment; il faut que les dispositions de l'endroit de cure et celles de l'installation soient telles que le malade puisse vivre presque constamment à l'air. Il existe à Falkenstein sur une terrasse s'ouvrant de plain pied sur le jardin, abritée par les ailes de la maison, des halls vitrés, aérés, ouverts, des pavillons mobiles dans lesquels on a placé quatre-vingt-dix chaises longues en bambous, légèrement capitonnées, sur lesquelles les malades avec des couvertures peuvent passer toute une journée, à l'exception des heures des repas et des heures de promenade. Dans la bonne saison, ces mesures ne présentent pas de difficultés. Nous les avons rendues possibles, dit Detweiller, pendant la mauvaise saison. Nous sommes devenus hardis pendant les hivers de 1881, 1882, 1883, de telle sorte que tous les malades, sauf ceux qui sont confinés à la chambre ou abrités par quelque incident intercurrent, vivent presque toujours en plein air et par tous les temps.

Mais pour obtenir des résultats favorables de cette thérapie par l'air prolongé et le repos, pour obtenir des statistiques de 25 p. 100 de guérisons définitives et de 27 p. 100 de guérisons relatives (1), il faut que la méthode soit enseignée et suivie dans un établissement fermé ; ce n'est que dans l'établissement spécialement créé pour lui que le phtisique peut être bien soigné. Quelque éclairés que soient les conseils du médecin de famille, quelle que soit la sollicitude de l'entourage, jamais ils n'auront et ils ne peuvent avoir la valeur des soins donnés à l'établissement.

Il ne suffit pas d'envoyer un malade dans un endroit de cure ouvert et dans une altitude quelconque en lui recommandant de beaucoup se promener, de beaucoup manger, de beaucoup boire de lait. La jouissance du grand air pur n'a pas toujours un effet salutaire en tout temps et pour chaque personne, si l'on s'expose sans mesure aux changements météorologiques. Pour en arriver à ce que le phtisique, qui par le fait de bronchites répétées ou d'hémoptysies a gardé la chambre ou le lit chez lui, reste en plein air été comme hiver, il y a une grande distance à parcourir, et cependant tout est là. Il faut que le malade subisse une sorte d'apprentissage, et ce n'est qu'un médecin compétent toujours à ses côtés qui peut l'enseigner. La durée de la promenade, ses pentes, le repos, doivent être mesurés chaque jour suivant l'état des forces. La moindre transpiration peut amener un refroidissement, la moindre montée intempestive peut amener le surmenage du cœur si redouté de Brehmer et de Detweiller.

Il faut se rappeler que le phtisique est disposé à dépasser ses forces, et il faut lui ôter la possibilité de commettre des imprudences. Le choix des vêtements, des aliments, l'emploi des frictions, de l'hydrothérapie, doivent être surveillés avec un égal souci et réglés d'après l'état de la température, de l'estomac, de la réaction du malade et de la période de la maladie.

Nous venons d'exposer aussi brièvement que possible les idées qui semblent diriger aujourd'hui, en Allemagne du moins, l'aérothérapie appliquée à la tuberculose pulmonaire. Ces idées peuvent se résumer dans les quelques propositions suivantes :

Le séjour dans les altitudes est avantageux, mais n'est pas indispensable.

La respiration permanente d'un air pur, sans cesse renouvelé, quelle qu'en soit la provenance, est la condition première de tout traitement.

(1) Detweiler, *Congrès de Wiesbaden*, 1887.

La surveillance du malade doit être incessante. Cette surveillance ne peut être rigoureuse et efficace que dans les établissements dits fermés.

Ces conditions, pouvons-nous les obtenir en France? Oui, assurément. L'air pur ne nous fait pas défaut sur le littoral méditerranéen, dans nos stations d'hiver, dans nos montagnes l'été. Bien des médecins, et parmi eux nous citerons surtout le Dr H. Bennet (1), ont depuis longtemps insisté avec une énergique conviction sur la nécessité de l'air pur, renouvelé, comme base du traitement de la phtisie.

Ce qui manque en général à nos malades trop enclins à enfreindre les lois de l'hygiène et à considérer le climat du Midi comme une sorte de spécifique, c'est une direction, c'est une surveillance attentive et de tous les instants. A ce point de vue, nous ne pouvons que nous associer au vœu exprimé par le Dr Frémy, qu'il se crée dans notre pays des établissements spéciaux semblables à l'établissement de Falkenstein dans lesquels les phtisiques recevront les soins minutieux que réclame leur état.

Pour terminer ce qui a rapport au traitement hygiénique de la tuberculose pulmonaire, nous dirons quelques mots des soins à donner à la peau, de l'influence des mouvements musculaires et des exercices gymnastiques, enfin de cette grave et délicate question du mariage ou du célibat pour les phtisiques.

Hygiène de la peau. — Le bon fonctionnement de la peau devra être l'objet de l'attention du médecin dans le traitement de la phtisie. Quelquefois, ainsi que le recommande Lasègue, on aura recours avec avantage aux grands bains chauds qui procurent aux malades un soulagement marqué en calmant l'irritation nerveuse, en abaissant la température du corps, en amenant un sommeil tranquille et réparateur. Pris avec les précautions voulues et de courte durée, ces grands bains sont exempts d'inconvénients.

On fera plus fréquemment usage de frictions sèches à l'aide d'un linge grossier, de gants de flanelle épaisse ou de gants de crin anglais. N. Guéneau de Massy, pour stimuler la peau chez les sujets délicats, anémiques, employait, à l'exemple de Chomel, des frictions sèches, pratiquées le matin au réveil, à l'aide d'un vaste manchon de grosse flanelle, préalablement imprégné de vapeurs de benjoin, que l'on substitue à la chemise et qu'on fronce autour du cou à l'aide d'une coulisse.

Aux frictions sèches on fait succéder des lotions stimulantes d'eau

(1) Bennet, *Recherches sur le traitement de la phtisie pulmonaire par l'hygiène, les climats et la médecine*, 1874.

de mélisse, d'eau de Cologne, de vinaigre aromatique, d'essence de térébenthine, puis enfin les ablutions d'eau froide faites chaque jour rapidement.

L'hydrothérapie elle-même peut-être conseillée mais seulement chez les individus prédisposés à la tuberculose ou tout à fait au début de la maladie. Les frictions sèches et les lotions froides ont le grand avantage d'activer la fonction cutanée, de diminuer la suceptibilité de la peau à l'action du froid, et, en augmentant la circulation à la périphérie du corps, de décongestionner les organes thoraciques. — Sous leur influence on voit l'appétit renaître, les digestions s'améliorer, le pouls devenir moins fréquent et la température s'abaisser. C'est un puissant moyen qu'on ne saurait trop recommander.

Exercices gymnastiques. — L'exercice musculaire ne sera pas négligé, mais c'est une grande erreur pour les phtisiques débilités, affaiblis, déjà entamés par la maladie, de se livrer aux exercices violents. Bennet se prononce à ce sujet de la façon la plus catégorique : « Je vois tous les hivers, dit-il, à Menton, une foule de malades qui commettent cette faute; le médecin, avant leur départ du Nord, leur avait dit de prendre de l'exercice. Souvent le malade se sent faible, mais, dominé par cette idée que l'exercice donne de la force, il fait des efforts désespérés pour marcher. Souvent même quand il peut marcher c'est uniquement sous l'influence d'un état fébrile, d'un état d'excitation morbide et nerveux, et il s'épuise en efforts musculaires sans le savoir. Dans les deux cas le résultat est le même. Le malade marche du matin au soir, parcourt les plaines, monte et descend les collines, les montagnes, le tout, comme il pense, par ordonnance du médecin. Peu à peu il perd l'appétit, les digestions deviennent pénibles, la maigreur s'accroît et la maladie du poumon fait des progrès. »

L'exercice du cheval, si préconisé par Sydenham, qui le plaçait audessus de la plupart des médications, est un exercice excellent pour favoriser l'ampliation de la poitrine, la ventilation active du poumon et stimuler les fonctions digestives; mais on ne peut guère le conseiller qu'à titre de moyen préventif chez les sujets prédisposés ou tout à fait au début de la maladie.

Il en est de même des exercices gymnastiques proprement dits. On devra recommander surtout ceux qui tendront à développer la cage thoracique et à lutter contre la gracilité des muscles des bras et de la poitrine. De tous ces moyens qui constituent la *kinésiothérapie* le plus important est celui qui vise l'insuffisance respiratoire et particulièrement l'inertie supérieure du poumon, siège principal des lésions tuberculeuses. Chez un individu sain, l'ampliation maximum de la poitrine est produite par la contraction simultanée des muscles pectoraux, intercostaux, diaphragmatiques, etc., d'où résulte la distension des vésicules pulmonaires sous l'influence de la pression atmosphérique. Si ces forces sont diminuées, il est facile de comprendre l'amoindrissement de l'expansion pulmonaire qui en est la conséquence. Or cette dilatation incomplète des vésicules, par le fait du jeu défectueux des parois musculaires, peut être corrigée directement par l'augmentation de pression atmosphérique proportionnée à la diminution de l'énergie musculaire. C'est là le but des cloches à air comprimé et des appareils de Waldenburg, de Schnitzler, Maurice Dupont, etc.

Dans la cloche à air comprimé, le malade séjourne dans une sorte de chambre pneumatique, sans communication avec l'air extérieur et est soumis pendant une ou deux heures à la respiration d'un air à haute pression mesurée par un manomètre. Par la spirométrie on constate l'augmentation progressive de la capacité pulmonaire. Les appareils de Waldenbourg et surtout celui de Schnitzler, ont le grand avantage de pouvoir donner à chaque temps du mouvement respiratoire, soit de l'air comprimé, soit de l'air raréfié, mais ces appareils sont d'un prix élevé, peu transportables, d'une manœuvre assez compliquée. Nous leur préférons l'appareil de Maurice Dupont, beaucoup plus simple et plus facile à manier. Dans cette méthode aérothérapique, dite des milieux différents, l'inspiration a lieu dans l'air raréfié; l'ampliation maxima du poumon peut être obtenue indépendamment de la force musculaire dont le sujet dispose, et la rétraction du poumon peut s'effectuer aussi complète que possible, de telle sorte que ces deux phénomènes physiologiques qui constituent l'inspiration et l'expiration naturelles sont produits artificiellement sans effort de la part du malade.

Mariage ou célibat. — Les médecins sont souvent consultés pour savoir si les phtisiques peuvent se marier. Nous estimons que dans cette grave et délicate question, il est nécessaire d'établir des distinctions suivant qu'il s'agit d'une simple prédisposition tuberculeuse ou de la maladie confirmée, suivant qu'il s'agit de l'homme ou de la femme, suivant encore que l'on envisage la question au point de vue des enfants.

Dans le premier cas on peut admettre à la rigueur avec Fonssagrives (1) que l'homme simplement prédisposé trouvera dans le mariage la satisfaction légitime et inoffensive de ses appétits physiques si surtout il sait les régler par la modération, en même temps que des conditions de soins et de vie régulière très propres à ménager sa santé.

(1) Fonssagrives, *loc. cit.*, p. 59.

Quand la maladie est déclarée, l'état du phtisique, au moment où la question est posée, doit décider en grande partie de la réponse à faire. S'il s'agit d'un phtisique guéri selon toute apparence, ne présentant plus depuis plusieurs années aucun signe de la maladie si ce n'est les phénomènes locaux de la réparation des lésions, nous croyons que le mariage peut être autorisé, quoique les excès génésiques puissent être redoutés au début; mais si la phtisie est seulement arrêtée dans sa marche, si la diathèse n'est pas complètement éteinte, nous pensons que le mariage doit être déconseillé et remis à des temps meilleurs. Ces distinctions sont encore plus applicables à la femme chez laquelle la grossesse, l'accouchement et l'allaitement sont des causes trop fréquentes de retour d'une affection qui ne serait qu'assoupie, ou d'aggravation si elle était encore en pleine évolution. Ajoutons que la possibilité de la contagion si fréquemment observée entre époux est un motif déterminant pour n'autoriser le mariage que lorsque plusieurs années se sont écoulées depuis la cessation de tout symptôme morbide.

La question des enfants vient encore compliquer le problème. Si les parents sont phtisiques au moment de leur naissance, nous connaissons le sombre avenir qui les menace. S'ils ne succombent pas dans les premières années à la méningite tuberculeuse, ils sont trop souvent exposés à une époque plus ou moins avancée de leur existence à être affectés de la même maladie que leurs parents.

Le danger est assurément beaucoup moindre si les ascendants sont en apparence guéris, mais, même dans ces cas relativement favorables, qui oserait répondre que la graine tuberculeuse n'a pas été transmise aux enfants et qu'elle ne pourra pas germer un jour dans ce terrain propice à son éclosion? C'est en pareil cas que de bonne heure il faut recourir à toutes les ressources de l'hygiène exposées précédemment pour fortifier la constitution de ces enfants et combattre la prédisposition.

CHAPITRE III

TRAITEMENT MÉDICINAL.

Indépendamment des moyens hygiéniques que nous venons de passer en revue et dont nous avons démontré l'importance, le médecin a à sa disposition un certain nombre d'agents thérapeutiques dont une expérience journalière a consacré l'utilité. Ces agents s'adressent tantôt au fond même de la maladie, à la diathèse, si l'on peut encore se servir de cette expression, tantôt à quelques symptômes prédominants. Aucun d'eux ne doit être considéré, dans l'état actuel de la science, comme antidote de la tuberculose, mais s'il faut contester à ces moyens toute valeur en tant que médicaments spécifiques, il n'en est pas moins constant qu'ils peuvent rendre les plus précieux services dans cette lutte de tous les jours et de tous les instants que le médecin a à soutenir, et dont la prolongation de l'existence et parfois la guérison définitive sont le prix.

Le nombre des médicaments prônés contre la phtisie pulmonaire est considérable. Nous ne nous occuperons que de ceux qui ont quelque valeur et dont l'expérience a démontré l'efficacité.

Soufre.

Le soufre donné en nature, combiné avec d'autres principes, ou administré sous forme d'eaux minérales, possède des propriétés toniques et stimulantes qui ont été de temps immémorial mises à profit dans le traitement de la phtisie. Cette action dynamique hypersthénisante, est prouvée par l'observation de tous les jours. L'ingestion d'une dose même faible d'eau sulfureuse détermine en effet du côté des grands systèmes de l'économie des modifications importantes qui se manifestent par une exagération de leur activité normale. Le cœur bat avec force; le pouls est plus fréquent et plus dur; le sommeil est agité; la sécrétion de la sueur et des urines est augmentée; les muqueuses se congestionnent, et quelquefois même on voit survenir des hémorrhagies. Ce sont là des signes non douteux d'excitation. Cette influence générale est-elle la seule que provoque le soufre? C'est une thèse qui a été soutenue par quelques auteurs et notamment par un médecin distingué des Eaux-Bonnes, le Dr Devalz, dans un travail intitulé : *De l'action des Eaux-Bonnes dans le traitement des affections de la gorge et de la poitrine* (1865). Nous ne saurions, quant à nous, accepter cette manière de voir. Tout en faisant la part grande à la stimulation générale, nous croyons fermement que le médicament possède également une action locale de la plus haute importance. C'est un fait qui nous paraît mis hors de doute par la plupart des recherches relatives à l'action physiologique des eaux minérales sulfureuses. On sait que des individus bien portants qui se soumettent à l'action de ces eaux, et cela a été signalé surtout pour les Eaux-Bonnes, éprouvent bientôt un peu de toux avec douleur plus ou moins vive, sécheresse et chaleur au niveau du larynx et de la trachée artère, tous phénomènes qui prouvent que le soufre a une affinité élective pour les organes respiratoires. On pourrait, il est vrai, répondre que la muqueuse laryngo-bronchique est surexcitée comme le sont les autres muqueuses, les autres appareils organiques, et qu'il n'y a rien là qui démontre que cette muqueuse est particulièrement affectée. Mais ce ne serait pas tenir suffisamment compte des remarquables expériences de Claude Bernard (1) qui ont montré que le soufre introduit dans les voies digestives est éliminé par la muqueuse pulmonaire. On s'explique très bien alors qu'à côté de l'excitation générale existe une influence locale, *substitutive* et nous pouvons ajouter *nécrophytique*. Cette dernière influence du soufre ou plutôt de l'acide sulfureux et de l'hydrogène sulfuré est prouvée par de nombreuses expériences et par quelques faits cliniques.

Acide sulfureux. — Quoique dans certains pays, notamment en Allemagne, les fumigations sulfureuses ne soient pas considérées comme aussi efficaces pour la désinfection en général que les liquides antiseptiques et spécialement les solutions phéniquées à 2 et 5 p. 100, néanmoins l'acide sulfureux passe encore à bon droit pour un des meilleurs désinfectants. Le fait a été mis hors de doute par les travaux modernes de Sternberg, de Jalan de la Croix, de Polli, de Pettenkofer, de Marty, de Melhausen de Czernicki, de Wolhügel, de Dujardin-Beaumetz et de beaucoup d'autres; seulement ces travaux se rapportent au charbon, à la morve, au vaccin, aux vibrions de la putridité, etc., mais pas à la tuberculose. Vallin est à peu près le seul auteur qui ait recherché avec soin l'action de l'acide sulfureux sur le virus tuberculeux, et nous avons vu combien cette action était énergique. Nous trouvons dans son beau traité de la désinfection une expérience très concluante. Du pus provenant d'un abcès symptômatique d'un mal de Pott chez un tuberculeux fut divisé en deux

(1) Claude Bernard, *De l'élimination de l'hydrogène sulfuré par la muqueuse pulmonaire* (*Archives générales de médecine*, 1857.

parts, recueillies et conservées dans des verres de montre; la première moitié fut placée pendant douze heures dans une chambre en bois cubant 100 décimètres cubes, ne fermant pas hermétiquement et dans laquelle on fit brûler une quantité de fleur de soufre correspondant à 20 grammes par mètre cube; le pus ainsi neutralisé et délayé dans 1 gramme d'eau fut injecté sous la peau d'un cobaye qui au bout de quatre mois était encore bien portant et fut trouvé exempt de toute lésion tuberculeuse. L'autre moitié du pus abandonné pendant douze heures dans le laboratoire, sans contact avec l'acide sulfureux, fut délayé dans 1 gramme d'eau et injectée à un cobaye qui le quarante-huitième jour fut trouvé mort après avoir beaucoup maigri; le foie, la rate, le poumon, le péritoine, étaient criblés de granulations tuberculeuses.

D'après le journal anglais *The Lancet* (1), un élève de Liebig, Kircher, qui avait été pendant quarante ans directeur d'un établissement industriel en Amérique, dans lequel se dégageaient d'abondantes vapeurs d'acide sulfureux, assurait, et son assertion était confirmée par le bureau sanitaire de la localité, qu'aucune maladie infectieuse, aucun cas de phtisie ne s'était développé dans son nombreux personnel. S'appuyant sur ce fait d'observation, il recommandait de placer les malades atteints de tuberculose pulmonaire dans une chambre dans laquelle on brûlerait toutes les heures une petite quantité de soufre (4 à 8 grammes) sur une lampe à esprit-de-vin ou sur un poêle. Cette inhalation provoque dans le principe une toux plus ou moins pénible, mais après huit à douze jours elle est bien tolérée ; la bactérie diminue graduellement et finit par disparaître. Pour compléter la cure, les malades doivent être conduits dans des chambres qui contiennent des vapeurs aromatiques.

Plusieurs chefs d'établissements industriels ont fait la même remarque que Kircher; et non seulement les ouvriers qui travaillent dans les usines où l'acide sulfureux est employé n'en sont pas incommodés, mais même il arrive souvent que les bronchites et les catarrhes s'améliorent et guérissent.

On sait du reste que l'efficacité de l'acide sulfureux dans le traitement de la phtisie était très anciennement connue. Galien recommandait aux malades de séjourner au voisinage du Vésuve et d'y respirer les vapeurs sulfureuses qui se dégagent des entrailles de la terre.

Parmi les médecins qui, de nos jours, ont expérimenté avec succès cette médication, nous citerons Rombro (2), de Renzi (3),

(1) *The influence of sulphurous acid in arresting phtisis*, 1883.

(2) Rombro, *Traitement de la phtisie pulmonaire par les inhalations de vapeur de soufre* (*Vrach. Vaidom.* Saint-Pétersbourg, 1883)

(3) De Renzi, *It siglo medico*, 1883).

Ananiin (1), Popoff, médecin de l'hôpital maritime de Nicolaevsky. Les observations publiées dans le *London medical record* (1883) sont relatives à des phtisiques sonmis à l'action de l'acide sulfureux dans des chambres où l'on faisait brûler une petite quantité de soufre. Les malades respiraient l'atmosphère sulfureuse plusieurs fois par jour, dix à vingt minutes. Les résultats constatés étaient la diminution de la fièvre, des sueurs, de la dyspnée. L'expectoration était moins abondante et cessait d'être purulente pour devenir muqueuse. En même temps l'état général s'améliorait. Chez un des malades du Dr Popoff, il y eut augmentation de trois livres en l'espace d'un mois. Dès la première semaine du traitement, les bacilles étaient moins abondants, changeaient de forme, devenaient plus courts et s'incurvaient. Au bout de trois à quatre semaines, les crachats n'en contenaient plus.

Cullimore, médecin de l'hôpital Nord-Ouest de Londres (2), croit de son côté avoir trouvé un antidote de la phtisie dans l'acide sulfureux combiné à d'autres substances qui en diminuent les propriétés irritantes et en masquent l'odeur désagréable. Il donne la préférence au mélange d'acide sulfureux et d'huile d'eucalyptus. Il fait remarquer que dans les pays à immunité tuberculeuse, l'Islande et les plateaux de l'Amérique centrale riches en volcans, il existe du soufre à la surface du sol et qu'il se forme constamment de l'acide sulfureux. Il cite des observations de guérison ou de très grandes améliorations, entre autres celle d'un jeune malade qui présentait de la fièvre, des hémoptysies, des cavernes pulmonaires.

En France, nous avons à signaler quelques travaux récents. L'observation la plus remarquable a été communiquée à l'Académie de médecine (mars 1887) par le Dr Sollaud, médecin de première classe de la marine et insérée dans les *Archives de médecine navale* (avril 1887).

Dans cette observation, il s'agit d'un sergent au 1er régiment d'infanterie de marine, à Cherbourg, le nommé F. (Léon), âgé de vingt-six ans, qui, au mois de juin 1885, au milieu d'une bonne santé avait été pris brusquement, à la suite d'un refroidissement prolongé, d'une hémoptysie abondante (trois verres de sang). Depuis lors, les hémoptysies s'étaient répétées, en même temps que se déclarait une petite toux d'abord sèche, puis suivie peu à peu d'une expectoration de crachats muqueux striés de sang ou sanguinolents, de la dyspnée, la perte des forces et quelques troubles digestifs. Au mois d'octobre, le Dr Sollaud l'examina et constata les signes de la tuberculose pulmonaire, beaucoup plus accusés trois mois après au retour

(1) Ananiin, *London medical record*, 1883.

(2) Cullimore, *Sulphurous acid vapour in the treatment of consumption* (*Med. press and circular*. London, 1882).

d'un congé de convalescence à Toulon. A cette époque (février 1886), les symptômes étaient les suivants : amaigrissement prononcé, continuation des sueurs nocturnes et de la diarrhée, inappétence, fièvre subcontinue; douleurs persistantes entre les épaules ou au voisinage de la fosse sus-épineuse droite; toux fréquente et grasse, expectoration de crachats opaques de forme nummulaire, augmentation de la matité en arrière et à gauche; râles crépitants, fins et secs au même niveau; craquements humides en avant et à droite, et enfin souffle caverneux, gargouillement et retentissement métallique de la voix en arrière, du même côté. Sous l'influence d'un traitement réparateur énergique (viande crue, chlorhydro-phosphate de chaux, huile de foie de morue, quinquina), il y eut une notable amélioration dans l'état général, très légère dans l'état local. Les crachats, examinés pour la première fois au microscope par le procédé d'Ehrlich, révélaient la présence d'un très grand nombre de bacilles tuberculeux de Koch.

Le malade s'ennuyant à l'infirmerie avait demandé et obtenu avec difficulté l'autorisation de reprendre son service. C'était le moment où l'on procédait à la désinfection des casernes 1 et 2 de l'enceinte fortifiée de Cherbourg. Parmi les opérations multiples d'assainissement se trouvent les fumigations sulfureuses des chambres et des sous-sols. Ces fumigations se pratiquent de la façon suivante : on commence par fermer aussi herméti-quement que possible dans chaque portion ou tranche de bâtiment à assainir toutes les fenêtres et l'une des portes extérieures, en ayant soin d'empêcher le renouvellement de l'air au moyen de bandes de papier collées sur les moindres interstices. On place ensuite dans chaque chambre un foyer constitué par des plaques de tôle qui reposent sur une couche épaisse de sable pour empêcher le contact avec les planchers et éviter de les brûler. Sur ces foyers improvisés on dépose la quantité de fleurs de soufre suffisante pour saturer l'air de la chambre, 40 ou 50 grammes environ par mètre cube, soit une moyenne par chambre de 22 à 25 kilogrammes de soufre préalablement humidifiés par une petite quantité d'alcool. Les différents foyers sont réunis les uns aux autres par une série de mèches imprégnées d'arsenic; on met le feu à l'extrémité de l'une d'elles, et les ouvriers se retirent rapidement en fermant la porte derrière eux et en calfeutrant aussitôt tous les joints avec du papier. Bien que la combustion fût en général terminée au bout des dix à douze premières heures, on attendait une journée complète avant de rouvrir les locaux, de façon à permettre aux vapeurs sulfureuses d'en bien imprégner les moindres recoins.

Les bandes de papier enlevées et l'une des portes extérieures ouverte, un adjudant et son sergent pénétraient dans le compartiment fumigé, ouvraient au grand large, pour faire courant d'air, la porte opposée ainsi que toutes les fenêtres dans chaque chambre. Or il se trouva que le sergent chargé de ce service fut précisément le malade F. (Léon) dont nous avons rapporté plus haut l'observation. Tout d'abord ce malade se plaignit de l'action suffocante de l'acide sulfureux. L'oppression était plus forte, la toux déchirante s'accompagnait d'une sensation de chaleur âcre dans toute l'arrière-gorge et au niveau des grosses bronches; l'expectoration enfin était plus douloureuse et plus abondante que jamais. Le Dr Sollaud l'engagea à continuer, s'il le pouvait, ce service spécial, l'assurant qu'avant peu et à la suite de l'absorption continue des vapeurs sulfureuses mélangées à l'air, son état de santé s'améliorerait sans aucun doute : les résultats obtenus dépassèrent de beaucoup les espérances. Peu après, en effet, par suite de l'accoutumance F. pénétrait sans être incommodé dans les milieux à acide sulfureux les plus denses, et ne tardait pas à ressentir les bienfaits exercés par l'atmosphère sulfureuse ambiante sur son appareil respiratoire.

Dès les premiers jours de juin, c'est-à-dire moins de six semaines après le commencement des fumigations, on constatait l'amélioration suivante : les douleurs thoraciques ont diminué d'intensité, les quintes de toux si pénibles jadis ont presque entièrement disparu; les crachats ont perdu leur homogénéité, et, de massifs et gluants qu'ils étaient, sont devenus blanchâtres, aérés, se détachant aisément et ne provoquant plus de vomissement. Le nombre des bacilles a diminué dans une notable proportion. La diarrhée et la fièvre vespérale ont également cessé; enfin le malade respire plus librement, mange de bon appétit et assure que ses forces augmentent tous les jours; les sueurs nocturnes bien que toujours persistantes sont moins profuses et moins pénibles. A la percussion, résonnance thoracique normale dans tout le côté gauche de la poitrine; diminution légère de cette résonnance en avant et à droite dans la fosse sous-claviculaire; matité dans la fosse sus-épineuse. — A l'auscultation, respiration un peu soufflante à gauche et en arrière; expiration prolongée à droite et en avant, râles crépitants fins et secs; souffle tubulaire en arrière du même côté.

A la fin de juillet, le sergent F. que le service pénible en somme qu'il venait de faire pendant soixante-cinq jours avait un peu fatigué, demanda à aller passer quelques jours de repos à l'hôpital. Les symptômes dont il se plaignait encore à ce moment étaient de l'essoufflement à la suite d'efforts un peu prolongés, une douleur vague au côté droit de la poitrine en arrière avec irradiation vers l'épaule et l'aisselle correspondantes, des sueurs nocturnes, de la toux matin et soir et enfin une expectoration facile, mais toujours abondante dans laquelle on ne découvre que quelques rares bacilles; à la percussion, un peu de submatité dans la fosse sus-épineuse droite, et à l'auscultation, respiration rude, soufflante avec une expiration prolongée, sans trace de râles d'aucune sorte. Les bacilles disparaissent complètement des crachats vers le milieu d'août.

Examiné dans le mois de septembre, F. ne présente plus aucun symptôme, si léger qu'il soit, de lésions pulmonaires.

Depuis cette époque, le sergent F. rentré définitivement au service de la compagnie n'a cessé de jouir d'une santé parfaite. La percussion et l'auscultation des deux poumons n'a rien révélé d'anormal; l'appétit est excellent et le poids du corps n'a pas cessé d'augmenter.

L'observation qui précède nous paraît présenter un haut intérêt scientifique et pratique. Le Dr Sollaud insiste avec raison sur la rapidité et l'énergie d'action des émanations sulfureuses. L'affection tuberculeuse qui durait depuis un an disparaît en quelques mois. Les accidents de suffocation du début une fois surmontés, le mieux qui survient est presque instantané et va s'accentuant de jour en jour. On assiste d'abord à un arrêt, puis à une régression continue du travail pathologique au sommet des deux poumons, pour constater bientôt après une cicatrisation complète de toutes les lésions pulmonaires, y compris les lésions caverneuses du sommet droit, en même temps qu'une restauration parfaite du processus nutritif.

Ce fait remarquable, si bien observé par le Dr Sollaud, fournit la preuve clinique de l'action nécrophytique des vapeurs sulfureuses et il doit encourager les praticiens à expérimenter ce moyen thérapeutique dans la tuberculose.

L'expérimentation a été faite du reste sur une plus grande échelle par le Dr Auriol, de Bellegarde du Gard (1). Ayant eu l'occasion d'observer un personnel d'ouvriers et d'ouvrières employés dans une usine où l'on traite les vieux chiffons par l'acide sulfurique pour arriver à détruire toutes les matières végétales autres que la laine, notre jeune et distingué confrère raconte qu'il fut surpris du peu d'inconvénients qu'éprouvaient un certain nombre de phtisiques avérés à qui il donnait des soins des émanations d'acide sulfureux provenant du grillage des chiffons immergés dans un bain dilué d'acide sulfurique, et soumis ensuite à l'action du calorifère pour les dessécher et réduire en poussière les fils de coton, de lin, etc., dont on voulait les débarrasser. Ces ouvriers passaient la plus grande partie de leur journée dans un milieu fortement chargé d'acide sulfureux, et qui chez eux ne déterminait au début que des quintes de toux et un peu d'oppression, pour disparaître au bout de quelques jours. Quant aux malades auxquels on avait conseillé de changer de travail dans la crainte que la respiration des vapeurs sulfureuses n'aggravât leur état, ils affirmaient que leur santé s'était au contraire beaucoup améliorée et que ces vapeurs leur faisaient un grand bien.

Le Dr Auriol a alors suivi avec un soin extrême et pendant longtemps les individus soumis ainsi à l'action des vapeurs sulfureuses. Il a également traité par ce moyen de nombreux pthisiques de sa clientèle qui n'avaient éprouvé aucun bien des médications même les plus récentes, et il a obtenu des résultats qu'il considère à bon droit comme très satisfaisants. En voici le résumé : 70 tuberculeux dont la maladie était arrivée à différentes périodes ont été soumis au traitement par les inhalations de vapeur d'acide sulfureux. Préala-

(1) *Traitement de la phtisie pulmonaire par les inhalations d'acide sulfureux* (Académie de médecine, 31 mai 1887).

blement on s'était assuré que les crachats de tous ces malades renfermaient le bacille caractéristique et que des inoculations faites avec les crachats provenant de ces malades déterminaient chez des cobayes la phtisie dans un temps plus ou moins court.

Parmi ces malades, trente qui présentaient des lésions encore peu avancées ont vu la marche de la phtisie s'arrêter ; la fièvre, les sueurs nocturnes cesser ; l'appétit, l'embonpoint reparaître. Avec cette amélioration coïncidait la diminution, puis la disparition des bacilles contenus dans les crachats examinés tous les jours. Les produits de l'expectoration eux-mêmes inoculés à diverses reprises à des cobayes, ne donnaient absolument que des résultats négatifs.

En même temps les signes classiques des lésions pulmonaires disparaissaient, laissant subsister de l'obscurité de la respiration et de la matité à la percussion, les foyers en voie de caséification étant remplacés dans un temps assez court par la transformation en tissu fibreux.

L'état de ces malades étant resté tel depuis deux ans, le Dr Auriol se croit fondé à les considérer comme guéris.

Vingt autres malades ayant des lésions beaucoup plus avancées ont retiré momentanément des avantages du traitement, mais l'ont abandonné après un temps insuffisant ou l'ont pratiqué irrégulièrement, de telle façon qu'on ne peut les faire entrer en ligne de compte ; mais tous se plaisaient à reconnaître l'influence favorable de cette médication. Parmi ces vingt, deux sont absolument guéris. Les vingt derniers, dont l'état ne laissait aucun espoir en raison de la généralisation des lésions à divers appareils, n'ont retiré aucun bénéfice du traitement et n'ont pas tardé à succomber.

Ce mode thérapeutique a été également expérimenté sur des cobayes préalablement rendus tuberculeux par l'introduction dans les voies respiratoires de crachats desséchés et pulvérisés provenant de phtisiques. Les résultats obtenus ont été des plus remarquables. Les animaux ont cessé de maigrir, ont repris leur embonpoint, et chez ceux qui ont été sacrifiés assez longtemps après, on a retrouvé les anciens foyers de caséification transformés en grande partie, quelquefois entièrement, en tissu fibreux.

Voici comment le Dr Auriol pratique les inhalations d'acide sulfureux : Le malade est soumis à leur action dans une chambre vaste et bien fermée. Il se tient debout dans un coin de la chambre et fait de larges inspirations. A l'autre extrémité, on place dans une coupelle du soufre pulvérisé ; on verse sur le soufre une petite quantité d'alcool et on l'enflamme. Les vapeurs se répandent peu à peu, deviennent très abondantes et occasionnent des quintes de toux et une sensation d'oppression assez vive. Le malade ne doit quitter la chambre que quand un papier réactif imbibé d'eau et servant en quelque sorte de régulateur commence à rougir. Du reste, si le patient est trop incommodé, il peut ouvrir une des croisées ou sortir de la chambre.

Pour mitiger les phénomènes pénibles que produisent les inhalations au début, le Dr Auriol conseille de mêler au soufre une petite quantité de benjoin et un peu de poudre d'opium. Il a remarqué que, moyennant cette addition, les inhalations sont beaucoup mieux supportées et qu'après quelques séances la muqueuse respiratoire s'habitue à ces vapeurs.

Les inhalations doivent être pratiquées autant que possible matin et soir, à distance des repas et être suivies d'un exercice au grand air; leur intensité doit augmenter progressivement, mais ne jamais dépasser le moment où le papier réactif prend la coloration rouge.

Depuis que le Dr Sollaud a fait paraître dans les *Archives de médecine navale* sa remarquable observation, d'autres médecins de la marine à Cherbourg, en particulier les Drs Balbaud, Bellamy et le Dr Sollaud lui-même ont expérimenté la médication en se tenant autant que possible dans les conditions semblables à celles où s'était trouvé le malade guéri fortuitement par les inhalations sulfureuses. Nous empruntons au *Bulletin de thérapeutique* (nov. 1887) un résumé des faits observés par le Dr Balbaud.

Tous les malades sont des tuberculeux à diverses périodes de leur évolution pathologique. Tous sont apyrétiques. La plupart sont hémoptoïques; ils passent six heures par jour dans l'atmosphère sulfureuse obtenue par la combustion de 5 à 20 grammes de soufre par mètre cube. Les résultats sont ceux-ci :

L'accoutumance à l'excitation produite sur les voies respiratoires est rapide; le catarrhe oculaire nasal et bronchique qui en est la conséquence persiste longtemps quelquefois, ou bien, au contraire, disparaît très vite chez certains malades. L'expectoration diminue et se modifie; elle devient aqueuse et les crachats arrivent à être plus aérés et muqueux; la toux diminue; le sommeil provoqué pendant la journée par les inhalations devient aussi meilleur pendant la nuit. L'anorexie disparaît, les forces reviennent et les sueurs nocturnes cessent. Le poids du corps augmente d'une manière continue, sauf dans les deux premières semaines du traitement Les hémoptysies n'ont pas été provoquées pendant le séjour des malades dans la salle d'inhalation. Un de ces malades avait eu 82 hémoptysies avant d'être soumis au traitement sulfureux; depuis quatre mois qu'il est sulfuré, il ne les a pas vues reparaître. Il en est d'autres chez qui les hémoptysies reviennent comme auparavant, mais un peu moins abondantes; ils sont maintenus néanmoins dans l'atmosphère sulfureuse au milieu de laquelle elles s'arrêtent.

Quelques malades sont sortis de l'hôpital n'ayant plus depuis huit jours ni toux ni crachats. Ils avaient été sulfurés trente-cinq à quarante jours environ. Il fut donc impossible de constater (*materia deficiente*) si les bacilles avaient disparu en totalité des crachats comme dans l'observation du Dr Sollaud. D'autres malades, au contraire, présentent dans leurs crachats des bacilles en quantité très notable après un séjour dans le soufre de quatre mois à six heures par jour, et cela malgré une notable augmentation du poids du corps (6 kil. 1/2 environ pendant ce laps de temps).

Un état fébrile subcontinu ne paraît pas à Balbaud une contre indication absolue au traitement si les lésions pulmonaires ne sont pas trop généralisées.

Les expériences instituées par Sollaud, Bellamy et Balbaud ont été répétées par Dujardin-Beaumetz à l'hospice Cochin, et par Ley (1).

Dans le principe, Dujardin-Beaumetz faisait brûler 5 grammes de soufre par mètre cube, puis 10, puis 15 et enfin 20 grammes. Mais depuis qu'on est parvenu à mieux calfeutrer la chambre dans laquelle se tiennent les malades, on a pu réduire la quantité de soufre employée à 2 grammes environ, que l'on fait brûler le soir. Le lendemain matin les malades entrent dans la chambre de sept à onze heures, et ils y reviennent dans la journée de deux à cinq. Sous l'influence du traitement on observe une modification prompte dans les crachats. La toux diminue et le sommeil est meilleur. Les expériences sont encore trop récentes pour qu'il soit possible de porter sur cette médication un jugement définitif; ce que l'on peut dire, c'est qu'elle paraît ne pas avoir d'inconvénients et ne pas provoquer l'hémoptysie. Parmi les malades en expérience, Dujardin-Beaumetz a choisi des hémoptoïques qui n'ont pas vu se reproduire leur hémoptysie sous l'influence de ces inhalations.

Ajoutons que, plus récemment notre savant collègue de l'hôpital Cochin a expérimenté différents appareils pour la production de l'acide sulfureux, une lampe, entre autres, très ingénieuse, mais dangereuse à manier, au sulfure de carbone. et un appareil pour la combustion de l'hydrogène sulfuré; actuellement il se sert de bougies soufrées construites par son élève Deschiens. Ces bougies sont enveloppées de papier ne contenant que de la cellulose et imbibé d'une solution de bichromate de potasse. Elles brûlent très régulièrement. De temps en temps, les malades, pour ne pas être incommodés par un trop grand dégagement d'acide sulfureux éteignent

(1) Ley, *De l'acide sulfureux en inhalation dans le traitement de la tuberculose* (Société de médecine pratique, octobre 1887).

la bougie et la rallument quand l'atmosphère respirée n'est plus assez chargée de gaz.

Disons encore qu'un des élèves du service Darieix (*Thèse inaugurale*, décembre 1887) a imaginé un ingénieux appareil pour produire par la décomposition des bisulfites à l'aide de l'acide sulfurique la quantité d'acide sulfureux que l'on désire obtenir dans un espace quelconque de temps et cela avec la grande précision qui s'attache aux réactions chimiques.

Ley dans des expériences très bien conduites, a cherché à préciser certains points de cette médication restés obscurs et indéterminés, et il a formulé les conclusions suivantes :

L'acide sulfureux répandu dans l'air d'une chambre close agit selon le degré de concentration. Bien supporté par les animaux à la dose de 1/2 millième du volume, il devient toxique à une dose de 1/200, tandis que pour d'autres il faut arriver à la dose de 1/150 et même de 1/100.

L'homme sain supporte à peine une atmosphère qui en contient 1/6000, il est tolérable pour certains organismes à la dose de 1/7000 et la dose thérapeutique varie de 1/10000 à 1/8000.

En conséquence dans une chambre ordinaire et de capacité moy nne dont on a très soigneusement bouché les issues il suffit de brûler 6 grammes de soufre par mètre cube les trois premiers jours, puis quand les murs sont imprégnés de gaz sulfureux, on ne doit plus en brûler que 5 grammes pour se tenir ensuite à la dose d'entretien variable entre 2^{gr},50 et 3^{gr},50 par mètre cube.

On ne doit faire entrer les malades dans la chambre destinée aux inhalations que dix à douze heures après la combustion du soufre, les mélanges gazeux et la condensation des vapeurs ayant besoin de ce temps pour s'accomplir.

Enfin il faut chaque jour aérer largement la chambre affectée à ces inhalations, pendant plusieurs heures, afin d'allumer le soufre dans un air aussi pur que possible.

Pour terminer ce qui a rapport à la médication par l'acide sulfureux, disons que Dujardin-Beaumetz a employé pour injections hypodermiques une dissolution d'acide sulfureux dans la vaseline liquide suivant un procédé dont un de ses élèves, Villi, est l'inventeur. Les piqûres sont bien tolérées au début, mais elles deviennent douloureuses au bout de quelques injections. Dans la plupart des cas de phtisie où on y a eu recours, elles ont donné comme résultat une diminution notable de la toux et de l'expectoration et le retour du sommeil.

Hydrogène sulfuré. — Nous avons vu que l'hydrogène sulfuré avait été placé par divers expérimentateurs au premier rang des substances antibacillaires. Il n'est donc pas étonnant que l'on ait songé à utiliser ce gaz dans le traitement de la phtisie soit en le faisant respirer directement, soit en l'injectant sous la peau, soit encore en le faisant absorber par le rectum.

Les *inhalations* ont été essayées par Hiller, de Renzi, Szerlecki, Cantani, Nièpce, etc.

Hiller n'a obtenu aucun résultat, mais il se bornait à faire respirer aux malades l'hydrogène sulfuré 5 à 10 minutes trois fois par jour à l'aide d'inhalateurs spéciaux. Évidemment l'inhalation ne durait pas assez longtemps pour exercer une action réelle sur le bacille et le processus morbide.

De Renzi (1) accordait aux inhalations d'hydrogène sulfuré une valeur très grande et les plaçait sur le même rang que les inhalations sulfureuses.

Cantani (2) prétend avoir obtenu des résultats très avantageux. Il administrait l'hydrogène sulfuré en partie à l'intérieur, en partie par voie d'inhalation dans une chambre disposée *ad hoc*. Le gaz était en concentration notable et l'emploi en était presque continu. Il formule les conclusions suivantes : 1° l'hydrogène sulfuré en inhalations longtemps continuées dans une chambre qui en est très chargée est parfaitement bien supporté par la plupart des malades. Dans les premiers jours seulement, avant de s'être habitués à ce mode de traitement, ils ont coutume de se plaindre; 2° les malades traités ainsi ont été débarrassés de la fièvre au bout de quelques jours; 3° le processus local pendant le traitement n'a pas visiblement augmenté et l'expectoration a diminué.

Nièpce est le médecin qui a le plus insisté sur l'utilité des inhalations d'hydrogène sulfuré. Nous avons rapporté précédemment les expériences sur lesquelles il se fondait pour admettre que les bacilles meurent au contact de l'hydrogène sulfuré qui entre dans la composition de l'atmosphère des salles d'inhalation gazeuse d'Allevard. C'est à la respiration de ce gaz que l'auteur attribue les améliorations obtenues à cette station. Voulant démontrer que c'est bien à l'hydrogène sulfuré contenue dans l'eau d'Allevard qu'est due l'action médicamenteuse, Nièpce soumit un malade atteint de phtisie au deuxième degré quatre fois par jour pendant un quart d'heure à des inhalations d'hydrogène sulfuré pur en faisant dégager dans la chambre fort petite une quantité de gaz qu'il évaluait à 3 p. 100. Après 27 jours d'inhalation, l'inoculation des crachats, dont le nombre des bacilles avait diminué tous les jours, faite sur un cobaye n'a pu produire la tuberculose.

(1) De Renzi, *El siglo medico*, 1885.

(2) Cantani, *Versuch mit Schwefelwassenstroff bei tuberculosi* (*Centralblatt fur d. med. wissench.* Berlin, 1882).

Pour rendre le traitement aussi comparable que possible à celui d'Allevard, Niepce employa un réservoir de zinc de la capacité de 50 litres. Il fit dissoudre 27 centimètres cubes d'hydrogène sulfuré dans chaque litre; le réservoir étant rempli fut placé environ à 10 pieds du sol et une ouverture d'un demi-pouce pratiquée à la partie inférieure du réservoir laissa l'eau couler en mince filet dans un récipient de zinc placé en dessous, le gaz se répandant au dehors; les malades inhalent quatre fois par jour un quart d'heure et continuent ainsi plusieurs semaines. Les inhalations suspendues quelque temps sont ensuite reprises.

La possibilité de dissoudre quatre volumes d'hydrogène sulfuré dans 1 gramme de vaseline liquide permet de remplacer l'inhalation directe par les *injections sous-cutanées.* Ces injections ont été rarement employées; cependant Dujardin-Beaumetz (*Bull. de thérap.* 1887) fait connaître qu'il a expérimenté l'hydrogène sulfuré sous cette forme. L'injection est très bien tolérée et n'amène aucun accident soit local, soit général, mais les bons effets obtenus dans le principe ne persistent pas.

La voie rectale n'a pas d'inconvénients, et paraît préférable aux autres modes d'administration du médicament.

Injections rectales d'hydrogène sulfuré. — Nous avons déjà dit que Claude Bernard, dans ses leçons sur les substances toxiques et médicamenteuses (1857), avait démontré que l'hydrogène sulfuré introduit dans le rectum d'un animal est éliminé par le poumon avec une extrême rapidité avant d'arriver dans le système artériel, et que, pourvu qu'on ait soin de ne pas introduire de trop grandes quantités de ce gaz à la fois, il ne résulte aucun danger de cette injection. Mettant à profit cette donnée expérimentale et connaissant les propriétés microbicides du soufre, le Dr Bergeon, ancien professeur suppléant à l'école de médecine de Lyon, eut l'ingénieuse idée de mettre l'hydrogène sulfuré au contact des bacilles tuberculeux dans le poumon, en injectant par le rectum un mélange de ce gaz et d'acide carbonique. Il avait remarqué, à la suite de diverses expériences sur les animaux, que le mélange de ces deux gaz est parfaitement toléré lorsqu'ils sont purs, privés d'air atmosphérique et lorsque l'acide carbonique est exempt des vapeurs des acides qui ont servi à le

Pour pratiquer ces injections, Bergeon se servait d'un appareil imaginé par le Dr Morel, ancien interne des hôpitaux de Lyon. Cet appareil, dit gazo-injecteur, se compose de deux parties; l'une sert à préparer l'acide carbonique, l'autre à l'injecter dans l'intestin en le faisant passer à travers une substance médicamenteuse qu'il entraîne avec lui. Le gaz est obtenu en versant dans un flacon gazogène que l'on trouve dans les laboratoires une solution d'acide sulfurique (200 grammes d'acide pour 1 litre d'eau) sur une quantité déterminée de bicarbonate de soude (3 cuillerées à soupe). Le gaz est recueilli dans un ballon que l'on a préalablement expurgé d'air en le roulant sur lui-même. Le ballon est alors mis en communication avec l'appareil injecteur. Celui-ci est composé d'une poire en caoutchouc et d'un barboteur munis l'une et l'autre de deux soupapes dirigées de telle façon que le gaz puisse se diriger du ballon vers le rectum, mais non en sens inverse. La poire est réunie par un tube avec le ballon et par l'autre avec le barboteur ; ce dernier est formé par un tube en T dont la branche verticale plonge dans une bouteille contenant à moitié de sa hauteur une eau minérale sulfureuse *naturelle* (1) ; et dont les deux branches horizontales communiquent l'une avec le tube en caoutchouc venant de la poire et l'autre avec un long tube également en caoutchouc muni d'une canule rectale en os.

Quelques modifications ont été apportées à l'appareil de Morel. Le Dr Bardet, chef du laboratoire de thérapeutique à l'hôpital Cochin, a réuni dans une boîte l'appareil gazogène et l'injecteur, qui sont séparés dans le système Morel. En outre il a placé la poire à pression après le barboteur, modification qui permet de mieux apprécier à la main la résistance opposée par l'intestin ou les matières fécales, mais qui a en même temps l'inconvénient de projeter le gaz un peu trop vivement.

Constantin Paul se sert d'une bouteille en métal pouvant supporter une pression de plusieurs atmosphères. Cette bouteille se charge par le bas et l'acide carbonique s'élimine par le haut au moyen d'une vis micrométrique à l'aide de laquelle on peut régler l'émission et expulser le gaz en aussi petite quantité que l'on veut. Un manomètre surmonte le récipient. Viennent ensuite le barboteur et le tuyau muni de sa canule.

Disons enfin que le Dr Faucher a imaginé récemment un appareil construit par Collin et que les malades peuvent manœuvrer eux-mêmes très facilement, ainsi que l'ont constaté dans leurs services d'hôpital Lecorché et Cornil.

Dans le maniement de l'appareil gazo-injecteur le plus généralement employé, il est un certain nombre de précautions sur lesquelles ont insisté Bergeon et Morel.

Il faut autant que possible que le malade soit déshabillé ou tout au moins ne porte aucun vêtement qui comprime le ventre, l'injec-

(1) Bergeon insiste sur cette condition de l'expérimentation. « Les tentatives faites dans mon service pour remplacer les gaz sulfhydriques naturels par des gaz artificiels échouèrent », dit Frœntzel (*Société de médecine de Berlin*), juillet 1885.

tion s'accompagnant d'une certaine distension de l'abdomen. Lorsqu'on fait l'injection pour la première fois, il est nécessaire de bien se rendre compte de la résistance qu'on éprouve à faire pénétrer le gaz dans l'intestin. Il faut donc procéder lentement, s'arrêter un peu si la résistance est trop grande, ce qui annonce que l'intestin est rempli, et attendre que l'absorption se fasse, puis recommencer et ainsi de suite.

Il faut aussi tenir compte des sensations du malade ; s'arrêter s'il ressent des coliques trop vives ou des envies d'aller à la garde-robe ; dans quelques cas, celles-ci ont été si impérieuses, qu'il fallait y obéir et, l'intestin vidé, on recommençait l'injection. Dans d'autres cas où l'étendue des lésions pulmonaires était très grande, et où par conséquent l'élimination gazeuse ne se faisait que lentement, il a fallu encore procéder avec une grande lenteur, à cause d'une sensation de plénitude dans la poitrine et dans l'abdomen. Il faut de 15 à 20 minutes pour administrer les premières injections.

L'injection rectale doit être faite trois ou quatre heures après le repas ou immédiatement avant. Si on la fait trop tôt après le repas, on s'expose à provoquer des vomissements alimentaires sans gravité toutefois. Pour les premières injections rectales, il suffit d'injecter la moitié du récipient d'acide carbonique, soit environ 3 litres ; après trois ou quatre opérations, la dose de 6 litres sera parfaitement tolérée matin et soir, mais il n'est pas nécessaire de l'atteindre, et il vaut mieux en général se contenter de 4 litres.

Dans une première communication faite à l'Académie des sciences dans la séance du 12 juillet 1886, et dans deux autres communications, l'une au congrès de l'Association française pour l'avancement des sciences tenu à Nancy le 20 août de la même année, l'autre enfin à l'Académie de médecine, le Dr Bergeon signalait les résultats avantageux qu'il avait obtenus de l'emploi de sa méthode de traitement de la phtisie par les injections gazeuses.

Chez la plupart de ses malades il constatait au bout de quelques jours une diminution marquée de la toux, de l'expectoration, et de la dyspnée. En même temps le malade éprouvait une sensation de bien-être ; le sommeil reparaissait ; il y avait augmentation de l'appétit et des forces, arrêt de l'amaigrissement, augmentation du poids du corps. Dans certains cas on notait, concurremment avec l'amélioration des lésions pulmonaires, la guérison des ulcérations tuberculeuses du larynx et de l'arrière-gorge qui coexistaient avec ces lésions, et cela sans aucune cautérisation, sans traitement local d'aucune sorte, par le seul effet du gaz hydrogène sulfuré, éliminé par le poumon. Malgré cette amélioration si remarquable, les bacilles ne disparaissaient pas des crachats.

A la suite de ces importantes communications, la médication par les injections rectales gazeuses a été expérimentée par un grand nombre de médecins, français et étrangers.

Chantemesse, un des premiers, a fait connaître les avantages de cette médication, dans une note lue par Cornil à l'Académie de médecine (19 octobre 1886). Neuf malades de son service à l'hôpital Saint-Antoine, qui présentaient les signes généraux et locaux de la tuberculose pulmonaire, avec présence de bacilles tuberculeux dans les crachats, ont obtenu une amélioration très grande. L'augmentation du poids du corps a été rapide, une livre et parfois un kilogramme par semaine; la toux et l'expectoration ont considérablement diminué. Les crachats ont continué à présenter les bacilles de la tuberculose.

Parmi les médecins qui ont obtenu de bons résultats de ce mode de traitement, nous citerons Dujardin-Beaumetz, Blachez, de la Roche, Lecomte, Guyard, Hamon du Fougeray, Delore (de Lyon), etc.; en Amérique, Bruen, Crane, Taylor, Denison, Robert, Solis Cohen, Johnson, Laughlin, etc.; en Allemagne, Fræntzel. Les effets immédiats de ces injections, dit Fræntzel, sont une diminution notable de la fréquence de la respiration et, d'une façon générale, une amélioration de tous les symptômes de la maladie, surtout les symptômes généraux; les bacilles toutefois persistent dans les crachats. Il ajoute : « Toute théorie mise de côté, je dois dire que j'ai obtenu dans mon service, grâce à cette méthode, des succès auxquels je ne m'attendais pas. »

Quelques médecins ont été moins heureux, ou du moins les résultats ont été variables. C'est ainsi que dans cinq cas, Desplats ne constate des améliorations que dans deux cas, et échoue dans les trois autres. Dans vingt cas, Motheau ne réussit que dans les formes apyrétiques avec lésions limitées; les résultats sont négatifs quand la phtisie a une allure rapide. Bondet sur douze malades note que les injections ont été mal supportées chez cinq; chez deux apyrétiques il y a eu une amélioration; chez cinq présentant de la fièvre, aucun changement favorable. Sa conclusion est que cette méthode thérapeutique n'est indiquée que dans les formes lentes, torpides de la maladie. Perret et Chapet (1) partagent cette manière de voir, se basant sur l'observation de dix-huit malades traités à l'hôpital de la Croix-Rousse.

Cette opinion nous paraît trop exclusive. Car dans les observations nombreuses de Bergeon et Morel, on trouve quelques malades qui ont été notablement améliorés quoique présentant des formes

(1) Société nationale de médecine de Lyon, premier semestre 1887.

fébriles. Nous-mêmes avons été témoins de faits de phtisie aiguë à forme pneumonique, phtisies galopantes, affections dont le pronostic est toujours si grave, dans lesquels les lavements gazeux ont abaissé très rapidement la température, le chiffre des pulsations et amené en quelques jours une diminution remarquable de la toux, de l'expectoration et la disparition des sueurs. Nous n'en reconnaissons pas moins que ce sont les formes apyrétiques qui bénéficient le plus de la médication, et nous estimons que le Dr Bergeon a rendu un réel service en appelant l'attention des médecins sur ce mode thérapeutique. Alors même que les espérances de l'auteur ne se seraient pas réalisées au point de vue de l'action antibacillaire, c'est quelque chose de posséder une méthode de traitement exempte d'inconvénients, et susceptible de modifier avantageusement l'expectoration, la toux, la dyspnée et consécutivement l'état général du malade.

L'expérimentation sur les animaux est venue du reste confirmer les résultats de l'observation clinique, voici le résumé de recherches faites par l'un de nous :

En octobre 1886, six lapins de trois mois furent soumis pendant cinq jours à une inhalation quotidienne de crachats tuberculeux pulvérisés. Trois furent gardés comme témoins; le plus résistant mourut au quinzième jour avec de la fièvre, des sueurs nocturnes abondantes, un amaigrissement rapide. Les trois autres furent mis en traitement. Deux fois par jour on leur introduisait deux litres d'acide carbonique chargé de vapeurs sulfureuses. Au début ils étaient en fort mauvais état, et même l'un d'eux présentait des phénomènes asphyxiques intenses. Au troisième ou au quatrième jour l'aspect de ces animaux était satisfaisant. Le traitement fut suspendu au bout de treize jours; ces lapins ont été sacrifiés, le dernier en avril 1887. Tous trois étaient en excellent état, mais on a trouvé dans leurs poumons des foyers caséeux contenant encore des bacilles. Il y avait très peu de granulations jeunes. Les autres viscères étaient sains. On ne saurait dire assurément que ces animaux étaient guéris, puisque l'on trouvait encore des bacilles; mais n'est-ce pas une preuve évidente de l'action médicamenteuse, d'avoir fait vivre ces lapins en bonne santé pendant neuf mois, alors qu'en quinze jours les trois autres infectés de la même manière avaient succombé.

Dans cette médication quelle est la part de l'acide carbonique, quelle est la part de l'hydrogène sulfuré? c'est un point difficile à déterminer exactement. Nous croyons que les deux gaz interviennent dans l'action thérapeutique, et nous ne pouvons avec Maurice Dupont, Spillman et Pariset, et un assez grand nombre de médecins, ne voir dans les résultats obtenus que l'effet des propriétés anesthésiques de l'acide carbonique, bien établis depuis longtemps par les travaux de Goin, Durand-Fardel, Brown-Sequard et aussi par les cures à l'étable. S'il en était ainsi, il y aurait avantage, comme le propose Maurice Dupont, à substituer les inhalations aux injections rectales, plus pénibles et acceptées avec répugnance par un certain nombre de malades, mais la démonstration est loin d'être faite.

Il serait facile du reste de trancher la question en injectant soit à l'homme, soit aux animaux, l'acide carbonique seul et en constatant si les résultats sont aussi satisfaisants que lorsque les deux gaz sont mélangés. L'étude comparative n'en a pas été faite que nous sachions; disons seulement que depuis longtemps, en Angleterre surtout, on employait les lavements gazeux d'acide carbonique dans les maladies putrides (Priestley) et principalement dans la phtisie (Percival, Mac-Bride, Bedoës, Dobson, etc.). Dans une thèse récemment soutenue à la faculté de médecine (1887). Lecomte (1) rapporte deux observations recueillies dans le service de Dujardin-Beaumetz, dans lesquelles l'injection de l'acide carbonique a été pratiquée seule, et a produit rapidement la diminution de la toux, de l'expectoration, de la dyspnée, le retour du sommeil, l'amélioration de l'état général. Nous ne pensons pas, malgré des faits favorables relatés par Maurice Dupont dans son une intéressante thèse (2), qu'inhalé par les voies supérieures, l'acide carbonique produirait des résultats aussi satisfaisants, et alors du moment où le médecin doit recourir aux lavements gazeux, il nous paraît préférable de se servir du mélange des deux gaz selon la méthode de Bergeon.

Eaux minérales sulfureuses. — Les eaux minérales sulfureuses, mode le plus habituel de l'administration du soufre, ont de tout temps été considérées comme une des médications les plus importantes dans le traitement de la phtisie. Ces eaux sont chaudes, froides ou mésothermiques. Parmi les premières nous citerons en France les Eaux-Bonnes, les plus renommées de toutes, les eaux de Cauterets, de Bagnères-de-Luchon, de Saint-Honoré, d'Amélie-les-Bains, du Vernet, etc. Parmi les secondes, les eaux d'Allevard, d'Enghien, de Pierrefonds, de Marlioz, de Challes, etc ; en Suisse, les eaux de Schinznach.

Les unes sont sulfurées sodiques (Cauterets, Bagnères-de-Luchon, Saint-Honoré, Amélie-les-Bains, le Vernet, Marlioz, Challes.

Les autres sulfurées calciques (Enghien, Pierrefonds, Schinznach). Les Eaux-Bonnes, pour plusieurs hydrologues, seraient d'une sulfu-

(1) Lecomte, *Nouveau traitement des affections des voies respiratoires par les injections rectales gazeuses* (7 avril 1885).

(2) Maurice Dupont, *Traitement de la tuberculose pulmonaire par les inhalations d'acide carbonique*, 1882.

ration incertaine, calciques pour le plus grand nombre, à la fois calciques et sodiques pour Pidoux, ainsi que les eaux chaudes ses voisines. Les eaux d'Allevard sont intermédiaires entre les sulfurées sodiques et les sulfurées calciques mais se rapprochant davantage des dernières. A côté de l'hydrogène sulfuré, l'azote s'y rencontre comme dans les sulfurées sodiques, l'acide carbonique (en grande proportion) comme dans les sulfurées calciques.

Quelles que soient leur thermalité et leur composition intime, leur action est à peu près la même, à l'intensité près. Cette action se traduit d'abord par une modification de l'élément catarrhal. Sous l'influence de ces eaux on voit rapidement les crachats changer d'aspect; de verdâtres qu'ils étaient, ils deviennent jaunes, puis blanchâtres. Leur quantité se modifie comme leur nature; après avoir commencé par être plus abondants, ils finissent par être de plus en plus rares. Les eaux sulfureuses sont, comme on le dit, *asséchantes*. C'est là un fait incontestable et qui est démontré journellement par l'effet rapidement favorable qu'elles exercent sur les bronchites simples et sur les différentes espèces de catarrhes.

Nous avons déjà dit que ce résultat était amené par la stimulation de l'organisme, mais que la muqueuse pulmonaire était particulièrement influencée parce qu'en outre de l'excitation générale à laquelle elle participe, elle est le siège de l'élimination presque exclusive du soufre sous forme d'acide sulfhydrique. Or, on comprend que de cette action locale substitutive il puisse résulter une diminution de la bronchorrhée, de même que nous voyons le chlorate de potasse rejeté par la muqueuse buccale modifier d'une manière si merveilleuse quelquefois les sécrétions de cette membrane.

Ce n'est pas seulement sur le catarrhe des grosses et des petites bronches que la médication sulfureuse a une influence favorable; elle en exerce une non moins certaine sur les congestions et les inflammations du tissu pulmonaire lui-même.

Le docteur Andrieu, dans son remarquable travail (1), insiste tout particulièrement sur cette action résolutive des Eaux-Bonnes qui, sans toucher aux tubercules, s'exerce sur les engorgements qui les environnent et rend au parenchyme des poumons sa perméabilité normale. Pidoux insiste de son côté sur l'action intime de ces eaux; nulle mieux qu'elles, dit-il, ne modifie les éléments organiques du tissu pulmonaire et n'atteint jusqu'aux altérations les plus profondes dont ce parenchyme peut être le siège.

On comprend, d'après ce qui précède, que les eaux sulfureuses ne doivent pas convenir à toutes les époques et dans toutes les formes

(1) Andrieu, *Essai sur les Eaux-Bonnes; des indications et des contre-indications de leur emploi*, 1847.

de là phtisie. Elles sont indiquées dans les formes lentes, torpides, apyrétiques, ou bien encore lorsque la fièvre est légère, vespérale, en rapport avec des lésions peu étendues. Dans les phtisies manifestement fébriles l'action stimulante, très énergique, qu'elles exercent sur toute l'économie et sur le poumon lui-même pourrait avoir le grave inconvénient d'augmenter les phénomènes iuflammatoires et de convertir en phtisie galopante une phtisie qui, sans ce surcroît d'excitation, aurait probablement suivi une marche beaucoup moins rapide. Pidoux qui considère que la fièvre par elle-même n'est pas une contre-indication absolue à l'usage de l'eau de Bonnes, opinion partagée par le docteur Leudet (1), est le premier à reconnaître qu'il faut s'abstenir des eaux sulfureuses, si le mouvement fébrile n'éprouve le matin qu'une faible rémission, si surtout la chaleur de la peau à un moment du jour dépasse 38°, si elle s'élève à 39°, malgré des sueurs partielles du matin très abondantes, si en même temps il n'y a pas d'appétit, s'il existe des vomissements provoqués par la toux, une expectoration plaquée, non aérée. En pareil cas, d'ailleurs, l'état du malade exige des soins assidus et un régime sévère qui n'est pas compatible avec un déplacement toujours fatigant.

Quelle est l'époque de la maladie à laquelle les eaux sulfureuses doivent être surtout conseillées? C'est là un point qui est jugé très diversement par les auteurs. Nous croyons que le traitement thermal convient à toutes les périodes de la maladie, pourvu qu'il n'existe pas de fièvre continue et que les lésions ne soient pas trop étendues. Au début de la phtisie, les eaux sulfureuses sont utiles par leur action générale, stimulante et reconstituante de l'organisme, probablement aussi par cette action antiparasitaire que nous pouvons admettre dans une certaine mesure d'après les données positives de la bactériologie. Avec Pidoux, de Puisaye et beaucoup d'autres hydrologues éminents nous croyons cependant que la médication sulfureuse réussit plus particulièrement dans la seconde période de la maladie, alors surtout que la constitution n'a pas encore subi l'entrainement tuberculeux et que l'économie présente des éléments suffisants de résistance.

Les eaux sulfureuses sont administrées en boisson, en bains, en inhalation, en pulvérisation.

Lorsqu'on fait usage des eaux en boisson, surtout s'il s'agit des Eaux-Bonnes, il est indispensable de commencer par des doses très faibles (un quart de verre), et de les mélanger avec du sirop de gomme, une infusion de tilleul, du lait, etc. Quelquefois il est nécessaire de suspendre pendant quelques jours la boisson, si l'excitation

(1) Leudet, *Annales d'hydrologie*, t. XV.

paraît trop vive. Il y a du reste au début du traitement une sorte de tâtonnement nécessité par l'impressionnabilité variable de chaque individu. On augmente ensuite graduellement les doses et on change les sources suivant l'effet obtenu et suivant la susceptibilité reconnue du malade. De même que nous avons noté des différences non seulement entre les diverses stations hivernales, mais encore entre les différents quartiers d'une même station, de même nous devons reconnaître qu'il existe des différences dans le mode d'action des eaux sulfureuses et des diverses sources d'une même eau alors même qu'elles paraissent se rapprocher sous le rapport de la composition. Pour n'en prendre qu'un exemple, à Cauterets, l'eau célèbre de la Raillière produira, comme la source vieille d'Eaux-Bonnes, une excitation pouvant aller jusqu'à l'hémoptysie, tandis que tout à côté, l'eau de Mahourat calmera l'excitation et sera facilement supportée à dose même plus élevée. Au surplus, ce sont là des détails de la médication sulfureuse et, on peut le dire, de toute médication thermale qui ne peuvent être complètement réglés à l'avance et qui exigent la direction absolue du médecin des eaux.

Les bains trouvent beaucoup plus souvent l'indication de leur emploi qu'on ne serait tenté de le croire au premier abord. On les administrera concurremment avec la boisson toutes les fois que cela sera possible. Sous ce rapport les Eaux-Bonnes, si fréquentées par les phtisiques, sont dans un état d'infériorité marquée relativement aux autres stations sulfureuses ; les bains y sont rarement ordonnés et cela probablement à cause de l'insuffisance de l'eau minérale. Pidoux ne les prescrivait que très exceptionnellement. Le docteur Leudet (1) pense que les bains convenablement administrés modifient puissamment toute l'économie, qu'ils excitent d'une manière spéciale le système nerveux et que par l'intermédiaire de celui-ci, ils portent leur action sur la nutrition et les sécrétions des organes. Nous croyons que les bains pris avec les précautions voulues contre le refroidissement présentent de grands avantages dans le traitement ordinaire de la maladie, surtout à la période initiale et dans les formes apyrétiques. Il est hors de doute que le mouvement fluxionnaire, porté de temps en temps à la périphérie du corps, constitue une dérivation favorable à la guérison des congestions fixées sur les organes internes, et notamment sur le poumon. On sait du reste que la médication externe par les bains généraux ou locaux était autrefois très en honneur à Bonnes, et que sous le nom d'*eaux d'arquebusade* les Eaux-Bonnes jouissaient d'une grande célébrité dans le traitement des plaies et des blessures.

(1) Leudet, *Les bains des Eaux-Bonnes* (*Union médicale*, 1866).

Les inhalations sulfureuses sont fréquemment employées dans la phtisie. Dans beaucoup d'établissements on s'en rapporte pour l'inhalation à l'atmosphère générale que les malades respirent et qui est imprégnée d'hydrogène sulfuré. A Amélie-les-Bains, au Vernet, on a établi un système qui permet de vivre dans un milieu sulfureux. L'action de cet hydrogène sulfuré a été parfaitement analysé par Collin (1) et de Puisaye (2). Ces deux savants observateurs ont décrit une première période, dite de sédation, pendant laquelle le malade éprouve un certain bien-être caractérisé par uen respiration plus calme et une diminution dans le nombre et la force des pulsations artérielles, quelquefois avec léger vertige et tendance à la syncope; une deuxième période, de retour, suivie très rapidement d'une troisième période, période d'excitation, qui a pour signes la fréquence des pulsations, la congestion de la face, la céphalalgie, la toux, la sécheresse et les picotements de la gorge, etc., tous phénomènes qui dénotent l'action stimulante, générale et locale du principe sulfureux. D'après le savant inspecteur des eaux d'Enghien, Japhet (3), l'action hyposthénisante serait particulièrement l'apanage des eaux sulfhydrées et sulfurées calciques qui contiennent une quantité plus ou moins considérable d'hydrogène sulfuré libre ou mis rapidement en liberté. Nièpce insiste également sur les effets sédatifs de l'eau d'Allevard, effets qu'il attribue non seulement à l'hydrogène sulfuré mais encore à la forte proportion d'acide carbonique et d'azote. On sait que l'action calmante de ce dernier gaz a été utilisée en Espagne à l'établissement de Penticosa où l'on fait usage d'inhalations d'azote.

Les sources sulfurées thermales peuvent fournir spontanément des vapeurs minéralisées, dont la respiration constitue le *humage*. Nulle part cette inhalation particulière n'est plus suivie ni mieux installée qu'à Bagnères-de-Luchon. Dès 1837, Fontan avait signalé et utilisé ce précieux mode thérapeutique. Plus tard, Lambron installa des appareils qui, bien que trop primitifs, rendirent cependant de grands services. Aujourd'hui, grâce aux modifications ingénieuses du Dr Frébault, professeur de chimie médicale à la faculté de Toulouse, on peut dire, avec le Dr Ferras (4), que le humage à Bagnères-de-Luchon répond à tous les desiderata.

Dans des salles spacieuses, bien aérées au voisinage de griffons des sources, sont établis les appareils en marbre formés de réservoirs surmontés de cheminées que termine un porte-vapeurs. Un mécanisme très simple laisse libre ou restreint la surface d'évapo-

(1) Collin, *Notice sur Saint-Honoré les Bains*, 1872.
(2) De Puisaye, *Annales d'hydrologie*, t. IV.
(3) Japhet, *Les eaux minérales d'Enghein*, 1880.
(4) Ferras, *Annales de médecine thermale*, 1886.

ration et permet à la vapeur de sortir à la fois ou en partie seulement. Chaque malade a un réservoir particulier avec tuyaux d'amenée et de sortie affectés isolément à ce bassin de manière à rendre impossible par une indépendance absolue tout mélange entre les vapeurs émises et respirées. Installé devant le porte-vapeurs, le malade hume doucement et sans efforts. Dès les premières minutes, une sensation de douce chaleur pénètre la poitrine; l'inspiration devient plus ample, plus facile, la toux moins sèche, moins pénible, et si l'expectoration est épaisse et abondante, elle devient, après le humage, plus rare et plus aqueuse. Le mécanisme ingénieux de ces appareils permet de faire varier à volonté la température, l'humidité et la sulfuration, en même temps que la quantité de gaz inhalé, suivant les indications thérapeutiques.

La pulvérisation est un autre mode d'application de l'eau sulfureuse, qui ne doit pas être dédaigné; toutefois, au point de vue de la phtisie, qui seule nous occupe en ce moment, nous ne croyons pas qu'elle puisse produire des résultats aussi avantageux que dans les cas d'inflammation des voies aériennes supérieures (pharyngites, laryngites, trachéites); c'est un fait aujourd'hui parfaitement établi que l'eau pulvérisée parvient très difficilement aux dernières ramifications bronchiques. Or, pour être véritablement utiles en tant qu'agents locaux contre la congestion et l'inflammation bacillaires du poumon, il faut des médicaments qui pénètrent profondément et atteignent les points les plus reculés de l'appareil respiratoire; ce moyen a d'ailleurs l'inconvénient d'amener un refroidissement notable du corps et des parties soumises à la pulvérisation, refroidissement qui peut avoir ses dangers dans la tuberculose. On y remédie imparfaitement au moyen de petits appareils à pulvérisation qui, s'ils ne maintiennent pas le malade dans une atmosphère aussi humide, déterminent le refroidissement des bronches par l'abaissement de température que subit le liquide poudroyé. Aussi pensons-nous qu'il est préférable de recourir aux appareils qui, comme celui de Ziégle sont basés sur le principe de l'injecteur Giffard, et projettent dans les bronches la vapeur d'eau chaude, pure ou additionnée de diverses substances médicamenteuses.

Arsenic.

Parmi les médicaments les plus anciennement connus contre la phtisie, il faut ranger l'arsenic. Dioscoride en parle de manière à ne laisser aucun doute à cet égard, et les détails dans lesquels il entre établissent qu'il le recommandait dans les formes les plus graves de la maladie. Il l'administrait à l'intérieur uni au miel ou en faisait respirer la vapeur dans les cas de toux rebelle avec crachats purulents. Antyllus, médecin du troisième siècle de l'ère chrétienne, Marcellus Empiricus et Galien passent pour avoir guéri la phtisie en faisant inhaler aux malades les vapeurs qui se dégagent de l'orpiment.

Si dans la première édition de cet ouvrage nous constations avec regret que l'arsenic n'occupait pas dans la thérapeutique le rang qui lui convient, nous nous plaisons à reconnaître qu'aujourd'hui depuis les beaux travaux de Trousseau, Cahen, Millet, Barella, Isnard, Moutard-Martin, Noskowski, Buchner, Ganghofer, etc., la médication arsenicale jouit d'une grande faveur et constitue, avec l'huile de foie de morue, la base principale du traitement interne de la tuberculose pulmonaire.

Comment agit en pareil cas l'arsenic? L'observation démontre que l'un des premiers phénomènes appréciables est le retour de l'appétit. De ce retour de l'appétit qui fait bien rarement défaut découlent des conséquences faciles à prévoir. Qui ne connaît l'heureuse influence d'une bonne assimilation sur la marche et l'issue d'une affection chronique dans laquelle l'origine des premiers accidents est si souvent imputable à l'affaiblissement et à la déviation des actes nutritifs, et ce n'est pas seulement l'éclosion de nouveaux produits tuberculeux qui se trouve de la sorte enrayée, mais les lésions suppurantes du poumon en sont également modifiées. Comme le dit avec raison Isnard (1), la reconstitution de l'organisme est la plus saine barrière à opposer aux envahissements de la phtisie. Un malade qui engraisse est en voie de guérison. Cette action eutrophique de l'arsenic est reconnue par tous ceux qui ont employé ce médicament. Presque tous les malades, dit Moutard-Martin (2), constatent au bout de quelques jours de traitement une amélioration marquée de l'état général; l'appétit se réveille, les forces renaissent; bientôt le teint perd cet aspect terreux qu'on connaît; il devient plus clair, l'œil s'anime, et enfin, au bout de trois semaines ou un mois, l'embonpoint commence à reparaître. L'état local subit moins de changements, cependant parfois (l'auteur cite deux cas de phtisie avec cavernes améliorés d'une façon surprenante) il se modifie également d'une manière sensible; même dans la période ultime, ce médicament trouve son indication. Sans doute il ne peut guérir des lésions irrémédiables, mais il permet la continuation de la lutte et retarde le moment de la mort. Cette action a été parfaitement mise en relief par Isnard dans le passage suivant de son ouvrage, auquel on ne pourrait reprocher qu'un excès d'enthousiasme : « La médication arsenicale, dit Isnard, donne des résultats véritablement extraordi-

(1) Isnard, *De l'arsenic dans la pathologie du système nerveux*, 1865.
(2) Moutard-Martin, *Académie de médecine*, 1866.

naires par leur rapidité et leur constance dans la période ultime de la phtisie pulmonaire avec fièvre hectique, consomption, tubercules, ramollis ou suppurés et cavernes. D'abord les redoublements fébriles sont affaiblis, abrégés, suspendus. Cet effet est immédiat; il a lieu dès les premiers jours du traitement; la fièvre diminue et cesse à son tour; les sueurs nocturnes, l'éréthisme général et l'insomnie suivent la même progression décroissante. La peau, de sèche et brûlante qu'elle était, ne tarde pas à devenir fraîche et naturelle, malgré une certaine fréquence du pouls, d'ailleurs particulière à la convalescence des maladies graves. Ces résultats attestent à un haut degré, dans la fièvre hectique, la supériorité de l'arsenic sur le sulfate de quinine, dont l'action inconstante et fugace exige souvent des doses élevées, se trouve bientôt arrêtée par les limites de la tolérance et ne s'étend pas du reste, au delà des paroxysmes fébriles, sur les autres symptômes de la maladie. A mesure que la fièvre cède, l'appétit, les fonctions digestives, la nutrition, se réveillent avec une surprenante énergie; les vomissements, la diarrhée ou la constipation disparaissent; la fraîcheur, la coloration des tissus, les forces, l'embonpoint renaissent; toute la physionomie se transforme. Ces effets commencent à se produire dès la fin de la première semaine et se prononcent chaque jour davantage; bientôt la reconstitution générale de l'organisme rejaillit sur les lésions locales et amène les plus remarquables résultats; la toux, l'oppression et l'expectoration se modèrent; les crachats, en se réduisant, perdent de plus en plus le caractère purulent pour devenir simplement muqueux; tout enfin révèle le travail de réparation qui s'effectue dans les bronches et les cavernes pulmonaires. »

En outre de cette action reconstituante si remarquable, l'arsenic modère l'oxydation des tissus et s'oppose efficacement à la dénutrition. Le fait résulte des recherches expérimentales de Brettschneider (1), de Schmitt et Sturzwage (2), de Sée et Lolliot (3). Ces derniers auteurs signalent deux faits expérimentaux très significatifs : d'une part, le ralentissement de la circulation et l'abaissement de la température, d'autre part, la diminution très notable de l'urée pendant l'administration de l'arsenic à la dose quotidienne de 1 centigramme. De leur côté, Schmitt et Sturzwage en Allemagne avaient noté une diminution marquée de la quantité d'acide carbonique exhalé par les poumons. Or un médicament qui a le pouvoir d'exciter les fonctions digestives et en même temps d'enrayer le mouvement de dénutrition toujours si rapide chez les tuberculeux est un médicament qui a sa place marquée dans le traitement de la phtisie.

(1) Brettschneider, *Quædam de arsenici efficacie disquisitiones*.
(2) Schmitt et Sturzwage, *Moleschott's Unterzuchungen*.
(3) Lolliot, These inaugurale.

L'arsenic a-t-il une action directe sur le poumon? Cahen (1) pensait qu'il a la propriété de décongestionner cet organe par l'intermédiaire du système nerveux ganglionnaire, qu'il rend ainsi la respiration plus ample, plus libre et qu'il facilite l'hématose; cette action locale, quelle qu'en soit la cause, paraît démontrée lorsque l'on réfléchit que l'arsenic, eupnéique pour les montagnards du Tyrol et de la Basse-Autriche, jouit d'une efficacité reconnue dans certaines affections pulmonaires, l'asthme en particulier, et que la muqueuse respiratoire est une des voies par lesquelles se fait l'élimination du médicament. Quelques auteurs vont plus loin encore; ils pensent, c'est l'opinion de Pécholier, que l'arsenic s'attaque très probablement dans l'intimité des poumons aux germes de la tuberculose, et ils se fondent sur l'action antifermentescible bien connue de cette substance. Buchner (2), qui a fait une étude approfondie de l'arsenic, est porté à croire qu'il confère une sorte d'immunité thérapeutique non pas en détruisant la bacille, mais en exerçant une action dynamique sur les cellules qui rend pour ainsi l'économie invulnérable. D'après le professeur de Munich, l'arsenic constitue un excellent médicament, non seulement dans les cas de tuberlose confirmée, mais encore pour combattre la prédisposition, à titre de prophylactique; il le prescrit en dilution aussi étendue que possible (à 1/2000), mélangée aux boissons, de manière à ne pas dépasser la dose de 10 milligrammes d'acide arsénieux par jour.

L'acide arsénieux est la préparation la plus généralement employée. On en fait des granules de 1 milligramme, *granules de Dioscoride*, nom sous lequel Cahen les a le premier désignés et qui dissimule la composition du médicament aux malades pusillanimes qu'effrayerait encore l'expression d'arsenic. On les administre à la dose de 5 à 10 ou 12 par jour, espacés deux par deux à la fois. Noskowski (3) préconise l'association de l'acide arsénieux avec l'extrait de feuilles de noyer, qui permet d'administrer longtemps l'arsenic sans inconvénients.

L'arséniate de soude en pilules ou en solution est aussi fréquemment prescrit; seulement cette préparation contenant une dose moindre du médicament doit être administrée à dose plus élevée.

Lorsque l'on veut employer les fumigations arsenicales, on fait dissoudre, ainsi que l'a indiqué Trousseau, 2 à 4 grammes d'arséniate de soude dans 20 grammes d'eau distillée. Un morceau de

(1) Cahen, *De l'acide arsénieux dans le traitement des congestions qui accompagnent certaines affections nerveuses* (*Arch. de médecine*, 1863).

(2) Buchner, *Die ætiologische therapie und prophylaxis des lungentuberkulosi*, 1883.

(3) Noskowski, *Études sur l'arsenic dans le traitement de la tuberculose*, Thèse de Lyon, 1883.

papier d'une grandeur déterminée est imbibé de cette solution, puis séché et plié en forme de cigarette. De cette manière chaque cigagarette peut contenir un poids connu d'arséniate de soude, ordinairement 5 ou 10 centigrammes. Les malades, après avoir allumé la cigarette, en aspirent la fumée dans la bouche, puis une lente inspiration la fait passer dans les bronches. On aspire d'abord quatre ou cinq gorgées deux ou trois fois par jour, et à mesure qu'on s'y habitue, on augmente le nombre des inspirations. Ce mode d'administration de l'arsenic est aujourd'hui très rarement employé, et offre beaucoup moins d'avantages que la voie stomacale.

Il est d'usage, en général, de faire suspendre la médication au bout de six semaines à deux mois pour prévenir les effets fâcheux de l'emmagasinement. Nous croyons qu'il est préférable de continuer pendant un temps assez long l'administration intérieure du médicament et d'en imprégner en quelque sorte l'organisme, à moins toutefois qu'il ne survienne quelques phénomènes d'intolérance gastrique ou intestinale, quelques signes d'inflammation oculo-conjonctivale, ou encore un état de lassitude extrême signalé par Jaccoud. En pareil cas, il sera prudent de diminuer la dose de l'arsenic, d'en suspendre momentanément l'emploi et de revenir rapidement à la dose maximum, dès que les symptômes mentionnés plus haut auront complètement disparu.

Eaux minérales arseniquées. — Les eaux minérales arseniquées occupent avec les eaux sulfureuses le premier raug dans le traitement de la phtisie. A cette classe d'eaux minérales appartiennent les eaux de la Bourboule et les eaux du Mont-Dore. Les premières sont surtout utilisées en dehors des sources; la grande fixité des principes minéralisateurs qu'elles contiennent les rend très propices à l'exportation. Noël Guéneau de Mussy, qui a beaucoup étudié l'action de ces eaux et qui a puissamment contribué à leur fortune, les ordonnait très fréquemment à une dose variant d'un demi-verre à deux verres, les faisant alterner pendant l'hiver avec l'huile de foie de morue, administrant celle-ci pendant vingt jours et réservant les dix autres à l'eau de la Bourboule.

Les eaux du Mont-Dore sont plus particulièrement conseillées dans la phtisie. Leurs vertus curatives étaient très anciennement connues, ainsi que le prouve à la suite de fouilles pratiquées la découverte d'un grand établissement romain, et ce passage d'une lettre écrite à un de ses amis par l'évêque Sidoine Apollinaire au cinquième siècle : *Phtisiscentibus languidis medicabilis piscina delectat.* Aujourd'hui, ces eaux jouissent d'une faveur qui s'accroît tous les jours et qu'expliquent les faits nombreux d'amélioration et de guérison que tous les médecins ont été à même d'observer.

De vives discussions se sont élevées au sujet de l'efficacité comparée des Eaux-Bonnes et des eaux du Mont-Dore. Nous croyons inutile de nous y arrêter. Nous pensons avec Guéneau de Mussy ques les eaux arseniquées et les eaux sulfureuses répondent à des indications différentes, tout en se rapprochant par certains effets. On peut dire qu'elles se suppléent, qu'elles se complètent. Nous avons montré précédemment les cas auxquels les eaux sulfureuses paraissent plus particulièrement convenir. Nous avons vu que l'excitation qui résulte de leur usage les contre-indique dans les formes fébriles de la maladie, chez les individus nerveux, irritables, disposés aux congestions sanguines. Les eaux du Mont-Dore semblent, au contraire, appropriées à ces formes.

C'est un fait parfaitement établi par les recherches de Richelot (1), Mascarel (2), Cazalis (3), Geay (4), Schlemmer, etc. Mascarel nous paraît avoir bien résumé, en les forçant un peu, les traits distinctifs des eaux sulfureuses et des eaux du Mont-Dore dans les propositions suivantes :

L'eau d'Eaux-Bonnes exerce une action substitutive ; elle congestionne les poumons ; ses effets sont centripètes.

L'eau du Mont-Dore a une action diamétralement opposée ; ses effets sont centrifuges ; elle décongestionne les poumons et ramène le râle de retour (*rhuncus crepitans redux*) dans les lobules pulmonaires péri-tuberculeux hépatisés.

La première est excitante ; elle peut provoquer des hémoptysies chez les sujets prédisposés ; la seconde est sédative, et, par son action décentralisante, est de ce seul fait plutôt anti-hémorrhagique.

L'eau d'Eaux-Bonnes trouve ses applications dans l'excitation.

L'eau du Mont-Dore, dans la sédation.

Dans les formes congestives, dit à son tour le Dr Schlemmer (5), le Mont-Dore se trouve spécialement indiqué à l'exclusion de tous les autres thermes en raison de ses propriétés sédatives ; les accidents hémoptosiques notamment n'y sont pas à redouter, en général, à la condition que la cure soit rationnellement dirigée. L'allure éréthique, si elle est modérée, ne constitue pas une contre-indication ; toutefois, si au lieu d'une fébricule à peu près régulière et coïncidant avec les transpirations nocturnes, il existe une fièvre diurne et irrégulière qui peut faire craindre l'imminence d'une poussée

(1) Richelot, *Quelques considérations sur le traitement de la phtisie pulmonaire au Mont-Dore*, 1877.

(2) Mascarel, *Lettres sur le Mont-Dore et les Eaux-Bonnes*, 1878.

(3) Cazalis, *Études sur le traitement de l'asthme sec au Mont-Dore*, 1883.

(4) Geay, *Le Mont-Dore et ses indications thérapeutiques*, 1886.

(5) Travail inédit, basé sur de nombreuses observations. Nous ferons de larges emprunts à l'étude consciencieuse de ce distingué confrère.

aiguë on d'une explosion tuberculeuse généralisée, le traitement thermal risque de devenir impuissant, sinon, nuisible. D'autre part encore, dans des cas de lésions avancées, l'hecticité bien établie n'est plus justiciable de la cure.

L'indication qui résulte du terrain sur lequel évolue la tuberculose ne peut pas être enfermée dans des formules absolues ou invariables. Cependant encore, en général, le Mont-Dore réussit d'une manière spéciale dans les diverses manifestations qui relèvent de la goutte ou du rhumatisme. On peut dire que le tempérament arthritique est une condition propice aux effets de la cure.

En dehors du cet état constitutionnel, l'élément qui doit primer tous les autres dans les considérations relatives au terrain, c'est le degré de résistance du sujet. Il convient de noter à cet égard qu'on observe souvent une efficacité particulièrement durable de la cure sur les malades chez lesquels une tuberculose au début coexiste avec un certain degré d'emphysème. En général, dans la tuberculose héréditaire les chances de succès sont moindres que dans la tuberculose acquise, et le bénéfice du traitement paraît moins durable; mais les guérisons ou les améliorations observées dans les deux cas n'autoriseraient pas à en faire deux catégories distinctes au point de vue de l'indication. L'efficacité des eaux dépend ici en réalité surtout du degré d'épuisement de l'organisme et de la forme anatomique.

Les mêmes considérations s'appliquent aux tempéraments herpétique et lymphatique; toutefois, pour le premier, le principe arsenical des eaux en fait une médication en quelque sorte constitutionnelle; pour le second, l'indication relative aux eaux minérales doit prendre en considération principalement le degré de débilitation qui réclamera en pareil cas, soit l'usage des eaux sulfureuses excitantes, soit celui des eaux chlorurées sodiques franches ou fortement arsenicales, comme la Bourboule.

Parmi les modifications obtenues dans les symptômes pendant ou après la cure, le Dr Schlemmer signale la perméabilité plus grande du poumon se manifestant par la disparition de l'oppression et de l'essoufflement, par la diminution de la fréquence des mouvements respiratoires, et par l'amplitude augmentée de l'inspiration; par la diminution de la matité, par la disparition ou la diminution des souffles et du retentissement de la voix.

A cette décongestion du poumon correspondent certains phénomènes stéthoscopiques. Presque toujours durant la cure des râles fins apparaissent dans la région silencieuse, ou s'ajoutent aux rhoncus préexistants, en même temps que les phénomènes dyspnéiques s'amendent pour disparaître au bout d'une semaine. La décongestion se manifeste alors nettement à l'auscultation par le rétablissement du murmure vésiculaire ou par une diminution de la rudesse ou des souffles ; enfin, au niveau des cavernes en voie de dessèchement, par la substitution des souffles purs aux gargouillements, ou par l'isolement et par la rareté relative des gros râles à l'exclusion des râles plus fins qui les entouraient au début.

Généralement plus facile et un peu abondante au commencement du traitement, l'expectoration devient, au bout de peu de jours moins visqueuse, moins colorée, plus aérée et bientôt de plus en plus rare. Les bacilles y persistent, et durant la cure on ne peut guère noter de changement à cet égard. Toutefois chez plusieurs malades en voie de cicatrisation manifeste, il a fallu colorer un assez grand nombre de crachats vers la fin de l'hiver pour y retrouver les bacilles qui y fourmillaient six à huit mois auparavant. Le Dr Schlemmer a noté plus d'une fois l'aspect grêle et fragmenté de ces bacilles rares, opposé à la forme courte et compacte des premiers bacilles chez un même malade.

La toux suit à peu près la même marche que l'expectoration ; l'amendement est même d'ordinaire plus rapide, et on ne remarque pas cette période d'augmentation au début que nous venons de signaler pour l'expectoration.

Quant à l'état général, il est extrêmement rare qu'il n'éprouve pas une amélioration manifeste et le plus souvent durable, caractérisée par l'accroissement de l'appétit, la coloration du teint, le retour du sommeil, de l'embonpoint et des forces, le rétablissement de la menstruation et l'augmentation du poids du corps constaté même parfois pendant le traitement.

Les eaux du Mont-Dore sont administrées en boisson, en bains, en inhalations.

La source de la Madeleine (aujourd'hui source Bertrand) est surtout employée pour la boisson, mais les sources Ramon et César ont à peu près la même composition. On la prend à la dose d'un demi-verre à trois ou quatre par jour. Non seulement cette eau, d'une saveur légèrement styptique, est facilement tolérée par les malades, mais chez un assez grand nombre d'entre eux, elle calme les accidents dyspeptiques. Ces effets dus sans doute au fer, à l'acide carbonique et aux bicarbonates, alcalins ont pour résultat d'accroître l'appétit et de faciliter la digestion.

L'excrétion des sables uriques qui est sinon constante, du moins presque générale (même en dehors de la goutte, où elle peut acquérir la valeur d'un phénomène réellement critique) s'observe dès le quatrième ou le cinquième jour et disparaît ou diminue avant la fin de la cure.

Le bain au Mont-Dore peut être tempéré ou à haute température. Le contact de l'eau dans les bains tempérés paraît n'exercer, en général, qu'une action insignifiante; toutefois, chez certains sujets, il se produit dès le deuxième ou troisième bain des démangeaisons suivies d'urticaire. En dehors de ces faits exceptionnels, les bains tempérés ne semblent avoir d'autre action que de faciliter les fonctions des glandes sudoripares et de produire sur l'économie un effet sédatif principalement en rapport avec leur température.

L'eau de la source Saint-Jean, du Pavillon, employée en demi-bains hyperthermaux de 41 à 44 degrés sur les griffons mêmes, produit une série d'effets immédiats et secondaires qui ont été signalés depuis longtemps et qu'on ne pourrait attribuer que difficilement à la seule thermalité. Les effets immédiats sont d'abord une sensation de chaleur mordicante avec rubéfaction suivie aussitôt d'un spasme vasculaire avec pouls serré et respiration dyspnéique; puis une révulsion brusque sur la moitié du corps immergée avec une fluxion périphérique assez puissante pour motiver l'interdiction absolue de ces bains chez les cardiopathes; enfin une sudation rapide et bientôt profuse qui coïncide avec une sensation de bien-être et de léger engourdissement.

Les effets secondaires sont d'abord une excitation générale manifeste surtout au point de vue de la circulation; puis au bout de quelque temps de repos un sentiment de détente et de souplesse générale, avec ampleur de la respiration et moiteur ou transpiration agréable; enfin plus tard et généralement après plusieurs bains seulement, une excitation portant surtout sur l'innervation et caractérisée par de l'agitation, de l'insomnie, quelquefois par une fièvre légère et très fréquemment par quelque fluxion critique.

La conséquence de l'excitation imprimée à la circulation périphérique, c'est la suractivité de la fonction sudoripare en particulier, qui coïncide avec un dessèchement notable de la plupart des autres glandes et notamment des glandes bronchiques, urinaires et intestinales. Et la conséquence un peu plus tardive, en général, de l'excitation imprimée à l'innervation, c'est le réveil des douleurs goutteuses, rhumatismales, névralgiques; c'est la fluxion hémorrhoïdaire ou menstruelle ou ménorrhéique; c'est l'explosion des éruptions diverses qui varient presqu'à l'infini suivant les malades et qui traduisent une disposition individuelle, idiosyncrasique ou diathésique, bien plus qu'elles ne s'expliquent par l'action à la surface de la peau d'un médicament uniforme (l'arsenic). On comprend toute la puissance de cette médication perturbatrice, mais on comprend aussi que, chez les tuberculeux, l'emploi de ces bains doive être réservé à des cas particulièrement torpides dans lesquels on n'a pas à craindre une excitation générale trop vive, surtout lorsque le catarrhe est abondant ou qu'on cherche à décongestionner fortement le larynx. Enfin, dans quelques cas exceptionnels, dans certaines congestions accidentelles où la déplétion rapide des organes constitue une indication urgente, on peut recourir à ces demi-bains du Pavillon, en petit nombre, pour obtenir une révulsion énergique qui a été maintes fois couronnée de succès.

Chez un grand nombre de phtisiques, le traitement révulsif se borne aux pédiluves pris sur ces griffons qui constituent en même temps pour les malades incommodés par une légère congestion encéphalique à la suite des séances d'inhalation une dérivation efficace.

Avec l'eau en boisson, le mode d'application de l'eau mont-dorienne le plus généralement adopté, c'est l'inhalation de la vapeur minérale. Des expériences très intéressantes entreprises récemment par Lecacheux, ingénieur civil (1), on est droit de conclure que la teneur en acide carbonique, en arsenic et en fer des vapeurs mont-doriennes varie suivant le temps qui sépare les introductions successives de l'eau minérale dans les chaudières et suivant la température extérieure; une partie de ces éléments entraînés très vraisemblablement avec l'acide carbonique est perdue en raison d'une disposition vicieuse des appareils. Ceux-ci seront réinstallés sans doute prochainement de façon à éviter ces inconvénients et à mettre à la disposition des médecins des salles d'inhalation à minéralisation plus constante et à températures uniformes, reglées suivant le degré de chaleur auquel il convient de soumettre les divers malades. Aujourd'hui, c'est dans les vapeurs, moins épaisses, des salles de pulvérisation qu'on prescrit l'inhalation aux tuberculeux congestifs ou hémoptoïques, pour lesquels on redouterait une température de 30 à 32 degrés.

Quelquefois les premières séances d'inhalation excitent un peu la toux, ce qui paraît tenir à la chaleur de la salle plutôt qu'au contact même des vapeurs sur la muqueuse laryngo-bronchique, car chez les catarrheux et certains asthmatiques notamment, la dyspnée est immédiatement calmée dans cette atmosphère minéralisée. A l'exception d'ailleurs d'un nombre très restreint de malades dont l'irritabilité nerveuse persiste, ne pouvant s'accommoder au climat, la toux diminue très vite sous l'influence décongestive de ces vapeurs. Elles exercent une action topique, manifestement émolliente, que traduit rapidement aussi une expectoration plus facile et plus

(1) Observations sur les différents services de l'établissement du Mont-Dore, *in Annales de médecine thermale*, 1886.

aérée. A cet effet résolutif dû sans doute à la vapeur d'eau et peut-être aussi à l'action tempérante de l'azote et même des matières organiques qui proviennent des conserves, s'ajoute un effet anesthésique produit par le mélange d'acide carbonique et d'air, comme celui que Brown-Séquard et d'Arsonval ont constaté dans leurs expériences sur les pthisiques. Enfin, le contact des vapeurs produit aussi une sudation légère et dérivatrice qui est d'ailleurs un des résultats constants et caractéristiques de l'emploi de l'eau du Mont-Dore, sous quelque forme que ce soit et qu'il convient de maintenir dans des limites modérées chez les tuberculeux débilités.

Absorbées dans les voies respiratoires, ces vapeurs ont une influence générale sédative qui peut être attribuée à l'action de l'arsenic sur le système nerveux et sur les vaso-moteurs en particulier. A une époque plus tardive la muqueuse du conduit laryngo-bronchique est non seulement décongestionnée, mais tonifiée et rendue moins susceptible. Le fer dont la présence a été constatée dans ces vapeurs joue aussi peut-être un rôle dans cette modification.

En résumé, nous pouvons dire avec le Dr Schlemmer que les effets essentiellement variés des divers moyens thérapeutiques que nous venons de passer en revue ne paraissent guère compatibles avec l'hypolhèse d'une action médicamenteuse uniforme (arsenicale). Il est vraisemblable que suivant le procédé d'administration employé et suivant l'époque à laquelle on considère l'action d'un même mode de médication (reconstituant et sédatif, résolutif ou substitutif, enfin révulsif ou perturbateur), c'est à tel ou tel élément ou à certains d'entre eux à la fois que revient un rôle prédominant. Toutefois, en dehors des conditions de thermalité et d'électricité dont l'influence est saisissable surtout dans les cas d'applications extérieures, c'est à l'arsenic et peut-être aussi à l'acide carbonique et à l'azote d'une part, aux bicarbonates et aux principes martiaux comme le fer et le manganèse, d'autre part, que l'eau absorbée sous une forme quelconque (par la boisson et l'inhalation) paraît devoir ses propriétés électives, résolutives et anesthésiques sur l'appareil de l'hématose, et ses vertus sédatives et régulatrices de l'innervation, enfin ses qualités eupeptiques et reconstituantes.

A l'occasion des inhalations mont-doriennes, une grave question a surgi dans ces derniers temps. On s'est demandé, en présence des doctrines nouvelles sur la transmission de la phtisie, s'il n'y avait pas quelque danger à réunir dans une salle commune un nombre considérable de malades atteints d'affections pulmonaires diverses dont bon nombre sont des affections tuberculeuses. Ces craintes ont été particulièrement formulées par Vallin (1), Terrier (2), Notta (3), Cazeaux (4), etc.

Soucieux de la santé des malades qui leur sont confiés, les médecins du Mont-Dore se sont émus de l'accusation qui pesait sur leurs eaux, et ils nous paraissent avoir démontré que les appréhensions exprimées plus haut n'avaient pas de fondement sérieux.

Dans un article publié dans l'*Union médicale* (1886), le Dr Nicolas a fait remarquer qu'aucun cas de contagion évidente n'a été constaté ni parmi les médecins qui fréquentent tous les jours pendant la saison thermale les salles d'inhalation, ni parmi les employés préposés à ces salles, ni parmi les malades qui chaque année se rendent dans cette station. Notre observation est formelle à cet égard et entièrement conforme à celle de nos confrères du Mont-Dore. D'ailleurs, d'où pourrait provenir le principe infectieux? de l'air expiré par les phtisiques ou des crachats.

Pour ce qui est de la première hypothèse, si quelques observateurs, Giboux (5), Ransome (6) Smith (7), Williams (8), sont arrivés à des résultats positifs, d'autres en beaucoup plus grand nombre, parmi lesquels nous citerons surtout Sormani (9), Celli et Guarnieri (10), Charrin et Karth (11), constatent qu'en faisant expirer des malades atteints de phtisie sur des plaques de verre enduites de glycérine, ils n'ont jamais, malgré de nombreuses préparations, obtenu que des résultats négatifs. A la Société de médecine publique (24 mars 1886), le professeur Grancher faisait la déclaration suivante : La contagion de la tuberculose ne peut avoir lieu que par les crachats et non par l'air expiré ; j'ai fait à cet égard de nombreuses expériences, et je puis dire que les animaux auxquels j'ai fait inhaler l'air expiré par les phtisiques n'ont jamais présenté aucune lésion tuberculeuse (12).

Les recherches récentes de Cadéac et Malet (13) ne peuvent laisser sous ce rapport aucun doute dans l'esprit.

Dans une première série d'expériences, des lapins exempts de

(1) Vallin, *Mémoires de la Société médicale des hôpitaux*, 1885.
(2) Terrier, *Gazette hebdomadaire*, 1884.
(3) Notta, *Union médicale*, 1884.
(4) Cazeaux, *Annales de la Société d'hydrologie*, t. XXX.
(5) Giboux, *Académie des sciences*, 1882.
(6) Ransome, *Proceedings of the royal Society of London*, 1883.
(7) Smith, *British medical Journal*, 1884.
(8) Williams, *Lancet*, 1884.
(9) Sormani, *Revue de Hayem*, 1884.
(10) Celli et Guarnieri, *Lo sperimentale*, 1884.
(11) Charrin et Karth, *Virulence de la tuberculose suivant les tumeurs et les tissus des tuberculeux* (*Revue de médecine*, 1883).
(12) Grancher, *Revue d'hygiène*, avril 1886.
(13) Cadéac et Malet, *Étude expérimentale de la transmission de la tuberculose par l'air expiré et par l'atmosphère* (*Revue de médecine*, juillet 1887).

toute inflammation des voies respiratoires et soumis pendant plusieurs heures chaque jour (pendant 98 jours, chez l'un) à des inhalations d'air expiré par des phtisiques, n'ont jamais contracté la tuberculose. Le résultat a été le même chez des lapins auxquels on avait fait préalablement respirer des vapeurs de brome pour enflammer les voies respiratoires.

Sur douze lapins ou cobayes, ayant séjourné constamment deux ou trois mois dans la même atmosphère que dix-neuf animaux tuberculeux, mais sans avoir de contact avec eux, aucun n'a contracté la tuberculose. En revanche, deux lapins sur trois qui ont cohabité d'une manière complète avec les animaux tuberculeux sont devenus tuberculeux, mais alors la communauté des aliments existait en même temps que la communauté de l'air.

Dans une troisième série d'expériences, la vapeur d'eau contenue dans l'air expiré par les phtisiques était condensée, examinée microscopiquement, puis inoculée à des lapins. Deux fois des résultats positifs avaient été obtenus, mais ces résultats ont paru aux auteurs attribuables à des erreurs expérimentales ; car dans une seconde série de ces mêmes expériences, plus rigoureusement conduites, le produit de treize condensations pratiquées chez treize phtisiques différents inoculé à vingt-six animaux a constamment donné un résultat négatif, ainsi que l'examen microscopique.

Les crachats peuvent-ils davantage dans les salles d'inhalation du Mont-Dore communiquer la tuberculose? le Dr Cazalis a répondu à cette question dans la *Gazette hebdomadaire* (avril 1885). Considérant les crachats comme le principal véhicule des germes tuberculeux, notre distingué confrère cherche à démontrer que les crachats ne sont dangereux qu'à l'état pulvérulent ; que dans les salles d'inhalation, les germes englobés dans les mucosités ne peuvent être mêlés à l'air humide respiré par les malades, et que, par suite de la condensation de la vapeur d'eau sur le sol, les crachats qui par mégarde seraient projetés en dehors des vases destinés à les recevoir échappent à la dessiccation et sont après chaque séance entraînés par le lavage des salles.

En dehors de ces preuves d'innocuité des inhalations prises en commun, le Dr Nicolas en a demandé d'autres à l'expérimentation. Provoquant la condensation de l'air des salles d'inhalation au moyen d'un appareil réfrigérant, ou par la simple ouverture des fenêtres de ces salles à la fin des séances, il a recueilli la vapeur d'eau condensée sur le sol et les murs. La recherche du bacille dans tous les liquides obtenus par ces divers procédés a été faite à l'aide du microscope, des cultures, enfin par l'inoculation à des animaux.

L'examen microscopique n'a fourni que des résultats négatifs.

Pour ce qui est du mélange à des bouillons de culture, plusieurs tubes remplis de liquides recueillis sur les murs ont été remis au laboratoire du professeur Cornil. Le mélange de leur contenu à des bouillons de culture n'a été suivi d'aucun résultat.

L'inoculation dans le péritoine de trois cobayes du liquide condensé sur le sol des salles d'inhalation n'a déterminé la tuberculose chez aucun de ces animaux.

Le Dr Nicolas conclut de ces expériences que les salles d'inhalation du Mont-Dore sont à l'abri de tout danger de propagation de la tuberculose.

Cette conclusion nous paraît s'appuyer sur des faits tout à fait probants et devoir être acceptée. Pour plus de sécurité, il sera bon, dans les améliorations prochaines de l'établissement du Mont-Dore, d'exiger, ainsi que le propose Cazalis, les réformes suivantes :

1° Multiplier les salles d'inhalation et de pulvérisation ;

2° Augmenter la ventilation dans les salles actuellement existantes ;

3° Laver les salles après chaque séance ;

4° Remplacer les crachoirs actuels par des vases de plus grande dimension, contenant des liquides antiseptiques et soigneusement nettoyés après chaque séance ;

5° Établir, autant que possible, des cabinets d'aspiration particuliers.

Iode.

L'utilité incontestable des préparations d'iode dans la scrofule devait nécessairement conduire à leur emploi dans la tuberculose pulmonaire. Aujourd'hui un motif de plus doit engager les praticiens à recourir à la médication iodée, c'est son action antivirulente démontrée par des faits nombreux expérimentaux et cliniques. On peut affirmer que l'iode est un antiseptique de premier ordre, en même temps qu'il agit puissamment sur les sécrétions de la muqueuse bronchique et qu'il rend la respiration plus facile, plus libre.

L'iode est administré en inhalations et par la voie stomacale.

Les inhalations préconisées dès 1820 par Berton (1), plus tard par Chartroule, Piorry, Langlebert, Danger, Corbel-Lagneau, etc., sont rarement employées aujourd'hui dans le traitement de la phtisie, à cause de la forte irritation laryngo-bronchique qu'elles déterminent. On se contente, en général, de laisser évaporer dans la chambre du malade de la teinture d'iode versée dans une soucoupe.

(1) Berton, *Académie de médecine.*

Administré à l'intérieur, l'iode est souvent mal toléré par l'estomac. Aussi a-t-on cherché à le remplacer par des combinaisons plus ou moins inoffensives : lait iodé, plantes iodées, solution iodo-tannique, iodure de potassium, etc. Guéneau de Mussy prescrivait la teinture d'iode dans un petit verre d'eau de riz à la dose de quatre à cinq gouttes matin et soir, et il avait remarqué que l'iodure d'amidon ainsi formé était, en général, bien accepté par les organes digestifs. S'il existait quelques symptômes d'intolérance gastrique ou intestinale, il ajoutait au mélange quelques gouttes de teinture thébaïque.

Lorsque l'on veut administrer l'iode sous forme pilulaire, il est avantageux de l'associer à l'extrait de feuilles de noyer, selon la formule suivante :

℞ Iode	15 milligrammes
Extrait de noyer	20 centigrammes.

Pour une pilule.

Ces pilules sont très bien supportées même à une dose élevée, pourvu qu'elles soient prises au moment des repas.

Iodure de potassium. — L'iodure de potassium a l'avantage d'être beaucoup moins irritant que l'iode, quoiqu'il en renferme une assez forte proportion (75 p. 100). Administré avec succès dans la phtisie par Baron (1), Hildrith (2) et surtout Lüedicke (3), qui va jusqu'à le considérer comme un spécifique, il a été récemment expérimenté par le D. Vesoux (de Lyon), qui en a fait le sujet de sa thèse inaugurale (4). Après avoir rapporté un certain nombre d'observations recueillies dans le service du professeur Lépine, après avoir comparé les cas où l'influence a été favorable à ceux dans lesquels le médicament est resté sans action, l'auteur croit pouvoir tirer cette conclusion que l'iodure de potassium est surtout indiqué dans la fièvre dite de granulation ou de tuberculisation, plutôt que dans la fièvre hectique produite par la résorption des produits septiques des cavernes.

Dans la phtisie aiguë, Lépine, se basant sur un fait de sa pratique publié dans la *Semaine médicale*, recommande l'iodure de potassium et mieux l'iodure de sodium, qui peut être administré à des doses beaucoup plus élevées (15 à 20 grammes par jour). Il croit que cette forme de la tuberculose est plus influençable par les agents

(1) Extrait des recherches sur les maladies tuberculeuses, 1825.
(2) *The american Journal of the medical sciences*, 1842.
(3) *Medicinische Zeitung*, 1863.
(4) Emploi de l'iodure de potassium chez les phtisiques, *Thèses de Lyon*, 1883.
(5) Lépine, *Semaine médicale*, 1887.

microbicides que les formes chroniques. Ne sait-on pas d'ailleurs que l'iodure de potassium a réussi plus d'une fois dans l'une des plus graves manifestations de la diathèse tuberculeuse, la méningite?

Iodoforme. — Depuis que les chirurgiens ont fait un usage si fréquent et si heureux de l'iodoforme comme antiseptique et comme modificateur des lésions tuberculeuses externes, les médecins ont songé à utiliser à leur tour ce précieux médicament dans le traitement de la phtisie pulmonaire.

Moleschott passe pour l'avoir employé le premier dans cette maladie; mais les médecins italiens revendiquent la priorité pour un de leurs compatriotes, le D. Righini (1), qui dès 1852 annonçait qu'il avait eu beaucoup à se louer des inhalations d'iodoforme dans la tuberculose commençante, et que l'usage interne de l'iodoforme était un remède capable d'arrêter les progrès de la maladie.

Dans ces dernières années, beaucoup de médecins, surtout en Italie, Semmola, Chiamarelli, Rummo, Fasano, Franchini, Gnocchi et beaucoup d'autres se sont livrés sur cette médication à des recherches d'un haut intérêt.

Ayant observé qu'une partie de l'iodoforme s'élimine sans changement par la surface pulmonaire, le professeur Semmola s'était proposé, en administrant ce médicament, d'agir à la fois sur le processus local et sur la constitution générale du sujet. Au congrès international d'Amsterdam (1879) il annonçait les résultats favorables et encourageants des ses recherches dans les conclusions suivantes : l'iodoforme donné en pilules par doses fractionnées depuis 5 centigrammes jusqu'à 40 et 50 centigrammes dans les vingt-quatre heures, selon la tolérance des organes digestifs et du système nerveux, et mélangé à l'extrait de gentiane amène : 1° la diminution quelquefois très rapide des produits expectorés et de la toux, qui cesse d'être quinteuse probablement par le fait d'une sorte d'anesthésie locale; 2° la désinfection des produits accumulés dans les bronches ou dans les cavernes; 3° la diminution progressive de la fièvre due en grande partie, selon l'auteur, à la désinfection par l'iodoforme des matières putrides absorbées par les foyers de ramollissement; 4° des modifications favorables dans les lésions pulmonaires; 5° l'amélioration de l'état général.

Chiamarelli (2), encouragé par les succès qu'avait obtenus Semmola, a expérimenté l'iodoforme pendant quatre années consécutives à l'hôpital des Incurables de Naples, et il a rapporté dans les *Annali*

(1) Righini, *Monographie chimique, physiologique, pharmaceutique et thérapeutique de l'iodoforme; iodoformognosie;* traduit par le Dr Janssens, Bruxelles, 1863.

(2) Chiamarelli, *Le affezioni bronco-pulmonali ed il iodoformo* (*La scuola medic. napolitana*, anno IV).

clinica, Giornale dei clin. e terapia (janvier 1882) un grand nombre d'observations favorables à ce mode de traitement. Comme Semmola, il a constaté une notable amélioration de l'état général la diminution de l'expectoration, en même temps qu'une influence marquée sur les manifestations fébriles. L'iodoforme, dit-il, modère la fièvre parce qu'il agit sur les produits expectorés, qui se trouvent non seulement diminués de quantité, mais encore améliorés dans leurs qualités chimiques, grâce à sa propriété d'empêcher la putréfaction des substancee albuminoïdes. Chiamarelli prescrivait l'iodoforme pendant un assez long temps, mais il employait des doses moins élevées que Semmola, 5 à 10 centigrammes, dans la crainte de l'intolérance gastrique.

Si l'iodoforme est mal supporté par l'estomac, on peut l'administrer sous forme d'inhalations. Le D. Rummo (1) se servait pour ces inhalations pratiquées avec l'appareil de Ziegle d'une solution d'iodoforme dans l'essence de térébenthine, à la dose croissante de 16 centigrammes d'iodoforme dissous dans 4 grammes d'essence, jusqu'à celle de 96 centigrammes dans 24 grammes de liquide. Les malades restaient une heure ou deux dans le cabinet où ils avaient été soumis à l'inhalation.

Les effets observés par Rummo consistaient dans la rapide diminution de la toux, de l'expectoration et des sueurs, l'abaissement de la température et du chiffre des respirations, l'augmentation du poids du corps, l'amendement des symptômes physiques. Ces effets curatifs de l'iodoforme peuvent s'expliquer : 1° par une action anesthésique locale sur les filets sensitifs du nerf vague ; 2° par une action modificatrice locale que l'iodoforme partage avec l'essence de térébenthine ; 3° par une action antiseptique.

Sormani (2) est arrivé à peu près aux mêmes conclusions. Il note, comme ses confrères italiens, une prompte amélioration dans l'état général, moins marquée dans l'état local. Il constate dans les crachats la persistance des bacilles ; toutefois leur nombre diminue. Il apporte une modification importante aux appareils d'inhalation. Au lieu de se servir de l'inhalateur de Ziegle, comme Rummo, ou des flacons laveurs plus usités en France (barboteurs), appareils qui ne font pas pénétrer l'iodoforme assez profondément jusque dans les dernières ramifications bronchiques, Sormani employait l'appareil de Waldenburg à air comprimé. Au cylindre de cet appareil venait se réunir par le moyen d'un tube de gomme élastique une bouteille de Wolf à deux cols dans le fond de laquelle on mettait 50 grammes d'iodoforme *porphyrisé*. Un des cols portait un tube de verre qui

(1) Rummo, *Revista clin. e thrap.*
(2) Sormani, *Annali universali*, septembre 1883.

communiquait avec l'appareil de Waldenbourg et descendait jusqu'au fond de la bouteille ; de l'autre col partait un tube de verre plus court auquel s'adaptait un tube de gomme muni à son autre extrémité d'un petit robinet et terminé par un masque respiratoire. On comprend que sous la forte pression de l'appareil de Waldenbourg on puisse faire pénétrer plus sûrement dans les poumons l'air chargé d'iodoforme.

Pour atteindre ce but on se servira avec plus d'avantage encore de l'*atmiomètre* du professeur Jacobelli, de Naples, qui par un mécanisme fort simple mais d'une exactitude rigoureuse permet de doser les substances médicamenteuses que l'on introduit dans le poumon et dont on peut à volonté augmenter ou diminuer la quantité. L'expérimentation en a été faite sous la direction de Jacobelli à l'hôpital Cochin dans le service de Dujardin-Beaumetz qui dans un intéressant rapport lu à l'Académie de médecine (séance du 2 août 1887), a signalé les bons résultats obtenus à l'aide de cet appareil, en particulier la diminution rapide de l'expectoration et de la toux sous l'influence des inhalations de térébenthine et d'iodoforme.

En Angleterre et en Allemagne, l'iodoforme a été employé dans la phtisie par Dreschfeld, Singleton Smith, Schnitzler, Drasche, etc. Dans deux communications importantes, Dreschfeld (1) signale les résultats avantageux de la médication, surtout dans la phtisie à ses débuts. Il insiste notamment sur la diminution de la toux, des crachats et des sueurs nocturnes, sur l'abaissement de la température dans les cas qui s'accompagnent de fièvre, l'augmentation de l'appétit et du poids du corps. Dreschfeld n'a jamais constaté d'accidents pouvant être attribués aux inhalations d'iodoforme. Les hémoptysies ne sont pas une contre-indication, et dans quelques cas elles ont entièrement cessé après l'administration du médicament. Employé au début de la phtisie, l'iodoforme semble en arrêter les progrès.

Le D. Singleton Smith (de Bristol) a présenté au congrès de Copenhague (1886) sous forme de tableaux, un ensemble de 48 cas de phtisie traités par l'iodoforme. Dans 29 cas il a obtenu une augmentation notable du poids du corps, qui est allée une fois jusqu'à 32 livres, une autre fois jusqu'à 33 livres. En même temps il notait l'abaissement de la température, la diminution de la toux et de l'expectoration, la disparition des sueurs nocturnes. L'auteur administrait l'iodoforme à la dose de 5 à 30 centigrammes, et en continuait l'usage pendant plusieurs mois. Il le recommandait tout spécialement dans la phtisie laryngée.

(1) Dreschfeld, *Iodoform in phtisis* (*Brit. med. Journ.*, 1882).

En Allemagne les résultats obtenus semblent avoir été un peu moins satisfaisants. Toutefois Drasche a noté souvent une augmentation du poids du corps et Schnitzler a constaté l'heureuse influence des fumigations iodoformées sur les laryngites et les dysphagies douloureuses qui précèdent ou accompagnent la phtisie pulmonaire.

En France l'iodoforme est entré dans la pratique journalière et les succès que lui doit la chirurgie dans le traitement des abcès froids n'ont pas peu contribué à la faveur dont jouit ce médicament. On l'administre sous forme pilulaire, en inhalations, en injections sous-cutanées. A l'intérieur l'iodoforme sera prescrit à la dose de 5 à 25 centigrammes ; à dose élevée, il provoque des nausées et des troubles digestifs qui obligent à en suspendre l'emploi. On l'associe fréquemment à d'autres substances également préconisées contre la tuberculose, la créosote par exemple, comme nous le verrons plus loin.

Pour les inhalations, on se sert le plus souvent d'un mélange d'iodoforme et d'essence de térébenthine. Dans le but d'atténuer l'effet irritant de ce mélange, le D. Davezac, de Bordeaux (1), recommande d'associer à ces deux substances une huile, l'huile d'arachides, l'essence de bergamote et l'acide thymique dans les proportions suivantes :

℞ Iodoforme pulvérisé........................	1gr,50
Essence de térébenthine..................	30
Huile d'arachnides........	150 à 200
Essence de bergamote	2 50
Acide thymique...........................	2 50

L'huile associée à la solution d'iodoforme émulsionne celle-ci sans faire disparaître sa volatilité et atténue la susceptibilité de la muqueuse contre la vapeur trop irritante de l'essence de térébenthine.

L'appareil dont se sert le Dr Davezac est composé d'un flacon à large ouverture dont le bouchon est traversé par deux tubes en verre. L'un de ces tubes, effilé à son extrémité inférieure, vertical, touche presque le fond du vase dans lequel on a versé, au tiers de sa hauteur, le liquide en expérience; l'autre tube, qui ne dépasse pas en dedans la face inférieure du bouchon, est coudé à angle droit et communique avec un tube en caoutchouc auquel s'adapte un embout en verre.

Cet appareil, d'une extrême simplicité et d'un prix peu élevé, est aujourd'hui généralement adopté pour les inhalations. L'air atmosphérique, passant sous l'influence des mouvements respiratoires à

(1) Davezac, *Inhalations iodoformées* (*Mémoires et Bulletin de la Société de méd. et de chir. de Bordeaux*, 1882-1883).

travers la couche liquide, s'imprègne des principes médicamenteux qui peuvent être portés ensuite jusqu'aux dernières ramifications bronchiques.

L'iodoforme est fréquemment employé en injections sous-cutanées, depuis surtout que cette méthode thérapeutique a été appliquée avec succès à l'acide phénique, et qu'il a été constaté que beaucoup de substances irritantes dissoutes dans la vaseline liquide médicinale sont parfaitement supportées par les malades et n'amènent aucun accident.

Quoi qu'en aient dit Rovsin (de Copenhague) et Heyn (1), réfutés d'ailleurs par Senger (2), nous croyons que l'iodoforme exerce une action réelle sur la vitalité du bacille tuberculeux. Cette action n'est-elle pas attestée par des faits nombreux et par les témoignages irrécusables d'un grand nombre de chirurgiens de tous les pays, von Mosetig-Marhof, Fraenkel, Bruns et Andrassy, Verneuil, Matthei, Torel (de Bordeaux), Verchère, etc.

Les expériences de Bruns et Andrassy (3) sont, sous ce rapport, bien démonstratives. Dans huit cas d'abcès froids traités par les injections d'iodoforme, on a constaté après extirpation de la paroi de l'abcès que, quelques semaines après l'injection, les bacilles avaient complètement disparu ; le dépôt tuberculeux avait subi une fonte progressive pour se mêler au contenu de l'abcès, et à sa place se formaient des granulations de bonne nature.

Dans un autre ordre d'idées, les faits publiés par Gosselin de Caen (4) ne sont pas moins significatifs. Dans une première série d'expériences, Gosselin soumit des lapins et des cobayes à l'injection quotidienne de trois gouttes d'une solution éthérée d'iodoforme à 10 p. 100. Au bout de quelque temps, il inocule la tuberculose à ces animaux et il constate que l'évolution des lésions tuberculeuses est notablement retardée. Dans une deuxième série d'expériences, aussitôt après l'inoculation des matières tuberculeuses, on injecte chaque jour, à des lapins et à des cobayes, deux à trois gouttes d'éther iodoformé, en diminuant graduellement la dose de manière à en imprégner l'organisme au maximum compatible avec la vie. Sacrifiés après 95 jours de traitement, alors que des animaux témoins non soumis à l'iodoforme mouraient de tuberculose du 30e au 48e jour, les lapins et les cobayes ne présentaient aucune trace de tubercules, en même temps que, pendant la vie, ils n'avaient

(1) Rovsin et Heyn, *Fortschritte der Med.*, 1887.
(2) Senger, *Deutsche medicinisches Wochenschr.*, 1887.
(3) Bruns et Andrassy, *Centralblatt für Chirurgie*, 1886 et *Communication au 14e congrès de la Société allemande de chirurgie*, 1887.
(4) Gosselin, *Études expérimentales et cliniques de la tuberculose*, 1887.

éprouvé aucun accident imputable à l'affection tuberculeuse. Le résultat est le même si l'iodoforme est injecté 10 à 12 jours après l'inoculation, à la condition, toutefois, que les lésions ne soient pas trop avancées.

Ces faits nous paraissent démontrer d'une façon indiscutable que, sous l'influence de l'iodoforme, les bacilles n'évoluent pas. Ils ne sont pas tués, puisque si l'on cesse le traitement, la tuberculose reprend sa marche. L'organisme est en quelque sorte stérilisé; tant que les tissus sont imprégnés d'iodoforme dans une certaine mesure, les bacilles sont inoffensifs et, ainsi qu'en fait la remarque le savant professeur de Caen, n'est-il pas à espérer que ce n'est pas impunément pour leur vitalité qu'on arrête leur développement pendant un aussi long temps?

Il nous reste à dire quelques mots de l'emploi qui a été fait récemment de l'iodoforme en onctions sur le cuir chevelu préalablement rasé, dans les cas de méningite tuberculeuse. Le Dr Martel (*Revue internationale des sciences médicales*, 1886) a pu réunir 8 cas dont 5 appartiennent à Warfinge (*Hygica*, 1886), de guérison de cette redoutable affection par des badigeonnages d'iodoforme collodionné ou des onctions avec une pommade au 10e, au 20e. Avant d'accepter des résultats aussi merveilleux, il nous paraît prudent d'attendre de nouvelles recherches et des observations plus nombreuses.

Chlore.

Le chlore a joui pendant quelque temps d'une grande faveur dans le traitement de la phtisie. Cottereau (1) est un de ceux qui ont le plus insisté sur les avantages de cette médication, et quoique d'autres médecins, Louis (2), Toulmouche (3), etc., n'aient pas obtenu des résultats tout à fait aussi satisfaisants, il semble ressortir néanmoins des observations nombreuses et précises de l'auteur, que le chlore inhalé en petites quantités ne détermine ni toux ni hémoptysie, et qu'il produit une amélioration caractérisée par le retour de l'appétit et des forces, la cessation des sueurs et un changement de nature des crachats. Pereira (4) tout en reconnaissant que ce moyen n'a aucune action curative, admet que le médicament peut être utile à titre de palliatif, notamment en diminuant les sueurs et en modifiant les sécrétions des cavernes pulmonaires. Nous croyons que les succès obtenus aujourd'hui à l'aide des émanations sulfureuses et, comme

(1) Cottereau, *Archiv. gén. de méd.*, 1830.
(2) Louis, *Recherches sur la phtisie*, 1843.
(3) Toulmouche, *Archiv gén. de méd.*, 1834.
(4) Pereira, *The elements of materia medica and therapeutics*, 1854.

nous le verrons plus loin, fluorhydriques, doivent encourager à expérimenter de nouveau les inhalations chlorées et bromées. Pour ces inhalations, on se servira du flacon à deux tubulures dont nous avons précédemment donné la description, dans lequel on versera une quantité variable d'eau chlorée. On pourrait également répandre dans une chambre un volume déterminé de chlore gazeux, de manière à avoir une atmosphère artificielle d'une composition connue.

Chlorure de sodium. — Le chlorure de sodium est employé dans le traitement de la tuberculose pulmonaire depuis que l'attention a été attirée d'une manière toute spéciale sur ce médicament par Amédée Latour (1). Ayant remarqué que les singes des saltimbanques nourris de sel marin succombaient beaucoup plus rarement à la phtisie que les singes du Jardin des Plantes, Amédée Latour eut l'idée que l'immunité pouvait être due au chlorure de sodium et, dès lors, il résolut d'expérimenter cette substance chez l'homme. Il arriva bientôt à reconnaître, qu'associé au lait et particulièrement au lait de chèvre, le sel marin jouit d'une incontestable efficacité dans le traitement de la phtisie, à la condition toutefois de certaines précautions que l'auteur de la médication a minutieusement indiquées et que nous croyons utile de reproduire ici :

La chèvre à laquelle on administre le chlorure de sodium doit être jeune et bonne laitière. Il ne faut pas la tenir exclusivement à l'étable si l'on veut que son lait ne contracte pas d'une manière trop marquée le goût qui est particulier au lait de ces animaux et qui déplaît à certaines personnes. Un peu d'exercice tous les jours et une heure ou deux de pâture dans les champs et dans les prés sont les moyens les plus convenables d'obtenir ce résultat. Sa nourriture doit être saine et abondante, pas exclusivement sèche et mêlée d'un tiers au moins d'herbes vertes ou de racines fraîches. On mélangera à la ration quotidienne le chlorure de sodium qu'il faudra qu'elle absorbe, et le meilleur moyen pour cela, est de l'incorporer à du son ou à des croûtes de pain pilées. Les premiers jours, on mêlera aux aliments de la chèvre de 12 à 15 grammes de sel. Il n'est pas prudent de commencer d'emblée par une dose plus forte. Tous les cinq jours, on augmentera de 5 grammes la quantité de sel pour arriver jusqu'à 30 grammes, dose qu'il est rarement utile de dépasser, à laquelle il faudra se tenir pendant toute la durée du traitement.

C'est le lait de chèvre ainsi chloruré que prendra le malade. La dose variera suivant les individus. Comme règle générale, on peut dire que plus le malade pourra absorber de lait chaque jour, mieux et plus vite marchera le traitement, à la condition que le lait soit

(1) Amédée Latour, *Union médicale*, 1856.

digéré et assimilé; la dose ordinaire est d'environ un litre par jour. Une précaution importante est de ne prendre qu'une très faible quantité de lait à la fois, mais à de très courts intervalles. Pour cela, le malade doit porter constamment avec lui sa petite bouteille de lait, de façon à le mettre en équilibre de température avec son corps, et toutes les deux ou trois minutes, il avale une gorgée de lait. A la fin de la journée, il a ainsi épuisé sa provision sans fatigue pour l'estomac, sans dégoût, inconvénients, qui ne manqueraient pas de se manifester si le malade ingérait son litre de lait en deux, trois ou quatre fois.

Ce traitement dure au moins trois mois, quelquefois un an et plus. Ce n'est qu'à cette condition qu'il devient réellement utile. Si la lassitude et le dégoût s'emparent du malade, on lui accorde trois ou quatre jours de suspension, ou bien on diminue la dose. La nourriture des malades doit être tonique et se composer surtout de viandes de bœuf ou de mouton, rôties ou grillées, auxquelles on associera quelques potages gras ou maigres, des légumes de saison, et comme boisson du vin vieux de Bordeaux, mêlé à une macération froide de quinquina. Ce régime sera d'ailleurs secondé par une bonne hygiène, le séjour à la campagne et un exercice régulier.

Les succès obtenus par A. Latour ont engagé un grand nombre de praticiens à expérimenter cette médication. Pour notre part nous l'avons employée chez quelques malades et nous n'avons eu qu'à nous en louer. Sans avoir rien de spécifique, elle nous a paru avantageuse pour exciter l'appétit, relever la nutrition et augmenter l'embonpoint. Nous avons, il est vrai, toujours associé le chlorure de sodium, quelquefois l'arsenic, au lait qui, pris en grande quantité, peut assurément revendiquer dans la cure une part d'action. Employé seul, nous croyons que le sel marin a beaucoup moins d'efficacité et nous nous expliquons le peu de réussite des essais tentés par Louis à l'Hôtel-Dieu surtout dans les déplorables conditions de l'expérimentation nosocomiale. Cependant même dans ces conditions le chlorure de sodium, dont on connaît l'emploi journalier dans l'engraissement des animaux domestiques, peut également chez l'homme contribuer à ramener l'embonpoint, sans parler du rôle physiologique qui lui est généralement attribué dans le maintien de la forme et de la coloration des globules sanguins.

On pourra, dans ce cas, se servir des pilules suivantes d'après la formule de Latour :

℞ Sel marin	}	ãã 10 grammes.
Tannin	}	
Conserve de roses		q. s.

Pour cent pilules. A prendre une pilule toutes les heures pendant un mois.

Eaux chlorurées sodiques. — Pour terminer ce qui a rapport au sel marin, nous aurions à dire quelques mots des eaux chlorurées sodiques qui ont été préconisées dans le traitement de la phtisie. Ces eaux peuvent être simples, comme celles de Soden ou Salins, sulfureuses comme celles d'Uriage, arseniquées comme celle de la Bourboule. A part les premières dans lesquelles le chlorure de sodium est l'élément minéralisateur prédominant, les autres présentent des principes différents du chlorure de sodium et reconnus efficaces contre la tuberculose, le soufre dans les eaux d'Uriage, l'arsenic dans les eaux de la Bourboule. Nous ne pouvons pas dès lors rapporter les succès obtenus de ces dernières eaux à l'action exclusive du chlorure de sodium. Il n'en est pas de même des eaux renommées de Soden. On sait que les médecins de cette station, Kolb et Thilenius, ont beaucoup vanté l'efficacité de leurs thermes dans le traitement de la phtisie. Mais les résultats annoncés ont été contestés, notamment à la Société d'hydrologie, par un savant hydrologue, Rotureau, qui a apporté à l'appui de son opinion le témoignage non suspect des médecins de Kreutznach, Hombourg, Nauheim, Wiesbaden et en France l'autorité considérable de Gerdy, l'ancien inspecteur des eaux d'Uriage.

Phosphore.

Lorsque l'on réfléchit au rôle important que joue le phosphore dans la constitution d'un grand nombre de nos organes et aux déperditions fréquentes de ce principe qui s'observent dans beaucoup d'affections chroniques, on comprend que l'on ait cherché de tout temps à administrer les préparations de phosphore et cela avec d'autant plus de raison que ce médicament est en même temps doué de propriétés stimulantes susceptibles d'être utilisées dans le traitement des diverses cachexies. — Dans la tuberculose en particulier, maladie de longue durée, dans laquelle il est souvent nécessaire de varier les moyens thérapeutiques, le praticien est heureux d'avoir à sa disposition quelques succédanés des médications plus actives. Les préparations de phosphore sont de ce nombre. Le phosphore en nature est une substance trop dangereuse pour être conseillée. Il n'en est pas de même de l'acide phosphorique libre ou combiné aux bases terreuses qui, à titre de tonique ou de reconstituant, peut rendre de grands services.

Les préparations de phosphore sont particulièrement utiles lorsque l'on se trouve en présence de ces phosphaturies persistantes qui s'observent dans la tuberculose commençante, phosphaturies sur lesquelles Teissier fils, dans une remarquable thèse (1), a appelé l'attention. En pareil cas, l'élimination en excès des phosphates par l'excrétion urinaire et aussi par d'autres voies (expectoration, Daremberg) paraît résulter soit d'un défaut dans l'assimilation, soit d'une dénutrition trop active. Une double indication se présente : d'une part assurer l'assimilation des phosphates en régularisant les fonctions nutritives (la teinture éthérée de phosphore, d'après Teissier, remplirait surtout ce but); d'autre part restituer à l'économie les matériaux dont l'incessante déperdition amène la perte des forces et l'amaigrissement progressif.

Les espèces de phosphate de chaux le plus fréquemment employées aux doses de 2 à 3 grammes sont le phosphate tribasique de chaux et surtout le phosphate bibasique, plus facilement attaquable par les acides de l'estomac; le phosphate gélatineux obtenu par précipitation après dissolution dans un acide. — Outre ces diverses prédraations nous devons mentionner les composés de phosphate et d'acide lactique ou chlorhydrique, lacto-phosphate et chlorydrophosphate, qu'on prescrit en solution, sous forme de sirop ou de vin. Mais nous devons dire que l'acidité de quelques-uns de ces produits est pour beaucoup de praticiens un motif d'exclusion. — Les hypophosphites, qui ont eu il y a quelques années un certain retentissement, traversent l'organisme sans subir aucune transformation et on les retrouve en totalité dans les urines. Ils produisent un effet diurétique, mais ce ne sont pas des reconstituants.

Le lait phosphaté est un mode d'administration du phosphate de chaux qui nous a paru avantageux. Pour préparer ce lait on fait choix d'une vache âgée de dix à onze ans (si elle était plus jeune une partie du phosphate de chaux serait utilisée par l'os en formation). On donne à l'animal une nourriture sèche (trèfle, luzerne, son) à laquelle on ajoute du sel marin pour exciter l'appétit qui, sans cette addition, se perdrait bientôt et le phosphate de chaux d'os râpé à la dose de 60 à 80 grammes par jour. Le lait analysé contient 5 à 6 grammes par litre. On a remarqué que le lait de la vache diminue assez rapidement et que la vie de l'animal se trouve abrégée. Souvent on trouve les valvules du cœur ossifiées.

Quelle que soit la préparation de phosphate de chaux employée, il faut savoir que le phosphate de chaux n'est assimilable directement qu'en proportion très minime et en quantité tout à fait insuffisante pour répondre dans certains cas aux besoins de l'organisme. Si le médicament est donné à trop haute dose, la plus grande partie

(1) Teissier fils, *Du diabète phosphatique*, 1876.

se dépose dans l'intestin sous forme de poudre blanche qui peut agir comme antidiarrhéique à la façon du sous-nitrate de bismuth mais qui peut avoir des inconvénients en s'opposant plus ou moins efficacement à l'osmose des matières alimentaires à travers les villosités intestinales.

Les diverses mutations qu'éprouve le phosphate de chaux dans l'organisme ont été étudiées avec beaucoup de soin par Jolly dans son beau travail sur les phosphates (1). Nous en reproduisons les intéressantes conclusions :

1° Le phosphate de chaux n'est absorbable qu'en très petite proportion;

2° La circulation n'en charrie que des quantités insignifiantes;

3° L'économie fabrique le phosphate de chaux dont elle a besoin en puisant dans l'organisme l'acide phosphorique et l'oxyde de calcium qui lui sont fournis séparément par les aliments et l'eau des boissons;

4° Le phosphate de chaux des urines est en majeure partie un produit de formation intra-vésicale. La totalité du phosphate de chaux des urines n'est donc pas un produit direct de désassimilation ;

5° Des deux éléments acide phosphorique et chaux qui entrent dans la composition des préparations de phosphate de chaux soluble, le premier seul, l'acide phosphorique, est absorbé dans la proportion de moitié à l'état de phosphate alcalin ; le second, la chaux, est rejeté directement presque en totalité par les voies intestinales à l'état de phosphate calcique, insoluble, renfermant l'autre moitié de l'acide phosphorique des liqueurs primitives;

6° L'addition de ces préparations de phosphate de chaux en quantité massive dans le régime alimentaire est souvent un obstacle à la nutrition;

7° Les préparations solubles de phosphate de chaux agissent primitivement comme principes acides (action souvent inutile, souvent désastreuse); puis en raison des mutations qu'elles subissent dans l'intestin, elles agissent secondairement comme phosphates de soude. Elles pourraient donc être remplacées avantageusement par des solutions de phosphate de soude.

Cette dernière proposition nous paraît de nature à soulever quelques objections.

(1) Jolly, *les Phosphates, leurs fonctions et chez les êtres vivants*, 1887.

Fluor (1).

L'emploi de l'acide fluorhydrique en thérapeutique ne remonte qu'à un petit nombre d'années. L'effrayante causticité de cet acide ne permettait pas de supposer que jamais il pût être utilisé dans le traitement des maladies. Aussi ne doit-on pas être surpris de ne trouver aucune indication spéciale dans nos traités classiques, non plus que dans les nombreux recueils de médecine publiés en France et à l'étranger. Si quelques auteurs en font mention, c'est uniquement pour signaler les dangers auxquels exposerait la respiration d'un corps chimique qui « exerce sur les voies respiratoires une action corrosive sans pareille. » (*Dict. encycl. des sciences médicales*, art. ACIDE FLUORHYDRIQUE.)

Et cependant, depuis plus de trente années on aurait pu se convaincre, dans les grandes cristalleries de Baccarat et de Saint-Louis, comme aussi dans tous les établissements industriels de gravure sur verre fondés à Paris, que les ouvriers qui travaillent journellement au milieu d'abondantes vapeurs d'acide fluorhydrique, non seulement n'en sont pas incommodés, mais même éprouvent un notable soulagement à respirer ces vapeurs lorsqu'ils ont la poitrine délicate et qu'ils sont menacés de phtisie. Le fait est tellement connu des ouvriers que lorsque les tailleurs sur cristaux sont atteints, ce qui est assez fréquent, de tuberculose pulmonaire, ils sont les premiers à demander à changer de travail et à passer dans l'atelier de gravure.

Vers l'année 1862, un élève de l'École centrale, attaché d'abord en qualité de chimiste à l'établissement de Baccarat, aujourd'hui directeur général de la Compagnie des cristalleries de Saint-Louis, M. Didierjean, fit part de cette intéressante découverte à l'un de ses parents, le Dr Bastien, prosecteur des hôpitaux. Passionné pour la science, enthousiaste par nature, notre distingué confrère, que ce fait d'observation avait vivement frappé, s'empressa de soumettre aux inahalations fluorhydriques un certain nombre de malades affectés de phtisie, d'asthme, de coqueluche, de diphtérie, etc. Il ne se borna pas à des recherches personnelles; il fit une propagande active en faveur du nouveau médicament, provoquant ses confrères à en faire eux-mêmes l'essai expérimental. C'est ainsi qu'en 1866 Charcot, avec l'aide de son interne d'alors, Bouchard, consentit à traiter par ce moyen quelques phtisiques de l'hospice de la Salpêtrière; mais, soit que le procédé opératoire fût imparfait,

(1) Reproduction presque textuelle d'un rapport présenté par l'un de nous à l'Académie de médecine, séance du 22 novembre 1887.

soit que les malades fussent trop avancées en âge, soit pour tout autre motif, les tentatives ne donnèrent pas de résultats satisfaisants et ne furent pas continuées au delà d'un à deux mois.

Quelques années plus tard, Bastien, se trouvant auprès d'un enfant atteint du croup avec le Dr Henri Bergeron, médecin des prisons du département de la Seine et du lycée de Vanves, engagea cet honorable confrère à employer dans la diphtérie l'acide fluorhydrique dont il avait eu à se louer en maintes occasions. Bergeron suivit le conseil et, depuis 1877, renonçant à toute autre thérapeutique, il ne traita plus les angines couenneuses et les croups que par les inhalations d'acide fluorhydrique. Malgré quelques insuccès dans les hôpitaux et en ville, notre confrère a conservé une foi vive dans cette médication, et, en 1884, il adressait à l'Académie, pour le prix Saint-Paul, un mémoire basé sur de nombreuses observations. Féréol, chargé du rapport général, tout en n'acceptant pas entièrement les conclusions de ce travail consciencieux, estimait qu'il y avait lieu d'encourager l'auteur à poursuivre ses intéressantes recherches.

Depuis longtemps, à part quelques faits isolés, il n'était plus question de l'acide fluorhydrique dans le traitement de la phtisie, lorsque le Dr Seiler, à l'instigation d'un de ses frères, ex-directeur de la cristallerie de Saint-Louis, reprit les expériences interrompues, et, dans la séance du 21 juillet 1885, lut à la tribune académique une courte note dans laquelle il signalait les bons effets de la médication fluorhydrique.

Vers la même époque, notre savant collègue Dujardin-Beaumetz, toujours à la recherche des progrès à réaliser en thérapeutique, faisait quelques essais dans son service à l'hôpital Cochin, en vue d'établir la valeur réelle de ce nouvel agent. Les résultats en ont été consignés dans une très intéressante thèse d'un de ses élèves, le Dr Chevy (1885). Malheureusement, si au point de vue de ses applications à l'industrie, de son action antifermentescible et antipudride, l'acide fluorhydrique est étudié dans ce travail avec un soin minutieux, l'expérimentation clinique nous fournit des renseignements tout à fait insuffisants, le nombre des malades soumis au traitement ayant été trop restreint, le traitement lui-même trop peu prolongé, pour qu'il soit possible de formuler des conclusions rigoureuses.

En 1886, au congrès de l'Association pour l'avancement des sciences tenu à Nancy, Seiler appela de nouveau, et avec plus d'insistance encore, l'attention des médecins sur cette médication, dont une expérience plus longue l'autorisait à affimer l'incontestable utilité.

Enfin, tout récemment, le Dr Garcin communiquait à l'Académie (séance du 20 septembre 1887), le résumé d'un travail important appuyé sur cent observations. Comme le Dr Seiler, Garcin considère que l'acide fluorhydrique en inhalations est doué de propriétés thérapeutiques réelles et qu'il doit être placé au premier rang des médicaments reconnus efficaces dans le traitement de la phtisie pulmonaire.

Examinons jusqu'à quel point ces prétentions sont fondées.

Et d'abord il est un fait qui ne saurait être contesté, c'est que l'acide fluorhydrique, étendu d'eau en proportions convenables et déterminées, est parfaitement supporté par les ouvriers qui respirent ses vapeurs dans les ateliers de gravure, et par les malades qui sont soumis aux inhalations. Tous les directeurs qui se sont succédé dans les établisssments de Baccarat et de Saint-Louis sont unanimes sur ce point. Citons particulièrement M. Paul Michaut, qui semble avoir eu le mérite de la découverte. C'était au printemps de 1857, à l'époque où le procédé de gravure à l'acide fluorhydrique venait d'être appliqué à l'industrie par M. Kesseler, attaché comme chimiste chez le célèbre peintre verrier, Maréchal, de Metz. M. Michaut, chargé d'installer à l'usine de Baccarat dont il était alors sous-directeur cette nouvelle branche dans l'industrie du cristal, était, au début, très préoccupé des conséquences qui pouvaient résulter de la respiration des vapeurs fluorhydriques pour la santé des jeunes enfants employés à ce genre de travail. Or, non seulement, dit M. Michaut, nos enfants ne se plaignaient pas, mais ils prirent un développement physique très rassurant, et il fut bientôt constaté que les vapeurs qu'on respirait dans l'atelier n'avaient rien de nuisible et que les gens qui souffraient d'une oppression, d'une toux, d'un embarras de la respiration, éprouvaient un soulagement à passer une heure ou deux dans l'atelier. Des ouvriers phtisiques eux-mêmes s'habituaient à ces inhalations et s'en trouvaient très bien (thèse de M. Chevy).

M. Michaut fils, actuellement directeur de l'établissement de Baccarat, écrit ceci :

« Mon opinion personnelle est que les émanations fluorhydriques faibles, telles que celles que nous produisons dans nos ateliers, non seulement ne sont pas nuisibles aux ouvriers qui les respirent, mais peuvent produire des effets très salutaires dans les affections pulmonaires prises à temps » (lettre à M. Chevy).

A Paris, nous avons visité la plupart des établissements industriels consacrés à la gravure sur verre ; partout nous avons constaté la même innocuité. Dans l'établissement de M. Bitterlin, nous avons pu interroger un ouvrier devenu légendaire, le nommé Justin, qui n'a pas quitté l'atelier de gravure depuis vingt-quatre ans et qui n'a jamais, nous disait-il, éprouvé de gêne respiratoire occasionnée par les vapeurs fluorhydriques. M. Bitterlin lui-même, qui, pendant dix ans, avait voulu n'être qu'un simple ouvrier avant de devenir le chef artistique d'une des plus importantes maisons de gravure, nous affirmait n'avoir jamais ressenti le plus petit malaise imputable à l'acide fluorhydrique.

Nous ne parlons pas, bien entendu, des accidents qui sont la conséquence d'une action locale sur la peau. Une goutte d'acide fluorhydrique produit une irritation très vive du tégument externe avec formation d'ampoule. Quelquefois ce sont les vapeurs fumantes trop directement en contact avec les mains qui déterminent aux extrémités des doigts, sous les ongles en particulier, une inflammation fort douloureuse qui peut se teminer par abcès, et que les ouvriers calment en plongeant immédiatement les mains dans l'ammoniaque étendu d'eau.

Nous n'avons pas à nous préoccuper de ce genre d'accidents pour les malades soumis au traitement. Dans un instant, nous verrons que leurs impressions sont en tout semblables à celles des ouvriers employés à la gravure et qu'ils supportent très facilement, quelques-uns même avec plaisir, ces inhalations.

L'innocuité absolue des vapeurs d'acide fluorhydrique respirées étant solidement établie, examinons si quelques propriétés particulières de ce corps ne le désignaient pas à l'attention des thérapeutistes.

L'acide fluorhydrique est un antiseptique puissant, peut-être le plus puissant de tous. Dans les leçons de thérapeutique professées à la Faculté de médecine, notre savant collègue, Hayem, étudiant les divers agents de la médication désinfectante, place l'acide fluorhydrique dans la classe des médicaments *extrêmement antiseptiques*, à côté du biiodure de mercure.

Tout récemment (12 septembre 1887), à l'Association britannique qui s'est réunie cette année à Manchester, William Thompson a fait une communication très favorablement accueillie, sur les propriétés *éminemment antiseptiques* de l'acide fluorhydrique et d'un autre composé du fluor, le *fluo-silicate de sodium*.

Les expériences de Dujardin-Beaumetz et Chevy ont prouvé sans réplique que l'acide fluorhydrique est un antifermentescible et un antiputride de premier ordre. Ces expériences ont porté à la fois sur du bouillon, de la viande crue, du lait et de l'urine. Les liquides, ainsi que la viande râpée et délayée dans l'eau, étaient versés, chacun dans quatre petits cristallisoirs, puis ceux-ci disposés par groupes de quatre sur les étagères d'une armoire vitrée, pouvant servir au besoin d'étuve. Les cristallisoirs étaient des vases à fond plat de

100 centimètres cubes de capacité. Chacun d'eux recevait 50 centimètres cubes de liquide. Pour chaque groupe, le premier vase, que l'on peut appeler *témoin*, ne contenait que le liquide pur; les autres ont reçu une dissolution d'acide fluorhydrique liquide dans la proportion de 1/500, 1/1000 et 1/2000.

Or, jusqu'au neuvième jour, dans les vases de chaque groupe contenant l'acide fluorhydrique, il ne s'est pas produit la moindre altération et ils conservaient toute leur pureté en s'évaporant, tandis que le lait du vase témoin s'est mis à fermenter dès le lendemain, que le bouillon, dès le deuxième jour, s'est recouvert de petits amas de moisissures, qui, les jours suivants, ont fini par recouvrir tout le liquide et même le masquer complètement; tandis encore que le liquide du vase contenant la viande crue a commencé à se troubler le deuxième jour et ensuite à répandre de l'odeur, et qu'enfin l'urine pure, qui le lendemain présentait un commencement de transformation ammoniacale, s'est putréfiée avec une extrême rapidité.

L'expérience la plus saisissante est la suivante :

Dans deux vases contenant de la viande et de l'urine putréfiées, on fait tomber, le sixième jour, *un millième* de leur poids d'acide fluorhydrique, et, deux jours après, toute odeur avait disparu dans les vases; l'urine n'était plus trouble et la viande apparaissait vermeille au fond d'un liquide éclairci.

Ajoutons que l'acide fluorhydrique, appliqué sur des plaies sanieuses et fétides, les modifie rapidement. Quelques observations rapportées dans la thèse de Chevy démontrent l'utilité de compresses trempées dans une solution faible, au 1/2000, 1/1000, et renouvelées plusieurs fois par jour. Dans des cas analogues Garcin touchait légèrement la surface de la plaie tous les jours, avec un pinceau imbibé d'une solution forte (10 grammes d'acide pour 50 grammes d'eau). Chez une femme en particulier, atteinte d'ulcère variqueux, rebelle à tous les traitements, le résultat a été remarquable. Ces faits nous paraissent devoir encourager les chirurgiens à utiliser l'acide fluorhydrique, plus ou moins étendu, dans les pansements antiseptiques.

L'acide fluorhydrique est-il *antibacillaire?*

Pour répondre à cette question, nous avons fait appel à l'obligeance bien connue et à l'habileté expérimentale d'Hipp. Martin. Voici le résumé d'une série d'expériences pleines d'intérêt, entreprises à ce sujet par notre jeune et savant confrère.

Première série. — Cultures à l'étuve à 38°. Le 15 octobre, du bouillon de veau additionné de glycérine à 6 p. 100 est réparti en quatorze ballons Pasteur. Le premier et le deuxième ballon sont mis de côté pour servir de témoins. A chacun des autres ballons on ajoute une proportion d'acide fluorhydrique variant progressivement de 1/5000 à 1/60000. Tous reçoivent une goutte d'une culture tuberculeuse et sont placés dans une étuve chauffée à 38°, 39°. — Voici l'état des ballons après quinze jours d'étuve :

1° Dans les deux ballons témoins (1 et 2) il s'est fait une prolifération floconneuse, surtout prononcée dans le ballon n° 2 ;

2° Dans les ballons 3, 4, 5, 6 répondant aux dilutions de 1/5000, 1/10000, 1/15000, 1/20000, *les germes tuberculeux ont été détruits*. C'est là, fait remarquer Hipp. Martin, un résultat supérieur à celui que donnent tous les antiseptiques connus et qui confirme pleinement les recherches antérieures de l'auteur. Il est probable, ajoute-t-il, qu'une solution plus faible encore à 1/25000 serait efficace si la culture était faite dans un récipient non attaquable par l'acide. Il est bien certain, en effet, que la solution s'affaiblit rapidement par son action sur les parois du ballon, et, au bout de quelques jours, elle peut permettre la prolifération des bacilles non encore détruits. Fait curieux à noter : si le liquide au lieu de rester acide devient neutre ou alcalin, la prolifération devient très forte et même supérieure à celle des ballons témoins.

Deuxième série. — Inoculations expérimentales.

Dans ce groupe de faits, la technique expérimentale a été la suivante : à l'autopsie de cobayes atteints de lésions tuberculeuses très graves, les organes étaient écrasés dans une presse puissante, et le liquide sanguinolent et sirupeux qui s'en écoulait était additionné, dans un vase de gutta-percha, d'une solution titrée d'acide fluorhydrique, de façon que la totalité du liquide fût mélangée à une quantité connue de cet acide. Le mélange était abandonné tel quel pendant vingt-quatre heures, et on inoculait un certain nombre d'animaux témoins par la même voie péritonéale et avec une partie du liquide retiré de la presse et conservé comme le précédent (mais sans acide fluorhydrique) dans le laboratoire pendant vingt-quatre heures.

Disons d'abord que tous les animaux témoins sont morts tuberculeux dans le délai habituel de vingt à quarante jours.

Le 4 janvier 1887, inoculation d'une solution tuberculeuse additionnée d'acide fluorhydrique à 1/5000 dans le péritoine de deux cobayes. Le premier est mort en une, l'autre en quelques heures de péritonite suraiguë.

Le 4 janvier 1887, inoculation de la même solution tuberculeuse additionnée de 1/10000 d'acide dans le péritoine de deux cobayes. Ils ont vécu jusqu'au 22 février et sont morts le même jour de lésions péritonitiques légères à évolution lente, mais *non tuberculeux*. Cette solution à 1/10000 est donc suffisante pour détruire le germe tuberculeux, mais elle donne, d'une façon à peu près certaine, des lésions inflammatoires, quelquefois foudroyantes, comme cela a été constaté sur deux animaux.

En présence de cette action si énergique sur le péritoine, Hipp. Martin a fait usage de solutions bien plus diluées à 1/50000, 1/70000, 1/80000, 1/100000; les animaux n'ont pas eu de péritonite, mais ils ont présenté des tuberculoses, quelquefois très intenses.

Troisième série. — Tuberculisation par injection du virus tuberculeux dans le sang. — Injections sous-cutanées d'un liquide fluorique.

Dans cette troisième série d'expériences, on a procédé par une méthode différente et sur des animaux différents. L'animal réactif est le lapin; le liquide tuberculeux est injecté directement dans les veines de l'animal, le liquide antiseptique est injecté sous la peau. Se demandant si, dans l'acide fluorhydrique, ce n'était pas le fluor qui agissait, Hipp. Martin a pensé à remplacer l'acide par le fluorure d'ammonium, sel solide, bien plus maniable que l'acide fluorhydrique et bien moins caustique pour les tissus animaux, quoiqu'il attaque le verre avec une intensité presque égale.

Le liquide antiseptique employé est le suivant :

Eau..	50 gr.	
Glycérine..	200	
Fluorure d'ammonium........................	2	50

soit une dissolution du sel au centième.

Une pareille solution d'acide fluorhydrique produirait d'effroyables lésions nécrobiotiques rapidement mortelles tandis que la solution au fluorure n'entraîne pas la plus petite lésion sous-cutanée.

Le 13 octobre 1887, une seringue de Pravaz d'un bouillon de culture de tuberculose est injectée dans le sang de trois lapins par une des veines de l'oreille. Un des animaux est gardé comme témoin; les deux autres recevaient tous les jours une injection sous-cutanée de dix gouttes de la solution antiseptique; les deux derniers animaux sont morts tous deux le 3 novembre, et le témoin a succombé le lendemain.

Le 13 octobre, même injection intra-veineuse à trois lapins d'une seringue de Pravaz de culture tuberculeuse; deux d'entre eux recevaient tous les jours une injection sous-cutanée de la solution antiseptique; le témoin est mort tuberculeux le 28 octobre, les deux autres ne sont morts l'un que le 6, l'autre que le 9 novembre, *non tuberculeux*. Tout incomplètes qu'elles sont, ces expériences fournissent quelques enseignements. Elles ont appris que la dose de sel antiseptique employé était beaucoup trop considérable. Dans la dernière, on voit les deux animaux traités vivre plus longtemps que le témoin, et cette survie sera bien plus remarquable dans des expériences actuellement en cours d'exécution, dans lesquelles l'agent antiseptique est administré à dose moins forte.

Pour compléter cette étude, qu'il nous soit permis de rapporter ici les résultats de quelques expériences que nous avons entreprises, il y a plusieurs mois, sur des lapins et des cobayes rendus tuberculeux par l'inhalation de crachats de phtisiques délayés dans l'eau et pulvérisés à chaud. Les animaux étaient enfermés dans une caisse en bois percée d'une ouverture sur l'un des côtés, pour laisser passer un tube de plomb qui amenait l'acide fluorhydrique obtenu par l'action de l'acide sulfurique sur le spath fluor.

Les expériences n'ont pas pu être continuées assez longtemps pour être décisives; elles nous ont révélé néanmoins les trois faits suivants, qui présentent un certain intérêt :

Chez quelques animaux témoins, rendus tuberculeux, mais non soumis à l'acide fluorhydrique, nous trouvions, comme c'est l'ordinaire, à l'autopsie, une très forte congestion pulmonaire autour des granulations. Cette congestion n'existait pas chez les animaux mis en expérience. Elle avait probablement disparu sous l'influence de l'acide fluorhydrique.

Chez ces derniers, nous constations une modification évidente des tubercules, caractérisée par la transformation fibreuse et crétacée d'un grand nombre d'entre eux.

Une lapine rendue tuberculeuse avait mis bas des petits qui tous avaient succombé, probablement avec les germes de la tuberculose. Nous la soumettons alors aux inhalations fluorhydriques. Son état s'améliore. Elle a une nouvelle portée de cinq petits, qui restent tous bien portants. On doit supposer que l'acide fluorhydrique n'a pas été étranger à ce résultat.

Des faits et des expériences qui précèdent, nous nous croyons donc autorisés à conclure que l'acide fluorhydrique possède une puissance antiseptique et antibacillaire considérable et, étant donnée la nature parasitaire de la tuberculose, nous ne nous étonnons pas de l'influence favorable qu'il exerce sur cette maladie. Mais avant d'établir cette influence par les faits cliniques, disons quelques mots des différents modes d'emploi du médicament.

L'un d'eux, celui dont se sert Bergeron dans la diphtérie, consiste à faire dégager autour du malade des vapeurs d'acide fluorhydrique à l'état naissant, en lui recommandant de s'approcher le plus près possible de l'appareil de dégagement et de respirer la bouche ouverte. Sur une petite lampe à alcool, on place un vase en plomb, séparé de la lampe par un bain-marie. Dans le vase en plomb, on ajoute 60 grammes de spath fluor (fluorure de calcium) et une quantité d'acide sulfurique suffisante pour faire une pâte semi-liquide. On agite le mélange avec une spatule en plomb ou en bois et l'on chauffe légèrement le bain-marie. L'acide fluorhydrique ne tarde pas à se dégager. On recommence l'opération plusieurs fois dans les vingt-quatre heures. Il est indispensable que la chambre soit bien close et qu'il n'y ait paz de cheminée allumée, car celle-ci emmènerait constamment par son tirage l'acide fluorhydrique au fur et à mesure de sa production.

Dujardin-Beaumetz et Chevy faisaient vaporiser les dissolutions d'acide fluorhydrique et recueillaient les vapeurs dans une espèce de guérite en bois, où étaient placés les malades qui devaient être soumis aux inhalations. L'appareil se composait d'une soucoupe de plomb pouvant contenir 20 grammes de dissolution d'acide. Un vase en fer battu, servant de bain-marie et maintenu dans l'anneau d'un support, était placé au-dessus d'une lampe à alcool. La chambre avait 22 mètres cubes. Des malades y étaient assis autour d'une table placée dans le milieu. Le poids de la dissolution évaporée dans chaque séance équivalait à 1 gramme d'acide pur, ce qui portait à peu prés à 1 pour 25.000 la proportion de gaz fluorhydrique et d'air mélangés. Dujardin-Beaumetz et Chevy reconnaissent eux-mêmes que cette quantité était trop faible et qu'elle devait être très notablement augmentée.

Le Dr Seiler se servait primitivement de petits flacons de gutta-percha qui se composaient d'un récipient en gutta-percha, d'un bouchon de gutta-percha ou de caoutchouc traversé par deux tubes en gutta-percha, dont l'un, effilé à l'extrémité inférieure, descend au fond du vase contenant une dissolution d'acide fluorhydrique, et dont l'autre, dépassant à peine la face inférieure du bouchon, se recourbe à angle droit et se continue avec un tube de caoutchouc qui lui-même peut se terminer par un embout en gutta-percha.

Ce mode d'administration des inhalations fluorhydriques est extrêmement simple et d'une application facile. Nous avons vu quelques malades en obtenir d'excellents résultats, un entre autres qui recevait les soins de notre honorable confrère, le Dr Bazy, et auquel le Dr Neyreneuf et Gérard, pharmacien à Suresnes, avaient confectionné, en 1884, un petit appareil inhalateur. Au moment où la médication fut commencée (septembre 1884), la situation était très grave : inappétence absolue, vomissements, diarrhée, fièvre, sueurs nocturnes, toux incessante, expectoration abondante, amaigrissement considérable, souffle caverneux aux sommets, surtout en arrière et à droite, gargouillement, etc. Au bout de deux mois d'inhalations d'une dissolution de 10 grammes d'acide pour 150 grammes d'eau renouvelée tous les huit jours, l'amélioration a commencé à se dessiner, et elle est allée s'accentuant de jour en jour. Ce malade, que je voyais tout dernièrement encore, a notablement engraissé. Le poids du corps, qui, au début du traitement, était tombé un peu au-dessous de 100, est aujourd'hui de 130 livres. L'appétit est vif et le teint bon. Il n'y a plus de fièvre, plus de sueurs, plus de vomissements, plus de diarrhée ; la toux et l'expectoration existent à peine. Quant aux phénomènes stéthoscopiques, les râles ont disparu, et, au lieu du souffle caverneux, l'oreille ne constate plus qu'un léger frottement en arrière et à droite au sommet, et de la respiration soufflante. Le malade continue, de temps en temps, le traitement qui lui a si bien réussi. Malgré ce résultat remarquable, la méthode des inhalations à l'aide de ce petit appareil portatif nous paraît présenter des inconvénients; l'action de l'acide est trop directe sur la muqueuse des voies aériennes et les efforts respiratoires souvent fatigants pour les malades plus ou moins débilités.

Au début de ses recherches, Seiler avait imaginé d'adapter au tube droit un soufflet destiné à projeter, avec plus ou moins de force, l'air dans le récipient et à épargner ainsi au malade les fatigues d'une aspiration continue. C'était un progrès, mais il y avait mieux à faire.

Le mode préférable pour ces inhalations est d'amener dans une cabine disposée *ad hoc* l'air qui a barboté dans un vase en gutta-percha, rempli à la moitié de sa hauteur d'une dissolution ainsi composée :

Eau	300 gr.
Acide fluorhydrique	150

L'air est chassé dans le flacon de gutta-percha à l'aide d'un soufflet mis en mouvement par le pied et analogue à celui dout se servent les bijoutiers (Seiler), ou mieux, ainsi que le pratique Garcin, à l'aide d'une pompe à air aspirante et foulante que la main fait fonctionner. L'air, qui a barboté dans la solution avant d'arriver dans la cabine, se purifie dans un flacon laveur des restes d'acide sulfurique ou d'hydrogène sulfuré que pourrait encore contenir l'acide fluorhydrique. Les malades restent une heure dans la cabine, et tous les quarts d'heure on renouvelle la provision d'air chargé d'acide. Le nombre des inhalations a varié de 20 à 70.

Pour éviter la fatigue occasionnée par les mouvements du pied et de la main, et surtout pour obtenir une plus grande uniformité dans l'atmosphère médicamenteuse de la cabine, on a cherché à utiliser l'appareil connu sous le nom de *gazomètre* ou encore le *compteur à gaz* qui reçoit son mouvement d'un *moteur à poids* et permet d'apprécier exactement la quantité d'air débité.

Quel que soit le mode opératoire adopté, il est indispensable d'être fixé sur la quantité d'air qui doit être projetée dans la cabine et sur le degré de concentration de la dissolution d'acide fluorhydrique employée.

Relativement au premier point, nous constatons quelques différences dans les évaluations de Seiler et de Garcin. Seiler (primitivement du moins) considérait que la dose de 10 litres d'air par mètre cube est suffisante, et qu'aller au delà pourrait être dangereux. Garcin estime que cette dose est trop faible et il conseille de la porter à 20 et même 30 litres par mètre cube. Nous devons dire que tous les malades traités par Garcin et que nous avons pu interroger, supportaient sans en être le moins du monde incommodés ces fortes doses. Quelques-uns, en petit nombre, ressentaient à la première séance d'inhalation un peu de picotement aux yeux, dans les fosses nasales et à l'arrière-gorge, un peu de chaleur et de brûlure dans la poitrine ; mais ces sensations, éprouvées du reste également par quelques malades de Seiler, disparaissent en général dès la deuxième séance. Chez quelques autres, cette légère irritation de la muqueuse des voies aériennes ne se manifeste que le septième ou le huitième jour, et dans ce cas encore, elle est tout à fait passagère. Nous avons voulu nous rendre compte par nous-même de l'effet de cette dose maximum (30 litres), et nous déclarons que la respiration d'un air ainsi chargé d'acide fluorhydrique ne nous a été ni pénible ni désagréable. Au surplus, il sera toujours prudent de commencer par des doses faibles et de tâter la susceptibilité du malade.

Relativement au second point (le titre de la solution), nous dirons que, dans l'acide fluorhydrique du commerce, les proportions de l'acide et de l'eau sont variables. Moissan, dont le nom restera glorieusement attaché à l'histoire du fluor, a bien voulu se charger de titrer les solutions de quatre échantillons que nous lui avions remis. Les quantités d'acide fluorhydrique ont oscillé entre 27,35 0/0 et 54,61 0/0. L'acide fluorhydrique qu'emploient Seiler et Garcin pour les inhalations, et que leur fournit la maison Gallais, contient 46,67 0/0. La solution ne renferme ni acide sulfurique ni hydrogène sulfuré, mais seulement une petite quantité d'acide fluosilicique.

Une dernière question resterait à résoudre, ce serait la recherche de la quantité d'acide répandue dans un litre d'air. Le problème est difficile; peut-être pourrait-on arriver à un résultat en mesurant au moyen d'un compteur le volume d'air, puis en titrant l'acide avant et après l'expérience.

Examinons maintenant les effets généraux et locaux produits chez les phtisiques par les inhalations.

Un des premiers effets de la médication, c'est le *retour de l'appétit.* En général, vers la troisième ou quatrième inhalation, quelquefois dès la première, la faim se manifeste, et c'est assurément un phénomène bien remarquable que de voir des individus dont l'inappétence était absolue depuis plusieurs mois, éprouver, au sortir de la cabine, un réveil aussi subit de l'appétit. Cet appétit est soutenu et prend, dans quelques cas, des proportions considérables. Nous n'avons pas besoin d'insister sur l'importance de ce fait. Il n'est pas de médecin qui n'ait été frappé des dangers auxquels est exposé le phtisique qui cesse de manger, à ce point qu'on peut poser en principe que tant qu'il s'alimente, il y a possibilité de guérison, mais que le jour où il ne se nourrit plus, il y a peu de chose à attendre de la thérapeutique.

En même temps que l'anorexie, les *vomissements* cessent s'ils existaient, ce qui est fréquent.

La *diarrhée* est plus rarement et beaucoup moins rapidement modifiée que les vomissements. On comprend qu'il en soit surtout ainsi lorsqu'il s'agit de ces diarrhées rebelles, qui sont le plus ordinairement, dans ce cas, entretenues par des ulcérations intestinales.

La diminution et bientôt la cessation des *sueurs nocturnes* s'observent généralement dès le début du traitement.

La *fièvre* se modère, mais disparaît plus tardivement.

L'amélioration de ces symtômes a pour conséquence l'*augmentation du poids du corps*, augmentation qui se traduit, après un nombre suffisant d'inhalations, par les chiffres de 5, 10 livres et même plus.

La *dyspnée* est un des phénomènes qui s'amendent le plus promptement. Beaucoup de malades qui ne pouvaient marcher un peu vite ni monter sans être pris d'essoufflement affirment qu'au bout d'un petit nombre de séances (huit à dix) ils respirent beaucoup plus librement et qu'ils ont moins de peine à gravir les marches de leur escalier. Quelques-uns même éprouvent une sensation particulière de bien-être et d'apaisement,

La *toux* change de caractère; elle est moins tenace, moins continue, moins quinteuse. Les douleurs musculaires qu'elle provoquait dans différents points de la poitrine se calment. Les quintes de toux qui empêchaient le sommeil ayant presque complètement disparu, les malades dorment, et c'est là un des bienfaits de la médication sur lequel ils insistent avec le plus de satisfaction. Notons que, dans quelques cas, rares du reste, la première inhalation provoque une quinte de toux plus ou moins prolongée, qui généralement ne se reproduit pas aux séances suivantes.

L'*aphonie*, surtout si elle est ancienne et persistante, ce qui indique des lésions irrémédiables des cordes vocales, est peu modifiée. On remarque toutefois que si elle s'accompagne de douleurs au niveau du larynx, spontanées ou produites par l'émission des sons, ces douleurs deviennent moins vives et cessent même complètement.

On aurait pu craindre que la respiration d'un acide aussi pénétrant que l'acide fluorhydrique ne déterminât des *hémoptysies*, ou ne ramenât ce grave accident chez les sujets qui, antérieurement, avaient craché le sang. Il n'en est rien. C'est à peine si trois ou quatre fois, sur près de cent cinquante malades traités par Seiler et Garcin, on a vu réapparaître d'anciennes hémoptysies. Dans quelques cas même il semblerait que les inhalations ont empêché le retour de l'hémorragie, ou tout au moins l'ont atténuée. Voici quelques faits :

Une jeune fille, soignée en ce moment par Garcin, a des hémoptysies qui surviennent surtout à l'époque des règles supprimées. En même temps que le crachement de sang, se manifestent des épistaxis. Le traitement, commencé le 5 octobre, produit rapidement une notable amélioration de l'état général. Vers la cinquième inhalation, la jeune malade ressent les malaises indicateurs du flux menstruel qui manque encore cette fois. L'épistaxis habituelle apparaît, mais l'hémoptysie ne se manifeste pas.

Un phtisique traité par Seiller éprouve depuis quatorze mois des hémoptsies qui reviennent en quelque sorte périodiquement toutes les six semaines et durent quatre à cinq jours, précédées d'une teinte jaune-paille de la face. Le 26 septembre 1887, on commence les inhalations, qui ne provoquent aucun phénomène particulier. Le 8 octobre, la teinte jaune, précurseur de l'hémoptysie, se manifeste au visage, le lendemain l'hémoptysie apparaît, mais elle ne dure que six heures au lieu de quatre à cinq jours. Elle ne s'était pas reproduite le 21 octobre, jour où le malade a cessé sans motif le traitement.

L'*expectoration* se modifie dans sa quantité et dans sa qualité. Elle diminue assez rapidement, et au lieu d'être jaune-verdâtre opaque, plaquée, elle devient insensiblement blanchâtre, aérée, mousseuse.

La recherche des *bacilles* a été pratiquée au début et à la fin du traitement, quelquefois plus d'un an après. Un seul malade de Seiler a été examiné au point de vue bacillaire. Après un mois d'inhalations, les bacilles avaient notablement diminué dans les crachats, en même temps que les fibrilles du poumon avaient complètement disparu. Garcin nous donne un total de dix-sept phtisiques dont les crachats ont été soigneusement étudiés par un pharmacien très expérimenté dans ce genre de recherches, Schmidt, ex-préparateur de l'École supérieure de pharmacie ; seize d'entre eux rentraient dans la catégorie des phtisiques très améliorés ou guéris. L'état du dix-septième était resté stationnaire malgré le traitement; chez ce dernier, les bacilles persistaient dans l'expectoration. Chez les seize autres, les bacilles qui avaient été constatés, au début, en plus ou moins grand nombre, avaient complètement disparu et n'existaient plus six mois, un an après la cessation des inhalations. Pour plus de certitude, nous avons prié le chef du laboratoire de Bouchard, le Dr Charrin, dont tous les médecins apprécient la haute compétence, de vouloir bien examiner les crachats de quelques-uns de ces malades. Le résultat de son examen a entièrement concordé avec celui de Schmidt.

La diminution dans le nombre des bacilles marche, en général, parallèlement avec l'amélioration dans l'état du malade. La disparition complète est plus difficile à obtenir et elle n'a lieu que tardivement lorsque s'effectue le travail de réparation des lésions existantes. Or, tandis que l'on voit se manifester rapidement le réveil de l'appétit, la cessation des sueurs, la diminution de la dyspnée, de la toux et de l'expectoration, le retour du sommeil, l'augmentation du poids du corps, on constate dans l'état local des poumons des modifications beaucoup plus lentes. Ce n'est que petit à petit que le son passe de la matité à la simple obscurité, que les râles sous-crépitants, de jour en jour plus secs, font place aux ronchus sibilants et ronflants, qu'enfin le murmure vésiculaire commence à être entendu dans les points où il était nul ou bien remplacé par le souffle bronchique, tous phénomènes qui indiquent la résolution de l'induration du poumon et le retour de la perméabilité de l'organe.

S'il y a eu formation de cavernules et de cavernes se traduisant par du gargouillement et des souffles cavitaires, on constate, dans les cas favorables, que les râles humides vont en diminuant insensiblement, que le souffle caverneux, après avoir persisté longtemps seul, se transforme plus tard en souffle bronchique et quelquefois en simple respiration soufflante. Nous avons vu des malades qui avaient présenté les phases successives de ce travail d'assèchement des excavations, de réparation et de cicatrisation. Ces cas, il faut le reconnaître, sont exceptionnels lorsque les lésions sont étendues. Et, en effet, que peut-on espérer, quand l'organe est en partie détruit et que le champ de l'hématose est considérablement restreint ? Si, dans ces cas, la médication est exempte d'inconvénients, si même elle procure quelques avantages, elle est impuissante, on le comprend, à réparer les graves désordres que l'on constate dans le parenchyme pulmonaire. C'est au début de la tuberculose chronique, c'est lorsque les lésions sont limitées, que le traitement par l'acide fluorhydrique, comme, du reste, par toutes les autres médications, a surtout des chances de réussite.

Nous n'attachons pas une grande importance aux divisions classiques de la phtisie en premier, deuxième et troisième degré. Ces divisions, très vraies au point de vue anatomo-pathologique, donnent souvent de fausses indications pronostiques et thérapeutiques. Une phtisie au troisième degré, c'est-à-dire caractérisée anatomiquement par une excavation même volumineuse du tissu pulmonaire, est infiniment moins grave, si la maladie est arrêtée dans son évolution et si les parties restantes des poumons sont indemnes, qu'une phtisie au premier et au deuxième degré dans laquelle les lésions sont généralisées et envahissantes.

La percussion et l'auscultation nous renseignent assez exactement sur l'état des poumons tuberculeux, mais elles ne nous fournissent des indications réellement précises que pour les parties superficielles de ces organes. C'est ce qui fait que bien souvent le médecin est surpris de rencontrer à l'autopsie des lésions beaucoup plus profondes et plus étendues que l'auscultation n'avait permis de le supposer pendant la vie. Pour arriver à une appréciation plus exacte des lésions existantes, on a eu recours à d'autres méthodes d'exploration, particulièrement à la *spirométrie*.

On sait que la capacité pulmonaire, capacité vitale respiratoire, d'un homme bien portant, d'une taille de 1 m. 60, est d'environ 3 litres 1/2; celle de la femme de taille moyenne, de 3 litres, sans compter l'air résidual, qui est d'environ 1 litre pour l'homme et de 800 centimètres cubes pour la femme. Dans la phtisie, la capacité vitale respiratoire diminue, et souvent on peut apprécier approximativement, par le chiffre de la diminution, l'étendue des lésions et le plus ou moins de gravité du pronostic. Seiler et Garcin ont eu recours, dans l'examen de leurs malades, à cette méthode d'investigation. Seiler surtout lui accorde une grande valeur, et il ne manque jamais de pratiquer la spirométrie, notant avec le plus grand soin les variations en plus ou en moins qui se produisent dans la capacité respiratoire au cours du traitement. 1 litre 1/2 d'air expiré constitue un terme moyen sur les limites en quelque sorte du curable et de l'incurable. Si le chiffre monte en se rapprochant de 2 litres, surtout s'il les dépasse, c'est un signe pronostic excellent; s'il descend au-dessous de 1 litre 1/2, on a beaucoup à craindre. Au-dessous de 1 litre, le cas est presque désespéré.

Nous croyons, pour notre part, que la spirométrie, qui a fourni de si beaux résultats à Hutchinson, Wintrich, Hecht et tant d'autres, est trop négligée en France et qu'elle peut fournir au médecin de précieux renseignements dans beaucoup de maladies, et particulièrement dans la tuberculose pulmonaire; toutefois, nous ne lui accorderions pas une valeur aussi absolue que Seiler. Nous pensons, en effet, qu'en dehors des lésions tuberculeuses qui diminuent le champ de l'hématose, de nombreux états morbides du poumon ou de la plèvre (emphysème, exsudats pleurétiques, etc.), un obstacle quelconque au jeu des muscles inspirateurs, l'âge, la susceptibilité nerveuse, etc., peuvent influencer les chiffres fournis par la spirométrie et fausser les indications. C'est pour cela que nous pensons qu'elle ne doit jamais être séparée des autres moyens d'exploration, et notamment de la percussion et de l'auscultation, ainsi que de l'appréciation du chiffre des respirations. Sous ces réserves, nous estimons que la spirométrie peut rendre de très grands services, surtout au début de la phtisie pulmonaire.

Résultats thérapeutiques. — Si maintenant nous cherchons à apprécier cliniquement la valeur réelle de la médication fluorhydrique, nous sommes aidés dans cette tâche, toujours difficile, par la statistique suivante que nous fournit Garcin :

Sur cent phtisiques :

Guérisons	35	presque tous au premier et au second degré.
Améliorations	41	
État stationnaire	14	
Morts	10	

C'est là assurément un résultat bien favorable; toutefois nous remarquerons que pour avoir le droit de prononcer le mot de guérison, quand il s'agit de la phtisie pulmonaire, il est indispensable qu'il se passe plusieurs années pendant lesquelles on note la disparition des phénomènes constitutionnels, en même temps qu'on ne constate, en fait de symptômes locaux, que les signes de la cicatrisation. Or, pour les plus anciens des malades soignés par Garcin et Seiler, quinze mois, deux ans au plus se sont écoulés depuis la cessation du traitement. C'est beaucoup assurément, ce n'est pas encore assez pour avoir la certitude que la diathèse est complètement épuisée et que les malades ne seront pas exposés à des retours offensifs de la maladie.

De l'étude à laquelle nous venons de nous livrer nous nous croyons en droit de conclure que les inhalations d'acide fluorhydrique possèdent une action thérapeutique incontestable quand la phtisie n'est pas parvenue à une période trop avancée. Nous ajouterons qu'elles sont exemptes d'inconvénients, d'une application facile et que, d'ailleurs, elles peuvent être combinées avec les médications internes ou externes et surtout avec le traitement hygiénique, base essentielle de toute bonne thérapeutique.

Créosote.

La créosote n'est entrée définitivement dans la thérapeutique de la phtisie que depuis le beau et consciencieux travail de Bouchard et Gimbert publié dans la *Gazette hebdomadaire* (1). Découverte en 1830 et expérimentée dans la tuberculose par Reichenbach, la créosote avait joui rapidement d'une grande faveur en Angleterre et en Allemagne. En France, après quelques essais heureux, le mouvement s'était arrêté brusquement à la suite d'un rapport de Martin Solon, qui, chargé, au nom d'une commission nommée par l'Académie de médecine, d'étudier les effets du nouveau médicament, était venu déclarer qu'après avoir traité 15 phtisiques pendant six mois, il n'avait obtenu aucun résultat favorable.

Bouchard et Gimbert, en reprenant cette étude, établirent tout d'abord que si Martin Solon n'avait pas réussi, c'est qu'il avait soumis ses malades à l'inhalation d'eau créosotée, et que si la créosote a une très grande puissance odorante, elle ne possède qu'une très faible volatilité, même à la température de l'eau bouillante, et que par ce mode d'administration elle ne fait absorber que des doses très minimes du médicament. Ils montrèrent en même temps, que les préparations étaient souvent impures, la créosote étant obtenue par distillation des huiles lourdes, au lieu d'être extraite du goudron de hêtre.

Quand on administre à des phtisiques la créosote pure de hêtre, disent Bouchard et Gimbert, on observe généralement au bout de huit à quinze jours une diminution de l'expectoration, puis secondairement une diminution de la toux. Cet effet qui est souvent plus tardif est suivi, après quelques jours, du retour ou de l'amélioration de l'appétit, de la diminution, puis de la cessation de la fièvre, du relèvement des forces. Il n'est pas rare de voir les sueurs nocturnes se supprimer après trois semaines de traitement; mais cet effet, surtout dans la phtisie au troisième degré, exige souvent deux ou trois mois. L'arrêt de la consomption survient d'ordinaire en même temps que la disparition de la transpiration nocturne; le poids diminue moins rapidement ou reste stationnaire, puis l'embonpoint reparaît, et le mouvement ascendant est d'autant plus accentué qu'il se développe plus vite, après le début du traitement. Quelques jours ou quelques semaines après la diminution de l'expectoration et de la toux, on peut constater l'amélioration des signes physiques, ceux d'abord qui dépendent de la présence du liquide dans les bronches ou dans les

(1) Bouchard et Gimbert, *Note sur l'emploi de la créosote vraie dans le traitement de la phtisie pulmonaire* (*Gazette hebdomadaire*, 1877).

cavités cavernuleuses, puis ceux qui dénotent l'induration ou la condensation du tissu pulmonaire. Cette amélioration se produit quelquefois avec une soudaineté à laquelle on a peine à croire, d'autres fois elle exige un temps considérable. Chez plusieurs malades ce n'est qu'une pause, puis les accidents reparaissent.

Les faits signalés par Bouchard et Gimbert et qui sont la résultante de l'analyse minutieuse de 93 cas ont été vérifiés par la plupart des médecins, qui dans ces dernières années, en France et à l'étranger, ont expérimenté le médicament. On a généralement reconnu que la créosote avait surtout une action manifeste sur l'expectoration muco-purulente et sur les phénomènes morbides qui en sont la conséquence, notamment la toux, la fièvre. Nous serions portés à croire qu'elle a en outre une action réelle sur l'élément bacillaire de la tuberculose. Ce qui nous donne cette croyance, c'est d'une part la connaissance des vertus antiseptiques de la créosote si bien établies par l'expérimentation ; c'est en outre ce fait que le médicament exerce une influence exceptionnellement favorable dans le premier degré de la phtisie.

Le professeur allemand Sommerbrodt (1) qui depuis neuf ans a soumis à la créosote tous les tuberculeux qui se sont présentés à lui (environ 5,000) a constaté les meilleurs effets du traitement dans les tuberculoses au début et chez les malades les plus jeunes. Le médecin de Breslau est convaincu que la créosote est autre chose qu'un médicament symptomatique et qu'elle possède une action spécifique véritable.

Fraentzel (2), qui de son côté a fait dans son service de la Charité à Berlin une étude suivie de la créosote admet que ce médicament n'a d'efficacité que dans une période peu avancée de la maladie, mais que les phtisiques véritables, les tuberculeux dont la température dépasse 38,8, ceux dont les crachats contiennent notamment une grande quantité de bacilles, ne tirent guère bénéfice de la créosote. Au cours de la discussion soulevée à la Société de médecine interne de Berlin, (1877), Guttman, Horner, Lublinski qui ont reconnu la valeur thérapeutique de la créosote dans le traitement de la phtisie n'ont pas, comme Fraentzel, limité son action à la première période de la maladie. C'est également l'opinion de Bouchard et Gimbert. « Si l'on nous demandait, disent ces savants observateurs, de préciser les limites de l'emploi thérapeutique de la créosote, nous serions tentés de répondre que nous voyons l'indication partout et la

(1) Sommerbrodt, *Ueber [die Behandlung der Lungen Tuberculose, mit Kreosote* (Berl. *Klin. Wochenschr*, 1887).

(2) Fraentzel, *Ueber den Gebrauch des Kreosote bei lungen Tuberculose* (*Deutsch med. Wochenschr*. Leipz., 188)7.

contre-indication nulle part... Il n'y a pas de degré ni de forme de la maladie où son action ne se soit montrée parfois avantageuse. »

Modes d'administration et doses. — Primitivement Bouchard employait la créosote mélangée au vin, d'après la formule suivante :

Créosote	13,50
Teinture de gentiane	30
Alcool de Montpellier	250
Vin de Malaga	q. s. pour 1 litre.

C'est la formule qu'emploie Fraentzel en remplaçant seulement le vin de Malaga par le vin de Xérès; le médicament est administré à la dose de deux à trois cuillerées à soupe par jour dans un verre d'eau.

Associée à l'huile de foie de morue ou à la glycérine dans les proportions suivantes :

Huile de foie de morue ou glycérine	150 grammes.
Créosote	1 à 2 —

La créosote est souvent mieux supportée qu'elle ne l'est dans le mélange vineux.

Sommerbrodt l'administre en capsules contenant 0,05 de créosote et 0,2 de baume de Tolu, de 4 à 6 capsules par jour, après les repas dans un cuillerée d'eau.

Albin Meunier prépare des capsules contenant 5 centigrammes de créosote dissous dans l'huile de vaseline.

Quelques médecins préfèrent la forme pilulaire.

Horner, qui considère la créosote comme supérieure à tous les autres médicaments préconisés contre la phtisie, fait usage de pilules contenant 20 centigrammes de créosote.

Huchard (1) prescrit des pilules composées :

Iodoforme	āā 0,05
Créosote	
Benjoin pulvérisé	
Baume de Tolu pulvérisé	

pour une pilule qui sera dragéifiée (2 à 4 par jour).

Il est bon de débuter en général par des doses faibles, 20 centigrammes, et d'augmenter graduellement jusqu'à 40 et 50 centigrammes. Bouchard et Gimbert sont même arrivés aux doses de 75 centigrammes à 1 gramme, mais des doses aussi élevées ne peuvent être administrées qu'exceptionnellement.

Il ne faut pas oublier que le médicament doit être continué long-

(1) Huchard, *Union médicale*, janvier 1887.

temps pour produire des résultats avantageux et qu'à ces fortes doses on verrait rapidement survenir de la gastralgie, des nausées, des vomissements, des coliques et de la diarrhée, qui obligeraient à en suspendre l'administration.

Injections hypodermiques. — C'est dans les cas où le médicament serait mal supporté par l'estomac que l'on pourrait, à l'instar de nos savants collègues Ducastel el Tapret, avoir recours à la voie hypodermique.

Tercinet, pharmacien de l'hôpital des Tournelles, mettant à profit le procédé qui consiste à injecter aux syphilitiques de la peptone, mêlée au mercure, a eu l'idée d'associer la créosote à la peptone. De cette façon on obtient une solution qui non seulement n'a aucune causticité, mais encore qui devient essentiellement et complètement absorbable.

On prend :

Peptone sèche	10	grammes.
Créosote de hêtre	3	—
Glycérine neutre	70	—
Alcool	10	—
Eau	20	—

On fait dissoudre à chaud la peptone et la créosote dans le mélange des liquides; on laisse refroidir, on filtre, et on obtient ainsi une solution parfaitement dosée contenant 3 centigrammes par seringue Pravaz.

Pour calmer la cuisson causée par les piqûres, on peut ajouter à la formule une petite quantité de chlorhydrate de morphine. En moyenne on peut pratiquer 4 à 5 injections par jour, deux le matin, deux le soir, avec la précaution de faire les injections profondes.

On trouvera dans une bonne thèse du docteur Maigret (1) les résultats satisfaisants obtenus par cette méthode dans le service de Tapret à l'hôpital Cochin.

On remplacera avec avantage la peptone par la vaseline liquide médicinale.

Acide phénique.

Les propriétés antiseptiques et antibacillaires de l'acide phénique devaient désigner ce médicament à l'attention des thérapeutistes et effectivement l'acide phénique, phénol, acide carbolique, a été et est encore fréquemment employé dans le traitement de la phtisie sous des formes diverses.

(1) Maigret, *De la créosote en thérapeutique, injections sous-cutanées de peptone créosotée*, thèse inaugurale, 1883-1884.

En Angleterre, Burney-Yeo (1), Williams (2), Robert Hamilton (3), Héron (4), ont surtout recours aux inhalations et ils leur reconnaissent une réelle efficacité. Burney-Yeo, en particulier, prétend avoir toujours obtenu d'excellents effets de l'acide phénique inhalé seul ou associé à d'autres antiseptiques, tels que l'eucalyptol, le camphre, le chloroforme.

Il constate la diminution de la toux, le retour de l'appétit et du sommeil, l'abaissement de la température, l'amélioration des symptômes physiques.

Il ne faut pas croire, ajoute-t-il, cependant, que les inhalations antiseptiques forment tout le traitement de la phtisie. Elles n'en sont qu'un élément; il n'y a pas de maladies à médications plus variables. Mais si véritablement il y a un agent infectieux, l'antisepsie est tout au moins rationnelle. Quand même les inhalations ne feraient que purifier temporairement le poumon, comme on nettoie la surface d'une plaie, elles auraient encore leur utilité. Pour qu'elles produisent leur maximum d'action, il faut qu'elles soient employées fréquemment et qu'elles entrent en contact avec tous les points du tissu pulmonaire malade.

Héron place ses phtisiques dans une chambre dont les fenêtres et la cheminée sont garnies d'écrans imbibés d'une solution saturée d'acide phénique. Au centre de la chambre sur un poêle à gaz est placé un récipient renfermant une certaine quantité de la même solution. Les malades doivent séjourner presque continuellement dans ces chambres ainsi saturées de vapeurs phéniquées, et, s'ils s'absentent, ils doivent emporter un inhalateur.

L'acide phénique peut être administré à l'intérieur comme la créosote, mais en général la voie hypodermique est préférée.

Depuis longtemps le Dr Ley (5) emploie des solutions aqueuses d'acide phénique en injections sous-cutanées qui lui ont procuré des résultats très satisfaisants.

L'amélioration se produit assez lente au début, mais graduelle, constante et stable.

J'ai, dit-il, un grand nombre de malades en observation depuis plus de dix ans et j'en pourrais citer auxquels j'ai fait, il y a cinq à six ans plusieurs séries d'injections phéniquées qui portent aujourd'hui des cavernes desséchées et qui, malgré une perte de substance

(1) Burney-Yeo, *Traitement antiseptique de la phtisie par l'acide phénique* (*Brit. med. Journal*, 1882).

(2) Williams, *Traitement antiseptique de la phtisie* (*Brit. med. Journal*, 1882).

(3) Robert Hamilton, *Traitement local de la phtisie par l'acide phénique* (*Brit. med. Journ.* 1882).

(4) Héron, *Lancet*, Lond., 1884.

(5) Ley, *Bulletin de thérapeutique*, mars 1887.

sérieuse, ont maintenant toutes les apparences de la santé, ont repris leurs occupations et vivent de la vie de tout le monde. Dans ces derniers temps l'examen des crachats à été fait avant et pendant le traitement à diverses époques, et toujours les résultats ont été des plus satisfaisants. Les bacilles, d'abord très abondants, diminuent assez rapidement; cette amélioration s'est maintenue même plusieurs mois après la cessation du traitement. Quant à leur disparition complète, il me semble douteux de l'obtenir, mais il ne faut pas se le dissimuler, le traitement de la tuberculose par les injections d'acide phénique est un traitement de longue haleine et on ne peut avoir la prétention de modifier un état morbide ou une diathèse si grave avec quelque grammes d'un antiseptique introduits dans l'organisme. Conservant l'intégrité des fonctions digestives en respectant l'estomac on peut espérer créer au profit des malades un terrain réfractaire au développement du tubercule et stérile pour la vie et la prolifération des bacilles.

Deux médecins, les Drs Filleau et Léon Petit (1), ont surtout insisté sur les avantages des injections sous-cutanées d'acide phénique. Ils ont fait de ce traitement une véritable méthode et donné des règles pour son application. La tolérance du tissu cellulaire cutané, disent nos jeunes confrères, dépasse de beaucoup les limites qu'on lui a assignées jusqu'à ce jour. Pourvu qu'on se conforme à quelques règles très simples du manuel opératoire et qu'on observe exactement les précautions élémentaires de l'antisepsie, la peau accepte sans protestation ou tout au moins sans accident appréciable les substances considérées comme les plus irritantes, l'acide phénique en particulier. L'injection se fait à l'aide d'une seringue construite sur le modèle de celle de Pravaz, mais d'une capacité de 5 grammes au lieu de 1 gramme. On peut faire tous les jours, tous les deux jours, toutes les semaines selon les indications, une injection hypodermique. Quelle que soit la seringue employée, il faut renoncer à enfoncer l'aiguille obliquement et éviter de pousser l'injection, de telle façon qu'elle produise des bosselures qui dénotent un décollement de la peau. Ce procédé défectueux est seul responsable des accidents locaux qui ont été signalés à la suite des injections hypodermiques de solutions aqueuses d'acide phénique, tels que douleur, induration, poussées inflammatoires, formation de petites eschares; l'introduction de l'aiguille doit être faite d'un seul coup, perpendiculairement à la surfaee épidermique et jusqu'à la garde. Il est absolument inutile de s'astreindre à faire un pli à la peau, à piquer à la base de ce pli, surtout dans les régions où l'épaisseur des tissus

(1) Filleau et Léon Petit, *Recherches expérimentales et cliniques sur le traitement aseptique de la phtisie pulmonaire*, 1887.

est assez considérable pour mettre à l'abri de toute lésion interne. Les endroits qui doivent être préférés pour y faire les injections sous-cutanées sont la région fessière dans la zone aplatie située immédiatement en arrière du grand trochanter; le tronc en avant, en arrière et principalement sur les côtés; lorsque les piqûres sont faites sur la face antérieure du thorax, il faut choisir un espace intercostal et enfoncer l'aiguille moins perpendiculairement, mais jamais sous un angle inférieur à 45°.

Le grand secret de l'innocuité des piqûres est tout entier dans les précautions exagérées dont on doit les entourer : les seringues doivent être démontées et lavées tous les jours à l'alcool, puis passées dans une solution d'hydrate de chloral; c'est surtout le piston en caoutchouc qui peut être le réceptacle d'agents septiques. Il est donc indispensable de le stériliser avec le plus grand soin; les aiguilles seront, après chaque piqûre flambées puis plongées dans une solution antiseptique (alcool phéniqué), d'où on les tire au fur et à mesure des besoins. La même aiguille ne doit jamais servir à piquer deux malades de suite.

L'acide phénique employé doit être pur, sous forme de cristaux blancs désignés dans le commerce sous le nom d'acide phénique à l'état neigeux, ou phénol absolu. Les injections doivent être poussées lentement. Il est préférable de chauffer les solutions à une température voisine de celle du corps humain.

Les solutions dont Filleau et Petit se sont servis primitivement étaient les suivantes :

1° Acide phénique	1	gramme.
Eau distillée	99	—
2° Acide phénique	2	grammes.
Eau distillée	98	—

Les doses ont varié selon les indications; la dose moyenne est une injection de 5 grammes tous les deux jours ou tous les jours.

Chez les tuberculeux entachés de scrofule, la solution phéniquée simple a été remplacée par une solution iodo-phéniquée ainsi composée :

Iode	12	grammes,
Iodure de potassium	3	—
Acide phénique	10	—
Eau	1000	—

On l'administre aux mêmes doses que la solution phéniquée simple.

A l'eau distillée on préférera l'huile de vaseline, moins irritante; toutefois comme l'acide phénique ne paraît se dissoudre dans cette huile qu'à 1gr,25 p. 100 (1), Ley se sert comme excipient de l'huile d'arachides, dont les solutions concentrées (5 et 10 de phénol p. 100) sont parfaitement tolérées, alors que les solutions aqueuses commencent à être un peu douloureuses à 2 p. 100.

Filleau et Petit ont de leur côté remplacé l'eau distillée par l'huile d'olives préalablement stérilisée et décolorée.

Leurs formules sont les suivantes :

1° Phénol absolu	10	grammes.
Huile stérilisée	90	—
2° Phénol absolu	20	grammes.
Huile stérilisée	80	—

Mais reconnaissant que ces préparations ne sont pas assez fluides, qu'elles encrassent les aiguilles et en obstruent souvent la lumière, ils se sont arrêtés définitivement à un mélange d'huile d'olives et de vaseline.

℞ Phénol absolu	10	grammes.
Huile stérilisée	50	—
Vaseline liquide médicinale	40	—

Phénol absolu	20	grammes.
Huile stérilisée	50	—
Vaseline liquide médicinale	30	—

Pour ce qui est des résultats thérapeutiques dus à cette méthode, les auteurs font remarquer avec raison que les résultats ne peuvent être appréciés qu'autant qu'ils ont été consacrés par le temps. Or leur expérimentation est encore trop récente pour avoir cette consécration. Appliquant l'épithète *guéris* aux malades qui ont cessé de se soigner depuis plus d'un an et chez lesquels l'amélioration ne s'est pas démentie un jour, ils ont donné la statistique suivante :

(1) Albin Meunier a trouvé un artifice pour augmenter la quantité d'acide phénique dans les solutions. L'eucalyptol se dissout en toute proportion dans la vaseline; le phénol se dissout dans son poids d'eucalyptol et cette dissolution persiste après adjonction de vaseline de sorte qu'il a été possible de faire des solutions de phénol à 1. 2, 3, 4, 5, 10, 15, 20, 25 p. 100 dans la vaseline, à condition d'ajouter 1, 2, 3, 4, 5, 10, 15, 20, 25 p. 100 d'eucalyptol. Entre ces différents titres Albin Meunier a choisi celui de 5 p. 100 parce que les solutions à ce titre sont toujours supportées en injection sans douleur par tous les malades, et parce qu'elles sont assez riches pour saturer rapidement de phénol les patients soumis au régime des injections hypodermiques. En ajoutant 1 p. 100 d'iodoforme on a la formule suivante très fréquemment utilisée :

Phénol	5	grammes.
Eucalyptol	5	—
Iodoforme	1	—
Vaseline	89	—

PREMIER DEGRÉ

Guéris	18
Très améliorés	17
Stationnaires	4
Total	39

SECOND DEGRÉ

Guéris	12
Très améliorés	19
Améliorés	11
Stationnaires	7
Aggravés	5
Morts	2
Total	56

TROISIÈME DEGRÉ

Guéris	0
Très améliorés	6
Améliorés	8
Stationnaires	5
Aggravés	3
Morts	5
Total	27

La conclusion à tirer de ce tableau, c'est que les chances de guérison sont d'autant plus considérables que le traitement est appliqué à une époque plus rapprochée du début; que la phtisie au premier et même au second degré peut parfaitement guérir; au troisième degré les résultats sont beaucoup plus problématiques.

Ajoutons que les Drs Filleau et Léon Petit ont, dans un certain nombre de cas, complété le traitement hypodermique par l'emploi de l'acide phénique, administré à l'intérieur et sous forme d'inhalations, sans négliger les agents de l'hygiène susceptibles de fortifier l'organisme et de le rendre plus résistant contre les parasites envahisseurs.

Eucalyptol.

Comme l'acide phénique, l'encalyptol a été employé dans la phtisie sous forme d'inhalations (à l'aide d'appareils ou dans des chambres saturées des vapeurs d'eucalyptol) et surtout en injections hypodermiques.

Dès le mois de février 1884, le professeur Ball, à la demande du Dr Roussel, de Genève, commençait dans son service à l'hôpital Laënnec une série de recherches qu'il communiquait à l'Académie de médecine dans la séance du 22 mars 1887. Les principaux résultats obtenus de ce mode de traitement se résumaient pour lui dans la cessation des sueurs nocturnes et de la diarrhée, la diminution de la toux, de l'expectoration et de la fièvre, et bientôt après dans une amélioration sensible de l'état général et de l'appétit. Chez un malade les bacilles tuberculeux trouvés dans les matières expectorées avaient disparu complètement d'octobre à janvier. Dans une note publié dans l'*Union médicale* (1887), le Dr Roussel écrivait : « Quant aux bacilles après deux ou trois mois de traitement, l'examen le plus sévère n'en décèle pas de traces. Cet agent provocateur a complètement disparu ». Hâtons-nous de dire que cette action antiparasitaire n'a pas été vérifiée par d'autres observateurs. » « Jamais, dit Dujardin-Beaumetz, je n'ai constaté la disparition des bacilles dans les crachats sous l'influence de ces injections. L'eucalyptol modifie l'expectoration et en diminue la quantité ; c'est une médication balsamique qui présente cet avantage, qu'elle peut agir sans troubler les fonctions de l'estomac, mais ce n'est pas une médication spécifique de la tuberculose » (*Acad. de méd.* mars, 1887).

Tous les médecins qui depuis lors ont fait connaître le résultat de leurs expérimentations, Bouveret et Péchadre (1), Biot (2), Laplane (3), Guiffart (4), etc., sont arrivés à peu près aux mêmes conclusions. Selon Bouveret et Péchadre, l'eucalyptol est sans action sur le développement du bacille, sans action sur la fièvre provoquée par l'infection tuberculeuse, sans action sur la fièvre hectique des tuberculeux; donc les phtisies fébriles, quelle que soit la cause de la fièvre, ne sont nullement modifiées par cette médication ; l'état du malade a paru même dans ces cas notablement aggravé. Chez les phtisiques apyrétiques l'amélioration à été marquée, et a porté sur le catarrhe bronchique, la toux diminue, les quintes de la nuit sont atténuées ou même disparaissent et les malades dorment d'un sommeil plus calme. En même temps l'expectoration a été moins abondante et épaisse et sous cette influence l'état général s'est heureusement modifié ; le facies est devenu meilleur, plus coloré, la nutrition s'est relevée, et le poids du corps a augmenté. Dans les phtisies fébriles les bacilles restent très nombreux ; dans les formes apyrétiques, ils diminuent lorsque les crachats sont moins abondants ou lorsqu'ils sont devenus plus fluides et contiennent moins de pus.

(1) Bouveret et Péchadre, *Injections sous-cutanées d'eucalyptol dans le traitement de la phtisie* (*Lyon médical*, février 1887).

(2) Biot, *Quelques mots sur les injections hypodermiques d'eucalyptol* (*Lyon médical*, mai 1887).

(3) Laplane, *Injections d'eucalyptol* (*Marseille médical*, 1887).

(4) Guiffart, *Injections hypodermiques d'eucalyptol dans la tuberculose pulmonaire* (*Union médicale*. juin 1887).

Très vraisemblablement les bacilles diminuent parce qu'il y a diminution des sécrétions bronchiques, ou bien les crachats plus fluides constituent-ils un milieu de culture moins favorable au développement rapide du microphyte pathogène?

Les injections sous-cutanées d'eucalyptol dissous dans l'huile de vaseline sont exemptes d'inconvénients, à la condition d'éviter de trop fortes doses, inutiles et quelquefois dangereuses. Une dose quotidienne de 25 centigrammes d'eucalyptol pour une seringue Pravaz (au quart par conséquent) est généralement suffisante. Si l'on veut injecter une dose plus forte, 50 centigrammes par exemple, il faut l'injecter en deux fois, une dose le matin une dose le soir. Toutes les injections faites par Biot étaient pratiquées avec une solution sortant du laboratoire même de Meunier et contenant par seringue Pravaz entière 25 centigrammes d'eucalyptol et un centigramme et demi d'iodoforme. Avec cette solution, Biot a toujours obtenu huit à quinze minutes après la piqûre la modification spéciale de l'haleine. Au début le temps nécessaire à la production de ce phénomène était plus long, et la durée assez restreinte (quelques heures).

A mesure que le traitement se continue, il semble qu'il y ait une imprégnation des éléments anatomiques du malade, que le sang soit saturé d'eucalyptol, et alors trois à quatre minutes seulement après la piqûre, la saveur et l'odeur caractéristiques se produisent pour durer pendant toute la journée, souvent même pendant vingt-quatre heures. Cette persistance de l'odeur de l'haleine résultant de l'élimination de l'eucalyptol par le poumon peut avoir ses inconvénients, en donnant aux aliments un goût désagréable et en troublant l'appétit. Chez quelques malades Bouveret et Péchadre ont observé des phénomènes d'excitation cérébrale, tels que sensation de chaleur et de pesanteur à la tête, étourdissement, épistaxis.

D'après ces auteurs, la méthode est un peu pénible pour les malades en raison des douleurs persistantes et de l'empâtement qui se manifeste au niveau des injections. On diminuera cet empâtement et on favorisera la diffusion du liquide en pratiquant quelques frictions sur la peau.

Le docteur Perret (1) a employé l'eucalyptol en injections rectales mélangées à l'acide carbonique. Les résultats obtenus sont très comparables à ceux que donne l'association de l'acide sulfhydrique et de l'acide carbonique suivant la méthode Bergeon.

(1) Perret, *Traitement de la tuberculose par les injections rectales gazeuses d'acide carbonique et d'eucalyptol* (*Société de médecine de Lyon*, 1887).

Térébenthine. Goudron. Houilles.

La térébenthine est souvent employée dans les bronchites catarrhales à l'instar du goudron, du baume de Tolu et des autres agents balsamiques, mais en outre quelques médecins ont pensé que par ses propriétés antifermentescibles et antiputrides bien connues elle peut rendre de grands services dans le traitement de la phtisie. Aldovie (1) expérimentant comparativement divers antiseptiques dans la tuberculose donne la préférence à l'essence de térébenthine, Il la considérait comme le plus puissant des antiseptiques et comme un modificateur énergique des secrétions bronchiques. De Renzi, de Naples (2), partage cette manière de voir, et il place les inhalations térébenthinées sur le même rang que les inhalations d'hydrogène sulfuré. C'est surtout sous forme d'inhalation que la térébenthine a été prescrite, soit pure, soit mélangée à d'autres substances, l'iodoforme en particulier.

Nous avons eu l'occasion d'employer ces inhalations assez fréquemment, et elles nous ont paru douées d'une réelle efficacité, surtout dans les cas d'expectoration sanglante et même d'hémoptysie. Burney-Yeo, Constantin Paul (communication orale), ont fait la même remarque. On sait du reste que la térébenthine entre dans beaucoup de préparations hémostatiques.

Le Dr Chevandier préconise les inhalations du pin Mugho. Il se sert, pour les pratiquer, d'une grille munie d'une gouttière sur laquelle on place les morceaux de pin Mugho, préalablement trempés dans l'eau froide. On allume une lampe placée au-dessous de la grille, et les vapeurs résineuses se produisent.

Une des remarquables propriétés de la térébenthine, c'est d'attirer très énergiquement l'oxygène qu'elle transforme en oxygène actif, en ozone, et d'accroître ainsi les proportions de ce corps contenues dans l'air ambiant.

C'est une opinion traditionnelle que l'habitation dans le voisinage des bois de pin jouit d'une certaine efficacité dans le traitement de la phtisie. On a cherché à utiliser cette propriété de la térébenthine en faisant passer par des bains de vapeur la térébenthine dans le torrent circulatoire. Pendant son séjour dans le sang, qui paraît démontré par l'élimination de cette substance dans les sécrétions, l'essence de térébentine transóformerait l'oxygène du sang en ozone. Il en résulterait une assimilation organique plus complète, une nu-

(1) Aldovie, *Inhalation de l'essence de térébenthine dans la phtisie* (*British med. Journ.*, 1881).
(2) De Renzi, *Il siglo medico*, 1885.

trition plus parfaite sous l'influence d'un agent oxydateur plus acti que l'oxygène.

D'après le docteur Leven qui a expérimenté dans son service à hôpital Rothschild cette méthode thérapeutique imaginée par le docteur Brémond fils, on obtiendrait très rapidement dans l'économie une sorte de saturation plus ou moins analogue à l'imprégnation de l'organisme par les injections sous-cutanées, et, comme résultat thérapeutique, une augmentation du poids du corps, la diminution des crachats et des bacilles, le réveil de l'appétit, la diminution des sueurs nocturnes et de l'insomnie.

Ces faits sont intéressants, mais ils demanderaient à être confirmés par d'autres observateurs tant au point de vue de la théorie qu'au point de vue de l'action thérapeutique.

Le goudron a été depuis longtemps préconisé dans le traitement de la phtisie. Dès 1744, Berkeley (1) l'avait proposé comme l'agent curatif par excellence de la tuberculose pulmonaire quand l'expectoration était abondante.

Plus tard, Chricton (2) à Berlin et Cayol en France eurent recours avec succès aux inhalations goudronnées. Hufeland les avait expérimentées de son côté et avait conclu que ces inhalations conviennent surtout aux phtisies avec sécrétions abondantes. C'est le résultat auquel ont abouti les recherches modernes. Le goudron est un balsamique qui a son utilité pour diminuer, l'expectoration, mais il ne faut pas lui demander plus qu'il ne peut donner et sous ce rapport dans le traitement de la tuberculose pulmonaire la préférence devra être accordée aux médicaments qui, en outre de l'action modificatrice des sécrétions bronchiques, possèdent une action plus profonde anti-bacillaire, la créosote en particulier.

A l'occasion des inhalations de goudron nous croyons devoir rapporter les observations de quelques médecins anglais relatives à l'influence favorable des émanations de feux de tourbe, émanations renfermant des substances antiseptiques diverses, particulièrement du goudron et de la créosote. — Morgan (3), qui a surtout insisté sur ces faits, signale que dans les hauts pays du nord-ouest de l'Angleterre et en Écosse la plupart des habitants respirent un air très chargé de vapeurs produites par la combustion lente de la tourbe sur le plancher de la chambre qu'ils occupent, le luxe des cheminées étant inconnu. Or généralement les highlan-

(1) Berkeley, *Série de réflexions philosophiques et de recherches sur les vertus de l'eau de goudron.* Londres, 1744.

(2) Chricton, *Practical observations on the treatment of pulmonary consumption and on the effects of the vapor of boiling tar in that disease.* Londres, 1823.

(3) Morgan, *Les parasiticides dans le traitement de la phtisie* (*British med. Journ.* 1885).

ders sont remarquablement vigoureux, vivent longtemps et jouissent d'une singulière immunité vis-à-vis de la tuberculose. Morgan est porté à croire que la cause de cette immunité doit être cherchée dans l'inhalation permanente de ces substances balsamiques et antiseptiques. Il aurait remarqué que, quand ces habitants s'expatrient, ils cessent d'être réfractaires à la tuberculose.

Nous devons dire que si quelques médecins, Murray (1) notamment, paraissent convaincus de l'exactitude de l'assertion de Morgan, d'autres, comme Thompson (2), ne trouvent pas que la preuve ait été suffisamment faite, et réclament un supplément d'informations.

Tannin.

Un clinicien éminent, Woillez (3), dans un mémoire justement estimé, avait, en 1863, appelé l'attention des médecins sur l'utilité, dans le traitement de la phtisie, du tannin, déjà en usage au dernier siècle, mais depuis lors tombé dans l'oubli. Woillez considérait ce médicament comme un moyen d'améliorer l'état général des malades en modifiant favorablement la nutrition. Indépendamment de son action tonique qu'il comparait à celle du meilleur quinquina, il lui reconnaissait une influence marquée sur l'état local. Étudiant les conditions dans lesquelles se produisent les râles humides dans la phtisie. il cherchait à démontrer que le tannin produit de très bons résultats, que les râles soient la traduction d'une congestion pulmonaire péri-tuberculeuse, ou bien qu'ils dépendent du ramollissement tuberculeux. Dans le premier cas, l'action du tannin sur la disparition plus ou moins rapide des râles est telle que l'on peut considérer l'emploi de ce médicament comme la pierre de touche qui permet de distinger ces râles congestifs passagers des râles plus persistants des cavernules et des cavernes. Il modère dans ces derniers cas la dyspnée, la fréquence de la toux et l'expectoration. Les signes s'améliorent sensiblement au bout de huit à quinze jours. Cette amélioration est caractérisée par la diminution prononcée des râles humides. La respiration soufflante ou caverneuse devient plus nette ainsi que la bronchophonie, et les râles parfois peu nombreux. se perçoivent presque exclusivement à la fin des inspirations ou seulement au moment de la toux, ce qui leur donne leur véritable valeur. Les principales conditions dans les quelles le tannin paraissait échouer dans la phtisie étaient la continuité de la fièvre, la rapidité de la marche de la maladie et l'existence d'un accouchement récent.

(1) Murray, *British medical journal*, 1885.
(2) Thompson, *British medical journal*, 1885.
(3) Woillez. *Archives génér. de médecine*, 1863.

Les faits annoncés par Woillez ont été vérifiés par un certain nombre d'observateurs ; mais néanmoins on doit reconnaître que la médication tannique n'était pas entrée profondément dans la thérapeutique de la phtisie et qu'on ne la considérait guère que comme susceptible de modifier favorablement certains symptômes graves, notamment les sueurs, la diarrhée. Récemment Raymond et Arthaud (1) ont repris cette intéressante étude, après avoir établi dans une série d'expériences très bien conduites que le tannin communique à l'organisme un pouvoir de résistance remarquable à l'action du virus tuberculeux.

Connaissant cette particularité déjà signalée par Gohier et Bouley, que l'alimentation tannique avait la propriété de rendre imputrescibles les tissus des animaux qui en avaient été nourris, ces savants expérimentateurs se sont demandé si l'immunité acquise par les tissus contre les bacteries de la putréfaction ne s'étendrait pas aux bactéries pathologiques, et si les animaux ainsi nourris ne seraient pas devenus plus ou moins impropres à servir de terrain de culture au microbe tuberculeux. Pour vérifier cette hypothèse, ils ont nourri des lapins pendant un mois au moins en mélangeant aux aliments du tannin à la dose d'un gramme par jour ; les animaux l'acceptaient sans répugnance ; l'un des lapins ainsi traités étant mort spontanément et un autre ayant été sacrifié, nous avons placé, disent Raymond et Arthaud, les cadavres dans un lieu humide et chaud (l'écurie du laboratoire) où les fermentations s'accomplissent rapidement d'habitude, et nous avons pu constater que les cadavres étaient devenus imputrescibles ; pendant plus de quinze jours il ne s'était produit d'autre modification qu'une dessiccation rapide et le développement de mucosités à la surface des masses musculaires ; par conséquent, au bout d'un mois de régime tannique, les lapins étaient en quelque sorte tannés et impropres au dévoloppement des bactéries de la putréfaction.

Les lapins vivants présentaient-ils une immunité analogue pour les microbes tuberculeux ? c'est ce qu'il importait de vérifier. Pour cela, ayant pris trois lapins témoins, Raymond et Arthaud inoculent six lapins tannisés avec de la tuberculose aiguë d'un coati mort depuis quelques heures. L'un des trois lapins témoins meurt peu de temps après l'injection, ne présentant pas d'autres lésions qu'une légère induration au point d'inoculation à la patte postérieure ; mais on trouve dans l'intestin et le foie une quantité de corps oviformes qui sont la cause probable de la mort. Les deux autres lapins témoins

(1) Raymond et Arthaud, *Note sur l'action thérapeutique du tannin dans le traitement de la tuberculose* (*Comptes rendus de la Société de biologie*, novembre 1886, et *Études expérimentales et cliniques sur la tuberculose*, 1887).

présentent les phénomènes ordinaires de l'inoculation tuberculeuse et succombent dans les trois mois.

Les lapins tannisés restent indemnés trois mois pleins; après cette première expérience les même lapins et trois autre lapins témoins sont inoculés à nouveau avec la tuberculose miliaire d'un malade de l'hôpital. Les lapins soumis au régime tannique continuent ce régime sans en offrir d'inconvénients notables pendant toute la durée des expériences; les autres reçoivent la même dose de nourriture, mais sans addition de tannin; depuis cette époque six mois se sont écoulés: les lapins au tannin n'ont encore rien éprouvé, mais deux lapins témoins sont morts des suites de l'inoculation.

Partant de ces recherches expérimentales qu'ils sont les premiers à considérer comme trop peu nombreuses pour autoriser des conclusions définitives, Raymond et Arthaud ont essayé les préparations tanniques chez les phtisiques, et leurs tentatives thérapeutiques ont été couronnées de succès. Nous avons observé, disent-ils, sur plus de cinquante malades, soit de la pratique civile, soit de la clientèle hospitalière, que le tannin administré en cachets ou sous forme de vin iodo-tannique, à la dose de 2 à 4 grammes par jour, était bien toléré et déterminait une amélioration tellement sensible des symptômes qu'en une dizaine de jours la moitié au moins des malades ont présenté une augmentation de poids qui s'est poursuivi durant toute la durée du traitement. Même dans des cas de tuberculose aiguë, on voyait soit chez l'enfant, soit chez l'adulte, les symptômes s'amender en huit ou quinze jours, la maladie retrocéder et cela chez des malade au sujets desquels un pronostic fatal avait été porté. On trouvera dans la thèse d'un des élèves de Raymond, le Dr Bertrand (1) des observations détaillées qui ne peuvent laisser aucun doute sur l'efficacité du tannin employé même dans des cas très graves; c'est donc une médication qui nous paraît devoir entrer dans la thérapeutique de la phtisie.

En dehors des agents thérapeutiques que nous venons de passer en revue et qui sont le plus généralement employés dans le traitement de la phtisie, il est un certain nombre de médications actuellement à l'étude et dont la valeur pratique ne peut encore être nettement déterminée.

Nous avons déjà parlé de l'*aniline* préconisée par Kremiansky.

Nous dirons quelques mots des inhalations d'*acide picrique* expérimentées par le Dr François Hue, professeur suppléant à l'école de médecine et chirurgien des hôpitaux de Rouen.

Le point de départ de ces recherches est identique au point de dé-

(1) Bertrand, *Essai critique sur le traitement étiologique de la tuberculose*, 1886.

part du traitement par l'acide fluorhydrique et par l'acide sulfureux. Le directeur d'une usine de produits chimiques ayant observé qu'un de ses ouvriers, franchement tuberculeux, avait été amélioré rapidement, puis guéri à partir du moment, où il avait été employé à la fabrication de l'acide picrique, fit part au Dr Hue de ce fait intéressant. Depuis le mois de mars 1886, sur le conseil de notre savant confrère, une centaine de malades consentirent à se soumettre aux inhalations de cet acide. Elles donnèrent comme résultats quatre guérisons qui ont été publiés dans la *Gazette hebdomadaire* (13 mai 1887). Depuis ces quatre premiers cas, qui datent déjà d'un an et demi, on n'a constaté que des améliorations, parfois très notables, mais pas encore de guérisons confirmées par un laps de temps suffisant ; tous les malades traités présentaient les bacilles caractéristiques.

Le traitement a consisté à se rapprocher le plus possible des conditions dans lesquelles s'était trouvé le premier ouvrier guéri. Celui-ci passait ses journées à remuer le contenu de grandes cuves dans lesquelles de l'eau renfermant un excès d'acide était portée à l'ébullition. Il se trouvait ainsi dans une atmosphère de vapeur d'eau chargée d'acide picrique. Le procédé thérapeutique employé a consisté : 1° à l'hôpital, à faire séjourner pendant une, deux ou trois heures les malades dans une pièce saturée de vapeurs d'acide picrique; 2° en ville, à faire inhaler ces mêmes vapeurs produites dans un vase en terre, coiffé d'un manchon de carton et contenant une solution de 30 grammes d'acide picrique pour 1 litre d'eau.

Dans la plupart des cas, les premiers effets ont été la diminution des crachats et des quintes de toux, le retour de l'appétit, la disparition momentanée des sueurs, l'augmentation du poids du corps. Mais ces résultats ne se sont pas toujours maintenus. Les malades, d'ailleurs, étaient tous au moins à la deuxième période, et une bonne moitié avaient des cavernes. On n'a pas noté la disparition complète des bacilles.

Les malades traités peuvent être divisés en deux classes. Les uns ont été vite découragés et n'ont pas tardé à renoncer au traitement. Les autres ont continué pendant plusieurs semaines. C'étaient surtout les malades de la ville désireux de se guérir. C'est parmi ces derniers qu'ont été observés les quatre cas de guérison et presque toutes les améliorations notables.

Le Dr Hue signale quelques inconvénients de cette médication. Les vapeurs ont une amertume très prononcée, mais franche. Elles colorent la face des malades en jaune, facile à enlever, du reste, par le lavage au savon. L'acide picrique attaque les métaux, quelques-uns faiblement, car les récipients fortement étamés résistent longtemps. On a trouvé cependant préférable d'employer des récipients en terre ou en porcelaine. Il n'est pas à craindre que l'acide détone tant qu'il est en solution dans l'eau, et il suffit, pour éviter ce danger, de renouveler celle-ci à mesure qu'elle s'évapore.

A côté des recherches chimiques, le Dr Hue a entrepris des recherches de laboratoire avec son collaborateur Douard, et il a obtenu des résultats qui présentent un certain intérêt.

Les cultures du bacille de la tuberculose sur des tubes d'agar glycériné et additionné d'acide picrique sont entravées à partir du millième. La dose nécessaire pour arrêter complètement toute culture paraît être de 1/500.

D'un autre côté on n'a pu découvrir trace d'acide picrique dans les poumons des lapins qui venaient d'inhaler des vapeurs picriquéés pendant quinze jours trois heures par jour.

Les expérimentateurs se sont demandé encore si l'acide picrique n'avait pas une action sur les produits bacillaires en formant avec eux un composé inoffensif, d'autant plus que les bouillons de culture renfermant une faible quantité d'acide picrique et sur lesquels les bacilles se développent avec plus ou moins de retard, prennent une coloration noire très marquée qui semble annoncer l'apparition d'un composé nouveau. Le Dr Hue se propose d'approfondir ces différents points en même temps qu'il continuera l'étude thérapeutique du médicament.

CHAPITRE IV

TRAITEMENT DES SYMPTOMES PRÉDOMINANTS.

Les diverses médications que nous venons d'étudier, en amenant une amélioration plus ou moins prononcée dans l'état général et local des phtisiques, exercent, par cela même, une influence favorable sur les principaux symptômes de la maladie. Toutefois, il est des cas où l'on voit apparaître ou prédominer quelques phénomènes pathologiques qui réclament une thérapeutique spéciale et appropriée. Au premier rang de ces phénomènes, nous devons noter les congestions et les inflammations du poumon.

Congestions et inflammations pulmonaires.

Nous avons vu précédemment le rôle important que la congestion et l'inflammation jouent dans l'histoire anatomo-pathologique de la phtisie pulmonaire. On peut dire que, provoquées par le bacille, elles font partie intégrante du processus morbide et que le traitement qui leur convient est en quelque sorte le traitement du poumon tuberculeux lui-même. Quelquefois ces congestions acquièrent une intensité exceptionnelle et constituent alors une véritable complication.

Émissions sanguines générales et locales. — Les émissions sanguines ont été, à d'autres époques, aussi fréquemment employées qu'elles le sont peu de nos jours. C'était le plus ordinairement contre le crachement du sang, en quelque sorte identifié avec la phtisie elle-même, que les praticiens les plus célèbres des siècles derniers, Cullen, Morton, Van-Swieten, Sydenham, etc., faisaient usage des saignées réitérées du bras. C'était la même méthode qu'avait adoptée Broussais, pour qui, nous l'avons dit, la maladie n'était rien autre qu'une phlegmasie chronique. Aujourd'hui, surtout depuis la nouvelle conception de la tuberculose, les émissions sanguines sont à peu près bannies de la thérapeutique de cette affection, et peu de médecins oseraient braver l'espèce d'anathème qui a été lancé contre cette médication. Ce n'est que dans des cas tout à fait exceptionnels que le praticien peut être appelé à y recourir, lorsque, par exemple, il se trouve en présence d'un malade robuste et sanguin, chez lequel il constate un pouls plein, dur et fréquent, la coloration des pommettes, une toux sèche et pénible, une hémoptysie, indice de la fluxion pulmonaire. En pareil cas, une légère saignée, quelques sangsues ou ventouses scarifiées peuvent avoir une réelle utilité.

Si des symptômes évidents de congestion se manifestaient vers le poumon et que le malade ne pût sans inconvénient perdre des doses même faibles de sang, on remplacerait les ventouses scarifiées par des ventouses sèches appliquées en grand nombre sur la poitrine et les membres.

Tartre stibié. — Kermès. — Une médication destinée à décongestionner le poumon et à abaisser la température fébrile des tuberculeux est la médication par le tartre stibié à dose rasorienne, préconisée par Monneret et Fonssagrives. Ainsi que nous l'avons déjà indiqué à propos du traitement de la phtisie aiguë galopante, Fonssagrives prescrivait le tartre stibié à la dose de 20 à 30 centigrammes dans une potion de 120 grammes contenant 20 à 30 grammes de sirop diacode destiné à en faciliter la tolérance. Cette potion doit être donnée toutes les heures ou toutes les deux heures par cuillerées.

Le point véritablement important et délicat est d'obtenir le plus promptement possible la tolérance. Pour cela, il ne faut négliger aucune des précautions qui ont été si minutieusement indiquées par Fonssagrives. Le malade sera mis dès la veille à un régime un peu ténu, et l'on se sera assuré à l'avance qu'il n'existe aucun trouble des fonctions digestives. Il est avantageux de commencer l'administration de l'émétique le matin de très bonne heure de manière à avoir toute la journée pour pouvoir en surveiller les effets.

Un point également important, c'est de prévenir l'action irritante du tartre stibié sur la muqueuse bucco-pharyngée, d'autant plus fâcheuse ici, qu'il s'agit de malades débilités par une maladie longue et par cela même plus prédisposés à l'ulcération des tissus.

L'alimentation sera réglée avec un grand soin. Le premier jour elle ne doit consister qu'en quelques bouillons de bœuf dégraissés, pris froids et commencés seulement lorsque les premiers troubles digestifs sont un peu calmés. On laissera un intervalle d'une heure entre le bouillon et la potion. Le deuxième jour, on permettra deux potages, le troisième jour trois, en en augmentant la quantité et en variant leur composition; le quatrième jour, aux potages on associera quelques aliments légers; le cinquième jour, le malade pourra faire usage des viandes rôties, et à partir de ce moment il se nourrira à son appétit sans se préoccuper de la médication à laquelle il est soumis. Il y a plus; une nourriture forte et substantielle est la condition d une tolérance durable.

La potion peut être continuée ainsi pendant plusieurs semaines à la dose indiquée, et ce n'est pas un médiocre sujet d'étonnement pour ceux qui n'ont pas l'habitude de manier le médicament à dose rasorienne de voir des malades prendre chaque jour 25 centigrammes de tartre stibié en même temps qu'une alimentation copieuse sans en éprouver la plus petite nausée, le plus léger malaise.

Lorsque le mouvement fébrile décroît sous l'influence de 10 à 20 potions, on réduit à moitié la quantité d'émétique et l'on continue ainsi pendant un temps variable, assez ordinairement double de celui pendant lequel la potion du début a été prescrite. Enfin on arrive à abaisser cette dose à 0,05 par jour, et le malade peut la continuer pendant des mois entiers.

Parmi les préparations stibiées, Guéneau de Mussy donne la préférence au kermès minéral. Pidoux est du même avis : « Avec le tartre stibié, dit-il, on dépasse souvent le but ; on hyposthénise trop le système et on a une action moins intime et moins résolutive sur la phlegmasie pulmonaire. Avec le kermès, on est plus maître des effets thérapeutiques, on fatigue moins le malade. »

Nous avons fait les mêmes remarques, et lorsque nous employons le tartre stibié, pour éviter la dépression qui peut résulter des fortes doses, nous avons l'habitude de prescrire les pilules suivantes :

℞	Tartre stibié....................................	5 centigrammes.
	Extrait de réglisse................................	q. s. —

pour 20 pilules dont on prend 3 à 4 par jour pendant des semaines et des mois. A cette faible dose, le tartre stibié est exempt d'inconvénients, et il nous a paru utile, même dans les formes apyrétiques, en favorisant la résolution des indurations chroniques du poumon.

Révulsifs cutanés. — Au premier rang des moyens capables de combattre la congestion et l'inflammation du tissu pulmonaire, nous signalerons les révulsifs de toute sorte et surtout les exutoires placés sur la poitrine au niveau des parties affectées. L'usage de ce dernier moyen est fort ancien, puisque d'après Cœlius Aurelianus il remonte à Themison. Depuis lors il a subi des vicissitudes diverses, tour à tour prôné avec enthousiasme ou rejeté avec dédain. De nos jours encore les médecins sont loin d'être d'accord sur l'utilité des cautères et plusieurs les repoussent énergiquement.

Cette manière de voir se concevait à la rigueur lorsque le tubercule était considéré comme un corps étranger sans analogue dans l'organisme et devant subir fatalement ses phases diverses de ramollissement et d'ulcération. Que pouvait contre une pareille lésion une révulsion cutanée, même puissante, qui avait en outre l'inconvénient d'être douloureuse et très désagréable au malade? Mais aujourd'hui que l'on connaît la place importante qu'occupent les congestions et les inflammations pulmonaires dans le processus tuberculeux, on doit envisager les révulsifs appliqués sur le lieu du mal comme un des moyens les plus propres à amener la résolution de ces congestions et de ces inflammations surtout lorsqu'elles ne sont plus entretenues par le microbe pathogène. Tous les jours les médecins, les chirurgiens et les vétérinaires ont la preuve de l'utilité de la révulsion en thérapeutique, et Bouvier, Bouillaud, Bouley, etc., ont traduit la pensée générale lorsque dans une discussion célèbre à l'Académie de médecine (1855) ils ont solidement établi contre Malgaigne l'efficacité traditionnelle de cette médication dans les maladies chroniques, même invétérées. Pourquoi en serait-il autrement dans la phtisie? Mieux que le raisonnement d'ailleurs, l'expérience est là pour démontrer les avantages que l'on peut retirer d'un moyen qui n'exclut pas les autres agents thérapeutiques.

Les révulsifs cutanés sont nombreux. Ceux dont on se sert le plus habituellement sont la teinture d'iode, les vésicatoires, les cautères, les pointes de feu.

La teinture d'iode est d'un emploi facile, mais son action est beaucoup moins profonde que celle des vésicatoires et surtout des cautères. On badigeonne la partie correspondante aux lésions pulmonaires avec un pinceau trempé dans la solution et l'on renouvelle cette application de temps en temps en consultant la sensibilité et l'irritabilité de la peau. Nous avons l'habitude de prescrire un badigeonnage deux ou trois jours de suite chaque semaine et de laisser l'épiderme se reformer pendant les quatre ou cinq jours restants.

Si l'on a besoin d'une révulsion plus énergique, on doit avoir recours aux vésicatoires, aux pointes de feu et surtout aux cautères.

Aucun médecin n'a plus insisté sur l'utilité des vésicatoires que Pidoux et Peter. « On voit tous les jours, dit Pidoux, un processus tuberculeux parvenu au deuxième degré dans le quart supérieur ou une partie limitée quelconque du poumon s'arrêter sous l'influence de quelques vésicatoires, que ces vésicatoires agissent par révulsion et transposition ou en excitant sainement des parties affectées d'une inflammation de mauvaise nature et désorganisatrice ;... il faut le répéter, ce fait est considérable. » « Le moyen révulsif par excellence, dit à son tour Peter, le plus rapide dans son action, le plus constamment efficace, celui dont tous les malades se félicitent, auquel ils ont même spontanément recours en cas d'oppression pour en avoir antérieurement éprouvé les bienfaits, c'est le vésicatoire volant. Toujours à la suite et sous l'influence de vésicatoires, on constate : 1° Un soulagement du malade, consistant dans une diminution de l'oppression et dans une moindre fréquence des mouvements respiratoires; 2° une diminution dans l'étendue, le nombre, comme la finesse des râles, et cela, soit que le vésicatoire ait été employé à la période des craquements, soit qu'il ait été appliqué pour combattre une congestion hémorrhagique ou phlegmasique. »

Les dérivatifs puissants tels que cautères, sétons et moxas sont surtout indiqués lorsque le travail congestif est circonscrit et qu'il tend à la chronicité (N. Guéneau de Mussy). On les place dans le voisinage du point malade, en les laissant cicatriser ou en entretenant la suppuration. Nous croyons qu'il est préférable de les renouveler souvent et de chercher à obtenir la stimulation plutôt qu'une abondante suppuration qui pourrait affaiblir le malade. Quelques médecins font encore appliquer le cautère sur le bras ou sur la cuisse, mais nous estimons, à l'exemple de Chomel et de Guéneau de Mussy, qu'il y a avantage à le rapprocher du siège du mal.

Les pointes de feu proposées depuis de longues années par Jules Guérin sont très en honneur de nos jours et semblent destinées à remplacer les vésicatoires et les cautères. Nous reconnaissons l'efficacité de la cautérisation ponctuée pratiquée tous les cinq à six jours à l'aide de l'appareil ingénieux du docteur Paquelin, ou de toute tige métallique chauffée à blanc. Nous les croyons surtout utiles quand les points à attaquer occupent une grande étendue de la poitrine, mais nous pensons que lorsque l'action révulsive doit être profonde sur un point circonscrit, aucun moyen ne peut être mis en parallèle avec les cautères préparés avec la pâte de Vienne.

Troubles digestifs.

Il n'est pas de symptômes qui méritent plus l'attention du médecin que les symptômes relatifs à la digestion. Nous avons dit en effet que maintenir l'appétit et favoriser la nutrition étaient deux indications de premier ordre. Toutes les fois donc qu'un trouble de cette importante fonction viendra à se manifester, il faudra chercher à y remédier le plus promptement possible.

L'*anorexie* en particulier sera énergiquement combattue par tous les moyens dont disposent l'hygiène et la thérapeutique : infusion et macération de médicaments amers, apéritifs, tels que gentiane, quassia amara, colombo, quinquina, etc..., lavage de l'estomac et alimentation artificielle; respiration d'oxygène et eau oxygénée, changement d'air, etc.

La *dyspepsie* stomacale ou intestinale exigera les alcalins, l'eau de Vichy, de Vals, de Pougues, l'eau de chaux médicinale, la magnésie le charbon de peuplier, les préparations de noix vomique, l'opium, s'il y a douleur, etc., enfin tous ces agents de transformation des matières amylacées et azotées, diastase, pepsine, pancréatine, qui rendent de si grands services dans la thérapeutique des affections des voies digestives. Le choix des médicaments sera d'ailleurs déterminé par la forme spéciale de la dyspepsie (acide, flatulente, gastralgique, etc.). Quelquefois l'anorexie et la dyspepsie dépendent d'un catarrhe de l'estomac, d'un embarras gastrique. En pareil cas, l'administration de l'ipécacuanha ou d'un purgatif léger devra précéder toute autre médication.

Contre les *vomissements* si pénibles et si fréquents dans la phtisie, on emploiera l'eau de Seltz, le vin de Champagne, la potion antiémétique de Rivière, la glace pilée, une potion dans laquelle on fera entrer huit à dix gouttes de chloroforme, l'eau chloroformée (Lasègue et de Beurmann), les vésicatoires au creux épigastrique pansés ou non avec la morphine, les injections de morphine. Nous avons souvent recours avec avantage à l'acide chlorhydrique à la dose de trois à quatre gouttes dans un demi-verre d'eau sucrée un peu avant les repas, suivant les indications de Trousseau. Quand les vomissements sont persistants, le moyen le plus efficace pour les faire cesser est le lavage de l'estomac suivi immédiatement de l'ingestion d'un mélange composé d'œufs, de lait et de poudre de viande.

On sait que les vomissements des phtisiques sont surtout alimentaires, qu'ils se montrent après les repas et qu'ils sont provoqués par des quintes de toux. Cette dernière circonstance pourrait faire supposer qu'ils sont simplement mécaniques et l'on s'expliquerait difficilement l'efficacité des substances médicamenteuses prescrites en pareil cas. Mais nous croyons, avec Peter, que l'élément mécanique n'est qu'accessoire et qu'il faut surtout faire la part de la susceptibilité de l'estomac, susceptibilité que la moindre surcharge alimentaire éveille. Survient alors une quinte de toux et le vomissement a lieu ; de là l'utilité d'endormir la sensibilité de la muqueuse gastrique par l'administration à faible dose et en temps opportun des narcotiques, deux à trois gouttes de laudanum de Sydenham dans un peu d'eau sucrée avant les repas, les gouttes noires anglaises, une pilule d'un centigramme d'extrait thébaïque ou d'extrait de belladone, etc.

Pidoux, contre le vomissement des tuberculeux, se loue surtout de l'emploi de la noix vomique, qui aurait, entre autres avantages, celui de stimuler la tonicité stomacale au lieu de l'engourdir et d'agir contre l'anorexie, l'une des complications les plus funestes de la maladie.

La *diarrhée* devra être combattue avec énergie et persévérance. Même dans les cas défavorables où elle paraît se rattacher à des lésions intestinales profondes, nous avons vu les agents thérapeutiques arrêter ou tout au moins modérer pour quelque temps le flux diarrhéique. A plus forte raison doit-on espérer un résultat avantageux quand il ne s'agit que d'une irritation passagère de la muqueuse ou d'une simple hypercrinie. Les moyens sur l'efficacité desquels on peut le mieux compter sont : les opiacés administrés par la bouche ou en lavement, surtout si la diarrhée est accompagnée de coliques, le laudanum, par exemple, à la dose de 10 à 15 gouttes, l'extrait thébaïque (0 gr. 05), le diascordium à la dose de 2 à 4 grammes, le sous-nitrate de bismuth et mieux encore le salicylate de bismuth, à la fois antidiarrhéique et antiseptique, la craie préparée, l'eau de chaux ; les astringents tels que tannin, cachou, monesia, ratanhia, guarana, colombo, etc... Signalons encore le nitrate d'argent en pilules, particulièrement recommandé par Graves et Peter, à la dose de 15 à 20 centigrammes (Graves), a la dose moindre de 3 à 5 centigrammes (Peter).

La viande crue dans certaines formes de diarrhée avec dyspepsie stomacale rendra de grands services et c'est en pareil cas que le lavage de l'estomac et l'alimentation artificielle avec le tube Faucher, en modifiant les troubles gastriques, auront secondairement une influence avantageuse sur la diarrhée.

Enfin, dans quelques cas qui avaient résisté à tous les moyens, nous nous sommes bien trouvés de la médication qui a été préconisée par le docteur Bonamy, de Nantes, et Gubler, dans les diarrhées rebelles :

℞	Oxyde de zinc	3,50
	Bicarbonate de soude	0,50

Divisés en quatre paquets, à prendre séparément dans les vingt-quatre heures, pendant plusieurs jours consécutifs.

Toux.

La toux, surtout lorsqu'elle est sèche, quinteuse, convulsive, devient pour les malades dont elle trouble le sommeil un symptôme tellement pénible qu'il y a indication pressante de la calmer. L'opium sous toutes les formes, en pilules, en sirop, constitue le remède par excellence en modérant l'irritabilité de la muqueuse laryngo-bronchique et en diminuant en même temps les sécrétions. Malheureusement l'opium, à côté de ses avantages inappréciables, a l'inconvénient, surtout quand l'usage en est prolongé, d'enlever l'appétit, de sécher la gorge et d'augmenter les transpirations. Dans ce cas, il est bon d'en suspendre fréquemment l'emploi et de le remplacer par d'autres calmants. Sous ce rapport le médecin n'a que l'embarras du choix. Il a à sa disposition les alcaloïdes extraits de l'opium, surtout la morphine, la codéine et la narcéine, les pilules de cynoglosse, le lactucarium, l'eau de laurier-cerise, le chloroforme en potion, la belladone et la jusquiame, les semences de phellandrium aquaticum, le bromure de potassium, principalement si la toux s'accompagne d'insomnie, la chlorodyne, médicament très usité en Angleterre et dont nous nous sommes servis plusieurs fois avec avantage.

Quelquefois la toux est le résultat d'une sorte de sécheresse de l'arrière-gorge ou de l'irritation causée par le passage incessant de matières plus ou moins âcres ; les tisanes émollientes, les pâtes pectorales, béchiques, les mucilages, les sirops de toute sorte peuvent en pareil cas rendre quelques services en humectant les parties desséchées soit directement, soit par l'intermédiaire de la salive dont elles provoquent la sécrétion. Toutefois, il ne faut user de ces substances qu'avec beaucoup de modération. Prises en trop grande quantité, elles ont pour résultat fâcheux d'émousser l'appétit et de débiliter l'estomac. En pareil cas, les malades se trouvent bien de l'inspiration d'un air humide. Guéneau de Mussy conseillait dans ce but de mettre en évaporation dans la chambre des infusions bouillantes de plantes émollientes et aromatiques ; il préférait ces vapeurs diffuses aux inhalations directes.

Pour calmer l'ardeur et la sécheresse de la muqueuse, on pourra badigeonner le fond de la gorge avec un pinceau imbibé de glycérine anglaise pure ou mélangée d'une petite quantité de teinture d'iode.

℞ Glycérine neutre	10	grammes.
Teinture d'iode	1	—

Lorsque la toux s'accompagne d'une sensation de picotement à la gorge, souvent extrêmement pénible, nous préférons le mélange suivant :

℞ Glycérine neutre	10	grammes.
Chlorhydrate de morphine	25	centigrammes.

ou une solution de cocaïne au 1/20 ou bien encore une solution concentrée de bromure de potassium au 1/3.

Signalons enfin le moyen facile, rapide et inoffensif d'arrêter la toux quinteuse de certains phtisiques, moyen indiqué par Landouzy (1) et dont nous avons souvent vérifié l'efficacité. Il consiste à pratiquer une injection hypodermique d'une pleine seringue Pravaz

(1) Landouzy, *Progrès médical*, 1880.

d'eau distillée, additionnée ou non de quelques gouttes d'hydrolat de laurier-cerise, dans les régions sous-claviculaire ou cervicale. L'injection est d'autant plus sûrement et longuement suivie de calme qu'elle est poussée plus près des points dans lesquels les malades accusent ces sensations de déchirement, de cuisson, de picotement ou de fourmillements qui semblent être le premier anneau de la chaîne réflexe qui aboutit à la toux.

Expectoration.

Quelquefois les crachats sont si fortement adhérents aux ramifications les plus ténues de l'arbre aérien que ce n'est qu'après des efforts de toux violents et prolongés qu'ils sont rejetés au dehors. Chacune de ces quintes est une cause de fatigue, de transpiration, d'ébranlement nerveux très redouté des malades. On aura recours, pour faciliter l'expectoration, à quelques fumigations émollientes et aux médicaments dits *expectorants*, parmi lesquels nous citerons surtout le polygala en infusion, en pilules, en sirop.

D'autres fois il ne s'agit plus d'aider à l'expulsion des crachats, mais bien d'en diminuer l'abondance. Les médicaments qui remplissent le mieux cette indication importante sont prescrits à l'intérieur, en inhalations, ou en injections sous-cutanées et sous ce rapport nous ne pouvons que renvoyer aux diverses médications précédemment étudiées et dont le premier effet est de modifier les sécrétions de la muqueuse pulmonaire. Les sulfureux sont journellement employés dans ce but, en pastilles de soufre ou plus ordinairement sous forme d'eaux sulfureuses (Eaux-Bonnes, Enghien, Labasserre, etc.), pures ou mélangées à du lait chaud.

La thérapeutique possède toute une classe de médicaments, les médicaments dits *balsamiques* dont l'action est incontestable dans les affections catarrhales. Parmi les principaux nous citerons le baume de Tolu, la térébenthine, les bourgeons de sapin, le goudron administrés par la voie stomacale ou en inhalations.

Pour les inhalations de goudron, très usitées, le moyen le plus simple est de laisser dans la chambre du malade un vase ouvert contenant cette substance dont les vapeurs odorantes ne tardent pas à imprégner l'atmosphère. On a cherché à multiplier sous un petit volume la surface d'évaporation et à empêcher la solidification qui se produit sous l'influence de l'oxygène atmosphérique dans les vases ordinaires. C'est le but d'un ingénieux appareil appelé *goudronnière*.

Hémoptysies.

Le pronostic et le traitement des hémoptysies varieront suivant qu'il s'agit d'hémoptysies *initiales* résultant d'une fluxion sanguine pulmonaire ou d'hémoptysies *terminales* dépendant le plus ordinairement d'une ulcération vasculaire. On comprend toute la gravité de ces dernières et l'impuissance de la thérapeutique.

Contre les hémoptysies par congestion on a proposé un grand nombre de moyens plus ou moins efficaces.

Nous avons déjà dit que si elles surviennent au début de la maladie chez un individu fort et sanguin, une saignée, quelques ventouses scarifiées ont souvent le double avantage de modérer la fluxion cause de l'hémorrhagie et de produire une utile dérivation. Des ventouses sèches en grand nombre, la ventouse Junod, la ligature des membres, des sinapismes promenés sur les extrémités inférieures et supérieures, des pédiluves et des manuluves seront en même temps prescrits. On imposera au malade un silence et un repos absolus. On maintiendra autour de lui une température fraiche, sinon froide, car si la chaleur peut favoriser la congestion, le froid pourrait provoquer la toux et refouler le sang de la périphérie vers les viscères. Les boissons et les aliments seront donnés froids et on pourra administrer de temps en temps une cuillerée à café de glace pilée. Tous les moyens, du reste, en usage dans les hémorrhagies internes peuvent être employés dans le traitement de l'hémoptysie. On les a classés en trois groupes suivant qu'ils agissent sur le sang, sur le cœur et les vaisseaux, ou sur le système nerveux.

Les hémostatiques qui agissent directement sur le sang sont les astringents, les acides et l'alcool.

Les astringents les plus fréquemment employés sont le tannin, l'acide gallique, le ratanhia, le cachou, l'alun, le perchlorure de fer, etc. Beaucoup d'auteurs, Sée et Peter notamment, ne leur accordent qu'une efficacité très douteuse, et en effet, il est difficile de comprendre qu'ils puissent modifier directement le sang, comme ils le font sur un vaisseau ouvert, ou bien lorsqu'ils sont employés en inhalations. Sous cette dernière forme, une solution de perchlorure de fer au 1/100 fortement pulvérisée dans les bronches à l'aide de l'appareil de Richardson ou mieux de l'atmiomètre de Jacobelli a pu, dans quelques cas, arrêter une hémoptisie rebelle.

Aux astringents administrés par la bouche, on préférera les acides, les limonades chlorhydrique, sulfurique, l'acide sulfurique alcoolisé ou eau de Rabel.

L'alcool à haute dose constituerait, d'après Sée, un des plus énergiques hémostatiques, « la pratique obstétricale utilise journellement cette propriété de l'alcool. Dans les hémorrhagies des poumons, il est à peine mentionné et cependant, non seulement parce qu'il soutient les forces du malade, mais parce qu'il agit sur le système vasculaire, il mérite d'être pris en sérieuse considération. »

Les médicaments qui produisent l'hémostase en agissant sur le cœur et les vaisseaux sont la digitale, surtout utile dans les hémoptysies accompagnées de fièvre ; l'ergot de seigle et l'ergotine administrés à l'intérieur et en injections sous-cutanées, la térébenthine et les diverses préparations térébenthinées, eau de Léchelle, de Tixerant, de Pagliari, etc.

La médication par l'ipécacuanha et le tartre stibié peut rentrer dans le troisième groupe, c'est-à-dire dans le groupe des médicaments qui arrêtent l'hémorragie en agissant sur le système nerveux. Trousseau empruntant à Stoll la pratique de la médication vomitive prescrivait l'ipécacuanha à la dose de 4 grammes. D'autres médecins préfèrent employer le médicament, non plus à la dose vomitive, mais à dose nauséeuse, 1^{gr},50 dans une potion dont le malade prendra une cuillerée toutes les heures. Le kermès, le tartre stibié pourront remplacer l'ipécacuanha. « J'ai réussi, dit Peter, à arrêter des hémoptysies abondantes et répétées à l'aide de la potion stibiée à dose rasorienne, c'est-à-dire composée de 30 centigrammes de tartre stibié pour 120 grammes de julep gommeux, administré par cuillerées à soupe toutes les deux heures, comme dans les cas de pneumonie. L'hémoptysie s'arrête dès le premier jour par les premières cuillerées, qu'il y ait ou non vomissement. Je continue la potion deux jours encore et je cesse. Dans quelques cas où l'hémoptysie menace de se reproduire (le malade rejetant dans la journée des crachats teints de sang), je continue l'effet obtenu par la potion stibiée en faisant prendre chaque matin, pendant une dizaine de jours, de six à douze pastilles d'ipécacuanha dans l'espace d'une heure ». Le seul inconvénient à redouter de la médication stibiée, c'est qu'elle produise la diarrhée et n'amène une trop grande débilitation du malade déjà affaibli par l'affection pulmonaire et par la perte du sang. Pour ce motif, le plus grand nombre des médecins préfèrent à l'émétique l'ipécacuanha dont l'action hémostatique est en outre plus rapide et souvent plus énergique.

Pour terminer ce qui a rapport à l'hémoptysie, disons que Béhier préconisait, dans les crachements de sang rebelles et abondants, l'emploi de doses croissantes d'opium de 5 à 40 ou 50 centigrammes. Sée conseille l'injection de morphine après l'injection d'ergotine pour modifier le rythme respiratoire, diminuer l'étendue et le nombre des respirations et surtout entraver les quintes de toux qui provoquent l'expectoration sanglante.

Fièvre.

La fièvre qui survient dans le cours de la phtisie peut se rattacher aux poussées granuleuses et aux inflammations péri-granuleuses, c'est la fièvre, dite de *granulation* ou de *tuberculisation*. Elle peut encore se manifester à une époque avancée de la maladie c'est la *fièvre de résorption*, celle qui correspond à la fièvre hectique des auteurs et qui résulte d'un véritable empoisonnement par les produits septiques accumulés dans les cavernes pulmonaires. Elle est continue, franchement intermittente, ou simplement rémittente. Quel que soit son caractère et son type, elle doit être vigoureusement traitée sous peine de voir le travail de dénutrition qui s'effectue aboutir rapidement à la consomption.

La thérapeutique variera suivant qu'il s'agit de la fièvre de granulation ou de la fièvre de résorption.

Dans le premier cas, on aura recours aux préparations de quinine, sulfate, tannate, bromhydrate de quinine.

Le tannate de quinine est moins sapide que le sulfate; son action topique sur l'estomac est plus douce et, comme le fait remarquer Fonssagrives, il remplit en même temps ces trois indications que la phtisie réunit souvent : combatttre les paroxysmes fébriles, la diarrhée et les sueurs.

Jaccoud donne la préférence au bromhydrate de quinine, dont l'action irritante sur la muqueuse gastrique lui paraît beaucoup moins prononcée que celle du sulfate de quinine. Quelle que soit la préparation employée, il est quelques règles pour obtenir le meilleur effet du médicament, règles qui ont été bien tracées par Jaccoud. Elles consistent à faire coïncider, autant que possible, l'action complète de la dose avec l'heure qui précède l'exacerbation ou le développement de la fièvre. C'est en moyenne après un intervalle de six heures que la quinine produit la plénitude de ses effets antithermiques; c'est donc sept heures avant le moment de l'accès que Jaccoud conseille d'administrer le médicament et il a soin que la dose entière soit prise dans l'espace de quinze à vingt minutes au plus, 1^{gr},50 à 2 grammes le premier jour, 1^{gr},50 le deuxième jour, 1 gramme le troisième jour; il laisse alors reposer le malade pendant deux à trois jours, après quoi, si cela est nécessaire, il recommence la médication suivant les mêmes règles.

Si l'état de l'estomac ne permet pas l'administration du médicament à l'intérieur, on fera usage de la méthode hypodermique.

On peut se servir de la formule suivante :

℞ Sulfate de quinine............................ 1 gramme.
Acide tartrique............................ 50 centigrammes.
Eau.. 10 grammes.

ou mieux, comme le conseille Jaccoud, d'une solution de 1 gramme de bromhydrate de quinine parfaitement pur dans 5 grammes d'eau distillée sans addition d'acide. Un gramme de cette solution contient donc sensiblement 20 centigrammes de sel, correspondant à 50 centigrammes pris par la bouche. Trois injections faites cinq heures avant l'accès (l'action du remède étant plus rapide par la voie sous-cutanée) représenteront la dose de 1gr,50 prise par la bouche. Jaccoud n'a jamais, dit-il, par cette préparation, observé d'accident à la peau, tandis que les injections avec les solutions additionnées d'acide lui ont paru amener des inflammations plus ou moins sérieuses.

Malgré les précautions que nous venons d'indiquer pour obtenir le summum d'effet, la quinine échoue assez souvent. On pourra, dans ce cas, recourir aux préparations arsénicales, ou à l'un de ces antipyrétiques préconisés depuis quelques années, la thalline, la kairine, la résorcine et l'antipyrine. Cette dernière substance est celle qui a donné les meilleurs résultats. Au dire de Huchard, elle procure une sensation de bien-être si l'on prend soin de fractionner les doses. On prescrira 1 gramme à 1gr,50 par jour, par doses de 0gr,25 à 0gr,50 à une heure d'intervalle environ, au moment de l'accès. Daremberg procède autrement. Il donne une première dose de 1 gramme avant que le thermomètre ait atteint 37°,6 et il administre un nouveau gramme à chaque ascension thermométrique de trois dixièmes de degré. Il ne faut pas craindre, dit notre savant confrère, d'atteindre les doses de 4 à 6 grammes par jour. On obtient ainsi, dans la forme fébrile avec accès franc, une diminution des températures élevées et de leur durée, dans la forme pseudo-continue une rémission des maxima et des minima. Cette dose pourra paraître trop élevée à beaucoup de médecins qui redouteront les phénomènes de collapsus quelquefois observés et l'abondance des transpirations généralement provoquées par le médicament.

Dans les cas où la fièvre semble devoir être rapportée à la résorption de produits septiques, on s'efforcera de modifier la surface sécrétante des excavations par des inhalations appropriées, en particulier par des inhalations d'acide phénique à 1 ou 2 p. 100, et on prescrira à l'intérieur quelques-uns des médicaments réputés antiseptiques, tels que l'acide salicylique à la dose de 2 à 3 grammes, par cachets de 50 centigrammes pris dans un espace de temps assez court plusieurs heures avant l'exacerbation.

Le salicylate de soude remplacera l'acide salicylique chez les malades dont l'impressionnabilité de la muqueuse gastrique est telle qu'ils ne pourraient pas tolérer l'acide salicylique, même avec la précaution de faire suivre chaque prise de ce médicament d'un grand verre d'eau additionnée de quelques cuillerées à café d'eau-de-vie, ainsi que le conseille Jaccoud.

Un médecin de Davos, le Dr Ten Cate Hœdemaker, a beaucoup vanté pour le traitement de la fièvre des tuberculeux un mélange d'acide arsénieux et de salicylate de soude :

℞ Acide arsénieux....	1 centigramme.
Salicylate de soude......	10 grammes.

pour 100 pilules.

Prendre dix pilules quatre fois par jour (en tout 40 pilules) ; au bout de quatre à sept jours de traitement, on constaterait, selon l'auteur, une amélioration notable dans l'état général.

L'association de la digitale, du sulfate de quinine et de l'opium a paru dans quelques cas produire des résultats favorables.

Niemeyer a préconisé la formule suivante :

℞ Sulfate de quinine....................	5 centigrammes.
Poudre de digitale..................	2 1/2 —
Extrait d'opium......................	1 1/2 —

prendre quatre de ces pilules par jour.

C'est à peu près la composition des pilules très usitées en Angle- et connues sous le nom de *Heim's pill.*

Sueurs.

Il est peu de symptômes plus pénibles et plus graves que les sueurs souvent excessives des tuberculeux. Elles se rattachent à des causes diverses; tantôt elles constituent le dernier stade d'un accès fébrile, tantôt elles sont provoquées par le sommeil; d'autres fois enfin, elles surviennent dans la période ultime de la maladie, au milieu des autres signes de la consomption.

On cherchera à combattre les sueurs par une médication interne et externe.

L'agaric blanc a été employé avec succès par Dehaen d'abord, par Andral, Trousseau, à la dose croissante de 0gr,20 à 2 grammes en pilules. Peter s'en loue beaucoup à la dose de 30 centigrammes, mais William Murrel (1), professeur de matière médicale et de thérapeutique à l'hôpital de Westminster, qui a fait de nombreux essais de cette substance, conclut qu'à petite dose elle agit peu ou mal,

(1) Murrell, *Medical times and gazette*, 1874.

et qu'à dose élevée, elle purge violemment. L'extrait est préférable à la poudre; quelques médecins prescrivent l'agaricine.

Les sueurs sont encore combattues avec plus ou moins de succès par :

L'acétate neutre de plomb, en pilules de 10 centigrammes (une ou deux par jour).

L'arséniate de fer (Pollock) (1).

La poudre de Dover (Murrel), à la dose de 25 à 50 centigrammes,

L'oxyde de zinc, employé seul (50 centigr.) ou mélangé à l'extrait de jusquiame (20 centig. de chaque substance).

La picrotoxine et le nitrate de pilocarpine (Théodore Williams).

Le tannin (Woillez).

Le phosphate de chaux tribasique (Potain, Rebory) (2), à la dose de 4 à 8 grammes.

Mais le médicament qui jouit à juste titre de la plus grande faveur, c'est le sulfate d'atropine dont l'action d'arrêt sur la sécrétion sudorale est bien connue et dont les recherches expérimentales de Strauss ont montré la singulière énergie. Employée par Sydney-Ringer et par Wilson d'abord, l'atropine a surtout été introduite dans le traitement des sueurs des tuberculeux par Vulpian. Le médicament s'administre en granules d'un demi-milligramme (un à trois par jour). Au bout de trois à quatre jours tout au plus, l'effet est obtenu et les transpirations s'arrêtent. Les pilules doivent être prises quelques heures avant le début habituel des sueurs. Au bout de huit à dix jours, il faut interrompre pendant quelques jours le traitement pour éviter l'accoutumance (Vulpian).

Chez beaucoup de pthisiques, l'atropine, ainsi maniée, donne des résultats excellents, peu durables chez d'autres; quelques-uns seulement sont réfractaires. Du reste, la médication n'entraîne d'autre inconvénient qu'un peu de sécheresse de la gorge, très supportable, et de légers troubles de l'accommodation.

Les moyens externes ne seront pas négligés. On insistera surtout sur les lotions froides, vinaigrées, faites rapidement. Les malades en éprouvent généralement un grand soulagement et sont les premiers à en demander la continuation.

Chloro-anémie.

Il n'est pas de question plus controversée que celle de savoir si la chloro-anémie des phtisiques doit être combattue par les ferru-

(1) Pollock, *médical times and Gaz*, 1874.
(2) Rebory, *thèse inaugurale*, 1886.

gineux : d'une part, des autorités considérables, Trousseau, Pidoux, Blache, etc., s'élèvent contre cette pratique, accusant les préparations martiales de démasquer une tuberculisation commençante et d'accélérer la marche de la maladie. D'autre part, nous voyons le fer conseillé par des médecins non moins recommandables, Vigla, Cotton, Fonssagrives, etc., qui affirment s'être très bien trouvés de ce médicament dans certains cas déterminés.

Lorsqu'on lit avec attention les faits sur lesquels les auteurs se sont appuyés pour proscrire le fer dans la phtisie, on n'aperçoit pas toujours la preuve évidente que le médicament a été la cause de la gravité des accidents. On voit, il est vrai, dans quelques cas, la maladie marcher avec une assez grande rapidité, mais on sait qu'il en est de même de beaucoup de phtisies, dans lesquelles le fer n'a jamais été employé. Pidoux redoutait surtout, en administrant les ferrugineux, de guérir la chlorose, qu'il considérait comme un équivalent pathologique susceptible de retarder les progrès de l'affection pulmonaire. Mais il faut reconnaître que les cas invoqués par cet éminent clinicien sont très rares comparativement au grand nombre d'anémies survenues dans le cours de la maladie, non seulement chez les femmes, mais encore chez les hommes. Or, c'est surtout à l'occasion de ces faits de pratique usuelle que l'on doit poser la question de l'utilité ou des dangers de la médication ferrugineuse.

Pour ces cas, nous n'hésitons pas à considérer le fer comme capable de rendre des services réels, surtout dans les formes apyrétiques, lorsque les signes de l'anémie sont prononcés et qu'il n'y a pas tendance trop marquée aux hémoptysies. Toutes les préparations martiales peuvent être employées. Celle à laquelle nous avons recours le plus ordinairement et qui nous paraît devoir être préférée, c'est le proto-iodure de fer en pilules ou en sirop, qui s'adresse à la fois à l'anémie, à la diathèse tuberculeuse et au lymphatisme, si souvent associé à la phtisie,

Indépendamment des troubles fonctionnels que nous venons de passer en revue, le médecin doit chercher à remédier à toutes les *complications* qui surviennent dans le cours de la maladie, que ces complications se rattachent à la tuberculisation ou qu'elles en soient indépendantes. La pleurésie, l'hydro-pneumo-thorax, la phtisie laryngée, la méningo-encéphalite, la péritonite chronique, la néphrite albumineuse, la glycosurie, etc., doivent être combattues par les moyens appropriés. Malheureusement, pour la plupart de ces états morbides déjà si graves par eux-mêmes, l'art est d'autant plus impuissant qu'ils se rencontrent chez des individus le plus souvent épuisés par l'affection pulmonaire.

DU DEGRÉ DE CURABILITÉ DE LA PHTISIE

La question de la curabilité de la phtisie a déjà été abordée au chapitre *Pronostic;* il convient de l'envisager encore au point de vue thérapeutique et de rechercher dans quelle mesure les moyens précédemment étudiés sont efficaces. Peut-on les considérer comme des agents véritablement curateurs, ou bien faut-il ne voir en eux que de simples palliatifs? Sur ce premier point le doute ne nous paraît pas pouvoir exister. La phtisie est curable, cela est incontestable et il n'est pas de praticien, même parmi les plus incrédules, qui ne puisse citer quelques faits de guérison authentique. Pour notre part nous en avons observé un assez grand nombre. Nous allons même plus loin que la plupart des auteurs. Nous pensons qu'il n'existe pas de forme de la maladie que l'on soit en droit de déclarer nécessairement au-dessus des ressources de l'art ou de la nature ; nous ne faisons pas même d'exception pour la phtisie dite aiguë, nous appuyant sur les observations de Wunderlich, Colin, Empis, Lépine, etc. ; toutefois, nous le reconnaissons, ce sont là des cas exceptionnels, probablement même des guérisons temporaires qui ne sauraient détruire la loi générale de l'excessive gravité des diverses espèces de phtisie aiguë.

La phtisie chronique offre à la thérapeutique un terrain beaucoup meilleur. C'est dans la forme à marche lente, apyrétique, avec intégrité de l'appareil digestif que l'on constate les guérisons les plus nombreuses. Cette heureuse terminaison d'une maladie considérée longtemps comme incurable peut s'observer à toutes les périodes de l'affection, pourvu que les lésions aient envahi une partie peu étendue des poumons. Même lorsque le ramollissement s'est emparé des masses caséeuses et que des excavations se sont formées au milieu du parenchyme pulmonaire, tout espoir n'est pas perdu. Souvent, en effet, dans ces cas le médecin constate avec bonheur une tendance remarquable à la réparation des tissus ; tantôt ce sont les parois de la cavité qui se rapprochent laissant pour tout vestige une cicatrice fibreuse ou fibro-cartilagineuse ; tantôt c'est une substance gélatiniforme ou crayeuse qui en détermine l'oblitération complète ; ailleurs on trouve à l'intérieur de l'excavation une sorte de kyste fibreux plus ou moins épais qui obture l'orifice des bronches et empêche toute communication avec l'air extérieur; quelquefois la caverne est tapissée par une membrane lisse qui se continue avec la muqueuse des bronches. Dans ce dernier cas, quoique l'auscultation de la poitrine révèle l'existence du souffle caverneux et du gargouillement, la lésion retentit à peine sur l'organisme comme s'il s'agissait d'une simple dilatation des bronches.

On peut juger par ce qui précède combien sont variés les procédés dont se sert la nature pour amener, sinon la guérison absolue, du moins un état valétudinaire voisin de la santé. L'essentiel, nous ne saurions trop le répéter, c'est que les altérations pulmonaires soient et restent limitées. Pour cela la maladie doit être attaquée dès ses premières manifestations locales et dans ses périodes stationnaires. Il faut agir avec résolution et conviction ; la prolongation de la vie et souvent la guérison définitive sont à ce prix.

En passant en revue le programme si complexe des soins, des précautions que comporte le traitement de la phtisie, programme qui comprend les voyages, le séjour dans le midi l'hiver, dans les montagnes en été, l'absence de travaux pénibles, une nourriture abondante, des médicaments coûteux, on est naturellement conduit à se demander avec tristesse ce qu'il adviendra des pauvres et des déshérités de la fortune dans une lutte qui exige de si dispendieux sacrifices. Ici, comme en tant d'autres circonstances, le médecin se heurte douloureusement contre l'inégalité sociale avec toutes ses poignantes conséquences. Et cependant, pour les pauvres comme pour les riches, quoique avec des chances différentes, la lutte est possible avec des procédés identiques au fond, mais modifiés et amoindris sans doute par la dure nécessité des choses. « Les occupations malsaines, peu hygiéniques, dit Bennet, doivent être abandonnées par le phtisique pauvre. Il faut substituer la vie au grand air, les occupations du dehors aux travaux sédentaires de la maison et surtout il faut abandonner le séjour des villes pour celui de la campagne ou au moins des faubourgs. Les pauvres atteints de phtisie devraient retourner dans leur village natal, même s'ils sont forcés d'y occuper une position inférieure à celle acquise dans la ville. Les jeunes phtisiques doivent être placés en pension ou en apprentissage chez des parents campagnards; l'air pur de la campagne leur fera plus de bien que tous les médicaments qu'ils pourraient obtenir dans les hôpitaux et dans les dispensaires des villes. » Nous nous associons entièrement à ces sages conseils. D'ailleurs les administrations hospitalières des grandes villes, avec les larges ressources dont elles disposent, pourraient établir loin des centres, dans des localités rurales appropriées, des hospices qui même pour les tuberculeux avancés joueraient le rôle de *sanatoria* et rendraient de précieux services. Un grand nombre de projets de cette nature ont été mis en avant; quelques-uns ont déjà reçu un commencement d'exécution. Espérons qu'ils seront le prélude d'un ensemble de mesures hygiéniques, seules capables d'arrêter les progrès d'une maladie qui prélève sur la classe ouvrière un si lourd impôt.

FIN

TABLE DES MATIÈRES

Préface v
Introduction historique 1

PREMIÈRE PARTIE

NATURE PARASITAIRE DE LA TUBERCULOSE 23

§ 1. — Microbe de la tuberculose. Bacille de Robert Koch 43
§ 2. — Histogénèse expérimentale du tubercule de l'iris 58
§ 3. — Histogénèse expérimentale du tubercule de la cornée 60

DEUXIÈME PARTIE

ANATOMIE PATHOLOGIQUE 67

Chapitre premier. — Granulation grise. Granulation tuberculeuse isolée 69
Du diagnostic anatomique différentiel de la granulation tuberculeuse 86

Chapitre II. — Granulations confluentes. Infiltration tuberculeuse (Laennec). 91

Chapitre III. — Évolution anatomique du tubercule 95
§ 1. — Transformation caséeuse 95
§ 2. — Transformation fibreuse. Granulation fibreuse (Bayle). Tubercule de guérison (Cruveilhier). Tubercule stationnaire (Charcot) 96
§ 3. — Du siège et du mode de développement histologique du tubercule en général 98

Chapitre IV. — Du tubercule dans les divers tissus et organes 103
§ 1. — Tuberculose des séreuses 103
§ 2. — Bacilles dans la tuberculose des séreuses 112
§ 3. — Tuberculose des muqueuses 114

§ 4. — Bacilles dans la tuberculose des membranes muqueuses....... 126
§ 5. — Tuberculose des os..... 133
§ 6. — Bacilles dans la tuberculose osseuse................................ 138
§ 7. — Abcès froids sous-cutanés............... 138
§ 8. — Tuberculose du foie.. 139
§ 9. — Bacilles dans la tuberculose du foie................................ 140
§ 10. — Histogénèse expérimentale,... .. 142
§ 11. — Tuberculose des ganglions lymphatiques 143
§ 12. — Tuberculose de la rate... 145
§ 13. — Bacilles dans la tuberculose des ganglions lymphatiques et de la rate........ 146
§ 14. — Histogénèse expérimentale............... 148
§ 15. — Tuberculose du corps thyroïde.... 150
§ 16. — Tuberculose cutanée. Lupus 151
§ 17. — Tuberculose cutanée proprement dite............................ 155
§ 18. — Tuberculose des organes génito-urinaires 156
§ 19. — Bacilles dans la tuberculose des organes génito-urinaires...... 162
§ 20. — De la présence des bacilles dans l'urine 164
§ 21. — Histogénèse expérimentale............................. 165
§ 22. — Tuberculose de la capsule surrénale. 166
§ 23. — Tuberculose de la mamelle................................ 168
§ 24. — Tuberculose oculaire.................................... ... 169
§ 25. — Tuberculose du système nerveux..................................... 170
§ 26. — Tuberculose du système vasculaire sanguin....................... 174

CHAPITRE V. — TUBERCULOSE PULMONAIRE.. 176

§ 1. — Granulations tuberculeuses du poumon 177
§ 2. — Du bacille dans la granulation grise du poumon 186
§ 3. — Granulations tuberculeuses confluentes du poumon.. 188
§ 4. — Pneumonies péri-tuberculeuses aiguës............................. 199
§ 5. — Histogénèse expérimentale des inflammations péri-tuberculeuses. 209
§ 6. — Bacilles dans la pneumonie caséeuse 214
§ 7. — Cavernes pulmonaires.............. 216
§ 8. — Bacilles dans les cavernes.. 220
§ 9. — Bacilles dans les crachats.. 222
§ 10. — Granulations fibreuses du poumon.. 224
§ 11. — Bacilles dans les tubercules fibreux 228

CHAPITRE VI. — LÉSIONS DU POUMON QUI ACCOMPAGNENT LE TUBERCULE....... ... 231

CHAPITRE VII. — DES LÉSIONS NON TUBERCULEUSES DÉVELOPPÉES DANS LES DIVERS ORGANES AU COURS DE LA PHTISIE PULMONAIRE............. ... 247

§ 1. — Appareil circulatoire...................................... . 247
§ 2. — Appareil digestif.. 252

CHAPITRE VIII. — TUBERCULOSE DES ANIMAUX................................. ... 267

§ 1. — Tuberculose des bovidés.................................. 267
§ 2. — Tuberculose du cheval.. 270
§ 3. — Tuberculose du porc... . 270
§ 4. — Tuberculose de la chèvre et du mouton 271
§ 5. — Tuberculose du singe.. 272
§ 6. — Tuberculose spontanée des cobayes et des lapins................ 272
§ 7. — Tuberculose des gallinacés..................................... 275

TROISIÈME PARTIE

ÉTIOLOGIE

ÉTIOLOGIE.............................. 281

CHAPITRE PREMIER.............................. 287

§ 1. — Inoculation.............................. 287
§ 2. — Contagion.............................. 297
§ 3. — Hérédité.............................. 301
§ 4. — Consanguinité.............................. 310
§ 5. — Innéité.............................. 311

CHAPITRE II. — CAUSES DÉBILITANTES.............................. 312

§ 1. — Insuffisance d'air atmosphérique. Absence d'insolation. Alimentation insuffisante.............................. 312
§ 2. — Refroidissement.............................. 313
§ 3. — Climats.............................. 315
§ 4. — Professions.............................. 316

CHAPITRE III. — INFLUENCE DE CERTAINS ÉTATS PHYSIOLOGIQUES.............................. 319

§ 1. — Age et sexe.............................. 319
§ 2. — Grossesse.............................. 320
§ 3. — Accouchement.............................. 325
§ 4. — Lactation.............................. 326

CHAPITRE IV. — INFLUENCE DE CERTAINS ÉTATS PATHOLOGIQUES.............................. 328

§ 1. — Traumatisme.............................. 328
§ 2. — Phlegmasies aiguës des organes respiratoires.............................. 329
§ 3. — Hémoptysie.............................. 339
§ 4. — Pyrexies. Maladies infectieuses aiguës.............................. 341
§ 5 — Maladies chroniques.............................. 344
§ 6. — Maladies diathésiques. Rhumatisme. Goutte. Arthritisme.............................. 345
§ 7. — Herpétisme.............................. 346
§ 8. — Alcoolisme.............................. 346
§ 9. — Diabète.............................. 347
§ 10. — Cancer.............................. 348
§ 11. — Syphilis.............................. 349
§ 12. — Scrofule.............................. 350

CHAPITRE V. — ANTAGONISME.............................. 359

§ 1. — Maladies du poumon.............................. 359
§ 2. — Maladies du cœur.............................. 361
§ 3. — Fièvre typhoïde.............................. 361
§ 4. — Fièvres éruptives.............................. 363
§ 5. — Chlorose.............................. 363
§ 6. — Fièvres intermittentes palustres.............................. 364
§ 7. — Intoxication saturnine.............................. 366
§ 8. — Syphilis.............................. 366
§ 9. — Alcoolisme.............................. 367
§ 10. — Rhumatisme. Goutte. Arthritisme.............................. 367
§ 11. — Herpétisme.............................. 370

QUATRIÈME PARTIE

SYMPTOMATOLOGIE........................ 371

I. — **Phtisie aiguë**........................ 373

SECTION PREMIÈRE. — **Phtisie aiguë granuleuse**........................ 388

CHAPITRE PREMIER. — PHTISIE AIGUE GRANULEUSE SANS COMPLICATIONS PHLEGMASIQUES PULMONAIRES PRÉDOMINANTES, A FORME DE PYREXIE........................ 388

§ 1. — Phtisie aiguë à forme de fièvre typhoïde........................ 389
§ 2. — Phtisie aiguë à forme d'embarras gastrique ou de fièvre synoque........................ 400

CHAPITRE II........................ 401

§ 1. — Phtisie granuleuse aiguë compliquée de bronchite capillaire.... 401
§ 2. — Phtisie aiguë suffocante........................ 411

CHAPITRE III. — PHTISIE AIGUE COMPLIQUÉE DE BRONCHO-PNEUMONIE, DE PNEUMONIE. 417

SECTION II. — **Phtisie granuleuse pleurale**........................ 428

CHAPITRE IV........................ 428

SECTION III. — **Phtisie pneumonique**........................ 436

CHAPITRE V. — PHTISIE PNEUMONIQUE DIFFUSE LOBAIRE (PNEUMONIE CASÉEUSE).... 436

CHAPITRE VI. — PHTISIE PNEUMONIQUE CIRCONSCRITE........................ 453

Phtisie galopante. Phtisie subaiguë........................ 453

II. — **Phtisie chronique**........................ 469

CHAPITRE PREMIER. — A. PÉRIODE DE DÉBUT........................ 473

§ 1. — Habitude extérieure........................ 473
§ 2. — Symptômes fournis au début par le système nerveux......... 478
§ 3. — Symptômes fournis par l'appareil génito-urinaire........ 480
§ 4. — Symptômes fournis par l'appareil digestif........................ 482
§ 5. — Symptômes fournis au début par l'appareil circulatoire. Chloro-anémie........................ 490
§ 6. — Symptômes fournis par l'appareil circulatoire........................ 493
§ 7. — Symptômes fonctionnels........................ 494
§ 8. — Symptômes physiques........................ 496
§ 9. — Auscultation........................ 501
§ 10. — Spirométrie........................ 521
§ 11. — Forme bronchique et emphysémateuse........................ 530
§ 12. — Forme chloro-anémique........................ 531
§ 13. — Forme dyspeptique ou gastro-intestinale........................ 531
§ 14. — Forme pleurétique........................ 532

CHAPITRE II. — B. DEUXIÈME PÉRIODE. PÉRIODE DE RAMOLLISSEMENT........................ 533

§ 1. — Symptômes locaux........................ 534
§ 2. — Symptômes généraux........................ 540

CHAPITRE III. — C. TROISIÈME PÉRIODE. PÉRIODE D'EXCAVATION 547

§ 1. — Symptômes locaux 548
§ 2 — Caractères des crachats dans la phtisie pulmonaire 558
§ 3. — État de l'urine et du sang 569
§ 4. — Symptômes généraux 570

CHAPITRE IV. — COMPLICATIONS 573

§ 1. — Appareil respiratoire 573
§ 2. — Phtisie laryngée 582
§ 3. — Appareil digestif 589
§ 4. — Appareil circulatoire 592
§ 5. — Appareil génito-urinaire 595
§ 6. — Système nerveux 659

CHAPITRE V. — MARCHE. DURÉE. TERMINAISONS 598

Phtisie suivant les âges 599

CHAPITRE VI. — PRONOSTIC 602

CHAPITRE VII. — DIAGNOSTIC 606

§ 1. — Diagnostic à la période de début 606
§ 2. — Diagnostic à la seconde période 625
§ 3. — Diagnostic à la troisième période ou période d'excavation 635

CINQUIÈME PARTIE

TRAITEMENT 645

CHAPITRE PREMIER. — BACTÉRIO-THÉRAPIE 646

§ 1. — Vaccination anti-tuberculeuse 646
§ 2. — Essais d'atténuation ou de destruction du bacille tuberculeux par l'action antagoniste d'autres bactéries 653
§ 3. — Recherches expérimentales faites dans le but d'établir la puissance anti-virulente de substances diverses mises en présence du virus tuberculeux 659
§ 4. — Applications des données expérimentales à la tuberculose humaine. Influence des inhalations anti-bacillaires, des injections dans la tramo pulmonaire, des injections sous-cutanées 668

CHAPITRE II. — TRAITEMENT HYGIÉNIQUE (PROPHYLACTIQUE ET CURATIF) 676

Alimentation 679

Lait, 681; Laits fermentés, 682; Koumyss, 68?; Galazemy, 682; Kéfir, 683; Petit lait, 684; Cure de raisin, 685; Huiles de poisson, huile de foie de morue, 687; Glycérine 689

Aération 690

Stations hivernales : Menton, Cannes, 693; Grasse, Nice, Hyères, Amélie-les-Bains, le Vernet, Pau, 694; Dax, Arcachon, 695; Alger, 696; Ajaccio, Madère, Pise, Venise, Rome, San Remo, 697; Palerme, Aci-reale, Malaga, Le Caire 698

Influence de l'atmosphère marine 700
Influence de l'altitude 702

Hygiène de la peau........ 716
Exercices gymnastiques........ 717
Mariage ou célibat........ 718

Chapitre III. — Traitement médicinal........ 720

Soufre........ 720
Acide sulfureux, 721; Hydrogène sulfuré, 730; Injections rectales d'hydrogène sulfuré, 732; Eaux minérales sulfureuses........ 737
Arsenic........ 742
Eaux minérales arséniquées........ 751
Iode........ 755
Iodure de potassium, 756; iodoforme........ 757
Chlore........ 762
Chlorure de sodium, 763; eaux chlorurées sodiques........ 765
Phosphore........ 765
Fluor........ 768
Créosote........ 784
Acide phénique........ 787
Eucalyptol........ 792
Térébenthine, goudron, houilles........ 697
Tannin........ 797
Acide picrique........ 800

Chapitre IV. — Traitement des symptômes prédominants........ 802

Congestions et inflammations pulmonaires........ 802
Dyspepsie........ 806
Vomissements........ 807
Diarrhée........ 807
Toux........ 808
Expectoration........ 810
Hémoptysies........ 811
Fièvre........ 813
Sueurs........ 815
Chloro-anémie........ 816

Degré de curabilité de la phtisie........ 818

FIN DE LA TABLE DES MATIÈRES.

TABLE ALPHABÉTIQUE

A

ABCÈS FROIDS rattachés à la tuberculose, 138.

ABCÈS DU POUMON, son diagnostic avec les cavernes tuberculeuses, 642.

ACCOUCHEMENT, son influence sur la marche de la phthisie, 325.

ACIDE BORIQUE, sa valeur anti-parasitaire à l'égard du bacille de la tuberculose déterminée par l'expérimentation sur les animaux, 664.

ACIDE PHÉNIQUE, sa valeur antiparasitaire à l'égard du bacille de la tuberculose déterminée par l'expérimentation sur les animaux, 664; son emploi dans la phtisie, 787; ses effets chez les phtisiques, 788; son mode d'administration en inhalations; par voie stomacale, 788; en injections hypodermiques, 673, 788.

ACIDE PICRIQUE en inhalations dans la phtisie, 799.

ACIDE SULFUREUX, sa valeur antiparasitaire à l'égard du bacille de la tuberculose déterminée par l'expérimentation sur les animaux, 663; comme désinfectant, 721; son action sur le bacille tuberculeux, 721; son mode d'administration par les inhalations, 723; en injections hypodermiques, 730.

ADÉNITE SCROFULEUSE considérée comme tuberculose locale ganglionnaire, 41.

ADÉNOPATHIE TRACHÉO-BRONCHIQUE dans la tuberculose, 244; et cervicale au début de la phtisie aiguë granuleuse, 391; comme complication de la tuberculose pulmonaire, 580; son diagnostic avec la tuberculose du larynx, 621.

ADYNAMIE dans la phtisie aiguë granuleuse à forme de fièvre typhoïde, 393.

AÉRATION, son importance dans le traitement de la phtisie, 690.

AFFAIBLISSEMENT du murmure respiratoire au début de la phtisie chronique, 501.

AGE, son influence sur le développement de la tuberculose, 319; cause prédisposante de la phtisie aiguë, 384; son influence sur la marche de la phtisie, 599.

AIR ATMOSPHÉRIQUE, transmission de la tuberculose par l' —, 294; son insuffisance comme cause de phtisie, 312.

ALBUMINE dans l'urine de certains phtisiques, 569.

ALBUMINURIE dans la phtisie aiguë granuleuse à forme de fièvre typhoïde, 396; dans la phtisie pulmonaire, 595.

ALCOOL administré sous forme d'injection intra-parenchymateuse, 670; comme aliment dans le traitement de la phtisie, 690.

ALCOOLISME, ses rapports avec la tuberculose, 346; son antagonisme avec la tuberculose, 366; favorise l'évolution rapide de la tuberculose, 386.

ALIÉNATION MENTALE, son influence sur le développement de la phtisie, 345.

ALIMENTATION, transmission de la tuberculose par l'—, 292; — insuffisante ou de mauvaise qualité, cause de phtisie, 312; dans le traitement de la phtisie pulmonaire, 678; artificielle chez les phtisiques, 679.

ALTITUDE, son influence dans le traitement de la phtisie, 704.

ALVÉOLE, ses lésions au début de la tuberculose pulmonaire, 179; son contenu ne diffère tout d'abord pas de l'exsudat pneumonique, 179; dégénération granuleuse ou vitreuse du contenu, 179; sa provenance, 180.

AMAIGRISSEMENT dans la phtisie aiguë granuleuse à forme de fièvre typhoïde,

398; dans la pneumonie caséeuse, 444; au début de la phtisie chronique, 493; dans la période de ramollissement de la phtisie chronique, 540; à la période d'excavation, 571.

AMBLYOPIE dans la phtisie aiguë granuleuse à forme de fièvre typhoïde, 393.

AMÉNORRHÉE au début de la phtisie chronique, 480.

ANÉMIE CÉRÉBRALE chez les phtisiques, 263.

ANESTHÉSIES au début de la phtisie chronique, 478.

ANÉVRYSMES développés à la surface interne des cavernes, 218; leur mode de formation, 218.

ANILINE dans la phtisie, 799.

ANOREXIE dans la phisie aiguë granuleuse à forme de bronchite capillaire, 403; son traitement, 806.

ANTIPYRINE dans le traitement de la phtisie aiguë granuleuse à forme de fièvre typhoïde, 400.

ANTISEPSIE MÉDICALE, son insuffisance dans le traitement de la phtisie pulmonaire, si elle n'est pas associée à un traitement hygiénique, 674.

APHONIE, sa valeur diagnostique dans la phtisie chronique, 617; par compression du récurrent simulant la phtisie, 617.

APOPLEXIE CÉRÉBRALE chez les phtisiques, 263.

APPAREIL DE MOREL pour les injections gazeuses d'hydrogène sulfuré, 732.

APPÉTIT dans la phtisie aiguë granuleuse à forme de fièvre typhoïde, 395; ses modifications au début de la phtisie chronique, 483.

ARACHNOIDE, congestion, inflammation chez les phtisiques, 260.

ARSENIC, son mode d'action, 743; son mode d'administration par voie stomacale, 745; par fumigations, 745.

ARTÈRE PULMONAIRE, son rétrécissement comme cause de phtisie, 344.

ARTHRITE TUBERCULEUSE du larynx, 587.

ARTHRITISME, cause de la phtisie d'après Morton, 345; son antagonisme avec la tuberculose, 367.

ASCITE dans la péritonite tuberculeuse. Caractère du liquide, 108.

ASTHME, son antagonisme avec la tuberculose, 359; aigu, son diagnostic avec la phtisie aiguë suffocante, 415.

ASYSTOLIE, son diagnostic avec la phtisie aiguë suffocante, 415.

ATROPHIE DU CŒUR comme complication dans la phtisie chronique, 593.

AUSCULTATION dans la phtisie aiguë granuleuse à forme de bronchite capillaire, 402; dans la phtisie aiguë suffocante, 413; dans la phtisie aiguë à forme de broncho-pneumonie, 426; dans la pneumonie caséeuse, 443; dans la phtisie galopante, 456; au début de la phtisie chronique, 501.

B

BACILLE DE KOCH, Cf. microbe de la tuberculose.

BACTERIUM TERMO, son antagonisme avec le bacille de la tuberculose d'après Cantani, 653, Salama, 654; — résultats contraires d'autres observateurs, 655; expériences décisives de Flora et de Maffucci, 657.

BACTÉRIES; concurrence vitale entre les diverses expériences de Babès, Raulin et Duclaux, 653; d'Emmerich, 658.

BALLONNEMENT DU VENTRE dans la phtisie aiguë granuleuse à forme de fièvre typhoïde, 395.

BALSAMIQUES, médicament, 810.

BICHLORURE DE MERCURE administré sous forme d'injection intra-parenchymateuse, 671.

BIÈRE, la meilleure boisson alimentaire pour les phtisiques, 690.

BOISSONS convenant le mieux aux phtisiques, 690.

BROME en injection sous-cutanée, 673.

BRONCHES, leurs lésions dans la tuberculose pulmonaire, 183; lésions du tissu conjonctif, 183; de la tunique musculaire, 184; de la tunique interne, 184.

BRONCHITE dans la tuberculose pulmonaire, 200; tuberculeuse; ses caractères anatomiques, 237; son diagnostic avec la phtisie aiguë granuleuse à forme de bronchite capillaire, 409; comme complication de la phtisie pulmonaire, 576.

BRONCHITE AIGUE, son influence sur le développement de la tuberculose, 329; son diagnostic avec la phtisie pulmonaire chronique, 622.

BRONCHITE CAPILLAIRE, son diagnostic avec la phtisie aiguë granuleuse à forme de bronchite capillaire, 409; son diagnostic avec la phtisie aiguë suffocante, 415.

BRONCHITE CHRONIQUE, son diagnostic avec la phtisie chronique, 627.

BRONCHITES ÉPIDÉMIQUES, leur influence sur le développement de la phtisie, 330.

BRONCHOPHONIE au début de la phtisie chronique, 512.

BRONCHO-PNEUMONIE, noyaux de — autour de la granulation tuberculeuse du poumon, 177; dans la tuberculose pulmonaire, 194; — caséeuse chronique, forme de la pneumonie caséeuse d'après Charcot, sa nature tuberculeuse, 196; son influence phymatogène, 333; comme complication de la phtisie pulmonaire, 575.

BRUIT DE CLAPOTAGE dans la dilatation de l'estomac des phtisiques, 572.

BRUIT DE POT FÊLÉ dans la période d'excavation, 549; conditions de son existence, 549; sa valeur diagnostique et pronostique, 550.

C

CALCULS dans l'expectoration des phtisiques, 561.

CANCER, il n'y a pas d'antagonisme entre le cancer et la tuberculose, 348.

CANCER DE L'ESTOMAC, son influence sur le développement de la tuberculose, 344.

CANCER DU LARYNX, son diagnostic avec la tuberculose du larynx, 620.

CANCER DU POUMON, son diagnostic avec la phtisie chronique, 622; ramolli : son diagnostic avec les cavernes tuberculeuses, 642.

CANCER DU RECTUM, son influence sur le développement de la tuberculose, 344.

CAPSULE SURRÉNALE, tuberculose de la —, 166.

CARCINOME AIGU DU POUMON, son diagnostic avec la phtisie aiguë granuleuse à forme de bronchite capillaire, 410; — miliaire aiguë séreuse; son diagnostic avec la phtisie aiguë pleurale, 432.

CARIE, ce qui la distingue de la transformation caséeuse qui suit les tubercules confluents, 137.

CARREAU, 109.

CAVERNE, sa genèse dans la tuberculose pulmonaire par deux procédés, 202, 216; ses limites; structure de ses parois, 216; son contenu, 217; son aspect après la guérison, 219; dans la phtisie galopante, 454; ses symptômes, 547.

CELLULE GÉANTE découverte par Langhans, 16; sa place dans la structure de la granulation grise, 72; centre de figure du tubercule élémentaire, 72; se trouve aussi dans les granulations des plaies ordinaires, etc., 74; ses différents modes de genèse, 74; son développement autour des corps étrangers, 74; contient dans son intérieur des bacilles, 76; sa rareté dans la tuberculose des méninges, 110; dans les abcès froids, 139; sa formation aux dépens de la cellule hépatique, 140; dans le tubercule fibreux, 225.

CELLULES ÉPITHÉLIOÏDES, forment la zone moyenne du tubercule, 73.

CHEVAL, tuberculose du —, 270.

CHÈVRE, tuberculose de la —, 271.

CHLOASMA chez les phtisiques, 571.

CHLORAL dans le traitement de la phtisie aiguë suffocante, 416.

CHLORE dans le traitement de la phtisie pulmonaire, 760.

CHLORO-ANÉMIE au début de la phtisie chronique, 490; moyen pour la combattre, 317.

CHLOROFORME en injection sous-cutanée, 673.

CHLOROSE, son antagonisme avec la tuberculose, 363; son diagnostic avec la phtisie chronique, 607.

CHLORURE DE SODIUM, son emploi dans le traitement de la phtisie chronique, 763.

CHOROIDE, tuberculose de la —, 169.

CIRRHOSE HÉPATIQUE comme complication de la phtisie pulmonaire, 592.

CLIMAT, son influence sur le développement de la tuberculose, 315; conditions qu'il doit remplir pour convenir aux phtisiques, 691.

COBAYES, tuberculose spontanée des —, 272.

CŒUR, tuberculose du —, 174; son atrophie chez les tuberculeux, 247; dilatation du cœur droit, 248; dégénérescence graisseuse, 249; les maladies du cœur sont sans influence phymatogène, 344; leur antagonisme avec leur tuberculose, 361.

COIT, transmission de la tuberculose par le —, 296.

CONGESTION PULMONAIRE dans la tuberculose, 231; comme complication de la tuberculose, 572; son diagnostic avec la phtisie chronique, 625.

CONSTIPATION dans la phtisie aiguë granuleuse à forme de fièvre typhoïde, 396.

CONTAGION de la phtisie, 297; entre époux, 299; infection par le fœtus, 299.

COQUELUCHE, n'a d'action phtisiogène que par ses manifestations pulmonaires, 344.

CORPS ÉTRANGERS des voies aériennes. Leur diagnostic avec la phtisie chronique, 627.

CORPS THYROÏDE, tubercules du —, 150.

CORPUSCULES TUBERCULEUX, produits spéciaux, hétéromorphes d'après Lebert, caractéristiques de la tuberculose, 12, 202; sa description d'après Lebert, 12.

CRACHATS, mode principal de transmission des bacilles, 283; dans la période d'excavation : leurs caractères physiques, 557; chimiques, 558; leur composition, 559; leur pauvreté en matières extractives, 560; leur richesse en matières organiques, 560; des phtisiques : leurs caractères histologiques, 561.

CRACHATS NUMMULAIRES dans la période d'excavation, 558.

CRAQUEMENT SEC au début de la phtisie chronique, 517; sa transformation en râle humide, 518; sa signification, 518; n'est qu'une forme du râle sous-crépitant, 520.

CRÉOSOTE, sa valeur antiparasitaire à l'égard du bacille de la tuberculose déterminée par l'expérimentation sur les animaux, 664; administré sous forme d'injection intra-parenchymateuse, 670; son emploi dans le traitement de la phtisie, 784; ses effets chez les phtisiques, 784; son mode d'administration : par voie stomacale, 786; en injections hypodermiques, 787.

CURABILITÉ de la phtisie aiguë, 388; de la phtisie, 604; degré de la curabilité de la phtisie par les moyens thérapeutiques, 818.

CURE DE RAISIN comme mode de traitement de la phtisie, 685.

D

DÉGÉNÉRATION VITREUSE du centre du tubercule, 73.

ÉGÉNÉRESCENCE GRAISSEUSE du myocarde, comme complication de la phtisie aiguë, 592.

DÉLIRE dans la phtisie aiguë granuleuse à forme de fièvre typhoïde, 392; dans la phtisie aiguë granuleuse à forme de bronchite capillaire, 403.

DÉPRESSION SOUS-CLAVICULAIRE dans la période d'excavation, 555.

DIABÈTE, son influence sur le développement de la tuberculose, 347.

DIARRHÉE au début de la phtisie, 486; dans la période de ramollissement de la phtisie chronique, 540; comme complication de la phtisie pulmonaire, 590; son traitement, 807.

DIGITALE dans le traitement de la phtisie aiguë granuleuse à forme de fièvre typhoïde, 399; dans le traitement de la pneumonie caséeuse, 452; dans le traitement de la phtisie galopante, 468.

DILATATION DES BRONCHES chez les phtisiques, 237; sa pathogénie, 238; son antagonisme avec la tuberculose, 359; son diagnostic avec les cavernes tuberculeuses, 635.

DILATATION DE L'ESTOMAC chez les phtisiques au début, 484.

DOIGT MORT dans la période de ramollissement de la phtisie chronique, 541.

DOIGTS HIPPOCRATIQUES, 571.

DOULEURS THORACIQUES au début de la phtisie chronique, 478.

DURE-MÈRE, congestion, inflammation chez les phtisiques, 260.

DYSPEPSIE, son influence sur le développement de la tuberculose, 344; initiale des phtisiques, 484; comme complication de la phtisie pulmonaire, 590; son diagnostic avec la phtisie chronique, 608; son traitement, 806.

DYSPNÉE dans la phtisie aiguë granuleuse à forme de fièvre typhoïde, 394; dans la phtisie aiguë granuleuse à forme de bronchite capillaire, 402; dans la phtisie aiguë suffocante, 414; dans la phtisie aiguë à forme de broncho-pneumonie, 425; dans la pneumonie caséeuse, 442; dans la phtisie galopante, 456; au début de la phtisie chronique, 494; pendant la période d'excavation, 557.

E

EAUX CHLORURÉES SODIQUES, Salies, Uriage, la Bourboule, 765.

EAUX MINÉRALES ARSENIQUÉES, Bourboule, Mont-Dore, Eaux-Bonnes, 747.

EAUX MINÉRALES SULFUREUSES, Eaux-Bonnes, Cauterets, Bagnères-de-Luchon, etc., etc., 737; mode d'administration de ces boissons, 739 : en bains, 740; en inhalations, 741; en pulvérisation, 742.

EMISSIONS SANGUINES, leurs indications dans la phtisie, 802.

EMPHYSÈME PULMONAIRE fréquemment associé à la tuberculose, 240; trois formes anatomiques (Edg. Hirtz), 240; son antagonisme avec la tuberculose, 359; comme complication de la phtisie pulmonaire, 576.

EMPHYSÈME SOUS-CUTANÉ GÉNÉRALISÉ comme complication de la phtisie pulmonaire, 576.

ENDARTÉRITE TUBERCULEUSE, 174, 182; son rôle d'après H. Martin dans l'oblitération des vaisseaux, 182.

ENDOPHLÉBITE, son rôle d'après H. Martin dans l'oblitération des vaisseaux, 182.

ENFANCE, cause prédisposante de la phtisie aiguë suffocante, 412.

ENTÉRITE CHRONIQUE, son influence sur le développement de la tuberculose, 344.

ÉRUCTATIONS au début de la phtisie chronique, 483.

ESTOMAC, perforation dans les tubercules de l'estomac, 120; ses lésions chez les phtisiques, 253.

EUCALYPTOL dans la phtisie, en inhalations, 792; en injections sous-cutanées, 673, 794.

EXERCICE INSUFFISANT, cause de phtisie, 312.

EXERCICES GYMNASTIQUES, leur utilité au début de la phtisie, 717; leur danger chez les phtisiques débilités, 717.

EXPECTORANTS dans la phtisie aiguë granuleuse à forme de bronchite capillaire, 44; médicaments, 810.

EXPECTORATION dans la phtisie aiguë granuleuse à forme de fièvre typhoïde, 394; dans la phtisie aiguë granuleuse à forme de bronchite capillaire, 402; dans la phtisie aiguë suffocante, 413; dans la phtisie aiguë à forme de broncho-pneumonie, 428; dans la pneumonie caséeuse, 442; dans la phtisie galopante, 456; au début de la phtisie chronique; ne contient généralement pas de bacilles, 526; dans la période de ramollissement de la phtisie chronique, 537; dans la période d'excavation, 557; chez les pneumoniques; leur richesse en matières extractives et en albumine, 560; dans la bronchite chronique : sa pauvreté en matières solides, en albumine et en graisse, 560; albumineuse : après la thoracentèse, 561.

EXPIRATION soufflante : au début de la phtisie chronique, 509; prolongée : au début de la phtisie chronique, 509.

F

FÉCULENTS dans l'alimentation des phtisiques, 681.

FIBRES ÉLASTIQUES dans les crachats des phtisiques, 562; moyen pour les mettre en évidence, 162; leur valeur diagnostique, 562.

FIÈVRE dans la phtisie aiguë granuleuse à forme de fièvre typhoïde, 391; dans la phtisie aiguë suffocante, 413; dans la pneumonie caséeuse, 444; dans la phtisie galopante, 456; au début de la phtisie chronique, 492; dans la période de ramollissement de la phtisie chronique, 545; à la période d'excavation, 571; ses caractères dans la chlorose, 608; moyen pour la combattre, 813.

FIÈVRE INTERMITTENTE, son antagonisme avec la tuberculose, 363.

FIÈVRE TYPHOÏDE, évolue rarement en même temps que la tuberculose, 341; difficulté de son diagnostic avec la phtisie aiguë, 342; son antagonisme avec la tuberculose, 361; son diagnostic avec la phtisie granuleuse pleurale, 431.

FISTULE dans la péritonite tuberculeuse, 108.

FISTULE A L'ANUS chez les phtisiques, 255; comme complication de la phtisie pulmonaire, 592.

FLUOR, son emploi dans le traitement de la phtisie, 768; son mode d'administration, 776; ses effets chez les phtisiques, 778.

FOIE, tuberculose du foie, 139; chez les phtisiques, 255; sa dégénérescence graisseuse, 255; sa dégénérescence amyloïde ou cireuse chez les tuberculeux, 257; influence des maladies du foie sur le développement de la phtisie, 344; les affections du foie favorisent la marche aiguë de la tuberculose, 386.

FRISSON dans la pneumonie caséeuse, 442.

FROISSEMENT PULMONAIRE, c'est un frottement pleural, 520.

G

GALAZIMES, lait fermenté; son utilité dans la phtisie, 632.

GALLINACÉS, tuberculose des —, 275.

GANGLIONS LYMPHATIQUES, leur participation à la tuberculose du péritoine, 109; tuberculose des ganglions lymphatiques, 143.

GANGRÈNE PULMONAIRE comme complication de la tuberculose pulmonaire, 530; son diagnostic avec les cavernes tuberculeuses, 643.

GASTRITE INTESTINALE des phtisiques (Marfan), 253.

GASTRITE TERMINALE des phtisiques (Marfan), 571.

GLOBULES TUBERCULEUX, 12; cf. Corpuscules tuberculeux.

GLYCÉRINE phéniquée : administrée sous

forme d'injection intra-parenchymateuse, 671; son importance dans le traitement de la phtisie, 689; son mode d'administration, 689.

Glycose dans l'urine de certains phtisiques, 569.

Gomme scrofuleuse constituée par des tubercules vrais, 40.

Gomme syphilitique, en quoi elle diffère de la granulation tuberculeuse, 88; du poumon : son diagnostic avec les cavernes tuberculeuses, 640.

Goudron en inhalations dans la phtisie, 796.

Goutte, son antagonisme avec la tuberculose, 367.

Graisses dans l'alimentation des phtisiques, 681.

Grand sympathique, ses altérations chez les phtisiques, 265.

Granulation cancéreuse, sa description, 87; sa distinction de la granulation tuberculeuse, 87.

Granulation fibreuse, 244; sa genèse, sa structure histologique, 224; sa pigmentation, 226.

Granulation inflammatoire, en quoi elle diffère de la granulation tuberculeuse, 88.

Granulations miliaires, leur siège et leur évolution d'après Natalis Guillot, 11.

Granulation tuberculeuse, son développement aux dépens des cellules des parois des capillaires, d'après Colberg, 16; aspect et volume; caractères habituels, 69; éléments cellulaires : cellules géantes, 69; arrangement réciproque des éléments, 70; évolution de la granulation tuberculeuse, 70; dans les différentes séreuses, 76; dans les méninges, 77; dans la plèvre, 81; dans le péricarde, 84; dans le péritoine, 85; dans les séreuses articulaires, 85; son diagnostic anatomique, 86; avec granulation cancéreuse, 87; avec granulation purement inflammatoire, 88; avec gomme syphilitique, 88; avec tubercules morveux, 89; avec granulations de la leucémie, etc., 90; avec pseudo-tuberculose parasitaire, 90; dans les séreuses, 104; provenance de ses éléments dans les séreuses : opinions de Rindfleisch, H. Martin, Baumgarten, 105; dans les méninges; leur disposition le long des vaisseaux. Moyen de les découvrir. Points où il faut les chercher. Sa structure, 109; de la muqueuse intestinale; leur siège, 121; dans les os, 133, 134; procédé pour l'étudier, 139; sa description, 135; dans le foie, 139; dans les ganglions lymphatiques, 143; dans la rate, 145; dans le rein, 156; dans le testicule, 159; dans la capsule surrénale, 166; du poumon; sa dimension, forme, couleur, consistance, 177.

Granulations tuberculeuses confluentes, cf. Infiltration tuberculeuse.

Granulie, d'après Empis, 15, 106.

Grossesse, son influence sur le développement et la marche de la phtisie pulmonaire, 320, 385.

H

Habitude extérieure chez les individus prédisposés à la phtisie, 473.

Hélénine, sa valeur antiparasitaire à l'égard du bacille de la tuberculose déterminée par l'expérimentation sur les animaux, 665; en injection sous-cutanée, 673.

Hématurie dans la phtisie aiguë granuleuse à forme de fièvre typhoïde, 396.

Hémoptysie, son rôle phtisiogène, d'après Niemeyer, 339; dans la pneumonie caséeuse, 442; surtout fréquente au début de la phtisie chronique, 526; ses caractères au début de la phtisie chronique, 527; sa valeur diagnostique; sa pathogénie, 528; comme complication de la phtisie à la 1re période, 574; à la période d'excavation, 574; supplémentaire des règles, des hémorrhoïdes, etc., 609; de causes accidentelles, 610; dans les affections du cœur, 610; chez les arthritiques, 611; nerveuse, 611; son diagnostic avec la salive sanguinolente, 611; avec les crachements de sang provenant du pharynx, 611; avec le sang provenant de l'estomac, 612; moyen pour la combattre, 811.

Hémorrhagie cérébrale chez les phtisiques, 263.

Hémorrhagies intestinales comme complication de la phtisie pulmonaire, 591.

Hérédité de la tuberculose, difficulté de sa constatation, 301; directe par le père et la mère, 303; collatérale, 304; influence du nombre de générations atteintes, 305; influence du sexe, 305; cette hérédité est-elle directe ou transmet-elle simplement une prédisposition organique, 306; expériences de Landouzy et H. Martin, 309.

HERPÉTISME antagoniste de la tuberculose, 346, 370.

HUILE DE FOIE DE MORUE dans le traitement de la phtisie, 687; moyen de la rendre supportable, 687; doses à employer, 688.

HUILE DE VASELINE, véhicule pour injection sous-cutanée, 673.

HYDROGÈNE SULFURÉ, sa valeur antiparasitaire à l'égard du bacille de la tuberculose déterminée par l'expérimentation sur les animaux, 665; dans le traitement de la phtisie, 730; son administration sous la forme d'inhalations, 731; d'injections sous-cutanées; d'injections rectales, 732.

HYDROTHÉRAPIE, son utilité chez les phtisiques, 717.

HYGIÈNE DE LA PEAU, son importance dans le traitement hygiénique de la tuberculose pulmonaire, 716.

HYPÉRESTHÉSIES au début de la phtisie chronique, 478; dans la période de ramollissement de la phtisie chronique, 541.

HYPÉRESTHÉSIE CUTANÉE dans la phtisie aiguë granuleuse à forme de fièvre typhoïde, 393.

HYPERHÉMIE CÉRÉBRALE chez les phtisiques, 263.

I

IMMOBILITÉ DE LA PAROI THORACIQUE dans la période d'excavation, 556.

IMMUNITÉ accordée par les tuberculoses locales d'après Marfan, 648.

INCUBATION, sa durée dans les cas d'inoculation tuberculeuse chez le lapin, le cobaye, le cheval, 28.

INFILTRATION TUBERCULEUSE, 188; d'après Laënnec; constituée par granulations confluentes, 91, 189; sa structure intime, 91; présence de bacilles dans l'infiltration tuberculeuse, 92; des os, 136; difficulté de leur diagnostic à l'œil nu, 136; leur fonte caséeuse, 136; par quoi elle se distingue de la caséification par oblitération vasculaire, 137; sa genèse, 188; ses caractères, 189; son identité avec la pneumonie caséeuse, 189.

INFILTRATION TUBERCULEUSE DE LAENNEC, cf. Infiltration tuberculeuse.

INHALATIONS comme moyens d'administration des substances antiparasitaires, 668.

INJECTIONS SOUS-CUTANÉES comme moyen d'administration des substances antiparasitaires, 673.

INJECTIONS INTRA-PARENCHYMATEUSES, résultats obtenus par les — dans le traitement de la phtisie pulmonaire, 669.

INOCULABILITÉ de la tuberculose; expérience de Villemin, 17, 287; expériences des auteurs; 287; démontrée par les observations cliniques, 290.

INSUFFISANCE TRICUSPIDE chez les tuberculeux, 248; comme complication dans la phtisie pulmonaire, 593.

INTELLIGENCE, troubles de l' — au début de la phtisie chronique, 479.

INTESTIN, ses lésions chez les phtisiques, 255.

INTOXICATION SATURNINE, son antagonisme avec la tuberculose, 366.

IODE, sa valeur antiparasitaire à l'égard du bacille de la tuberculose déterminée par l'expérimentation sur les animaux, 665; phéniqué : administré sous forme d'injection intra-parenchymateuse, 672; en injection sous-cutanée, 673; son action antivirulente, 755; son administration : en inhalations, 755; par voie stomacale, 756.

IODOFORME dans le traitement de la phtisie : son administration en pilules, 757; sous forme d'inhalations, 758; en injections sous-cutanées, 673, 761; en onctions sur le cuir chevelu dans la méningite tuberculeuse, 762.

IODURE MERCURIQUE, sa valeur antiparasitaire à l'égard du bacille de la tuberculose déterminée par l'expérimentation sur les animaux, 664.

IODURES dans le traitement de la phtisie aiguë granuleuse à forme de fièvre typhoïde, 400; dans le traitement de la pneumonie caséeuse, 452; dans le traitement de la phtisie chronique, 756.

K

KÉFIR, lait fermenté; son utilité dans la phtisie, 683.

KERMÈS, son indication dans la phtisie, 803.

KOUMYSS, lait fermenté; son utilité dans la phtisie, 682.

KYSTES HYDATIQUES du poumon, leur diagnostic avec les cavernes tuberculeuses, 637.

L

LACTATION, son influence sur la marche et le développement de la phtisie, 326, 385.

LAIT, véhicule des germes morbides, 30; danger du lait de vache atteinte de la pommelière; expériences, 268; source d'infection par les bacilles, 284; ses dangers, 292; aliment complet, 681: sa composition; ses avantages dans l'alimentation des phtisiques, 681.

LANGUE du phtisique au début, 484.

LAPINS, tuberculose spontanée du, 272.

LARYNX, tuberculose du —, 118; quatre formes, d'après Doléris, 120.

LAVEMENTS VINEUX, leur utilité dans le traitement des phtisiques, 690.

LEPTOMYÉLITES TUBERCULEUSES, 173.

LEUCOCYTES dans les crachats des phtisiques, 561.

LISERÉ DES GENCIVES, signalé quelquefois chez les phtisiques, 571.

LOIS DE LOUIS relatives au siège et au mode d'évolution des tubercules, 9; en défaut dans les tuberculoses locales, 38; relatives au mode d'extension des tubercules, 535.

LUPUS, sa nature tuberculeuse, 39; recherches de Friedländer et autres, 39; recherches de Koch, 54; tuberculeux, 151; ses caractères anatomiques, 151; scléreux; sa nature tuberculeuse, 151.

LYMPHATIQUES, leur rôle dans le développement de la tuberculose intestinale, 123; leur inflammation dans la tuberculose pulmonaire, 183.

M

MAL DE POTT, lésions de la moelle consécutives au —, 171; lésions de la duremère dans le mal de Pott, 171; lésions de la moelle des nerfs, 172.

MALADIE D'ADDISON comme complication de la phtisie pulmonaire, 596

MALAISES au début de la phtisie chronique, 483.

MAMELLE, tuberculose de la —, 168.

MARIAGE doit être permis ou non suivant les conditions, 718.

MÉLALGIE dans la période de ramollissement de la phtisie chronique, 542.

MÉNINGITE SIMPLE chez les phtisiques, 261.

MÉNINGITE TUBERCULEUSE, ses lésions, 109.

MENSTRUATION, sa suppression dans la période de ramollissement de la phtisie chronique, 540.

MENTHOL en injection sous-cutanée, 673.

MÉTHODE GRAPHIQUE appliquée à la spirométrie, 525.

MÉTRITE chez les phtisiques, 259; comme complication de la phtisie pulmonaire, 597.

MICROBE DE LA SUPPURATION, son absence dans le pus des abcès tuberculeux, 139.

MICROBE DE LA TUBERCULOSE isolé et cultivé par Koch, 21, 46; recherches de Klebs, 43; de Toussaint, 44; différents procédés pour le colorer: méthode de Koch, d'Ehrlich, 46; sa morphologie, 47, 55; procédés de culture, 48; de Koch, 48; objections de Spina aux travaux de Koch, 51; de Klebs, 52; réfutation par Koch, 52; injections de cultures sous la peau dans la chambre antérieure de l'œil, dans l'abdomen, dans les veines, 53; constitué par des grains ou spores, 56; provoque seul la formation de tubercules, et seulement en nombre suffisant (Baumgarten), 58; agit comme un corps étranger dans la production de la cellule géante, 75; dans la tuberculose des séreuses, 112; dans la méningite tuberculeuse, 212; procédé pour le chercher, 112; dans la pleurésie tuberculeuse, 113; dans la tuberculose du péricarde, 113; dans la péritonite tuberculeuse, 113; dans la tuberculose articulaire, 114; dans la tuberculose des muqueuses, 126; où il faut le chercher, 127; dans la tuberculose osseuse, 138; difficulté de sa recherche dans les lésions anciennes, 138; dans les parois des abcès froids, 139; dans le foie, 140; dans les ganglions lymphatiques et la rate, 146; dans le lupus tuberculeux, 154; sa présence dans le lupus scléreux, 155; sa présence dans l'ulcère tuberculeux de la peau, 156; sa rareté dans la tuberculose des organes génitaux de l'homme, 163; dans l'urine, 164; dans la tuberculose de la mamelle, 168; dans le cerveau, 171; dans le sang, 174; dans la tuberculose du poumon; sa présence dans les granulations; la paroi épaissie des vaisseaux; l'exsudat fibrineux des alvéoles; le tissu conjonctif épaissi des cloisons; sa plus grande abondance dans les points devenus granuleux ou caséeux, 186; sa présence dans la pneumonie caséeuse, 214; son siège au centre des infundibula, 215; dans les cavernes, 220; dans les crachats, 222; dans les tubercules fibreux, 228; sa présence dans le lait des vaches atteintes de mammite tuberculeuse, 269; conditions de son développement,

282; de son transport, 282; rareté de sa transmission pendant la vie intra-utérine, 285; sa présence dans la tuberculose congénitale (Johne), 310; sa présence dans le sang des hémoptysies, 339; recherches du microbe de la tuberculose dans le sang comme moyen de diagnostic dans la phtisie aiguë granuleuse à forme de fièvre typhoïde, 397; sa présence dans les évacuations alvines des phtisiques, 487; sa présence dans le sang des hémoptysies, 529; sa présence constante dans les crachats des tuberculeux, 563; sa valeur diagnostique dans la phtisie aiguë, 565; la première période de la phtisie chronique, 565; dans le cas de coexistence de phtisie laryngée; dans les phtisies latentes, 566; son abondance n'a pas de signification pronostique, 567; son absence dans l'urine des phtisiques pulmonaires; sa présence dans la tuberculose urinaire, 569; sa présence dans les écoulements uréthraux et vaginaux des phtisiques, 570; sa valeur diagnostique, 606.

MOELLE, sa régénération expérimentale, 173; sa régénération dans les atrophies du mal de Pott, 173; ses lésions chez les phtisiques, 261; influence des maladies de la moelle sur le développement de la phtisie, 345.

MOELLE DES OS, sa transformation caséeuse dans la tuberculose des os, 137.

MORRHUOL, substitué à l'huile de foie de morue dans le traitement de la phtisie, 688.

MORT dans la phtisie aiguë granuleuse à forme de fièvre typhoïde, 399; ses causes, 399; dans la phtisie aiguë suffocante, 413.

MORVE, son diagnostic avec la phtisie aiguë granuleuse à forme de bronchite capillaire, 410.

MOUCHES, moyen de dissémination des bacilles, 283.

MOUTON, tuberculose du —, 271.

MUGUET dans la pneumonie caséeuse, 444; à la période d'excavation, 571.

MURMURE SOUS-CLAVICULAIRE au début de la phtisie chronique, 513.

MUSCLES, leur atrophie chez les phtisiques, 266.

MYOCARDITE dans la phtisie aiguë granuleuse à forme de fièvre typhoïde, 395.

MYOSALGIES au début de la phtisie chronique, 478; dans la période de ramollissement de la phtisie chronique, 545.

N

NÉCROSE dans la tuberculose osseuse, 137.

NÉPHRITE PARENCHYMATEUSE comme complication de la phtisie pulmonaire, 258-595.

NERFS, leurs lésions chez les phtisiques, 264.

NÉVRALGIES au début de la phtisie chronique, 478; dans la période de ramollissement de la phtisie chronique, 541.

NÉVRITE INTERCOSTALE des phtisiques, 265.

NODULE TUBERCULEUX, sa constitution, 177; manifestation initiale de la tuberculose pulmonaire: son siège au niveau de la bifurcation des bronches intralobulaires, 178.

NODULE TUBERCULEUX PÉRIBRONCHIQUE AGGLOMÉRÉ DE CHARCOT, cf. Infiltration tuberculeuse.

O

ŒIL, tuberculose de l'—, 169.

OPIUM dans le traitement de la phtisie aiguë suffocante, 416.

OS, tubercule des os; cf. Tubercule, Granulation tuberculeuse et Infiltration.

OTITE comme complication de la phtisie pulmonaire, 597.

OVARITE chez les phtisiques, 259.

P

PACHYMÉNINGITE chez les phtisiques, 260.

PANCRÉAS chez les phtisiques, 258.

PEAU, tuberculose de la —, 151.

PECTORILOQUIE dans la période d'excavation, 553.

PELVI-PÉRITONITE chez les phtisiques, 259; comme complication de la phtisie pulmonaire, 596.

PELVI-PÉRITONITE TUBERCULEUSE, 108.

PERCUSSION dans la phtisie aiguë granuleuse à forme de bronchite capillaire, 402; dans la phtisie aiguë suffocante, 413; dans la phtisie aiguë à forme de broncho-pneumonie, 425; dans la pneumonie caséeuse, 443; dans la phtisie galopante, 456; au début de la phtisie chronique, 498; dans la période d'excavation, 548.

PERFORATIONS INTESTINALES comme complication de la phtisie pulmonaire, 591.

PÉRICARDITE chez les phtisiques, 249;

comme complication dans la phtisie pulmonaire, 593.

PÉRICARDITE tuberculeuse; ses caractères anatomiques, 107; dans la phtisie aiguë granuleuse à forme de fièvre typhoïde, 395.

PÉRITONITE comme complication de la phtisie pulmonaire, 591.

PÉRITONITE TUBERCULEUSE, 107.

PERTES SÉMINALES au début de la phtisie chronique, 480.

PETIT-LAIT, son utilité dans la phtisie, 634.

PHLÉBITE TUBERCULEUSE, son importance dans la propagation des tubercules, d'après Weigert, 174.

PHLEGMASIA ALBA DOLENS, sa fréquence chez les phtisiques, 251; dans la phtisie aiguë granuleuse à forme de fièvre typhoïde, 397; dans la pneumonie caséeuse, 444; comme complication de la phtisie pulmonaire, 594.

PHOSPHATES, leur élimination par les crachats et par les urines chez les phtisiques, 559.

PHOSPHORE en injection sous-cutanée, 673; son emploi dans le traitement de la phtisie, 765; son mode d'administration, 766.

PHTISIE, étymologie, 1; variétés admises par les anciens, 1; les deux formes, d'après Sylvius, 3; quatorze espèces, d'après Morton, 4; sa division en phtisie aiguë et chronique, 4; vingt espèces, d'après Sauvages, 4; trois variétés, de Vetter, 5; six espèces, d'après Bayle, 6; liée d'après Virchow soit à tubercules, soit à hépatisation caséeuse, 15; son unité démontrée au point de vue histologique, par Grancher, 17; son unité diathésique acceptée par Thaon, Fox et Green, 18; classification de ses différentes formes, 372.

PHTISIE AIGUE, d'après Bayle, 373; d'après Laënnec, 375; d'après Waller, 378; d'après Empis, 379; ses causes, 384; ses caractères cliniques généraux, 387; sa guérison possible, 388; son passage à l'état chronique, 388.

PHTISIE AIGUE GRANULEUSE à forme de fièvre typhoïde, 389; son mode de développement; ses symptômes, 390; son diagnostic; son pronostic; son traitement, 399; à forme d'embarras gastrique; ses symptômes, 400; compliquée de bronchite capillaire, 401, 402; ses symptômes, 402; son diagnostic avec la bronchite simple; avec la bronchite capillaire; 409; avec la carcinose aiguë du poumon, 410; avec la morve, 410; son traitement, 411; compliquée de broncho-pneumonie, 417; ses symptômes, 424; son diagnostic, 426; son traitement, 427; pleurale; ses symptômes; sa forme sèche; sa forme avec épanchement, 429; son diagnostic avec la fièvre typhoïde, 431; avec la pleurésie simple, avec la carcinose miliaire aiguë séreuse, 432; son traitement, 435.

PHTISIE AIGUE PNEUMONIQUE, cf. Pneumonie caséeuse aiguë.

PHTISIE AIGUE SUFFOCANTE, 411; ses causes, 411; ses symptômes, 412; sa durée, 414; son diagnostic, 415; avec l'asystolie, la bronchite capillaire, l'asthme aigu, 415; son traitement, 416.

PHTISIE ARTHRITIQUE, ses caractères, d'après Morton, Pidoux, 367.

PHTISIE ASTHMATIQUE, 494.

PHTISIE CARDIAQUE, 247.

PHTISIE CHRONIQUE, 469; son évolution en trois périodes, 471.

PHTISIE ÉRÉTHIQUE, 603.

PHTISIE FIBREUSE, d'après Bard, 236.

PHTISIE GALOPANTE, forme de la pneumonie caséeuse, d'après Charcot, 192; ses caractères anatomiques, 454; son diagnostic anatomique avec la phtisie pneumonique, 456; ses symptômes, 457; son diagnostic : avec la phtisie granuleuse aiguë; avec la pneumonie caséeuse, 465; avec des noyaux cancéreux disséminés dans les poumons, 466; son pronostic, 467; son traitement, 467.

PHTISIE LARYNGÉE comme complication de la phtisie pulmonaire, 582; précède parfois la tuberculose pulmonaire, 582; ses causes, 582; ses formes, 583; ses symptômes, 583; son diagnostic, 618.

PHTISIE LATENTE, ses diverses formes, 530.

PHTISIE PNEUMONIQUE DIFFUSE LOBAIRE, cf. Pneumonie caséeuse.

PHTISIE RÉGRESSIVE, 604.

PHTISIE SUBAIGUE, cf. Phtisie galopante.

PHTISIE SCROFULEUSE, forme principale de la phtisie d'après Morton, 3; ses caractères d'après certains auteurs, 352; son identité avec la phtisie pulmonaire, 353.

PHTISIE SYPHILITIQUE, son diagnostic avec la phtisie tuberculeuse, 349.

PHTISIE TORPIDE, 603.

PIE-MÈRE, congestion, inflammation chez les phtisiques, 260.
PLEURÉSIE sèche du sommet dans la tuberculose pulmonaire, 239; son influence phymatogène, 335; son origine tuberculeuse d'après Landouzy, 338; son diagnostic avec la phtisie aiguë pleurale, 432; dans la phtisie chronique, 532; comme complication de la phtisie pulmonaire, 576; souvent double dans la tuberculose, 577; ses rapports avec la tuberculose, 578; sèche au sommet; sa valeur diagnostique dans la phtisie chronique, 623.
PLEURÉSIE ENKYSTÉE, son diagnostic avec les cavernes tuberculeuses, 643.
PLEURÉSIE FIBRINEUSE, accompagne toujours la pneumonie à la surface, 208.
PLEURÉSIE HÉMORRHAGIQUE dans la tuberculose miliaire généralisée, 240; chez les tuberculeux, 579.
PLEURÉSIE PURULENTE dans le tubercule, 107, 240.
PLEURÉSIE SÉREUSE, sa fréquence, 240.
PLEURÉSIE TUBERCULEUSE, ses caractères généraux, 106; ses symptômes, 579, 623.
PLÈVRE, comment elle réagit contre le tubercule, 106; sa perforation pendant la formation des cavernes, 203.
PNEUMONIE, comme complication de la phtisie pulmonaire, 574.
PNEUMONIE AIGUE, est sans influence sur le développement de la phtisie, 334.
PNEUMONIE CASÉEUSE, son développement aux dépens des cellules épithéliales, d'après Colberg, 116; manifestation scrofuleuse et transition entre le tubercule et l'inflammation commune, d'après Virchow, 17; même structure que la granulation tuberculeuse, démontrée par Grancher, 17; de Reinhardt, 188, 190 (cf. Infiltration tuberculeuse); conception de Virchow, 190; son identité avec l'infiltration tuberculeuse de Laënnec, démontrée par Grancher, 190; Charcot, 191; trois formes auxquelles le ramène Charcot, 191; aiguë, forme d'après Charcot, 191; pseudo-lobaire: ses caractères anatomiques, 192; ses symptômes, 442; son diagnostic avec la pneumonie aiguë simple; avec la pleurésie aiguë simple, 450; son pronostic, 452; son traitement, 452.
PNEUMONIE CATARRHALE autour de la granulation tuberculeuse du poumon, 177; accompagne les granulations tuberculeuses, 199; son siège habituel, 199; est sous la dépendance de la bronchite, 500; dans la tuberculose pulmonaire présente les mêmes caractères anatomiques que la broncho-pneumonie simple, 201; passe souvent à l'état caséeux, 201; sa production expérimentale (Thaon), 209; démonstration expérimentale de sa nature tuberculeuse, 211.
PNEUMONIE FIBRINEUSE chez les tuberculeux, 195, 231; ses caractères anatomiques, 232; dans la tuberculose pulmonaire, sa répartition, 204; son évolution différente de celle de la pneumonie aiguë, 205; rareté du stade de l'engouement ou de l'hépatisation rouge, 205; hépatisation grise habituelle, 205; ses conséquences, 205; son diagnostic avec la phtisie pulmonaire, 634.
PNEUMONIE INTERSTITIELLE dans la phtisie galopante, 455.
PNEUMONIE DU SOMMET, son diagnostic avec la phtisie chronique, 626.
PNEUMOTHORAX, par rupture des vésicules emphysémateuses, 242; dans la tuberculose; sa genèse multiple, 243; comme complication de la phtisie pulmonaire, 579; son influence sur la marche de la tuberculose, 580.
POINTS DE COTÉ dans la phtisie aiguë à forme de broncho-pneumonie, 425; dans la pneumonie caséeuse, 442.
POMMELIÈRE, phtisie tuberculeuse des vaches, 267.
PORC, tuberculose du —, 270; forme spéciale de pneumonie caséeuse chez le porc, 271.
PORTE D'ENTRÉE du virus tuberculeux, son importance dans la détermination du premier siège de la maladie, 35; son siège habituel, 35; appareil respiratoire, digestif, 35; uro-génital, 36.
POUDRE DE VIANDE, ses avantages dans le traitement de la phtisie pulmonaire, 679.
POULS dans la phtisie aiguë granuleuse à forme de fièvre typhoïde, 395; dans la phtisie aiguë granuleuse à forme de bronchite capillaire, 402; dans la période de ramollissement de la phtisie chronique, 546.
PROFESSIONS, leur influence sur le développement de la tuberculose, 316.
PROPAGATION DES BRUITS DU CŒUR, au début de la phtisie chronique, 514.
PROPHYLAXIE dans le traitement de la phtisie pulmonaire, 676.
PROSTRATION, dans la phtisie aiguë gra-

nuleuse à forme de bronchite capillaire, 403.

PSEUDO-TUBERCULE EXPÉRIMENTAL, identique au point de vue histologique au tubercule type de l'homme, 19; non inoculable quand produit par irritation inflammatoire simple, 20; se distingue du tubercule bacillaire par l'absence du pouvoir infectieux et de caséification ultérieure, 61; inoculations en série par Hip. Martin, 61.

PSEUDO-TUBERCULE PARASITAIRE ne diffère du tubercule vrai que par la présence d'un parasite spécial, 62; pseudo-tubercule strongylien (Laulanié), 62; tubercule zooglœique de Malassez et Vignal, 62.

PURPURA, dans la phtisie aiguë granuleuse à forme de fièvre typhoïde, 397; comme complication de la phtisie pulmonaire, 595.

PUS dans les crachats, 558; dans l'urine dans les cas de pyélite tuberculeuse, 569.

PYÉLO-NÉPHRITE dans la tuberculose rénale, 158.

PYO-PNEUMO-THORAX, pendant la formation des cavernes, 203.

Q

QUINQUINA, dans le traitement de la phtisie aiguë granuleuse à forme de fièvre typhoïde, 400.

R

RALE AMPHORIQUE, dans la période d'excavation, 551.

RALE CAVERNULEUX dans la période de ramollissement de la phtisie chronique, 537.

RALE CAVERNEUX, de la pneumonie caséeuse, 443; dans la phtisie galopante, 456; dans la période d'excavation, 551.

RALES CRÉPITANTS, dans la phtisie aiguë à forme de broncho-pneumonie, 426; dans la phtisie galopante, 456; au début de la phtisie chronique, 515; leur mécanisme, 515.

RALES RONFLANTS, dans la phtisie aiguë granuleuse à forme de bronchite capillaire, 402; dans la phtisie aiguë suffocante, 413.

RALES SIBILANTS dans la phtisie aiguë granuleuse à forme de bronchite capillaire, 402; dans la phtisie aiguë suffocante, 413; dans la phtisie galopante, 456; au début de la phtisie chronique, 521.

RALES SONORES, peu communs au début de la phtisie chronique, 521.

RALES SOUS-CRÉPITANTS, dans la phtisie aiguë granuleuse à forme de bronchite capillaire, 402; dans la phtisie aiguë suffocante, 413; dans la phtisie aiguë à forme de broncho-pneumonie, 426; dans la pneumonie caséeuse, 443; dans la phtisie galopante, 456; au début de la phtisie chronique, 515; leur fréquence, 515; leur signification, 515; leur valeur comme symptôme annonçant le passage du tubercule à la période de ramollissement, 535, 536.

RAMOLLISSEMENT, symptômes de la période de —, 534.

RAMOLLISSEMENT CÉRÉBRAL chez les phtisiques, 263.

RATE, tuberculose de la —, 145; chez les phtisiques, 258; son augmentation de volume dans la phtisie aiguë granuleuse à forme de fièvre typhoïde, 396; son augmentation de volume dans la phtisie granuleuse à forme de bronchite capillaire, 403.

REFROIDISSEMENT, cause de phtisie, 313.

RÉGIME des phtisiques, 678.

REIN, tuberculose du —, 156; chez les phtisiques; ses lésions, 258; dégénérescence graisseuse, 258; dégénérescence amyloïde, 258; comme complication de la phtisie pulmonaire, 595.

RÉMISSIONS, dans la marche de la phtisie aiguë granuleuse à forme de fièvre typhoïde, 598.

RESPIRATION puérile : au début de la phtisie chronique, 503; saccadée : au début de la phtisie chronique, 503; rude : au début de la phtisie chronique, 510; caverneuse : dans la période d'excavation, 350.

RÉTRACTION DES POUMONS consécutive à la pneumonie interstitielle des phtisiques, 235.

RÉTRÉCISSEMENT de l'intestin consécutif à une ulcération tuberculeuse, 125; du sommet de la poitrine chez les phtisiques au début, 497.

RÉTRÉCISSEMENT DE L'ARTÈRE PULMONAIRE, chez les tuberculeux, 250; comme complication de l'artère pulmonaire, 594.

RÉTRÉCISSEMENT DE L'ŒSOPHAGE, son influence sur le développement de la tuberculose, 344.

RÉVULSIFS CUTANÉS, leurs indications dans la phtisie, 304.

Rhumatisme, son antagonisme avec la tuberculose, 367.

Rougeole, est sans influence sur la marche de la tuberculose, 342; n'a d'action phtisiogène que par ses manifestations bronchiques et pulmonaires, 343.

S

Saisons, leur influence sur le développement de la tuberculose, 315.

Sang, véhicule des germes; expérience de Toussaint, 31; ses altérations chez les phtisiques, 251.

Sanatoria, Davos, 706; Göbersdorff, 710; Falkenstein, 714.

Scarlatine, est sans influence sur la marche de la tuberculose, 342; son antagonisme avec la tuberculose, 363.

Schème de congestion (Grancher), sa valeur diagnostique, 624.

Scrofule, ses rapports avec la phtisie, 350.

Séreuses, leur mode de réaction contre la tuberculose, 104.

Sexe, son influence avec le développement de la tuberculose, 320.

Singe, tuberculose du —, 272.

Sinus, phlébite ou thrombose des — chez les phtisiques, 260; dans la phtisie aiguë granuleuse à forme de fièvre typhoïde, 397.

Son métallique, dans la période d'excavation, 550.

Souffle amphorique, dans la pneumonie caséeuse, 443; dans la période d'excavation, 550.

Souffle artériel, au début de la phtisie chronique, 513.

Souffle caverneux, dans la pneumonie caséeuse, 443; dans la phtisie galopante, 457; dans la période d'excavation, 550.

Souffle tubaire, dans la phtisie aiguë à forme de broncho-pneumonie, 426.

Soufre, dans le traitement de la phtisie, 720; son action sur l'organisme, 720; son influence nécrophytique, 721.

Spirométrie, dans la phtisie chronique, 521.

Stations d'hiver, Nice; Menton; Cannes; le Cannet, 693; Grasse; Hyères; Amélie-les-Bains et le Vernet; Pau, 694; Dax; Arcachon; 695; Alger, 696; Ajaccio; Madère; Pise; Venise; Rome; San-Remo, 697; Palerme; Malaga; Le Caire, 698; Quincampoix, 699.

Stomatite, comme complication de la phtisie pulmonaire, 589.

Sublimé, la valeur antiparasitaire à l'égard du bacille de la tuberculose déterminée par l'expérimentation sur les animaux, 663, 664.

Suc gastrique, détruit les propriétés infectantes du virus d'après Cohnheim, 30.

Sudamina, dans la phtisie aiguë granuleuse à forme de fièvre typhoïde, 396; dans la phtisie aiguë granuleuse à forme de bronchite capillaire, 403.

Sueurs, dans la période de ramollissement de la phtisie chronique, 540; moyen pour les combattre, 815.

Sulfate de quinine, dans le traitement de la phtisie aiguë granuleuse à forme de fièvre typhoïde, 399; dans le traitement de la pneumonie caséeuse, 452.

Sulfure de carbone en injection sous-cutanée, 673.

Symphyse pleurale consécutive à la pleurésie tuberculeuse, 578.

Syndrome gastrique initial de la phtisie (Marfan), 483; son évolution, 485; sa nature, 485.

Synovite tuberculeuse, 111.

Syphilis, son influence sur le développement de la tuberculose, 349; son antagonisme avec la tuberculose, 366.

Syphilis du larynx, son diagnostic avec la tuberculose du larynx, 619.

T

Taches rosées lenticulaires, dans la phtisie aiguë granuleuse à forme de fièvre typhoïde, 397.

Tannin, son emploi dans le traitement de la phtisie, 797.

Tartre stibié, dans le traitement de la phtisie galopante, 467; son indication, dans la phtisie, 803.

Térébenthine dans la phtisie, en inhalation, 795.

Testicule, tubercule du —, 159.

Thoracentèse, dans la phtisie aiguë pleurale, 435.

Thymol cristallisé, sa valeur antiparasitaire à l'égard du bacille de la tuberculose déterminée par l'expérimentation sur les animaux, 665; en injection sous-cutanée, 673.

Tirage sus-sternal, dans l'adénopathie trachéo-bronchique, 581.

Toux dans la phtisie aiguë granuleuse à forme de fièvre typhoïde, 394; dans la phtisie aiguë granuleuse à forme de bronchite capillaire, 402; dans la phtisie aiguë suffocante, 413; dans la phtisie aiguë à forme de broncho-pneumonie, 425 ; dans la pneumonie caséeuse, 442 ; dans la phtisie galopante, 456 ; au début de la phtisie chronique, 495 ; dans la période de ramollissement de la phtisie chronique, 536 ; caverneuse : dans la période d'excavation, 553 ; ses caractères chez les chlorotiques, 607 ; d'origine réflexe simulant la phtisie, 613 ; son traitement, 808.

TOUX COQUELUCHOÏDE de l'adénopathie trachéo-bronchique, 581.

TOUX GASTRIQUE (Marfan), chez les phtisiques, 483 ; simulant la phtisie, 614.

TOUX HYSTÉRIQUE, simulant la phtisie, 615.

TRACHÉITE, comme complication de la phtisie pulmonaire, 576.

TRANSFORMATION CASÉEUSE du tubercule, diverses hypothèses sur la —, 95 ; explication de Virchow, 96.

TRAUMATISME, son influence sur le développement de la phtisie, 328.

TROUBLES GASTRIQUES, au début de la phtisie chronique, 483.

TROUBLES URINAIRES au début de la phtisie chronique, 481.

TUBERCULE, synonyme de tumeur chez les anciens, 1 ; sa différenciation d'un scrofule par Portal, Baillie, 4 ; description du tubercule par Baillie, 4 ; ses diverses formes d'après Laënnec, 7, 189 ; d'après Rokitansky, 13 ; d'après Virchow, 13 ; d'après Schüppel, 16 ; conception de Broussais sur le tubercule, 8 ; sa nature et ses causes d'après Andral, 9 ; d'après Cruveilhier, 10 ; ses variétés anatomiques d'après Cruveilhier, 10 ; sa véritable constitution démontrée par Reinhardt, 13 ; n'est qu'un lymphadénome d'après Wagner, 16 ; n'est qu'un simple ganglion lymphatique hypertrophié, d'après Burdon Sanderson, 16 ; inoculabilité découverte par Villemin, 17 ; inoculable en série, sous toutes les formes, 20 ; recherches sur sa nature infectieuse, 19 ; sa nature parasitaire soupçonnée par Buhl, Klebs, démontrée par Koch, 21 ; sa transmissibilité démontrée par Villemin, expériences, 23 ; objections aux expériences de Villemin, 25 ; confirmation des travaux de Villemin, expérience de Chauveau, 25 ; spontané, rare chez les lapins, 26 ; expériences de Krishaber et Dieulafoy sur le singe, 27 ; le tubercule seul engendre le tubercule ; expériences de H. Martin, 27 ; inoculation directe sur l'homme, 27 ; sa transmissibilité par voies digestives ; expériences de Villemin, 28 ; de Chauveau, 28 ; autres expériences, 29 ; transmissibilité par inhalation, expériences de Tappeiner, Schottelius, 31 ; de Giboux, 32 ; de Schuller, 32 ; son caractère infectieux démontré par constatations anatomiques, 34 ; dans la pleurésie tuberculeuse, dans les lymphangites tuberculeuses, 34 ; recherches de Baumgarten sur l'histogénèse du tubercule, 57 ; dans les poumons, 92 ; description anatomique, 72 ; simple ou complexe, 73 ; son ramollissement ; explication de Rindfleisch, 96 ; transformation fibreuse, 96 ; son siège dans le tissu cellulo-vasculaire, 99 ; dans les séreuses, sa fréquence, son mode de développement, ses caractères physiques, 103 ; son siège, 104 ; tubercule des séreuses. Sa constitution d'après Kiener et Poulet (note), 105 ; dans la plèvre, son siège, 106 ; dans la péricarde, 107 ; dans le péritoine, variations dans le siège, les dimensions, le nombre, 107 ; dans les méninges, 109 ; dans les synoviales, 111 ; dans les muqueuses, 114 ; dans la muqueuse buccale, 114 ; des amygdales, 116 ; du pharynx ; 118 ; de la muqueuse de l'œsophage, 118 ; de la muqueuse laryngée, 118 ; ses caractères, son siège, 119 ; de la muqueuse stomacale, 120 ; de la muqueuse intestinale, 120 ; de la conjonctive, 125 ; des os ; leur siège, 133 ; les deux variétés, 134 ; du foie. 140 ; son histogénèse expérimentale d'après Baumgarten, 142 ; de la rate, 145 ; son histogénèse d'après Baumgarten, 150 ; des ganglions lymphatiques ; son histogénèse d'après Baumgarten, 148 ; du corps thyroïde, 150 ; de la peau, 151 ; du rein, 156 ; de la vessie et de l'urèthre, 158 ; du testicule, 159 ; du rein ; son histogénèse expérimentale d'après Baumgarten, 165 ; de la capsule surrénale, 166 ; de la mamelle, 168 ; dans l'œil : de la choroïde, 149 ; de la rétine, du tractus uvéal : ses trois formes ; de la cornée, du corps vitré, 170 ; du cerveau, ses caractères macroscopiques, 170 ; microscopiques, 171 ; du cœur, sa rareté, ses deux formes, 174 ; des vaisseaux sanguins, 174 ; sa transformation fibreuse, 224.

TUBERCULE CELLULAIRE, synonyme de granulation d'après Langhans, 16.

TUBERCULE CRU, une des formes du tubercule d'après Laënnec, 189.

TUBERCULE CUTANÉ DE ANATOMISTES, sa nature bacillaire, 156.

TUBERCULE FIBREUX, d'après Langhans, 16; d'après Grancher, 97.

TUBERCULE DE GUÉRISON, d'après Cruveilhier, 97.

TUBERCULE DE LA MORVE, en quoi il diffère de la granulation tuberculeuse, 89.

TUBERCULE MILIAIRE de l'amygdale, 116; du pharynx, 118.

TUBERCULE PNEUMONIQUE DE GRANCHER, cf. Infiltration tuberculeuse.

TUBERCULE STATIONNAIRE, d'après Charcot, 98.

TUBERCULOSE GÉNITO-URINAIRE, sa pathogénie d'après Cohnheim, 36.

TUBERCULOSE INTESTINALE, sa fréquence chez les animaux rendus tuberculeux par ingestion, 30; sa pathogénie d'après Cohnheim, 30.

TUBERCULOSE MILIAIRE GÉNÉRALISÉE, se déduit facilement de la nature infectieuse de la tuberculose, 37; hypothèses pour expliquer cette généralisation : voies lymphatiques (Ponfick), 37; voie sanguine (Weigert), 38; provoquée chez les animaux par injections de culture pure dans les veines, 53.

TUBERCULOSE SECONDAIRE, comment il la faut concevoir, 37.

TUBERCULOSES LOCALES, ce qu'il faut entendre par —, 38; en rapport avec un nombre restreint de bacilles, 54.

TUMEUR BLANCHE, considérée comme tuberculose locale articulaire, 41.

TYPHLITE, comme complication de la phtisie pulmonaire, 590.

U

ULCÉRATION de l'intestin dans la fièvre typhoïde, leur diagnostic avec ulcération tuberculeuse, 125.

ULCÉRATION TUBERCULEUSE du larynx, 587; sa description, 587.

ULCÈRE SIMPLE, son influence sur le développement de la tuberculose, 344; de l'estomac, comme complication de la phtisie pulmonaire, 590.

ULCÈRE TUBERCULEUX de la langue; son mode de formation; ses caractères, 114; sa marche, 115; sa structure histologique, 115; de la luette et du voile du palais, 115; des gencives et des joues, 115; des amygdales, 116; du pharynx, 118; du larynx, sa formation, 118; de l'intestin, sa forme, 123; ses bords, 123; leur diagnostic avec ulcération de la fièvre typhoïde, 125; de la peau, 155; du vagin, 164.

URETÈRE, ses lésions dans la tuberculose rénale, 158.

URINE, état de l'— chez les phtisiques, 569.

UTÉRUS, influence des affections chroniques de l'— sur le développement de la phtisie, 344.

V

VACCIN, peu apte à transmettre la tuberculose, 291.

VACCINATION ANTITUBERCULEUSE, *à priori* inefficace, 647; expérience de Cornil et Babès, 648; de Falk, de Gosselin, etc., 649.

VACHE, tuberculose de la —, 267.

VAISSEAUX, leur état dans le tubercule, 72; leur altération dans la tuberculose pulmonaire, 181; leur oblitération, 181.

VALEUR ANTIPARASITAIRE des médicaments, méthode d'expérimentation, 660; sur les animaux, 661; méthode des cultures, 660; méthode de Vallin, 662.

VARIOLE, son antagonisme avec la tuberculose, 363.

VESSIE, tuberculose de la —, 158.

VIANDE, danger de la viande des bovidés suspects, 270; ses dangers, 293; crue: dans le traitement de la phtisie, 678; ses inconvénients, 679.

VIBRATIONS THORACIQUES, dans la pneumonie caséeuse, 443; augmentées au début de la phtisie chronique, 498; augmentées dans la période d'excavation, 557.

VIEILLESSE, rareté de la phtisie aiguë dans la —, 385.

VIN, dans le traitement de la phtisie aiguë pulmonaire à forme de fièvre typhoïde, 400, la meilleure boisson alimentaire pour les phtisiques, 690.

VOIX, ses altérations au début de la phtisie, 496; altération dans la période du ramollissement de la phtisie chronique, 536; caverneuse: dans la période d'excavation, 553.

VOMISSEMENTS, dans la phtisie aiguë granuleuse à forme de fièvre typhoïde, 395; au début de la phtisie chronique, 484; dans la gastrite terminale des phtisiques, 570; leur traitement, 807.

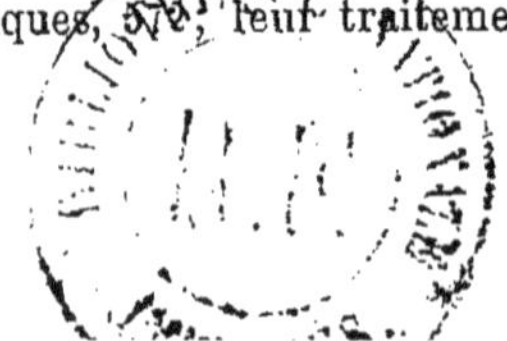

6834-86. — Corbeil, Imprimerie Crété.

www.ingramcontent.com/pod-product-compliance
Ingram Content Group UK Ltd.
Pitfield, Milton Keynes, MK11 3LW, UK
UKHW012137240726
13966UKWH00001B/29